MARKUS HAUN
Kapellenweg 16
D-69121 Heidelberg
markus.haun@posteo.de

D1755677

Kohlhammer *Krankenhaus*

Die Herausgeber

Dipl.-Verw.-Wiss. Ferdinand Rau
ist Regierungsdirektor und stellvertretender Referatsleiter im Bundesministerium für Gesundheit.

Professor Dr. med. Norbert Roeder
ist Ärztlicher Direktor und Vorstandsvorsitzender des Universitätsklinikums Münster sowie Leiter der DRG-Research-Group Münster.

Professor Dr. med. Peter Hensen
ist Professor für Gesundheitsmanagement an der Fachhochschule des Mittelstands (FHM) in Bielefeld und Mitglied der DRG-Research-Group Münster.

Ferdinand Rau
Norbert Roeder
Peter Hensen (Hrsg.)

Auswirkungen der DRG-Einführung in Deutschland

Standortbestimmung und Perspektiven

Verlag W. Kohlhammer

Dieses Werk einschließlich seiner Teile ist urheberrechtlich geschützt. Jede Verwendung außerhalb der engen Grenzen des Urheberrechts ist ohne Zustimmung des Verlags unzulässig und strafbar. Das gilt insbesondere für Vervielfältigungen, Übersetzungen, Mikroverfilmungen und für die Einspeicherung und Verarbeitung in elektronischen Systemen.

Die Wiedergabe von Warenbezeichnungen, Handelsnamen und sonstigen Kennzeichen in diesem Buch berechtigt nicht zu der Annahme, dass diese von jedermann frei benutzt werden dürfen. Vielmehr kann es sich auch dann um eingetragene Warenzeichen oder sonstige gesetzlich geschützte Kennzeichen handeln, wenn sie nicht eigens als solche gekennzeichnet sind.

1. Auflage 2009
Alle Rechte vorbehalten
© 2009 W. Kohlhammer GmbH Stuttgart
Gesamtherstellung:
W. Kohlhammer Druckerei GmbH + Co. KG, Stuttgart
Printed in Germany

ISBN 978-3-17-020349-5

Inhaltsverzeichnis

Zum Stand der deutschen DRG-Einführung: Erkenntnisse, Erfahrungen und Meinungen 9
Ferdinand Rau, Norbert Roeder, Peter Hensen

I. Zwischenbilanz in vier Punkten 23

Zwischenbilanz aus Sicht der DKG 25
Georg Baum

Zwischenbilanz aus Sicht der gesetzlichen Krankenversicherung 29
Johann-Magnus v. Stackelberg

Zwischenbilanz aus Sicht des Deutschen Pflegerates 32
Marie-Luise Müller

Zwischenbilanz aus der Sicht der wissenschaftlichen medizinischen Fachgesellschaften 37
Albrecht Encke

II. Empirie 41

Die Einführung des DRG-Entgeltsystems im Spiegel der Krankenhausstatistik .. 43
Jutta Spindler, Ute Bölt

Einfluss der DRGs auf Arbeitsbedingungen und Versorgungsqualität 61
Bernard Braun, Petra Buhr, Sebastian Klinke, Rolf Müller, Rolf Rosenbrock

DRG-Einführung in der pflegewissenschaftlichen Betrachtung 74
Michael Isfort, Frank Weidner

Auswirkungen der DRG-Einführung in Deutschland: Einfluss auf die Rehabilitation 89
Wilfried von Eiff, Nora Meyer

Spezialisierung und Mindestmengen – Qualität im Aufwind? 105
Werner de Cruppé, Christian Ohmann, Karl Blum, Max Geraedts

Paradoxe Effekte der DRG-Einführung. Organisationssoziologische Überlegungen am Beispiel einer Längsschnittstudie zur Krankenhausorganisation 119
Werner Vogd

Auswirkungen der deutschen DRG-Einführung: Internationale Erfahrungen im Überblick 131
Markus Lüngen, Thomas Rath

Inhaltsverzeichnis

    Einfluss auf die Morbiditätsorientierung in der Vergütung 145
    Torsten Fürstenberg, Silvia Klein

III. Medizin 153

    Bilanz der G-DRG-Katalogweiterentwicklung 155
    Wolfgang Fiori, Jan Holger Bunzemeier

    Auswirkungen auf die Chirurgie 173
    Hartwig Bauer, Rolf Bartkowski

    Auswirkungen auf die stationäre Dermatologie 182
    Marcel Lucas Müller

    Auswirkungen auf die HNO-Heilkunde 194
    Jürgen Alberty, Dominik Franz

    Auswirkungen auf die Rheumatologie.
    Fallpauschaliertes Entgeltsystem mit Schrittmacherfunktion für
    Veränderungsprozesse in der Rheumatologie 206
    Heinz-Jürgen Lakomek

    Auswirkungen auf den vertragsärztlichen Sektor 216
    Bernhard Rochell, Matthias Sokoll, Andreas Wenzk, Ulrich Casser,
    Thomas Reuhl, Heinrich Burrichter, Anna Maria Raskop, Andreas Ryll,
    Norbert Loskamp, Andreas Köhler

    Auswirkungen auf die Weiterbildung 229
    Michael-Jürgen Polonius

    Auswirkungen auf Diagnostik und Therapie 231
    Peter von Wichert

IV. Krankenhausmanagement 237

    Einfluss auf die Versorgungslandschaft 239
    Klaus Goedereis

    Neue Konzepte und Maßnahmen im Überblick 254
    Andreas Tecklenburg

    Organisationsstrukturen auf dem Prüfstand 267
    Oliver Rong

    Wachstum durch Innovation im DRG-Zeitalter 278
    Jörg F. Debatin, Mathis Terrahe

Neue Geschäftsmodelle – was erwartet uns? 292
Heinz Lohmann

Risiken managen und beherrschen 301
Simone Palmer, Matthias Hennke

Patientensicherheit 313
Matthias Schrappe

V. Krankenkassen 323

Krankenversicherung im Wettbewerb 325
Herbert Rebscher

Auswirkungen auf das Management von Krankenhausleistungen 337
Rolf Hoberg, Johannes Bauernfeind

Krankenhausleistungen auf dem Prüfstand 348
Peter Dirschedl

Entwicklungen und Ausgabenfaktoren im Krankenhausbereich 358
Uwe Repschläger

Entwicklung und Zukunftsfähigkeit der neuen Versorgungsformen ... 373
Christoph Straub, Immanuel Lütjohann

VI. Krankenhausplanung 389

Einfluss auf die Krankenhausplanung 391
Jochen Metzner

Von der strukturierten Angebotsplanung zum Krankenhausmonitoring ... 403
Axel Kortevoß, Thomas Krafft

Nutzung von DRG-Daten zur Krankenhausplanung 413
Clemens Platzköster, Peter Borges, Christian Roßbach, Katrin Schottke, Harald Schmitz

Flächendeckende Krankenhausversorgung im DRG-Zeitalter 431
Martin Spangenberg, Andreas Beivers

Anforderungen an die künftige Krankenhausplanung 444
Udo Müller, Matthias Offermanns

Investitionsstau und Investitionsbedarfe – Neuordnung der Investitionsfinanzierung 455
Wolfgang Pföhler, Thomas Bublitz

Autorenverzeichnis 469

Zum Stand der deutschen DRG-Einführung: Erkenntnisse, Erfahrungen und Meinungen

Ferdinand Rau, Norbert Roeder, Peter Hensen

1 Hintergrund und Rückblick

Im Kontext des im Jahr 1972 in Kraft getretenen Krankenhausfinanzierungsgesetzes (KHG) zur wirtschaftlichen Sicherung der Krankenhäuser war eine Expansion des Krankenhaussektors zu verzeichnen und damit verknüpft auch eine Ausgabensteigerung im deutschen Gesundheitswesen. Das in der Krankenhausfinanzierung verankerte Selbstkostendeckungsprinzip förderte eine wirtschaftliche Orientierung der Krankenhäuser nicht, weil die Gegenfinanzierung aller nachgewiesenen Aufwendungen und angefallenen Kosten sichergestellt war. In den Folgejahren bemühten sich verschiedene Kostendämpfungsgesetze, der Ausgabensteigerung entgegenzuwirken. Das Selbstkostendeckungsprinzip wurde jedoch erst ab 1993 mit dem Gesundheitsstrukturgesetz (GSG) sukzessive neutralisiert, womit die Ära der medizinisch leistungsgerechten Krankenhausbudgets begann. Nach einer kurzen Übergangsphase trat am 1. Januar 1996 ein Vergütungssystem in Kraft, das durch die Komponenten der Fallpauschalen und Sonderentgelte bereits im Kern einen leistungsorientierten Ansatz in sich trug. Die Einführung einer leistungsbezogenen Fallpauschalierung mit staatlich festgelegten Vergütungen sollte Anreize zur Wirtschaftlichkeit und Qualitätsverbesserung schaffen. Trotz Verweildauerreduzierung waren im seinerzeitigen Mischsystem gleichzeitig jedoch Ausweichreaktionen in den anteilig bedeutsameren Budgetbereich der tagesgleichen Pflegesätze möglich. Insgesamt waren keine wesentlichen positiven finanziellen Effekte im Krankenhaussektor zu verzeichnen. Um die weitere Ausgabenentwicklung dennoch wirksam bremsen zu können, galten unter anderem Obergrenzen für Budgetsteigerungen (Grundlohnratensteigerung) und Erlösausgleichsregelungen (Mehr- und Mindererlöse), deren Grundsätze in modifizierter Form weiterhin Bestand hatten.

Aus der Gemengelage eines praktischen Stillstands bei der inhaltlichen Weiterentwicklung der Fallpauschalen und Sonderentgelte einerseits sowie der Limitationen und Unzulänglichkeiten des damalig geltenden Mischsystems andererseits entstand der politische Wille zu einem grundlegenden Paradigmenwechsel in der Finanzierung allgemeiner Krankenhausleistungen. Mit der GKV-Gesundheitsreform 2000 wurde durch die Einfügung des § 17b („Einführung eines pauschalierenden Entgeltsystems") in das Krankenhausfinanzierungsgesetz der Grundstein für ein „durchgängiges, leistungsorientiertes und pauschalierendes Vergütungssystem" für Krankenhausleistungen auf der Grundlage der Diagnosis Related Groups (DRG) gelegt. Auf der Basis eines leistungsorientierten Fallpauschalensystems sollen langfristig nicht mehr Budgetabschlüsse, sondern die auf Landesebene vereinbarten Vergütungshöhen (Basisfallwerte) und die regelmäßige Überprüfung und Fortschreibung der Leistungskalkulationen (Bewertungsrelationen) im Mittelpunkt der Ausgabensteuerung stehen. Damit soll sowohl den Zielen der Beitragssatzstabilität als auch dem medizinischen Versorgungsbedarf gleichermaßen Rechnung getragen werden.

Am 27. Juni 2000 einigten sich die Selbstverwaltungspartner auf der Bundesebene nach umfangreichen systemtheoretischen Vorarbeiten (Fischer 2000) sowie empirischen Vergleichen aller seinerzeit maßgeblichen DRG-Systeme (Roeder und Rochell 2000; Roeder et al. 2001) auf die Systematik der Australian Refined Diagnosis Related Groups (AR-DRG) Version 4.1 als Basis für die Entwicklung eines deutschen DRG-Systems. Eine erste Version in deutscher Sprache lag am 30. November 2000 vor, der insbesondere eine Übersetzung der Handbücher und ergänzender System beschreibender Materialien (Hierarchisierungstabellen, Überleitungstabellen auf deutsche Diagnosen- und Prozedurenkodes) vorausgegangen war. Damit wurde die Ausgangsplattform für die kalkulationsbasierte Anpassung auf deutsche Behandlungs- und Versorgungsverhältnisse geschaffen. Die Anpassung sollte nicht durch Übernahme international bereits eingesetzter Bewertungsrelationen (synonym Kostengewichte bzw. Relativgewichte) erfolgen, sondern im Interesse einer unverzerrten Abbildung des Leistungsgeschehens in deutschen Kliniken durch die eigenständige Kalkulation deutscher Bewertungsrelationen auf Basis bundesdeutscher Daten. Seit dem werden für die Entwicklung und Fortschreibung des Fallpauschalensystems und der Bewertungsrelationen patienten- bzw. kostenartenbezogene Daten auf der Grundlage eines Ist-Kostenansatzes in deutschen Krankenhäusern erhoben. Repräsentativität bei der Auswahl der an der Kalkulation beteiligten Krankenhäuser ist anzustreben, wobei die Einhaltung methodischer Anforderungen eine zwingende Voraussetzung für die Teilnahme an der Kalkulation sein muss. Die Datenerhebung erfolgt retrospektiv und bezieht sich grundsätzlich auf ein abgeschlossenes Kalenderjahr. Die Bewertungsrelationen werden jährlich anhand eines verbindlichen Kalkulationsschemas und der zur Verfügung stehenden Daten geprüft und kalkuliert.

Wirtschaftlichkeit, Transparenz und Qualität bilden die Eckpfeiler, die mit der Entwicklung und der Einführung eines deutschen G-DRG-Fallpauschalensystems im Krankenhausbereich gleichermaßen gefördert werden sollen (BMG 2001). Als Zielgrößen werden dabei die Erreichung einer leistungsgerechten Mittelverteilung, Verbesserung der Wirtschaftlichkeit der Krankenhausversorgung sowie eine weit reichende Strukturveränderung des Krankenhaussektors einschließlich einer Reduzierung von Überkapazitäten z. B. bei den Bettenzahlen genannt.

2 Begleitforschung

2.1 Gesetzlicher Auftrag

Deutschland befindet sich 2008 im fünften Jahr der Einführung eines diagnose-orientierten Fallpauschalensystems. Dienten vor der G-DRG-Einführung in Deutschland vor allem internationale, empirische Vergleichsuntersuchungen der Entscheidungsfindung für oder gegen die Auswahl eines DRG-Systems als Vergütungsinstrument, kommt nunmehr der begleitenden Evaluation dieses Systems hinsichtlich der Auswirkungen und Veränderungen auf die nationale Versorgungslandschaft eine wichtige Bedeutung zu. Für die Gestaltung und Weiterentwicklung bedarfs- und bedürfnisgerechter Versorgungs- und Vergütungsstrukturen im deutschen Gesundheitswesen sind jedoch qualifizierte Daten und entsprechende Methodiken erforderlich.

Der Gesetzgeber hat die Selbstverwaltungspartner auf der Bundesebene daher verpflichtet, parallel zur Einführung des DRG-Vergütungssystems eine Begleitforschung zu dessen Auswirkungen zu etablieren (§ 17b Abs. 8 KHG). Dem gesetzlichen Auftrag zufolge sollen die Selbstverwaltungspartner insbesondere Veränderungen der Versorgungsstrukturen und -qualität, der Auswirkungen auf andere Versorgungsbereiche sowie Art und Umfang von Leistungsverlagerungen im Einzelnen untersuchen. Die Frage der Auswirkungen der DRG-Einführung ist von grundsätzlichem gesundheitspolitischen Interesse, was sich einerseits bereits in dem beschriebenen Auftrag zur Durchführung einer Begleitforschung manifestiert, andererseits auch daran deutlich wird, dass die Thematik mittlerweile Gegenstand zahlreicher parlamentarischer Anfragen war (Deutscher Bundestag 2007a, 2007b) und die Bundesländer die Begleitforschung nunmehr als „dringend erforderlich" (AOLG 2007, S. 3) einstufen. Auch der Sachverständigenrat zur Begutachtung der Entwicklung im Gesundheitswesen (SVR 2007, S. 407) hat die unverzügliche Durchführung der Begleitforschung mit Nachdruck angemahnt.

Auch wenn erste Ergebnisse bereits im Jahr 2005 zu veröffentlichen waren, liegen bislang keine inhaltlichen Datenanalysen vor. Eine Vergabe der Begleitforschung erfolgt nach Durchführung einer europaweiten Ausschreibung zum Jahresende 2008.

2.2   Erste Daten zur Begleitforschung

Da mit den sog. § 21-Daten nach dem Krankenhausentgeltgesetz (KHEntgG) zudem eine umfassende und standardisierte Datenbasis aus den deutschen Krankenhäusern vorliegt, hat der Gesetzgeber ferner die Vertragsparteien auf der Bundesebene verpflichtet, das Institut für das Entgeltsystem im Krankenhaus (InEK) zu beauftragen, die Daten aus der verpflichtenden Datenlieferung im Rahmen der Begleitforschung gemäß § 17b Abs. 8 KHG auszuwerten. Die ergänzende Datenbereitstellung gemäß § 21 Abs. 3 Satz 3 KHEntgG wurde zwischenzeitlich in eine Datenbank der Auswertungen im Rahmen der Begleitforschung integriert. Mittlerweile stehen aggregierte Aufbereitungen für die Datenjahre 2004, 2005 und 2006 zur Verfügung (www.g-drg.de).

Die Datenauswertung ist in fünf Datengruppen gegliedert:

A. Datenbasis (Beteiligung an der Datenübermittlung, Datenqualität),
B. Krankenhaus-Strukturdaten (Klassifizierung nach Bettenzahl, Fallzahl, CMI),
C. vollstationäre Falldaten (jeweils für Versorgung durch Hauptabteilungen und belegärztliche Versorgung: demografische und medizinische Fallmerkmale wie Hauptdiagnosen, Prozeduren, Alter, Geschlecht sowie Angaben zum Versorgungsgeschehen im Krankenhaus wie Fallzahl, Verweildauer, CMI),
D. teilstationäre Falldaten (Hauptdiagnosen und Prozeduren teilstationärer Fälle),
E. G-DRG-System (hoch bzw. niedrig bewertete Fallgruppen, häufige Leistungen).

Für das Datenjahr 2006 liegen bei einer Gesamtzahl von 18.348.426 Fällen Daten von insgesamt 1.701 deutschen Krankenhäusern vor. Diese machten 99,76 % aller nach § 21 übermittelten Falldaten aus, lediglich 43.400 Falldatensätze (0,24 %) wurden aus qualitativen Gründen abgewiesen. Es bietet sich mit diesen für die Jahre 2004–2006 verfügbaren aggregierten Daten zwar ein recht unspezifischer, aber aufgrund der Anzahl der beteiligten Krankenhäuser doch umfassender Blick auf das Versorgungsgeschehen in deutschen Krankenhäusern. So geben die Daten zum Beispiel DRG- oder bundeslandspezifisch Aufschluss über wichtige Struktur- und Versorgungsparameter, die mit den § 21-Daten grundsätzlich verfügbar sind (z. B. Verweildauer, Case Mix Index oder Fallzahlen). Die Daten sind öffentlich und bieten wissenschaftlich – eher im Längsschnittvergleich als in der Absolutbetrachtung – Möglichkeiten des empirischen Vergleichs und der Ableitung von Erkenntnissen im Rahmen der Versorgungsforschung. Die Datenbasis liefert trotz zu prüfender möglicher Limitationen hinsichtlich ihrer Aussagekraft einen wertvollen Ansatz, in Zukunft die vorhandenen Krankenhausdaten verstärkt auch für versorgungsrelevante Fragestellungen zu nutzen. Jedoch muss zum jetzigen Zeitpunkt konstatiert werden, dass damit trotzdem keine echten Auswertungen und Ergebnisse *der* Begleitforschung, sondern vielmehr Daten *für* eine Begleitforschung vorliegen.

3 BMG-Fragenkatalog zu den Erfahrungen mit der G-DRG-Einführung

Um Einschätzungen zu vorliegenden Erfahrungen mit der G-DRG-Einführung zu erhalten, hat das BMG im März 2007 bei 29 Verbänden und Instituten, insbesondere bei Verbänden von Krankenhäusern, Krankenkassen und der Krankenpflege, der Bundesärztekammer, den medizinischen Fachgesellschaften, der Kassenärztlichen Bundesvereinigung und der Arzneimittel- und Medizinprodukteindustrie eine Befragung durchgeführt (BMG 2007a). Zielsetzung war dabei nicht, die gesetzlich vorgegebene Begleitforschung zu ersetzen, sondern das Bemühen, Hinweise zu den positiven und verbesserungsbedürftigen Aspekten des Einführungsprozesses zu erhalten. Rückmeldungen kamen von 21 Verbänden und Instituten sowie von mehr als 30 einzelnen medizinischen Fachgesellschaften. Auch wenn die Antworten keinen Anspruch auf Repräsentativität erheben können, geben sie doch Stimmungsbilder einzelner Institutionen und Personen wider. Die Umfrageergebnisse (BMG 2007b; Rau 2007) spiegeln eingetretene Veränderungen und geben Hinweise auf bestehende oder empfundene Problemfelder im Bereich der Krankenhausversorgung sowie Auswirkungen auf angrenzende Sektoren.

Ergebnisse dieser Umfrage auf der Bundesebene waren, dass Akzeptanz und Zufriedenheit mit dem G-DRG-System und dem bisherigen Einführungsprozess insgesamt hoch waren. Kritisch wurde jedoch insbesondere der gestiegene Dokumentationsaufwand, die Arbeitsverdichtung, die erhöhte Zahl der Anfragen von Krankenkassen und Prüfungen durch den Medizinischen Dienst der Krankenversicherung (MDK) sowie die erreichte Komplexität des G-DRG-Systems eingestuft. Die Abbildungsgenauigkeit des Entgeltsystems habe sich seit seiner Einführung in Deutschland erheblich verbessert. Dies gilt insbesondere für Leistungen der Maximal- und Spezialversorgung. Zugleich wurde jedoch in einzelnen Fachgebieten weiterer Entwicklungsbedarf gesehen.

Der Entwicklungsstand der Abrechnungsregeln und der Kodierrichtlinien wurde insgesamt als gefestigt und hinreichend ausdifferenziert eingeschätzt. Die praktische Umsetzung sei jedoch mit erheblichem Aufwand verbunden. Die Frage, inwieweit sich die bestehenden Möglichkeiten der Abrechnungsprüfung bewährt haben, wurde naturgemäß von Seiten der Kostenträger und der Leistungserbringer unterschiedlich beurteilt. Einigkeit bestand jedoch darin, dass die DRG-Einführung zu einem deutlichen Anstieg der MDK-Einzelfallprüfungen geführt habe, jedoch demgegenüber von der Stichprobenprüfung nur wenig Gebrauch gemacht würde.

Das vom InEK durchgeführte Vorschlagsverfahren („strukturierter Dialog") zur Einbindung des medizinischen, wissenschaftlichen und weiteren Sachverstands bei der Weiterentwicklung des G-DRG-Systems wurde als bewährt, gut angenommen und unverzichtbar bewertet. Beim Kalkulationsverfahren wurden die Beteiligung in einem Umfang, der international einmalig ist, und die erreichten verbesserten Kalkulationsergebnisse positiv hervorgehoben. Maßnahmen zur Verbesserung der Kalkulationsqualität werden weiterhin kontinuierlich etabliert. Das Verfahren für eine sachgerechte Finanzierung neuer Untersuchungs- und Behandlungsmethoden in der stationären Versorgung wurde – trotz Kritik im Detail – insgesamt als sinnvoll und geeignet zur Berücksichtigung von Innovationen eingestuft.

Die gewonnene Leistungsorientierung bei der Budgetermittlung des einzelnen Krankenhauses wurde insgesamt positiv hervorgehoben. Kritische Ausführungen fanden sich jedoch hinsichtlich der gestiegenen Komplexität, die insbesondere durch die jährliche Weiterentwicklung der Entgeltkataloge und das damit verbundene Erfordernis von Überleitungen sowie die (kodierbedingten) Erlösausgleiche verursacht werde. Der Verlauf des Konvergenzprozesses wurde als insgesamt technisch reibungslos eingestuft. Von Seiten der medizinischen Fachgesellschaften wurden die erreichten Abbildungsverbesserungen im Laufe der Konvergenzphase (Dekompression) sowie die Einführung von Obergrenzen positiv bewertet.

Festzuhalten ist, dass (qualitative oder quantitative) Daten zur Bewertung des Einflusses des DRG-Systems auf die Qualität der Versorgung oftmals vermisst wurden. Diesbezügliche Einschätzungen blieben dadurch weitgehend spekulativ. Sie reichten von der Vermutung einer tendenziellen Verbesserung über die Einschätzung, dass zwar die Art der Leistungserbringung, nicht aber die Versorgungsqualität selbst beeinflusst werde, bis hin zu Hinweisen auf eine Beeinträchtigung der Versorgungsqualität in verschiedenen Punkten und Bereichen (z. B. Verminderung der pflegerischen Versorgungsqualität, fehlendes bzw. Probleme bei der Etablierung eines Überleitungsmanagements, verfrühte Entlassungen in den rehabilitativen Versorgungsbereich). Durch die verkürzten Behandlungsverläufe wurde insbesondere für chronisch Kranke, multimorbide und alte Menschen eine Erhöhung der Belastungen für die Patienten und deren häusliches Umfeld gesehen (z. B. wegen vermehrter Durchführung präoperativer Leistungen im Rahmen eines gesonderten Krankenhausbesuchs, Operation direkt am Aufnahmetag). Eindeutige Hinweise auf eine gestiegene Komplikationsrate fanden sich jedoch bislang nicht.

Hinsichtlich des Einflusses des DRG-Systems auf die Wirtschaftlichkeit überwog eindeutig die Haltung, dass es die Wirtschaftlichkeit der Versorgung im Krankenhausbereich erhöht hat. Neben der Benennung einzelner Maßnahmen wurde u. a. auf einen davon ausgehenden „Zwang zur Optimierung von Strukturen und Prozessen" verwiesen. Empirisch fundierte Hinweise zu einer Verbesserung der Wirtschaftlichkeit des Gesundheitssystems insgesamt würden bislang nicht vorliegen. Auf mit der DRG-Einführung verbundene Verlagerungstendenzen von Leistungen in den präoperativen Bereich, den ambulanten und rehabilitativen Sektor wurde verwiesen; damit sei jedoch noch keine Verbesserung der Wirtschaftlichkeit verbunden.

Unstrittig ist, dass die DRG-Einführung zu mannigfaltigen Veränderungen der Strukturen und Prozesse geführt hat. In den Krankenhäusern würden vielfach Struktur- und Prozessänderungen vorgenommen (z. B. Umsetzung des „Zentrums-Prinzips", Einführung von Aufnahme-, Verlegungs- und Entlassmanagement, Etablierung von klinischen Behandlungspfaden). Zwischen den Krankenhäusern sei eine Tendenz zu vermehrten Fusionen, Kooperationen und Spezialisierungen erkennbar. Auch Absprachen über Sektorengrenzen hinweg wurden genannt. Die Krankenkassen nannten den Aufbau medizinischer Kompetenz sowie eine Zunahme von Abrechnungs-/MDK-Prüfungen.

Aussagefähige Daten zur Frage sektoraler Verlagerungen lagen nicht vor. Eindeutig ist, dass parallel zur DRG-Einführung die Zahl ambulanter Operationen, die von Krankenhäusern durchgeführt werden, deutlich zugenommen hat. Inwieweit dies durch die DRG-Einführung oder andere Einflussfaktoren bedingt ist, blieb unklar. Mangels belastbarer Daten wurden vielfach insbesondere Einschätzungen hinsichtlich einer Verlagerung von z. B. Voruntersuchungen auf niedergelassene Ärzte, von Pflegeleistungen auf gesonderte ambulante oder stationäre Pflegeeinrichtungen oder auf Rehabilitationseinrichtungen geäußert. Die medizinischen Fachgesellschaften berichteten überwiegend von Verlagerungstendenzen. Art und Umfang stellten sich aus Sicht der einzelnen Fachgebiete jedoch sehr unterschiedlich dar, z. T. bestünden auch keine Verlagerungsmöglichkeiten.

4 Zwischenbilanz zu den Auswirkungen der DRG-Einführung

Vor allem den Krankenhäusern und den unterschiedlichen Professionen im Gesundheitswesen wurden im Kontext der G-DRG-Einführung in den letzten Jahren große Anstrengungen abverlangt. Aber auch die Kostenträger, Krankenhausgesellschaften und Verbände haben ihren Beitrag zur bisher durchweg professionellen Umsetzung geleistet. Was aber sind die Auswirkungen des neuen Entgeltsystems im Krankenhausbereich? Welche Veränderungen gehen mit der Umstellung auf ein pauschaliertes und leistungsorientiertes Vergütungssystem in der Versorgung einher? Welche Änderungseinflüsse hat es auf das Krankenhausmanagement? Wie positionieren sich Krankenkassen neu? Inwieweit hat es Rückwirkungen auf die Krankenhausplanung der Länder?

Das vorliegende Buch zieht eine Zwischenbilanz aus verschiedenen Blickwinkeln. Im Kontext der DRG-Einführung in Deutschland feststellbare Einflüsse auf die medizinische und pflegerische Versorgung, das Krankenhausmanagement, die Krankenkassen und Krankenhausplanung werden beleuchtet. Neben einer kurzen Zwischenbilanz aus der Sicht gesundheitspolitisch relevanter Verbände wird eine Zusammenfassung des bislang vorhandenen wissenschaftlichen Kenntnisstands gegeben. Einen Schwerpunkt bilden empirische Erkenntnisse über die Auswirkungen des neuen Entgeltsystems. Hierbei geht es vor allem darum, Veränderungen und Tendenzen auszumachen, die auf die DRG-Einführung zurückzuführen sind. Auch wenn sich wissenschaftlich-empirisch durchaus verschiedene Veränderungen nachweisen lassen, fällt dabei oftmals eine Trennung von anderen, zeitgleich und grundsätzlich unabhängig verlaufenden Einflussfaktoren schwer. Die wissenschaftlichen Erkenntnisse werden durch eine Zusammenfassung des bislang vorhandenen Kenntnisstandes aus der Praxis ergänzt. Im Folgenden wird ein jeweils kurzer Überblick über die einzelnen Standpunkte, Erkenntnisse und Erfahrungen gegeben.

4.1   Zwischenbilanz aus verbandspolitischer Sicht

Baum zieht aus Sicht der Deutschen Krankenhausgesellschaft (DKG) eine insgesamt positive Bilanz des DRG-Einführungsprozesses. Dabei unterstreicht er die von den Krankenhäusern unternommenen Anstrengungen und Investitionsbedarfe. Er wirbt für die Aufrechterhaltung bestehender Regelungen z.B. bei krankenhausindividuell zu vereinbarenden Entgelten. Als positiv für die G-DRG-Systementwicklung und die Akzeptanz des Systems hebt er die Vorschlagsverfahren beim DRG-Institut und beim DIMDI (Deutsches Institut für medizinische Dokumentation und Information) hervor. Mit Blick auf die Diskussion um die Ausgestaltung der Krankenhausfinanzierung ab dem Jahr 2009 spricht er sich für einen Qualitätswettbewerb und gegen einen Preiswettbewerb aus. Systematische Hinweise für eine Verschlechterung der Qualität der Versorgung sieht er nicht.

Von Stackelberg führt aus, dass die Abrechnung stationärer Leistungen in Deutschland zur Routine geworden sei. Die Selbstverwaltung habe bei der DRG-Einführung ihre Handlungsfähigkeit gezeigt. Es sei an der Zeit, den üblichen Konfliktlösungsmechanismus über die Schiedsstelle anstatt der Ersatzvornahme durch das BMG zu etablieren. Die Systementwicklung laufe regelgebunden und datengetrieben. Ebenso wie auch bereits die DKG sieht er keine Katastrophenszenarien hinsichtlich einer Verschlechterung der Qualität der Versorgung. Aus Krankenkassensicht sei es nun angezeigt, intelligente Wettbewerbskonzepte zu verwirklichen, die neben Qualitätsaspekten auch preisliche Komponenten berücksichtigten.

Müller stellt die konstruktive Mitarbeit der Pflege bei der Weiterentwicklung des DRG-Systems heraus. Neben positiven Aspekten wie z.B. der erhöhten Transparenz über das Leistungsgeschehen und Veränderungen der Leistungsstrukturen wird insbesondere der begleitend zur DRG-Einführung dynamisch verlaufende Abbau beim Pflegepersonal in den Krankenhäusern kritisch beurteilt. Gefordert werden „kurzfristig regulierende Gegenmaßnahmen", damit funktionierende Strukturen erhalten und eine Gefährdung der Patienten verhindert werde. Sie vertritt die Auffassung, dass der heutige Stand des G-DRG-Systems nicht haltbar und einer gründlichen Revision zu unterziehen sei. Es müsse das Ziel sein, den Krankenhäusern eine optimierte, ökonomische Ausrichtung des Behandlungsprozesses auf der Basis gesicherter medizinischer und pflegerischer Qualitätsindikatoren zur Verfügung zu stellen.

Encke zieht aus Sicht der wissenschaftlichen medizinischen Fachgesellschaften eine gemischte Zwischenbilanz der DRG-Einführung. Einerseits beurteilt er die Akzeptanz des G-DRG-Systems und die sachgerechte Abbildung einzelner Fachgebiete grundsätzlich positiv. Kritisch sei jedoch andererseits der angestiegene Aufwand für die Dokumentation und die Prüfungen des Medizinischen Dienstes der Krankenversicherung, die Arbeitsverdichtung sowie die erreichte Komplexität des Entgeltsystems. Handlungsbedarf sieht er insbesondere bei der Durchführung der gesetzlichen Begleitforschung und der Finanzierung der ärztlichen Weiterbildung.

4.2 Empirische Befunde

Spindler und *Bölt* geben für das Statistische Bundesamt auf Basis der amtlichen Krankenhausstatistiken einen Überblick über wesentliche strukturelle Veränderungen im Krankenhausbereich seit 1991. Gesondert gewürdigt wird dabei jeweils die Entwicklung seit 2003 als dem Startjahr der DRG-Einführung. Detailanalysen befassen sich mit der Entwicklung von Stundenfällen und von prä- und poststationären Leistungen der Krankenhäuser sowie mit der Entwicklung des Diagnose- und Prozedurenspektrums im Kontext der DRG-Einführung. Auf der Grundlage von altersstandardisierten Fallzahlen ist erkennbar, dass der zwischen 2003 und 2006 feststellbare vollstationäre Fallzahlrückgang durch die demografische Entwicklung beeinflusst wird und ohne demografische Einflüsse 1,5 Mal höher gewesen wäre. Der Beitrag vermittelt einen guten Eindruck davon, was sich aus Sicht der amtlichen Statistik derzeit zu den DRG-Auswirkungen sagen lässt, aber auch davon, wo es nur „schwer möglich [ist] kausale Zusammenhänge herzustellen".

Braun et al. referieren in Form von Zwischenergebnissen aus dem Projekt „Wandel von Medizin und Pflege im DRG-System (WAMP)" über Auswirkungen der DRG-Einführung auf die Prozesse im Krankenhaus, die Kooperation der Berufsgruppen, die Arbeitsbelastung und das berufliche Selbstverständnis. Sie sehen vielfältige Hinweise auf erwünschte und unerwünschte Auswirkungen der DRGs auf Arbeitsbedingungen und Versorgungsqualität. Die grundsätzlich positiv zu bewertende Beschleunigung der Prozesse würde zu Problemen in der Patientenversorgung führen, weil diese Beschleunigung nicht von notwendigen organisatorisch-strukturellen Verbesserungen in der Versorgung flankiert wurde. Problematisch sei, dass die Kostendämpfung vielfach nicht primär durch sinnvolle und mindestens qualitätsneutrale Rationalisierungen, sondern insbesondere über kurzfristig realisierbare und wirksame Maßnahmen – vor allem Personaleinsparungen – angestrebt wurde.

Isfort und *Weidner* unterstreichen, dass es seitens der Pflege keine fundamentalen Einwände gegen die G-DRGs gab und gibt. Dennoch sei festzustellen, dass sich der bereits seit Mitte der 1990er Jahre verlaufende Personalabbau in der Pflege begleitend zur G-DRG-Einführung weiter verschärft. Dass bei der aus Sicht der Pflege erforderlichen verbesserten Abbildbarkeit des Pflegeaufwands keine Fortschritte gemacht werden, sei wohl auf die bislang erreichte, relativ hohe Kostenvarianzaufklärung der G-DRG-Fallpauschalen zurückzuführen. In Folge des Pflegepersonalabbaus würden Aspekte der Auswirkungen auf die Versorgungsqualität und die Patientensicherheit an Bedeutung gewinnen. Zudem erwarten die Autoren, dass der weiterhin anhaltende Kostendruck auf die Krankenhäuser diese bewegen wird, mittels innovativer

Berufs- und Tätigkeitsprofile und der vermehrten Delegation Kosten zu sparen und die Effizienz der Krankenhausleistungen zu erhöhen.

Von Eiff und *Meyer* stellen Ergebnisse der multizentrischen REDIA-Studie zur Rehabilitation aus den bisherigen beiden Erhebungsphasen in den Jahren 2003/04 und 2005/06 vor. Die Studie fußt auf Daten von 1.342 Anschlussheilbehandlungspatienten der Kardiologie und der Orthopädie. Ergebnisse sind, dass durch signifikant kürzere Akutverweildauern und Verlegungszeiten die Patienten an einer früheren Stelle des Krankheitsprozesses in die Rehabilitation aufgenommen werden. Signifikante Verlagerungen des Behandlungsaufwands vom Akutkrankenhaus in die Rehabilitation durch eine Zunahme des Pflegeaufwands bzw. eine Veränderung des notwendigen therapeutischen und medikamentösen Betreuungsbedarfs wurden bisher nicht nachgewiesen. Bei den Auswertungen und Analysen des Datenmaterials konnten von der ersten zur zweiten Phase keine statistisch signifikanten Einschränkungen der Reha-Fähigkeit der Studienpatienten identifiziert werden. Allerdings wurde eine Zunahme von Wundproblemen in der Orthopädie (Wundheilstörungen, Hämatome) verifiziert; die Bypass-Patienten wiesen eine Häufung von Perikard- und Pleuraergüssen auf. Zudem nahm die Verabreichung von Medikamenten zur Thromboseprophylaxe wie Heparin oder Clopidogrel zu, was auf eine Verlagerung des Behandlungsaufwands hindeute.

De Cruppé et al. führen eine Evaluation der seit 2004 geltenden Mindestmengen durch. Dabei untersuchen sie Fragen der Ergebnisqualität, der Versorgungsstruktur und der Beurteilung durch die Krankenhäuser. Neben empirischen Ergebnissen für einzelne Indikationen und der Würdigung ihrer Aussagekraft gelangen die Autoren anhand von Befragungsergebnissen zu der Schlussfolgerung, dass die Mindestmengenvereinbarung bisher keine einschneidenden Auswirkungen für die Krankenhäuser zu haben scheint. Sie schließen hieraus, dass sich die Frage nach dem Zusammenhang zwischen Mindestmengenvereinbarung und Fallpauschalen in der praktischen Vergütung bis jetzt selten stellt.

Vogd analysiert aus organisationssoziologischer Sicht, welchen Einfluss die DRG-Einführung auf das ärztliche Handeln von Krankenhausärzten haben kann. Er zieht seine Schlussfolgerungen auf der Grundlage einer Längsschnittstudie, die in den Jahren 2000/2002 und 2004/2005 in einer internistischen und einer chirurgischen Abteilung zweier städtischer Krankenhäuser der Maximalversorgung durchgeführt wurde. Vogd sieht Anzeichen dafür, dass einerseits eine Entkopplung von ärztlicher/medizinischer Handlungslogik und Abrechnungslogik eintritt. Andererseits sieht er aber auch Hinweise für eine Anpassung der Organisation der Behandlungsprozesse an die Logik des Fallpauschalensystems.

Lüngen und *Rath* geben einen Überblick über internationale DRG-Erfahrungen mit einem Fokus auf Europa. Sie gelangen zu dem Schluss, dass DRGs mittlerweile als ein wichtiger Schritt zur Steigerung der Effizienz in der Versorgung anerkannt sind. Dabei folge die Einführung in der Regel etwa gleichen Stufen. Die Erfahrung zeige auch, dass Länder sehr gut voneinander lernen könnten, wie DRGs technisch umgesetzt werden (z. B. Kalkulation von Bewertungsrelationen). Die gelte jedoch nicht für die politische Umsetzung, die von den unterschiedlichen nationalen Rahmenbedingungen der einzelnen Gesundheitssysteme geprägt sei. Für die Zukunft gehen sie davon aus, dass sich die Diskussion um DRGs von technischen Vorgaben stärker auf die Auswirkungen auf Management, Qualität und Krankenhausplanung verlagere.

Fürstenberg und *Klein* diskutieren den Einfluss der DRG-Einführung auf die Morbiditätsorientierung in der Vergütung von Gesundheitsleistungen. Sie führen aus, dass bis zur Einführung der Fallpauschalen die Morbidität bei der Leistungsvergütung kaum berücksichtigt wurde. Mit erfolgreicher Einführung des G-DRG-Systems hat die Morbiditätsorientierung auch in anderen Bereichen unseres Gesundheitssystems, z. B. bei der ambulanten Vergütung und beim morbiditätsorientierten Risikostrukturausgleich, deutlich an Einfluss gewonnen. Angesichts dieser Veränderungen erwarten die Autoren bei exakter Messung der Morbidität eine zielgenauere Vergütung als bisher.

4.3 Medizinische Analysen und Einschätzungen

Fiori und *Bunzemeier* ziehen über die Entwicklung des DRG-Systems seit 2003 eine umfassende Bilanz. Sie gelangen u. a. zu dem Ergebnis, dass das deutsche G-DRG-System „wahrscheinlich das weltweit beste Patientenklassifikationssystem" sei, „welches im Sinne eines Preissystems eingesetzt werden kann". Obgleich die Abbildung der Standardversorgung weitestgehend gelungen sein dürfte, sehen sie z.B. bei der sachgerechten Abbildung von Spezialisierungen und Kostenausreißern weiteren Handlungsbedarf. Abschließend diskutieren sie Ansatzpunkte zur Weiterentwicklung des Entgeltsystems und der Krankenhausfinanzierung.

Bauer und *Bartkowski* geben aus chirurgischer Sicht einen Überblick über die Veränderungen durch die DRG-Einführung, die zu grundlegenden Umwälzungen bei der chirurgischen Patientenversorgung geführt habe. Das festzustellende gesteigerte Kostenbewusstsein sei grundsätzlich zu begrüßen. Negative Auswirkungen auf die Behandlungsqualität, aber auch auf die Lebensqualität der Patienten könnten allerdings bislang nicht ausgeschlossen werden. Hier bestehe Handlungsbedarf für weitere Evaluationen. Kritisch sei auch das Ausmaß der Prüfung primärer und sekundärer Fehlbelegungen, das ein kaum noch zu bewältigendes Ausmaß angenommen habe und besonders die operativen Fächer betreffe.

Müller skizziert für den Bereich der stationären Dermatologie die Entwicklungen und erreichten Verbesserungen bei einer sachgerechten Leistungsabbildung. Auch wenn nicht alle Forderungen der Dermatologie bei der Weiterentwicklung des Systems berücksichtigt wurden, präsentiere sich das G-DRG-System nach insgesamt fünf Jahren kontinuierlicher Entwicklung mittlerweile deutlich verbessert. Dadurch hätten die Befürchtungen zu Beginn der Systemeinführung ausgeräumt werden können. Empirische Untersuchungen belegen Veränderungen im DRG-Kontext insbesondere zu Fallzahlsteigerungen sowie zur Verweildauerreduktion und zeigen Verschiebungen des Fallmixes hin zu schwereren Erkrankungen mit oft multimorbiden Patienten.

Alberty und *Franz* skizzieren die differenzierten und erfolgreichen Anpassungen der aus Australien übernommenen DRG-Systematik an die Behandlungsstrukturen der HNO-Heilkunde in Deutschland. Durch die DRG-Einführung und den starken ökonomischen Druck auf die Krankenhäuser sei eine starke Beschleunigung eines bereits zuvor begonnenen Strukturwandels in der klinischen HNO-Heilkunde zu konstatieren. Die Verkürzung der stationären Verweildauern sowie die Veränderungen der ökonomischen Rahmenbedingungen stellten seither hohe Anforderungen an Mitarbeiter und Patienten der HNO-Kliniken.

Lakomek stellt die Schritte dar, die für eine sachgerechte Abbildung der Rheumatologie im G-DRG-System ergriffen wurden. Im Ergebnis wird das G-DRG-System nunmehr als Entgeltsystem mit Schrittmacherfunktion für Veränderungsprozesse in der Rheumatologie beurteilt.

Rochell et al. führen aus Sicht des vertragsärztlichen Bereichs die Diskussion über Verlagerungseffekte. Dabei wird der Bogen weit gespannt und auch die Auswirkungen von grundsätzlich G-DRG-unabhängigen Verzahnungsansätzen der letzten Gesundheitsreformen einbezogen. In Anbetracht einer zunehmend engeren Indikationsstellung zur stationären Aufnahme, sich verkürzender stationärer Verweildauern, einer zunehmenden Komplexität ambulant zu versorgender Krankheiten und aus Sicht der KBV feststellbarer Leistungsverlagerungen in die vertragsärztliche Versorgung bestünde Anhalt dafür, dass infolge der DRG-Einführung seit dem Jahr 2003 im vertragsärztlichen Bereich ein deutlich quantifizierbares zusätzliches Leistungsvolumen induziert wurde.

Polonius diskutiert die Auswirkungen der G-DRG-Einführung auf die ärztliche Weiterbildung. Er vertritt die Auffassung, dass die Weiterbildung im Kontext der G-DRG-Einführung angesichts der mit der Weiterbildung verbundenen Kosten sowie der eingetretenen Arbeitsverdichtung von vielen Krankenhäusern in Frage gestellt werde.

Von Wichert setzt sich kritisch mit dem G-DRG-System auseinander, insbesondere mit der mutmaßlichen Inkompatibilität des aufwandsorientierten Ansatzes dieses Systems mit der Logik der medizinischen Wissenschaften, die auf die Kausalität der Krankheitsentwicklung ausgerichtet sei. Überlegungen zu möglichen Auswirkungen auf Diagnostik und Therapie werden angestellt.

4.4 Verändertes Krankenhausmanagement

Goedereis legt dar, dass im Kontext der G-DRG-Einführung die Versorgungslandschaft – nicht nur im stationären Bereich – in Umbruch geraten ist. Es seien Reorganisationen innerhalb des Krankenhausbetriebs und Leistungsabstimmungen sowie Vernetzungen auf horizontaler Ebene (zwischen Krankenhäusern) und auf vertikaler Ebene (zwischen Krankenhäusern und z. B. Vertragsärzten oder dem Rehabilitationsbereich) erforderlich, um die Struktur der Versorgungslandschaft tiefgreifend und nachhaltig gestalten zu können.

Tecklenburg stellt vor dem Hintergrund der mit der G-DRG-Einführung verbesserten Transparenz und der geänderten Anreizlage Konzepte und Maßnahmen im Krankenhausmanagement vor. Die Krankenhausversorgung sei nach der DRG-Einführung, die „die Welt der Krankenhäuser mehr verändert [hat], als alle Gesundheitsreformen vorher zusammen", nunmehr zwingend so ökonomisch effizient und effektiv wie möglich zu gestalten. Es gehe darum, dass das Krankenhaus die richtigen Patienten (z. B. entsprechend des Versorgungsauftrags) zum richtigen Zeitpunkt mit der richtigen und effektiven Diagnostik und Therapie versorge, mit einem minimalen Ressourcenaufwand und gleichzeitig hoher Qualität. Konkrete Maßnahmen, um diese Ziele zu erreichen, werden beschrieben. Dabei müsse aufgrund der Heterogenität der Krankenhäuser in Bezug auf Größe, Versorgungsauftrag, Umfeld, Konkurrenz und bauliche Gegebenheiten jedes Krankenhausmanagement im Detail eigene Antworten auf die einzelnen Problembereiche finden.

Rong beleuchtet die Frage, durch welche organisatorischen Anpassungsmaßnahmen Krankenhäuser bereits auf die Einführung der G-DRGs – operativ und strategisch – reagiert haben bzw. noch Handlungsbedarf besteht. Dabei werden aufbau- und ablauforganisatorische Handlungsalternativen unterschieden. Er wirbt u. a. für ein Überdenken der berufsgruppenbezogen getrennten Organisation, damit medizinischer Sachverstand als integraler Bestandteil der Entscheidungsstrukturen genutzt werden kann und sich die bisher oft abgegrenzte Verwaltung zum Dienstleister des klinischen Kernprozesses entwickle. Ablauforganisatorisch sei die Einführung durchgängiger Prozesse – von der Aufnahme bis zur Entlassung – und perspektivisch auch unter Einbindung von Akteuren außerhalb des Krankenhauses erforderlich. Der Beitrag gibt zudem Beispiele für richtungsweisende Organisationsstrukturanpassungen.

Debatin und *Terrahe* präsentieren Ansatzpunkte für Wachstumsstrategien von Kliniken der Maximalversorgung. Um in dem an Dynamik schnell zunehmenden Gesundheitsmarkt zu überleben, seien Krankenhäuser heute mehr denn je gezwungen, effiziente Führungsstrukturen aufzubauen und sich auf ihre medizinischen Stärken zu fokussieren. Eine wichtige Rolle spielten dabei innovative Strukturen wie z. B. die Bildung von Zentren, das Angebot innovativer und qualitativ herausragender Krankenhausleistungen sowie die Bildung von Kooperationen und Netzwerken zwischen Krankenhäusern und an den Schnittstellen mit anderen Leistungsbereichen. Angesichts der stärker wettbewerblichen Ausrichtung des Gesundheitsmarktes seien die Krankenhäuser insgesamt unter Zugzwang, ihr Profil und Portfolio zu schärfen.

Lohmann skizziert Ansatzpunkte für neue Geschäftsmodelle und eine stärker wettbewerbsorientierte Ausrichtung des Gesundheitssystems. Chancen der Gesundheitswirtschaft, die u. a.

in einer effizienteren und effektiveren Leistungserbringung liegen, seien im Interesse des Gesamtsystems und einer modernen Medizin zu nutzen. Die G-DRGs haben insbesondere durch vergleichbare Leistungsdefinitionen die Voraussetzungen für Vertragsmodelle und viele neue Geschäftsmodelle geschaffen. Mit der Verminderung der früheren Intransparenz von stationären Leistungen können Patienten einerseits besser informiert werden und andererseits können diese sich selbst wiederum leichter Informationen beschaffen. Dies eröffnet wiederum für einzelne Akteure neue Marktchancen.

Palmer und *Hennke* setzen sich mit dem Managen und Beherrschen von Risiken auseinander und berichten über die einzelnen Stufen der Einführung von Risikomanagementsystemen. Sie beurteilen die Etablierung eines solchen Systems als notwendige Maßnahme zur Effizienzsteigerung sowie der Prozess- und Ergebnisqualität im Krankenhaus. Dringender Handlungsbedarf bestehe für Krankenhäuser, die bislang nicht die notwendigen Schritte zur Einführung eines Risikomanagementsystems ergriffen haben.

Schrappe stellt die aktuelle Diskussion rund um das Thema Patientensicherheit und Vermeidung von unerwünschten Ereignissen im Krankenhaus sowie Ergebnisse des Aktionsbündnisses Patientensicherheit vor. Das zentrale Ziel der Beschäftigung mit der Thematik Patientensicherheit und Risikomanagement sei die Prävention von vermeidbaren unerwünschten Ereignissen. Es müssen Prozessanalysen durchgeführt werden (z. B. mit Hilfe eines CIRS), aus denen allgemeingültige Präventionsempfehlungen abgeleitet werden können. Von entscheidender Bedeutung für die Risikobewertung und -vorhersage seien jedoch valide Patientensicherheitsindikatoren (PSI), wie sie z. B. in dem Gutachten des Sachverständigenrats von 2007 vorgeschlagen wurden. Die Untersuchungen des Aktionsbündnisses Patientensicherheit machen ferner deutlich, dass Patienten aktiver als bisher in den Prozess der Vermeidung von unerwünschten Ereignissen mit einbezogen werden müssen.

4.5 Die Krankenkassenperspektive

Rebscher setzt sich kritisch mit den durch das GKV-Wettbewerbsstärkungsgesetz geschaffenen geänderten Wettbewerbsbedingungen für Krankenkassen auseinander. Er befürchtet, dass die – politisch gewollte – voraussichtliche Zielsetzung der Krankenkassen, eine Zusatzprämie möglichst zu vermeiden, anstelle des eigentlich erforderlichen Bemühens um eine effiziente Versorgung lediglich zu einem erhöhten Preisdruck führen wird: „Billigmedizin statt Qualitätsmedizin". Zudem fehle dem heutigen Gesundheitssystem für selektives Kontrahieren eine methodische Grundlage. Für eine erfolgreiche Umsetzung eines selektiven Kontrahierens bei bestimmten Krankenhausleistungen erachtet er für eine vergleichende Beurteilung von Leistungen eine völlige Transparenz der ökonomischen Kennziffern (DRGs), Qualitätskennziffern und eine Risikoadjustierung als notwendig. Ein entsprechendes umfassendes Instrumentarium sei heute so nicht verfügbar. Er erwartet, dass die Krankenkassen „zukünftig beträchtliche Mittel" für Kommunikation und Marketing aufbringen müssen, um ihr Profil im Wettbewerb zu präsentieren und gegenüber anderen abzugrenzen.

Hoberg und *Bauernfeind* stellen die Änderungen dar, die sich im Kontext des G-DRG-Systems bei den Krankenkassen im Verhandlungsmanagement, dem Krankenhausfallmanagement und dem Abrechnungsmanagement ergeben haben. Die zu konstatierenden Veränderungen würden beeinflusst durch den Wettbewerb der Krankenkassen um Versicherte sowie durch veränderte technische Rahmenbedingungen. Insbesondere aufgrund der erforderlichen Kompetenzbündelung habe die G-DRG-Einführung organisatorisch zu einem erheblichen Abbau von dezentralen Strukturen bei den Krankenkassen beigetragen. Beim Leistungsmanagement von Krankenhausleistungen sei zwar „kein radikaler Umbruch", aber ein „sehr großer Entwicklungsschritt" eingetreten, der Veränderungen für Mitarbeiter mit unterschiedlichsten Qualifikationen zur Folge habe. Beispielhaft genannt werden können das Erfordernis von zusätzlichen Qualifizierungsmaßnahmen für Krankenkassenmitarbeiter (z. B. medizinisches Basiswissen, DRG-System, Abrechnungsregeln) oder von erhöhtem Abstimmungsbedarf mit Leistungsbereichen der stationären Anschlussversorgung (z. B. Prüfung der Rehabilitationsfähigkeit).

Dirschedl befasst sich mit der Prüfung von Krankenhausleistungen, insbesondere im Hinblick auf die damit einhergehenden Herausforderungen durch die G-DRG-Abrechnung. Für die Jahre 2004 bis 2006 bzw. 2007 wird ein Überblick über Ergebnisse und Erfahrungen mit der Durchführung von Einzelfallprüfungen und Stichprobenprüfungen gegeben. Zu den abschließend diskutierten Verbesserungspotenzialen beim Prüfgeschehen gehören auch Vorschläge, die einen vermehrten Einsatz des Instruments der Stichprobenprüfung ermöglichen sollen.

Repschläger analysiert die Entwicklung der unterschiedlichen Behandlungsarten der Krankenhäuser. Obwohl inzwischen ca. ein Drittel aller Krankenhausfälle nicht mehr vollstationär durchgeführt wird, wird die Ausgaben- und Erlösentwicklung nach wie vor praktisch ausschließlich durch den vollstationären Bereich bestimmt. Der Anteil psychiatrischer Leistungen, die derzeit nicht über das DRG-System abgerechnet werden und deren Preise nicht unter die Konvergenzklausel fallen, entwickle sich deutlich überproportional. Ferner werden ausgewählte, besonders ausgabenrelevante Fall- und Versichertenkategorien betrachtet und deren Einfluss auf die Ausgabenentwicklung bewertet. In einem dritten Block werden schließlich die strukturellen Veränderungen bei Kapazitäten, Personal und Kosten in den Krankenhäusern dargestellt.

Straub und *Lütjohann* geben eine Überblick über Entwicklung und Zukunftsaussichten neuer Versorgungsformen wie der Integrierten Versorgung, medizinischer Versorgungszentren oder der hausarztzentrierten Versorgung. Sie sehen eine zwar langsame, aber doch kontinuierliche Etablierung neuer Versorgungsformen, die insbesondere im Bereich langfristiger Krankheitsepisoden intelligente und innovative Lösungswege ermöglichen. Für die Zukunft gehen sie u. a. davon aus, dass verstärkt Ansätze mit Budgetverantwortung und Modelle der Erfolgsmessung und -honorierung vereinbart werden. Positiv bewerten sie Zielsetzungen zur Eröffnung einzelvertraglicher Optionen bei bestimmten Krankenhausleistungen, die den Vertragsparteien erweiterte Gestaltungsmöglichkeiten der Versorgung geben können.

4.6 Neue Ansätze für die Krankenhausplanung

Metzner diskutiert Veränderungen der Krankenhausplanung, die sich insbesondere aus der höchstrichterlichen Rechtsprechung und veränderter Rahmenbedingungen der Krankenhausversorgung ergeben. Das G-DRG-System spiele dabei keine Hauptrolle. DRGs seien nur als andere Art der Bezahlung einzustufen, die an den Grundlagen der Krankenhausplanung nichts änderten. Das Gesamtbild der veränderten Rahmenbedingungen für die Krankenhausplanung setze sich vielmehr aus vielen unterschiedlichen Mosaiksteinen zusammen. Beispielsweise mache die Festlegung fachgebietsbezogener Bettenzahlen keinen Sinn mehr vor dem Hintergrund, dass Krankenhäuser zunehmend interdisziplinär arbeiten und die Grenzen herkömmlicher Fachabteilungsstrukturen aufbrechen. Dennoch sei aufgrund der Besonderheiten der Krankenhausversorgung im Vergleich zum ambulanten Bereich an einer bettenbezogenen Planung festzuhalten, auch weil eine fallbezogene Leistungsplanung weniger wettbewerbsorientiert wäre. Auch wenn die Gewährleistung der Krankenhausversorgung eine staatliche Aufgabe bleiben müsse, wäre unter Würdigung insbesondere der Rechtsprechung die Krankenhausversorgung zukünftig wettbewerblicher als heute auszugestalten. Krankenhausplanung müsse sich daher zu einer Strukturplanung verändern, welche Rahmenbedingungen festlegen müsse, aber die Dynamik des Prozesses nicht behindern dürfe.

Kortevoß und *Krafft* sehen die Krankenhausplanung auf dem Weg von einer strukturierten Angebotsplanung zur Gewährleistungsplanung. Der Krankenhausplanung verbleibe zukünftig die Gewährleistungspflicht für eine flächendeckende stationäre Versorgung, die durch konkrete Versorgungsziele operationalisiert werden müsse. Für die Herleitung und die Begründung solcher Versorgungsziele und das frühzeitige Erkennen von Versorgungsproblemen werden räumlich basierte Indikatoren für ein Monitoringsystem vorgestellt.

Platzköster et al. legen differenziert die Nutzungsmöglichkeiten der DRG-Daten nach § 21 KHEntgG bei der Krankenhausplanung dar. Sie schlussfolgern, dass eine unmittelbare Leistungsmengenplanung und -zuweisung bis auf Ebene des einzelnen Krankenhauses als Mindest- oder Höchstleistungsmengenzuweisung von Seiten der Planungsbehörden mit den zurzeit und in absehbarer Zukunft zur Verfügung stehenden Leistungsparametern sowohl technisch als auch inhaltlich mit erheblichen Problemen behaftet sei. Ein wesentlicher Grund sei, dass eine Vorwegnahme der detaillierten Mengenvereinbarungen im Vertragsverfahren der Selbstverwaltung nicht durch die Planung erfolgen solle, sondern hier die wettbewerbliche Wirkung des G-DRG-Systems zu präferieren sei. Die Autoren plädieren dafür, dass die Planungsbehörden sich hinsichtlich der tatsächlich vereinbarten Leistungsmengen je Fachabteilung eine Kontrollfunktion vorbehalten, um bei drastischen Abweichungen ggf. eingreifen zu können.

Spangenberg und *Beivers* analysieren die aktuellen Einflussfaktoren auf die ländliche Krankenhausversorgung. Dabei wird unter raumordnerischen Aspekten der Status quo der Flächendeckung dargestellt sowie geprüft, inwieweit sich eine Gefährdung in diesem Bereich abzeichnet. Die G-DRG-Einführung wird in diesem Zusammenhang als ein Faktor unter weiteren eingestuft, der Handlungsdruck für die ländliche Krankenhausversorgung erzeugt. Als möglichen Lösungsansatz diskutiert der Beitrag sektorübergreifende Betriebskonzepte.

Müller und *Offermanns* gelangen zu der Einschätzung, dass sich als Konsequenz aktueller Entwicklungen und Positionierungen von Ländern und Verbänden die künftige Krankenhausplanung auf eine Rahmenplanung beschränken wird. Sie erwarten zudem eine Weiterentwicklung in Richtung auf eine differenzierte Bedarfsanalyse, wobei komplementäre Leistungsbereiche (ambulante, rehabilitative oder pflegerische Leistungen) in die Analyse einzubeziehen seien. Für die Investitionsfinanzierung der Länder rechnen sie im Wesentlichen mit einer Beschränkung auf Investitionskostenzuschläge, wodurch zugleich die Bedeutung einer Angebotsplanung durch die Länder abnehmen würde.

Pföhler und *Bublitz* stellen die problematische Investitionssituation der Krankenhäuser dar und plädieren für eine Neuordnung der Investitionsfinanzierung durch Einführung einer monistischen Investitionskostenfinanzierung. Die Investitionen sollen aufwands- und leistungsbezogen als Bestandteil der G-DRG-Fallpauschalen kalkuliert werden.

5 Ausblick

Zum Ende der Konvergenzphase der deutschen G-DRG-Einführung stellt sich die Frage nach der weiteren Ausgestaltung der Krankenhausfinanzierung ab dem Jahr 2009. Themen bei der Diskussion hierüber sind insbesondere die Möglichkeit für Einzelverträge bei planbaren Leistungen, die schrittweise bundesweite Konvergenz der Landesbasisfallwerte, Verbesserungen bei der Investitionsfinanzierung sowie die Einführung eines tagesbezogenen pauschalierten Entgeltsystems für psychiatrische und psychosomatische Leistungen. Ein weiteres wichtiges Thema in der Diskussion ist die finanzielle Steuerung des Krankenhausbereichs. Bei Würdigung der einzelnen Länderpositionen (AOLG 2007) wird allerdings erkennbar, dass diese in einigen Punkten nicht deckungsgleich mit den BMG-Diskussionspunkten von Juni 2007 sind (Tuschen et al. 2007). Teilweise dürfte noch deutlicher Annäherungsbedarf bestehen, damit eine Einigung zwischen Bund und Ländern möglich ist. Stand Mitte des Jahres 2008 existiert noch keine klare Perspektive für die konkrete Ausgestaltung der Krankenhausfinanzierung nach dem Ende der Konvergenzphase. Allerdings dürfte sich der seit der G-DRG-Einführung intensivierte Wettbewerb um Qualität, Effizienz und Effektivität der Leistungserbringung weiter verstärken. Auch die Länder sprechen sich für die Zukunft der Krankenhausversorgung hierfür aus.

Literatur

Arbeitsgemeinschaft der Obersten Landesgesundheitsbehörden (AOLG) (2007): Konzept zur Weiterentwicklung der Krankenhausversorgung unter Berücksichtigung der Finanzierungsfragen. Zukunft der Krankenhausversorgung. 16.11.2007. Download unter: http://www.gmkonline.de/_beschluesse/80-GMK_Umlaufbeschluss_Dez2007_Konzept_ZukunftDerKrankenhausversorgung.pdf.
Bundesministerium für Gesundheit (BMG) (2001): Kabinett beschließt Gesetzentwurf für ein Fallpauschalengesetz. Leistungsgerechte Vergütung durch diagnose-orientierte Fallpauschalen verbessert Qualität, Transparenz und Wirtschaftlichkeit in der stationären Versorgung, Pressemitteilung vom 29.08.2001.
Bundesministerium für Gesundheit (BMG) (2007a): Fragenkatalog des BMG zu den Erfahrungen mit der DRG-Einführung. Download unter: http://www.uni-duesseldorf.de/awmf/drg/bmg-frag.htm.
Bundesministerium für Gesundheit (BMG) (2007b): Auswertung des BMG-Fragenkatalogs zu den Erfahrungen mit der DRG-Einführung. Download unter: http://www.bmg.bund.de/cln_041/nn_605054/DE/Themenschwerpunkte/Gesundheit/Krankenhaeuser/drg-langfassung.pdf.
Deutscher Bundestag (2007a): Antwort der Bundesregierung auf die Kleine Anfrage der Fraktion BÜNDNIS 90/DIE GRÜNEN „Finanzierung, Versorgungsstrukturen und Versorgungsqualität im Krankenhausbereich nach Einführung der diagnose-bezogenen Fallpauschalen (DRG)", BT-Drs. 16/3918. Download unter: http://dip21.bundestag.de/dip21/btd/16/039/1603991.pdf.
Deutscher Bundestag (2007b): Antwort der Bundesregierung auf die Kleine Anfrage der Fraktion DIE LINKE „Frühzeitige Krankenhausentlassungen und Fallpauschalen", BT-Drs. 16/6184. Download unter: http://dip21.bundestag.de/dip21/btd/16/061/1606184.pdf.
Fischer, W. (2000): Diagnosis Related Groups (DRGs) und verwandte Patientenklassifikationssysteme, Z/I/M, Wolfertswil (CH).
Rau, F. (2007): Das DRG-System zwingt zu besseren Prozessen. Umfrage des BMG zeigt Akzeptanz der Entgeltreform und fließt in Entwicklung der Klinikfinanzierung ein. In: f & w, 24. Jg., 4/2007, 378–379.
Roeder, N., Rochell, B. (2000): Empirischer Vergleich von Patientenklassifikationssystemen auf der Grundlage von DRGs in der Herzchirurgie. Gutachten im Auftrag der Deutschen Krankenhausgesellschaft vom 05. Mai 2000. Download unter: http://drg.uni-muenster.de.
Roeder, N., Rochell, B., Juhra, C., Müller, M. (2001): Empirical comparison of DRG variants using cardiovascular surgery data: initial results of a project at 18 German hospitals. In: Aust Health Rev, 24, 57–80.
Tuschen, K.H., Braun, T., Rau, F. (2007): Mehr Wettbewerb, Transparenz und Qualität. In der Diskussion um die Krankenhausfinanzierung beziehen die Beteiligten Position. In: f & w, 24. Jg., 4/2007, 370–375.
Sachverständigenrat zur Begutachtung der Entwicklung im Gesundheitswesen (SVR) (2007): Gutachten 2007: Kooperation und Verantwortung. Voraussetzungen einer zielorientierten Gesundheitsversorgung. Download unter: http://www.svr-gesundheit.de/Startseite/Langfassung.pdf.

I. Zwischenbilanz in vier Punkten

Zwischenbilanz aus Sicht der DKG

Georg Baum

1 Leistungsorientiertes Vergütungssystem als Alternative zur fortschreitenden Budgetierung

Die Überführung der aus hausindividuellen Gesamtkosten abgeleiteten Krankenhausbudgets in extern bepreiste Leistungsbudgets war der wohl umfassendste Reformschritt im deutschen Gesundheitswesen der Nachkriegszeit. Es gab für viele Krankenhäuser durchaus gute, aus dem Versorgungsauftrag und Leistungsspektrum abgeleitete Gründe, weiter für das konventionelle System zu plädieren. Dennoch haben sich die Krankenhäuser für das Experiment der DRG-Einführung ausgesprochen. Diese innerverbandliche Meinungsbildung zu organisieren war nicht einfach. Das DRG-System hat sich bei der politischen Entscheidung im Rahmen der Gesundheitsreform 2000 alles andere als klar definiert und kalkulierbar hinsichtlich seiner Auswirkungen dargestellt. Schließlich wurde das System nirgendwo auf der Welt als umfassendes und für mehr als 90 % der Krankenhausleistungen verpflichtendes Abrechnungs- und Vergütungssystem angewandt. Neben den Risiken wurden jedoch auch die Chancen erkannt, die von den Krankenhäusern insbesondere darin gesehen wurden, aus den allgegenwärtigen Gängeleien durch Kostenträger und interventionsgeneigter Gesundheitspolitik und den leistungsfeindlichen Finanzierungsrestriktionen herauszukommen. Die grundlohngedeckelte Fortschreibung überkommener Budgets, die systematische Entkoppelung der Leistungen vieler Krankenhäuser von der Finanzmittelausstattung, die chronische Bittstellerposition der Krankenhäuser gegenüber den Kostenträgern um Anerkennung und Berücksichtigung tatsächlich erbrachter Mehrleistungen und Morbiditätsentwicklungen, die ständige Rechtfertigung der Tagespflegesätze gegen eine permanent im Raum stehende Fehlbelegungsvermutung hatten mehr als mürbe gemacht.

Im sechsten Jahr des DRG-Fallpauschalensystems ist festzustellen, dass die leistungsorientierte Vergütung auf breite Akzeptanz trifft, auch wenn dieses System naturgemäß „Gewinner" und „Verlierer" produziert und bei letzteren zum Teil erhebliche Anpassungsprozesse erzwingt. Die Ergebnisse einer grundlegenden Evaluation der Auswirkungen des DRG-Systems auf die Patientenversorgung im Rahmen der gesetzlich vorgegebenen Begleitforschung stehen zwar noch aus, für ein systematisches Eintreten der im Vorfeld befürchteten negativen Effekte wie Patientenselektionen, vorzeitige Entlassungen oder Einbußen bei der Behandlungsqualität gibt es jedoch bisher keinerlei Hinweise.

Vor dem Hintergrund des erheblichen Umstellungsaufwandes bei den Krankenhäusern – die neuen Anforderungen an die medizinische Dokumentation, die innerbetriebliche Kosten- und Leistungsrechnung sowie die Anwendung der Abrechnungsregeln und der Ausbau der dazu notwendigen IT-Infrastruktur – ist der bisher verlaufene Einführungsprozess des Systems äußerst reibungslos vonstatten gegangen. Diese Belastungen der Systemeinführung mussten und muss der Krankenhausbereich verkraften. Noch mehr aber die Enttäuschungen und Verbitterungen über die Interventionen des Gesetzgebers in der Konvergenzphase, für deren Bewältigung kalkulierbare und stabile Finanzierungsrahmenbedingungen besonders wichtig gewesen wären. Es ist für die Krankenhäuser schon schwierig genug, die sich aus den jährlichen Nachkalkulationen und Systemfortentwicklungen ergebenden, häufig auch negativen realen Finanzierungsauswirkungen zu verkraften.

Die De-facto-Halbierung der Grundlohnraten in den Jahren 2006 und 2007 und die absolut willkürlichen Rechnungskürzungen zur Sanierung der Krankenkassen in den Jahren 2007 und 2008 werden die verfügbaren Finanzierungsmittel in diesem Zeitraum um insgesamt ca. 2,5 Mrd. Euro mindern. Geld, das für die Patientenversorgung fehlt und durch einschneidende Einsparmaßnahmen zusätzlich zu den Konvergenzlasten vieler Krankenhäuser eingespart werden musste, leider auch durch zum Teil deutlich spürbaren Personalabbau. Diese unberechenbaren und ungerechtfertigten Interventionen des Gesetzgebers führen zu der Feststellung, dass zwar eine leistungsorientierte Vergütungssystematik eingeführt wurde, eine leistungsgerechte Finanzmittelausstattung aber nicht stattgefunden hat. Verändert hat sich letztlich nur die Mittelverteilung. Die Krankenhausleistungen in Deutschland sind, das zeigen die internationalen Vergleiche, weiterhin unterfinanziert. Maßgeblichste Verbesserung ist die Abkehr von der hausindividuellen Budgetdeckelung und die Wiedereinführung der Schiedsstellenfähigkeit von Mehrleistungen bei der Vereinbarung von Leistungsbudgets. Dies hat dem Wettbewerb merkliche Impulse gegeben. Ordnungspolitisch höchst zweifelhaft bleibt aber der Kollektivhaftungsmechanismus, den Mehrleistungen auslösen. Bei der jährlichen Weiterentwicklung der Landesbasisfallwerte gehen die Mehrleistungen nur mit den variablen Kosten in die „Preise" ein und führen somit zu einer Preisminderung für alle Häuser, auch für die, die keine Leistungsveränderungen aufweisen.

2 Fallpauschalensystem muss Versorgungswirklichkeit sachgerecht abbilden

Ein pauschaliertes Vergütungssystem auf DRG-Basis kann nur dann seinem Anspruch einer leistungsgerechten Verteilung der zur Verfügung stehenden Finanzmittel gerecht werden, wenn es in seinem Klassifikationssystem und seinen Bewertungsrelationen die bestehende Versorgungswirklichkeit und Leistungsstrukturen widerspiegelt. Eine dahingehende Anpassung des aus Australien übernommenen DRG-Systems an die Gegebenheiten in Deutschland konnte nur schrittweise erfolgen. Die ursprünglich vorgesehene dreijährige Konvergenzphase mit faktisch nur zwei Anpassungsschritten für die Krankenhäuser war in dieser Hinsicht sicherlich zu kurz gegriffen. Die DKG hat sich deshalb für eine Verlängerung des Angleichungsprozesses der krankenhausindividuellen Basisfallwerte und eine Begrenzung der Verluste der Krankenhäuser in seiner Folge eingesetzt und die Umsetzung dieser Forderung im Zweiten Fallpauschalenänderungsgesetz (2. FPÄndG) begrüßt.

Eine Abbildung der deutschen Versorgungswirklichkeit im DRG-System konnte nur über eine Erhebung von Ist-Kosten und -Leistungen in den Krankenhäusern erreicht werden. Die Bereitstellung fallbezogener Kostendaten stellte für die an der Kalkulation teilnehmenden Krankenhäuser eine große Herausforderung dar, weil nur in den wenigsten Fällen auf eine voll entwickelte Kostenträgerrechnung zurückgegriffen werden konnte. Das Kalkulationsniveau in diesen Krankenhäusern musste schrittweise gesteigert werden, in Richtung auf eine verursachungsgerechte Verteilung der Kosten auf die Behandlungsfälle. Die Vergütung der Kalkulationsteilnehmer, die mit dem 2. FPÄndG eingeführt wurde, bildet das Äquivalent zur Einforderung hoher Qualitätsstandards bei den abgelieferten Daten und motiviert erfahrene Krankenhäuser zur kontinuierlichen Mitwirkung an der Systementwicklung.

Die Abbildungsqualität des deutschen DRG-Systems hat seit seiner Übernahme aus Australien erhebliche Fortschritte gemacht. Dies zeigen die statistischen Kennziffern zur Messung der

Homogenität und Trennschärfe der gebildeten Fallgruppen, die im internationalen Vergleich ein sehr hohes Niveau erreicht haben. Das Klassifikationssystem hat dabei einen ständig wachsenden Differenzierungsgrad erreicht. Dieser ist notwendig, um unterschiedlich behandlungsaufwändige Patientenkollektive leistungsgerecht zu vergüten. Damit wird die Gefahr einer Patientenselektion als möglichem negativem Effekt eines pauschalierenden Vergütungssystems minimiert. Dem Ziel einer Begrenzung der Systemkomplexität ist nicht durch eine Beschränkung der Anzahl der Fallgruppen gedient, wenn dies durch eine intransparente Vermengung medizinisch heterogener Fallkonstellationen in gemeinsame DRGs allein aufgrund ihrer relativen Kostenhomogenität in den Kalkulationsdaten erkauft wird.

3 Kombination aus datengetriebenem Verfahren und Expertenwissen hat sich bewährt

Die Anstrengungen in Richtung auf eine Abbildung hochkomplexer Behandlungen inklusive Mehrfachleistungen und spezialisierter Versorgungsformen haben gute Resultate erzielt. Dazu stellten sich eine verstärkte Bezugnahme auf Prozeduren und der Einsatz von Komplexkodes als zielführende Entwicklungsschritte heraus. Wichtige Impulse gingen von den Eingaben der medizinischen Fachgesellschaften und Experten im Rahmen des Vorschlagsverfahrens aus. Damit wurde die datengetriebene Systementwicklung anhand der Kalkulationsdaten, die allein auf sich gestellt nicht die relevanten Aufwandsunterschiede in der Versorgungswirklichkeit identifizieren kann, durch das notwendige fachliche Erfahrungswissen ergänzt. Andererseits müssen sich die Expertenvorschläge anhand der Kalkulationsdaten als geeignet zur Erhöhung der Kostenhomogenität des Systems erweisen, sodass die Systementwicklung nicht dem Einfluss bloßer Artikulation interessengeleiteter Änderungswünsche ausgesetzt ist.

4 Flankierende Vergütungsformen für nicht sachgerecht abzubildende Leistungen müssen fortbestehen

Mit der stetigen Erhöhung der Anforderungen an die Kalkulationsmethodik in den Krankenhäusern wird das G-DRG-System in seinen nächsten Versionen weitere Fortschritte im Hinblick auf ein den tatsächlichen Ressourcenverbrauch widerspiegelndes und differenziertes Vergütungssystem zeitigen. Trotzdem wird die Entwicklung des Klassifikationssystems in Bezug auf eine sachgerechte Abbildung des stationären Leistungsgeschehens immer nur bis zu einer bestimmten Grenze möglich sein. Ergänzende Entgelte und Öffnungsklauseln für individuelle Finanzierungsformen werden deshalb auch in Zukunft unentbehrlich sein. Eine Überführung einzelner individuell vergüteter Leistungsbereiche in das pauschalierende System kann nur nach eingehender Prüfung anhand der Kalkulationsdaten erfolgen. Unverzichtbar ist insbesondere auch das Verfahren zur Vereinbarung von Entgelten für neue Untersuchungs- und Behandlungsmethoden, um das Vergütungssystem für eine zeitnahe Integration von Innovationen offen zu halten.

I. Zwischenbilanz in vier Punkten

5 Wettbewerb der Krankenhäuser soll um Qualität geführt werden

Die Einführung des G-DRG-Systems hat den Wettbewerb zwischen den Krankenhäusern verstärkt. Das zeigen zum Teil erhebliche Fallzahlverschiebungen zwischen den Krankenhäusern. Dieser Wettbewerb wird um Qualität geführt. Die Voraussetzungen für sein Funktionieren sind Qualitätstransparenz, das Recht auf freie Krankenhauswahl und genügende und angemessen erreichbare Auswahlalternativen für den Patienten. Eine starre Vorgabe von Mindestmengen wirkt diesen Rahmenbedingungen eher entgegen.

Die Konvergenzphase für die Anpassung der Preise für stationäre Leistungen an ein einheitliches Niveau auf Bundeslandebene steht kurz vor dem Abschluss. Die Frage, ob ein Angleichungsprozess auf einen bundesweiten Basisfallwert anzustreben ist, sollte erst nach Durchführung eingehender Analysen der bestehenden Differenzen zwischen den Landesbasisfallwerten geklärt werden. Ein auf Fallpauschalen basierendes Finanzierungssystem kann nur dann zu einer leistungsgerechten Vergütung eines bestimmten Fallspektrums führen, wenn von den Festpreisen nicht abgerückt wird. Ein Herauslösen sogenannter Standardleistungen und ihre Freigabe für einen Wettbewerb einzelner Kassen um Rabatte würde zu einer Unterfinanzierung des im pauschalen Festpreissystem verbleibenden Restfallspektrums führen. Ein solcher ruinöser Unterbietungswettbewerb bei den Entgelten einzelner Krankenhausleistungen würde unkalkulierbare Risiken für das Versorgungs- und Qualitätsniveau im stationären Bereich bedeuten. Festpreise sind der beste Garant für Qualitätswettbewerb.

Zwischenbilanz aus Sicht der gesetzlichen Krankenversicherung

Johann-Magnus v. Stackelberg

Die Abrechnung von stationären Leistungen über DRGs ist in Deutschland zur Routine geworden. Schon längst wird an den Feinheiten des Systems gearbeitet, die grundsätzlichen Fragen der Ausgestaltung des Systems wurden in den vergangenen Jahren geklärt. Dies ist keineswegs selbstverständlich, wie die Rückschau auf die Zeit der Einführung zeigt.

1 Rückblick

Bereits seit Mitte der 1980er Jahren sammelten immer mehr Krankenhäuser und Krankenkassen in Deutschland versuchsweise Erfahrungen mit den US-amerikanischen DRGs. Dabei zeigten sich die Vorzüge des durchgängigen systematischen Klassifikationsansatzes der DRGs gegenüber dem bis dahin eingeschlagenen deutschen Weg, der ein schrittweises Vorgehen bei der Bildung von Fallpauschalen vorsah. Der Versuch des deutschen Gesetzgebers, ein eigenes System von Fallpauschalen in Deutschland einzuführen, erwies sich zunehmend als eine Sackgasse: Zwar konnten relativ schnell Fallpauschalen für die Leistungen in den wichtigsten operativen Fächern gebildet werden, aber in den nicht-operativen Fächern traten die Schwächen des gewählten Ansatzes deutlich zu Tage. Das komplizierte Nebeneinander der Abrechnung eines Teils der Leistungen über Fallpauschalen und Sonderentgelte einerseits und des überwiegenden Teils der stationären Leistungen über das sogenannte Restbudget andererseits drohte, den gewünschten Übergangscharakter zu verlieren. Das Ende dieses Steuerungschaos war nicht absehbar. Der Gesetzgeber erkannte diese Fehlentwicklung und zog in der GKV-Gesundheitsreform 2000 die Konsequenzen. Er gab der Selbstverwaltung auf, ein international erprobtes, durchgängiges und leistungsorientiertes Fallpauschalensystem für die Abrechnung stationärer Leistungen einzuführen.

2 Handlungsfähige Selbstverwaltung

Wie bei einer derartig grundlegenden Systemumstellung nicht anders zu erwarten war, schlugen die Wellen der Diskussion in den betroffenen Fachkreisen hoch. Es war jedem der Beteiligten klar, dass die Einführung des DRG-Systems zu Gewinnern und Verlierern nicht nur zwischen den Regionen, sondern auch bei Krankenhäusern und bei Krankenkassen führen würde. Es ist ein bleibender Verdienst der gemeinsamen Selbstverwaltung, dass sie trotzdem die grundlegenden Systementscheidungen gemeinsam vorbereiten und einige wesentliche Teile auch einvernehmlich verabschieden konnte. Bemerkenswert war, dass die Selbstverwaltung trotz großer Interessengegensätze Handlungsfähigkeit bewies und sich einvernehmlich entschied, das deutsche G-DRG-System auf der Basis des australischen DRG-Systems zu entwickeln. Damit war eine erprobte Basis für die drei DRG-Systembestandteile Klassifikation, Abrechnungsregeln und Kalkulation gelegt.

3 Regelgebundene und datengetriebene Systementwicklung

Prägend für das neue System war der Entschluss, ein lernendes System mit einem regelgebundenen und transparenten Verfahren zur Weiterentwicklung und Pflege zu schaffen. Die jährlich neue Kalkulation mit eigens erhobenen Daten ermöglichte die zügige Weiterentwicklung der australischen Grundbestandteile zu einem eigenen, den deutschen Gegebenheiten Rechnung tragenden Abrechnungssystem. Anfangs wurden Verzerrungen diskutiert, da zunächst nur wenige Universitätskliniken an den Datenerhebungen teilnahmen. Außerdem entstand wegen der noch nicht ausgereiften Kalkulation ein Kompressionseffekt, der zur Folge hatte, dass leichte Fälle überbewertet und schwere Fälle unterbewertet wurden. Durch ständige Weiterentwicklung der Kalkulationsanforderungen und der vermehrten Teilnahme von Universitätsklinika an der Kalkulation konnte dieser „Anfangsfehler" behoben werden.

Die anfängliche Sorge von Expertenkreisen bezüglich der mangelnden Abbildungsgenauigkeit nahm in dem Maße ab, wie die Erkenntnis wuchs, wie sehr das System datengetrieben reagiert und dass bei der Vorlage entsprechend differenzierter Kalkulationsdaten oftmals die gewünschten Verbesserungen erreicht werden konnten. Zukünftig wird es darauf ankommen, einen repräsentativen Mix von Kalkulationsdaten zu erhalten und insbesondere die kostengünstigen Krankenhäuser weiterhin für die Lieferung von Kalkulationsdaten zu motivieren. Es bedarf einer gewissen Wachsamkeit, inwieweit es zu einer strategisch motivierten Teilnahme oder auch Nichtteilnahme an der Kalkulation kommt.

4 Konfliktlösung

Die Selbstverwaltung konnte sich in vielen Einzelheiten nicht selbst zu den endgültigen Festlegungen durchringen, sodass die ersten Jahre durch Ersatzvornahmen des BMG geprägt waren. Dies ist vielfach als Schwäche der Selbstverwaltung ausgelegt worden. Diese Kritik übersieht aber, dass der sonst gewohnte Konfliktlösungsmechanismus – die Schiedsstelle – der gemeinsamen Selbstverwaltung nicht zur Verfügung stand. Der Gesetzgeber wollte bei der Systemumstellung die Auflösung eines Dissenses nicht unbeteiligten Neutralen überlassen, sondern hat diese Aufgabe dem BMG übertragen. So berechtigt diese Vorgehensweise in den ersten Jahren der Systemumstellung auch gewesen sein mag, sollte nunmehr überlegt werden, ob es nicht an der Zeit ist, zu dem gewohnten Konfliktlösungsmechanismus zurückzukehren und ein mit den Selbstverwaltungspartnern und neutralen Dritten besetztes Schiedsgremium einzusetzen. Die Rolle des BMG würde damit auf die ihm unbestritten zustehende Rechtsaufsicht beschränkt.

Die zunehmende Anerkennung des DRG-Systems ist ohne das DRG-Institut nicht denkbar. Die dort vorhandene Kompetenz hat es wesentlich erleichtert, die Grundlagen für eine akzeptierte Kalkulation und einen strukturierten Dialog mit jährlich neuen Verbesserungsvorschlägen zu legen. Etwas zwiespältig haben die Träger des Instituts die Auswirkungen der Rolle des Instituts für das Entgeltsystem im Krankenhaus (InEK) im Rahmen der Ersatzvornahmen verspürt. In letzter Zeit haben die Andeutungen des BMG, im Nichteinigungsfalle alleine mit dem InEK Lösungen herbeizuführen, erfolgreich zu Abschlüssen in der gemeinsamen Selbstverwaltung geführt.

5 Auswirkungen: Mehr Wirtschaftlichkeit und Transparenz

Die unmittelbaren Auswirkungen der Einführung von DRGs sind unterschiedlich zu beurteilen. Katastrophenszenarien für die Patienten, wie die von einigen Experten befürchteten „blutigen Entlassungen", sind ausgeblieben. Auch hat es kein Abrechnungschaos bei den Krankenkassen gegeben. Ob und ggf. in welchem Umfang die Krankenhäuser infolge der Verkürzung der Verweildauer vermehrt nicht ausreichend behandelte Patienten in andere Versorgungssektoren abgeschoben haben, kann bislang nicht valide beurteilt werden. Entgegen den bisherigen internationalen Erfahrungen bei der Einführung von Fallpauschalsystemen war in Deutschland kein Fallzahlanstieg zu verzeichnen, sondern im Gegenteil ein Rückgang. Allerdings gibt es einen gleichzeitigen Anstieg der Fallzahlen der ambulanten Operationen in Krankenhäusern, der den Rückgang im vollstationären Bereich kompensiert. Wie vom Gesetzgeber gewollt, haben die DRGs zu mehr Wirtschaftlichkeit und Transparenz beigetragen.

Die Diskussionen über die Verteilungswirkungen der DRG-Einführung sind insbesondere im Hinblick auf die Krankenhäuser geführt worden. Die Einführung der Konvergenzphase und des Kappungsverfahrens, das die Budgetverluste einzelner Häuser begrenzte, sollte den Krankenhausmanagern die Umstellung auf das neue System erleichtern. Erfreulicherweise übersteigt der Anteil der Gewinner unter den Krankenhäusern (60 %) merklich den der Verlierer (40 %). Die Verteilungswirkungen unter den Krankenkassen werden als Wettbewerbsgeheimnisse gehütet. Sie sind nicht so ohne weiteres zu beurteilen, da für die wettbewerblich relevanten Effekte die veränderten Einnahmen aus dem Risikostrukturausgleich berücksichtigt werden müssen. Die Tatsache, dass die Verteilungswirkungen nicht alle bekannt waren, hat möglicherweise die Einführung des DRG-Systems befördert.

6 Ausblick: Zeit für intelligente Wettbewerbskonzepte

Das DRG-System ist inzwischen breit akzeptiert. Selbst ursprüngliche Kritiker fordern nicht die Rückkehr zu den vorherigen Pflegesatzregelungen. Auch Forderungen nach Verlängerung der Einführungsphase sind mittlerweile verstummt. Die vom Gesetzgeber bei der Einführung der DRGs genannten fünf Ziele sind alle weitgehend erreicht worden: Es sind leistungsbezogene Vergütungen entwickelt worden, die die Transparenz über die Leistungs- und Kostenstrukturen erhöhten, stärkere Anreize zu wirtschaftlichen Verhalten setzten, die Verweildauern verkürzten, zu mehr Wettbewerb führten und den Strukturwandel erleichterten. Bei der Ausgestaltung der künftigen Rahmenbedingungen der stationären Versorgung werden die beiden letztgenannten Ziele weiterhin zu beachten sein. Aus Krankenkassensicht ist es an der Zeit, intelligente Wettbewerbskonzepte zu verwirklichen, die neben Qualitätsaspekten auch preisliche Komponenten berücksichtigen.

Zwischenbilanz aus Sicht des Deutschen Pflegerates

Marie-Luise Müller

1 Allgemeine Einführung

Der Deutsche Pflegerat ist der Spitzenverband des deutschen Pflege- und Hebammenwesens (DPR e. V.). Als solcher ist er nach § 17b Krankenhausfinanzierungsgesetz (KHG) am DRG-Entwicklungsprozess vertragsbeteiligt. Der Deutsche Pflegerat versteht sich als Partner der Selbstverwaltung im Gesundheitswesen. Seine weiteren Mitwirkungsrechte nach § 17a, § 17c KHG sowie § 137ff. SGB V, zudem nach Artikel 19 GKV-Gesundheitsreformgesetz 2000 (Informationssystem zur Bewertung medizinischer Technologien – DIMDI) nimmt der DPR für die Berufsorganisationen der Pflege gleichberechtigt mit der Bundesärztekammer (BÄK) wahr.

Mit der gesetzlichen Entscheidung im Jahr 2000, die Finanzierung auf ein umfassendes (100 %) DRG-Fallpauschalensystem auszurichten, wurde das tagesgleiche Vergütungssystem auf den Leistungsbezug umgestellt. Diese Umstellung erfolgte schrittweise, zunächst 2003 freiwillig und ohne besondere defizitäre Folgen, ab 2004 dann verpflichtend und budgetneutral. Mit Scharfschaltung der Vergütungsabrechnung im Jahr 2005 resultierten – je nach Kostensituation – Defizite oder Überschüsse. Zum Ende der Konvergenzphase (2005–2009) werden einheitliche Vergütungen für die Fallpauschalen als Anpassung an die Landesbasisfallwerte gezahlt.

Die Entscheidung und Einführung eines diagnoseorientierten Vergütungssystems „Diagnosis Related Groups" (DRG) im Krankenhaus ist sowohl aus Kostentransparenz-, Steuerungs- und Wirtschaftlichkeitserwägungen heraus, als auch zur Verhinderung von Fehl- und Unterversorgung der Patienten im Sinne eines „Lernenden Systems" vom DPR mitgetragen worden. Gleichwohl wurde von Beginn (1999) an der notwendige Bedarf, professionelle Pflege fallbezogen abzubilden, stets und nachhaltig in der Politik, Selbstverwaltung und beim Institut für das Entgeltsystem im Krankenhaus (InEK) eingefordert.

2 Einführung und Umstellung auf das G-DRG-System aus Sicht der Pflege

Die Einführungsschritte ab dem Jahr 2000 bis zur gesetzlich verpflichtenden Einführung am 01.01.2004 mit umfangreichen Gesetzesänderungen und Verfahrensregelungen begleitete der DPR durch Stellungnahmen, Anhörungen und Gesprächen mit der Politik, Selbstverwaltung und Fachvertretern des Bundesministeriums für Gesundheit (BMG). Dabei hat sich der DPR mit nationalen und internationalen DRG-Experten in Bezug auf Patienten-Klassifikation, Kalkulationsverfahren und -methoden, das dem System zugrunde liegende medizinische Klassifikationssystem (ICD) sowie das nach § 301 SGB V verpflichtende Datenmaterial des Prozedurenschlüssels (OPS) konstruktiv auseinandergesetzt.

Mit der Umsetzung des § 17b KHG auf Leistungsdaten erfolgte eine regelmäßige Anpassung und Weiterentwicklung der Relativgewichte, um die Kosten der Krankenhausleistungen möglichst sachgerecht abzubilden. Auch der DPR nutzte als Vertragsbeteiligter diesen – von Ist-Daten ausgehenden – Anpassungsprozess im Rahmen der gesetzlichen Möglichkeiten der Antragsstellung ab 2003.

Mit dem Wegfall des § 19 KHG (Personalbemessung) wurde es erforderlich, ein Verfahren einzusetzen, das sich hinsichtlich der Personalbemessung nur noch an den durch Diagnosen und Prozeduren kodierten Leistungen des Krankenhauses orientiert. Entsprechend der gesetzlichen Vorgaben des § 301 Abs. 1 Nr. 6 und 7 und Abs. 2 SGB V zur Übermittlung von Diagnosen und Prozeduren sind diese für die pflegerische Leistungserfassung auch auszuweisen und anzuwenden. Die 1997 gesetzlich aufgehobene Pflegepersonalregelung (PPR) erschien zu diesem Zeitpunkt (2001 Kalkulationshandbuch) als einziges mit einem Leistungsbezug für Pflege anwendbares Instrument. In der Weiterentwicklung konnten weitere Instrumente zur Erfassung des pflegerischen Leistungsaufwandes, z.B. Barthel-Index und Functional Independence Measure (FIM), zur Anwendung gebracht werden. Alle Instrumente bilden nur Ausschnitte ab und ersetzen nicht die innerhalb des G-DRG-Systems notwendige bedarfsbezogene Feststellung (Assessment) des Ressourcenverbrauchs von Pflege mittels eines gesicherten übertragbaren Instrumentensets.

Im Jahr 2003 veröffentlichte der DPR erstmals einen Nebendiagnosenkatalog, mit dem besonderer pflegerischer Aufwand erklärt werden sollte. Dadurch wird in Verbindung mit dem medizinischen Schweregrad eine Zuordnung in den Patientenbezogenen Gesamtschweregrad (Patient Clinical Complexity Level, PCCL) möglich und führt im Einzelfall zu einer deutlichen DRG-Zuweisungsverbesserung. Diese pflegerische Bedarfserfassung wird bis heute zusätzlich von den meisten Kliniken durch ein manuelles Dokumentationsverfahren erbracht. Aber auch sie kann den pflegerischen Ressourcenverbrauch nur ausschnittsweise erklären.

Seit 2002 ist der DPR in das Kuratorium des DIMDI zu Fragen der Internationalen Klassifikation der Funktionsfähigkeit, Behinderung und Gesundheit (ICF) berufen und wird zudem an der jährlichen Anpassung der Deutschen Kodierrichtlinie (DKR) beteiligt. Dem DPR ist es gelungen, eine konstruktive Zusammenarbeit mit den Selbstverwaltungspartnern und dem InEK aufzubauen.

Die fortlaufende DPR-Kritik, dass die im G-DRG-System zur Fallgruppenbildung verwendeten Daten (ICD-10, OPS) nicht ausreichen, um die Varianzen des Pflegeaufwands in einem angemessenen Maße zu erklären, wurde seit 2002 durch Publikationen, Gespräche, Präsentationen und Literaturnachweise aufgezeigt. Die PPR allein ist zur Kalkulation des Pflegeaufwands nicht ausreichend, da die Parameter viel zu grob sind, wesentliche Bereiche nicht erfassen und seit 1993, also seit 15 Jahren, keine Weiterentwicklung vorgenommen wurde.

Es mehren sich die Hinweise, dass verschiedene DRGs in Bezug auf Kosten und Verweildauer eine erhebliche Inhomogenität aufweisen. Aufgrund der Tatsache, dass sich der Pflegebedarf nicht linear von der medizinischen Diagnose ableiten lässt, haben Informationen über Art, Schweregrad und Dauer von Fähigkeitsbeeinträchtigungen oder Pflegebedürftigkeit innerhalb verschiedener DRGs eine höhere Erklärungskraft für den Pflegeaufwand als die medizinische Diagnose oder Prozedur. Nur durch die Aufnahme von pflegespezifischen Indikatoren im Patienten-Klassifikationssystem, die den pflegerischen Ressourcenverbrauch erklären können, kann der Zugang zu mehr Varianzabschwächung und Kostentransparenz sowie Angemessenheit erzielt werden. Dies allerdings setzt voraus, dass originäre relevante Pflegedaten in die gesetzlich vorgegebenen Regelwerke Eingang finden. Der hiermit verbundene zusätzliche Dokumentationsaufwand ist als Mittel zum Zweck einer sachgerechteren Abbildung des pflegerischen Aufwands zu akzeptieren.

3 Konsequenzen der G-DRG-Einführung für die Krankenhäuser

Die Konsequenzen der Einführung lassen sich enumerativ wie folgt darstellen:

- Verweildauerrückgang
- Akutbettenabbau
- Fallzahlsteigerung
- Kosten- und Leistungstransparenz (Effektivitäts- und Effizienzsteigerung)
- Kostensenkungsprogramm, insbesondere der Personalkosten
- Unverhältnismäßig hoher Stellenabbau (Pflege) in den Krankenhäusern (2000–2005) rund 30.000 Vollzeitstellen
- Förderung der Struktur- und Prozessorganisation z. B. mit interprofessionellen und interdisziplinären Behandlungspfaden, Konzentration auf Kernprozesse, Aufnahme- und Entlassungsplanung
- Wettbewerb und Qualität
- Hohe Komplexität des Systems.

4 Relevante Folgewirkungen

Seit der Einführung des DRG-Systems ergeben sich durch Wettbewerbsstrategien und Wirtschaftlichkeitsausrichtungen gravierende Änderungen der Krankenhausorganisation, der Personalentwicklung und der medizinischen Ausrichtung, mit auffallenden unterschiedlichen Ausprägungen, die nachhaltig zur Veränderung des traditionellen Krankenhausbetriebs hin zu einem Gesundheitswirtschaftsunternehmen führen. Die Rahmenbedingungen dieses Veränderungsprozesses sind allerdings äußerst unterschiedlich, und es zeigen sich am deutlichsten Verwerfungen im Pflegebereich.

Alarmierend ist die dynamisch wirkende Abwärtsspirale der Personalkapazität, die sich vor allem auf den Pflegebereich ausrichtet. Der abgebaute Personalkostenblock kann automatisch nicht mehr in die Kalkulationen einfließen, sodass eine nicht am Bedarf ausgerichtete Größe fortgesetzt und „nach unten" kalkuliert wird. Folgewirkungen dabei sind: Prophylaxen, Anleitung und Beratung werden unterlassen, obwohl sie immer wichtiger werden. Hier sind kurzfristig regulierende Gegenmaßnahmen erforderlich, um funktionierende Strukturen zu erhalten und eine zunehmend aufkommende Gefährdung der Patienten zu verhindern.

Mit weiterer Verweildauerkürzung konzentriert sich die Versorgungsintensität auf wenige Krankenhaustage. Dies führt zu einer deutlichen Arbeitsverdichtung für das medizinisch-pflegerische Personal sowie zu höherem Logistik- und Koordinationsaufwand von Aufnahme und Entlassung/Überleitung. Unter Berücksichtigung der Altersentwicklung sowie der Zunahme von Multimorbidität und Mehrfacherkrankungen sind dies Herausforderungen, die im Spannungsfeld zwischen Ökonomie und Patientensicherheit und Patientenorientierung veränderte Aufgabenzuschnitte und Kooperationsformen benötigen.

Erste geringe Ansätze zur Verbesserung einer prozesshaften Behandlungsstruktur durch straffe Ablauforganisationen, bessere interdisziplinäre und berufsgruppenübergreifende Zusammenarbeit sind erkennbar.

Zunehmend entwickelt sich ein „medizinisches Schmalspurdenken", das problem- und organfixiert vorgeht statt fachübergreifend und ganzheitlich. Eine organübergreifende Behandlung ist im DRG-System kaum abzubilden. Erste diesbezügliche Versuche im Rahmen von Komplexpauschalen (z. B. in der Geriatrie) sind hinsichtlich ihrer Wirkungen genau zu beobachten.

Betrachtet man ökonomische Effekte seit der Einführung des DRG-Systems 2003 und in Folge der verpflichtenden Umsetzung bis zum Ende der Konvergenzphase, so hat die Abwärtsspirale des Personalkostenabbaus im Wesentlichen in der Pflege stattgefunden, voraussichtlich bis zum Ende der Konvergenzphase mit 30.000 Vollkräftestellen. Die Grenzen der Effizienz im Personalkostenbereich müssen dringend festgelegt werden.

5 Notwendige Korrekturmaßnahmen aus Sicht der Pflege

Aus der Sicht der Pflege sind Korrekturen in Form von Anpassungen, Änderungen und Neujustierungen zwingend notwendig, um die ursprüngliche Zielsetzung nicht zu verlassen. Zu diesen gehören folgende Punkte:

- Die PPR als dauerhaftes Leistungsinstrument ist durch ein valides Instrumentenset zur Feststellung des relevanten pflegerischen Ressourcenbedarfes zu ersetzen (siehe Antrag vom 16.01.08 beim BMG).
- Sofortiges Einsetzen eines Kalkulationsfaktors, der ausschließlich auf einen Leistungsbezug zur Qualitäts- und Personalsicherung in Form eines Pflegequalitätsfaktors führt (siehe DPR-Vorschlag beim G-BA Januar 2008).
- Sofortige Umsetzung der gesetzlich geforderten Begleitforschung zur Einführung des neuen Vergütungssystems.
- Der systemische Ansatz begünstigt unwirtschaftliche Strukturen (Kalkulation setzt auf bestehende Struktur, nicht auf erforderliche Optimierung). Eine Neudefinition ist notwendig, um den gewollten Optimierungseffekt zu erreichen.
- Die Grenzen der Effizienz im Personalkostenbereich müssen dringend festgelegt werden.
- Verweildauerreduzierungen, ohne auf eine ausreichende Ergebnisqualität zu achten, sind zu unterbinden.
- Die Finanzierung der Weiterbildungsmaßnahmen ist unter einem höheren Ressourcenverbrauch im Bildungsprozess und in Verbindung zum Arbeitsmarkt (Fachkräfteangebot/Quote) nachhaltig besser gesetzlich zu sichern.
- Der derzeitig ungenügend geregelte § 17a Ausbildungskostenvereinbarung (Stellungnahme zum 2. FPÄndG 2004), insbesondere für den praktischen Ausbildungsteil (z. B. Praxisanleiterfinanzierung), schmälert weiter die Ausbildungsqualität und -kapazität und führt unvermindert zu einem zu erwartenden quantitativen und qualitativen Pflegepersonalnotstand.
- Schaffung der gesetzlichen Voraussetzungen zur Aufnahme von definierten und aussagekräftigen Pflege-Daten nach den Regelwerken des § 301 SGB V und § 21 KHEntgG sowie der Krankenhausstatistik-Verordnung KHStatV.

I. Zwischenbilanz in vier Punkten

6 Zusammenfassung und Bilanz

Das G-DRG-System hat seit seiner Einführung 2003 als primär ökonomisches Instrument zur Vergütung von Leistungen im stationären Bereich der Krankenhausversorgung entscheidende Veränderungen eingeleitet, deren Wirkungen und Folgen sehr unterschiedlich ausgeprägt sind. Die Herstellung von Transparenz, Vergleichbarkeit und Steuerungsmöglichkeit zur Erreichung von mehr Effektivität und Effizienz ist primär sinnvoll. Die Strukturveränderungen in den Kliniken werden mit den DRG-bedingten Faktoren deutlich beschleunigt. Die Förderung von verbesserter Interdisziplinarität und interprofessioneller Zusammenarbeit der Berufsgruppen und Abläufe (Prozessorganisation) ist unverzichtbar, wenn die Wirkungen von Effektivität und Effizienz zu Tage treten sollen.

Die erfolgreiche Fortsetzung des G-DRG-Systems wird davon abhängen, welche der notwendigen Neujustierungen Politik und Selbstverwaltung zulassen werden. Der heutige Stand ist nicht haltbar und daher einer gründlichen Revision zu unterziehen. **Die Korrektur ist in der Patientenklassifikation durch einen Pflegefaktor vorzunehmen, in der Vergütungskalkulation durch ein fallbezogenes, auf relevanten Ressourcenverbrauch ausgerichtetes Instrumentenset.** Es muss das Ziel sein, den Krankenhäusern eine optimierte ökonomische Ausrichtung des Behandlungsprozesses auf der Basis gesicherter medizinischer und pflegerischer Qualitätsindikatoren zu ermöglichen. Nur so können Infrastrukturbedingungen geschaffen werden, die auch unter den erwarteten gesellschaftlichen Veränderungen eine Patientenorientierung, Patientensicherheit sowie angemessene Personal- und Arbeitsplatzbedingungen zulassen.

Zwischenbilanz aus der Sicht der wissenschaftlichen medizinischen Fachgesellschaften

Albrecht Encke

Nach Einführung der G-DRG-Fallpauschalensystematik mit dem Fallpauschalengesetz (2002) und insbesondere nach dem Ende der budgetneutralen Phase (2003/2004) liegen nunmehr seit knapp sechs Jahren Erfahrungen mit dem neuen Vergütungssystem vor. Leider haben die Selbstverwaltungspartner die gemäß § 17b Abs. 8 KHG mit der Einführung des DRG-Systems gesetzlich geforderte Begleitforschung nicht zeitgereicht und ausreichend initiiert. Es kann deshalb nur auf die Auswertung eines BMG-Fragenkatalogs (2007) zu den Erfahrungen mit der DRG-Einführung zurückgegriffen werden, der von der Bundesärztekammer und 32 Fachgesellschaften beantwortet wurde, aber natürlich nur eine subjektive Einschätzung der verschiedenen Partner darstellt und eine systematische Forschung nicht ersetzen kann.

Im Folgenden sollen in fünf Punkten die Akzeptanz und Zufriedenheit mit der Einführung des DRG-Systems, dessen Abbildungsgenauigkeit und die Perspektiven seiner Weiterentwicklung, die Auswirkungen auf die ärztliche Weiterbildung, auf das ärztliche Berufsbild und auf die klinische Forschung aus Sicht der wissenschaftlichen medizinischen Fachgesellschaften betrachtet werden.

1 Akzeptanz und Zufriedenheit

Medizinische Fachgesellschaften und Krankenhausärzte haben die DRG-Einführung und deren Fortschreibung von Anfang an mit großem Engagement begleitet, nicht zuletzt in der Hoffnung, dass die im einzelnen Krankenhaus geleistete Arbeit durch DRGs sach- und finanzgerechter abgebildet und vergütet würde. Die bisherige Akzeptanz des DRG-Systems ist im Prinzip positiv, wenngleich noch erheblicher Korrekturbedarf gesehen wird.

Positiv beurteilt wird die konstruktive Zusammenarbeit mit dem Institut für das Entgeltsystem im Krankenhaus (InEK), u.a. im Rahmen des jährlichen strukturierten Vorschlagsverfahrens, das zu einer kontinuierlichen Verbesserung („lernendes System") mit sachgerechterer Abbildung einzelner Spezialgebiete wie z. B. der Intensivmedizin, der Onkologie, der Pädiatrie u. a. geführt hat. Die Fachgesellschaften haben sich hier aktiv eingebracht, beklagen allerdings die mangelnde Transparenz der Datenkalkulation, z. B. bei den abgewiesenen Datensätzen in Relation zu den verarbeiteten Datensätzen. Sehr kritisch werden der angestiegene Dokumentationsaufwand, die Arbeitsverdichtung, die Zahl der als völlig unangemessen empfundenen Anfragen von Krankenkassen und MDK-Prüfungen sowie die erreichte Komplexität des Systems eingestuft. Insbesondere der erhöhte Kodieraufwand des ärztlichen Personals erscheint unangemessen und auch geeignet, ihn bei Beibehaltung der ärztlichen Verantwortung an andere Gesundheitsberufe zu delegieren. In der Praxis wurden alle Krankenhäuser durch Umsetzungsprobleme im klinischen Alltag (Belastung durch Schulungen, Dokumentationen, Kodierungen, Beteiligung an Budgetverhandlungen) erheblich belastet.

Als besonders ärgerlich wird das Fehlen der gesetzlich geforderten Begleitforschung empfunden. Zum mehrfach geäußerten Bedauern der Ärzteschaft wurden – entgegen der gesetzli-

I. Zwischenbilanz in vier Punkten

chen Vorgaben des § 17b Abs. 8 KHG – keine belastbaren Ergebnisse zu den positiven und negativen Auswirkungen der Einführung der G-DRG-Systematik erarbeitet, die einen Eindruck, insbesondere zur Veränderung der Versorgungsstrukturen und zur Qualität der Versorgung im Krankenhaus sowie zu den Leistungsverlagerungen ermöglichen. Diese Ergebnisse wären nicht zuletzt für die laufende fachliche Erörterung mit Bundes- und Landesministerien sowie mit der Gesundheitsministerkonferenz der Länder eine wesentliche Grundlage zur weiteren sinnvollen Entwicklung und Abstimmung des Anpassungsbedarfs gewesen.

Die Bilanz der einzelnen medizinischen Fachgesellschaften fällt erwartungsgemäß je nach Abbildung des eigenen Fachgebietes unterschiedlich aus. Nicht zuletzt ist die individuelle Akzeptanz vor Ort auch davon abhängig, inwieweit die ärztliche Führungsebene die Notwendigkeit von ökonomisch orientiertem Handeln akzeptiert und in Kooperation mit der administrativen Ebene auf eine richtige, vollständige und konsistente DRG-Dokumentation Wert legt. Die Einsicht in die notwendige Akzeptanz vorgegebener ökonomischer Rahmenbedingungen hat durch die Einführung des DRG-Systems insgesamt in der Ärzteschaft zugenommen. Dies darf jedoch nicht das Primat der Ökonomie gegenüber der Medizin und der ärztlichen Therapiefreiheit bedeuten.

Als sehr negativ wird die deutliche Verlagerung von nicht ärztlichen Verwaltungsaufgaben in den Bereich der ärztlichen Tätigkeit zu Lasten der Patientenversorgung beklagt.

Als nachteilig wird auch die langsame Reaktionsfähigkeit des DRG-Systems gesehen, die insbesondere durch die gestiegene Komplexität eine praktische Umsetzung offenbar sinnvoller Veränderungen oder Innovationen nur mit einer zeitlichen Verzögerung von 1 bis 2 Jahren zulässt.

2 Abbildungsgenauigkeit und Weiterentwicklung des DRG-Systems

Trotz fortlaufender Verbesserung der Abbildung der medizinischen Leistungen und ökonomischen Aufwendungen durch die jährlichen Überarbeitungen des G-DRG-Katalogs durch das InEK bleiben insbesondere für den Bereich der spezifischen, aber auch hochkomplexen Diagnostik und Therapie die Lösungen verbesserungsbedürftig. Nach Analyse der Daten von 32 der 34 deutschen Universitätsklinika (2005) wurden nur 82,9 % der Erlöse direkt über Fallpauschalen erzielt. Die weiteren Vergütungen basierten auf nicht bewerteten DRG (wie z.B. Geriatrie- und Rehabilitationsleistungen), bundesweit bewerteten Zusatzentgelten, teilstationären Entgelten, individuellen Vereinbarungen zu „Besonderen Leistungen" und Erlösen aus Vereinbarungen zu neuen Untersuchungs- und Behandlungsmethoden. Etwa 5 % der Erlöse wurden zudem über die Abrechnung gemäß Bundespflegesatzverordnung (Psychiatrie) erzielt.

Das jährliche strukturierte Vorschlagsverfahren des InEK wird als bewährt und unverzichtbar beurteilt. Hier besteht die Möglichkeit, den externen Sachverstand der Ärzteschaft und Fachgesellschaften einzubringen, wobei selbstkritisch die hohe Zahl von Einzelvorschlägen (z.B. 1.019 im Jahr 2007) angemerkt werden muss. Dass von diesen mehr als die Hälfte für das Institut rechenbar waren, zeigt allerdings, dass die Methode sich grundsätzlich bewährt hat. Es stellt sich nur die grundsätzliche Frage, ob fortlaufende Verbesserungen, die jetzt nur noch in kleinen Schritten möglich sind, wirklich eine vollständige Abbildung der im Krankenhaus erbrachten diagnostischen und therapeutischen Leistungen erlauben. Aus Sicht der Beteiligten ist dieses 100 %ige Abbildungsprofil nicht erreichbar und sollte deshalb durch vernünftige Ausnahmeregelungen u.a. für spezielle Krankheitsbilder und die sog. „Ausreißer", die von der Krankenhausadministration relativ einfach benannt werden können, ergänzt werden. In diesem Zusammenhang wird erneut darauf hingewiesen, dass der deutsche 100%-Ansatz weltweit nicht verwandt und international nicht verstanden wird.

3 Ärztliche Weiterbildung

Entgegen der gesonderten Finanzierung der Ausbildung von in § 2 Nr. 1a KHG gelisteten Gesundheitsfachberufen, findet die ärztliche Weiterbildung im DRG-System keine besondere Berücksichtigung.

Das Argument, dass deren Kosten grundsätzlich in den DRG-Fallpauschalen kalkulatorisch mitberücksichtigt sind, ist zwar formal richtig, trägt aber nicht. Die Belastung der einzelnen Krankenhäuser durch die Weiterbildung ist unterschiedlich verteilt. Weiterbildende Häuser haben durch die notwendige Anleitung und Überwachung der Weiterzubildenden und deren größeren zeitlichen und finanziellen Aufwand bei der Diagnosestellung und Therapie einschließlich operativer Tätigkeit eindeutige Mehrkosten. International werden 15% der oberärztlichen Tätigkeit für die Weiterbildung des Nachwuchses kalkuliert, in einer Studie aus 19 neurochirurgischen Kliniken wurde der Aufwand mit 12 Wochenstunden pro Weiterzubildendem berechnet. Durch die DRG-bedingte Arbeitsverdichtung und Mehrbelastung tritt das Interesse der Krankenhausträger an der berufsbegleitenden ärztlichen Weiterbildung noch weiter zurück als bisher.

Kurzfristig erscheint es unwirtschaftlich weiterzubilden, langfristig aber sicher sinnvoll und dringend geboten. Anderenfalls droht eine weitere Abwanderung von begabten und an einer Weiterbildung interessierten Ärzten und in wenigen Jahren ein kritischer Facharztmangel. Bezeichnenderweise haben die privaten Krankenhausträger diese Problematik zum Teil bereits durchaus erkannt. Gleichzeitig muss allerdings auch konstatiert werden, dass die Umsetzung einer strukturierten und qualitätskontrollierten ärztlichen Weiterbildung Defizite aufweist. Die Bundesärztekammer und die Fachgesellschaften streben deshalb gemeinsam eine fortlaufende Evaluation der Weiterbildungsqualität an. Nach Angaben der Deutschen Krankenhausgesellschaft werden 35–42% der Krankenhausärzte als Weiterbildungsassistenten eingestuft. Leider verfügen die Ärztekammern bisher nur über die Zahl abgeschlossener Facharztprüfungen, aber nicht über die Zahl der in den einzelnen Fachgebieten als Assistenzärzte in Weiterbildung Tätigen.

Als Finanzierungsmodelle für die ärztliche Weiterbildung bieten sich die Vergütung über DRG-Fallpauschalen mit einer Verrechnung zwischen weiterbildenden und nicht weiterbildenden Kliniken oder eine zusätzliche Finanzierung der tatsächlichen Weiterbildungsstellen außerhalb des DRG-Systems an. Letzteres würde auch eine vernünftige Bedarfsplanung und eine Qualitätskontrolle der ärztlichen Weiterbildung erleichtern und die gesellschaftliche Verantwortung für die Weiterbildung kompetenter und guter Ärzte innerhalb unseres Gesundheitswesens betonen.

4 Auswirkungen auf das ärztliche Berufsbild

Die im Grundsatz befürwortete Einführung des DRG-Systems hat zu einer erheblichen Arbeitsverdichtung im Krankenhaus geführt. Ökonomische Überlegungen erhalten in der Praxis Priorität gegenüber der eigentlichen ärztlichen Arbeit und der Zuwendung zum Patienten.

I. Zwischenbilanz in vier Punkten

Hieraus resultiert eine tiefe Berufsunzufriedenheit der Ärzte („Physician-Factor") auf allen Hierarchieebenen. Es wird eine gefühlte, allerdings durch die fehlende Begleitforschung nicht durchgängig objektiv belegbare Einschränkung der ärztlichen Therapiefreiheit und die unzumutbare Zunahme der Belastung mit arztfremden Tätigkeiten beklagt. Dies bedeutet eine Einschränkung der Vereinbarkeit einer qualitativ hochwertigen ärztlichen und pflegerischen Krankenbetreuung mit einer hoch spezialisierten technischen Diagnostik und Therapie, die Patienten, Ärzte und Pflegekräfte gleichermaßen als demotivierendes Defizit empfinden. Fachgesellschaften und Ärzteschaft sehen hier auch eine dringende gesellschaftliche Aufgabe durch das öffentliche und politische Bekenntnis zur nachhaltigen ideellen und materiellen Aufwertung der ärztlichen und pflegerischen Arbeit im Krankenhaus.

5 Auswirkungen auf die klinische Forschung

Die Sicherstellung der Möglichkeiten zu hochrangiger klinischer Forschung und die zeitnahe Implementierung von Innovationen mit dem Ziel einer Verbesserung der Gesundheit der Bevölkerung sind ein primäres Anliegen der Universitätsklinika und begründen das Primat der akademischen Struktur der Universitätskliniken und deren Schwerpunktbildungen. Die klinische Forschung und die daraus abzuleitenden innovativen Therapieempfehlungen (Leitlinien) müssen aber eine Ergänzung durch die Versorgungsforschung erfahren, um nicht nur die Wirksamkeit (*efficacy*), sondern auch die Bewährung von etablierten und neuen Behandlungsverfahren in der Alltagsmedizin (*effectiveness*) zu überprüfen. Diese bisher akademisch nicht sehr angesehene Forschung wurde in Deutschland in der Vergangenheit eher vernachlässigt, gewinnt aber auch im Hinblick auf eine gerechte Verteilung der Ressourcen besondere Bedeutung. Die Versorgungsforschung muss an allen und insbesondere an den nicht universitären Krankenhäusern geleistet werden und darf keine Einschränkung durch eine DRG-bedingt primär ökonomisch gesteuerte Krankenhausführung erfahren. Im Übrigen ist zu erwarten, dass eine gut belegte Versorgungsforschung zu einer vernünftigen Umverteilung von Ressourcen und möglicherweise auch zu Einsparungen im Gesundheitswesen beiträgt. Politik und Gesellschaft sind deshalb gefragt, ein Bekenntnis zur klinischen Forschung abzulegen, um den Qualitätsstandard des deutschen Gesundheitssystems nicht zu beschädigen.

Literatur

Bundesministerium für Gesundheit (BMG) (2007): Auswertung des BMG-Fragenkatalogs zu den Erfahrungen mit der DRG-Einführung. Download unter: http://www.bmg.bund.de/cln_041/nn_605054/DE/Themenschwerpunkte/Gesundheit/Krankenhaeuser/drg-langfassung.pdf; Zugriff am 09.03.2008.

II. Empirie

Die Einführung des DRG-Entgeltsystems im Spiegel der Krankenhausstatistik

Jutta Spindler, Ute Bölt

1 Einleitung

Mit der verbindlichen Einführung des DRG-Entgeltsystems ist die wettbewerbliche Ausrichtung der Krankenhäuser nochmals verstärkt und die Krankenhauslandschaft erneut in Bewegung gebracht worden. Weitere Privatisierungen, Fusionen und Schließungen von Krankenhäusern, ein erheblicher Abbau von Bettenkapazitäten in den Einrichtungen und eine weitere Verkürzung der stationären Patientenverweildauer sind deutliche Indikatoren für die durchlaufenen Strukturveränderungen im Krankenhauswesen. Viele dieser Entwicklungen sind bereits seit längerem zu beobachten. Ob und inwieweit diese und andere Trends durch die Einführung des Fallpauschalensystems weiter gefördert wurden oder sich unabhängig von der neuen Vergütungssystematik ergeben haben, soll auf Basis längerfristiger Zeitreihen anhand zentraler Indikatoren der amtlichen Krankenhausstatistik für die Phase vor und nach Einführung des Entgeltsystems betrachtet werden. Gegenstand dabei sind sowohl das Leistungsangebot und die Struktur der stationären Versorgung als auch die Inanspruchnahme von Krankenhausleistungen. Dies umfasst u. a. die Zahl und Träger der Einrichtungen, die Bettendichte und -auslastung sowie das Krankheitsspektrum der behandelten Patientinnen und Patienten. Der Fokus liegt dabei auf der Darstellung der ermittelten statistischen Ergebnisse im Zeitverlauf. Eindeutige Rückschlüsse auf die Ursachen der jeweiligen Entwicklungen und Trends können jedoch nicht daraus gezogen werden.

Zurückgegriffen wird hierbei auf die Grund- und Diagnosedaten der amtlichen Krankenhausstatistik.[1] Diese werden seit Anfang der 1990er Jahre als jährliche Vollerhebung bei den Einrichtungsträgern durchgeführt. Darüber hinaus ergänzt die erstmalig für das Berichtsjahr 2005 veröffentlichte Fallpauschalenbezogene Krankenhausstatistik (DRG-Statistik) die Grund- und Diagnosedaten um weitere Informationen u. a. zu Nebendiagnosen, Operationen und medizinischen Prozeduren.

---

[1] Eine ausführliche Darstellung der Ergebnisse der Krankenhausstatistik enthält die Fachserie 12 (Gesundheitswesen) des Statistischen Bundesamtes. Entsprechend der Erhebungsbereiche werden die Ergebnisse in den Reihen 6.1.1 (Grunddaten der Krankenhäuser), 6.2.1 (Diagnosen der Krankenhauspatienten) und 6.3 (Kostennachweis der Krankenhäuser) jährlich veröffentlicht; ab dem Berichtsjahr 2005 wurde die Fachserie 12 um die Reihe 6.4 (DRG-Statistik) erweitert. Die Publikationen können kostenlos über den Publikationsservice des Statistischen Bundesamtes im Internet unter http://www.destatis.de/publikationen heruntergeladen werden.

II. Empirie

2 Indikatoren zum stationären Versorgungsangebot und zur Inanspruchnahme von Krankenhausleistungen

2.1 Einrichtungen, Betten und Patientenbewegung

Im Jahr 2006 standen in insgesamt 2.104 Krankenhäusern Deutschlands 510.767 Betten für die stationäre Versorgung der Bevölkerung zur Verfügung. Dies entspricht einer Bettendichte von 620 Betten je 100.000 Einwohner und einer durchschnittlichen Bettenauslastung von 76,3 %.

Insgesamt ist die Zahl der Krankenhäuser seit Anfang der 1990er Jahre sukzessive gesunken. Im Vergleich zu 1991, dem Jahr der Einführung der bundeseinheitlichen Krankenhausstatistik, ging die Zahl der Einrichtungen um 12,7 % zurück. Gegenüber 2003 belief sich der Rückgang der Krankenhäuser auf 4,2 %. Schließungen, Fusionen ehemals eigenständiger Einrichtungen und andere Formen der Zusammenschlüsse von Häusern sind hierfür maßgeblich.

Tab. 1: Entwicklung zentraler Indikatoren der Krankenhäuser 1991–2006

Jahr/Land	Krankenhäuser			Patientenbewegung[1]		
	insgesamt	aufgestellte Betten insgesamt		Fallzahl		Bettenauslastung
	Anzahl	Anzahl	je 100.000 Einwohner[2]	Anzahl	je 100.000 Einwohner[2]	in Prozent
1991	2.411	665.565	832	14.576.613	18.224	84,1
1992	2.381	646.995	803	14.974.845	18.581	83,9
1993	2.354	628.658	774	15.191.174	18.713	83,1
1994	2.337	618.176	759	15.497.702	19.034	82,5
1995	2.325	609.123	746	15.931.168	19.509	82,1
1996	2.269	593.743	725	16.165.019	19.739	80,6
1997	2.258	580.425	707	16.429.031	20.023	81,1
1998	2.263	571.629	697	16.847.477	20.538	82,3
1999	2.252	565.268	689	17.092.707	20.823	82,2
2000	2.242	559.651	681	17.262.929	21.004	81,9
2001	2.240	552.680	671	17.325.083	21.041	81,1
2002	2.221	547.284	664	17.432.272	21.135	80,1
2003	2.197	541.901	657	17.295.910	20.960	77,6
2004	2.166	531.333	644	16.801.649	20.365	75,5
2005	2.139	523.824	635	16.539.398	20.056	74,9
2006	**2.104**	**510.767**	**620**	**16.832.883**	**20.437**	**76,3**

[1] Fallzahl einschließlich Stundenfälle.
[2] Berechnet mit der Durchschnittsbevölkerung.
© Statistisches Bundesamt (Destatis), Grunddaten der Krankenhäuser, 2008

Analog zum Rückgang der Krankenhäuser nahm auch die Zahl der aufgestellten Betten von 665.565 im Jahr 1991 über 541.901 im Jahr 2003 und 510.767 im Jahr 2006 stetig ab. Im Vergleich zu 1991 entspricht dies einem Bettenabbau um 23,3 % und zu 2003 um 5,8 %. Aufgrund der sinkenden Bettenzahlen nahm auch die Bettendichte je 100.000 Einwohner ab.

Bezogen auf die Bevölkerung Deutschlands standen im Jahr 2006 durchschnittlich 620 Krankenhausbetten je 100.000 Einwohner zur Verfügung. Das sind 212 Betten (25,5 %) weniger als 15 Jahre zuvor und 37 Betten (5,6 %) weniger als 2003.

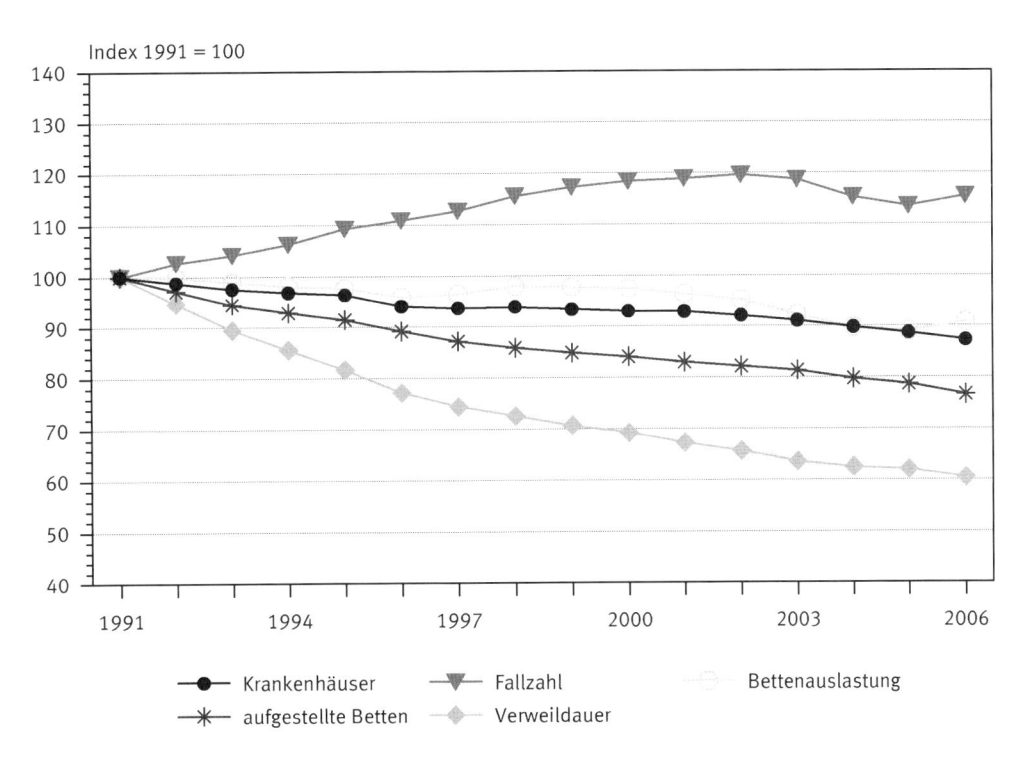

Abb. 1: Entwicklung zentraler Indikatoren der Krankenhäuser 1991–2006

Die Bettenauslastung als Kriterium für die Übereinstimmung zwischen Angebot und Nachfrage und damit als Indikator, wie effizient die Ressourcen der stationären Gesundheitsversorgung eingesetzt werden, lag im Jahr 2006 bei 76,3 %. Nach verschiedenen Krankenhausplänen der Länder gilt eine Auslastung der aufgestellten Betten durch die Belegung mit Patientinnen und Patienten von in der Regel 85 % als Maßstab für eine bedarfsgerechte Versorgung der Bevölkerung. Insbesondere ist in den Krankenhäusern ein Vorhaltesystem erforderlich, um jahreszeitlich bedingten Schwankungen, unabsehbaren Entwicklungen von Epidemien oder auch Unfall- und Katastrophengeschehen angemessen begegnen zu können. In den Krankenhäusern hat die durchschnittliche Bettenauslastung[2] im Zeitraum von 1991–2006 nicht zugenommen, sondern nach und nach abgenommen. Der Nutzungsgrad der Betten lag 2006 um 7,8 Prozentpunkte niedriger als 1991. Insgesamt hielt der Bettenabbau in den Krankenhäusern mit dem Rückgang der Verweildauer der Patientinnen und Patienten und damit einer Anpassung der Kapazitäten an veränderte Bedarfslagen nicht Schritt. Ein weiterer Abbau

---

2 Die durchschnittliche Bettenauslastung wird berechnet als Summe der erbrachten Berechnungs-/Belegungstage bzw. Pflegetage dividiert durch das Produkt aus der Anzahl der aufgestellten Betten und der Anzahl der Kalendertage im Berichtsjahr.

II. Empirie

der Kapazitäten ist u. a. durch die sozialpolitisch gewünschten Bestrebungen zur Aufrechterhaltung einer flächendeckenden und bedarfsgerechten Krankenhausinfrastruktur insbesondere auch in ländlichen Regionen gebremst worden. Erstmals nach Einführung der Fallpauschalen stieg im Jahr 2006 wieder seit 1998 die Bettenauslastung gegenüber dem Vorjahr um 1,4 Prozentpunkte an. Inwieweit sich dieser Trend langfristig fortsetzt, bleibt abzuwarten.

Weiterhin ist der Trend zur Privatisierung der Krankenhäuser nach wie vor ungebrochen. Der Anteil der Krankenhäuser in privater Trägerschaft, der bei Einführung der bundeseinheitlichen Krankenhausstatistik 1991 noch bei 14,8 % lag, steigt seit Jahren kontinuierlich an und betrug 2006 bereits 27,8 %. Zurückgegangen ist im gleichen Zeitraum der Anteil öffentlicher Krankenhäuser von 46,0 % auf 34,0 %. Der Anteil freigemeinnütziger Krankenhäuser blieb demgegenüber nahezu unverändert bei 38,2 % (1991: 39,1 %). Wie in den Vorjahren setzten sich diese strukturellen Veränderungen bei der Trägerlandschaft auch unter DRG-Bedingungen konstant weiter fort.

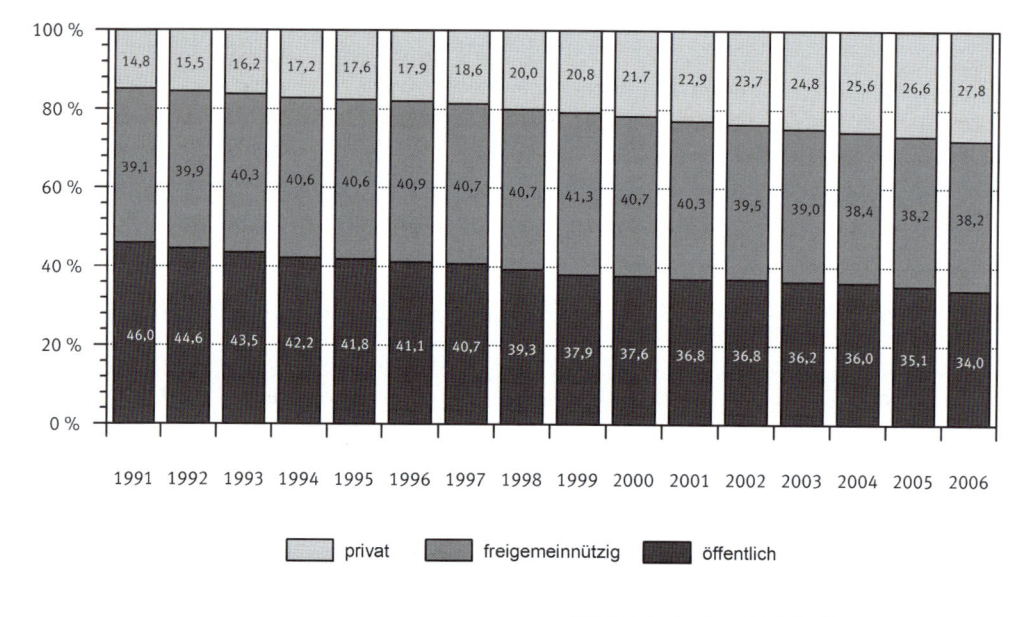

© Statistisches Bundesamt 2008, Grunddaten der Krankenhäuser

Abb. 2: Krankenhäuser nach der Trägerschaft 1991–2006

Auch zeigt sich anhand der seit 2002 für die öffentlichen Krankenhäuser nachgewiesenen Rechtsform, dass hier ebenfalls die Wahl privatrechtlicher Rechtsformen weiter zunimmt. Im Jahr 2006 wurde schon mehr als die Hälfte (51,2 %) der öffentlichen Krankenhäuser in privatrechtlicher Form (z. B. GmbH) geführt; 2003 waren es lediglich 30,8 %. Demgegenüber sank der Anteil öffentlicher Krankenhäuser, die als rechtlich unselbstständige Einrichtungen (z. B. Eigenbetriebe, Regiebetriebe) betrieben werden, auf 30,7 %; drei Jahre zuvor hatte ihr Anteil an allen öffentlichen Krankenhäusern noch 54,1 % betragen.

Tab. 2: Öffentliche Krankenhäuser nach der Rechtsform

Gegenstand der Nachweisung	öffentliche Krankenhäuser insgesamt	davon			
		in privatrechtlicher Form	in öffentlichrechtlicher Form	davon	
				rechtlich unselbstständig	rechtlich selbstständig
Krankenhäuser insgesamt		Anzahl			
2003	796	245	551	431	120
2004	780	287	493	371	122
2005	751	332	419	279	140
2006	717	367	350	220	130
Krankenhäuser nach Rechtsform		in Prozent			
2003	100,0%	30,8%	69,2%	54,1%	15,1%
2004	100,0%	36,8%	63,2%	47,6%	15,6%
2005	100,0%	44,2%	55,8%	37,2%	18,6%
2006	100,0%	51,2%	48,8%	30,7%	18,1%

© Statistisches Bundesamt (Destatis), Krankenhausgrunddaten, 2008

2.2 Inanspruchnahme von Krankenhausleistungen

2.2.1 Entwicklung der Fallzahl vollstationär behandelter Patientinnen und Patienten

Nach einem jahrelangen stetigen Anstieg der vollstationär behandelten Krankenhauspatientinnen und -patienten von rund 14,6 Mio. im Jahr 1991 bis auf 17,4 Mio. im Jahr 2002 lag die Zahl 2003 mit knapp 17,3 Mio. erstmals unter der des Vorjahres.[3] 2004 und 2005 setzte sich der Rückgang bei den Behandlungsfällen weiter fort. Hierfür lassen sich unterschiedliche Gründe nennen.

2003 war das erste Jahr, in dem Krankenhäuser ihre Leistungen optional nach dem neuen fallpauschalierten Entgeltsystem abrechnen konnten. Das neue System hatte u.a. insofern methodische Auswirkungen auf die Krankenhausstatistik, als im DRG-System eine Fallzusammenführung erfolgt, wenn die entlassene Patientin/der Patient innerhalb der oberen Grenzverweildauer wieder rückverlegt wird. Bis 2002 wurden dagegen die Behandelten, die kurz nach ihrer Entlassung ins Krankenhaus rückverlegt wurden, als neuer Fall gezählt.

Die Notwendigkeit für einen stationären Krankenhausaufenthalt steht darüber hinaus in engem Zusammenhang mit dem Alter der Patientinnen und Patienten. Veränderungen im Bevölkerungsaufbau zwischen unterschiedlichen Berichtsjahren oder Regionen können somit einen Einfluss auf die Fallzahl haben. Dies kann auf Basis der Ergebnisse der Diagnosestatistik

---

[3] Im Rahmen der Grunddaten wird die Fallzahl anhand des Patientenzu- und Patientenabgangs ermittelt; Sterbefälle werden einbezogen.

ermittelt werden. Eine Möglichkeit, den demografischen Effekt herauszurechnen, ist die Verwendung einer altersstandardisierten Fallzahl.[4]

2006 betrug die standardisierte Fallzahl 18.883 Krankenhausfälle je 100.000 Einwohner. Im Jahr 2003 waren es noch 20.030 Fälle.[5] In diesem Zeitraum ist die standardisierte Zahl der Behandlungsfälle insgesamt um 5,7 % zurückgegangen. Auf nicht standardisierter Basis betrug dagegen der Rückgang nur 3,8 %. Somit wäre ohne demografische Einflüsse der Fallrückgang zwischen 2003 und 2006 insgesamt sogar 1,5 Mal so hoch gewesen.

Weiterhin sieht das Sozialgesetzbuch vor, dass eine vollstationäre Krankenhausbehandlung erst dann erbracht werden soll, wenn das Behandlungsziel nicht durch teil-, vor- und nachstationäre oder ambulante Behandlung erreicht werden kann.[6] Wenn vollstationäre Behandlungen zunehmend durch andere Behandlungsformen und nachgelagerte Leistungserbringer ergänzt und substituiert werden, wirkt sich dies ebenfalls reduzierend auf die vollstationäre Fallzahl aus (vgl. hierzu das folgende Kapitel).

Seit 2006 ist mit 16,8 Mio. Patientinnen und Patienten wieder ein Anstieg der Fallzahlen im Vergleich zum Vorjahr (16,5 Mio.) festzustellen. Die demografische Alterung der Gesellschaft oder auch zunehmend fraktionierte Behandlungen mit der Splittung eines längeren Krankenhausaufenthalts in mehrere kurze, die sich aus der Anreizstruktur des DRG-Systems ergeben, dürften vermutlich diese Entwicklung weiter stützen und auch in den nächsten Jahren wiederum zu Fallzahlensteigerungen führen.

2.2.2 Teil-, vor- und nachstationäre Behandlungen sowie ambulante Operationen in Krankenhäusern

Um der gestiegenen Bedeutung von nicht rein vollstationären Behandlungsformen in Krankenhäusern gerecht zu werden, werden seit 2002 neben den vollstationären Behandlungen auch einzelne Merkmale im Bereich der teil-, vor- und nachstationären Behandlungen sowie der ambulanten Operationen in der Krankenhausstatistik detaillierter erfasst.

Unter einer teilstationären Behandlung wird eine Krankenhausleistung verstanden, die eine regelmäßige Verweildauer im Krankenhaus von weniger als 24 Stunden erfordert. Sie wird vorwiegend in einer Tages- oder Nachtklinik angeboten. Die Patienten verbringen dort nur den entsprechenden Tagesabschnitt mit der ärztlichen Behandlung, die restliche Zeit aber außerhalb des Krankenhauses. 2006 wurden in den Krankenhäusern insgesamt 624.000 teilstationäre Behandlungen durchgeführt.[7] Das entspricht einer Steigerung um 24,1 % gegenüber 2003 mit 502.000 teilstationären Fällen. Gut die Hälfte aller teilstationären Behandlungen im

---

4   Hierbei wird eine einheitliche Altersstruktur für alle Vergleichsjahre bzw. -regionen angenommen. Standardisierte Fallzahlen lassen sich in der Krankenhausstatistik mit Hilfe der Diagnosedaten ermitteln, da hier soziodemografische Angaben zu den Patienten vorliegen. Ein entsprechender Nachweis ist ab dem Jahr 2000 möglich.
5   Standardisiert anhand der Standardbevölkerung „Deutschland 1987", ohne gesunde Neugeborene und Patientinnen und Patienten mit Wohnsitz im Ausland, unbekanntem Geschlecht und unbekanntem Alter.
6   Vgl. § 39 Abs. 1 Satz 2 SGB V.
7   Die Fallzählung (Anzahl der Behandlungen) hängt von der Art der Abrechnung teilstationärer Leistungen ab: Sind für teilstationäre Leistungen, die über Entgelte nach § 6 Abs. 1 KHEntgG (Krankenhausentgeltgesetz) abgerechnet werden, fallbezogene Entgelte vereinbart worden, zählt jede abgerechnete Patientin/jeder abgerechnete Patient als ein Fall; sind dagegen tagesbezogene Entgelte vereinbart worden, werden Patientinnen und Patienten, die wegen derselben Erkrankung mehrfach teilstationär behandelt wurden, je Quartal als ein Fall gezählt. Die Quartalszählung ist auch anzuwenden bei teilstationären Leistungen nach § 13 Abs. 1 BPflV (Bundespflegesatzverordnung), die mit einem gesonderten Pflegesatz abgerechnet werden.

Tab. 3: Teil-, vor- und nachstationäre Behandlungen nach Fachabteilungen

Gegenstand der Nachweisung	Behandlungen								
	Teilstationär			Vorstationär			Nachstationär		
	2003	2006	Veränderung 2006 zu 2003	2003	2006	Veränderung 2006 zu 2003	2003	2006	Veränderung 2006 zu 2003
	Anzahl		%	Anzahl		%	Anzahl		%
Fachabteilungen insgesamt davon	502.470	623.657	24,1	1.417.411	2.266.670	59,9	755.096	703.488	–6,8
– Allgemeine Fachabteilungen zusammen	414.256	513.245	23,9	1.403.886	2.240.941	59,6	744.663	691.248	–7,2
davon:									
Augenheilkunde	7.574	4.989	–34,1	28.778	45.203	57,1	19.225	21.553	12,1
Chirurgie	7.012	4.308	–38,6	424.960	749.931	76,5	290.043	280.073	–3,4
Frauenheilkunde und Geburtshilfe	27.388	19.731	–28,0	189.265	262.212	38,5	52.998	53.046	0,1
Hals-Nasen-Ohrenheilkunde	9.339	5.535	–40,7	87.917	129.214	47,0	61.139	64.954	6,2
Haut- und Geschlechtskrankheiten	26.241	26.601	1,4	14.622	20.055	37,2	15.329	14.986	–2,2
Herzchirurgie	119	183	53,8	2.569	4.369	70,1	998	1.827	83,1
Innere Medizin	246.539	354.111	43,6	330.701	526.380	59,2	125.405	99.569	–20,6
Kinderchirurgie	950	1.236	30,1	12.741	16.695	31,0	17.360	11.756	–32,3
Kinderheilkunde	41.146	48.742	18,5	50.324	73.802	46,7	52.769	36.190	–31,4
Mund-Kiefer-Gesichtschirurgie	527	497	–5,7	8.322	11.109	33,5	19.563	19.807	1,2
Neurochirurgie	365	724	98,4	30.531	46.403	52,0	4.205	5.206	23,8
Neurologie	4.714	7.340	55,7	26.358	47.195	79,1	11.344	10.713	–5,6
Nuklearmedizin	1.821	1.592	–12,6	12.903	12.440	–3,6	4.093	3.163	–22,7
Orthopädie	4.608	2.552	–44,6	87.692	144.576	64,9	15.522	16.482	6,2
Plastische Chirurgie	315	276	–12,4	11.858	13.339	12,5	17.044	14.179	–16,8
Strahlentherapie	8.627	11.229	30,2	5.910	9.167	55,1	8.960	7.188	–19,8
Urologie	3.071	3.508	14,2	74.476	119.706	60,7	26.310	27.127	3,1
Sonstige Fachbereiche/Allgemeinbetten	23.900	20.091	–15,9	3.959	9.145	131,0	2.356	3.429	45,5
– Psychiatrische Fachabteilungen zusammen	88.214	110.412	25,2	13.525	25.729	90,2	10.433	12.240	17,3

© Statistisches Bundesamt (Destatis), Krankenhausgrunddaten, 2008

Jahr 2006 erfolgte in der Inneren Medizin (56,8 %), und dort vor allem in den Teilgebieten Nephrologie (34,4 %) sowie Hämatologie und internistische Onkologie (22,9 %). Zwischen 2003 und 2006 verdoppelte sich die Zahl der teilstationären Behandlungen in der Neurochirurgie (98,4 %) nahezu, die teilstationären Behandlungen in der Neurologie nahmen um 55,7 % und in der Herzchirurgie um 53,8 % zu.

Vorstationäre Behandlungen werden im Vorfeld einer anstehenden vollstationären Behandlung, z. B. für Voruntersuchungen, erbracht. In diesem Bereich wurden 2,3 Mio. Behandlungsfälle im Jahr 2006 gezählt; gegenüber rund 1,4 Mio. Behandlungsfällen im Jahr 2003 ist hier eine Steigerung um 59,9 % festzustellen. Vorstationäre Behandlungen wurden 2006 besonders häufig in den Fachabteilungen Chirurgie (33,1 %), Innere Medizin (23,2 %) sowie Frauenheilkunde und Geburtshilfe (11,6 %) durchgeführt. Wie auch im Bereich der teilstationären Behandlungen gehören die Neurochirurgie (79,1 %) und die Herzchirurgie (70,1 %) bei den vorstationären Behandlungen zu den Fachbereichen mit den größten Zuwächsen seit 2003.

Nachstationäre Behandlungen finden im Anschluss an einen vollstationären Krankenhausaufenthalt statt. Während in den vergangenen Jahren teil- und vorstationäre Behandlungen stetig Zuwächse verzeichneten, haben im Gegensatz dazu nachstationäre Behandlungen insbesondere 2004 und 2005 abgenommen. Insgesamt wurden 2006 703.000 Behandlungen dieser

II. Empirie

Art durchgeführt, im Jahr 2003 waren es noch 755.000. Die meisten nachstationären Behandlungen erfolgten in der Chirurgie (39,8 %). Am stärksten zurückgegangen ist seit 2003 die Zahl der nachstationären Behandlungen im Bereich der Kinderchirurgie (32,3 %) und der Kinderheilkunde (31,4 %).

Zusammengenommen umfassen die genannten Behandlungsformen im Jahr 2006 fast 3,6 Mio. Fälle, im Jahr 2003 waren es erst knapp 2,7 Mio. Fälle. Dies stellt eine Steigerung in diesem Zeitraum um insgesamt 34,4 % dar.

© Statistisches Bundesamt 2008, Grunddaten der Krankenhäuser

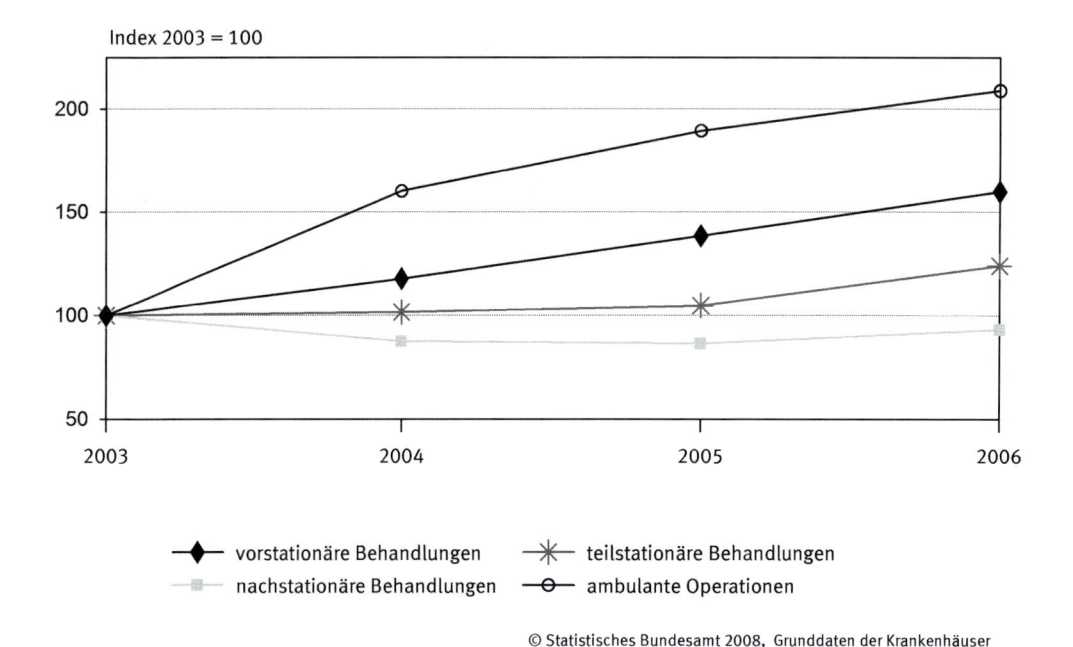

Abb. 3: Entwicklung vor-, nach- und teilstationärer Behandlungen sowie ambulanter Operationen

Nach § 115b Fünftes Buch Sozialgesetzbuch (SGB V) sind Krankenhäuser zur Durchführung ambulanter Operationen zugelassen, und zwar in dem Umfang des von den Spitzenverbänden der Krankenkassen, der Deutschen Krankenhausgesellschaft oder den Bundesverbänden der Krankenhausträger und der Kassenärztlichen Bundesvereinigungen vereinbarten Katalogs ambulanter Operationen.

Knapp zwei Drittel aller Krankenhäuser (62,5 %) führten im Jahr 2006 rund 1,5 Mio. ambulante Operationen nach § 115b SGB V durch. Demgegenüber erfolgten 2003 nur in 51,2 % aller Krankenhäuser ambulante Operationen mit 724.000 Eingriffen. Die Zahl dieser Maßnahmen hat in diesem Zeitraum um fast 110 % zugenommen. Der deutlichste jährliche Zuwachs im Vorjahresvergleich erfolgte 2004 um rund 60 % u.a. aufgrund der Ausweitung und Umstellung des Katalogs ambulanter Operationen.

Die Entwicklung der Zahl vor-, nach- und teilstationärer Behandlungen sowie der ambulanten Operationen macht den Wandel im Leistungsspektrum der Krankenhäuser deutlich. Die traditionell strikte Trennung von stationärer und ambulanter Gesundheitsversorgung in Deutschland weicht dadurch sukzessive auf. In welchem konkreten Umfang Substitutions- und Leistungsverlagerungen aus dem stationären in den ambulanten Sektor und umgekehrt erfolgt sind, kann auf Basis der amtlichen Statistik nicht beziffert werden.

Weitere Verlagerungen zeigen auch die Entlassungen bzw. Überweisungen der Krankenhauspatienten an nachsorgende Leistungserbringer. Seit 2003 hat die Zahl der Patientenabgänge in Vorsorge- oder Rehabilitationseinrichtungen um 42,0 % zugenommen, die der Patientenabgänge in Pflegeeinrichtungen um 81,7 %. Im Vergleich zu den freigemeinnützigen und öffentlichen Krankenhäusern (1,9 % bzw. 2,2 %) entließen dabei die Krankenhäuser in privater Trägerschaft (4,1 %) die Behandelten besonders häufig in Vorsorge- oder Rehabilitationseinrichtungen. Bei den Entlassungen in Pflegeheime zeigten sich nur geringfügig Unterschiede nach den Krankenhausträgern.

Tab. 4: Patientenabgänge in Vorsorge- oder Rehabilitationseinrichtungen und Pflegeheime nach Krankenhausträgern

Gegenstand der Nachweisung	Patientenabgang		
	Entlassungen aus vollstationärer Behandlung	darunter	
		in Vorsorge- oder Rehabilitationseinrichtungen	in Pflegeheime
Krankenhäuser insgesamt			
2006	16.445.880	386.553	159.041
2003	16.891.805	272.129	87.510
Öffentliche Krankenhäuser			
2006	8.549.142	186.627	90.426
2003	9.200.422	138.993	55.924
Freigemeinnützige Krankenhäuser			
2006	5.761.881	111.452	49.186
2003	6.114.740	76.530	24.920
Private Krankenhäuser			
2006	2.134.857	88.474	19.429
2003	1.576.643	56.606	6.666

© Statistisches Bundesamt (Destatis), Krankenhausgrunddaten, 2008

2.2.3 Durchschnittliche Verweildauer der Behandelten, Zahl der Kurzlieger und Stundenfälle[8]

Seit Anfang der 1990er Jahre hat sich die durchschnittliche Verweildauer der Patientinnen und Patienten im Rahmen ihres stationären Aufenthalts im Krankenhaus stark verkürzt. Auch mit Einführung der DRG-Fallpauschalen hat sich diese Entwicklung – wenn auch nicht so ausgeprägt wie auf Basis des hohen Ausgangsniveaus in den Vorjahren und mit einer Stagnation von 2004 auf 2005 – sukzessive weiter fortgesetzt. Dauerte nach den Diagnosedaten der Krankenhausstatistik im Jahr 1994 ein stationärer Aufenthalt noch 12,3 Tage, ging dieser kontinuierlich über durchschnittlich 9,0 Tage im Jahr 2003 auf 8,6 Tage im Jahr 2006 zurück. Seit 1994 ist damit ein Rückgang um 30,3 % und seit 2003 um 4,7 % zu verzeichnen.

Parallel hierzu entwickelte sich auch die Zahl der sogenannten Kurzlieger. Diese Gruppe umfasst Patientinnen und Patienten, die zwischen einem und drei Tagen stationär im Krankenhaus versorgt werden. Die Zahlen dieser Gruppe nahmen trotz leichter Rückgänge in 2004

---

8 Kurzlieger und Stundenfälle werden im Rahmen der Grunddaten nicht gesondert nachgewiesen, sodass auf Ergebnisse der Diagnosestatistik zurückgegriffen wird. Insgesamt bleiben bei der Darstellung zur besseren Vergleichbarkeit die gesunden Neugeborenen unberücksichtigt.

II. Empirie

Tab. 5: Verweildauer der Behandelten, Kurzlieger und Stundenfälle

Gegenstand der Nachweisung	2006	2005	2004	2003	2002	2001	2000	1999	1998	1997	1996	1995	1994	Veränderung 2003 zu 2006 in Prozent	Veränderung 1994 zu 2006 in Prozent
	Anzahl														
Altersstandardisierte Fallzahl je 100.000 Einwohner[2)3)]	18.883	18.855	19.278	20.030	20.213	20.230	20.293	–	–	–	–	–	–	–5,7	–
Kurzlieger (1 bis 3 Tage)	5.426.855	5.203.475	5.239.742	5.262.823	5.072.670	4.896.539	4.710.656	4.496.595	4.283.540	4.025.976	3.832.089	3.572.998	3.306.882	3,1	64,1
Stundenfälle	474.126	486.352	584.862	687.725	730.578	740.280	777.404	829.959	886.948	930.481	927.599	957.617	903.600	–31,1	–47,5
Durchschnittliche Verweildauer (in Tagen)	8,6	8,7	8,7	9,0	9,3	9,4	9,7	10,0	10,3	10,7	11,5	11,8	12,3	–4,7	–30,3

1) Aus vollstationärer Krankenhausbehandlung im Berichtsjahr entlassene Patientinnen und Patienten (einschl. Sterbe- und Stundenfälle). Alle Berichtsjahre ohne 238 Gesunde Neugeborene.
2) Berichtsjahre 2000–2006 ohne Patientinnen/Patienten mit ausländischem Wohnort, unbekanntem Wohnort, unbekanntem Alter und unbekanntem Geschlecht.
3) Standardisiert mit der Standardbevölkerung „Deutschland 1987".
© Statistisches Bundesamt (Destatis), Krankenhausdiagnosestatistik, 2008

Tab. 6: Verweildauer der Patientinnen und Patienten (einschließlich Sterbe- und Stundenfälle) nach Diagnosekapiteln 2003–2006

ICD-Pos.	Diagnosekapitel	Durchschnittliche Verweildauer in Tagen				Veränderung 2003 zu 2006 in Prozent
		2006	2005	2004	2003	
	Insgesamt	8,4	8,6	8,6	9,0	–6,7
A00-B99	Infektiöse und parasitäre Krankheiten	7,9	8,0	8,0	8,2	–3,7
C00-D48	Neubildungen	8,8	8,9	8,8	9,2	–4,3
D50-D90	Krankheiten des Blutes und der blutbildenden Organe sowie bestimmte Störungen mit Beteiligung des Immunsystems	7,9	8,2	8,1	8,4	–6,0
E00-E90	Endokrine, Ernährungs- und Stoffwechselkrankheiten	9,2	9,5	9,4	9,6	–4,2
F00-F99	Psychische und Verhaltensstörungen	20,9	20,8	21,4	22,8	–8,3
G00-G99	Krankheiten des Nervensystems	7,3	7,4	7,3	7,9	–7,6
H00-H59	Krankheiten des Auges und der Augenanhangsgebilde	3,8	3,9	3,9	4,0	–5,0
H60-H95	Krankheiten des Ohres und des Warzenfortsatzes	5,7	5,7	5,8	6,0	–5,0
I00-I99	Krankheiten des Kreislaufsystems	8,9	9,0	9,0	9,3	–4,3
J00-J99	Krankheiten des Atmungssystems	7,8	7,9	7,9	8,0	–2,5
K00-K93	Krankheiten des Verdauungssystems	7,4	7,5	7,5	7,8	–5,1
L00-L99	Krankheiten der Haut und der Unterhaut	9,1	9,5	9,6	10,2	–10,8
M00-M99	Krankheiten des Muskel-Skelett-Systems und des Bindegewebes	9,3	9,5	9,7	10,0	–7,0
N00-N99	Krankheiten des Urogenitalsystems	6,2	6,3	6,1	6,0	3,3
O00-O99	Schwangerschaft, Geburt und Wochenbett	4,8	4,9	5,0	5,1	–5,9
P00-P96	Bestimmte Zustände, die ihren Ursprung in der Perinatalperiode haben	10,3	10,4	11,4	13,7	–24,8
Q00-Q99	Angeborene Fehlbildungen, Deformitäten und Chromosomenanomalien	6,5	6,6	6,7	6,9	–5,8
R00-R99	Symptome und abnorme klinische und Laborbefunde, die anderenorts nicht klassifiziert sind	4,8	5,0	5,1	5,6	–14,3
S00-T98	Verletzungen, Vergiftungen und bestimmte andere Folgen äußerer Ursachen	8,1	8,3	8,4	8,7	–6,9
Z00-Z99	Faktoren, die den Gesundheitszustand beeinflussen und zur Inanspruchnahme des Gesundheitswesens führen *	3,9	4,0	4,1	3,7	5,4
	Ohne Diagnose	7,3	8,6	5,5	17,7	–58,8

* 2003 ohne Z38: gesunde Neugeborene.
© Statistisches Bundesamt (Destatis), Krankenhausdiagnosestatistik, 2008

und 2005 auf hohem Niveau wieder weiter zu. In 2006 verbrachten insgesamt über 5,4 Mio. Patientinnen und Patienten zwischen einem und drei Tagen im Krankenhaus und hatten einen Anteil von 32,6 % an allen Behandlungsfällen. 1994 lag ihre Zahl noch bei nur 3,3 Mio. Behandelten.

Demgegenüber nahmen Patientinnen und Patienten an der Schnittstelle zum ambulanten Sektor mit leichteren Erkrankungen oder einem bestimmten Behandlungsspektrum stark ab. 2006 gab es insgesamt rund 474.000 sogenannte Stundenfälle, vorwiegend Patientinnen und Patienten, die zwar vollstationär aufgenommen werden, bei denen sich jedoch innerhalb des ersten Tages herausstellt, dass ein stationärer Aufenthalt nicht notwendig ist. Dies waren knapp 214.000 Fälle weniger als im Jahr 2003, was einem Rückgang von 31,1 % entspricht. Verglichen mit 1994 ist die Zahl der Stundenfälle sogar um fast 48 % gesunken. Hier ist eine deutliche Korrespondenz u. a. auch mit der dynamischen Entwicklung bei der Zahl der ambulanten Operationen zu sehen.

Wird die durchschnittliche Verweildauer der Patientinnen und Patienten nach einzelnen Diagnosekapiteln der ICD betrachtet, dann zeigt sich ein Rückgang zwischen 2003 und 2006 über fast alle Bereiche hinweg. Lediglich bei den Faktoren, die den Gesundheitszustand beeinflussen (Z00 bis Z99) und bei den Krankheiten des Urogenitalsystems (N00 bis N99) ist zwischen 2003 bis 2006 ein Anstieg um 5,4 % bzw. 3,3 % zu verzeichnen.

Der größte Rückgang der durchschnittlichen Verweildauer erfolgte in diesem Zeitraum mit 24,8 % bei bestimmten Zuständen, die ihren Ursprung in der Perinatalperiode haben, gefolgt von Symptomen und abnormen klinischen und Laborbefunden, die andernorts nicht klassifiziert sind (14,3 %) sowie den Krankheiten der Haut und der Unterhaut (10,8 %).

2.2.4 Entwicklung des Krankheitsspektrums der Patientinnen und Patienten

Durch den Wechsel von der 9. zur 10. Revision der Internationalen Klassifikation der Krankheiten und verwandter Gesundheitsprobleme (ICD) im Jahr 2000 sind längerfristige Vergleiche zur Entwicklung des Krankheitsspektrums nur eingeschränkt, und zwar auf Basis der sogenannten Europäischen Kurzliste möglich, die eine Überleitung der ICD-9 in den ICD-10-Schlüssel erlaubt.

Seit 1994 ist die Rangfolge der häufigsten Hauptdiagnosen im Krankenhaus relativ stabil. An erster Stelle rangieren die Krankheiten des Kreislaufsystems. Ihr Anteil an allen Hauptdiagnosen lag anfangs bei 15,4 %, stieg danach an und ging seit 1999 auf 15,0 % im Jahr 2006 zurück. An zweiter Stelle folgen seit jeher die Neubildungen, deren Anteil zwischen 10,7 % und 12,2 % lag. Verletzungen, Vergiftungen und bestimmte andere Folgen äußerer Ursachen lagen in den Jahren 1994–2000 auf Rang drei der häufigsten Diagnosen. Seit 2001 nehmen die Krankheiten des Verdauungssystems diesen Platz ein.

Innerhalb der zehn häufigsten Diagnosekapitel haben sich die Krankheiten des Nervensystems am dynamischsten entwickelt. Ihr Anteil stieg zwischen 1994 und 2006 von 2,2 % auf 3,9 % und entspricht einem Zuwachs von rund 328.000 Patientinnen und Patienten. Am stärksten rückläufig war dagegen der Anteil der Krankheiten des Urogenitalsystems an allen Hauptdiagnosen. 1994 wurden 7,8 % aller Patientinnen und Patienten aufgrund dieser Hauptdiagnose stationär behandelt, 2006 waren es nur noch 5,3 %, somit knapp 287.000 Patientinnen und Patienten weniger. Seit 2003 sind insgesamt nur moderate Veränderungen auf dieser Ebene festzustellen.

II. Empirie

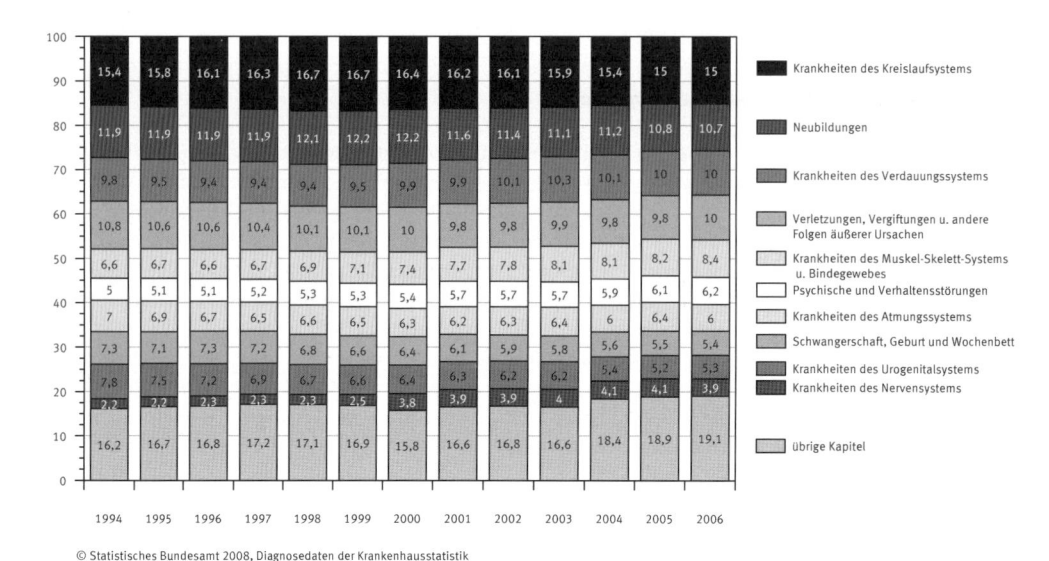

Abb. 4: Entwicklung des Anteils der zehn häufigsten Diagnosekapitel 1994–2006 (einschl. Sterbe- und Stundenfälle)

Werden die Hauptdiagnosen differenzierter auf Basis der sogenannten Dreisteller für die Jahre 2003–2006 betrachtet, dann zeigen sich weitaus größere Unterschiede.[9] Bestimmte Diagnosen sind zum Teil massiv seit 2003 angestiegen, andere Diagnosen verzeichneten dagegen in diesem Zeitraum einen sehr starken Rückgang. Die größten Zuwächse weisen vor allem die Osteochondrose der Wirbelsäule (222,3 %), sonstige Affektionen der Netzhaut (150,0 %) und die Anpassung und Handhabung eines implantierten medizinischen Gerätes (146,2 %) auf. Die größten Rückgänge sind dagegen bei den sonstigen abnormen Konzeptionsprodukten (65,5 %), klimakterischen Störungen (63,6 %) und dem Schlaganfall, der nicht als Blutung oder Infarkt bezeichnet ist (63,0 %), festzustellen.

---

9 Für einen Vergleich der Diagnosen der Patientinnen und Patienten werden die Veränderungen der Hauptdiagnosen auf dreistelliger Ebene in den Jahren 2003–2006 dargestellt. Es sind hier alle Diagnosen in die Analyse einbezogen, die im Jahr 2006 mindestens 10.000 Fälle aufwiesen. Dargestellt werden die 20 Diagnosen mit den größten prozentualen Veränderungsraten vom Jahr 2006 gegenüber 2003 auf Basis des ICD-10-Schlüssels.

Tab. 7: Hauptdiagnosen mit den größten relativen Zuwächsen und Rückgängen von 2003 auf 2006[10]

	Die 20 größten relativen Zuwächse 2006/2003				
Rang	ICD-Position	2006	2005	2004	2003	06/03
		Anzahl				in Prozent
1	M42 Osteochondrose der Wirbelsäule	28.769	24.073	17.571	8.927	222,3
2	H35 Sonstige Affektionen der Netzhaut	40.750	25.674	20.271	16.302	150,0
3	Z45 Anpassung und Handhabung eines implantierten medizinischen Gerätes	20.449	19.429	13.447	8.306	146,2
4	R07 Hals- und Brustschmerzen	81.589	70.323	56.046	33.329	144,8
5	A04 Sonstige bakterielle Darminfektionen	25.652	21.153	15.697	10.677	140,3
6	P59 Neugeborenenikterus durch sonstige und nicht näher bezeichnete Ursachen	22.494	20.215	15.090	9.979	125,4
7	M80 Osteoporose mit pathologischer Fraktur	19.692	16.443	14.598	11.094	77,5
8	A08 Virusbedingte und sonstige näher bezeichnete Darminfektionen	49.966	41.800	33.119	28.617	74,6
9	R42 Schwindel und Taumel	29.055	23.093	17.871	16.892	72,0
10	O99 Sonst. Krankh. der Mutter, d. anderenorts klassifizierbar sind, d. jed. Schwang., Geb. u. Wochenb. kompl.	23.508	20.177	17.158	14.086	66,9
11	R00 Störungen des Herzschlages	15.885	10.716	9.323	9.605	65,4
12	S00 Oberflächliche Verletzung des Kopfes	35.535	32.287	29.412	22.108	60,7
13	R51 Kopfschmerz	14.130	12.280	9.520	8.871	59,3
14	N17 Akutes Nierenversagen	29.064	23.210	21.864	18.916	53,6
15	M48 Sonstige Spondylopathien	59.208	51.793	44.215	38.784	52,7
16	B99 Sonstige und nicht näher bezeichnete Infektionskrankheiten	16.178	15.176	12.422	10.842	49,2
17	M96 Krankheiten des Muskel-Skelett-Systems nach medizinischen Maßnahmen, anderenorts nicht klassifiziert	11.539	10.177	9.336	7.793	48,1
18	O71 Sonstige Verletzungen unter der Geburt	33.954	33.551	30.576	22.991	47,7
19	F05 Delir, nicht durch Alkohol oder andere psychotrope Substanzen bedingt	27.200	26.500	23.481	18.635	46,0
20	O60 Vorzeitige Wehen	48.853	46.327	48.315	33.575	45,5

---

10 Ausschließlich Hauptdiagnosen mit mindestens 10.000 Fällen im Jahr.

II. Empirie

Die 20 größten relativen Rückgänge 2006/2003						
Rang	ICD-Position	2006	2005	2004	2003	06/03
		Anzahl				in Prozent
1	O02 Sonstige abnorme Konzeptionsprodukte	14.097	16.894	25.154	40.892	−65,5
2	N95 Klimakterische Störungen	14.243	15.969	21.656	39.144	−63,6
3	I64 Schlaganfall, nicht als Blutung oder Infarkt bezeichnet	25.884	31.567	41.384	69.871	−63,0
4	O80 Spontangeburt eines Einlings	65.305	73.325	99.198	168.757	−61,3
5	O82 Geburt eines Einlings d. Schnittentbindung (Sectio caesarea)	27.320	32.305	43.403	61.601	−55,7
6	N92 Zu starke, zu häufige oder unregelmäßige Menstruation	25.818	27.738	36.555	57.146	−54,8
7	D48 Neubildung unsicheren oder unbekannten Verhaltens an sonstigen und nicht näher bezeichneten Lokalisationen	21.066	23.669	32.976	43.872	−52,0
8	O47 Frustrane Kontraktionen (Unnütze Wehen)	26.383	30.118	35.583	53.244	−50,4
9	H25 Cataracta senilis	96.115	112.670	139.404	176.522	−45,6
10	N84 Polyp des weiblichen Genitaltraktes	14.002	14.460	16.933	25.491	−45,1
11	I25 Chronische ischämische Herzkrankheit	202.502	206.133	249.629	355.264	−43,0
12	T50 Vergift. durch Diuretika u. sonstige u. nicht näher bez. Arzneimittel, Drogen u. biologisch aktive Substanzen	10.931	14.265	14.657	18.782	−41,8
13	G56 Mononeuropathien der oberen Extremität	20.879	22.227	25.028	34.583	−39,6
14	C77 Sekundäre und nicht näher bezeichnete bösartige Neubildung der Lymphknoten	14.622	17.576	31.685	23.801	−38,6
15	N85 Sonstige nichtentzündliche Krankheiten des Uterus, ausgenommen der Zervix	12.992	13.622	15.234	21.120	−38,5
16	C78 Sekundäre bösartige Neubildung der Atmungs- und Verdauungsorgane	49.184	56.455	95.351	79.795	−38,4
17	M22 Krankheiten der Patella	14.563	16.788	19.602	23.534	−38,1
18	I67 Sonstige zerebrovaskuläre Krankheiten	32.029	35.476	39.657	49.558	−35,4
19	I83 Varizen der unteren Extremitäten	107.192	114.499	134.963	161.867	−33,8
20	D37 Neubildung unsicheren oder unbekannten Verhaltens der Mundhöhle und der Verdauungsorgane	20.215	20.866	24.626	29.509	−31,5

© Statistisches Bundesamt (Destatis), Krankenhausdiagnosestatistik, 2008

Dass die zum Teil massiven Zuwächse und Rückgänge bei verschiedenen Diagnosen nicht zwingend durch eine reale Verschlechterung bzw. Verbesserung des Gesundheitszustandes der Patientinnen und Patienten bedingt sind, lässt sich sehr anschaulich anhand ausgewählter Hauptdiagnosen im Rahmen der Entbindungen verdeutlichen. Allein im Zeitraum seit 2003 ging die Spontangeburt eines Einlings (O80), also die normale Entbindung ohne oder nur mit minimalen geburtshilflichen Maßnahmen, um 61,3% zurück. Geburtskomplizierende und damit entgelterhöhende Diagnosen nahmen dagegen verstärkt zu. Hierzu gehören an erster Stelle Komplikationen bei der Anästhesie während der Wehentätigkeit und bei der Entbindung (232,4%), gefolgt von sonstigen Verletzungen unter der Geburt (47,7%) sowie von Komplikationen bei Wehen und Entbindungen durch fetalen Distress (39,9%).

Es ist davon auszugehen, dass die extremen Veränderungsraten hauptsächlich auf eine wesentlich genauere Dokumentation und Kodierung der Diagnosen und Prozeduren als noch vor Einführung der Fallpauschalen mit ihrer entsprechenden Vergütungsrelevanz zurückzuführen sind. Eine große Rolle spielen aber auch die jeweiligen z. T. jährlichen entgeltrelevanten Modifikationen bei den Fallpauschalenkatalogen, Kodierrichtlinien und Abrechnungsregeln und den damit einhergehenden erlösoptimierten Anpassungsstrategien der Krankenhäuser.

Tab. 8: Entwicklung ausgewählter Hauptdiagnosen zu Entbindungen

Pos.-Nr. der ICD-10/Hauptdiagnose		2006	2005	2004	2003	2003/2006
		Anzahl				in Prozent
O74	Komplikationen bei Anästhesie während der Wehentätigkeit und bei der Entbindung	565	410	241	170	232,4
O71	Sonstige Verletzungen unter der Geburt	33.954	33.551	30.576	22.991	47,7
O68	Komplikationen bei Wehen und Entbindung durch fetalen Distress	65.953	64.336	61 499	47.132	39,9
O70	Dammriss unter der Geburt	109.393	110.459	106.387	82.105	33,2
O69	Komplikationen bei Wehen und Entbindung durch Nabelschnurkomplikationen	19.974	19.940	20.015	15.887	25,7
O72	Postpartale Blutung	9.291	9.369	8.973	7.488	24,1
O75	Sonstige Komplikationen bei Wehentätigkeit und Entbindung, anderenorts nicht klassifiziert	11.185	11.222	10.006	9.209	21,5
O73	Retention der Plazenta und der Eihäute ohne Blutung	3.122	3.387	3.285	2.602	20,0
O80	Spontangeburt eines Einlings	65.305	73.325	99.198	168.757	–61,3

© Statistisches Bundesamt (Destatis), Krankenhausdiagnosestatistik, 2008

In etwas abgeschwächter Form weisen die Ergebnisse zu Nebendiagnosen[11] sowie den Operationen und medizinischen Prozeduren ebenfalls in diese Richtung. Diese stehen im Rahmen der Fallpauschalenbezogenen Krankenhausstatistik (DRG-Statistik) seit dem Berichtsjahr 2005 zur Verfügung.

Im Jahr 2005 wurden durchschnittlich 3,9 Nebendiagnosen je Patientin/Patient gestellt, 2006 waren es im Schnitt 4,0. Eine Zunahme auch relativ unbedeutender Nebendiagnosen, die aber je nach Art der Fallpauschale entgeltrelevant sein können (wie zum Beispiel Hypokaliämie oder Harnwegsinfektionen), war ebenfalls festzustellen.

---

11 Nach den Deutschen Kodierrichtlinien (DKR) gilt als relevante Nebendiagnose (Komorbidität und Komplikation) eine Krankheit oder Beschwerde, die entweder gleichzeitig mit der Hauptdiagnose besteht oder sich während des Krankenhausaufenthalts entwickelt. Voraussetzung hierfür ist eine diagnostische Maßnahme (Verfahren und/oder Prozedur), eine therapeutische Maßnahme oder ein erhöhter Pflege- und/oder Überwachungsaufwand.

II. Empirie

In Bezug auf Operationen und medizinische Prozeduren erfolgten im Jahr 2005 durchschnittlich 2,2 Maßnahmen dieser Art je Krankenhausfall. 2006 waren es 2,3 Maßnahmen. Speziell bei den Operationen wurden im Jahr 2005 rund 12,1 Mio., im Jahr 2006 mit einer Steigerung um 4,0 % bereits 12,6 Mio. Eingriffe durchgeführt. Die größten Steigerungsraten von 2005 auf 2006 auf Ebene der sogenannten Dreisteller zeigen sich vor allem bei Anderen Operationen an Lunge und Bronchus (26,1 %), an Blutgefäßen (22,6 %) und an Haut und Unterhaut (21,7 %). Die größten Rückgänge weisen die Operationen an den Nasennebenhöhlen (12,2 %) und an den Augenmuskeln (10,6 %) sowie die Mikrochirurgischen Operationen am Mittelohr (10,6 %) auf.

Tab. 9: Operationen (3-Steller) mit den größten relativen Zuwächsen und Rückgängen 2005/2006

Die 20 größten relativen Zuwächse 2005/2006				
Rang	Operation[1]) aus Kapitel 5, OPS[2])	2006	2005	Veränderung in % 06/05
1	5-33 Andere Operationen an Lunge und Bronchus	8.337	6.610	26,1
2	5-39 Andere Operationen an Blutgefäßen	345.577	281.921	22,6
3	5-91 Andere Operationen an Haut und Unterhaut	112.461	92.401	21,7
4	5-13 Operationen an Iris, Corpus ciliare, vorderer Augenkammer und Sklera	69.932	60.407	15,8
5	5-15 Operationen an Retina, Choroidea und Corpus vitreum	168.936	146.553	15,3
6	5-40 Operationen am Lymphgewebe	103.180	90.514	14,0
7	5-85 Operationen an Muskeln, Sehnen, Faszien und Schleimbeuteln	184.494	165.169	11,7
8	5-03 Operationen an Rückenmark, Rückenmarkhäuten und Spinalkanal	276.842	249.306	11,0
9	5-56 Operationen am Ureter	95.853	87.368	9,7
10	5-52 Operationen am Pankreas	21.846	20.094	8,7
11	5-06 Operationen an Schilddrüse und Nebenschilddrüse	162.736	149.984	8,5
12	5-46 Andere Operationen an Dünn- und Dickdarm	301.649	279.172	8,1
13	5-16 Operationen an Orbita und Augapfel	10.403	9.647	7,8
14	5-34 Operationen an Brustwand, Pleura, Mediastinum und Zwerchfell	74.242	69.400	7,0
15	5-82 Endoprothetischer Gelenk- und Knochenersatz	426.019	398.959	6,8
16	5-77 Andere Operationen an Gesichtsschädelknochen	35.229	33.019	6,7
17	5-80 Offen chirurgische Gelenkoperationen	272.793	255.996	6,6
18	5-60 Operationen an Prostata und Vesiculae seminales	116.781	110.419	5,8
19	5-88 Andere Operationen an der Mamma	51.979	49.413	5,2
20	5-44 Erweiterte Magenresektion und andere Operationen am Magen	55.809	53.261	4,8

Die 20 größten relativen Rückgänge 2005/2006				
Rang	Operation[1]) aus Kapitel 5, OPS[2])	2006	2005	Veränderung in % 06/05
1	5-22 Operationen an den Nasennebenhöhlen	132.771	151.289	−12,2
2	5-10 Operationen an den Augenmuskeln	17.890	20.007	−10,6
3	5-19 Mikrochirurgische Operationen am Mittelohr	34.996	39.126	−10,6
4	5-63 Operationen an Funiculus spermaticus, Epididymis und Ductus deferens	23.554	26.216	−10,2
5	5-11 Operationen an der Konjunktiva	8.108	8.988	−9,8
6	5-21 Operationen an der Nase	266.947	286.795	−6,9
7	5-08 Operationen an Tränendrüse und Tränenwegen	8.080	8.618	−6,2
8	5-14 Operationen an der Linse	142.835	152.132	−6,1
9	5-36 Operationen an den Koronargefäßen	109.318	116.173	−5,9
10	5-67 Operationen an der Cervix uteri	30.908	32.695	−5,5
11	5-66 Operationen an der Tuba uterina	38.250	40.265	−5,0
12	5-64 Operationen am Penis	33.993	35.725	−4,8
13	5-25 Operationen an der Zunge	8.266	8.667	−4,6
14	5-61 Operationen an Skrotum und Tunica vaginalis testis	17.006	17.729	−4,1
15	5-23 Entfernung und Wiederherstellung von Zähnen	44.255	46.047	−3,9
16	5-29 Operationen am Pharynx	15.135	15.709	−3,7
17	5-69 Andere Operationen am Uterus und Operationen an den Parametrien	81.257	84.287	−3,6
18	5-58 Operationen an der Urethra	69.025	71.503	−3,5
19	5-53 Verschluss abdominaler Hernien	281.673	290.912	−3,2
20	5-30 Exzision und Resektion am Larynx	28.634	29.162	−1,8

1) Die Erhebung erstreckt sich auf alle Krankenhäuser, die nach dem DRG-Vergütungssystem abrechnen und dem Anwendungsbereich des § 1 KHEntgG unterliegen.
2) Die Pos. 5-93-5-99 (Zusatzinformationen zu Operationen) wurden hier nicht ausgewiesen.
© Statistisches Bundesamt (Destatis), DRG-Statistik, 2008

3 Fazit und Ausblick

Die Krankenhauslandschaft und die Gesundheitsversorgung der Bevölkerung in Deutschland durchlaufen seit Anfang der 1990er Jahre tief greifende strukturelle Veränderungen. Ein wichtiger Motor in diesem Prozess ist die Einnahmen- und Ausgabensituation der Sozialversicherungssysteme und den damit einhergehenden Reformen. Ein Rückgang der Zahl der Krankenhäuser mit einem starken Bettenabbau, weiter sinkende Verweildauerzeiten der Patientinnen und Patienten und sich ändernde Trägerstrukturen der Einrichtungen sind hierbei markante Eckpfeiler. Die Entwicklung der stationären Gesundheitsversorgung ist darüber hinaus von der Annäherung zwischen ambulantem und stationärem Bereich sowie einer stärkeren Konzentration der Leistungsangebote zwischen den Krankenhäusern und nachsorgender Leistungserbringer geprägt. Auch die Einführung des DRG-Entgeltsystems hat den Krankenhäusern neue beträchtliche Anpassungsleistungen abverlangt und weitere Veränderungsprozesse in Gang gesetzt, die noch nicht abgeschlossen sind. Auf Basis der zentralen Indikatoren der Kranken-

II. Empirie

hausstatistik bilden sich die vielfältigen Entwicklungen und Trends ab und lassen sich in ihren Auswirkungen deutlich erkennen. Kausale Zusammenhänge herzustellen, ist hierbei jedoch nur schwer möglich.

Zur Erweiterung des Informationsangebots ist ein Ausbau der Fallpauschalenbezogenen Krankenhausstatistik (DRG-Statistik) mit weiteren Daten für den Bereich der stationären Versorgung vor allem unter dem gesundheitsökonomischen Blickwinkel in Vorbereitung. Dies umfasst zum Beispiel die abgerechneten Entgeltarten und DRG-Fallpauschalen auf verschiedenen Aggregationsebenen und trägt zum weiteren Ausbau der Transparenz im Hinblick auf das DRG-Leistungsgeschehen bei.

Einfluss der DRGs auf Arbeitsbedingungen und Versorgungsqualität

Bernard Braun, Petra Buhr, Sebastian Klinke, Rolf Müller, Rolf Rosenbrock

Einleitung

Die größte strukturverändernde Reform im Krankenhausbereich, die Umstellung der Vergütung auf ein fallpauschalierendes Patientenklassifikationssystem (DRG), steht unmittelbar vor dem Ende der „Konvergenzphase" (Rosenbrock und Gerlinger 2006, S. 171). Ab 2009 werden Leistungen nicht nur bundeseinheitlich pauschaliert, sondern auch – auf Landesebene – zu 100 % einheitlichen Preisen vergütet.

Spätestens jetzt stellt sich die Frage, welche erwünschten oder befürchteten Wirkungen die DRGs entfaltet haben und wie sich Arbeit und Versorgung in deutschen Krankenhäusern unter DRG-Bedingungen entwickeln werden.

Die politischen und administrativen Akteure haben sich bisher primär mit der technischen Seite der DRG-Einführung (Institut für das Entgeltsystem im Krankenhaus, InEK) bzw. dem „datengetriebenen" (Roeder et al. 2007, S. 61) Teil des Geschehens beschäftigt. Sie ließen es bei Hinweisen auf eine Vernachlässigung der normativen Aspekte oder möglicher Defizite in der Prozessqualität bewenden (Roeder et al. 2007). Eine intensive Auseinandersetzung mit den zuletzt genannten Aspekten wäre aber genauso wichtig gewesen wie die Beschäftigung mit der finanziellen Gestaltung und Adjustierung der DRGs.

1   Was wurde erwartet?

In der Darstellung und Diskussion der erwartbaren Wirkungen von Fallpauschalen bzw. DRGs dominiert die simplifizierende Annahme, dass eine Steuerung des stationären Versorgungsgeschehens mittels ökonomischer Anreize sowohl möglich als auch für alle Beteiligten positiv sei.

Danach zieht die Steuerung über finanzielle Anreize ein Anpassungsverhalten der Akteure nach sich, das bei Gewährleistung definierter Rahmenbedingungen (z.B. Transparenz) zu mehr Wirtschaftlichkeit und einem hohen Niveau der Versorgungsqualität führt. Will man strukturpolitische Entscheidungen jedoch nicht allein auf Glaubenssätzen der Lehrbuchökonomie basieren, ist es letztlich eine offene und nur empirisch zu entscheidende Frage, wie sich Kosten, Arbeitsbedingungen und Versorgungsqualität unter DRG-Bedingungen entwickeln. Beispielsweise ist der Anteil der GKV-Ausgaben für die Behandlung im Krankenhaus bisher gar nicht oder nicht in dem erwarteten Umfang zurückgegangen. Arbeitsbedingungen und Versorgungsqualität werden derzeit von den DRGs und anderen Faktoren beeinflusst, haben aber ihrerseits wiederum Rückwirkungen auf die Art der DRG-Implementierung auf der Ebene des einzelnen Krankenhauses und damit in der Summe auf den politischen Erfolg oder Misserfolg der Vergütungsreform.

II. Empirie

Dass Arbeitsbedingungen und Versorgungsqualität in ihrer Komplexität nicht im Mittelpunkt der Aufmerksamkeit stehen, liegt an einer weiteren Besonderheit der bisherigen Debatte zur Reform der Krankenhausfinanzierung: Ausgehend von der These einer tendenziell universellen Überversorgung (zu viele Betten, zu lange Liegezeiten, zu viele Untersuchungen) gilt seit Beginn der 1990er Jahre der Leitsatz „Je-weniger-desto-besser". Ausgeblendet wurde damit jedoch, dass parallel zur attestierten Form der Überversorgung auch Formen der Unter- und vor allem Fehlversorgung beobachtbar sind, sodass jeglicher Ansatz, der unspezifisch Ressourcen verknappt („Rasenmähermethode"), nicht nur Überversorgung abbaut, sondern gleichzeitig in den Bereichen von Unterversorgung und Fehlversorgung Problemlagen verschärfen kann.

Allerdings wurden von einigen Experten auch eine Reihe von differenzierteren Erwartungen und Befürchtungen hinsichtlich von Auswirkungen der DRG auf Arbeitsbedingungen und Versorgungsqualität formuliert. Zu den häufig genannten positiven Erwartungen gehört beispielsweise die Beschleunigung der Prozesse bei Aufnahme, Behandlung und Entlassung von Patienten[1]. Diese bedingt eine stärkere Strukturierung und Standardisierung der Behandlungsverläufe und wird als ein Element zur Verbesserung der Versorgungsqualität angesehen. Befürchtet werden hingegen häufig beispielsweise eine wachsende Verdichtung der Arbeitszeit (mehr Patienten in kürzerer Zeit mit weniger Personal), vorzeitige Entlassungen und Zunahme von Wartelisten zur Steuerung einer möglichst optimalen OP-Auslastung. Deutlich werden soll an diesen Beispielen, dass positive und negative Erwartungen teilweise auf den gleichen Annahmen beruhen – hier: die Beschleunigung der Prozesse –, jedoch die Folgen für Arbeitsbedingungen und Versorgungsqualität gänzlich unterschiedlich bewertet werden. Umso mehr bedarf es einer empirisch fundierten Klärung, welche Deutungen letztendlich mehr Plausibilität besitzen.

2   Was muss untersucht werden?

Aus der Besonderheit von Versorgung als personaler Dienstleistungsarbeit ergibt sich die Notwendigkeit, Arbeitsbedingungen und Versorgungsqualität gemeinsam und in ihrer Interaktion zu untersuchen, um DRG-Auswirkungen einschätzen zu können. Die Bedeutung dieses Zusammenhangs für die Steuerung und die Qualität des Krankenbehandlungsprozesses wird häufig unterschätzt.

Ein wichtiger Zugang, um die Auswirkungen der DRGs auf die Versorgung der Patienten abschätzen zu können, ist außerdem das berufliche Selbstverständnis von Ärzten und Pflegekräften, denn Arbeitsverdichtung und standardisierte Versorgung stellen den bisher gültigen Grundsatz einer individuellen und bestmöglichen Versorgung der Patienten tendenziell in Frage. Dies ist auch deshalb von großer Bedeutung, weil die Möglichkeit zu individueller Versorgung nicht zuletzt auch Handlungsautonomie bedeutet und so zu den auch für die Gesundheit wichtigen Ressourcen gehört (Karasek und Theorell 1990), die es dem Krankenhauspersonal ermöglicht, objektive Arbeitsbelastungen, wie z. B. hohe Überstundenkontingente, auszuhalten. Das Produkt dieser Dienstleistungsarbeit ist nicht mit materiellen Produkten vergleichbar, die problemlos hergestellt, aufbewahrt, transportiert, verteilt und konsumiert werden können. Vielmehr kennzeichnet es die medizinischen und pflegerischen Dienstleistungen, dass Produktionstätigkeit und Konsumption in einem Prozess (eben „uno actu") erfolgen. Um sowohl die Patienten- als auch die Organisationsperspektive erfassen und zueinander in Bezie-

---

[1] Mit Patient ist gleichzeitig auch immer die weibliche Form gemeint.

hung setzen zu können, wird das Krankenhaus als ein soziales System betrachtet, das durch die Produktion medizinischer und pflegerischer Dienstleistungen strukturiert wird. Wesentlich für diese Herangehensweise ist, dass die Patienten darin keine jenseits der Produktion stehenden Abnehmer bzw. Konsumenten eines materiellen Produktes sind, sondern vielmehr ein Bestandteil dieses Produktionsprozesses selbst. In den medizinischen und pflegerischen Arbeitsprozessen spielen sie eine Doppelrolle als „Arbeitsgegenstand" und „Mitproduzent". Als Arbeitsgegenstand (am deutlichsten ausgedrückt durch die Lage auf dem Operationstisch im narkotisierten Zustand) sind sie Objekte, während sie überall dort, wo es auf ihre Motivation und ihr Verhalten ankommt und sie ihr Selbstbestimmungsrecht ausüben (können), auch Subjekte und Mitproduzenten im medizinisch-pflegerischen Arbeitsprozess sind. Man kann sagen, dass nahezu jeder Aspekt des Wandels dieser Arbeitsprozesse bzw. der Krankenhausorganisation ihre Lage tangiert.

Beispielsweise erwarten Patienten, anders als in ihrer Rolle als Käufer und Nutzer materieller Leistungen und Güter wie etwa von Kühlschränken, keine absolut identischen immer mit demselben Qualitätsstandard erzeugten Leistungen, sondern sehr häufig Handlungen, die auf ihre individuelle Bedürftigkeit zugeschnitten sind. Geschieht dies nicht, etwa als Folge einer stärkeren Standardisierung von Behandlungsabläufen, stört dies nicht nur das Klima zwischen Patient und Krankenhauspersonal, sondern gefährdet den Arbeitserfolg der Beschäftigten und den Heilungserfolg der Patienten selber und kann auf diese Weise hohe Kosten ohne optimalen Nutzen verursachen. Will man also den Einfluss fallpauschalierender Vergütungsstrukturen auf die Qualität der akutstationären Versorgung beurteilen, muss die Untersuchung der drei Hauptproduzenten des Dienstleistungsprozesses im Krankenhaus im Vordergrund stehen: Ärzte, Pflegekräfte und Patienten. Deren Verhältnis zueinander kann man sich als Dreieck[2] vorstellen, dessen Gesamtprodukt Versorgungsqualität heißt, wobei die Veränderung einer der drei Teilqualitäten immer auch Rückwirkungen auf die übrigen zwei Produzenten hat.

3 Zur Methodik der Erhebung von DRG-Auswirkungen

Um den oben skizzierten Erkenntniserwartungen entsprechen zu können, werden die relevanten Dimensionen des Versorgungsgeschehens sozialwissenschaftlich erfasst und operationalisiert. Dabei wird von folgenden Annahmen ausgegangen:

- Die Patientenversorgung im Krankenhaus wird als sozialer Arbeits- und Interaktionsprozess angesehen.
- Die Anpassungsprozesse an veränderte finanzielle Rahmenbedingungen drücken sich nicht nur in Kostenstrukturen und formaler Organisation aus, sondern in Strategien, Machtverhältnissen, Konkurrenzbeziehungen insbesondere an den Schnittstellen der Arbeitsteilung zwischen Berufsgruppen und Fachabteilungen, in der Veränderung der Krankenhauskultur etc.

---

2 Analog zur Wirtschaftstheorie ist zu klären, ob es sich nicht um ein „magisches Dreieck" handelt, für das Zielkonflikte bei der Förderung der drei Teilqualitäten herrschen. Z. B. ist es plausibel anzunehmen, dass die professionspolitischen Differenzen zwischen Medizin und Pflege nicht nur auf Ebene der Praxis derzeit und seit langem gute Kooperation behindern, sondern auch einen materiellen Aspekt haben, da beide Gruppen im Verteilungswettbewerb um Ressourcen und Belastungen stehen.

II. Empirie

- Versorgungsqualität resultiert letztlich aus der Beziehung zwischen Patienten und Krankenhaus. Die Orientierung der Institution an Individualität, Würde und sozialer Situation der Patienten ist folglich kein Beiwerk, sondern konstitutiv für den erzielten gesundheitlichen Nutzen.
- Die Qualität von Medizin und Pflege kann nicht allein durch Berufsethik und individuelle Fachkompetenz gesichert werden, sondern hängt ab von den Handlungslogiken, die in die Institution und in das Gesamtsystem eingebaut sind. Konflikte zwischen beruflichem Selbstverständnis und institutionellen Handlungslogiken äußern sich für die Beschäftigten in Gestalt einer „moralischen Dissonanz" (Kühn 2006), die von ihnen als eine besonders schwerwiegende Form der Arbeitsbelastung erlebt wird.

Der Nachweis exklusiver, direkter oder gar kausaler Auswirkungen der DRGs auf die Arbeitsbedingungen und die Versorgungsqualität ist methodisch schwierig. Dies betrifft vor allem die Isolierung der DRG-Effekte von den schon immer oder parallel stattfindenden Auswirkungen anderer, von der Gesundheitspolitik gesetzten Anreizstrukturen und Instrumente. So kann es sich bei bestimmten Veränderungen, etwa Personalabbau oder Verkürzung der Liegezeiten, auch um Wirkungen der Budgetierung der Krankenhausausgaben handeln.

Zu gesundheitspolitisch induzierten Effekten, die einen spezifischen Zusammenhang mit DRG-Logiken aufweisen, gehören etwa auch die in den letzten Jahren forcierten Bemühungen, dem gesundheitspolitischen Grundsatz „ambulant vor stationär" Geltung zu verschaffen. Unabhängig davon, ob diese Operationen ambulant in speziellen Bereichen der Kliniken oder bei ambulant niedergelassenen Ärzten erfolgen, nimmt in der Folge der durchschnittliche Schweregrad bei den vollstationär zu versorgenden Patienten zu – und damit auch der Behandlungsaufwand pro Fall.

Schließlich existieren in Krankenhäusern institutionalisierte Strukturen, quer zur Logik der Steuerung durch materielle Anreize, die geeignet sind, die Auswirkung der DRGs zu modifizieren, abzuschwächen oder zu verstärken. Hier kommt vor allem die strukturelle bzw. hierarchische Besonderheit der durch Chefärzte geleiteten Behandlungseinheiten zum Tragen.

4   Ausgewählte Ergebnisse aus dem Projekt WAMP

Es gibt bislang einige Studien, die sich mit der DRG-Einführung beschäftigen und wichtige Befunde zu Tage gefördert haben (vgl. z.B. Vogd 2006; von Eiff 2007; Hausner et al. 2005). Insgesamt gesehen beleuchtet die Mehrheit dieser Studien aber jeweils nur Teilaspekte der DRG-Einführung, sodass wir hier auf eine ausführlichere Darstellung verzichten. Zu einigen Fragestellungen (z.B. Veränderung von Kooperationsbeziehungen zwischen den Berufsgruppen, Zunahme administrativer Tätigkeiten bei den Ärzten) liegen bisher keinerlei empirisch gesicherte Erkenntnisse vor. Auch gibt es keine quantitativen Längsschnittstudien, die Veränderungen von Arbeitsbedingungen und Versorgungsqualität während der DRG-Einführung messen.

Das Projekt „Wandel von Medizin und Pflege im DRG-System (WAMP)" ist insoweit nach wie vor das einzige Projekt, welches DRG-bedingte Veränderungen in deutschen Krankenhäusern umfassend über einen längeren Zeitraum untersucht. Bei diesem Projekt handelt es sich um eine sozialwissenschaftliche, den DRG-Einführungsprozess begleitende Untersuchung der Auswirkungen auf Versorgungsqualität und Arbeitsbedingungen im Krankenhaus, die von der Hans Böckler Stiftung, der Gmünder Ersatzkasse (GEK), Ver.di und der Landesärztekammer Hessen gefördert und unterstützt wird. Sie wird am Wissenschaftszentrum Berlin für Sozialforschung (WZB) und dem Zentrum für Sozialpolitik (ZeS) der Universität Bremen durchgeführt.[3]

Seit 2002 und noch bis 2008 werden dazu Krankenhauspatienten, Pflegekräfte und Ärzte in je drei Wellen schriftlich anhand standardisierter und inhaltlich überwiegend identischer Fragebögen nach ihren Erfahrungen und Wahrnehmungen der Versorgungs- und Arbeitswirklichkeit unter DRG-Bedingungen befragt.[4] Damit können sowohl die Erfahrungen und Wahrnehmungen der unterschiedlichen Akteure verglichen als auch Veränderungen während der Einführungszeit der DRGs gemessen werden. Da die Erhebung prozessbegleitend angelegt ist, werden die aus retrospektiven Befragungen bekannten Wahrnehmungsirrtümer, Verklärungen oder Übertreibungen bereits vergangener Ereignisse weitgehend vermieden.

Zu Beginn des Jahres 2008 lagen die Ergebnisse von jeweils zwei Befragungswellen vor. Bei der Ärztebefragung handelt es sich um eine Zufallsstichprobe aller Krankenhausärzte in Hessen (ohne Ärzte im Praktikum, Geburtsdatum nach dem 01.12.1946, Approbation vor dem 01.12.2002). Zurückgesandt wurden 1.538 (2004) bzw. 1.110 (2005/2006) Fragebögen. Dies entspricht einer Rücklaufquote von 39,8 % bzw. 35,6 %. Repräsentativitätsprüfungen ergaben keine gravierenden Abweichungen zur Struktur der bundesdeutschen Ärzteschaft. Für die Pflegekräftebefragung wurden 2003 und 2006 Zufallsstichproben der bei der Gmünder Ersatzkasse versicherten Krankenpflegekräfte gezogen. Geantwortet haben 3.152 (2003) bzw. 1.628 (2006) Pflegekräfte, was einer Rücklaufquote von 59,8 % bzw. 46,4 % entspricht. Grundgesamtheit der Patientenbefragung sind Versicherte der Gmünder Ersatzkasse im Alter von 30 bis 80 Jahren, die etwa drei Monate vor der Befragung aus dem Krankenhaus entlassen worden waren. Die Rücklaufquote betrug 67,1 % bzw. 58,2 %. Damit stehen Daten von 4.007 (2002) bzw. 2.242 (2005) Patienten zur Verfügung. Bei allen Befragungen wurden Strukturverschiebungen zwischen den Befragungswellen durch Gewichtungsfaktoren ausgeglichen.

Angereichert und mit der Methodik der Anwendung mehrerer Methoden der empirischen Sozialforschung nebeneinander (Triangulation) interpretativ vertieft werden die quantitativen Analysen durch qualitative Fallstudien in vier Krankenhäusern. In diesem Rahmen wurden zu zwei Zeitpunkten Interviews mit Ärzten, Pflegekräften, Verwaltungsmitarbeitern und Krankenhausleitungen durchgeführt.

4.1 Versorgungsstrukturen und -prozesse

Zu den erwarteten Wirkungen der DRGs zählen die Beschleunigung der Versorgungsabläufe durch Vermeidung von „Leerlauf" sowie größere Klarheit und Sicherheit zu Beginn und am Ende der Behandlung im Krankenhaus. Davon profitieren im Idealfall Patienten, Beschäftigte und der Betrieb Krankenhaus. Die Projektergebnisse lassen folgende Entwicklungen erkennen:

- Etwa 58 % der Ärzte sagen, dass in ihren Häusern zumindest in Ansätzen klare und koordinierte Abläufe von der Aufnahme bis zur Entlassung (Case Management/Clinical Pathways usw.) existieren. Der Anteil hat sich zwischen den Befragungswellen um 12 Prozentpunkte erhöht. Es ist allerdings darauf hinzuweisen, dass diese Frage keinen Aufschluss über die Quantität und Qualität der Behandlungsleitlinien bietet. Offen bleibt zudem, wie verbindlich diese Leitlinien für die behandelnden Ärzte und Pflegekräfte sind bzw. ob

---

[3] Das Projekt wird geleitet von Bernard Braun und Rolf Rosenbrock. Mitarbeiter sind Petra Buhr, Sebastian Klinke und Rolf Müller.
[4] Zu den bisherigen Ergebnissen vgl. insbesondere Braun und Müller, 2006; Braun, Buhr und Müller 2008; Buhr und Klinke 2006; Klinke 2007; Buhr et al. 2008; Braun et al. 2008.

II. Empirie

Behandlungspfade auch tatsächlich handlungsleitend wirken. Mittels einer multiplen linearen Regression kann gezeigt werden, dass je nach Position der Befragten unterschiedliche Einschätzungen hinsichtlich der Existenz von klaren und koordinierten Abläufen bestehen. Dass es die leitenden Ärzte sind, die häufiger die Existenz von Case Management, Clinical Pathways und Leitlinien bejahen, bestätigt den nicht selten in Interviews geäußerten Verdacht, die vorhandenen Pathways spielten für Assistenzärzte in der Praxis eine weitaus geringere Rolle als auf dem Papier. Differenziert nach Fachgebieten fällt auf, dass die Versorgung in chirurgischen Abteilungen offenbar am stärksten von koordinierten Abläufen geprägt ist. Die Krankenhausgröße hat dagegen keinen Einfluss. Demgegenüber besteht nach Ansicht der Ärzte in freigemeinnützigen und privaten Häusern eher als in öffentlichen Häusern die Neigung, Case Management, Clinical Pathways und Leitlinien einzuführen oder zu entwickeln.

- Auch nach Meinung der Pflegekräfte sind die Behandlungsabläufe unter DRG-Bedingungen stärker standardisiert worden. Strukturierte Abläufe in Form von Case Management oder Clinical Pathways werden 2006 von 50 % der befragten Pflegekräfte gegenüber 43 % in 2003 berichtet. Knapp über 40 % der Pflegekräfte gaben außerdem 2006 an, in Krankenhäusern zu arbeiten, in denen die elektronische Patientenakte eingeführt war. Die meisten Merkmale der Pflegeorganisation haben sich im Vergleich der Jahre 2003 und 2006 dagegen wenig verändert. Mehr als 80 % geben an, dass immer oder überwiegend nach Pflegestandards und Behandlungspfaden gepflegt wird, aber nur etwa die Hälfte der Pflegenden sagt, dass es für jeden Patienten eine Pflegeplanung gibt.
- Abteilungen für Kurzzeit-Patienten existieren nach Meinung von 43 % (+4 Prozentpunkte[5]) der Ärzte. Abteilungen für poststationäre Versorgung sind in den Einrichtungen von 40 % (+6) der befragten Ärzte vorhanden.[6] Dieses Wachstum im Wellenvergleich kann man als DRG-Effekt bezeichnen, denn in der zweiten Welle der Fallstudien wurde uns erläutert, dass im Rahmen von Mischkalkulationen zunehmend ambulante Behandlungen durchgeführt werden, um Einnahmen außerhalb des DRG-Systems zu generieren.
- Um kostendeckend zu arbeiten, ist es unter DRG-Bedingungen notwendig, schon bei der Aufnahme den Patienten diagnostisch auf das richtige Gleis zu stellen. Deshalb ist es von Vorteil, bei der Aufnahme möglichst qualifiziertes Personal einzusetzen, um zu stringenten Behandlungsplänen zu kommen. Gefragt, welche Mindestqualifikation die diensthabenden Ärzte in der Notfallaufnahme haben, wird allerdings von 74 % (+2) der Befragten eingeräumt, dass keine Mindestqualifikation erforderlich ist, sodass z. B. Assistenzärzte mit weniger als einem Jahr Berufserfahrung diese Aufgaben zu erfüllen haben.
- In einem fallpauschalierten System ist es für ein Krankenhaus günstig, gleich im Erstkontakt eine vollständige Patientenakte vorliegen zu haben, da dies die Diagnosestellung und Behandlungsdauer insgesamt verkürzen kann, überflüssige (teure und teilweise schädliche) Diagnostik vermeiden hilft und die Dauer belastender Ungewissheit über den Anlass des Krankenhausaufenthalts und die Prognose für die Patienten verkürzt. In 57 % (+1) der Fälle liegt aus Sicht der Ärzte selten bis nie eine vollständige Akte bei Erstkontakt vor. Auch wenn nahezu unverändert „nur" knapp 12 % der Patienten 2002 und 2005 den Eindruck hatten, der aufnehmende Arzt habe keine Information über ihre Vorbehandlung[7], existiert hier offensichtlich noch ein großes Verbesserungspotenzial.

---

5 Sofern im weiteren Text nach einer Prozentangabe in Klammern gesetzte Zahlen auftauchen, bezeichnen sie, sofern nichts anderes genannt wird, eine Zu- oder Abnahme zwischen zwei Erhebungen in Prozentpunkten.
6 Die Antwortkategorie „weiß nicht" wird in allen drei Fällen als „nicht vorhanden" interpretiert, da diese Neuerungen unter der Ärzteschaft des Hauses sicherlich lebhaft diskutiert werden würden, sofern sie im Haus eingeführt wären.
7 Etwa 11 % konnten hierzu keine Angabe machen.

- Besonders großer Verbesserungsbedarf besteht offensichtlich auch bei der Organisation der Entlassung aus dem Krankenhaus: Nur etwa 55 % der befragten Pflegekräfte bestätigten im Jahr 2003, also vor der verbindlichen Einführung der DRG, ein gut funktionierendes Entlassungsmanagement mit Hausärzten und ambulanten Diensten. Drei Jahre später hat sich die Situation nicht etwa verbessert, sondern verschlechtert (49 %). Auch die Ärzte nehmen eher eine Verschlechterung der Situation seit Einführung der DRG wahr. Dies gilt besonders stark für den Bereich der Rehabilitation, wo der Anteil der Krankenhäuser mit gut funktionierendem Entlassungsmanagement von 49 % auf 41 % gesunken ist. Dabei ist zu berücksichtigen, dass insgesamt nur in den Häusern von 53 % (–9) der befragten Ärzte überhaupt mit Reheinrichtungen im Rahmen von Entlassungs- und Überleitungsmanagement kooperiert wird. Im Hinblick auf den Übergang zur stationären Pflege hat sich zwar der Anteil der Ärzte erhöht, die ein gut funktionierendes Entlassungsmanagement konstatieren. Zugleich ist aber auch der Anteil derer von 41 % auf 47 % gestiegen, die sagen, dass kein derartiges Entlassungsmanagement existiert. Auch wenn unklar bleiben muss, ob diese Veränderungen eher einen Wandel der Wahrnehmung oder einen Wandel der Verhältnisse widerspiegeln, zeigen die Fallstudien, dass die Wahrnehmung von Problemen mit dem Entlassmanagement unter DRG-Bedingungen tendenziell dort zugenommen hat, wo schnellere Entlassungen zu erhöhten Rezidivraten und Exsikkose (Austrocknung) mit Wiedereinweisung geführt haben. Fast 60 % der befragten Krankenhausärzte sagten, dass in ihrem Krankenhaus kein Entlassungsmanagement mit niedergelassenen Fachärzten existiert. In den Fallstudien wurde deutlich, dass sich die Zusammenarbeit zwischen niedergelassenen Medizinern und Krankenhausärzten häufig durch Kostendiskussionen verschlechtert hat.[8] Nach der Kooperation mit Hausärzten wurde nur in der zweiten Welle gefragt. Bezogen auf diesen Bereich meinten sogar 63 %, dass es kein Entlassungsmanagement gebe und nur knapp 18 %, dass es – wenn vorhanden – gut funktioniere. Unter DRG-Bedingungen können derzeit also vermutlich weniger als die Hälfte der Patienten mit einer koordinierten und auf ihre Lage zugeschnittenen Weiterbehandlung außerhalb des Krankenhauses rechnen.
- Wie folgenreich Defizite im Bereich des Entlassungsprozesses sein können, zeigen die folgenden Ergebnisse der WAMP-Patientenbefragung: Sowohl 2003 als auch 2005 hatte ein großer Teil der befragten Patienten nach der Entlassung aus dem Krankenhaus Bedarf an nachstationären Behandlungen oder Unterstützungen. An erster Stelle stand dabei die Behandlung durch den Haus- oder Facharzt, die über 80 % der Patienten benötigten. Dahinter folgen mit gut einem Drittel Pflege durch Angehörige, Physiotherapie und Kuraufenthalt oder Rehabilitation. Etwa ein Viertel benötigte ambulante Behandlung durch das Krankenhaus, etwa ein Zehntel pflegerische Leistungen. Im Vergleich der beiden Befragungswellen hat sich der Bedarf an nachstationären Hilfen in den Bereichen Kur/Rehabilitation, Physiotherapie sowie Betreuung durch Angehörige erhöht.
- Sowohl 2003 als auch 2005 meinen die meisten Patienten, dass sich der behandelnde Arzt im Krankenhaus um die nachstationären Hilfen gekümmert hat. Etwas an Bedeutung zugenommen hat der Sozialdienst. Mit mehr als einem Viertel unverändert hoch ist jedoch der Anteil der Patienten, bei denen sich nach eigener Aussage niemand darum gekümmert hat, dass sie die notwendigen Hilfen auch erhalten. Der Anteil der Patienten, die einzelne Leistungen, die sie gebraucht hätten, schwer oder gar nicht erhalten, schwankt je nach Art der Leistung sehr stark: Am leichtesten haben die Patienten die Behandlung durch den Haus- oder Facharzt erhalten; hier sagten in beiden Wellen mehr als 95 % der Patienten, dass sie die Leistung ohne Schwierigkeiten erhalten haben. Auch Hilfen durch Angehörige sind

---

8 Ob dieser Rückgang primär eine objektive Verschlechterung der Situation aufgrund gestiegener Kostenkonkurrenz widerspiegelt oder auch darauf zurückzuführen ist, dass die Ansprüche der Beschäftigten an ein professionelles Entlassungsmanagement gestiegen sind, lässt sich zum gegenwärtigen Zeitpunkt nicht abschließend sagen.

II. Empirie

noch relativ leicht zu organisieren: Der Anteil der Patienten, die angaben, dass sie die benötigte Leistung leicht erhalten haben, liegt in beiden Wellen über 85 %. Physiotherapie und andere Heilmittel konnten etwa 70 % der Patienten leicht erhalten. Gebessert hat sich die Situation im Bereich Kuraufenthalte und Rehabilitation: Hier hat sich der Anteil der Patienten, die die Leistungen leicht erhalten haben, von 57 % auf 67 % erhöht. Besonders schwer ist der Erhalt von Pflegeleistungen jeglicher Art und sonstigen Leistungen wie z. B. Haushaltshilfen, also von Leistungen, für die die Kostenübernahme bei der Krankenkasse bzw. Pflegekasse beantragt werden muss. Der Anteil der Patienten, die diese Leistungen schwer oder gar nicht erhalten haben, liegt hier zwischen knapp 70 % und über 90 %. Eine Verbesserung zwischen 2003 und 2005 ist dabei nicht zu erkennen.

- Auch wenn über 80 % der Patienten mit dem Entlassungszeitpunkt zufrieden sind, verlief doch die Vorbereitung auf die Zeit nach der Entlassung aus dem Krankenhaus nicht immer optimal.[9] Im Vergleich der fünf Aspekte, die abgefragt wurden, sieht es bei den Erklärungen über verabreichte Arzneimittel am besten aus: Knapp zwei Drittel der Patienten wurden voll und ganz aufgeklärt. Über 10 % erhielten aber trotz ihres Bedarfs keine Erklärungen. Etwas über 60 % sagten, dass die Ärzte ihnen ausführlich erklärt hätten, wie sie sich nach der Entlassung verhalten und welche Warnsignale sie beachten sollten. Mit gut 50 % wurde ausführlich besprochen, wann die gewohnten Alltagsaktivitäten wieder aufgenommen werden könnten und gut 40 % wurden über Möglichkeiten der Hilfe zur Selbsthilfe bei der Genesung aufgeklärt. Am schlechtesten sieht es bei der Einbeziehung von Angehörigen in den Nachsorgeprozess aus. Nur bei knapp einem Viertel wurden die Angehörigen ausführlich aufgeklärt, wie sie zur Genesung beitragen können. Im Zeitverlauf, also im Vergleich der ersten (2002) und zweiten (2005) Befragungswelle, hat sich die Vorbereitung auf die Zeit nach der Entlassung nur wenig verbessert bzw. bei der Erklärung der Medikamenteneinnahme ist sogar eine leichte Verschlechterung festzustellen.
- Es wundert nach dem Gesagten auch nicht, wenn aus Sicht der Patienten die Kontinuität der Behandlung zwischen dem Krankenhaus und den niedergelassenen Ärzten nicht immer sichergestellt ist: Bei der ersten Patientenbefragung sagten immerhin etwa 20 % der Befragten, dass der Hausarzt Therapiemaßnahmen des Krankenhauses nicht, nur mit Vorbehalt oder erst nach Rücksprache mit dem Krankenhaus weitergeführt hat. Bei der zweiten Befragung waren es noch etwa 16 %.

4.2 Kooperation

Unter DRG-Bedingungen wird die Kooperation und Kommunikation zwischen den verschiedenen Berufsgruppen im Krankenhaus wichtiger denn je. Die Wirklichkeit der Kooperation von Berufsgruppen sieht allerdings teilweise anders aus:

- Bei der ersten Befragung (2002) waren über 90 % der Patienten der Meinung, dass Ärzte und Pflegekräfte gut zusammengearbeitet hätten. Dieser Anteil ist bei der zweiten Welle (2005) leicht zurückgegangen. Nur knapp 2 % bezeichneten die Kooperation als schlecht.
- Auch Ärzte und Pflegekräfte bewerten die Zusammenarbeit der beiden Berufsgruppen mehrheitlich mit gut oder sehr gut. Bei der ersten Befragung, also vor oder kurz nach Beginn der DRG-Einführung, bezeichneten 70 % der Pflegekräfte und etwa 85 % der Ärzte

---

9 In die Analysen wurden nur diejenigen einbezogen, die angaben, dass eine Aufklärung nötig war.

- In gewissem Gegensatz zu der insgesamt und über die Zeit noch gestiegenen positiven Einschätzung der Zusammenarbeit zwischen Pflegekräften und Ärzten hat der Anteil der Pflegekräfte zugenommen, die sagen, dass sie bei Fragen, die sich um die richtige Pflege des Patienten drehen, nie Unterstützung von dem zuständigen Arzt (von knapp 5 % auf etwa 12 %) bzw. vom Chef- oder Oberarzt (von knapp 20 % auf etwa 36 %) bekommen. Auch die Unterstützung durch die Pflegedienstleitung hat abgenommen. Der Anteil der Pflegekräfte, die nie Unterstützung bekommen, ist von etwa 39 % auf knapp 50 % gestiegen. Hierbei könnte es sich um Auswirkungen von Arbeitszeitverdichtungen handeln (vgl. Abschnitt Arbeitsbelastungen): In den Fallstudien wurde berichtet, dass aus Zeitmangel gemeinsame Visiten nur noch selten vorkommen und technische Kommunikation via EDV und Formulare zunehmend persönliche Gespräche ersetzt. Die meiste Unterstützung erhalten Pflegekräfte vom Pflegeteam (Antwort „immer": von etwa 47 % auf etwa 57 % seit Welle 1 angestiegen).
- Was den Einfluss der DRGs angeht, meint in beiden Befragungswellen gut ein Drittel der Ärzte, dass sich die DRGs negativ auf die Kooperation mit der Pflege auswirken. Der Anteil der positiven Stimmen ist von knapp 8 % auf gut 5 % zurückgegangen. Bei der Befragung 2003 bewertete fast ein Fünftel der Pflegekräfte, die bereits unter DRG-Bedingungen arbeiteten, den Einfluss der DRGs auf die Kooperation mit Ärzten positiv und „nur" ein knappes Viertel sah zu dem Zeitpunkt negative Auswirkungen. In der zweiten Welle hat sich der Anteil negativer Bewertungen auf über 40 % erhöht. Bei den Pflegekräften hat sich auch der Anteil erhöht, der einen negativen Einfluss der DRGs auf die Kooperation im Pflegeteam bzw. das Betriebsklima sieht, und zwar von gut 10 % auf knapp 23 % bzw. von knapp 41 % auf etwa 57 %.
- Die Zusammenarbeit mit der Verwaltung wird von den Ärzten in beiden Wellen mehrheitlich schlecht oder sehr schlecht bewertet (knapp 73 % bzw. 76 %). Auch die Zusammenarbeit mit dem Qualitätsmanagement ist aus Sicht der Ärzte eher schlecht, wenngleich sich der Anteil schlechter oder sehr schlechter Zusammenarbeit von knapp 63 % auf unter 59 % verringert hat. Verbessert hat sich dagegen durchweg die Kooperation mit dem technischen Hilfspersonal.
- Neben der klassischen Visite finden andere Formen des Austausches zwischen Ärzten und Pflegekräften, etwa gemeinsame Besprechungen vergleichsweise selten statt, haben aber leicht an Bedeutung zugenommen. In beiden Wellen meinen etwa 45 % der Ärzte, dass es meistens oder häufig Besprechungen mit Pflegekräften gibt. Von den Pflegekräften sagt 2006 ein knappes Drittel, dass mindestens einmal pro Woche Besprechungen mit Ärzten stattfinden. In der ersten Welle wurde nur gefragt, ob es Besprechungen mit Ärzten gebe, was von gut einem Viertel bejaht wurde.
- Bei den Ärzten ist die Häufigkeit von Fallbesprechungen mit Ärzten in der eigenen Abteilung bzw. anderen Abteilungen zwischen den Befragungszeitpunkten nahezu unverändert (Anteil meistens/häufig in Welle 1: 79 % bzw. gut 46 %; Welle 2: gut 78 % bzw. knapp 46 %). Der Informationsfluss von Seiten des Qualitätsmanagements und der Verwaltung wird eher schlecht beurteilt.
- Im Endeffekt hat sich also die Kooperation im Krankenhaus unter DRG-Bedingungen nicht verbessert, obwohl beschleunigte Abläufe vermehrte Kooperation erfordern, um (Behandlungs-)Fehler zu vermeiden.

II. Empirie

4.3 Arbeitsbelastungen

Die Neustrukturierung der Arbeitsabläufe und -inhalte durch die DRG sowie wirtschaftlicher Druck von Seiten der Krankenhausleitungen können die Arbeitsbelastung der Beschäftigten erhöhen. Denn gespürter oder vermuteter Kostendruck in den Führungsetagen wird schnell zu Zeitdruck der beschäftigten Ärzte und Pflegekräfte, sofern dies nicht durch optimierte Arbeitsabläufe kompensiert wird.

- Durch die aus ihrer Sicht höheren Anforderungen und den erhöhten Zeitdruck fühlen sich die Pflegekräfte in gestiegenem Ausmaß nicht mehr gut genug für ihre Arbeit ausgebildet. Waren 2003 noch fast 80 % der Meinung, sie seien gut ausgebildet, sagen dies 2006 nunmehr gut 60 %. Neben dem Zeitdruck werden auch vermehrt Unterbrechungen, administrative Tätigkeiten und die Angst um den Arbeitsplatz als Belastungen wahrgenommen. Die Zahl derer, die Angst um ihren Arbeitsplatz haben, weil sie sich den Anforderungen nicht mehr gewachsen fühlt, steigt von knapp 2 % auf gut 8 %. Die Pflege war in den letzten Jahren von Stellenabbau betroffen, der zu einer Verringerung der „Hände" pro Schicht und Station geführt hat.
- Für Ärzte steht z. B. durch die Beschleunigung der Abläufe noch mehr als bisher die Ganzheitlichkeit der Behandlung in Frage: Nur 14 % (+/–0) der Befragten sind der Meinung, dass sie ihren Patienten genügend soziale und emotionale Zuwendung zukommen lassen. 47 % (–5) sind zumindest eingeschränkt der Ansicht, dies zu schaffen. Für 35 % (+4) ist dies grundsätzlich eher nicht der Fall und für 4 % (+1) gar nicht. Auch Pflegende sagen, sie würden den Patienten zu wenig (32 %) oder gar keine (4 %) soziale und emotionale Unterstützung zu teil werden lassen.
- Diejenigen Ärzte, die als eine ihrer ausgeprägten negativen Arbeitsbedingungen angeben, ihr tägliches Arbeitspensum nicht oder nicht den Anforderungen entsprechend zu schaffen (74 % der Befragten, +8), konnten eine Reihe möglicher Ursachen ankreuzen. 46 % (+2) dieser Ärztegruppe betrachten „starke Konflikte zwischen Versorgungsqualität und Kostendruck" und 44 % (+9) „starke Konflikte zwischen Berufsethos und Kostendruck" als ursächlich für ihre Überforderungssituation.

4.4 Intra-Rollenkonflikte und -spannungen

Der Grad der Übereinstimmung zwischen internalisierten professionellen Standards bzw. Rollenkonzepten (berufliches Selbstverständnis) und den Chancen, sie zu verwirklichen, spielt für Ärzte und Pflegekräfte eine große Rolle. Mit verschiedenen Fragen wurde daher versucht, Wunsch und Wirklichkeit in den Bereichen medizinische Leistungen und psychosoziale Zuwendung sowie Unterstützung der Patienten zu ergründen. Dabei ergibt sich im Kontext ökonomischer Anreize unter DRG-Bedingungen ein konflikt- und spannungsreiches Bild:

- Sehr deutlich wird das Spannungsverhältnis zwischen Soll und Ist an der Rationierungsfrage sichtbar: Während insgesamt 87 % der Ärzte mehr oder weniger stark ablehnen, effektive Leistungen aus Kostengründen vorzuenthalten, verneinen nur 9 % (+/–0) uneingeschränkt die tatsächliche Abwesenheit von Rationierung in ihrem Bereich. Anders ausgedrückt arbeiten nur 16 % der Ärzte, die eine Rationierung medizinisch notwendiger Leis-

tungen normativ voll ablehnen, in einem Kontext, in dem das nach ihrer Einschätzung tatsächlich auch der Fall ist.
- Der Aussage, es müsse alles gesundheitlich Notwendige getan werden, stimmen nur 28 % (+2) der befragten Ärzte voll zu. 41 % (–5) stimmen eher zu, was insgesamt immerhin 69 % (–3) Zustimmung bedeutet. Verglichen mit der Rationierungsfrage, die spiegelbildlich identisch ist, wird die entschiedene Ablehnung von Rationierung statt von 58 % nur von 28 % der Krankenhausärzte vertreten. Dagegen wird die relativierende Zustimmung weit häufiger (41 % gegenüber 30 %) geäußert, was auf größere Unsicherheit schließen lässt. Es fällt auf, dass der Anteil relativierender, abgeschwächter oder unverbindlicherer Antwortmöglichkeiten ("eingeschränkt richtig", "eher falsch", "problematisch" usw.) ungewöhnlich hoch ist, wenn Entscheidungen zwischen dem Primat des Versorgungsanspruchs oder des betriebswirtschaftlichen Vorteilskalküls angesprochen werden. Dies könnten Anzeichen eines Verunsicherungs- und letztlich Erosionsprozesses dieser Komponente des ärztlichen Selbstverständnisses sein.
- Eine multivariate Regressionsanalyse macht deutlich, dass Ärzte eine Rationierung aus wirtschaftlichen Gründen tendenziell umso weniger kategorisch ablehnen, je höher ihr beruflicher Status ist. Dabei ist der Anteil der Ärzte, die Rationierung ablehnen, in jeder Statusgruppe zwischen den Befragungswellen gesunken: 61 % (–7) der internistischen Assistenzärzte ohne Facharztanerkennung, 58 % (–6) der Ärzte mit Facharztanerkennung, 50 % (–13) der Oberärzte, 48 % (–11) der leitenden Oberärzte sowie 51 % (–6) der Chefärzte halten Rationierung nicht für gerechtfertigt. Als Erklärungsmöglichkeit bietet die Organisationssoziologie folgende These: Je höher der berufliche Status eines Krankenhausarztes ist, desto mehr Jahre hat er im Schnitt in der Organisation verbracht, desto mehr hat er sich tendenziell ihren Normen angepasst. Auch darf man annehmen, dass mit zunehmender Budgetverantwortung Konflikte zwischen Versorgungsentscheidungen und betriebswirtschaftlichen Kalkülen deutlicher werden. Es kann unterstellt werden, dass die Bereitschaft, für den Patienten Verantwortung zu übernehmen, mit wachsender Distanz zu ihm abnimmt und die Funktionslogiken und Erfordernisse der Organisation an Bedeutung gewinnen.
- Der Vergleich zwischen den Wellen zeigt, dass unter DRG-Bedingungen die Anerkennung der traditionellen Handlungsorientierung (Primat des medizinisch Notwendigen) tendenziell rückläufig ist (–5 bis –10 Prozentpunkte, je nach Hierarchiestufe), wenngleich die Signifikanzen nicht eindeutig sind. Bedeutsamer werden anscheinend Einstellungsunterschiede in den Fachabteilungen: Geriater befürworten 2005/2006 die traditionelle Norm sogar einhelliger als vor zwei Jahren (+9). Dies könnte daran liegen, dass gerade geriatrischen Abteilungen unter DRG-Bedingungen eine Sonderrolle zukommt: Die geriatrische Komplexpauschale führt dazu, dass alte, multimorbide Langlieger dort im Anschluss z. B. an eine OP in einer chirurgischen Abteilung versorgt werden, bis sie entlassfähig sind. Das heißt, dort sind die Ärzte überdurchschnittlich mit Patienten konfrontiert, denen abrechnungstechnisch eine verlängerte Erholungsphase zugestanden wird, jedoch unter reduziertem Ressourceneinsatz (wenig Ärzte pro Patient). Zum Zeitpunkt der ersten Befragung existierte noch keine geriatrische Komplexpauschale.
- Auch bei den Pflegekräften klaffen Anspruch und Realität häufig auseinander. Fast 100 % meinen, der Patient solle bei seiner Versorgung mitentscheiden; doch weniger als 30 % der Pflegekräfte meinen, dies sei tatsächliche Praxis. Ebenso weit verbreitet ist die Wunschvorstellung, eine Kostenorientierung möglichst gering zu halten. Über 86 % der Pflegekräfte wünschen, dass wirtschaftliche Fragen bei der Behandlung nachrangig berücksichtigt werden. Die tatsächliche Praxis sieht anders aus: Nur ca. 55 % sagen, dass sich die Versorgung nicht nach den Kosten richtet. Auch bezüglich der sozialen und emotionalen Zuwendung haben die Pflegekräfte weitaus höhere Ziele als das, was tatsächlich in der Praxis umgesetzt werden kann. So sagen nur knapp über 50 %, die Patienten erhielten ausreichend Zuwendung. Für Zuwendung bleibt den Pflegekräften sehr oft einfach keine Zeit. Auch die Akti-

vierung der Patienten wird zunehmend vernachlässigt. Der Anteil der Pflegekräfte, die die Patienten immer in ihrer Selbständigkeit unterstützen, ist von knapp 58 % auf 42 % zurückgegangen. Auch werden die Pflegeabläufe deutlich seltener an die Patientenwünsche angepasst und eine würdevolle Behandlung verliert an Selbstverständlichkeit.

5 Zusammenfassung

Wie die hier vorgestellten Ergebnisse zeigen, gibt es dann, wenn differenziert hingeschaut wird, vielfältige Hinweise auf erwünschte und unerwünschte Auswirkungen der DRGs auf Arbeitsbedingungen und Versorgungsqualität. Als Tendenz ist dabei festzuhalten, dass die grundsätzlich positiv zu bewertende Beschleunigung der Prozesse derzeit zu Problemen in der Versorgung der Patienten führt, weil diese Beschleunigung nicht von notwendigen organisatorisch-strukturellen Verbesserungen in der Versorgung flankiert wurde. Kostendämpfung wurde vielfach nicht primär durch sinnvolle und mindestens qualitätsneutrale Rationalisierungen, sondern über kurzfristig realisierbare und wirksame Maßnahmen – vor allem Personaleinsparungen – angestrebt. Dies wiederum sind Maßnahmen, die das gemeinsame Produkt einer hohen Versorgungsqualität derzeit nachhaltig gefährden, wenn nicht bald zu Modi der möglichst weitgehenden Förderung der gemeinsamen Interessen aller drei Produzenten (Ärzte, Pflege, Patienten) übergegangen wird.

Literatur

Braun, B., Müller, R. (2006): Versorgungsqualität im Krankenhaus aus der Perspektive der Patienten. St. Augustin: Asgard.
Braun, B., Buhr, P., Müller, R. (2008): Pflegearbeit im Krankenhaus. Ergebnisse einer wiederholten Pflegekräftebefragung und einer Längsschnittanalyse von GEK-Routinedaten. St. Augustin: Asgard.
Braun, B., Buhr, P., Klinke, S., Müller, R., Rosenbrock, R. (2008): Außer Spesen nichts gewesen. In: Deutsches Ärzteblatt, 105 (14), A 732–5.
Buhr, P., Klinke, S. (2006): Qualitative Folgen der DRG-Einführung für Arbeitsbedingungen und Versorgung im Krankenhaus unter Bedingungen fortgesetzter Budgetierung. Eine vergleichende Auswertung von vier Fallstudien. Berlin (wzb-discussion paper SP I 2006–311).
Buhr, P., Müller, R., Braun, B., Klinke, S, Rosenbrock, R. (2008): DRGs und Patienten? Entlassung und Entlassungsmanagement. In: Thiele, G., Güntert, B. (Hrsg.): DRGs nach Ende der Konvergenzphase. Heidelberg: Hüthig (im Druck).
Eiff, W. von, Klemann, A., Meyer, N. (2007): REDIA-Studie II – Auswirkungen der DRG-Einführung auf die medizinische Rehabilitation. Münster: Lit.
Hausner, E., Juchems, S., Richter, I., Schulze Geiping, A., Simon, M., Voß, K., Wiedemann, R., Donath, E., Bartholomeyczik, S. (2005): Arbeitsstrukturen in der Pflege im Krankenhaus und die Einführung der DRG. In: Pflege & Gesellschaft, Jg. 3, 10/2005, 125–130.
Karasek, R., Theorell, T. (1990): Healthy work. Stress, productivity, and the reconstruction of working life. New York, NY: Basic Books.
Klinke, S. (2007): Auswirkungen des DRG-Entgeltsystems auf Arbeitsbedingungen und berufliches Selbstverständnis von Ärzten und die Versorgungsqualität in deutschen Krankenhäusern, Teil II. Detailergebnisse einer Befragung Hessischer Krankenhausärzte im Jahre 2004. Berlin (wzb-discussion paper SP I 2007–301).
Kühn, H. (2006): Der Ethikbetrieb in der Medizin. Korrektur oder Schmiermittel der Kommerzialisierung. Berlin (wzb-discussion paper SP I 2006–303).

Roeder, N., Fiori, W., Bunzemeier, H. und das Team der DRG-Research-Group Universitätsklinikum Münster (2007): Anpassungsbedarf der Vergütung von Krankenhausleistungen für 2008. Gutachten im Auftrag der Deutschen Krankenhausgesellschaft, Münster.

Rosenbrock, R., Gerlinger, T. (2006): Gesundheitspolitik. Eine systematische Einführung, 2, Lehrbuch Gesundheitswissenschaften. Bern: Huber.

Vogd, W. (2006): Die Organisation Krankenhaus im Wandel. Bern: Huber.

DRG-Einführung in der pflegewissenschaftlichen Betrachtung

Michael Isfort, Frank Weidner

In diesem Beitrag werden die Auswirkungen der Einführung der DRGs auf die pflegerischen Versorgungsbereiche thematisiert. Das Hauptaugenmerk wird dabei auf die Situation des Pflegepersonals im Krankenhaus gelegt, gleichwohl diese perspektivische Einschränkung nicht unproblematisch erscheint. Die pflegerischen Erfordernisse der Patienten sind in der Realität eines Krankheitsverlaufs häufig nicht durch eine sozialgesetzgeberische Schranke zwischen dem SGB V und SGB XI zu trennen, sondern ziehen sich über die Einrichtungs- und Gesetzesgrenzen hinaus weiter durch. Diesem Aspekt muss eigentlich Beachtung geschenkt werden, denn diskutierte Auswirkungen der DRG-Einführung, wie beispielsweise eine Verweildauerverkürzung der Krankenhauspatienten, treffen an dieser Stelle auf damit einhergehende veränderte pflegerische Aufgaben in der Nachsorge. Die ambulanten Pflegedienste sowie die stationären Altenhilfeeinrichtungen sind somit mittelbar auch von einer Veränderung der Krankenhauslandschaft betroffen.

Ein Anliegen dieses Kapitels ist es zu verdeutlichen, dass die DRG-Einführung nur *einen* Faktor einer pflegerisch bedeutsamen Umbruchsituation im Krankenhausbereich darstellt und somit nicht als alleiniger Aspekt betrachtet werden sollte. Es stellt sich die grundsätzliche Frage, ob Veränderungen im Pflegebereich ursächlich durch die DRGs ausgelöst wurden oder ob es sich dabei nicht um ein zeitgleiches Auftreten unterschiedlicher Umstrukturierungsmaßnahmen handelt, zu denen unter anderem auch die Veränderung der Abrechnungs- und Finanzierungssystematik gehört.

Dazu werden im Folgenden die wesentlichen Strömungen und Diskussionslinien der Pflegepolitik und der Pflegewissenschaft seit der Einführung der DRGs nachgezeichnet und anhand vorliegender Literatur und entsprechender Daten analysiert. Die verwendeten Daten stammen aus vergleichsweise kleinen Untersuchungen, denn eine bundesweite systematische und koordinierte Evaluierung der DRG-Einführung und die damit verbundenen Auswirkungen auf die pflegerischen Versorgungsbereiche im Krankenhaus haben bislang nicht stattgefunden. Somit liegen auch keine nennenswerten Längsschnittdaten über spezifische Veränderungsmessungen im Zeitraum der Implementierung und der Konvergenzphase vor.

1 Einführung

Die derzeitige Krankenhausfinanzierung kann als vorläufiges Ergebnis eines langen Prozesses des Umbaus und der grundsätzlichen wirtschaftlichen Ausrichtung von Krankenhäusern betrachtet werden. Sie ist auch das vorläufige Ergebnis von komplexer werdenden Steuerungsmechanismen, die eine höhere Transparenz aufweisen und eine gerechtere Ressourcenverteilung ermöglichen sollen. Deutschland hat sich mit der DRG-Einführung einem international herrschenden Trend des Einsatzes pauschalierter Entgeltsysteme angeschlossen, wie sie in den angloamerikanischen Ländern und in einigen anderen europäischen Ländern seit langem Anwendung finden (Fischer 2000). Die Einführung des neuen Finanzierungssystems folgt in der geschichtlichen Entwicklung der Krankenhausfinanzierung als logische Konsequenz aus vorangegangenen Novellierungen und Anpassungen einer ehemals vollumfänglich refinanzierten Versorgungsstruktur. Die schrittweise Öffnung des Krankenhausmarktes, die stärkere Einbeziehung der Leistungserbringer und die Schaffung leistungsspezifischer Anreize können mit dem neuen Finanzierungssystem besser gewährleistet werden als mit dem Ansatz der Refinanzierung entstandener (Selbst-)Kosten.

Über diese grundsätzliche Zustimmung und damit einhergehende positive Bewertung des neuen Finanzierungsansatzes herrscht auch bei den Verbänden der Pflegeberufe und in der Pflegewissenschaft eine breite Einigkeit. In der Diskussion gab und gibt es keine Forderungen, die eine Umkehr, etwa eine Rückkehr zu tagespauschalierten Pflegesätzen oder einen Übergang zu Einzelleistungsverpreisungen im Finanzierungssystem fordern würden. Damit sei vorab eine der zentralen Erkenntnisse genannt: Die DRG-Einführung wird von der Pflege grundsätzlich befürwortet. Anpassungen und Forderungen beziehen sich auf Änderungen im System und nicht des Systems selbst. Dennoch dominieren nach fünf Jahren der Erfahrung kritische Positionen, wie sie im Folgenden aufgezeigt werden.

2 Problembeschreibung

Die zentrale Kritik im Zuge der Diskussionen um die DRG-Einführung im Krankenhaus basiert vor allem auf der Tatsache, dass eine explizite Formulierung pflegerischer Inhalte und Anlässe in den Kriterien der Kodierung und der Gruppierung zu den aufwandshomogenen Fallgruppen nicht oder nur geringfügig auszumachen ist (Müller 2006). Das entwickelte System ist ein diagnosebezogenes Fallgruppensystem. Somit ist der primär ausschlaggebende Faktor der Kodierung, der Gruppierung und der nachgeordneten Finanzierung die medizinische Diagnose, die jedoch nicht automatisch einen bestimmbaren Pflegeaufwand nach sich zieht oder nur einen bedingten Zusammenhang zum Leistungsspektrum der Pflege aufweist. Dieser fehlende Zusammenhang erschwert die Kalkulation von homogenen Aufwandsanteilen der Pflege bei einzelnen Patienten oder einer ganzen Patientengruppe. Können jedoch keine klaren Aufwandsanteile formuliert werden, so werden die „Produkte" der Pflege nicht hinreichend berechenbar und damit schlussendlich auch nicht in die Betrachtung und Diskussion einbezogen. Von dieser grundsätzlichen Kritik unberührt bleibt jedoch der mittlerweile als gut einzustufende statistische Wert der Kostenvarianzaufklärung und damit die Stabilität der DRG-Klassifikation insgesamt. Diese konnte über alle Fälle hinweg auf ein R^2 von 0.72 (InEK 2007) in der DRG-Version 2008 gesteigert werden. Damit sind ohne explizite pflegegenuine Differenzierungen und Kriterien gute Klassifizierungen der aufgetretenen Kosten möglich. Ende November 2008, zum Zeitpunkt des Erscheinens dieses Buches, wird der aktuelle Abschlussbericht zur Weiterentwicklung des DRG-Systems für 2009 vorgestellt werden.

Einerseits stellt sich angesichts der statistisch mittlerweile guten Werte jedoch die Frage, ob in der Auswahl der zu differenzierenden Kostenanteile der Pflegebereich so gering veranschlagt wurde, dass dieser kaum einen Einfluss ausüben konnte. Dies wäre dann der Fall, wenn falsche oder unzureichende Kennzahlen Eingang gefunden hätten. Andererseits kann die gute Kostenvarianzaufklärung bereits eine Folge einer über Jahre hinweg nicht hinreichend berücksichtigten Pflegeabbildung sein. Eine Auswirkung ist in diesem Falle die beobachtete flächendeckende Reduzierung des Personalanteils im Personalbereich der Krankenpflege. Sinkt der Pflegeanteil, sinkt auch der, durch andere als medizinisch zu klassifizierende Daten zu erklärende, Varianzanteil der Kosten. Die Personalkosten der Pflege sinken, die Varianzaufklärung steigt. Eine Aussage hinsichtlich der Ursache und der Wirkung der Stabilität der DRG-Systematik kann an dieser Stelle nicht eindeutig getroffen werden.

Mit der eindeutigen Positionierung der Vertreter der Selbstverwaltung zu einer an der medizinischen Diagnose orientierten Versorgungsabrechnung im Krankenhaus wurden die lange

II. Empirie

Zeit parallel zur rein medizinischen bestehenden und geduldeten Indikationen für einen Krankenhausaufenthalt („soziale Indikationen") in den Bereich der Fehlbelegungen verbannt. Dies kann aus Sicht der Pflege als der eigentliche, mit dem fallpauschalierten Entgeltsystem eingeführte Paradigmenwechsel beschrieben werden. Die ursprüngliche Entwicklung des Krankenhauswesens (aus der Tradition der Siechenhäuser kommend, in dem Bedürftige umfassend pflegerisch und medizinisch versorgt wurden), wird zugunsten eines „Reparaturbetriebes Krankenhaus" (Bartholomeyczik 2007) aufgegeben oder anders formuliert: neu strukturiert. Mit dieser klaren Trennlinienziehung zwischen einer medizinisch orientierten Therapie und der eher pflegerisch fokussierten Bearbeitung der Krankheitsauswirkungen, werden relevante Berufsanteile im Selbstverständnis der Pflege zunehmend aus dem modernen Krankenhausbetrieb ausgeschlossen. Das bedeutet eine erhebliche Irritation im Selbstverständnis der Pflegenden und geht vielerorts einher mit der ökonomisch dominierten Folgerung, diese Berufsanteile an andere, billigere Kräfte zu delegieren. Im Zusammenhang mit diesem thematischen und personellen Exodus der Pflege aus dem Krankenhaus wird eine Abwertung und Ausgrenzung der pflegerisch genuinen Leistungsangebote diskutiert. Die pflegerischen Leistungen sind für die Erlösbildung eines Krankenhauses nicht entscheidend relevant und stellen damit betriebswirtschaftlich ausgedrückt eher Kosten als Produkte dar.

Der Exodus der Pflege aus dem Krankenhaus und die Engführung der Arbeit auf erlösrelevante Behandlungsteile betrifft in den Auswirkungen gleichermaßen die Berufsgruppe der Pflegenden als auch die Patienten und schlussendlich die Patientensicherheit. Diesem wichtigen Versorgungsaspekt muss eine besondere Aufmerksamkeit geschenkt werden. Eine beschriebene Vernachlässigung der umfassenden medizinisch-pflegerischen Behandlung ist bereits sichtbar und schlägt sich mittlerweile nicht mehr nur in der Reduzierung von Betreuungs- und Beratungsleistungen wie auch der Zuwendung nieder, sondern in den generell abnehmenden Patientenkontakten. Dies kann gefährlich werden, denn damit sinkt beispielsweise auch die Möglichkeit zur direkten Überwachung von operierten Patienten (Isfort und Weidner 2007b).

Diese Entwicklung ist in vollem Gange und bislang ist kein Ende in Sicht. Ein weiterer Ressourcenabbau der Pflege aufgrund des anhaltenden Kostendrucks wird zu Recht befürchtet. Die tatsächlichen Folgen für die Patientensicherheit sind noch nicht absehbar. Die für die berufliche Pflege und die Attraktivität des Berufes auch noch nicht.

In den Diskussionen um die DRG-Einführung wurde bereits früh die Vermutung geäußert, dass eine unzureichende Abbildung der Pflegeanlässe und der pflegerischen Leistungen letztlich zu Fehlkalkulationen führen werden (Künzel und Schonz 2001), die im Endeffekt über Einsparungen im Personalbereich insbesondere der Pflege kompensiert werden müssen. Inwieweit diese Vermutungen zutreffen und die so formulierte zentrale Kritik begründet erscheint, wird in diesem Kapitel noch näher zu belegen und zu diskutieren sein.

3 Phasen der Auseinandersetzung mit der DRG-Einführung

Die pflegerischen Fachartikel und Beiträge bezüglich der Auseinandersetzung mit der DRG-Einführung können in eine Chronologie gebracht und in drei Phasen beschrieben werden:

- Die Phase der Information
- Die Phase der Spekulation
- Die Phase der Analyse

Diese Phasen sind nicht als trennscharf und abgeschlossen zu verstehen. Sie verdeutlichen aber die dynamische und kritische Rezeption der DRGs und der Kodierung pflegerischer Arbeit in den Artikeln einschlägiger Fachzeitschriften in den letzten acht Jahren.

3.1   Die Phase der Information

Zentraler Aspekt der frühen Beschäftigung mit dem Thema der DRGs sind in der deutschsprachigen Pflegeliteratur zunächst die Vorstellung des Systems der DRGs und der Systematik der Codierung und Gruppierung generell (Rehwinkel 2000b, Rehwinkel 2000a; Vahlpahl 2001; Breßlein 2001; Fischer 2001; Haubrock 2002). Das DRG-System ist nicht nur komplex in seinem Aufbau, sondern so fundamental andersartig als tagesgleiche Pflegesätze, dass ein erheblicher Informationsbedarf für die Pflege bestand. Analog zu den Entwicklungen in den angloamerikanischen Ländern (Adams und Johnson 1986; Caterinicchio 1985), wurde daher in einer ersten Phase der Literaturbeschreibung das Wesen der DRGs und die zugrunde liegende Systematik beleuchtet. Zu diesem Zeitpunkt waren nur wenige Spezialisten mit dem Vergütungssystem vertraut. Knauer untersuchte diesbezüglich 2001 an ausgewählten Krankenhäusern in Nordrhein-Westfalen das Wissen über die DRGs bei Pflegenden und bei den Pflegedienstleitungen und fand einen sehr geringen Kenntnisstand sowie geringe Schulungsinitiativen vor (Knauer 2003). Dieses fehlende Wissen erklärt sich unter anderem daraus, dass über einen langen Zeitraum nicht die komplexe Krankenhausfinanzierung für den Pflegesektor relevant erschien, sondern eher die Frage nach spezifischen Instrumenten gestellt wurde, die den konkreten Pflegeaufwand beschrieben. Beispielhaft ist hier die Pflege-Personalregelung (PPR) zu nennen, die im Zuge des Gesundheitsstrukturgesetzes 1993 eingeführt und kurze Zeit später wieder ausgesetzt wurde. Die PPR-Zahlen fanden Eingang in die Kalkulation der Krankenhäuser und wurden durch die Pflegenden selbst erhoben. Sie hatten daher einen direkten Bezug zur Arbeit der Pflegenden auf den Stationen und wurden auch entsprechend kommuniziert. Sie können bei vielen Pflegekräften und in den Leitungsorganen als bekannt vorausgesetzt werden und sind Ausdruck der Suche nach Ansätzen verteilungsgerechter Finanzierungen, wie sie noch Mitte und Ende der 1980er Jahre angedacht und entwickelt wurden (Kaufmann und Mohr 1989). Die PPR wurde und wird auch nach der Außerkraftsetzung weiter geführt und zur Orientierung und internen Argumentation genutzt (Bofinger 2001), gleichwohl besitzt sie inhaltlich und methodisch keine bzw. nur eine geringe Anschlussfähigkeit zum DRG-System.

3.2   Die Phase der Spekulation

Abgelöst wird diese Phase der primär an Information ausgerichteten Fachartikel durch eine Phase der Spekulation. Zentraler Gedanke ist die Suche nach Verfahren, mit denen eine sinnvolle und erlösrelevante Kodierung pflegerischer Inhalte jenseits der PPR-Werte erfolgreich vorgenommen werden sollte. Spekulativ sind dabei nicht die vorgestellten Verfahren selbst, sondern vor allem die Vermutungen über die möglichen Anwendungsbereiche und die damit zu erzielenden Wirkungen. Führend diskutiert wurden Überlegungen, dass die pflegerisch gewonnenen Daten Eingang in die Kodierrichtlinien finden müssten und bundesweit einheitlich erhoben werden sollten. Eine Analyse, ob die formulierten Konzepte entsprechende Daten liefern konnten oder ob mit Hilfe der neu gewonnenen Daten tatsächlich Verbesserungen der anfänglich noch recht niedrigen Varianzaufklärung der Kosten im DRG-System hätten ermittelt werden können, gab es indes nicht. In dieser Phase, die ihren Höhepunkt vor etwa fünf Jahren hatte, wurden in den Fachartikeln unterschiedliche Konzepte vorgestellt und als Vorschläge unterbreitet.

Als einen Übergang von der Phase der Information zur Phase der Spekulation kann die Diskussion um das Konzept der sogenannten „pflegerelevanten Nebendiagnosen" (Peters 2001) identifiziert werden. Als Bestandteil des DRG-Systems waren die verwendeten ICD-10 Diagnosen keine neue Entwicklung, wohl aber wurde eine neue Form der Betrachtung und der Dokumentationsanforderung aus pflegerischer Perspektive angestrebt. Die pflegerelevanten Nebendiagnosen wurden von Experten identifiziert (Höhenrieder Kreis 2001) und auf die eigene Situation, die eigenen Ressourcen, Ziele und Bedürfnisse in den Kliniken angepasst (Rothaar und Metzger 2003). Grundsätzlich handelt es sich bei diesem Konzept um eine begrenzte Auswahl von durch Pflegekräfte kodier- und identifizierbaren ICDs mit einem plausiblen Bezug zum Leistungsgeschehen der Pflege. Pflegekräfte sollten diese Nebendiagnosen besonders beobachten (Peer 2005) und den erhöhten Pflegeaufwand, der durch die Kodierung der Primärdiagnose ggf. nicht entsprechend sichtbar gemacht werden konnte, zu verdeutlichen. Neben der Frage nach einer verbesserten Erlösseite (Wedekind 2005) durch die Kodierung der pflegerelevanten Nebendiagnosen sollte sich so auch die Informationsabbildung und die Genauigkeit der Kodierung der Patienten insgesamt verbessern lassen. Unberücksichtigt blieb in der Diskussion weitgehend, dass Nebendiagnosen vielfach nur einen Übergang im frühen Stadium einer DRG-Gruppenbildung markieren. Sie werden so lange als zusätzliche Erklärungskriterien verwendet bis hinreichend Informationen vorhanden sind, um auch ohne die Addition weiterer Nebendiagnosen eine statistisch homogene Fallgruppe zu bilden.

Daneben wurden weitere Konzepte, zum Beispiel zur Einzelleistungsabbildung der Pflege diskutiert und der Öffentlichkeit vorgestellt. Diskutiert wurden sie unter dem Fokus einer bundesweit einzuführenden und einheitlichen Erfassungssystematik der Pflege. Vor allem kann hier das Schweizerische LEP® (Leistungserfassung in der Pflege) ausgemacht werden, das häufig thematisiert wurde (Kuhlmann 2003; Gelderblom et al. 2003; Isfort 2002) und derzeit in Deutschland in ca. 35 Kliniken im Einsatz ist. Obwohl das Instrument vor allem zur Steuerung und zum Qualitätsmanagement entwickelt wurde, ist es in der Diskussion in Deutschland auch hinsichtlich der Pflegezeitbemessung diskutiert worden. Es wurde spekuliert, ob Instrumente dieser Art die PPR ablösen könnten und Eingang in die Erlösanteile der DRGs finden würden. Jenseits solcher Einzelleistungsverfahren wurden darüber hinaus in der Phase der Spekulation häufig Verfahren als zukünftige Lösungswege angeführt, die die Bedarfsseite der Patienten abbilden sollten bzw. die Beschreibung des Pflegeanlasses aus professioneller Sicht ermöglichen sollten. Hier können die Kodiersysteme der International Classification for Nursing Practice (ICNP) (Hinz et al. 2003; Kuntze und Hübner 2006), die nordamerikanischen Pflegediagnosen (NANDA) (Baumberger 2001; Fischer 2006) und die European Nursing Pathways benannt werden (Wieteck 2006).

Wesentliches Merkmal der Phase der Spekulation ist eine auf eher theoretischen Argumenten basierende Diskussion um eine pflegerische Kodierung und Leistungsabbildung, in der plausible Schlussfolgerungen formuliert, Forderungen geäußert und zentrale Befürchtungen benannt wurden. Zu diesem Zeitpunkt gab es kaum pflegewissenschaftliche Forschungen und durch Studien gestützte Erkenntnisse hinsichtlich der Kodierung und der Beschreibung und Ermittlung von Pflege. Diese Phase dauert in Teilen weiterhin an. Nicht alle Diskussionen werden auf der Ebene von empirischen Befunden vorgenommen, doch hat die Empirie darüber hinaus nun Eingang in die Diskussionen gefunden.

3.3 Die Phase der Analyse

Die dritte Phase ist die der Analyse. Diese Phase ist verhältnismäßig jung und es wird versucht, auf der Basis von empirischen Befunden zur Klärung der Frage beizutragen, wie pflegerische Beschreibungen vorzunehmen sind, um eine Pflegepersonalsteuerung im Krankenhaus unter DRG-Bedingungen zu ermöglichen. Sie klären darüber hinaus die Frage, ob bereits von einer adäquaten Abbildung der Pflege im DRG-System auszugehen ist. International betrachtet liegen sehr unterschiedliche und divergente Erkenntnisse und Einschätzungen hinsichtlich der Frage vor, ob DRGs geeignet sind, um pflegerischen Aufwand entsprechend homogen abzubilden. Arbeiten und Studien aus dem angloamerikanischen Raum sind dabei jedoch nur bedingt nutzbar, da weder das DRG-System noch die pflegerischen Leistungsspektren vergleichbar und somit direkt übertragbar erscheinen. Hier gibt es darüber hinaus zahlreiche Arbeiten, deren wissenschaftliche Qualität anzufragen ist (Halloran et al. 1987). Methodisch differenziert betrachtet eine Studie aus den Niederlanden diese Frage. Van Beek kommt in der Gesamtschau zu dem salomonischen Schluss: „*The assumption for the funding of health care is that these patient groups are also homogeneous with respect to nursing care. Internationally, studies are available that show otherwise: nursing data add additional insight and explanations to DRGs*" (Beek et al. 2005, S. 934).

Insgesamt liegen an empirischen Analysen bislang verhältnismäßig wenige deutschsprachige Studien vor bzw. sind diese oftmals anhand kleiner Stichproben ermittelt. Anfänglich wurden hierzulande vor allem die Studien aus der Schweiz betrachtet und diskutiert (Baumberger 2002; Fischer 2002). Fischer wies die unzureichende Homogenität des Pflegeaufwandes in Diagnosen sowohl im chirurgischen als auch im rehabilitationsmedizinischen Bereich nach. Hierzulande wurden Arbeiten oft im Rahmen von Qualifizierungsarbeiten erstellt und weisen somit zumeist begrenzte methodische Möglichkeiten auf (Gerhard 2003; Eberl et al. 2005). Gerhard beschreibt 2003 im Rahmen einer Diplomarbeit, dass der Pflegeanteil bei Patienten mit Apoplex (N = 25) stark streut und dass die Pflegeanteile der DRGs dieser Gruppe vielfach die real aufgetretene Leistungszeit unterdecken. Eberl et. al. ermittelten 2005 in einer Studie den Leistungsaufwand bei Myokardinfarktpatienten (N = 26) und zeigten große Variationsbreiten auf. Isfort ermittelt 2008 unterschiedliche pflegerische Aufwandszeiten bei einer Gruppe von Intensivpatienten mit einer 3-Gefäß-Erkrankung (N = 36) (Isfort 2008a). Insgesamt geben diese Studien Hinweis darauf, dass pflegerische Zeitvarianz nur unzureichend durch die Beschreibung einer medizinischen Diagnose erklärt wird.

Derzeit wird in der Pflegewissenschaft u. a. erforscht, wie pflegegenuine Beschreibungen erfolgen müssen, um homogene Fallgruppen über den Pflegeanteil an Kosten zu ermitteln oder die Homogenität von bislang unzureichend erklärter Fallgruppen zu verbessern. Solche Fallgruppen könnten in den Pflegedirektionen zur internen Personalbemessung und -steuerung eingesetzt werden.

Es sind bezüglich der Methodik erste Forschungsergebnisse für den Intensivpflegebreich vorhanden, die aufzeigen, dass eine Kombination unterschiedlicher pflegerischer Leistungsmuster dazu genutzt werden könnte (Isfort und Brühl 2007a). Erstmalig im Pflegebereich wurde ein fallbezogenes System konstruiert, das sich messmethodisch an die Systematik der DRGs anlehnt, dabei jedoch ausschließlich die Zeitvarianz des fallbezogenen Pflegeaufwands differenziert (Isfort 2008b; Brühl 2008). Zur Kodierung würden Sets aus ausgewählten Leistungen genügen, um Aufwandsgruppen der Pflege zu berechnen. Bislang liegen dazu erste Vorstudien und methodische Beschreibungen vor (Isfort und Brühl 2008). Es konnten unterschiedliche Aufwandsgruppen mit einem jeweiligen Variationskoeffizienten von < 0,5 identifiziert werden. Das entspricht einem Homogenitätskoeffizienten von (HK = 1/1 + VK) von 67 %.

II. Empirie

In Deutschland hat darüber hinaus eine Initiative unter der Federführung des Deutschen Pflegerats und unter der wissenschaftlichen Beteiligung des Instituts für Pflegewissenschaft der Universität Witten-Herdecke mit der Ermittlung pflegesensitiver Datensets begonnen (Müller 2006). Es sollen u.a. patientenbezogene Kennziffern der Bedarfsbeschreibung (Indikatoren-Sets) ermittelt werden, die gleichermaßen Aussagen über pflegerische Leistungszeiten zulassen.

4 Auswirkungen auf pflegerische Bereiche

Neben den Fragen der Rezeption und Auseinandersetzung mit der DRG-Einführung sind deren tatsächliche und mögliche Auswirkungen auf pflegerische Bereiche von Belang. Im Folgenden wird dies hinsichtlich dreier Aspekte betrachtet:

- Auswirkungen auf die pflegerische Dokumentation
- Auswirkungen auf die Pflegepersonalsituation
- Auswirkungen auf die Tätigkeitsbereiche

Gleichwohl es weitere bedeutsame Fragen wie etwa die Auswirkungen auf die pflegerischen Ausbildungen oder die pflegerische Versorgungsqualität in diesem Zusammenhang gibt, beschränken wir uns auf die genannten Aspekte.

4.1 Auswirkungen auf die pflegerische Dokumentation

Mit der Auseinandersetzung über die DRG-Einführung ist auch der Diskurs darüber verbunden, welche Auswirkungen sich hinsichtlich des Dokumentationswesens und möglicher Formulare der Pflegedokumentation ergeben (Bahar 2002; Hubinger und Reichel 2001). Wie oben bereits ausgeführt, wurde und wird in erster Linie diskutiert, welche Abbildungsformen der Pflegebedarfe und -anlässe, der pflegerischen Diagnostik – auch in Anlehnung an den ICD-Schlüssel – und der Leistungen der Patientenbehandlung die professionelle Pflege im Krankenhaus vornehmen kann und soll. Die möglichst einheitliche Erhebung und Aufbereitung pflegerischer Daten und ihre Verknüpfung zu den Kodierrichtlinien gehören ebenfalls zu diesem Diskurs. Durch die Notwendigkeit einer medizinisch korrekten Kodierung als Ausgangsbasis, erschien zu einem frühen Zeitpunkt der Debatte eine vollständige Kodierung durch Pflegepersonal als nahezu undenkbar. Die bis dahin von Pflegekräften vorgenommene Pflegedokumentation (einschließlich der PPR-Daten) wurde durch die DRG-Einführung abgewertet, weil in ihr keine erlösrelevanten Inhalte mehr kodiert wurden.

Grundsätzlich muss festgehalten werden, dass die Auswirkungen der DRG-Einführung auf die Dokumentation der Pflege noch nicht vollständig geklärt sind. Neben der mittlerweile vielfach anzutreffenden Beteiligung an der medizinischen Kodierung durch Pflegende haben sich in verschiedenen Einrichtungen eigene Systematiken entwickelt.

Unklar bleibt für den Aufbau einer leistungsbezogenen Dokumentation jedoch in weiten Teilen, ob für den Pflegebereich identifizierbare homogene Fallgruppen existieren und neben Leistungskodierungen auch Bedarfsvariablen enthalten müssten (also die Patientenbedürftigkeit in Kombination erhoben werden müsste). Letzteres scheint wahrscheinlich und würde eine Begründung der Pflegeleistungen in einer entsprechenden Dokumentation mit einschließen.

4.2 Auswirkungen auf die Pflegepersonalsituation

Eine weitere wesentliche Fragestellung ist, ob sich die DRG-Einführung auf die Personalsituation im Krankenhaus ausgewirkt hat. Der Krankenhausbereich in Deutschland setzt mit seinen derzeit noch ca. 2.100 Einrichtungen und seinen über eine Mio. Beschäftigten ca. ein Viertel der Gesamtausgaben für Gesundheitsleistungen in Deutschland um. Unternehmensberatungen und Wirtschaftsforschungsinstitute kommen in Gutachten jedoch zu dem Schluss, dass trotz des hohen Finanzvolumens ca. 30–40 % aller Krankenhäuser in Deutschland in der Existenz bedroht sind oder dies in absehbarer Zeit sein werden (RWI Essen 2007; Karrte 2005). Nicht nur vor diesem Hintergrund erklärt sich der Sparkurs, den die Krankenhäuser in den letzten Jahren eingeschlagen haben.

Im Zuge der Einsparungen wurde im Zeitraum von zehn Jahren in Deutschland insgesamt jede siebte Stelle im Pflegepersonalbereich eingespart. Das heißt, dass heute ca. 50.000 weniger Vollzeitkräfte im Pflegebereich beschäftigt sind und rund eine Mio. mehr Patienten als noch vor zehn Jahren stationär versorgen. Erstmalig sind im Jahr 2006 unter 300.000 Vollzeitkräfte im Pflegebereich in den bundesdeutschen Krankenhäusern ausgewiesen (Statistisches Bundesamt 2007). Ein Ende der Entwicklung oder eine Umkehr ist derzeit nicht erkennbar. Ob die von der Bundesgesundheitsministerin gestartete Initiative, die vorsieht 21.000 zusätzliche Stellen im Pflegebereich zu schaffen, eine Wirkung entfalten kann, bleibt abzuwarten. Vor allem vor dem Hintergrund einer 30 % Eigenfinanzierung dieser zusätzlichen Stellen werden nicht alle Krankenhäuser gleichermaßen das Angebot abrufen. Eine Kompensation der insgesamt verringerten Leistungsfähigkeit im Pflegebereich durch niedriger qualifiziertes Hilfspersonal blieb bislang weitgehend aus. Es kann daher von einer erheblichen Beschleunigung der Arbeitsverdichtung im Bereich der Pflege auf den bettenführenden Stationen im Krankenhaussektor ausgegangen werden, wobei auch mit erheblichen regionalen und einrichtungsspezifischen Unterschieden zu rechnen ist. Der Personalabbau in der Pflege findet jedoch seit 1995 kontinuierlich statt und hat letztlich nicht erst mit der Einführung der DRGs begonnen. Daher ist davon auszugehen, dass der Personalabbau in der Pflege im Kontext der DRGs zwar beschleunigt, aber nicht ausgelöst wurde.

„Mit der Einführung des DRG-Systems hat sich der Personalabbau allerdings deutlich verstärkt. […] Vom Personalabbau sind vor allem der Pflegedienst sowie Mitarbeiter in patientenfernen Versorgungsbereichen deutlich überproportional betroffen. Dagegen wurden im ärztlichen Dienst und im Funktionsdienst die Stellen sogar ausgeweitet" (Blum 2005).

Simon geht davon aus, dass der Personalabbau im Pflegebereich seit 2003 nur durch interne Umverteilungen zugunsten der ärztlichen Leistungsbereiche zu erklären ist und Ausdruck einer Umstrukturierung des Systems ist, die auch dann anhält, wenn die Budgetsituation sich insgesamt stabilisieren würde (Simon 2007). Ein Umbau erscheint hier durch eine Systemveränderung bedingt zu sein und geht nicht mit einem linearen Abbau in allen Bereichen einher.

Die Frage nach einer Bewertung der Personalreduktion kann nicht durch das Vorhandensein oder Nichtvorhandensein von Personal vorgenommen werden. Relevant zu diskutieren und zu bewerten sind die skizzierten Entwicklungen nur vor dem Hintergrund der Auswirkungen auf die Prozesse und auf die Patientenversorgung. Hier dominiert national und international die Diskussion um die Auswirkungen auf die Patientensicherheit.

Während es international seit den 1980er Jahren (Vaughan und MacLeod 1980) ca. 3.000 Veröffentlichungen über die Zusammenhänge von Patientenergebnissen und Pflegekapazität gibt (Lang et al. 2004), ist diese Debatte im deutschsprachigen Raum bislang nur in Ansätzen sichtbar. Mit der Veröffentlichung des Arbeitspapiers „Zusammenhang zwischen Pflegekapazität und Ergebnisqualität in der stationären Versorgung" (IQWiG 2006) hat die Diskussion in Deutschland erstmals Auftrieb bekommen. In den angloamerikanischen Ländern werden

II. Empirie

indes regelmäßig Studien erhoben (Needleman et al. 2001; Aiken et al. 2002; Rafferty et al. 2007) und in Reviews (University of Technology Sydney 2007; Tourangeau et al. 2006; Lankshear et al. 2005; Kravitz und Sauvé 2002) die zentralen Ergebnisse des aktuellen Wissens zusammengefasst. In der Gesamtschau werden die Korrelationen und Indizien folgendermaßen beurteilt: „*Taken as a whole, there is consistent evidence of an association between the level of nurse staffing and patient outcomes but no clear case for causation*" (Minnesota Evidence-based Practice Center 2007). Eine entsprechende Evaluation der Patientensicherheit in Deutschland auf systematischem Niveau fehlt bislang.

Das Deutsche Institut für angewandte Pflegeforschung e. V. (dip) berichtet im Rahmen einer Untersuchungsreihe regelmäßig über die Personalsituation in unterschiedlichen Feldern der Pflege. Im Pflege-Thermometer 2007 (Isfort und Weidner 2007a) untersuchte das dip auf der Basis einer standardisierten schriftlichen Befragung von Krankenhausdirektionen erstmalig für Deutschland die Auswirkungen des Pflegepersonalabbaus. Dazu wurde eine Vollerhebung durchgeführt, die mit 12 % Rücklaufquote über 260 Einrichtungen in die Auswertung einfloss. Die Verteilung auf die Bundesländer war repräsentativ. Die Pflegedirektionen wurden zu zahlreichen Aspekten der Pflegepersonalsituation befragt, unter anderem auch zu Qualitätsfragen der Versorgung.

Die Auswirkungen der Arbeitsverdichtung zeigen sich der Studie zufolge erstmalig unmittelbar auf Seiten der Patienten. Auch wenn es keine Hinweise auf eine Zunahme an harten Qualitätsindikatoren gibt, wie z. B. Häufigkeit von Sturzereignissen, Dekubitalulzerationen oder Wundinfektionen, mussten dennoch erste kritische Befunde festgehalten werden.

Insgesamt
- gaben 30 % an, die Möglichkeit eine *ausreichende* pflegerische Versorgung anzubieten sei gesunken;
- gaben 34 % an, die Möglichkeit eine *angemessene* Überwachung (etwa nach einer Operation) zu gewährleisten sei gesunken;
- gaben 30 % an, dass Mobilisationen *häufig oder oft nicht* in der notwendigen Anzahl durchgeführt werden können;
- gaben 38 % an, dass *häufiger oder oft* eine Unterstützung bei der Nahrungsaufnahme *nicht* im Esstempo des Patienten erfolgt;
- gaben 50 % an, dass die Kontakthäufigkeit zwischen Patienten und Pflegekräften weiter abnehme.

Darüber hinaus schließen nur noch 27 % der Pflegedirektionen aus, dass es vorkommt, dass eine notwendige Umlagerung eines bettlägerigen Patienten unterbleibt. Auch wenn diese Ergebnisse deskriptiver Art sind und wesentlich auf Einschätzungen und Beobachtungen beruhen, regen sie dringend zur weiteren systematischen Datenerhebung und -auswertung an.

4.3 Auswirkungen auf die Tätigkeitsbereiche

Als ein weiterer Ausdruck der parallelen Umstrukturierung des Krankenhausbereiches kann die Diskussion um die beruflichen Veränderungen und Neuzuschneidungen der Tätigkeitsbereiche betrachtet werden. Auch dies ist nicht direkt durch die DRG-Einführung entstanden, wird aber vor dem Hintergrund der Auswirkungen auf die Finanzierung vielfältig diskutiert. Tendenziell gehen die Einrichtungen und auch die Ärzteverbände davon aus, dass trotz der von Simon analysierten Umverteilung von Mitteln aus der pflegerischen Dienstleistung in den ärztlichen Bereich und der damit verbundenen Schaffung zusätzlicher ärztlicher Stellen im Krankenhaus die Arbeitsbelastung für die klinisch arbeitenden Ärzte derzeit und langfristig weiterhin sehr hoch sein wird. 2006 gaben darüber hinaus 28 % der Krankenhäuser an, dass sie Stellen für Ärzte nicht besetzen konnten, wobei die Situation in den ostdeutschen Kliniken deutlich angespannter zu sein scheint als in den alten Bundesländern (Blum 2006). Nicht zuletzt wegen dieser Situation und vor dem Hintergrund des weiter steigenden Kostendrucks auf die Kliniken wird derzeit auf der verbandspolitischen Ebene erneut eine heftige Debatte um die Neuordnung der Tätigkeitsbereiche im Krankenhaus geführt (Bundesärztekammer 2006; Deutscher Pflegerat 2006).

Diese Debatte ist nicht neu (Bartholomeyczik 2001), umfasste aber bislang vor allem die Tätigkeitsbereiche der Pflegenden und fokussierte die Frage, welche Tätigkeitsbereiche diese auszuführen haben, ausführen können und welche sie ggf. an Hilfskräfte abgeben können (Blum 2003; Bachstein 2004). Mittlerweile hat die Diskussion auch die Frage der Übernahme ärztlicher Tätigkeiten erreicht. Sie wird oftmals eher aus der juristischen Perspektive der Delegationsfähigkeit (Tönnies 2000; Großkopf 2002; Roßbruch 2003a, 2003b) denn aus einer inhaltlichen oder versorgungsbezogenen Sicht geführt.

In diesem Zusammenhang werden in den Fachdiskursen auch Konzepte aus anderen Ländern aufgegriffen, die u. a. akademisch qualifizierte Pflegekräfte fokussieren. Unter dem Oberbegriff der Advanced Nursing Practice (ANP) werden Berufstätigkeiten mit klinischer Spezialisierung (Clinical Nurse Specialists, CNS), mit besonderen Beratungsaufgaben (Nurse Consultants, NC) oder mit Aufgaben der Prävention und Gesundheitsförderung (Public Health Nurse, PHN) subsumiert. In gleichem Atemzug lassen sich auch die Nurse Practitioners (NP) nennen. Das sind akademisch qualifizierte Pflegefachkräfte, die sich auf ein pflegerisches Aufgabenfeld besonders spezialisiert haben (Psychiatrie, Geriatrie, Pädiatrie). Insbesondere in der Zusammenarbeit mit Allgemeinmedizinern wurden die Aufgaben der NPs auch neu definiert und zugeschnitten. Sie übernehmen in einigen Ländern bereits Tätigkeiten, die hierzulande noch ausschließlich Medizinern vorbehalten sind. Im Zuge der hiesigen Akademisierung des Pflegepersonals ergeben sich vor dem Hintergrund dieser Erfahrungen aus dem Ausland auch neue Möglichkeiten, die nicht unbeachtet bleiben sollten (DBfK 2007). Die Einführung von neuen ärztlichen Assistenzberufen wurde hierzulande ebenfalls vorgeschlagen, bisherige Vorstöße in diese Richtung aber zumeist wieder zurückgezogen (Wiencke und Janke 2006; Stemmer 2007).

Langfristig scheint aufgrund des starken Kostendrucks und der neuen Möglichkeiten eine Neuzuschneidung von Aufgaben und Tätigkeiten der Gesundheitsberufe jedoch wahrscheinlich. Auch der Sachverständigenrat zur Begutachtung der Entwicklung im Gesundheitswesen (SVR) sieht eine prinzipielle Neuordnung der Gesundheitsberufe als notwendig an, beschränkt sich dabei jedoch nicht auf den Krankenhaussektor, sondern betrachtet auch die Leistungserbringung im ambulanten Versorgungsbereich (SVR 2007).

Im Pflegebereich werden erste Untersuchungen zur Veränderung der Tätigkeitsprofile Pflegender im Krankenhaus durchgeführt. In einer Multimomentuntersuchung erforschte Bartholomeyczik mit Mitarbeitern (2007) Veränderungen der pflegerischen Leistungen an drei Krankenhäusern im Längsschnitt über drei Jahre. Dabei zeigte sich, dass sich ein leichter Rückgang bei den patientennahen Maßnahmen ausmachen ließ und parallel eine leichte Erhöhung bei der Mitarbeit bei ärztlichen Aufgaben zu verzeichnen ist. Dies ist jedoch keine repräsentative Arbeit, kann aber als Hinweis auf eine Tätigkeitsveränderung gewertet werden. Im Pflege-Thermometer 2007 (Isfort und Weidner 2007a) konnte ermittelt werden, dass sich 68,2 % der befragten Pflegedirektionen für eine grundsätzliche Neuordnung und Umstrukturierung der Tätigkeitsbereiche der therapeutischen und pflegerischen Berufe aussprechen.

Die derzeitige Praxis dagegen geht recht vorsichtig mit Änderungen um. Hilfskräfte werden derzeit fast ausschließlich im Servicebereich, bei einfachen Patientenbegleitungen und bei nicht therapeutisch ausgerichteten Tätigkeiten eingesetzt. Bei den Tätigkeitsbereichen der Krankenpflegekräfte zeigt sich, dass nur in jeder dritten Einrichtung keine Reinigungsarbeiten mehr durch qualifiziertes Personal durchgeführt werden. Noch geringer ist der Wert bei allen anderen nicht primär therapeutisch ausgerichteten Leistungen (Serviceleistungen, Patientenbegleitung, Hotelleistung etc.). Für wünschenswert halten jedoch ca. die Hälfte der Befragten die Befreiung der Krankenpflegekräfte von Serviceleistungen, der Beschaffung und Logistik von Materialien und den einfachen Patientenbegleitungen. Hier scheint eine Diskrepanz zwischen angestrebtem Tätigkeitsprofil und dessen Realisierung im Krankenhausalltag vorzuliegen. Eher ablehnend stehen die leitenden Pflegekräfte Vorschlägen gegenüber, dass die Krankenpflegekräfte die Unterstützung beim Essen und Trinken (64 %) nicht mehr leisten oder keine Medikamente mehr zusammenstellten sollten (59,7 %). Als neu zu erschließende Arbeitsgebiete für die Pflegefachkräfte werden vor allem Tätigkeiten der Prozesssteuerung (Case Management/Entlassungsmanagement), der Beratung und Begleitung sowie einzelne therapeutische Maßnahmen (Wundmanagement) genannt. Die meisten Aspekte werden jedoch in weniger als jeder vierten Klinik bereits heute umgesetzt. Fragt man nach der Verlagerung bislang ärztlicher Tätigkeiten, so sind es 20–30 % der befragten Pflegedirektionen (Isfort und Weidner 2007a), die in den kommenden fünf Jahren mit wesentlichen Veränderungen rechnen. Das Spektrum der möglichen Tätigkeiten umfasst die eigenverantwortliche Narkoseüberwachung durch Pflegende, die Vornahme kleiner operativer Eingriffe und in geringerem Umfang auch die Durchführung diagnostischer Verfahren. Fast die Hälfte der Befragten erwartet darüber hinaus die Schaffung neuer ärztlicher Assistenzberufe (z. B. chirurgisch-technische Assistenten), um der Personalsituation in den Kliniken zu begegnen.

Es müssen jedoch bestimmte Bedingungen gegeben sein, damit eine Neustrukturierung gelingen kann. Erstens muss gewährleistet sein, dass ausreichend Personal bestehen bleibt, um die Kernaufgaben der jeweiligen Berufsgruppe durchzuführen. Diese dürfen in ihrer Qualität und Quantität durch eine Neuzuschneidung nicht gefährdet sein. Für alle Beteiligten muss eine Rechtssicherheit hinsichtlich veränderter Aufgaben gegeben sein. Das schließt Änderungen im Berufrecht mit ein. Daneben muss erörtert werden, mit welchen Zielen eine Neustrukturierung einhergeht. Es muss gelingen, die Kooperation zwischen den Berufsgruppen zu optimieren, die Patientenversorgung zeitnäher und effektiver zu gestalten und obendrein ökonomische Vorteile zu erzielen. Dies verweist auch auf den immensen Forschungs- und Evaluationsbedarf.

5 Zusammenfassung

In diesem Kapitel wurde aufgezeigt, dass sich die Einführung der DRGs in eine generelle Thematik des Paradigmenwechsels von einer Erstattung der Selbstkosten eines Krankenhauses hin zur leistungsorientierten Vergütung seit den 90er Jahren des vergangenen Jahrhunderts einbinden lässt. Die Auswirkungen dieses Paradigmenwechsels sowie der langjährigen Budgetierung der Krankenhäuser auf die Pflege und die anderen Leistungsbereiche sind vielgestaltig. Wir haben insbesondere die Rezeption der DRG-Einführung durch die Pflege und wesentliche Auswirkungen auf sie näher betrachtet. Festzuhalten gilt, dass es keine fundamentalen Einwände gegen die DRGs seitens der Pflege gab und gibt. Im Gegenteil, mit deren Einführung sind Hoffnungen formuliert worden, dass sich pflegerische Leistungen zukünftig besser abbilden und deren Effekte besser aufzeigen lassen könnten. Die bislang nicht abgeschlossene Auseinandersetzung über eine angemessene Pflegedokumentation stand u. a. Pate für diese Ansätze. Nicht widerlegbar ist aber zugleich, dass die Anwendung der DRGs den „Exodus der Pflege" aus dem Krankenhaus, der sich seit Mitte der 1990er Jahre beschreiben lässt, beschleunigt hat. Das zeigt sich insbesondere in einem seit zehn Jahren anhaltenden und durch die DRGs verstärkten weit überproportionalen Personalabbau in der Pflege. Und obwohl feststeht, dass mittels medizinischer Diagnostik der notwendige Pflegeaufwand eines Patienten in aller Regel nicht hinreichend erklärbar ist, wird dieser Umstand wohl angesichts der bislang erreichten, relativ hohen Kostenvarianzaufklärung in den Fallgruppen vernachlässigt. Die Frage der mit der abnehmenden Pflegekapazität einhergehenden, möglichen Auswirkungen auf die Versorgungsqualität und die Patientensicherheit, werden international systematischer als in Deutschland untersucht. Fast paradox erscheint vor diesem für Deutschland mangelhaft empirisch ausgeleuchteten Hintergrund das mit der DRG-Einführung verstärkt diskutierte Thema der Neuzuschneidung der Aufgaben und Tätigkeiten der Gesundheitsberufe im Krankenhaus. Dabei wird insbesondere der Pflege zugetraut, neue und bislang den Ärzten vorbehaltene Aufgaben zu übernehmen und zugleich weniger verantwortungsvolle Tätigkeiten, wie etwa die der Patientenbegleitung, an Hilfskräfte abzutreten. Diese Ansätze werden sowohl durch internationale wie auch nationale Entwicklungen und Argumente genährt. Konzepte der Advanced Nursing Practice können im Lichte der voranschreitenden Akademisierung der Pflegeberufe auch hierzulande nunmehr ernsthaft ins Auge gefasst werden. Zugleich wird der weiterhin anhaltende Kostendruck auf die Krankenhäuser diese bewegen, mittels innovativer Berufs- und Tätigkeitsprofile Kosten zu sparen und die Effizienz zu erhöhen.

Literatur

Adams, R., Johnson, B. (1986): Acuity and staffing under prospective payment. In: The Journal of nursing administration, 16 (10), S. 21–25.
Aiken, L.H., Clarke, S.P., Sloane, D.M. (2002): Hospital staffing, organization and quality of care: cross-national findings. In: International journal for quality in health care, Jg. 14, 1/2002, S. 5–13.
Bachstein, E. (2004): Pflegefremde Mitarbeiter im Krankenhaus. In: Pflege aktuell, Jg. 58, 4/2004, S. 222–226.
Bahar, A. (2002): Dokumentation von Pflegeproblemen und pflegerelevanten Diagnosen bei dem neuen pauschalierten Abrechnungssystem DRG. In: Kinderkrankenschwester, Jg. 21, 8/2002, S. 336–344.
Bartholomeyczik, S. (2001): Aufgabenverteilung. Qualifikation in der Pflege. In: Die Schwester Der Pfleger, Jg. 40, 8/2001, S. 694 ff.
Bartholomeyczik, S. (2007): Reparaturbetrieb Krankenhaus. DRGs und ihre Auswirkungen aus Sicht der Pflege. In: Dr. med. Mabuse, H., 166, S. 57–61.
Baumberger, D. (2001): Pflegediagnosen als Indikator der Streuung des Pflegeaufwandes in DRGs. Universität Maastricht, Fakultät der Gesundheitswissenschaften. Maastricht.
Baumberger, D. (2002): Was Pflegediagnosen leisten können. Erklärung des unterschiedlichen Pflegeaufwandes pro DRG. In: Pflegezeitschrift, Jg. 55, 7/2002, S. 493–496.
Beek, L. van, Goossen, W.T., Kloot, W.A. van der (2005): Linking nursing care to medical diagnoses heterogeneity of patient groups. In: International journal of medical informatics, 74 (11–12), S. 926–936.
Blum, K. (2003): Pflegefremde und patientenferne Tätigkeiten im Pflegedienst der Krankenhäuser. Bestandsaufnahme und Verbesserungsvorschläge. Reihe: Wissenschaft und Praxis der Krankenhausökonomie, 10. Düsseldorf: Dt. Krankenhaus-Verlags-Gesellschaft.
Blum, K. (2005): Krankenhaus Barometer. Umfrage 2005. Deutsches Krankenhausinstitut (DKI) (Hrsg.). Düsseldorf.
Blum, K. (2006): Krankenhaus Barometer. Umfrage 2006. Deutsches Krankenhausinstitut (DKI) (Hrsg.). Düsseldorf.
Bofinger, W. (2001): Personalbedarfsermittlung im Pflegedienst: Zur PPR gibt es keine echte Alternative. In: Pflegezeitschrift, Jg. 54, 11/2001, S. 799–803.
Breßlein, S. (2001): Zur Einführung von DRGs an deutschen Krankenhäusern. In: Pflege und Gesellschaft, Jg. 6, 4/2001, S. 147–150.
Brühl, A.; Isfort, M.; Zinn, W.: Patientenklassifikation und Personalbemessung auf Intensivstationen (2). In: Intensiv, Jg. 16, H. 6, in Druck.

II. Empirie

Bundesärztekammer (2006): Statement der Bundesärztekammer zur Fragenliste des Sachverständigenrates. Bundesärztekammer (Hrsg.). Berlin.

Caterinicchio, R.P. (1985): Implementing a DRG-driven acuity system for nurse staffing under prospective hospital payment. In: Hospital topics, 63 (3), S. 6–7, 13.

Deutscher Berufsverband für Pflegeberufe (DBfK) (2007): Advanced Nursing Practice: die Chance für eine bessere Gesundheitsversorgung in Deutschland. Agnes-Karll-Gesellschaft für Gesundheitsbildung und Pflegeforschung. Berlin.

Deutscher Pflegerat (2006): DPR-Stellungnahme für die Anhörung beim Sachverständigenrat am 24.08.2006. Deutscher Pflegerat e. V. (DPR) (Hrsg.). Berlin.

Eberl, I., Bartholomeyczik, S., Donath, E. (2005): Die Erfassung des Pflegeaufwands bei Patienten mit der medizinischen Diagnose Myokardinfarkt. Eine deskriptive Studie. In: Pflege, Jg. 18, 6/2005, S. 364–372.

Fischer, W. (2000): Grundzüge von DRG-Systemen. In: Arnold, M., Litsch, M., Schellschmidt, H. (Hrsg.): Krankenhaus-Report 2000. Stuttgart, New York: Schattauer, S. 13–31.

Fischer, W. (2001): Herausforderung DRGs. Die Einführung des neuen Entgeltsystems stellt die Pflege auch vor neue ökonomische Aufgaben. In: BALK-Info, 51/2001, S. 4–5.

Fischer, W. (2002): Diagnosis related groups (DRGs) und Pflege. Grundlagen, Codierungssysteme, Integrationsmöglichkeiten. Bern: Hans Huber.

Fischer, W. (2006): Das deutsche G-DRG-Projekt und die Pflege. Download unter: http://www.fischer-zim.ch/artikel/GDRG-Und-Pflege-0011-BALK.htm, zuletzt aktualisiert am 16.7.2006.

Gelderblom, M., Halbauer, C., Nareike-Sossong, G., Nieberle, A., Pruss, H. (2003): Die alten Maßeinheiten sind überholt. Die Pflege-Personalregelung (PPR) und die Leistungserfassung in der Pflege (LEP) an der Praxismesslatte der onkologischen Pflege. In: Pflege aktuell, Jg. 57, 2/2003, S. 78–81.

Gerhard, A. (2003): DRG-Kalkulation und Pflegeaufwands-(in)homogenität. Diplomarbeit. Betreut von R. Dinter. Mainz. Katholische Fachhochschule Mainz.

Großkopf, V. (2002): Der arztfreie Bereich in der Krankenpflege. In: Pflege & Krankenhausrecht, 3/2002, S. 63 ff.

Halloran, E.J., Patterson, C., Kiley, M. (1987): Case-mix: matching patient need with nursing resource. In: Nursing management, 18 (3), S. 27–30, 32, 36 passim.

Haubrock, M. (2002): Pflege und die DRG-Revolution im Krankenhaus. In: Heilberufe, 11/2002, S. 31.

Hinz, M., Dörre, F., König, P., Tackenberg, P. (2003): ICNP. Internationale Klassifikation für die Pflegepraxis. Bern: Hans Huber.

Höhenrieder Kreis im Auftrag des Deutschen Pflegerates (DPR) (2001): Vorschlag einer Liste pflegerelevanter ICD-10-Diagnosen mit potenziellen CC-Einstufungen im AR-DRG-System. Unveröffentlichtes Manuskript, 09.07.2001.

Hubinger, H.D., Reichel, G. (2001): Herausforderungen durch die DRG Pflegeleistung sichtbar machen. In: Pflegezeitschrift, Jg. 54, 11/2001, S. 791–796, 798.

Institut für das Entgeltsystem im Krankenhaus (InEK) (Hrsg.) (2007): Weiterentwicklung des G-DRG-Systems für das Jahr 2008. Abschlussbericht. Siegburg.

Institut für Qualität und Wirtschaftlichkeit im Gesundheitswesen (IQWiG) (2006): Arbeitspapier: Zusammenhang zwischen Pflegekapazität und Ergebnisqualität in der stationären Versorgung. Eine systematische Übersicht. Köln.

Isfort, M. (2002): Die drei ??? und die pflegerischen Erfassungsinstrumente. In: Die Schwester Der Pfleger, Jg. 41, 7/2002, S. 578–583.

Isfort, M. (2008a): Patientenklassifikation und Personalbemessung auf Intensivstationen (1). In: Intensiv, Jg. 16, H. 5, S. 269–273.

Isfort, M. (2008b): Patientenklassifikationssysteme und Personalbemessung in der Pflege. Monsenstein und Vannerdat. MV Wissenschaft. Münster.

Isfort, M., Brühl, A. (2007a): Leistungserfassung und Leistungsentscheidung. Kennzahlen im Blickfeld angewandter Forschung (Teil 1). In: Pflegezeitschrift, Jg. 60, 12/2007, S. 671–675.

Isfort, M., Weidner, F. (2007a): Pflege-Thermometer 2007. Eine bundesweite repräsentative Befragung zur Situation und zum Leistungsspektrum des Pflegepersonals sowie zur Patientensicherheit im Krankenhaus. Deutsches Institut für angewandte Pflegeforschung e. V. (Hrsg.). Köln. Download unter: http://www.dip.de/material/downloads/Pflege-Thermometer2007.pdf, letzter Zugriff am 11.9.2007.

Isfort, M., Weidner, F. (2007b): Pflege-Thermometer 2007. Paradoxe Personalsituation beeinträchtigt die Versorgungsqualität. In: Die Schwester Der Pfleger, Jg. 46, 9/2007, S. 44–48.

Isfort, M., Brühl, A. (2008): Workload Calculations in care with the Rasch Model (eingereicht: Journal of nursing measurement).
Karrte, J. (2005): Innovation und Wachstum im Gesundheitswesen. Roland Berger Strategy Consultants (Hrsg.). Roland Berger view. Online verfügbar unter: http://www.rolandberger.com/pdf/rb_press/public/RB_study_Innovation_and_growth_healthcare_D_20051102.pdf.
Kaufmann, W., Mohr, F.W. (1989): Neuer Weg zur Personalbedarfsermittlung im Pflegedienst der Krankenhäuser. Analytisches Konzept der DKG vom 6. März 1989. In: Das Krankenhaus, Jg. 81, 10/1989, S. 534–541.
Knauer, R. (2003): Ist das Pflegemanagement auf die DRGs ausreichend vorbereitet? In: Die Schwester Der Pfleger, Jg. 42, 2/2003, S. 120–123.
Kravitz, R.L., Sauvé, M.J. (2002): Hospital Nursing Staff Ratios and Quality of Care. Final Report of Evidence. Administrative Data. An Expert Panel Process, and a Hospital Staffing Survey. Center for Health Services Research in Primary Care (Hrsg.). University of California: Davis.
Kuhlmann, H. (2003): Kosten- und Leistungsrechnung. Pflege im DRG-System – Wie kann pflegerische Leistung erfasst werden? Teil 2: PPR und LEP®. In: Die Schwester Der Pfleger, Jg. 42, 10/2003, S. 760 ff.
Kuntze, A., Hübner, U. (2006): Vergleich von NANDA, ICNP und HHCC Pflegediagnosen. In: PR-Internet, Jg. 8, 2/2006, S. 98–101.
Künzel, A., Schonz, B. (2001): Wo steht die Pflege nach Einführung des neuen Entgeltsystems? In: Krankenpflege-Journal, Jg. 39, 10–12/2001, S. 305 ff.
Lang, T.A., Hodge, M., Olson, V., Romano, P.S., Kravitz, R.L. (2004): Nurse-patient ratios: a systematic review on the effects of nurse staffing on patient, nurse employee, and hospital outcomes. In: The Journal of nursing administration, Jg. 34, 7–8/2004, S. 326–337.
Lankshear, A.J., Sheldon, T.A., Maynard, A. (2005): Nurse staffing and healthcare outcomes: a systematic review of the international research evidence. In: Advances in nursing science (ANS), 28 (2), S. 163–174.
Minnesota Evidence-based Practice Center (2007): Nurse Staffing and Quality of Patient Care. Unter Mitarbeit von R.L. Kane, T. Shamliyan und C. Mueller et al. Agency for Healthcare Research and Quality U.S. Department of Health and Human Services (Hrsg.): Reihe: Evidence Report/Technology Assessment, 151, Rockville.
Müller, M.-L. (2006): Vermeiden von Fehlentwicklungen durch korrekte Abbildung des Pflegeaufwandes im G-DRG System. Deutscher Pflegerat e. V. (DPR) (Hrsg.). Berlin, 30.03.2006.
Needleman, J., Buerhaus, P.I., Mattke, S., Stewart, M., Zelevinsky, K. (2001): Nurse staffing and patient outcomes in hospitals. Final Report for Health Resources Services Administration. Harvard School of Public Health (Hrsg.). Boston.
Peer, S. (2005): Kostenfaktor Pflege. Korrelation von Pflegeaufwand (PPR) und DRGs. In: Die Schwester Der Pfleger, Jg. 44, 8/2005, S. 618.
Peters, J. (2001): DRGs und Nebendiagnosen-Codierung. In: Pflege aktuell, Jg. 55, 6/2001, S. 350–352.
Rafferty, A., Clarke, S.P., Coles, J., Ball, J., James, P., McKee, M., Aiken, L.H. (2007): Outcomes of variation in hospital nurse staffing in English hospitals: cross-sectional analysis of survey data and discharge records. In: International journal of nursing studies, 44 (2), S. 175–182.
Rehwinkel, I. (2000a): Diagnosis Related Groups – (K)ein Thema für die Pflege? Teil 2. In: Pflege aktuell, Jg. 54, 10/2000, S. 555–559.
Rehwinkel, I. (2000b): Diagnosis Related Groups – (K)ein Thema für die Pflege? Teil 1. In: Pflege aktuell, Jg. 54, 9/2000, S. 484–487.
Rheinisch-Westfälisches Institut für Wirtschaftsforschung (RWI Essen) (2007): Krankenhaus Rating Report 2006. Wege zu einer nachhaltig finanzierbaren Patientenversorgung. Entwicklung der deutschen Krankenhäuser bis 2010. Essen.
Roßbruch, R. (2003a): Zur Problematik der Delegation ärztlicher Tätigkeiten an das Pflegefachpersonal auf Allgemeinstationen unter besonderer Berücksichtigung zivilrechtlicher, arbeitsrechtlicher und versicherungsrechtlicher Aspekte – 1. Teil. In: Pflege Recht 3/2003, S. 95–102.
Roßbruch, R. (2003b): Zur Problematik der Delegation ärztlicher Tätigkeiten an das Pflegefachpersonal auf Allgemeinstationen unter besonderer Berücksichtigung zivilrechtlicher, arbeitsrechtlicher und versicherungsrechtlicher Aspekte – 2. Teil. In: Pflege Recht 4/2003, S. 139–149.
Rothaar, B., Metzger, F. (2003): Ist die Kodierung pflegerelevanter Nebendiagnosen sinnvoll? In: Das Krankenhaus, Jg. 95, 10/2003, S. 789.

II. Empirie

Sachverständigenrat zur Begutachtung der Entwicklung im Gesundheitswesen (SVR) (2007): Kooperation und Verantwortung. Voraussetzungen einer zielorientierten Gesundheitsversorgung. Berlin.

Simon, M. (2007): Stellenabbau im Pflegedienst nicht alleine durch Budgetrestriktionen erklärbar. In: Pflegezeitschrift, Jg. 60, 12/2007, S. 676–681.

Statistisches Bundesamt (2007): Grunddaten der Krankenhäuser 2004. Wiesbaden. (Fachserie 12/ Reihe 6.1.1).

Stemmer, R. (2007): Arbeitsteilung im Krankenhaus. Wer macht was? In: Die Schwester Der Pfleger, Jg. 46, 2/2007, S. 162–4.

Tönnies, M. (2000): Delegation und Durchführungsverantwortung – Rechtliche Grundlagen und berufliche Verpflichtung. In: Pflege aktuell, Jg. 54, 5/2000, S. 290–292.

Tourangeau, A. E., Cranley, L. A., Jeffs, L. (2006): Impact of nursing on hospital patient mortality: a focused review and related policy implications. In: Quality and safety in health care, Vol. 15, 1/2006, S. 4–8.

University of Technology Sydney (Hrsg.) (2007): Glueing it together – Nurses, Their Work, Environment and Patient Safety. Unter Mitarbeit von C. Duffield, M. Roche und L. O'Brien Pallas et al. Sydney.

Vahlpahl, B. (2001): DRG-Systematik und Methoden-Pretest: Kalkulation der pflegerischen Leistungen. In: BALK-Info, 49/2001, S. 9.

Vaughan, R. G., MacLeod, V. (1980): Nurse staffing studies: no need to reinvent the wheel. In: The Journal of nursing administration, Jg. 10, 3/1980, S. 9–15.

Wedekind, C. (2005): Erlössteigerung durch pflegerelevante Nebendiagnosen. In: Pflegezeitschrift, Jg. 58, 3/2005, S. 173–175.

Wiencke, A., Janke, K. (2006): Nichtärztliche Assistenzberufe mit originär ärztlichen Tätigkeiten. Übersichtsarbeit. In: GMS-Mitteilungen aus der Arbeitsgemeinschaft der wissenschaftlichen medizinischen Fachgesellschaften (AWMF) (Hrsg.), 3/2006. Köln.

Wieteck, P. (2006): European Nursing care Pathways (ENP®). Download unter: http://www.lep.ch/pdf/European%20Nursing%20care%20Pathways.pdf, letzter Zugriff am 18.07.2006.

Auswirkungen der DRG-Einführung in Deutschland: Einfluss auf die Rehabilitation

Wilfried von Eiff, Nora Meyer

1 Einführung

In deutschen Akutkrankenhäusern wurde verbindlich zum 1. Januar 2004 ein leistungsorientiertes und pauschalierendes Vergütungssystem in Form von Diagnosis Related Groups (DRG) eingeführt. Erfahrungen aus anderen Ländern zeigen, dass die Einführung eines solchen DRG-Systems im Akutbereich auch die nachfolgende Rehabilitation sowie die Nachsorge berührt (Köhler 2002). Ein wesentliches Resultat in diesen Ländern war eine verkürzte Verweildauer in den Akutkliniken. Die Kosten des gesamten Behandlungsprozesses (niedergelassener Bereich, Akutkrankenhausbehandlung, Rehabilitation, Nachsorge) gingen nicht zurück, da mit der Verkürzung der Akutversorgung eine Steigerung des Rehabilitations- und Nachsorgebedarfs einherging (SVR 2003; Neubauer und Nowy 2001).

Sowohl bei Experten aus Akut- und Reha-Medizin als auch bei Fachleuten der Kostenträger sowie Gesundheitsökonomen besteht daher die Befürchtung, dass durch eine Verlagerung des Behandlungsaufwandes vom Akutkrankenhaus in die Rehabilitation Kosten aus dem Zuständigkeitsbereich der Krankenkassen zu Lasten der Rentenversicherungsträger verschoben werden, da sich die Fallzahlen der Anschlussheilbehandlungen (AHB) erhöhen und/oder die Intensität der Behandlung zunimmt (Haaf 2003; Haaf et al. 2004). Eine solche Verlagerung von Leistungen aus dem Akut- in den Rehabilitationsbereich ist nach § 13 SGB VI nicht zulässig. Demnach dürfen die Träger der Rentenversicherung keine Leistungen anstelle einer sonst erforderlichen Krankenhausbehandlung erbringen. Die im Einzelfall erforderlichen und zum frühestmöglichen Zeitpunkt einsetzenden Leistungen zur Frührehabilitation sind Bestandteil der akutstationären Behandlung (§ 39 Abs. 1 SGB V). Eine vorzeitige Verlegung aus dem Krankenhaus aus wirtschaftlichen Gründen ist nach § 17c Krankenhausfinanzierungsgesetz (KHG) untersagt.

Auf dieser Basis untersucht das Institut für Krankenhausmanagement (IKM) im Rahmen der von der Deutschen Rentenversicherung Bund und der Deutschen Rentenversicherung Westfalen geförderten REDIA-Studie (*Re*habilitation und *Dia*gnosis Related Groups), ob in Deutschland eine unzulässige Aufwandsverlagerung vom Akut- in den Reha-Bereich stattfindet (Egner und Verbarg 2001; Kluge 2003; Lauterbach und Lüngen 2001; Rochell und Roeder 2002). Die Studie hat das Ziel, die Auswirkungen der DRG-Einführung auf die medizinische Rehabilitation im orthopädischen und kardiologischen Bereich zu dokumentieren und zu analysieren. Daher erfolgt eine Analyse der Veränderungen des Patientengutes und der Patientenströme innerhalb des Rehabilitationsbereichs. Dabei stehen die folgenden Fragen im Vordergrund:

- Wie verändern sich die Behandlungszeiträume in der Akutversorgung und der Rehabilitation?
- Verändert sich der Reha-Status der Patienten bei Aufnahme in die Rehabilitationseinrichtung?
- Verändert sich der Entlassungsstatus der Patienten aus der Rehabilitation?

II. Empirie

- Welche Auswirkungen hat eine mögliche Veränderung des Zustands der Patienten auf das medizinische, pflegerische und therapeutische Angebot sowie auf den damit verbundenen Aufwand in den Rehabilitationskliniken?

Aufgrund der dargestellten Erwartungen hinsichtlich der Auswirkungen der DRG-Einführung im Akutbereich auf die nachfolgende Rehabilitation werden der Untersuchung die folgenden Hypothesen zu Grunde gelegt:

1. Durch frühzeitige Entlassungen werden die Patienten in einem schlechteren Allgemeinzustand und einem schlechteren funktionellen Status in die Reha verlegt.
2. Der pflegerische und therapeutische Aufwand in der Reha-Einrichtung steigt.
3. Der Behandlungsbedarf ändert sich.
4. Der medikamentöse und diagnostische Aufwand steigt.
5. Die notwendige Personalstruktur der Rehabilitationseinrichtungen ändert sich.
6. Die notwendige Behandlungszeit in den Rehabilitationseinrichtungen verlängert sich.

2 Methodik und Stichprobendesign

Um eventuelle Veränderungen des Patientengutes und der Patientenströme in der Rehabilitation zu dokumentieren, wurden in zwei Erhebungsphasen in den Jahren 2003/04 (Redia I/R I) und 2005/06 (Redia II/R II) umfangreiche Daten von AHB-Patienten der Kardiologie und der Orthopädie erfasst. Vor dem Hintergrund der stufenweisen DRG-Einführung innerhalb der Konvergenzphase bis zum Jahr 2009, in der die krankenhausspezifischen Vergütungshöhen schrittweise an ein landesweites Vergütungsniveau angepasst werden, können nachhaltige Veränderungen infolge der DRG-Einführung mit den Daten der vorliegenden Querschnittsuntersuchungen nicht analysiert werden. Zur Feststellung nachhaltiger Effekte der DRG-Einführung ist zumindest eine weitere Analysephase notwendig, diese sollte möglichst im Jahr 2008 mit Abschluss der DRG-Konvergenzphase terminiert sein.

In den ersten beiden Erhebungsphasen wurde eine jeweilige Nettostichprobengröße von 100 Patienten pro Diagnosefeld (Hüft-Totalendoprothese [TEP], Knie-TEP, Bandscheiben-OP, Bypass-OP, Myokardinfarkt) angestrebt, also mindestens 300 bzw. 200 Patienten pro Fachbereich (Orthopädie bzw. Kardiologie). Daraus resultiert eine Stichprobe von mindestens 500 Patienten pro Phase. Auf diese Weise sollte sichergestellt werden, dass mit einer entsprechenden Teststärke (1-β = 0,80) bereits kleine Effekte in der Gesamtstichprobe aufdeckbar sind, gleichzeitig aber auch bei fachgebiets- bzw. diagnosebezogenen Auswertungen mittlere und große Effekte erkennbar werden.[1]

Um die Auswirkungen der DRG-Einführung auf die Rehabilitation analysieren zu können, wurden zu drei Messzeitpunkten umfangreiche Erhebungsinstrumentarien eingesetzt (t0: Aufnahme in die Rehabilitationseinrichtung, t1: Entlassung aus der Rehabilitationseinrichtung, t2: sechs Monate nach Entlassung aus der Rehabilitationseinrichtung). Dabei wurden die relevanten Daten zum einen mittels selbst entwickelter Erhebungsinstrumentarien durch das Reha-Personal dokumentiert, zum anderen anhand von Fragebögen von den Patienten geliefert. Die indikationsspezifischen Erhebungsbögen erfassten patientenindividuelle Daten während des gesamten Reha-Aufenthaltes. Mit diesen Instrumentarien wurden

---

1 Zur Ermittlung von aussagekräftigen Stichprobenumfängen vgl. Bortz und Döring 2002.

- allgemeine Daten zum Akut- und Reha-Aufenthalt des Patienten erhoben, wie z. B. die Aufnahme- und Entlassungstermine, Angaben zum Eingriff, Diagnoseschlüssel, Nebenerkrankungen und Komplikationen,
- der Patientenzustand bei Reha-Aufnahme und -Entlassung mittels medizinischer Scores, wie z. B. Barthel-Index und Funktionsscores (Staffelstein- oder Oswestry-Score), und anhand medizinischer Daten (wie HB-Werten, CRP-Werten etc.) festgestellt sowie
- der medizinische, pflegerische und therapeutische Aufwand während des gesamten Reha-Aufenthaltes patientenindividuell erfasst. Die medizinischen und pflegerischen Leistungen wurden taggenau mit dem Erhebungsbogen dokumentiert. Die durchgeführten therapeutischen Leistungen wurden von den beteiligten Reha-Einrichtungen in klinikspezifischen Listen am Ende der Rehabilitation zusammengefasst und den Erhebungsbögen beigelegt.

Der Patientenselbstauskunftsbogen wurde bei Reha-Aufnahme, Reha-Entlassung und in einer 6-Monats-Nachbefragung eingesetzt und beinhaltete in beiden Phasen:

- den IRES-3-Fragebogen (Indikatoren des Reha-Status) (Leonhart und Gerdes 2005) als patientenseitiger Indikator des Behandlungsergebnisses. Der IRES beinhaltet eine funktionale, eine somatische, eine psychische und eine soziale Dimension sowie den Summenscore Reha-Status,
- die deutsche Ausführung des HADS (Hospital Anxiety and Depression Scale)-Fragebogens (Herrmann et al. 1998). Der HADS ist international und national erprobt und zeichnet sich durch eine hohe Reliabilität und Validität aus.

In der zweiten Phase wurde zusätzlich das EuroQol-Thermometer zur Patientenbefragung eingesetzt. Bis zur Reha-Entlassung lagen die Datensätze, bis auf wenige Ausnahmen in einzelnen Teilbereichen, vollständig vor. Bei der schriftlichen Nachbefragung der Patienten konnte in der ersten Phase eine Rücklaufquote von 72,6 % erzielt werden, in der zweiten wurde diese auf 78,7 % gesteigert.

Um ein möglichst repräsentatives Bild des typischen Belegungsquerschnitts in den untersuchten Indikationen unabhängig von lokalen Besonderheiten zu erhalten, wurde das Projekt als Multicenter-Studie ausgelegt. Die Studienpatienten der betrachteten Indikationen wurden in den beteiligten Einrichtungen konsekutiv ausgewählt.

Auf diese Weise wurden in 20 ausgewählten ambulanten und stationären Rehabilitationseinrichtungen Daten von insgesamt 1.342 AHB-Patienten in fünf Diagnosefeldern der Indikationen Orthopädie und Kardiologie erfasst. Dabei verteilten sich die 727 orthopädischen Patienten auf die Diagnosefelder Hüft-TEP (n = 292), Knie-TEP (n = 224) und Bandscheiben-

Tab. 1: Charakteristische Merkmale der Stichproben

		Redia I	Redia II
Anteil der ambulanten Rehabilitanden	Orthopädie	13,2 %	18,0 %
	Kardiologie	15,9 %	12,1 %
Anteil der RV-finanzierten Rehabilitanden	Orthopädie	57,7 %	52,0 %
	Kardiologie	64,1 %	59,7 %
Anteil der männlichen Rehabilitanden	Orthopädie	42,9 %	49,2 %
	Kardiologie	80,0 %	80,0 %
Alter	Orthopädie	56,2 Jahre	58,9 Jahre
	Kardiologie	56,8 Jahre	58,1 Jahre

II. Empirie

OP (n = 211), während in der Kardiologie 615 Patienten der Diagnosen Bypass-OP (n = 251), Myokardinfarkt (n = 346) sowie in der ersten Phase einer Restgruppe (n = 18) von Patienten, die in der Regel beide Diagnosen aufwiesen, eingeschlossen wurden.

Zur Feststellung kurzfristiger Effekte der DRG-Einführung auf die medizinische Rehabilitation wurden die Daten der 628 Patienten der ersten Studienphase mit denen der 714 Patienten der zweiten Studienphase vergleichend analysiert. Hierbei ist zu beachten, dass aufgrund von methodischen Einschränkungen leichte Unterschiede in der Struktur (vgl. Tab. 1) der Patientenklientel vorhanden waren. Beim Vergleich der Altersstruktur von der ersten zur zweiten Phase zeigte sich innerhalb der einzelnen Studienindikationen, dass die Patienten der zweiten Phase im Schnitt älter waren als die der ersten Phase. In der Orthopädie war dieser Anstieg signifikant (T-Test: p = 0,005). In der Kardiologie zeigten sich besonders bei den Myokardinfarktpatienten signifikante Abweichungen (von 56,2 auf 53,9 Jahre; p = 0,05). Die Veränderungen der erfassten Patientenklientel entsprechen den Beobachtungen aus parallel durchgeführten Studien (vgl. z. B. Völler und Buhlert 2005). Insofern ist nicht mit einer Verfälschung der Studienergebnisse durch die veränderte Zusammensetzung der Patientengruppe zu rechnen.

3 Ergebnisse

3.1 Behandlungszeiten

Bei der Akutverweildauer zeigte sich sowohl bei den orthopädischen als auch bei den kardiologischen Patienten ein signifikanter Rückgang. Die Unterteilung nach Diagnosen wies ein analoges Ergebnis bezüglich der Hüft-TEP-, Knie-TEP- und Bypass-Patienten aus. Ebenso zeigten die Patienten nach Bandscheiben-Operation sowie Myokardinfarkt in der zweiten Phase eine kürzere durchschnittliche Verweildauer (μ, σ = Standardabweichung), der Unterschied war jedoch nicht signifikant (bezogen auf ein Signifikanzniveau von p = 0,05) (vgl. Tab. 2).

Tab. 2: Verteilung der Akutverweildauern

	Redia I		Redia II		T-Test
	μ	σ	μ	σ	p
Orthopädie	15,74	6,43	14,22	5,08	< 0,001
Hüft-TEP	17,41	5,14	14,96	4,11	< 0,001
Knie-TEP	18,66	6,2	16,33	3,79	< 0,001
Bandscheiben-OP	10,83	5,15	10,37	5,81	0,551
Kardiologie	14,57	8,65	11,59	6,39	< 0,001
Bypass-OP	18,79	9,98	14,07	6,69	< 0,001
Myokardinfarkt	10,9	5,4	9,94	5,62	0,168

Die Veränderungen werden im Folgenden durch ein Box-Plot-Diagramm veranschaulicht. Dabei deutet die senkrechte Linie die Spannweite der erhobenen Daten an, sie reicht vom Minimalwert bis zum Maximalwert. Der „Kasten" ist durch das obere und das untere Quartil begrenzt und repräsentiert den Bereich, in dem 50 % der erhobenen Werte liegen, der Querbalken stellt den Wert des Medians dar (vgl. Abb. 1 und 2). Die Altersstruktur der Patientenklientel deutet darauf hin, dass die Reduktion der Akutverweildauern nicht durch die Struktur der Studienteilnehmer, sondern primär durch die Verlegungspolitik der Akuthäuser zu begründen ist.

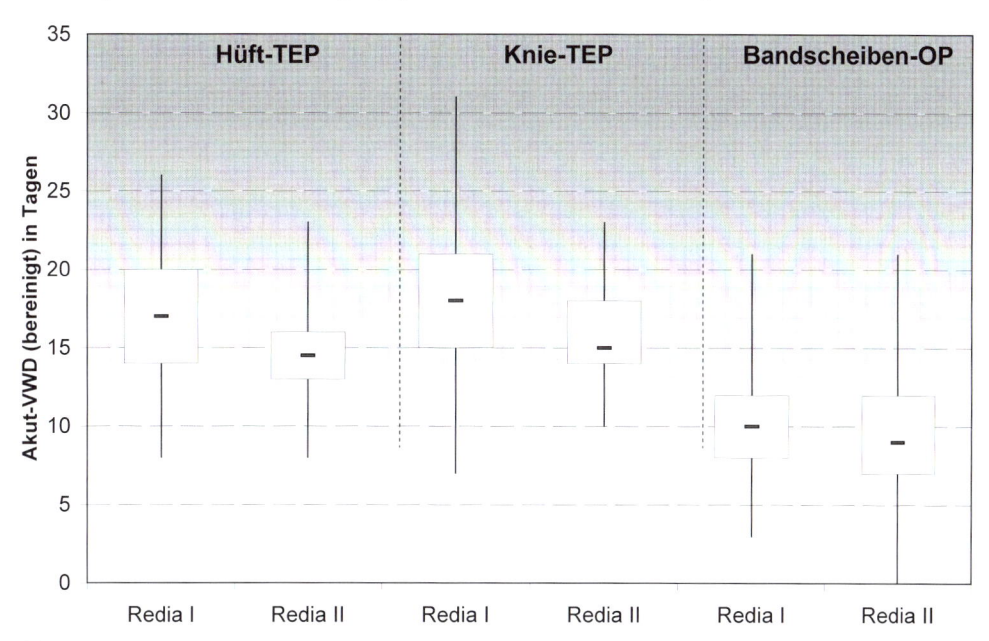

Abb. 1: Vergleich Akut-Verweildauer (VWD) Orthopädie nach Phasen

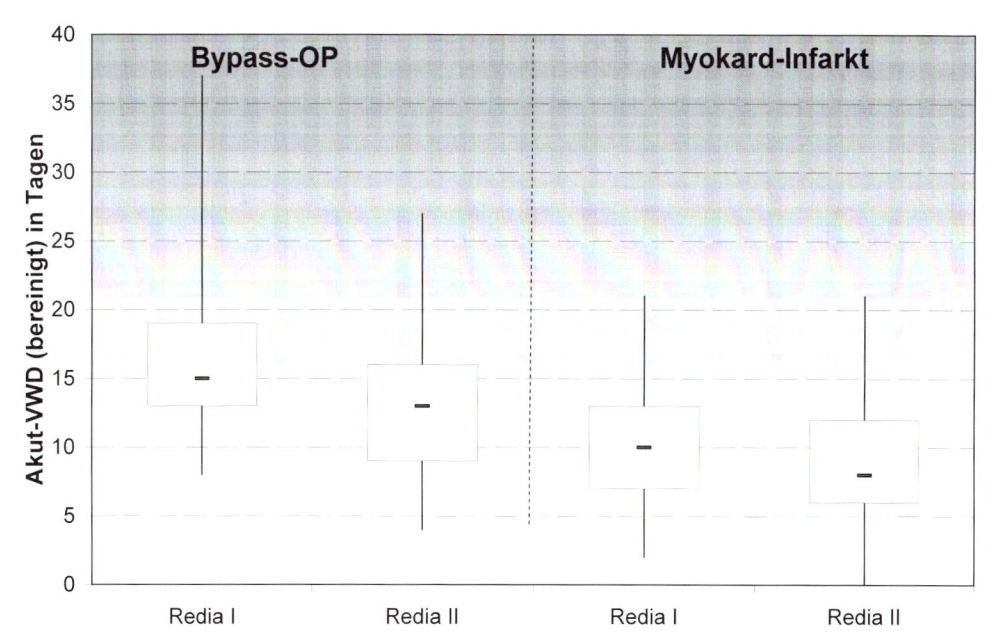

Abb. 2: Vergleich Akut-Verweildauer (VWD) Kardiologie nach Phasen

II. Empirie

Die Übergangszeiten waren in der zweiten Phase in beiden Indikationen durchschnittlich kürzer; die Entwicklungen in den einzelnen Diagnosen waren allerdings heterogen. Die Durchschnittswerte der Übergangszeit der Myokardinfarkt-, Bandscheiben- und Knie-TEP-Patienten sanken, während die Bypass- und Hüft-TEP-Patienten in der zweiten Phase längere durchschnittliche Zeiten aufwiesen (vgl. Tab. 3).

Tab. 3: Vergleich der Übergangszeiten

	Redia I		Redia II		T-Test
	μ	σ	μ	σ	p
Orthopädie	7,83	17,07	5,91	7,75	0,065
Hüft-TEP	3,88	7,73	4,41	6,49	0,540
Knie-TEP	3,68	5,08	3,30	4,50	0,569
Bandscheiben-OP	16,81	26,89	11,63	9,78	0,077
Kardiologie	9,83	13,25	8,25	8,42	0,083
Bypass-OP	6,83	8,90	7,09	9,05	0,820
Myokardinfarkt	12,15	14,03	9,02	7,90	0,016

Bezüglich der Direktverlegerquote vom Akutkrankenhaus in die Rehabilitationseinrichtung war in der Orthopädie ein Rückgang von 28 % auf 25 % zu beobachten, der im Speziellen durch die Hüft-TEP-Patienten mit einem Rückgang um 10 Prozentpunkte verursacht wurde. In der Kardiologie blieb die Direktverlegerquote konstant bei 20 %. Die unterschiedlichen Entwicklungen der Direktverlegerquoten in den einzelnen Indikationen wurden auf Basis des vorliegenden Datenmaterials analysiert, eine eindeutige Erklärung konnte jedoch nicht gefunden werden.

Beim Vergleich der stationären Reha-Verweildauer in der Orthopädie zeigte sich ein signifikanter Rückgang von der ersten zur zweiten Phase. Zudem war eine Verringerung der Wertschwankungen ersichtlich; sowohl das obere als auch das untere Quartil der zweiten Phase wurde von dem Wert 21 begrenzt (vgl. Abb. 3). Der Rückgang war im Besonderen auf die Verkürzung der durchschnittlichen Verweildauer bei GKV-Patienten (von 21,70 auf 20,74 Tage) zurückzuführen.

Beim Vergleich der stationären Reha-Verweildauern der kardiologischen Patienten zeigte sich ebenfalls ein signifikanter Rückgang von der ersten zur zweiten Phase. Der Median blieb konstant bei 21 Tagen. Die Grenze des oberen Quartils lag in der zweiten Phase mit 26 Tagen um zwei Tage unter der der ersten Phase (vgl. Abb. 4).

Diagnosespezifisch war bei den Hüft-TEP-, Knie-TEP-, Bypass- und Myokardinfarkt-Patienten eine kürzere durchschnittliche Reha-Verweildauer in der zweiten Phase festzustellen; lediglich die Bandscheibenpatienten wiesen in der zweiten Phase eine geringfügig längere Verweildauer auf (vgl. Tab. 4). Bei den ambulanten Patienten zeigten sich keine eindeutigen Tendenzen.

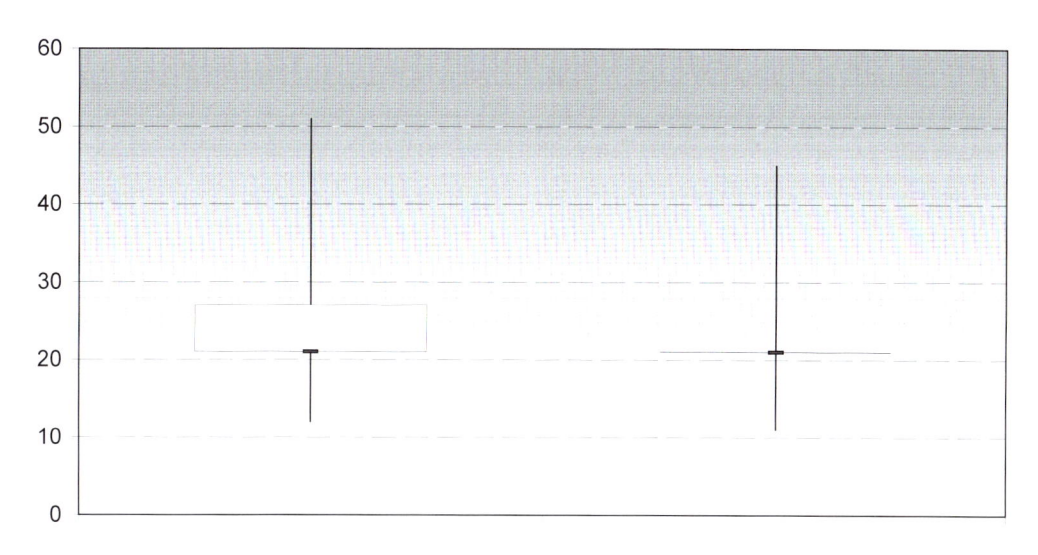

Abb. 3: Vergleich der stationären Reha-Verweildauer (VWD) Orthopädie nach Phasen

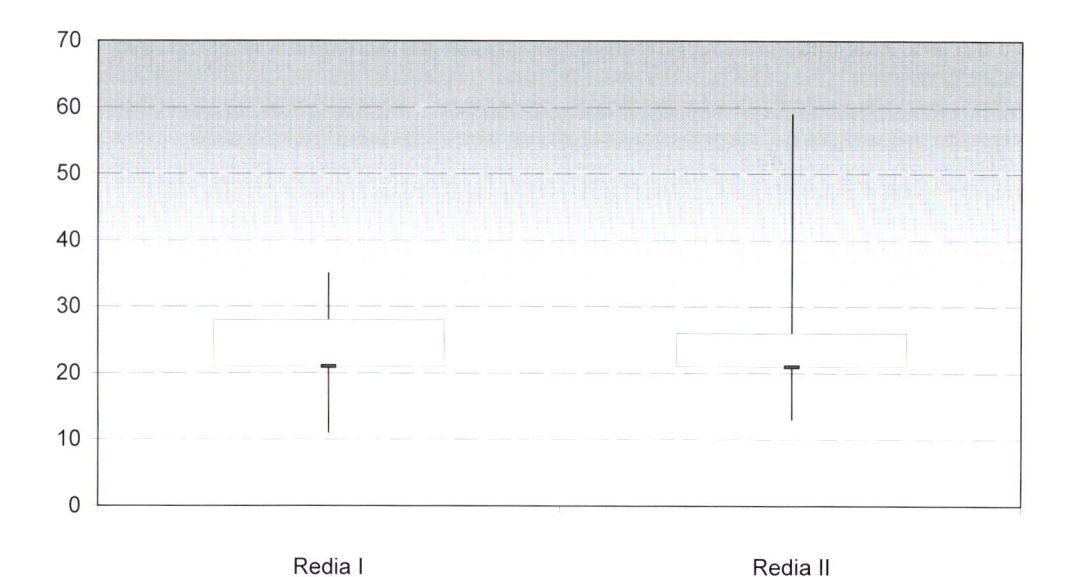

Abb. 4: Vergleich der stationären Reha-Verweildauer (VWD) Kardiologie nach Phasen

II. Empirie

Tab. 4: Vergleich der stationären Reha-Verweildauer

	Redia I		Redia II		T-Test
	μ	σ	μ	σ	p
Orthopädie	23,35	5,34	22,59	4,78	0,022
Hüft-TEP	23,34	5,66	22,11	4,70	0,069
Knie-TEP	22,91	5,09	21,98	4,27	0,171
Bandscheiben-OP	23,82	5,15	24,27	5,24	0,578
Kardiologie	23,64	4,08	22,77	4,35	0,033
Bypass-OP	23,66	4,21	22,65	3,57	0,090
Myokardinfarkt	23,54	3,77	22,84	4,81	0,168

Die Dauer des Gesamtbehandlungsprozesses verkürzte sich sowohl in der Orthopädie (stationär: von 47,06 auf 42,13 Tage; ambulant: von 41,29 auf 40,28 Tage) als auch in der Kardiologie (stationär: von 47,18 auf 42,29 Tage; ambulant von 46,91 auf 39,46 Tage) deutlich (vgl. Abb. 5).

Vergleich des Gesamtprozesses stationärer Rehabilitanden

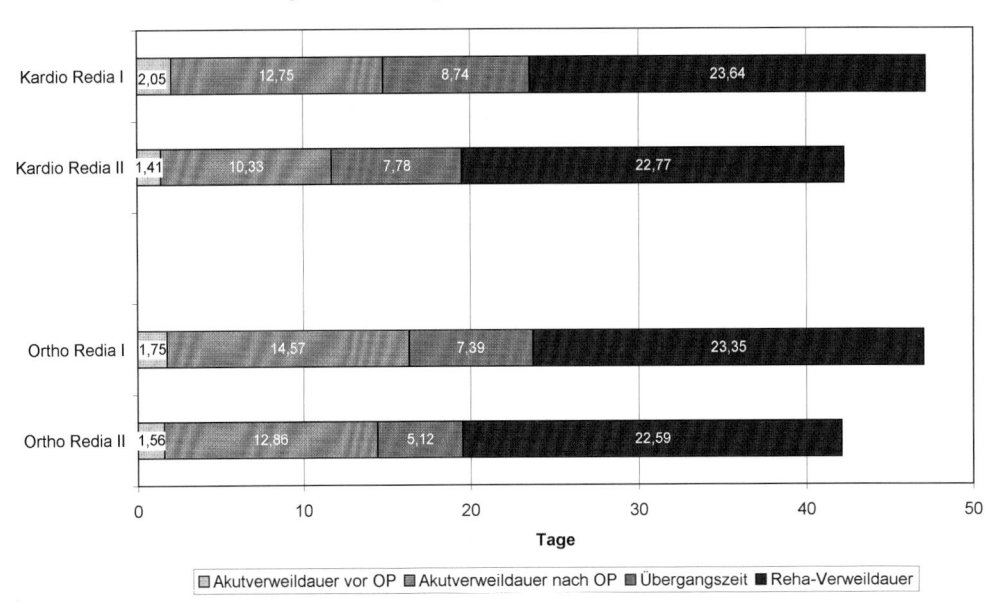

Gruppe	Akutverweildauer vor OP	Akutverweildauer nach OP	Übergangszeit	Reha-Verweildauer
Kardio Redia I	2,05	12,75	8,74	23,64
Kardio Redia II	1,41	10,33	7,78	22,77
Ortho Redia I	1,75	14,57	7,39	23,35
Ortho Redia II	1,56	12,86	5,12	22,59

Abb. 5: Vergleich des stationären Gesamtprozesses

3.2 Patientenzustand

Die Analysen der abgefragten Funktionsscores in den orthopädischen Diagnosen zeigten bei den Hüft-TEP- und den Knie-TEP-Patienten keine signifikanten Änderungen des Staffelsteinscores. Bezüglich der funktionellen Einstufung der Bandscheiben-Patienten wurde zum Aufnahmezeitpunkt der zweiten Phase ein signifikant schlechterer Oswestry-Score festgestellt ($p = 0,043$).

Im Hinblick auf die Eingriffskomplikationen war zu Reha-Beginn in der Orthopädie, insbesondere bei den Wundheilstörungen (R I: 2,1 %, R II: 5,1 %) und den Hämatomen (R I: 3,3 %, R II: 5,8 %), ein Anstieg des Anteils betroffener Patienten in der Stichprobe zu erkennen. In der Kardiologie wurden zu Reha-Beginn bei den Bypass-Patienten gehäuft Perikard- (R I: 12,2 %, R II: 21,9 %) und Pleuraergüsse (R I: 28,5 %, R II: 32,0 %) sowie das Postkardiotomiesyndrom (R I: 4,9 %, R II: 13,5 %) nachgewiesen. Letztgenannte Komplikationen wurden auch zu Reha-Ende bei den Bypass-Patienten vermehrt festgestellt (von 4,1 % auf 19,5 %, von 8,9 % auf 22,7 % bzw. von 1,5 % auf 14,8 %).

3.3 Behandlungs- und Therapieaufwand

Die Patienten der zweiten Phase wiesen eine längere durchschnittliche dokumentierte Therapiedauer auf als die der ersten Phase (Orthopädie: von 2.062,6 Min. auf 2.338,3 Min.; Kardiologie: von 2.063,3 Min. auf 2.351,8 Min.), wobei das primär auf einen Anstieg der Gruppentherapien (Orthopädie: von 1.189,4 Min. auf 1.404,8 Min.; Kardiologie: von 1.617,5 Min. auf 1.890,4 Min.) zurückzuführen war. In der Orthopädie stiegen die Zeiten insbesondere bei der Ergotherapie (von 44,1 Min. auf 103,3 Min.), der physikalischen Therapie (von 295,6 Min. auf 379,2 Min.), den Schulungen (von 215,2 Min. auf 347,7 Min.) und den Kreativ- bzw. Rekreationstherapien (von 61,3 Min. auf 129,5 Min.), während Rückgänge bei den Massagen (von 176,3 Min. auf 139,2 Min.), der psychologischen Therapie (von 154,8 Min. auf 94,2 Min.) und der Einzel-Krankengymnastik bzw. Bewegungstherapie (von 333,1 Min. auf 320,2 Min.) zu verzeichnen waren. Bei den kardiologischen Patienten wurden die Zuwächse im Wesentlichen durch die Kreativ- bzw. Rekreationstherapien (von 11,5 Min. auf 230,2 Min.), die psychologischen Gruppentherapien (von 160,9 Min. auf 228,6 Min.) und die Einzelschulungen (von 15,7 Min. auf 53 Min.) verursacht. Diese Bereiche kompensierten die Rückgänge bei der physikalischen Therapie (von 246,5 Min. auf 193 Min.), den Gruppenschulungen (von 399,7 Min. auf 395,6 Min.) und der Krankengymnastik bzw. Bewegungstherapie in Gruppen (von 1.022,7 Min. auf 1.004,4 Min.).

Bezüglich der von den Studieneinrichtungen aufgeführten Behandlungsaufwendungen waren ebenfalls Änderungen erkennbar. So war bei der pflegerischen Versorgung (insbesondere der Wundversorgung), der Thromboseprophylaxe (besonders mit Heparin bei den endoprothetischen Patienten und mit Clopidogrel bei den Myokardinfarkt-Patienten) und den Hochdruck-/KHK-Medikamenten in beiden Indikationen in der zweiten Phase ein höherer Aufwand zu beobachten. Rückgänge zeigten sich indes bei den diagnostischen Leistungen und dem Antibiotikaverbrauch.

Daten zu den Behandlungsaufwendungen werden bis 2009 systematisch weiter erhoben, um Änderungen in diesem Bereich detailliert nachzuweisen.

II. Empirie

3.4 Ergebnisse der Patientenbefragung

Die psychische Befindlichkeit der Rehabilitanden in Bezug auf Angst und Depressivität wurde durch eine Befragung mittels der deutschen Fassung des HADS-Fragebogens erfasst. Symptome der Subskala Angst betreffen allgemeine Befürchtungen und Sorgen, Nervosität und motorische Spannungen bzw. Entspannungsdefizite. Die Depressionsskala fragt nach Verlust von Lebensfreude und Motivation, nach Interessenverlust sowie Freudlosigkeit und Verminderung des Antriebs. Insgesamt zeigten sich bei der Betrachtung in beiden Phasen der aus anderen Studien bekannte U-förmige Verlauf, d.h. die schlechtesten Werte wurden bei Aufnahme festgestellt, zum Ende der Rehabilitation zeigte sich der Erfolg der Maßnahme in einer Verbesserung und sechs Monate nach Entlassung verschlechterte sich die Befindlichkeit wieder. Die Werte sechs Monate nach der Entlassung waren trotz der erneuten Verschlechterung deutlich besser als zum Zeitpunkt der Aufnahme.

Bei den Angst- und Depressionswerten, die mit dem HADS-Fragebogen erhoben wurden, zeigten sich zwar tendenzielle Veränderungen zwischen den beiden Erhebungen im Rahmen der Studie, Hinweise auf einen Einfluss der DRG-Einführung lassen sich jedoch nicht erkennen.

Ein in der Reha-Forschung häufig eingesetztes Instrument ist der IRES-Patientenfragebogen, der den Reha-Status insgesamt erfasst. Der Bogen bezieht sich auf acht Dimensionen: Somatische Gesundheit, Schmerzen, Gesundheitsverhalten, körperliche Funktionsfähigkeit, psychisches Befinden, Krankheitsbewältigung sowie soziale Integration. Die Auswertung der Fragebögen zeigte zwar die Verbesserungen durch die Reha-Maßnahmen bei den Rehabilitanden auf, zwischen den beiden Studienphasen ergaben sich aber keine eindeutigen Entwicklungen.

3.5 Befragung der beteiligten Reha-Mediziner

Zusätzlich zu den genannten Instrumentarien wurde am Ende der Erhebung ein Evaluationsbogen an die verantwortlichen Ärztinnen und Ärzte in den beteiligten Reha-Einrichtungen ausgegeben. Auf der einen Seite sollten Details über den bisherigen Studienverlauf aus Sicht der Mediziner ermittelt werden. Auf der anderen Seite sollten die verantwortlichen Mediziner den bisherigen Projektverlauf kritisch beurteilen und Verbesserungsvorschläge zur Ablaufoptimierung der Studie einbringen.

An der Evaluation nahmen insgesamt 13 Ärzte aus den beteiligten Häusern teil. Davon kamen fünf Mediziner aus dem kardiologischen und acht Mediziner aus dem orthopädischen Bereich. Im Folgenden werden ausgewählte Ergebnisse dargestellt.

Die Studiennotwendigkeit wurde mittels einer Schulnotenskala beurteilt. Das Ergebnis (1,5) machte deutlich, dass die Reha-Praktiker die Studie für noch bedeutsamer halten, als zum ersten Befragungszeitpunkt (1,6).

Die Bewertung des medizinischen Erhebungsbogens übertraf mit 2,2 in der zweiten Befragung das Ergebnis nach der ersten Phase von 2,6. Dies kann dadurch erklärt werden, dass den Medizinern die Bedeutung der Studie deutlicher wurde und sie daher bereit waren, einen großen Datenumfang zu liefern.

Die inhaltliche Vollständigkeit zeigte sich dadurch, dass nur ein kleiner Teil der Mediziner die Abfrage zu weiteren Themenbereichen vermisste. Hier sank der Anteil von 13 % in der ersten Phase auf nur 8 % der Mediziner in der zweiten Phase. Die zunehmende Akzeptanz des

Studienaufwandes drückt sich darin aus, dass lediglich ein Arzt die Erhebung der Scores im orthopädischen Bereich für unnötig hielt; alle anderen Mediziner hielten den Umfang der Befragung für angemessen. In der ersten Phase benannten noch fast ein Drittel der Mediziner überflüssige Fragen.

Der dritte Teil des Evaluationsbogens befasste sich mit der Abfrage zur Mitarbeit bzw. der Motivation zur Studiendurchführung bei den beteiligten Mitarbeitern in den Kliniken. Als Hauptproblem wurde hierbei, wie schon in der ersten Phase, der hohe Erhebungsaufwand in den Reha-Kliniken angegeben. Zudem wurde die von den Ärzten eingeschätzte Studienakzeptanz bei den von ihnen behandelten Rehabilitanden erfragt. Die Durchschnittsbewertung liegt bei 2,7 und ist damit geringfügig schlechter als in der ersten Phase (2,6) (vgl. Abb. 6).

Wie beurteilen Sie die Einstellung der Patienten zu der Studie auf einer Skala von 1 (sehr positiv) bis 6 (sehr negativ) ?

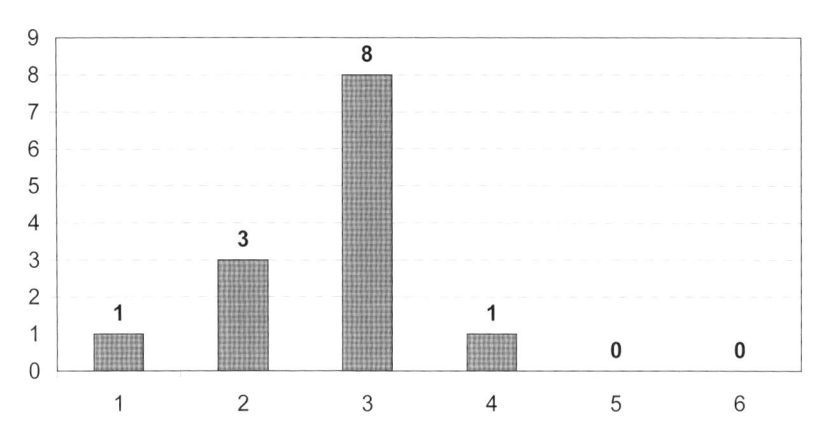

Abb. 6: Beurteilung der Studie aus Patientensicht

Entsprechend dieser eher skeptischen Einschätzung der Teilnahmebereitschaft der Rehabilitanden, bewerteten es 61 % der Kliniken als schwierig, die Patienten zu einer Studienteilnahme zu motivieren.

Abschließend wurden die beteiligten Mediziner nach ihrer Meinung bezüglich bereits eingetretener DRG-Effekte befragt. 83 % der Mediziner gaben an, dass zum Befragungszeitpunkt schon Auswirkungen erkennbar waren. Dieser Wert lag deutlich höher als beim ersten Erhebungszeitpunkt, bei dem nur 44 % der Mediziner bereits über DRG-Auswirkungen berichteten. Als erkennbare DRG-Folgen wurden, wie auch schon in der ersten Phase, kürzere Akut-Liegezeiten und die damit verbundenen Frühverlegungen genannt. So wurde in der Konsequenz in einzelnen Reha-Kliniken schon zum Erhebungszeitpunkt der zweiten Phase ein höherer Pflege-, Diagnostik- und Medikamentenbedarf konstatiert. Ursächlich hierfür sind funktionelle Defizite, vermehrt auftretende Wundprobleme, noch vorhandenes Nahtmaterial und ein insgesamt schlechter werdender Allgemeinzustand der Patienten.

II. Empirie

4 Trendszenarien als Frühwarnindikatoren

Da die zukünftigen Auswirkungen der DRG-Einführung auf die medizinische Rehabilitation auf Grundlage der vorliegenden Daten nicht mit Sicherheit vorausgesagt werden können, erscheint es zweckmäßig, Methoden einzusetzen, die eine bessere Orientierung hinsichtlich der zukünftigen Entwicklungen erlauben. Als ein geeignetes Instrument bietet sich die Szenariotechnik an, anhand derer realistische Entwicklungsmöglichkeiten bzw. -korridore in vergleichsweise ferner Zukunft und bei relativ großer Unsicherheit in Abhängigkeit von bestimmten Rahmenbedingungen aufgezeigt werden können. Im Mittelpunkt stehen im Gegensatz zu quantitativen Prognosen weniger Wahrscheinlichkeit und Eintreffgenauigkeit, sondern eher Ermittlung und Beschreibung von bestimmenden Faktoren und Wirkungszusammenhängen.

Szenarien werden dabei häufig in Form eines Szenariotrichters dargestellt. Den Ausgangspunkt der Betrachtung bildet das Trendszenario, welches auf einer Zeitachse aufgespannt wird. Dieses Trendszenario stellt die zukünftige Entwicklung unter der Annahme stabiler Umweltentwicklungen dar. Da im Regelfall allerdings von instabilen Umweltbedingungen ausgegangen werden muss, werden sowohl positive als auch negative Entwicklungsmöglichkeiten berücksichtigt.

In der Gegenwart ist der Szenariotrichter am engsten. Am Ausgangspunkt sind die Beziehungen im betrachteten System und die auf sie einwirkenden Faktoren bekannt. Durch die immer weitere Entfernung von der Gegenwart und den damit verbundenen möglichen Abweichungen vom Trendszenario erhöht sich die Spannweite mit Fortdauer der Zeit. Der Trichter veranschaulicht den denkbaren Raum plausibler Entwicklungen, der mit Szenarien abgebildet werden kann. Auf diesen Trichter können im Zeitverlauf Ereignisse einwirken, die einen großen Einfluss auf die weitere Entwicklung haben können („Störereignis").

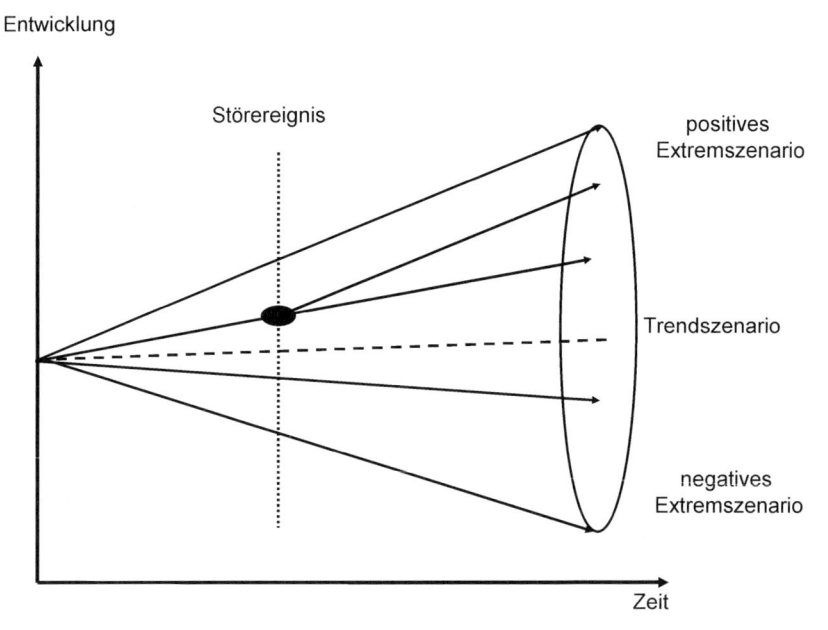

Abb. 7: Szenariotrichter

Wendet man die Szenariotechnik auf den Gegenstand der REDIA-Studie an, können durch verschiedene Szenarien mögliche zukünftige Entwicklungen dargestellt werden. Denn die stufenweise DRG-Einführung im Akutbereich verursacht eine Instabilität der Rahmenbedingungen für die Anschlussheilbehandlung in den Rehabilitationseinrichtungen, deren Auswirkungen bzw. bisherige Entwicklung im Rahmen der vorliegenden zweiten Phase nur in kurzfristiger Sichtweise festgestellt werden konnte. Aufgrund der Komplexität der Studie, die sich auch durch die festgestellten sehr heterogenen Entwicklungen in den einzelnen Untersuchungsbereichen zeigt, sind ausgewählte Einzelerkenntnisse bzw. -phänomene mit der Szenariotechnik zu analysieren. Mit der Auswahl der zu untersuchenden Einzelphänomene sind möglichst geeignete Frühindikatoren für potentielle Auswirkungen der DRG-Einführung zu separieren. Dabei sollte die Auswahl nicht ausschließlich auf den statistischen Grundlagen der bisherigen Erhebungen, sondern auch auf qualitative Einschätzungen, z. B. abgeleitet aus Expertengesprächen, basieren.

Als Frühindikatoren kommen grundsätzlich Erkenntnisse aus allen Bereichen der Studie in Frage.

- So könnte hinsichtlich des pflegerischen Aufwands, auf Grundlage der bisher festgestellten Tendenzen, das Szenario entworfen werden, dass der Pflegeaufwand in den Rehabilitationseinrichtungen aufgrund der DRG-Einführung und dem damit zusammenhängenden kürzeren Abstand zum AHB-verursachenden Akutereignis des Rehabilitanden weiter steigen wird. Ein Aspekt in diesem Zusammenhang könnten die zunehmenden Aufwendungen für die Wundversorgung sein, da noch liegende Fäden oder Klammern bei den operierten Patienten nach Expertenaussagen in Zukunft vermehrt Zusatzleistungen in der Rehabilitation erfordern.
- Im Bereich der medikamentösen Aufwendungen, z. B. im Rahmen der Thromboseprophylaxe, könnte durch den zunehmenden Verbrauch von vergleichsweise teuren Präparaten wie Heparin oder Clopidogrel das Eintreten negativer Szenarien aus Sicht der Rehabilitationseinrichtungen wahrscheinlicher werden.
- Gleiches gilt für die zunehmenden Komplikationsraten die Wundheilstörungen und Hämatome bei den TEP-Patienten sowie der Perikard- und Pleuraergüsse bei den Bypass-Patienten.

Zu beachten ist dabei, dass die Entwicklungen der Einzelphänomene durch „Störereignisse" beeinflusst werden können, die eine Änderung der erwarteten Entwicklungsrichtung verursachen. So könnte der Trend zu vermehrt auftretenden Eingriffskomplikationen z. B. durch neue und schonendere Operationsmethoden abgeschwächt werden. Abbildung 8 veranschaulicht allgemein mögliche Szenarien, die für die zu analysierenden Einzelphänomene eintreten können.

Die angeführten Einzelphänomene stellen eine Auswahl möglicher Kostentreiber dar, die als relevante Frühwarnindikatoren für die weitere Entwicklung im AHB-Bereich anzusehen sind. Im Rahmen einer detaillierten Analyse mit der Szenariotechnik wären die unterschiedlichen Entwicklungsmöglichkeiten dieser Einzelphänomene, ebenso wie relevante Störereignisse, zu ermitteln, was insgesamt einen erheblichen Analysebedarf aufzeigt. Bestätigen sich bestimmte Szenarien würde es in der Folge zu Änderungen der Trendprognosen kommen.

Insbesondere aufgrund der Tatsache, dass sich die Auswirkungen der DRG-Einführung infolge der noch laufenden Konvergenzphase als instabile Rahmenbedingung erweisen und zudem weitere Umwelteinflüsse z. B. durch medizin-technologische Entwicklungen, zu berücksichtigen sind, ergibt sich ein breites Spektrum möglicher Zukunftsszenarien. Vor allem die negativen Szenarien der verschiedenen Einzelphänomene, die bei der derzeitigen Leistungsvergütung zu einer unter finanziellen Aspekten problematischen Situation für die AHB-Anbieter führen, sollten daher Anlass sein, die Analysen der REDIA-Studie in einer weiteren Phase fortzuführen.

II. Empirie

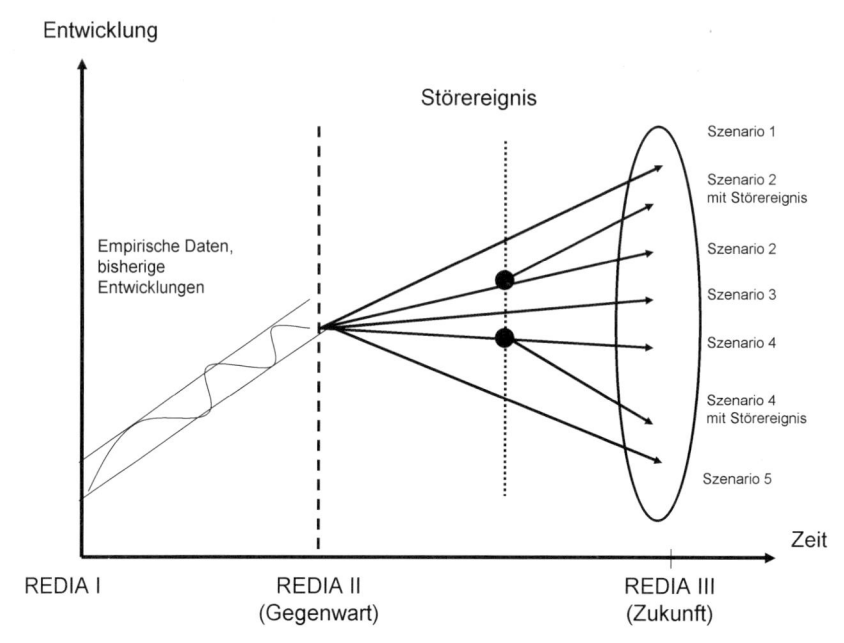

Abb. 8: Szenariotrichter zur REDIA-Studie

5 Diskussion

Sowohl bei Experten aus Akut- und Reha-Medizin als auch für Fachleute der Kostenträger sowie für Gesundheitsökonomen bestand die Vermutung, dass durch die DRG-Einführung im Akutbereich die Betreuung der Patientenklientel im Rehabilitationsbereich aufwändiger als bisher wird. Berichteten während der ersten Phase nur 44 % der beteiligten Rehabilitationsmediziner von spürbaren DRG-Auswirkungen, waren es bei einer Befragung in der zweiten Studienphase im Januar 2006 bereits 83 %, die sich im Rahmen der Anschlussheilbehandlung von spürbaren DRG-Effekten betroffen fühlten. Dies bestätigt die Notwendigkeit einer Studie zur Untersuchung möglicher Auswirkungen der DRG-Einführung im Akutbereich auf die medizinische Rehabilitation (Eiff et al. 2007).

Der Behandlungsprozess der stationär rehabilitierten Patienten verkürzte sich innerhalb von zwei Jahren in beiden Studienbereichen deutlich von 47 auf 42 Tage. Diese Verkürzung wird sowohl durch eine signifikant kürzere Akutverweildauer als auch durch den schnelleren Übergang und die kürzere Reha-Behandlung verursacht. Sollte diese Verkürzung der Behandlungsdauer fortschreiten, ist mit dem Entstehen bzw. einem deutlichen Anstieg des Nachsorgebedarfs im Anschluss an die Reha zu rechnen. Dies führt im Rahmen der Studie zu Limitationen, da der Nachsorgebedarf im Anschluss an die Rehabilitation nicht erfasst werden kann.

Obwohl die Patienten an einer früheren Stelle des Behandlungsprozesses in die Rehabilitation aufgenommen werden, konnte keine signifikante Verlagerungen des Behandlungsaufwandes vom Akutkrankenhaus in die Rehabilitation, z.B. durch eine Zunahme des Pflegeaufwands oder eine Veränderung des notwendigen therapeutischen und medikamentösen Betreuungsbedarfs, nachgewiesen werden. Die von Praktikern erwartete Zunahme von Wundproblemen in der Orthopädie wurde durch mehr Wundheilstörungen und Hämatome deutlich;

bei den Bypass-Patienten traten gehäuft Perikard- und Pleuraergüsse auf. Im Rahmen der Patientenbefragung wurden bei den Bandscheiben- und Bypass-Patienten in der zweiten Phase tendenziell schlechtere Werte festgestellt. Eine eingeschränkte Reha-Fähigkeit deutete sich in keinem der untersuchten Diagnosefelder an.

Die festgestellten strukturellen Unterschiede[2] bezüglich der Patientenkollektive der ersten und der zweiten Phase entsprachen den generellen Entwicklungen der Patientenströme in Deutschland. Insofern war eine repräsentative Erhebung der Entwicklungen durch die Stichprobenzusammensetzung gewährleistet. Die relativ große Stichprobe führte dazu, dass schon geringe Wertänderungen, wie z.B. beim Oswestry-Score, signifikant wurden. Inwiefern diese Unterschiede jedoch eine klinische Relevanz aufweisen, ist nur schwer zu beurteilen. Die Durchführung einer Multicenter-Studie stellte sich trotz der dadurch gestiegenen Studienkomplexität als sinnvoll heraus, da so ein ergebnisbestimmender Charakter von Besonderheiten einzelner Kliniken und lokaler Einflussfaktoren ausgeschlossen werden konnte. Ebenso erwiesen sich die konsekutive Auswahl der Studienpatienten und der große Umfang der abgefragten Daten je Patient, insbesondere zur Beschreibung des Patientenzustands, im Hinblick auf die formulierten Studienziele als zweckmäßig.

Ob und inwieweit die festgestellten Tendenzen, wie z.B. der dokumentierte Mehraufwand in Bereichen der pflegerischen und der medikamentösen Versorgung der Rehabilitanden, weiter zunehmen werden, sollte möglichst engmaschig beobachtet werden, damit eine frühzeitige Reaktion auf eventuelle Fehlentwicklungen gewährleistet werden kann. Um langfristige Entwicklungen zu erfassen, ist zumindest eine weitere Studienphase notwendig. Diese sollte möglichst gegen Ende der DRG-Konvergenzphase im Jahr 2008 terminiert werden. Mit den Daten dieser Erhebung kann analysiert werden, inwieweit sich die festgestellten Tendenzen über die Zeit der schrittweisen DRG-Einführung zu tatsächlichen Veränderungen entwickelt haben. Dabei sind zunehmende sektorenübergreifende Aktivitäten von Akut- und Reha-Einrichtungen, z.B. im Rahmen der integrierten Versorgung gem. § 140a–d SGB V, ebenso zu berücksichtigen wie mögliche Entwicklungen im Bereich der Frührehabilitation. Auf Grundlage der vorliegenden Kurzfrist-Analyse ist es mit der geplanten dritten Phase möglich, die Entwicklungen im Bereich der medizinischen Rehabilitation, und dabei insbesondere die DRG-Auswirkungen, im Zeitverlauf darzustellen.

Literatur

Bortz, J., Döring, N. (2002): Forschungsmethoden und Evaluation für Human- und Sozialwissenschaftler. 3. Aufl., Berlin u.a.: Springer.

Egner, U., Verbarg, A. (2001): Das DRG-System im Krankenhaus und seine Auswirkungen auf die Rehabilitation. In: Deutsche Angestelltenversicherung, 11/2001, S. 418–423.

Eiff, W. von, Klemann, A., Meyer, N. (2007): REDIA-Studie II – Auswirkungen der DRG-Einführung auf die medizinische Rehabilitation. Münster: LIT-Verlag.

Haaf, H.-G. (2003): Vergütung mit DRG-Fallpauschalen im Krankenhaus und die Konsequenzen für die medizinische Rehabilitation. In: Deutsche Rentenversicherung, 10/2003, S. 620–631.

Haaf, H.-G., Volke, E., Schliehe, F. (2004): Neue Vergütungs- und Versorgungsformen und ihre Auswirkungen auf die Rehabilitation. In: Die Rehabilitation, 5/2004, S. 312–324.

Herrmann, C., Buss, U., Snaith, R.P. (1998): HADS-D Hospital Anxiety and Depression Scale – Deutsche Version, Testdokumentation und Handanweisung. Bern: Hans Huber.

---

2 Dies sind sowohl die oben angeführten Variablen Alter und Geschlecht als auch weitere, hier nicht näher erläuterte Variablen, wie z.B. die Komorbidität oder das Gewicht.

II. Empirie

Kluge, A. (2003): DRG – Was ändert sich für die Rehabilitation? In: führen & wirtschaften, 3/2003, S. 277–280.

Köhler, F. (2002): Auswirkungen des DRG-Systems auf Anschluss- und Rehabilitationsbehandlung in Sydney, New South Wales, Australien. In: Die Rehabilitation, 1/2002, S. 10–13.

Lauterbach, K.W., Lüngen, M. (2001): Verändern Diagnosis Related Groups die Anforderungen an die Rehabilitation? In: Die Krankenversicherung, 9/2001, S. 272–276.

Leonhart, R., Gerdes, N. (Hrsg.) (2005): Der IRES-Fragebogen in Theorie und Praxis. Regensburg: Roderer.

Neubauer, G., Nowy, R. (2001): DRGs in Australien – Fallkostenkalkulation, Vergütungsfindung und Zu- und Abschläge. In: das krankenhaus, 2/2001, S. 123–129.

Rochell, B., Roeder, N. (2002): DRGs als Grundlage der zukünftigen Krankenhausfinanzierung – Stand der Umsetzung und Einfluss auf die Rehabilitation. In: Die Rehabilitation, 1/2002, S. 1–9.

Sachverständigenrat für die Konzertierte Aktion im Gesundheitswesen (SVR) (2003): Gutachten 2003. Finanzierung, Nutzerorientierung und Qualität. Kurzfassung, Band II. Baden-Baden: Nomos.

Völler, H., Buhlert, H. (2005): Mehr Pflege in der Reha bei langem Akutaufenthalt. In: DEGEMED Newsletter, 11/2005 S. 3.

Spezialisierung und Mindestmengen – Qualität im Aufwind?

Werner de Cruppé, Christian Ohmann, Karl Blum, Max Geraedts

1 Einleitung

1.1 Fallpauschalen und Mindestmengen

Mit dem Fallpauschalengesetz im Jahr 2002 wurde nicht nur das Krankenhausentgeltgesetz mit den Details zur Umstellung der Krankenhausvergütung auf Fallpauschalen gesetzlich verabschiedet. Mit dem Fallpauschalengesetz wurde ebenfalls beschlossen, die Vorgaben zur Qualitätssicherung im Krankenhaus im Sozialgesetzbuch V zu ergänzen. Die Selbstverwaltung wurde beauftragt, Mindestmengen für planbare Eingriffe im Krankenhaus festzulegen, und alle Krankenhäuser wurden verpflichtet, alle zwei Jahre einen strukturierten Qualitätsbericht zu veröffentlichen. Die Umstellung der Vergütung ging also zeitgleich mit einer Ergänzung der Instrumente zur Qualitätssicherung im Krankenhaus einher, und es stellt sich die Frage, ob Zusammenhänge zwischen diesen beiden unterschiedlichen Aspekten der Krankenhausbehandlung bestehen. Die Einführung von Fallpauschalen als Vergütungsmethode für Krankenhausleistungen stellt für alle Krankenhäuser eine große Umstellung ihrer betriebswirtschaftlichen Kalkulation mit zahlreichen Veränderungen bis hin zur betriebsinternen Reorganisation der Krankenbehandlung dar, wie die Beiträge in diesem Buch aufzeigen. Damit trotz dieser Veränderungen die Qualität der Behandlung gewährleistet wird, soll die Qualität der Krankenhausbehandlung neben der Verpflichtung zu einem internen Qualitätsmanagement und der Teilnahme an der externen Qualitätssicherung nun zusätzlich durch Krankenhausqualitätsberichte und Mindestmengen abgesichert werden. Die strukturierten Qualitätsberichte sollen durch für alle zugängliche Informationen eine Transparenz der Krankenhausleistungen nach außen ermöglichen. Mindestmengen sollen dafür sorgen, dass die Behandlung bei bestimmten planbaren Leistungen nur noch in Krankenhäusern mit größerer Erfahrung bei den fraglichen Leistungen stattfindet, womit eine verbesserte Ergebnisqualität erhofft wird. Neben dieser die Qualität absichernden Funktion bei veränderten Vergütungsmodalitäten ist ein weiterer Zusammenhang zwischen Vergütung und Qualitätssicherung zu beachten. Mindestmengen können dazu beitragen, die Anzahl der Leistungserbringer für einen Eingriff zu vermindern, da solche mit unterzähliger Mindestmenge aus der Versorgung ausscheiden, was tendenziell zu einer Zentralisierung führen kann. Damit stehen bestimmte Fallpauschalen also vergütungstechnisch unter einem Mengenvorbehalt. Sie können nur von den Krankenhäusern abgerechnet werden, die die Auflagen der Mindestmengenanforderung erfüllen.

In dem vorliegenden Beitrag werden Auswirkungen der Mindestmengenvereinbarung im Hinblick auf die Ergebnisqualität der Behandlung, die Versorgungsstruktur und die Krankenhäuser dargestellt. Grundlage ist eine Untersuchung im Auftrag des Gemeinsamen Bundesausschuss (G-BA) unter Förderung des Bundesministeriums für Gesundheit zur Evaluation der Auswirkungen der Mindestmengenvereinbarung. Es wird nicht auf mögliche unmittelbare Wechselwirkungen zwischen Fallpauschalenkalkulation bei mindestmengenrelevanten Prozedurenschlüsseln (OPS) oder betriebswirtschaftliche Kalkulationen in Krankenhäusern eingegangen, da diese Fragestellungen nicht Teil der Mindestmengenevaluation waren.

II. Empirie

1.2 Mindestmengenvereinbarung und Evaluation

Gemäß der Vorgabe des Fallpauschalengesetzes hat sich die gemeinsame Selbstverwaltung auf einen Katalog von planbaren Leistungen geeinigt, für die seit 2004 Mindestmengen gelten. In der Mindestmengenvereinbarung (MMV) sind die vertraglichen Rahmenbedingungen geregelt. In der Anlage 1 zur MMV sind die Eingriffsarten, definiert als OPS-Ziffern, und die geforderten Mindesteingriffszahlen festgelegt und in der Anlage 2 Ausnahmetatbestände zur Durchführung der Eingriffe bei Unterschreitung der Mindesteingriffszahlen. Die MMV ist beim G-BA als Richtlinie dokumentiert und unter www.g-ba.de einsehbar. Die seit 2004 geltenden Mindestmengen, ihre Mindesteingriffszahl und seit wann sie in Kraft sind, ist Tab. 1 zu entnehmen, die Ausnahmetatbestände sind in Tab. 2 aufgeführt.

Tab. 1: Mindestmengen, Eingriffszahlen (pro Jahr und Krankenhaus) und deren zeitliches Inkrafttreten

Mindestmenge	Eingriffszahl seit 2004	Eingriffszahl seit 2006
Lebertransplantation	10	20
Nierentransplantation	20	25
Stammzelltransplantation	12 ± 2 [10–14]	25
komplexe Eingriffe am Organsystem Ösophagus	5	10
komplexe Eingriffe am Organsystem Pankreas	5	10
Knie-Totalendoprothese	–	50*
Koronarchirurgie	nicht definiert	nicht definiert

* Übergangsregelung: Krankenhäuser mit 40–49 Eingriffen im Jahr 2005 und guter Qualität können 2006 teilnehmen

Tab. 2: Allgemeine Ausnahmetatbestände der Mindestmengenvereinbarung

1. Der Mindestmengenkatalog betrifft planbare Leistungen, Notfälle bleiben davon unberührt.
2. Jährliche Anpassung des Katalogs unter Berücksichtigung des wissenschaftlichen Fortschritts.*
3. Bei der Umsetzung der Mindestmengenregelung muss die flächendeckende Versorgung der Bevölkerung gewährleistet sein. Zum Beispiel ist darauf zu achten, dass im Rahmen der Transplantationschirurgie kurze kalte Ischämiezeiten eingehalten werden.
4. Beim Aufbau neuer Leistungsbereiche werden Übergangszeiträume von 36 Monaten eingeräumt.
5. Bei personeller Neuausrichtung bestehender Leistungsbereiche werden Übergangszeiträume von maximal 24 Monaten eingeräumt.
6. Eingriffe, die unter kurativer Intention begonnen wurden, und als Palliativ- resp. explorative Eingriffe beendet werden, werden berücksichtigt, wenn auch nach der jeweils aktuellen Fassung der Deutschen Kodierrichtlinien der die Mindestmenge betreffende OPS Kode zu verwenden ist.**
7. Lehr-Assistenz wird angerechnet.
8. Die Mindestmengenregelung darf nicht im Widerspruch zur jeweils gültigen Weiterbildungsordnung stehen.*

* diese Ausnahmetatbestände gelten seit 2006 nicht mehr
** der Konditionalsatz ist ab 2006 eingefügt worden

Die MMV legt ebenfalls fest, dass eine Evaluation der Auswirkung der Einführung von Mindestmengen erfolgen sollte. Diesen Auftrag zur Evaluation erhielten die drei Forschungsinstitute aus Düsseldorf, die diesen Beitrag verfasst haben. Die Zielfragestellungen der Evaluation umfassten die Umsetzung der MMV von 2004–2006 und die Auswirkungen auf die Ergebnisqualität, auf die Struktur der Patientenversorgung und die Auswirkung in den Krankenhäusern.

Als Datengrundlage dienten die verpflichtenden Krankenhausqualitätsberichte, in denen gemäß MMV alle Krankenhäuser ihre mindestmengenrelevanten Eingriffe dokumentieren und veröffentlichen mussten. Diese wurden für die Evaluation analysiert. Erweitert wurde diese Datengrundlage durch zwei schriftliche Primärerhebungen an den betroffenen Krankenhäusern, um die Auswirkungen in den Krankenhäusern zu erheben. Ergänzend war es möglich, in Kooperation mit der Bundesgeschäftsstelle Qualitätssicherung (BQS) und dem Institut für das Entgeltsystem im Krankenhaus (InEK) Daten zur Qualität und Abrechnung auszuwerten. Im Weiteren werden grundlegende Ergebnisse zu allen sechs derzeit gültigen Mindestmengen berichtet und dann am Beispiel einer Mindestmenge wichtige Auswirkungen gemäß den oben aufgeführten Fragestellungen der Evaluation exemplarisch beschrieben.

2 Evaluationsergebnisse

2.1 Anzahl von der Mindestmengenregelung betroffener Krankenhäuser und Fälle

Mit Beginn der MMV im Jahr 2004 unterlagen bundesweit 485 (28,4 %) von 1.710 Krankenhäusern mindestens einer der Mindestmengen, wobei jeweils ein Drittel der betroffenen Krankenhäuser Eingriffe zu einer, zwei oder drei und mehr Mindestmengen durchführten (Tab. 3). Die Grundgesamtheit von 1.710 Krankenhäusern ergibt sich aus den bis Dezember 2005 veröffentlichten Qualitätsberichten zum Berichtsjahr 2004 unter Ausschluss der Krankenhäuser ohne Akutversorgungsauftrag (psychiatrische, neurologische, geriatrische, palliativmedizinische, rehabilitative Einrichtungen ohne Akutbereich und Fachkliniken für Entzug).

Tab. 3: Anzahl Mindestmengenbereiche je Krankenhaus (Quelle: Krankenhausqualitätsberichte 2004)

Anzahl Mindestmengenbereiche pro Krankenhaus	Anzahl Krankenhäuser	Prozente der MM Krankenhäuser	Prozente aller Krankenhäuser (N = 1710)
1 MM*	179	36,9	10,5
2 MM	161	33,2	9,4
3 MM	94	19,4	5,5
4 MM	18	3,7	1,1
5 MM	33	6,8	1,9
Gesamt	485	100,0	28,4

* MM = Mindestmenge

II. Empirie

Die fünf im Jahr 2004 geltenden Mindestmengen betrafen laut Qualitätsberichten des Jahres 2004 23.128 Fälle, entsprechend 0,14 % aller laut Statistischem Bundesamt 16,8 Mio. stationären Behandlungsfälle in dem Jahr. Insgesamt wurden davon 736 Fälle, 3 % aller Mindestmengenfälle, in Krankenhäusern behandelt, deren entsprechende Abteilung 2004 nicht die Mindesteingriffszahl erreichte. Die Anwendung der zumeist verdoppelten Eingriffszahlen und angepassten OPS-Ziffern, die ab 2006 gültig sind, auf diese Daten des Jahres 2004 führt dazu, dass 3.217 Fälle (17 % der Mindestmengenfälle) in Krankenhäusern behandelt würden, die die Eingriffszahlen nicht erreichten.

Unterschiedlich stellt sich die Situation betroffener Krankenhäuser und Fälle dar, wenn man nicht nur die Qualitätsberichtsdaten, sondern auch die Befragungsdaten der Krankenhäuser und die Abrechnungsdaten des InEK (Daten nach § 21 Krankenhausentgeltgesetz) betrachtet (s. Tab. 4). Zu beachten sind dabei folgende Aspekte: Die Angaben zu den Lebertransplantationen variieren stark, da die OPS-Definition in der MMV 2004 sogenannte onkologische Substitutionseingriffe umfasste, die 2006 ausgeschlossen wurden. Diese Eingriffe konnten zu den eigentlichen Lebertransplantationseingriffen hinzugerechnet werden, um die Mindesteingriffszahl zu erreichen. Bei der Krankenhausbefragung wurden nur die laut Deutsche Stiftung Organtransplantation (DSO) tatsächlichen Lebertransplantationszentren eingeschlossen (niedrigste Krankenhaus- und Fallzahl). In den Qualitätsberichten hat ein Teil der Krankenhäuser, die keine Transplantationszentren sind, ihre onkologischen Substitutionseingriffe angegeben. Andere taten dies nicht, da sie nach ihrem Selbstverständnis keine Lebertransplantationen durchführen, also auch nicht unter diese Mindestmenge fielen (mittlere Krankenhaus- und Fallzahl). Die InEK-Daten enthalten alle Krankenhäuser, da diese alle im Jahr 2004 geltenden OPS und damit Krankenhäuser herausfilterten (höchste Zahlen). Bei den Nieren- und Stammzelltransplantationen sind die Angaben in den drei Quellen in ähnlicher Höhe. Bei den Ösophagus- und Pankreaseingriffen zeigt sich, dass die Qualitätsberichtsdaten jeweils die niedrigste Anzahl der die Mindestmenge nicht erreichenden Krankenhäuser und Fälle dokumentieren. Für die seit 2006 geltende Mindestmenge zu den Knie-Totalendoprothesen lässt sich feststellen, dass aus allen drei verfügbaren Datenquellen 1.000 Krankenhäuser mit ca. 125.000 Eingriffen betroffen waren.

Die Rate der Krankenhäuser, die tatsächlich aufgrund der unterzahligen Mindestmenge aus der Versorgung ausgeschieden sind, ist niedriger als die Anzahl unterzahliger Krankenhäuser erwarten lässt. Laut Krankenhausbefragung sind bei den Transplantationen im Jahr 2005, also nach der Mindestmengeneinführung, keine Krankenhäuser aus der Versorgung des entsprechenden Eingriffs ausgeschieden. Im Jahr 2007 schieden dagegen bei Pankreaseingriffen 4,8 %, bei Ösophaguseingriffen 9,3 %, bei Knie-Totalendoprothesen 11,1 % aus der Versorgung aus (s. Tab. 5). Hierbei spielen einerseits die geltend gemachten Ausnahmetatbestände „Notfalleingriff" und „personelle" und „organisatorische Neuausrichtung des Krankenhauses", je nach Mindestmenge unterschiedlich gewichtet, die hauptsächliche Rolle. Andererseits geben die Krankenhäuser in der Krankenhausbefragung an, dass von Seiten der Kostenträger nur in ca. der Hälfte der Fälle die Unterschreitung in den Verhandlungen thematisiert wurde und eine Kostenübernahme meistens erfolgte.

Spezialisierung und Mindestmengen – Qualität im Aufwind?

Tab. 4: 2004 von Mindestmengen betroffene Krankenhäuser und Fälle, Vergleich der Datenquellen: InEK, Krankenhausqualitätsberichte (QB) und Krankenhausbefragung (KHB)

Mindestmenge		Fälle 2004		Krankenhäuser 2004	
		insgesamt N	davon Mindestmenge nicht erfüllt N (%)	insgesamt N	davon Mindestmenge nicht erfüllt N (%)
Lebertransplantation	InEK*	5.120	1.075 (21,0)	369	260 (70,5)
	QB	3.703	241 (6,5)	132	62 (47,0)
	KHB[1]	881[2]	41 (4,7)	26[3]	10 (39,0)
Nierentransplantation	InEK	2.443	76 (3,1)	44	9 (20,5)
	QB	2.528	39 (1,5)	43	4 (9,3)
	KHB	2.478	53 (2,1)	40[3]	4 (10,0)
Komplexe Eingriffe am Ösophagus	InEK	2.684	335 (12,5)	285	119 (41,8)
	QB	3.302	179 (5,4)	297	86 (29,0)
	KHB	3.302	234 (7,1)	297	116 (39,0)
Komplexe Eingriffe am Pankreas	InEK	8.084	629 (7,8)	608	224 (36,8)
	QB	8.417	200 (2,4)	456	84 (18,4)
	KHB	8.417	258 (3,1)	456	112 (24,6)
Stammzelltransplantation	InEK	5.250	73 (1,4)	84	13 (15,5)
	QB	5.178	77 (1,5)	82	13 (15,9)
	KHB	5.178	77 (1,5)	82	13 (15,9)

* Daten des InEK gemäß der OPS-Definition und Mindesteingriffszahl der MMV 2004, nur Krankenhäuser mit mindestens 2 Fällen berücksichtigt,
[1] Daten der Krankenhausbefragung (KHB) sind Hochrechnungen
[2] nur Transplantationen, keine Leberresektionen
[3] nur Transplantationszentren laut Deutsche Stiftung Organtransplantation und ohne Mehrfachzählung verschiedener Betriebsstätten desselben Krankenhauses

Tab. 5: Umverteilungseffekte der Mindestmengenvereinbarung im Jahr der Einführung – Hochrechnungen (Quelle: Krankenhausbefragungen)

Mindestmengenbereiche	Anzahl KH* im Jahr vor Einführung der MMV** (2003, bei Knie-TEP 2005)	Anzahl KH* im Jahr der Einführung der MMV** (ohne neue Anbieter) (2004, bei Knie-TEP 2006)	Rückgang absolut	Rückgang in %
Knie-TEP	1.054	937	117	11,1
Ösophagus-Eingriffe	327	297	30	9,3
Pankreas-Eingriffe	479	456	23	4,8
Stammzellentransplantationen	82	82	0	0
Nierentransplantationen	40	40	0	0
Lebertransplantationen	26	26	0	0

* KH = Krankenhaus, ** MMV = Mindestmengenvereinbarung

II. Empirie

2.2 Auswirkungen der Mindestmengenvereinbarung auf die Ergebnisqualität

Die Auswirkungen auf die Ergebnisqualität konnte in Bezug auf Qualitätsindikatoren zur Knie-Totalendoprothese untersucht werden, die im Rahmen der externen Qualitätssicherung seit 2003 durch die BQS erhoben werden. Klinische Daten zur Ergebnisqualität der anderen fünf Mindestmengen gab es in Deutschland im Evaluationszeitraum bis Mitte 2007 nicht. Die BQS hat ab dem Jahr 2006 begonnen, Indikatoren zu Leber- und Nierentransplantationen zu erheben, die zukünftig zur Beschreibung der Ergebnisqualität auch unter Mindestmengengesichtspunkten herangezogen werden könnten.

Für die Bewertung der Ergebnisqualität bei Knie-Totalendoprothesen standen drei Variablen aus dem BQS-Datensatz zur Verfügung: postoperative Wundinfektion, Wundhämatom/Nachblutung und postoperative Beweglichkeit. Die statistische Analyse erfolgte zur Risikoadjustierung mit multivariaten linearen logistischen Regressionen, in denen die patientenbezogenen Faktoren Geschlecht, Alter, ASA-Klassifikation und Röntgenscore sowie der krankenhausbezogene Faktor Fallzahlklasse berücksichtigt wurden. Zusätzlich wurden Generalized Estimation Equations (GEE)-Analysen durchgeführt, um Korrelationen innerhalb von Krankenhäusern (Clustering) zu berücksichtigen. Als Ergebnis zeigt sich bei postoperativen Wundinfektionen eine signifikante Reduktion des Wundinfektionsrisikos von 2004 auf 2005 von 11 % (Odds ratio: 0.889) und von 2005 nach 2006 um 23 % (Odds ratio: 0.775). Die Verbesserung der Wundinfektionsrate war zu etwa der Hälfte dem Faktor „Einführung der Mindestmenge" zuzurechnen. Bei Wundhämatom/Nachblutung reduziert sich von 2005 nach 2006 das Risiko um 44 % statistisch signifikant (Odds ratio: 0.562). Im Gegensatz zu dem Parameter Wundinfektion war dieser Zusammenhang nach wie vor statistisch signifikant, wenn in dem multivariaten Modell die Variable Fallzahlklasse und die Interaktionen zwischen Fallzahlklasse und Mindestmenge (ja, nein) hinzugefügt wurden. Dabei blieben nahezu alle Fallzahlklassen und alle Interaktionen statistisch signifikant, was darauf schließen lässt, dass die Verbesserung der Wundhämatom-/Nachblutungsrate von 2005 nach 2006 nicht auf den Mindestmengeneffekt zurückzuführen ist. Die Verbesserung ist, zumindest zum Teil, als Folge der Änderung der Dokumentation von 2005 nach 2006 zu sehen. 2006 wurde eine Kategorie „sonstige" neu eingeführt, sodass dadurch die Gruppen über die beiden Jahre hinweg vermutlich nicht mehr vergleichbar sind. Der Indikator postoperative Beweglichkeit konnte für diese Untersuchung wegen fehlender Daten nicht ausgewertet werden.

2.3 Auswirkungen der Mindestmengenvereinbarung auf die Versorgungsstruktur

Die Auswirkungen auf die Versorgungsstruktur unterscheiden sich je nach Eingriffsart der Mindestmenge. Insbesondere die vor Einführung bestehende Anzahl an durchführenden Krankenhäusern nimmt, neben der Höhe der geforderten Mindesteingriffszahl, Einfluss auf die strukturellen Wirkungen. Die Anzahl der Krankenhäuser, die an der Versorgung einer Eingriffsart teilnimmt, korreliert mit der Versorgungsebene. Die Transplantationen liegen hierbei mit bundesweit ca. 25–100 Krankenhäusern auf der Maximalversorgungsebene. Ösophagus- und Pankreaseingriffe mit 300–500 Krankenhäusern liegen auf der mittleren Ebene und Knie-Totalendoprothesen mit 1.000 Krankenhäusern sind überproportional der Grundversorgungsebene zuzuordnen. An der Mindestmenge „komplexe Eingriffe am Organsystem Ösophagus" sollen exemplarisch mögliche Auswirkungen auf die Versorgungsstruktur dargestellt werden. Die Anzahl der Krankenhäuser, die im Jahr 2004 nicht die Mindestmenge erreicht haben, beträgt bundesweit je nach Datenquelle zwischen 86 (Qualitätsberichte), 116 (Krankenhausbefragung) und 119 (InEK), und im Jahr 2006 sind es 98, 127 und 200 Krankenhäuser. Dies entspricht ca. 40 % aller Krankenhäuser im Jahr 2004 und 2006 ca. 60 %.

Betrachtet man anhand der Daten der Qualitätsberichte die einzelnen Größenklassen, zeigt sich eine deutliche Entwicklung hin zur Versorgung auf der Maximalversorgungsebene. 2004 nahmen in der Größenklasse 100–299 Betten noch 25 an der Versorgung teil, von denen 2006 nur 5 die Mindestmenge voraussichtlich erfüllen würden. In der Größenklasse von 300–599 Betten reduzierte sich die Anzahl von ca. 150 im Jahr 2004 teilnehmenden Krankenhäusern auf 25, die 2006 die MMV erfüllten. Bei Häusern mit 600 und mehr Betten reduzierte sie sich von 130 auf 70. Die Auswirkung in Bezug auf die Erreichbarkeit und damit die flächendeckende Versorgung wurde anhand der Distanzen zum nächsten Krankenhaus, das die Mindestmenge 2004 (5 Eingriffe) erfüllt hat und 2006 (10 Eingriffe) prognostisch vermutlich erfüllt, auf Grundlage der Qualitätsberichtsdaten untersucht. Für alle fünfstelligen Postleitzahlen wurde die Distanz in Straßenkilometern vom Mittelpunkt des PLZ-Bereichs zu allen in Frage kommenden Kliniken berechnet und als Ergebnis die Klinik mit der kürzesten Entfernung bestimmt. Die Ergebnisse für 2004 mit 211 die MMV erfüllenden Krankenhäusern und für 2006 mit 98 Krankenhäusern sind in Form zweier Deutschlandkarten (Abb. 1 und 2) dargestellt. Die Karte enthält alle Krankenhäuser als Symbol und zeigt alle Postleitzahlgebiete von weiß bis dunkelgrau eingefärbt, wobei weiß eine Entfernung zum nächsten Krankenhaus für den Mindestmengeneingriff von 151–220 km und dunkelgrau eine Entfernung von 0–5 km anzeigt. Deutlich wird, dass 2006 die Entfernung zum nächsten Krankenhaus, das die Leistungszahl voraussichtlich erreicht, insgesamt größer wird. Es ziehen sich große weiße Bereiche von Thüringen über die Ostgrenze Bayerns bis in den Süden und hinauf entlang dem Grenzgebiet zwischen Bayern und Baden-Württemberg, wie auch zwischen Hamburg, Hannover und Berlin im Nordosten und im westlichen Niedersachsen. Abbildung 3 fasst die durchschnittlichen Entfernungswerte nach Bundesland zusammen. Bei der Berechnung der landesweiten Durchschnittswerte erfolgte eine Gewichtung mit der Anzahl der Bevölkerung je Postleitzahlbereich. Am stärksten ist dabei die Bevölkerung Thüringens betroffen, da mehr als eine Verdoppelung der Entfernung von 40 auf über 90 km eintritt. Aber auch in Niedersachsen und Schleswig-Holstein, Sachsen, Sachsen-Anhalt und Bayern vergrößern sich die Entfernungen merklich. Für die gesamte Bundesrepublik erhöht sie sich im Mittel von 25 auf 35 km.

II. Empirie

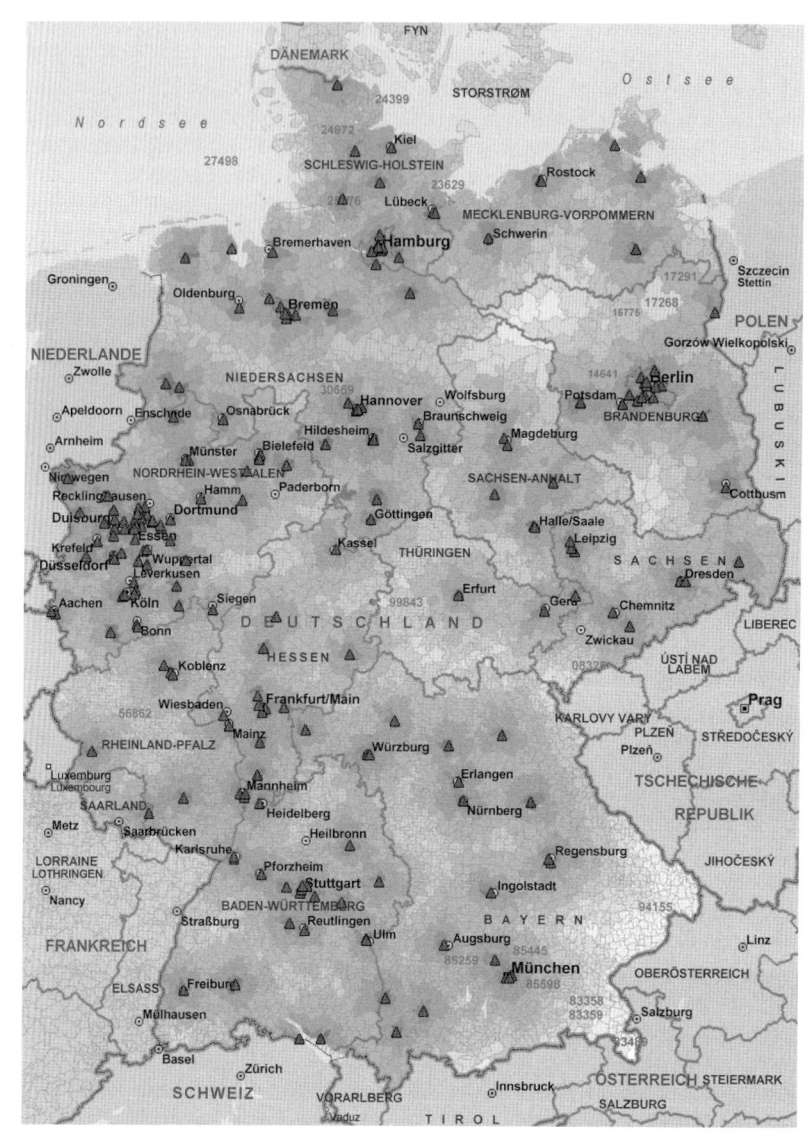

Abb. 1: Mindestmenge komplexe Eingriffe am Organsystem Ösophagus, Distanzen in km je Postleitzahlbezirk 2004

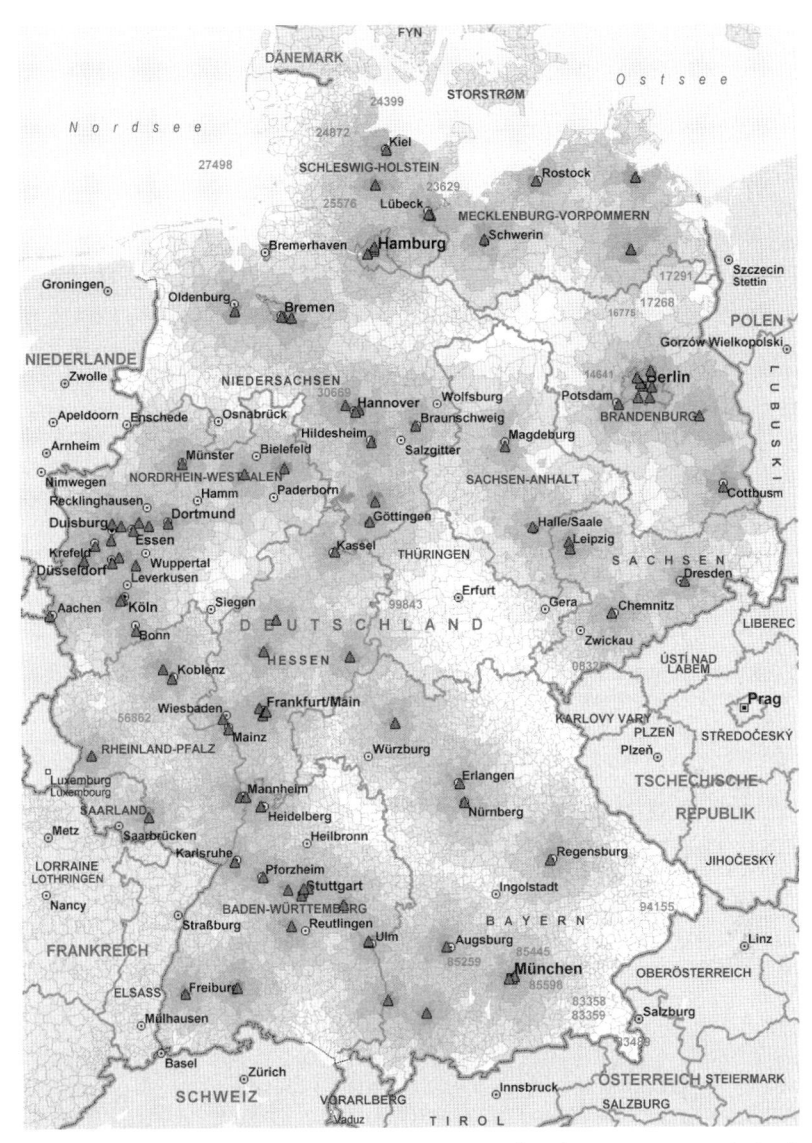

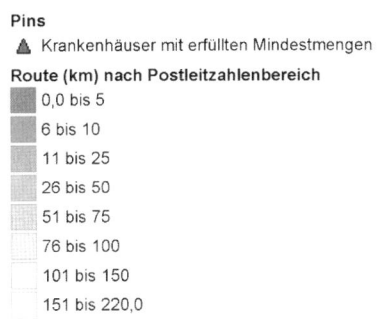

Spezialisierung und Mindestmengen – Qualität im Aufwind?

Abb. 2: Mindestmenge komplexe Eingriffe am Organsystem Ösophagus, Distanzen in km je Postleitzahlbereich 2006

Pins
▲ Krankenhäuser mit erfüllten Mindestmengen

Route (km) nach Postleitzahlenbereich
- 0,0 bis 5
- 6 bis 10
- 11 bis 25
- 26 bis 50
- 51 bis 75
- 76 bis 100
- 101 bis 150
- 151 bis 220,0

II. Empirie

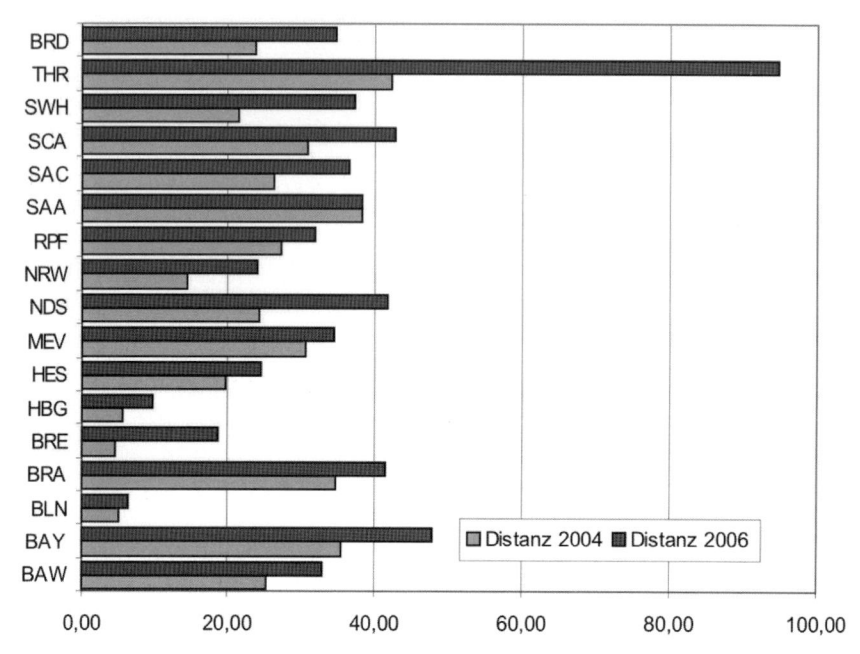

Abb. 3: Mindestmenge komplexe Eingriffe am Organsystem Ösophagus, durchschnittliche Distanzen in km zum nächsten Krankenhaus nach Bundesland für 2004 und 2006

2.4 Auswirkungen der Mindestmengenvereinbarung auf die Krankenhäuser

Ebenfalls am Beispiel der Mindestmenge „komplexe Eingriffe am Organsystem Ösophagus" sollen einige Auswirkungen aus Sicht der Krankenhäuser beschrieben werden. Datengrundlage sind die beiden Krankenhausbefragungen aus den Jahren 2006 und 2007. Methodisch ist anzumerken, dass alle Transplantationskrankenhäuser und alle Häuser, die Ösophagus- und Pankreaseingriffe mit unter 300 Betten durchführten, angeschrieben wurden. Bei allen möglicherweise Knie-Totalendoprothesen durchführenden Krankenhäusern und den mit chirurgischen Abteilungen über 300 Betten, die möglicherweise Ösophagus- und Pankreaseingriffe durchführten, erfolgte ein Stichprobensplitting, sodass möglichst nur ein Fragebogen von einem Krankenhaus bei einer Erhebung ausgefüllt werden musste. Die Rücklaufquoten betrugen zwischen 40 und 70%. Die Ergebnisse wurden dann auf die Grundgesamtheit hochgerechnet.

Nach den bisherigen Auswirkungen der Mindestmengenvereinbarung gefragt, geben Krankenhäuser, die aus der Versorgung ausgeschieden sind, bisher kaum manifeste Auswirkungen an. Nur relativ wenige Häuser berichten von einem Rückgang der Fallzahlen bei anderen viszeral- oder thoraxchirurgischen Leistungen (7,5%) bzw. einem Rückgang der Fallzahlen bei sonstigen Leistungen der betroffenen Fachabteilung (3,8%) (s. Tab. 6). Kein Stichprobenkrankenhaus gibt an, bislang aufgrund der Mindestmengenregelung Einweiser verloren zu haben. Im Vordergrund steht eindeutig der Imageschaden, der aus dem Versorgungsausschluss resultieren kann. Nennenswerte Anteile der befragten Einrichtungen nannten hier eine Verschlechterung ihrer Wettbewerbsposition gegenüber Einweisern (46,0%) und Patienten (30,5%)

Tab. 6: Bisherige Auswirkungen der Mindestmengenvereinbarung zu komplexen Eingriffen am Organsystem Ösophagus bei ausgeschiedenen Krankenhäusern
(Quelle: Krankenhausbefragungen)

Auswirkung	% Krankenhäuser
Verschlechterte Außendarstellung des KH	38,5
Verschlechterung der Wettbewerbsposition gegenüber Patienten	30,5
Verschlechterung der Wettbewerbsposition gegenüber Einweisern	46
Rückgang der Anzahl der Einweiser	0
Rückgang der Fallzahlen bei sonstigen Leistungen der betroffenen Fachabteilung	3,8
Rückgang der Fallzahlen bei anderen viszeral-/thoraxchirurgischen Leistungen	7,5

sowie generell eine verschlechterte Außendarstellung des Krankenhauses (38,5 %). Zwar dürften, absolut wie relativ gesehen, die Ösophagus-Eingriffe in den betroffenen Krankenhäusern keine besonders große Rolle spielen. Dementsprechend sind die Fallzahleffekte dieser Mindestmengenregelung einstweilen auch eher gering. Gleichwohl wird befürchtet, dass von der Mindestmengenregelung negative Ausstrahlungseffekte auf die Fachabteilung bzw. das Krankenhaus als Ganzes ausgehen können, insofern ein Versorgungsausschluss tendenziell einen Imageverlust des Krankenhauses begünstigt.

Krankenhäuser, die weiter an der Versorgung teilnehmen, konnten in ihrer großen Mehrzahl bislang keine spezifischen Effekte der Mindestmengenregelung ausmachen (Tab. 7). Jeweils rund 20 % der Krankenhäuser behaupten Fallzahlsteigerungen infolge der Mindestmengenregelung; dies gilt gleichermaßen für die komplexen Eingriffe am Organsystem Ösophagus wie für die Fallzahlen bei anderen viszeral- bzw. thoraxchirurgischen Eingriffen. Jeweils gut ein Fünftel der Krankenhäuser betont eine verbesserte Wettbewerbsposition gegenüber Einweisern, Versicherten und Patienten bzw. eine verbesserte Außendarstellung durch die Erfüllung von Mindestmengenvorgaben. Darüber hinaus stellt ebenfalls ein Fünftel der Krankenhäuser krankenhausinterne Qualitätsverbesserungen sowie eine verbesserte Kooperation

Tab. 7: Bisherige Auswirkungen der Mindestmengenvereinbarung zu komplexen Eingriffen am Organsystem Ösophagus bei an der Versorgung in 2007 teilnehmenden Krankenhäusern
(Quelle: Krankenhausbefragungen)

Auswirkung	% Krankenhäuser
Probleme mit Kostenträgern hinsichtlich Vergütung (zusätzlicher) Ösophagus-Fälle	5,2
Einführung/Ausbau von Wartelisten bei Ösophagus-Eingriffen	2,7
Verbesserte Kooperation mit niedergelassenen Ärzten bei Ösophagus-Eingriffen	17,7
KH-interne Qualitätsverbesserungen bei Ösophagus-Eingriffen	20,3
Verbesserung der Wettbewerbsposition gegenüber Versicherten/Patienten	21,1
Verbesserung der Wettbewerbsposition gegenüber Einweisern	23,9
Verbesserte Außendarstellung durch Erfüllung d. MM-Vorgaben	22,9
Steigerung der Fallzahlen bei anderen viszeral-/thoraxchirurgischen Eingriffen	10,8
Steigerung der Fallzahlen bei Ösophagus-Eingriffen	19,2

II. Empirie

mit niedergelassenen Ärzten bei Ösophagus-Eingriffen fest. Mögliche negative Auswirkungen der MMV werden krankenhausintern einstweilen nicht gesehen. Nur relativ wenige Krankenhäuser konstatieren die Einführung bzw. den Ausbau von Wartelisten bei Ösophagus-Eingriffen (2,7 %) oder Probleme mit den Kostenträgern hinsichtlich der Vergütung (zusätzlicher) Ösophagus-Fälle (5,2 %).

Die Krankenhäuser sollten sich resümierend zur grundsätzlichen Akzeptanz der MMV äußern. Rund ein Drittel der Befragungsteilnehmer spricht sich für die Abschaffung der Mindestmengenregelung aus. Mehr als die Hälfte der Einrichtungen ist im Grundsatz für eine Beibehaltung der Mindestmengenregelung. Fast 40 % plädieren für eine Beibehaltung der Mindestmenge im jetzigen Umfang, also 10 Ösophagus-Eingriffe pro Krankenhaus. Jeweils rund 8 % der Einrichtungen würden eine Erhöhung der Mindestmenge auf durchschnittlich 20 Eingriffe pro Haus bzw. eine Senkung der Mindestmenge auf durchschnittlich fünf Eingriffe pro Haus befürworten (Tab. 8). Dabei wird das Antwortverhalten hier nur partiell von den eigenen Fallzahlen bestimmt. So hatte fast die Hälfte der Krankenhäuser, die für eine Beibehaltung der Mindestmenge im jetzigen Umfang stimmten, im Jahr 2005 weniger als 10 komplexe Ösophagus-Eingriffe durchgeführt. Anders verhält es sich bei den Einrichtungen, die für eine Abschaffung der MMV plädierten. Hier hatten 2005 rund 75 % der Befragungsteilnehmer weniger als 10 entsprechende Eingriffe durchgeführt.

Tab. 8: Akzeptanz der Mindestmengenvereinbarung zu komplexen Eingriffen am Organsystem Ösophagus bei an der Versorgung in 2007 teilnehmenden und nicht mehr teilnehmenden Krankenhäusern (Quelle: Krankenhausbefragungen)

Maßnahme	% Krankenhäuser
Senkung der Mindestmenge	7,4
Erhöhung der Mindestmenge	8,6
Beibehaltung der Mindestmenge von 10 Eingriffen	39,3
Abschaffung der Mindestmengen	32
keine Angabe	12,8

3 Zusammenfassende Diskussion

Die vorliegende Evaluation der Auswirkungen der in Deutschland seit 2004 geltenden Mindestmengen nimmt Stellung zu drei zentralen Aspekten: Ergebnisqualität, Versorgungsstruktur und Perspektive der Krankenhäuser.

Zunächst ist einschränkend festzustellen, dass ==für die Untersuchung der Ergebnisqualität sowohl Daten als auch die notwendigen Qualitätsindikatoren weitgehend fehlen==. Mit nur einem vorliegenden validen Indikator zur Knie-Totalendoprothesen-Behandlung kann keine umfassende Beurteilung der Qualitätsauswirkung der eingeführten Mindestmengen erfolgen. Hieran wird aus unserer Sicht deutlich, wie wichtig es ist, dass mit der Einführung eines gesundheitspolitisch vereinbarten Instruments gleichzeitig eine Analyse der notwendigen Evaluationsfaktoren, insbesondere valide Indikatoren und Datenzugang, bedacht und gemeinsam abgestimmt werden müssen.

Versorgungsstrukturelle Auswirkungen konnten mit den verfügbaren Daten beschrieben werden. Einerseits war es möglich, sich dem Ist-Zustand der Jahre 2004 und 2006 aus drei

Datenquellenperspektiven zu nähern. Andererseits konnte eine Modellierung vorgenommen werden, die prognostiziert, welche Auswirkungen die MMV auf die Anzahl an der Versorgung teilnehmender Krankenhäuser hätte und wie sich dadurch die Erreichbarkeit für Patienten änderte. Solche Modellierungen könnten einen wichtigen Beitrag zur Diskussion um die Festlegung dessen leisten, was flächendeckende Versorgung konkret bedeutet. Die hier erstellten Prognoseszenarien zeigen bei den hoch zentralisierten Transplantationen geringe Veränderungen der Erreichbarkeit. Bei den an vielen Krankenhäusern durchgeführten, eher selteneren komplexen Eingriffen am Ösophagus und Pankreas entsteht schnell eine Zentralisierungstendenz, durch die bei geringer Mindesteingriffszahl zunächst mehr Leistungserbringer und eher wenige Fälle betroffen sind. Bei den häufigen und in vielen Häusern vorgenommenen Knie-Totalendoprotheseneingriffen werden zunächst nur geringe Auswirkungen auf die Erreichbarkeit feststellbar. Dass sich solche Auswirkungen bisher im Versorgungsalltag nicht zeigen, liegt an der bisher nur graduellen Umsetzung der MMV in der Praxis. Dies ist bedingt durch die ermöglichten Ausnahmetatbestände und die eher geringen Eingriffszahlen bei den Mindestmengeneingriffen der MMV 2004 und damit der nachrangigen Bedeutung für die Kostenträger angesichts der Vielzahl zu verhandelnder Punkte in der Krankenhausversorgung insgesamt. Bei der erst seit 2006 geltenden Mindestmenge bei Knie-Totalendoprothesen kann die Entwicklung der Einführung noch nicht abgesehen werden. Die Umsetzung der MMV seit 2004 hat sich in praxi als ein dynamischer Prozess entwickelt und war dadurch kein plötzlicher Einschnitt in die Versorgung. In diesem Kontext sind auch die Beurteilungen der MMV durch die Krankenhäuser zu werten, die bisher einschneidende Auswirkungen nicht feststellen. Somit ist anzunehmen, dass sich die Frage nach dem Zusammenhang zwischen MMV und Fallpauschalen in der praktischen Vergütung bis jetzt selten gestellt hat. Allerdings besteht klar die Sorge, dass mit der MMV eine weitere Verordnung in ungünstiger Weise die Reputation des Krankenhauses vor Ort beeinträchtigen könnte.

Der wissenschaftliche Diskurs der Bedeutung von Mindestmengen ist seit der Untersuchung von Luft et al. (1979) in stetem Gange. Das Für und Wider wird auch aktuell von Luft (2003) mit Sheikh (2003a und 2003b) intensiv verhandelt. Im Zuge der Diskussion über die Einführung der Mindestmengen in Deutschland hat Geraedts (2004) den Literaturstand bewertet und kontroverse Aspekte von Studien zur Mindestmengenthematik gesichtet (Geraedts und de Cruppé 2006). Ohne auf deren Details eingehen zu können, ist mit den jetzt vorliegenden Evaluationsergebnissen festzustellen, dass eine Beurteilung des Für und Wider der Mindestmengenauswirkungen im stationären Sektor Deutschlands unter qualitätssichernden Gesichtspunkten nicht möglich ist. Notwendig ist dazu eine auf Qualitätsindikatoren basierende, begleitende Versorgungsforschung.

Abschließend möchten wir für weitere Details zu dieser Evaluation Interessierte auf Veröffentlichungen an anderer Stelle hinweisen: Blum et al. 2007; de Cruppé et al. 2007, 2008; Geraedts et al. 2007 und 2008.

Literatur

Blum, K., de Cruppé, W., Ohmann, C., Geraedts, M. (2007): Macht's die Menge? Mindestmengen im Krankenhaus: Zwischenergebnisse der wissenschaftlichen Begleitforschung. In: Krankenhaus Umschau, 7/2007, 651–654.

de Cruppé, W., Ohmann, C., Blum, K., Geraedts, M. (2008): Auswirkung der Mindestmengenvereinbarung auf die stationäre Versorgungsstruktur. In: Gesundheitswesen, 70/2008, S. 9–17, doi: 10.1055/s-2007–985888.

II. Empirie

de Cruppé, W., Ohmann, C., Blum, K., Geraedts, M. (2007): Evaluating compulsory minimum volume standards in Germany: how many hospitals were compliant in 2004? In: BMC Health Services Research, 7/2007, 165, doi: 10.1186/1472-6963-7-165.

Geraedts, M., Kühnen, C., de Cruppé, W., Blum, K., Ohmann, C. (2008): Unterschreitungen der Mindestmengen 2004: Begründungen und Konsequenzen. In: Gesundheitswesen, 70, 63–67.

Geraedts, M., Ohmann, C., Blum, K. (2007): Abschlussbericht zur Begleitforschung zur Einführung von Mindestmengen gemäß § 137 Absatz 1 Satz 3 Nr. 3 SGB V für den Zeitraum 01.12.2005–30.11.2007.

Geraedts, M., de Cruppé, W. (2006): Kontroverse Studienergebnisse zur Mindestmengenproblematik. In: Zeitschrift für ärztliche Fortbildung und Qualität im Gesundheitswesen, 100, 87–91.

Geraedts, M. (2004): Evidenz zur Ableitung von Mindestmengen in der Medizin. Gutachten im Auftrag der Bundesärztekammer. Download unter: http://www.uni-duesseldorf.de/publichealth/resources/GA_BAeK_vol_out.pdf.

Luft, H.S., Bunker, J.P., Enthoven, A.C. (1979): Should operations be regionalized? The empirical relation between surgical volume and mortality. In: New England Journal of Medicine, 301 (25), 1364–1369.

Luft, H.S. (2003): From Observing the Relationship Between Volume and Outcome to Making Policy Recommendations: Comments on Sheikh. In: Medical Care, 41 (10), 1118–1122.

Sheikh, K.M. (2003a): Reliability of Provider Volume and Outcome Associations for Healthcare Policy. In: Medical Care, 41 (10), 1111–1117.

Sheikh, K.M. (2003b): Sheikh Responds to Provider Volume-Patient Outcome Association and Policy by Luft. In: Medical Care, 41 (10), 1123–1126.

Paradoxe Effekte der DRG-Einführung.
Organisationssoziologische Überlegungen am Beispiel einer Längsschnittstudie zur Krankenhausorganisation

Werner Vogd

1 Einleitung

Welchen Einfluss hat die Einführung der DRGs auf die Organisation der Krankenhausarbeit? Die Frage scheint nicht beantwortbar, denn zu viele Faktoren spielen hier mit herein: die Privatisierung der Krankenhäuser, der zunehmende wirtschaftliche Druck, die Beziehung der Ärzte zu den Verwaltungseliten, die Infragestellung der medizinischen Profession durch Gesundheitsökonomie, die Bewegung der *Evidence Based Medicine* und eine Reihe anderer Einflüsse.

Anstelle in die Falle einer vereinfachenden und damit in die Irre führenden Ursache-Wirkungs-Analyse zu tappen, ist es hilfreicher zunächst die gesellschaftlichen Kontexte der DRG-Einführung herauszuarbeiten (Abschnitt 2). Wir begegnen einigen grundlegenden Problemen der Gesundheitsversorgung moderner Nationalstaaten. Diese entfalten sich weitgehend unabhängig vom jeweiligen Land und Finanzierungsmodus (vgl. Hafferty und McKinlay 1993). Zudem treffen wir mit dem New Public Management auf eine neue Doktrin für wohlfahrtsstaatliche Dienstleistungen, die eine Lösung dieser Probleme verspricht, wenngleich diesem Versprechen aus organisationssoziologischer Perspektive nicht unbedingt zu trauen ist.

Wenn wir die Einführung der DRGs im Kontext dieser gesellschaftlichen und organisationalen Bedingungen betrachten, dann wird deutlich, dass DRGs nicht als die gesundheitsökonomischen Kontrollinstrumente funktionieren, als die sie seitens der Gesundheitspolitik vermeintlich konzipiert worden sind (Abschnitt 3). Sie erhöhen vor allem die ökonomische Komplexität von Behandlungsprozessen, da sich nun eine Vielzahl von neuen Möglichkeiten ergibt, Abrechnungsmöglichkeiten und Behandlungsoptionen miteinander zu verrechnen. Ferner stellen sie ihrerseits ein Medium dar, in dem die Beziehung zwischen Organisation, Medizin und Wirtschaft verhandelt werden kann.

Was dies für die Organisation der ärztlichen Krankenhausarbeit bedeuten kann, wird am Beispiel einer Längsschnittstudie auf einer internistischen und chirurgischen Abteilung zweier städtischer Krankenhäuser aufgezeigt (Abschnitt 4). Es wird deutlich, dass DRGs auch aus ökonomischer Perspektive gesehen, eine Reihe neuer Unschärfen und Problemlagen produzieren.

2 Gesellschaftlicher Kontext

Schauen wir zunächst auf die innermedizinischen und gesundheitspolitischen Kontexte der DRG-Einführung:

- Wir sehen uns mit einer medizinischen Entwicklung konfrontiert, die allein schon aufgrund der technischen und wissenschaftlichen Eigenlogik auf unbegrenztes Wachstum hin ausgerichtet ist (Luhmann 1983).

II. Empirie

- Wir befinden uns in einem **gesellschaftspolitischen Dilemma,** entsprechend dem sowohl die **Steigerung der Gesundheitsausgaben als auch die sozial ungleiche Verteilung von Versorgungsleistungen** ein Politikum darstellen.
- Wir begegnen einer Vielzahl von Schnittstellenproblemen, man denke hier etwa an die zunehmende Ausdifferenzierung in Subdisziplinen sowie an die komplexe Beziehung zwischen Hausärzten, ambulanten Fachärzten und dem stationären Bereich, welche eine gezielte Steuerung des Gesundheitswesens erschweren, wenn nicht gar unmöglich machen (vgl. Badura und Feuerstein 1994).
- Wir sehen ein immenses Anwachsen des medizinischen Wissens bei gleichzeitiger Problematisierung der Güte medizinischer Dienstleistungen (siehe etwa Moynihan und Smith 2002).
- Mit den in den 1980er Jahren entstandenen Studiengängen mit den Schwerpunkten Public Health und Gesundheitsökonomie finden wir eine neue Klasse akademischer Eliten vor, die der ärztlichen Profession den Führungsanspruch hinsichtlich der Steuerung von Gesundheitsdienstleistung streitig machen (Hafferty und Light 1995).

Zusammengefasst begegnen wir sowohl in inhaltlicher wie auch in ökonomischer Hinsicht einer erheblichen Problematisierung medizinischer Versorgungsstrukturen. Das Lösungsangebot der Gesundheitspolitik ist bekannt: **Unter dem Leitspruch „Rationalisierung statt Rationierung" sollen die Effizienzreserven gehoben werden und man traut dies nun eher betriebswirtschaftlich geschulten Managern als den Ärzten zu.** Überkapazitäten und Fehlanreize sollen abgebaut werden. Die jüngere Modernisierung der bundesdeutschen Krankenhäuser ist neben der Einführung der DRGs mit (Teil-)Privatisierungen der Häuser verbunden und geht, in der Regel, einher mit **Personalreduktion, Outsourcing oder Zentralisierung von Betriebsfunktionen, der Einführung computergestützter Controllings und (externen) Audits.**

Diese Antworten stehen im gesellschaftspolitischen Kontext der zunächst im angloamerikanischen Raum, dann aber auch in Kontinentaleuropa zunehmend attraktiver erscheinenden Bewegung des New Public Management (NPM). NPM trat mit dem Reformversprechen an, staatliche Dienstleistungen zu modernisieren, indem gezielt Marktelemente und moderne Managementmethoden bei gleichzeitiger (externer) Qualitätskontrolle eingeführt werden. Es steht im Kontext einer bestimmten gesellschaftlichen Doktrin, die – so attraktiv und unbezweifelbar sie zurzeit erscheint – einer Programmatik folgt, deren gesamtgesellschaftliche Rationalität im strengen wissenschaftlichen Sinne bislang nicht bewiesen ist (Power 1997, S. 92).

Vielmehr lässt NPM aus organisationssoziologischer Sicht insbesondere zwei Klassen von Folgeproblemen erwarten, die in der Literatur unter den Begriffen *colonization* und *decoupling* diskutiert werden (Power 1997, S. 94 ff.):

- Im ersten Fall kommt es zu paradoxen Effekten, wenn die „reformierten" Organisationen nun Leistungskriterien folgen, die der Qualität der eigentlichen Dienstleistung widersprechen. Beispielsweise kommt es zur **Entwertung des professionellen Kernbereichs zugunsten der Surrogatparameter, die dem Controlling unterliegen.**
- Im zweiten Fall bearbeiten die Zielakteure die vorgegebenen Kriterien im Modus des „als ob". Es entsteht ein zusätzlicher bürokratischer Mehraufwand, der inhaltlich wie auch funktional vom eigentlichen Kerngeschäft abgekoppelt ist.

Die entscheidende Frage für den Erfolg des NPM im Gesundheitsbereich ist, inwieweit sich die unerwünschten Nebeneffekte in den Griff bekommen lassen. Zu bedenken ist hier, dass **medizinische Arbeit als eine hochgradig *wissensintensive* Dienstleistung nur in geringem Maße kontrollierbar ist.** Allein die Ärzte beherrschen als spezialisierte Experten die Indifferenzzone diagnostischer Indikationsstellung und Interpretation von Befunden. Da eine externe Kontrolle hier bestenfalls durch teure ärztliche „Gegenexpertise" zu haben ist, lautet die zentrale

Frage, inwieweit die neuen Kriterien des NPM als intrinsische Motive in professioneller Selbstkontrolle integriert werden können.

Ein weiteres Problem des NPM besteht in der üblicherweise unreflektierten Vermischung von volks- und betriebswirtschaftlichen Argumentationsfiguren. Der programmatische Anspruch die Bereiche der Unter-, Über- und Fehlversorgung zu identifizieren und entsprechend den Erkenntnissen wissenschaftlicher Expertise Überflüssiges und Nicht-Bewiesenes aus den Katalogen herauszustreichen entspricht einem umfassenden, *volkswirtschaftlichen* Primat. *Vermittelt* werden soll dies jedoch durch die *betriebswirtschaftliche* Rationalität eines Marktes, über den konkurrierende Akteure wechselseitig ihre Effizienzreserven herauslocken sollen. Da jedoch dem Markt in seinem entscheidenden Moment – nämlich in der Aushandlung der Preise für die Leistungsentgelte – misstraut wird, setzt man mit den DRGs auf eine politisch-administrative Steuerung derselben. Anstelle der Willkür zufälliger Marktschwankungen ausgeliefert zu sein, sollen die DRGs mittels bürokratischer Mechanismen so adjustiert werden, dass eine *leistungsbezogene* Verteilungsgerechtigkeit hergestellt wird. Dies schließt jedoch nicht aus, dass künftig die DRGs im Sinne von Produktbeschreibungen für marktliche Aushandlungsprozesse – etwa zwischen einer Krankenkasse und einem Leistungsanbieter – genutzt werden können. Die Steuerung des Systems erfolgt hier bislang also keineswegs über den Markt – etwa in dem Sinne, dass der Preis einer Gallenoperation durch das Verhältnis von Angeboten und Nachfragen bestimmt wird – sondern wird hochgradig *staatlich*, nämlich bis in die einzelne Fallabrechnung hinein *gesteuert*. Dieser Prozess bleibt weiterhin abhängig vom Lobbyismus der unterschiedlichen (standesärztlichen) Interessengruppen, zumal auch mit der Gesundheitsreform von 2000 die sektorale Abschottung zwischen ambulantem und stationärem Bereich kaum angerührt wurde.

Mit Blick auf die betriebswirtschaftliche Logik der Anbieter stationärer medizinischer Versorgungsleistungen erscheint hier also nicht nur die Zweier-Beziehung Verkäufer *vs.* Kunde, sondern eine Dreier-Beziehung zwischen Patient, Leistungserbringer und Leistungsfinanzierer. Der Patient stellt für das Krankenhaus, sobald er dieses betreten hat, nicht mehr den betriebswirtschaftlichen Referenzpunkt dar. Nun bilden vielmehr die entsprechend der politischen Vorgaben ausgehandelten DRG-Varianten den primären wirtschaftlichen Bezugspunkt. Da Abrechnungen nur im Medium der DRGs adressierbar sind, rückt der Patient – anders als es der im NPM favorisierte Begriff des *Kunden* impliziert – in die Umwelt der betriebswirtschaftlichen Kommunikation. Gegenüber den tagesgleichen Pflegesätzen führen die DRGs zwar nicht grundlegend zu einer Veränderung des Dreier-Beziehungsgefüges – dies wäre nur der Fall wenn der Patient zum Selbstzahler würde. Das DRG-System verschiebt die Aushandlungsdynamik nun jedoch inhaltlich an eine andere Front. Es geht nun nicht mehr um die Kontrolle und Gegenkontrolle der Verweildauer bzw. um den Umgang mit dem Verdacht auf Fehlbelegung, sondern um das „Herz" eines jeden medizinischen Behandlungsprozesses, die Abrechenbarkeit der leitenden Diagnose.

Wider dem volkswirtschaftlichen Ideal einer sich selbst regulierenden Kostendämpfung ist aus betriebswirtschaftlicher Sicht demgegenüber weiterhin mit der Kooperation unterschiedlicher, teils kompetitiv, teils komplementär aufeinander bezogener Leistungsanbieter zu rechnen, welche jeweils ihrerseits den höchsten Betrag vom Leistungsfinanzierer herauszuholen versuchen. Das DRG-System hebelt nicht Rohdes medizinsoziologischen Befund aus, dass „das Verhältnis freier Praxis und Krankenhaus vor allem dann ‚stimmt', wenn das, was der Krankenkasse berichtet wird, nicht stimmt" (Rohde 1974, 451f.). Aus netzwerktheoretischer Sicht darf hier keineswegs per se von einer höheren volkswirtschaftlichen Rationalität ausgegangen werden (Schubert und Vogd 2008). Vielmehr wird hier gleichsam ein neues ökonomisches Spiel gestartet, ohne jedoch im vornherein wissen zu können, wer die Gewinner und wer die Verlierer sein werden. An dieser Stelle hilft der Blick auf die USA als dem teuersten und diesbezüglich wohl dynamischsten Gesundheitssystem. Dass in den USA an die 31 % der Kosten einer stationären Behandlung für Verwaltungsaufgaben anfallen (gegenüber 16,7 % in

II. Empirie

Kanada), hat wohl seine Ursache auch in den immens gestiegenen Ansprüchen an Kontrolle und Gegenkontrolle durch jene wirtschaftlichen Akteure, welche mit der betriebswirtschaftlichen Zurichtung des Krankenhauses erst entstanden sind (Himmelstein et al. 1996; Woolhandler et al. 2003). Auch wenn hier in Bezug auf den Ländervergleich Kausalitäten schwer zuzurechnen bzw. zu übertragen sind, lässt sich jedoch sagen, dass erst das DRG-System die Technologie zur Verfügung stellt, um Gewinnorientierung, eine Vielfalt in den ausgehandelten Leistungsentgelten, eine auf den Einzelfall finanziell zurückgerechnete Zeiteinteilung von Behandlungsprozessen – und die damit verbundene Hypertrophierung von Verwaltung – auf die Spitze zu treiben.

Darüber hinaus stellt sich auf einer grundlegenderen Ebene die Frage nach den Kriterien, die den Kontrollen zugrunde gelegt werden.

3 Organisationssoziologische Perspektive

Schauen wir nun aus einer organisationssoziologischen Perspektive etwas ausführlicher auf das gesundheitsökonomische Steuerungsinstrument der DRGs. Innerhalb der Betriebswirtschaftslehre bestand – im Prinzip schon seit den 1920er Jahren – ein Streit darüber, ob man Medizin überhaupt im Sinne von Waren fassen könne (Samuel et al. 2005). Auch die Ökonomen, welche grundsätzlich von einem Warencharakter der Medizin ausgingen hatten das Problem, dass sie praktisch nicht wussten, wie sich alltagspraktisch Gesundheitsdienstleistungen in einer sinnvollen Weise bilanzieren ließen. Weder bezahlte Liegezeiten noch spezifische Behandlungsprozeduren eignen sich als Waren im Sinne von Gesundheitsdienstleistungen – denn der entscheidende Moment einer erfolgreichen Krankenbehandlung liegt weder in der Prozedur noch in der Zeit, sondern in dem Know-How, was bei einer gegebenen Erkrankung angemessener Weise zu tun ist. In diesem Sinne entwickelte Robert Fetter an der Yale University in den 1970er Jahren das System der Diagnosis Related Groups *nicht* aus einer betriebswirtschaftlichen Perspektive (Fetter et al. 1991), sondern als Instrument, die Prozessqualität eines Krankenhauses beurteilen und verbessern zu können. Sein Lösungsansatz bestand darin, ein statistisches Konstrukt zu bilden, beispielsweise alle Gallenoperationen zu einer Gruppe zusammenzufassen, um dann die Summe der Behandlungsfälle einer jeweiligen Gruppe durch die Summen bestimmter Ergebnisparameter zu teilen – etwa der Zahl von postoperativen Blutungen. Mit den auf diesem Wege errechneten Mittelwerten lag nun ein Instrument in der Hand, verschiedene Krankenhäuser einem Vergleich unterziehen zu können, um bei signifikanten Unterschieden nachschauen zu können, was auf der Prozessebene den entscheidenden Unterschied macht.

Die Gesundheitsökonomie, die bislang nur theoretisch darüber spekulieren konnte, ob Gesundheitsdienstleistungen eine Ware seien, konnte die DRG-Technologie nun jedoch als Medium nutzen, eine neue Klasse von Waren zu erfinden. Der Warencharakter der DRGs entstand jedoch nicht durch die Medizin, sondern erst durch die Politik, die den „DRGs" qua Gesetz einen Preis angeheftet hat (Samuel et al. 2005).

Erst die Verschachtelung von Ökonomie und Politik führt zum rechtlichen Konstrukt der DRGs, die nun als Ware fungieren und entsprechend kompetitiv auf dem Markt gehandelt werden können. Das Spannende an den DRGs ist nun, dass sie eine ökonomische Bestimmung erlauben, wenngleich die organisationalen Prozesse, die mit einer DRG verbunden sind, flexibel und situativ ausgehandelt werden können. Um es netzwerktheoretisch zu formulieren – das DRG-System, sobald als rechtlich verbindliches Abrechnungssystem implementiert, fungiert nun als Knotenpunkt eines Netzwerks, um das sich herum weitere Prozesse organisieren können. Sie erscheinen einerseits als geschlossene, fest definierte Produktbeschreibungen, die dann im konkreten Arbeitsalltag jedoch sehr wohl wieder von den professionellen Akteuren nach ihren eigenen Zwecken redefiniert werden können. DRGs stellen in diesem Sinne „leaky black boxes" dar (Lowe 2001), um die herum sich Netzwerke aus Anbietern, Leistungsnehmern und Leistungsfinanzierern gestalten, die ihrerseits komplizierte Arrangements entfalten, um Kooperationen aufzubauen, um Lasten zu Ungunsten Dritter zu verschieben und um Durchgriffe von anderen Institutionen auf die eigenen Prozesse abzuwehren. Es entstehen nun komplexe institutionelle Arrangements stationärer und ambulanter Kooperationen. So werden nun vorbereitende Diagnostik, Akutbehandlung, nachsorgende Pflege oder palliativ gelindertes Sterben nicht nur nach Behandlungs- sondern auch nach Kostengesichtspunkten gegliedert (siehe für die diesbezüglich weiter ausdifferenzierten Verhältnisse in den USA: Scott et al. 2000).

Entgegen dem gesundheitsökonomischen Common-Sense lässt sich das Gesundheitssystem bzw. das Krankenhaus durch das DRG-System nicht kontrollieren. Vielmehr stellen die DRGs ein Medium dar, an dem nun unterschiedliche Akteure netzwerkartig zusammenfinden, um sowohl zu versuchen wechselseitig Kontrolle auszuüben als auch jeweils ihre eigene Identität eben diesen Kontrollversuchen entgegensetzen zu können. So werden die Ärzte das DRG-System ausbeuten lernen, um weiter ihre teure Medizin zu betreiben und um ihre eigene professionelle Identität in neuer Form zu rekonsolidieren (Vogd 2006). Denn letztendlich bleibt auch über die mit der DRG-Einführung verbundene „Systemänderung" hinweg die ärztliche Profession die zentrale Gruppe, welche – oft auch wider den Erkenntnissen der Evidence Based Medicine (Vogd 2002) – das Handlungswissen hinsichtlich Diagnosestellung und Behandlungsoptionen kontrolliert (Schubert und Vogd 2008). So wird das Krankenhausmanagement lernen, Profite zu steigern, indem Folgelasten an ambulante Einrichtungen und andere soziale Träger ausgegliedert werden, während die Krankenkassen beginnen, ihrerseits Kontrollen zu fahren, die jedoch nicht die Praxis, sondern nur die Dokumentation der Praxis treffen können. Die ärztlichen Interessenverbände wiederum beginnen zu begreifen, DRGs als Instrument zu nutzen, an denen sich Forderungen nach Leistungsausweitung anschließen lassen und auch die Pflegekräfte ahnen, dass man sich einer betriebswirtschaftlichen Zurichtung nicht in jedem Fall erwehren sollte, da Leistungserfassungssysteme auch genutzt werden können, um die eigene Stellung im Kampf gegen Ärzte und Verwaltung zu stärken.

Die durch die DRGs und durch die ihnen nachfolgenden Controlling-Instrumente erzeugte betriebswirtschaftliche Zurichtung des Krankenhauses produziert vor allem höhere Komplexitätslagen. Sie pointiert das von der Netzwerktheorie aufgeworfene Spannungsfeld von „Identität und Kontrolle" (White 1992). An Bedeutung gewinnen nun all die vielfältigen Formen gleichzeitiger Kooperation und Konkurrenz, in denen Probleme von einem Netzwerkpartner zum anderen verschoben werden müssen. Ob man beispielsweise einer kooperierenden Einrichtung einen Problempatienten zumuten kann, hängt dann etwa auch davon ab, welches Verhältnis man zu diesem Patienten hat, wie man zu Mitarbeitern eben dieser Einrichtung steht und dem, was man sich von diesen selbst zumuten lässt. Gleiches gilt nun für Patienten und ihre Angehörigen, die sich unter den gegebenen Bedingungen nicht mehr auf Sicherheiten verlassen können (auch wenn diese nur in verlässlichen hierarchischen Beziehungen bestanden), sondern sich selbst als aktiven Teil eines dynamischen Behandlungsnetzwerkes und der hiermit verbundenen Aushandlungsprozesse zu verstehen haben. DRGs stellen *nolens volens* ein Medium dar, an dem fallbezogen über den Umgang mit Knappheit verhandelt wird. Was ein Patient bei gegebener Fallpauschale an Behandlung zu erwarten hat entscheidet sich jeweils im Einzelfall, nicht zuletzt auch bestimmt durch seine soziale Stellung im System (etwa als Beschwerdemacht, die er oder seine Angehörigen einbringen kann). Die DRGs setzen der medizinischen Leistungsausweitung zwar eine allgemeine Grenze – kein Haus kann es sich erlauben, im Durchschnitt aller Fälle, ins Minus zu gelangen. Die sozialpolitisch brisanten Fragen der Rationierung rücken dabei jedoch weitgehend aus dem öffentlichen Blick, da ihre Ent-

II. Empirie

scheidung nun auf die in der Regel intransparenten Verhältnisse von Einzelfällen verlegt werden, in denen nun fallspezifisch abzuwägen ist, wo an Betreuung gespart werden kann und wo zusätzliche Bemühungen angesagt sind. Auch hier stellen die DRGs wieder jene „leaky black boxes" dar, die im ökonomischen Sinne eine Verteilungsgerechtigkeit vortäuschen, wenngleich de facto in den neu entstandenen medizinökonomischen Grauzonen Sozialpolitik verhandelt wird. Das „alte" Krankenhaus stand mit den tagesgleichen Pflegesätzen tendenziell für jene bürokratische Organisation der Maximalmedizin, die zumindest auf struktureller Ebene jedem Patienten das gleiche zumutete (im Zweifelsfall nur warten, damit die Betten belegt bleiben). Demgegenüber stehen DRGs und Controlling für jene dynamisierten Verhältnisse, in denen die ökonomische Komplexität in die Organisation des Behandlungsprozesses selbst hineinkopiert wird und in welcher der Patient vermehrt als Subjekt im Behandlungsnetzwerk relevant wird – beispielsweise in der Frage, was man diesem *persönlich* zumuten kann oder zu welchen Behandlungsoption sich dieser enaktieren lässt (vgl. Schubert und Vogd 2008).

Die DRGs stehen im Kontext der Bewegung des New Public Management. Der gleichzeitige Versuch einer Ökonomisierung wie auch der sozialpolitischen Steuerung erzeugt neue Unschärfebereiche. Wie diese in der Organisation Krankenhaus ausgestaltet werden, nach welchen Kriterien die Balancen gefunden werden, wie mit den neuen ökonomischen und fallbezogenen Komplexitätslagen umgegangen wird, und inwieweit paradoxe Effekte auftreten, sind Fragen, die nur durch die Empirie, also dem Blick auf die realen Praxen der Organisation Krankenhaus beantwortet werden können.

4 Ergebnisse der Längsschnittstudie

Wie reagieren nun Krankenhäuser auf die DRGs als neue Form der Leistungsabrechnung, wonach nicht mehr die Liegezeit, sondern die Fallpauschale zum primären Finanzierungsmodus wird? Wie verändert sich die Organisation der ärztlichen Arbeit in Verbindung der hiermit verbundenen Einführung von Konzepten moderner Unternehmensführung (EDV gestütztes „Controlling", „Outsourcing" und Zentralisierung von wichtigen Betriebsfunktionen)?

Einige Antworten auf diese Fragen gibt uns die im Rahmen der Deutschen Forschungsgemeinschaft geförderten Studie „Ärztliches Handeln und Entscheiden im Krankenhaus unter veränderten organisatorischen Rahmenbedingungen" (Vogd 2006). Auf Basis einer Längsschnittstudie, durchgeführt in einer chirurgischen und einer internistischen Abteilung zweier städtischer Krankenhäuser der Maximalversorgung, konnten hier organisatorische Veränderungen nachgezeichnet werden.

Im Hinblick auf die komplexe Fragestellung kann es dabei nicht ausreichen, Interviews mit ausgewählten Akteuren zu führen, sondern es werden tiefere Einblicke in die Logik der Praxis benötigt, die nur auf der Basis von einer teilnehmenden Beobachtung zu gewinnen sind, denn es kann im Sinne einer praxisrelevanten Evaluation nicht mehr genügen, auf extern gesetzte normative Werte zurückzugreifen, sondern zunächst ist die Wertestruktur der untersuchten Akteure aus der Logik der Praxis zu rekonstruieren. Hieraus ergeben sich dann in einem zweiten Schritt begründete Hinweise, wie sich die zu untersuchende Praxis durch die politisch gewollte Intervention verändert und mit welchen (paradoxen) Effekten wir zu rechnen haben. Erst mit einem solchen *praxeologischen* Zugang lässt sich das aus der Organisationsforschung bekannte Problem vermeiden, dass durch Evaluation und Qualitätssicherung oftmals nur weitere bürokratische Routinen etabliert werden, ohne dabei die eigentliche Logik der Praxis zu berühren.

Entsprechend wurden im Zeitraum Januar 2000 bis Januar 2002 vier Feldforschungsaufenthalte in zwei städtischen und zwei universitären Kliniken durchgeführt (Vogd 2004). Die zeitliche Differenzierung zwischen dieser ersten und den in den Jahren 2004 und 2005 durchgeführten zweiten Untersuchungsphase gestattet es, aktuelle markante Veränderungen in der Krankenhausorganisation und -finanzierung in ihren Auswirkungen auf das ärztliche Handeln zu rekonstruieren. Dabei ging es vorrangig um die medizinische Profession, insbesondere darum, in welche Spannungslagen ihr implizites Ethos unter den veränderten organisatorischen Bedingungen gerät.

Die Rekonstruktion der Veränderungsprozesse erfolgt in einer *dreifachen komparativen Analyse*. Auf der ersten Ebene steht der Vorher-nachher-Vergleich im Vordergrund. Entsprechend wurden die Praxen und Organisationsformen der ärztlichen Arbeit aus den beiden unterschiedlichen Untersuchungsphasen für jeweils eine medizinische Disziplin in Beziehung gesetzt. Auf der zweiten Ebene wurden die Beobachtungen und Rekonstruktionen aus der Chirurgie und der internistischen Medizin, also zwei hinsichtlich ihrer medizinischen Kultur recht verschiedene Disziplinen, einander gegenüber gestellt. Drittens wurde schließlich das Verhältnis von beobachteter Handlungspraxis und der Bewertung dieser Praxis durch die beforschten ärztlichen Akteure in den Vordergrund gestellt (Bohnsack 2006).

Werfen wir den Blick auf einige der Ergebnisse.

4.1 Arbeitsorganisation

Für beide untersuchten Abteilungen stellt sich unter den neuen ökonomischen Bedingungen das Problem, wie unter den Randbedingungen von 25–35 % weniger ärztlichem Personal ein höheres Patientenaufkommen bei kürzeren Liegezeiten zu bewältigen ist. Bei den Chirurgen wird diese Herausforderung durch eine Dynamisierung der Arbeitsfelder zum Preis einer deutlichen Erhöhung der Zeiten *unbezahlter* Mehrarbeit gelöst. Die Ärzte wechseln nun bei Bedarf dynamisch zwischen verschieden Arbeitssphären (Station, OP-Saal, Aufnahmezentrum, Erste Hilfe). Demgegenüber ist bei den Internisten die Organisation der ärztlichen Arbeit im Wesentlichen gleich geblieben. Stattdessen werden nun, insbesondere bei den Routinefällen, Versorgungs- und Betreuungslücken in Kauf genommen, um das Arbeitspensum bewältigen zu können.

Die unterschiedlichen Formen, wie in den beiden Abteilungen der Rationalisierungsdruck bewältigt wird, lassen sich zum Teil auch auf die jeweils unterschiedlichen Personalstrukturen zurückrechnen. Doch sowohl hinsichtlich der grundlegenden Frage, wie eine rationellere Patientenversorgung geleistet werden kann, als auch mit Blick auf die unterschiedlichen Konsequenzen für das chirurgische und internistische professionelle Ethos, sind an dieser Stelle durchaus einige Verallgemeinerungen möglich, welche über die Besonderheiten der jeweiligen Abteilungen hinausreichen:

- Im Stationsalltag wird nun deutlich zwischen den komplizierten Fallproblematiken und den Routinefällen unterschieden. Letztere werden – anders als früher – nur noch oberflächlich untersucht. In ihrer Betreuung sind nun, seitens der Stationsärzte, Lücken in Kauf zu nehmen. Sie haben personelle Diskontinuitäten zu überbrücken, haben weniger Zeit für Informationsübergaben und haben das hiermit verbundene Risiko- und Fehlermanagement zu betreiben, um die zwangsläufig entstehenden Brüche korrigieren zu können. Hierdurch bekommen gerade jene Ärzte eine stärkere Bedeutung, die aufgrund ihres Erfahrungswissens in der Lage sind, auch aufgrund von fragmentarischen Informationslagen eine Entscheidung treffen zu können.

II. Empirie

- Unterschiedliche Untersuchungen werden nun gleichzeitig angefahren, ohne zuvor das Ergebnis der ersten zunächst einmal abzuwarten. Man greift eher auf aufwendigere bildgebende Verfahren zurück, um Entscheidungskontingenzen aufzulösen.
- Behandlungsprozesse werden, im Sinne der DRG-Abrechnungslogik, teilweise in mehrere Krankenhausaufenthalte zerteilt, wenngleich dies immer auch unter dem Blickwinkel einer medizinischen Risikoabwägung geschieht.
- Es lässt sich beobachten, dass Patienten teilweise in besser bezahlte Fallpauschalen eingruppiert werden, als es der medizinischen Behandlungslogik entspricht.

4.2 Komplexe Fallproblematiken

Am paradigmatischen Beispiel der „komplexen Fallproblematiken" wurde die Frage gestellt, ob sich unter den neuen ökonomischen Rahmenbedingungen die ärztlichen Orientierungen grundlegend geändert haben. In allgemeiner Form lautet die Antwort, dass in beiden Abteilungen die knapperen personellen Ressourcen wie auch das ökonomische Controlling, die Ärzte nicht daran hindern, diesen komplizierten Fällen höchste medizinische Aufmerksamkeit zu widmen.

Allerdings deuten sich in beiden Abteilungen deutliche Veränderungen in den ärztlichen Orientierungen an:

- Die diagnostischen Prozesse erscheinen mit Blick auf die Liegezeiten deutlich beschleunigt. Es werden nun schneller aufwendige und teure Verfahren angewendet und man neigt dazu, verschiedenen Differenzialdiagnosen eher parallel denn sequenziell nachzugehen. Ein Preis, der für die kurzen Liegezeiten zu zahlen ist, scheint darin zu bestehen, einen höheren technischen Aufwand zu treiben und im Zweifelsfall lieber eine sich im Nachhinein als überflüssig erweisende Untersuchung zu machen, als in Zeitnot zu kommen.
- In beiden Abteilungen entstehen aufgrund der Verknappung der ärztlichen Arbeitskraft vermehrt Diskontinuitäten in der stationsärztlichen Betreuung. Während für die Chirurgen die hiermit verbundene Zeiteinteilung („Taylorisierung") der Arbeitsprozesse weniger Probleme bereitet, da sie schon immer als „Teamspieler" agierten, „entgleitet" für den Internisten der Prozess. Bislang gewohnt, die gesamte Komplexität des diagnostischen, therapeutischen und sozialen Geschehens zu überblicken, ist das Fallwissen nicht mehr fest an die Person des Stationsarztes gebunden, sondern ist nun tendenziell *azentrisch* im Behandlungsteam repräsentiert, welches dann über die Patientenakte den roten Faden aufrechterhalten muss.
- Mit der Verknappung der Ressource ärztliche Arbeitszeit und hiermit verbundenen häufigen Personalwechseln verringern sich in beiden Abteilungen die Möglichkeiten, eine persönliche Arzt-Patient-Beziehung herzustellen. Entsprechend können im Krankenhausalltag die Patientencharakteristika weniger „verstehend" in die ärztlichen Entscheidungsprozesse mit einbezogen werden.
- Während die Chirurgen in der Regel auch die komplizierten Fälle zu einem handlungspraktischen Abschluss bringen – im Zweifelsfall wird in den Körper geschaut – stellt sich unter den neuen Rahmenbedingungen die Situation für die Internisten anders dar. Auf kognitiver Ebene bleibt man zwar seiner alten Orientierung treu und versucht in generalistischer Manier alles mitzubedenken. Handlungspraktisch ist jedoch ein Teil der Prozesse abzugeben und hiermit geht auch das unmittelbare Feedback, die sinnliche Evidenz, ob der eingeschlagene Pfad etwas gebracht hat, verloren.

4.3 Fachärztliche Weiterbildung

Unter den neuen Rahmenbedingungen kommt die ärztliche Weiterbildung als eigenständiger Auftrag, für den entsprechende Ressourcen und Zeit vorgesehen sind, in der Organisation Krankenhaus formal zwar noch vor – auch aus tariflichen Gründen sind Weiterbildungsassistenten in der Regelversorgung durchaus geschätzt – de facto haben sich jedoch die Möglichkeiten der „face to face"-Unterweisung durch erfahrene Ärzte erheblich verringert. Wenngleich die Ärzte hier schon immer zu außerberuflichen Arrangements gefunden haben, in ihrer Ausbildung voran zu kommen, darf dies nicht darüber hinwegtäuschen, dass sich hier möglicherweise in Zukunft speziell bei den Internisten Probleme hinsichtlich des Trainings für den hoch qualifizierten Nachwuchs ergeben könnten.

4.4 Bedeutung für Patienten und Krankenhausmanagement

Ohne hier eine vollständige Analyse und abschließende Gewichtung der Ergebnisse geben zu können, weisen die vorangehenden Reflexionen deutlich darauf hin, dass die mit der dritten Gesundheitsreform (GKV-Gesundheitsreformgesetz 2000) intendierten Ziele – Kosteneffizienz, Erhalt des Versorgungsstandards, Patientenpartizipation, integrierte, präventive und psychosoziale Medizin – und die aus den vorliegenden Befunden abgeleiteten Tendenzen auseinanderdriften. Sowohl im Hinblick auf die volkswirtschaftlichen als auch die sozialpolitischen Ziele der Krankenhausreform ist mit erheblichen paradoxen Effekten zu rechnen.

Mit Blick auf den Patienten gilt:

- Da die Behandlungsprozesse zerteilt sind und häufige Personalwechsel stattfinden, wird die Behandlungskontinuität vermehrt über die Patientenakte und weniger über einen einzelnen Arzt hergestellt. Für die Patienten wie auch ihre Angehörigen erscheint es unter den neuen Rahmenbedingungen nun schwieriger, einen ärztlichen Adressaten zu gewinnen, der ihre Fragen beantworten kann und über den Patienten wirklich Bescheid weiß.
- Viele Behandlungsprozesse werden nun auch in räumlicher und zeitlicher Sicht zergliedert, etwa in dem Sinne, dass Patienten nach wenigen Tagen im Akutkrankenhaus in eine andere Einrichtung zur Weiterbetreuung verlegt werden. Stabile Beziehungen zum Behandlungsteam oder den Mitpatienten können unter diesen Voraussetzungen kaum noch aufgebaut werden.
- Die kürzeren Liegezeiten werden manche Patienten als vorteilhaft erleben. Dass nun schneller aufwendige diagnostische Prozeduren eingesetzt werden, mag den einen verunsichern, beim anderen zusätzliches Vertrauen schaffen, da nun vermehrt harte Fakten produziert werden. Die Behandlungsprozesse können diesbezüglich nur noch in geringerem Maße an die Patientenbedürfnisse angepasst werden.

Aus der Perspektive des Krankenhausmanagements deutet sich eine Reihe von Themen an, welche die ökonomische Situation des Krankenhauses beeinflussen können.

- Angesichts eines sich andeutenden Mangels an gut ausgebildeten ärztlichen Spezialisten und einer globalen Konkurrenzlage, in der Krankenhausärzte in Kanada, den USA und Australien mehr als das Dreifache verdienen können, ist die Gefahr nicht mehr von der Hand zu

weisen, dass medizinische Abteilungen zusammenbrechen könnten, wenn die Spezialisten aus den Funktionsabteilungen abwandern. Womöglich könnte bald der Wendepunkt erreicht sein, an dem die Ärzte aus der Rolle des Duldsamen in die Position des Fordernden kommen.
- Darüber hinaus deuten sich schwere Brüche in der *corporate identity* der Krankenhäuser an. Wenn man unter diesem Konzept nicht nur die formale Verkündung von Leitbildern, die grafische Gestaltung von Emblemen sowie Hochglanzbroschüren und Web-Auftritte versteht, sondern die habituelle Identifikation der Mitarbeiter mit ihrer Unternehmenskultur, dann muss die Situation regelrecht als dramatisch angesehen werden. Die Eliten unter den Ärzten, welche die medizinisch-wissenschaftliche Identität verkörpern, empfinden sich kaum noch als Teil der Organisation, für die sie arbeiten.

Wenn wir zunächst die sozialpolitischen Ziele aufgreifen, zeigen sich mit Blick auf das Krankenhaus deutlich Tendenzen, die den gesundheitspolitischen Intentionen offensichtlich zuwiderlaufen:

- Da die medizinalen Orientierungen für die Ärzte handlungsleitend und nicht hintergehbar sind, hat die Verdichtung der Arbeitsprozesse dazu geführt, dass ihr vor allem die psychosozialen und präventiven Aspekte ärztlicher Arbeit zum Opfer gefallen sind. Man spricht weniger mit dem Patienten und ist weniger bereit, eine soziale Indikation zu treffen. Demgegenüber wird im Kernbereich der Medizin nicht gespart. Medizinische High-Tech-Therapie und -Diagnostik wird weiterhin geschehen und vermutlich auch in Zukunft die Kosten treiben.
- Das DRG-System gibt deutliche Anreize, stationäre Behandlungsprozesse zu zergliedern. Zum einen verleitet das Primat der kurzen Liegezeiten, einen Teil der für die Behandlung nötigen Pflegearbeit in andere stationäre Einrichtungen auszulagern. Zum anderen lohnt es sich nun verschiedene Krankheiten, die aus medizinischer Perspektive gut in einem Behandlungsprozess erledigt werden könnten, in verschiedene Aufenthalte aufzuteilen. In Umkehrung der ursprünglichen Idee einer integrierenden Position, kommt dem Hausarzt in diesen Fällen nur noch die Rolle zu, die ökonomisch motivierte Desintegration der Prozesse formell abzusegnen.
- Ein Problem des DRG-Systems besteht zweifelsohne in dem zwangsläufig hiermit verbundenen ärztlichen Verwaltungsaufwand. Insbesondere in den internistischen Disziplinen, welche es mit multimorbiden Patienten zu tun haben, muss für die Verschlüsselung eine erhebliche Expertise aufgewendet werden. Zudem war zum Zeitpunkt der Untersuchung das Problem virulent, dass gerade die komplizierten und schweren Fälle im System nur unzureichend abgebildet werden konnten.
- Auch wenn der Gesetzgeber dies untersagt, werden intelligente und im Sinne der medizinischen Logik vertretbare Varianten einer gewinnbringenderen DRG-Verschlüsselung („upcoding") wohl eine erhebliche Rolle für die Bilanz einer medizinischen Abteilung spielen. Seitens der Krankenhäuser würde dann eine nicht unerhebliche medizinische Expertise aufgewendet werden, um über eine verbesserte Verschlüsselung ein paar Prozent über den Durchschnitt zu kommen. Auf der Gegenseite würden die medizinischen Dienste der Krankenkassen entsprechende Kontrollen fahren, was dann auf der Krankenhausseite dazu führen würde, die Fälle noch intelligenter zu kodieren.

5 Fazit

Wenn wir abschließend die hier vorgestellten Teilergebnisse (siehe zu den Ergebnissen ausführlich Vogd 2006) in Beziehung zu den in den ersten Teilen aufgeworfenen organisationssoziologischen Überlegungen setzen, so wird deutlich, dass sich um die DRGs herum ein Eigenleben zu gruppieren beginnt, das sowohl der medizinischen Eigenlogik folgt als auch den neuen ökonomischen Bedingungen gerecht zu werden versucht. Wir finden hier sowohl Entkoppelungsprozesse, etwa indem Abrechnung und medizinische Handlungslogik voneinander dissoziiert werden, als auch Kolonisationsprozesse, welche die Organisation der Behandlungsprozesse der neuen Abrechnungslogik unterwerfen. Darüber hinaus lässt sich feststellen, dass die DRGs in der Tat als Knotenpunkte genutzt werden, über die Verteilungsfragen bearbeitet werden (siehe auch Vogd 2007). Entgegen der sozialpolitischen Intention erzeugen sie dabei keineswegs die erwarteten Eindeutigkeiten, sondern fungieren als Grauzonen, in denen Gewinne und Verluste verhandelt werden, und fungieren als Schaltstellen, an denen austariert wird, wer im Behandlungsnetzwerk welche Lasten zu tragen hat. Mit Blick auf die bekannten Probleme und paradoxen Effekte der Krankenhausversorgung bereits vor der Implementierung des GKV-Gesundheitsreformgesetzes 2000, muss die Frage, inwieweit die neue Qualität der hier aufgezeigten Prozesse die Qualität der Krankenversorgung als Ganzes beeinflusst, an dieser Stelle unbeantwortet bleiben.

Literatur

Badura, B., Feuerstein, G. (1994): Systemgestaltung im Gesundheitswesen. Zur Versorgungskrise der hochtechnisierten Medizin und den Möglichkeiten ihrer Bewältigung. Weinheim, München: Juventa.
Bodenheimer, T. (2005): High Rising Health Care Costs. Part 2: Technology Innovation. In: Annals of Internal Medicine, 142 (11), S. 932–937.
Bohnsack, R. (2006): Qualitative Evaluation und Handlungspraxis. Grundlagen dokumentarischer Evaluationsforschung. In: Flick, U. (Hrsg.): Qualitative Evaluationsforschung. Reinbeck: Rowohlt, S. 135–182.
Boland, R.J. (1989): Beyond the Objektivist and Subjektivist: Learning to Read Accounting as Text. In: Accounting, Organizations and Society, 14, S. 591–604.
Fetter, R.B., Brand, D.A., Gamache, D.E. (1991): DRGs: their design and development. Michigan: Ann Arbor.
Hafferty, F.W., Light, D.W. (1995): Professional dynamics and the changing nature of medical work. In: Journal of Health and Social Behaviour, Extra Issue, S. 132–153.
Hafferty, F.W., McKinlay, J.B.H. (1993): The Changing medical profession. An International Perspective. New York, Oxford: Oxford University Press.
Himmelstein, D.U., Lewontin, J.P., Woolhandler, S. (1996): Who administers? Who cares? Medical administrative and clinical employment in the United States and Canada. In: American Journal of Public Health, 86 (2), S. 172–178.
Moynihan, R., Smith, R. (2002): Too much medicine? Almost certainly. (Editorial). In: British Medical Journal, 324, S. 859–860.
Lavoie, D. (1987): The Accounting of Interpretations and the Interpretation of Accounts: The Communicative Function of the Language of Business. In: Accounting, Organizations and Society, Vol. 12, No. 6, S. 579–604.
Lowe, A. (2001): Casemix accounting systems and medical coding – Organisational actors balanced on „leaky black boxes". In: Journal of Organizational Change Management 14, S. 79–100.

Luhmann, N. (1983): Anspruchsinflation im Krankheitssystem. Eine Stellungnahme aus gesellschaftstheoretischer Sicht. In: Herder-Dorneich, P., Schuller, A. (Hrsg.): Die Anspruchsspirale. Schicksal oder Systemdefekt? Stuttgart, Berlin, Köln: Kohlhammer, S. 28–49.

Power, M. (1997): The Audit Society. Rituals of Verification. Oxford: Oxford University Press.

Rohde, J.J. (1974): Soziologie des Krankenhauses. Zur Einführung in die Soziologie der Medizin. Stuttgart: Enke.

Samuel, S., Dirsmith, M.W., McElroy, B. (2005): Monetized medicine: from physical to the fiscal. In: Accounting Organizations and Society, 30 (3), S. 249–278.

Schubert, C., Vogd, W. (2008): Die Organisation der Krankenbehandlung. Von der privatärztlichen Konsultation zur vernetzten Behandlungstrajektorie. In: Amelung, V.E. et al. (Hrsg.): Vernetzung im Gesundheitswesen – Wettbewerb und Kooperation (in Druck).

Scott, W.R., Ruef, M., Mendel, P.J., Caronna, C.R. (2000): Institutional Change and Healthcare Organizations. From Professional Dominance to Managed Care. Chicago: University of Chicago Press.

Vogd, W. (2002): Professionalisierungsschub oder Auflösung ärztlicher Autonomie. Die Bedeutung von Evidence Based Medicine und der neuen funktionalen Eliten in der Medizin aus system- und interaktionstheoretischer Perspektive. In: Zeitschrift für Soziologie, 31 (4), S. 294–315.

Vogd, W. (2004): Ärztliche Entscheidungsprozesse des Krankenhauses im Spannungsfeld von System- und Zweckrationalität: Eine qualitativ rekonstruktive Studie. Berlin: Verlag für Wissenschaft und Forschung.

Vogd, W. (2006): Die Organisation Krankenhaus im Wandel. Eine dokumentarische Evaluation aus Perspektive der ärztlichen Akteure. Bern: Huber Verlag.

Vogd, W. (2007): Von der Organisation Krankenhaus zum Behandlungsnetzwerk? Untersuchungen zum Einfluss von Medizincontrolling am Beispiel einer internistischen Abteilung. In: Berliner Journal für Soziologie, 17 (1), S. 97–119.

White, H.C. (1992): Identity and control. A structural theory of social action. Princeton, NJ: Princeton University Press.

Woolhandler, S., Campbell, T., Himmelstein, D.U. (2003): Costs of health care administration in United States and Canada. In: The New England Journal of Medicine, 349 (8), S. 768–775.

Auswirkungen der deutschen DRG-Einführung: Internationale Erfahrungen im Überblick

Markus Lüngen, Thomas Rath

1   Einführung

In Deutschland entschied der Gesetzgeber im Rahmen der GKV-Gesundheitsreform 2000, dass das seit 1995 aufgebaute selektive Fallpauschalensystem durch ein Komplettsystem über alle stationären Fälle zu ersetzen sei. Der Begriff Diagnosis Related Groups wurde ausdrücklich vom Gesetzgeber erwähnt. Die Selbstverwaltung hatte sich gemäß Gesetzesauftrag an einem international bereits angewandten Vergütungssystem auf Grundlage von DRGs zu orientieren. Deutschland folgte damit dem generellen Trend zur pauschalierenden Vergütung in der akutstationären Versorgung. Nachfolgend wird dargestellt, welche Erfahrungen im Ausland gemacht wurden, wie Deutschland darauf aufbauen konnte und welche zukünftigen Tendenzen sich im Ausland abzeichnen.

Wir ergänzen eine systematische Expertenbefragung des Instituts für Gesundheitsökonomie und Klinische Epidemiologie vor Einführung der DRGs in Deutschland (Lüngen und Lauterbach 2000a) über eine Internet- und Literaturrecherche. Zu jedem Land wurden allgemeine Angaben zum Gesundheitssystem, dem Implementierungsprozess von der Entwicklung bis zum Einsatz der nationalen Systeme und den Gründen beziehungsweise Zielen für die Einführung gesucht.

Der skizzierte Überblick beginnt mit den USA, die 1967 begonnen haben, DRGs zu entwickeln und 1983 das erste Land waren, in dem ein pauschaliertes Vergütungssystem eingeführt wurde. Es folgt das australische DRG-System, das die Basis für die Entwicklung und Entstehung von DRG-Systemen in vielen anderen Ländern, unter anderem Deutschland, darstellt. Zudem werden das britische Gesundheitssystem und Kanada als eher zentralistisch ausgerichtete Systeme vorgestellt. Im Weiteren fokussiert sich die Darstellung auf Europa und es schließt sich eine Gesamtschau der Ergebnisse im Überblick an.

2   Ergebnisse

2.1   USA

Die konzeptionelle Entwicklung und das Design von DRGs begann 1967 an der Yale Universität unter der Leitung von Prof. Fetter mit der Bildung von Fallgruppen (Yale-DRG) zur Erfassung stationärer Patienten (Fetter et al. 1980). Sie waren ursprünglich nicht als Vergütungssystem konzipiert, sondern als reines Patientenklassifikationssystem, welches als Managementwerkzeug die Messung, Evaluierung und Steuerung der Behandlungen im Krankenhaus ermöglichen sollte. Ab Ende der 1970er Jahre setzte der Staat New Jersey und ab 1983 bundesweit die Medicare-Versicherung HCFA-DRG zur Vergütung medizinischer Leis-

II. Empirie

tungen vorwiegend an älteren Patienten ein. Die amerikanischen DRGs der Health Care Financing Administration (HCFA) werden nur für die Bevölkerung über 65 Jahre, die durch das staatliche Medicare-Programm versichert ist, angewendet.

Ab 1987 setzte der Staat New York die weiterentwickelten AP-DRG (All Patient-DRG) für das gesamte Bevölkerungsspektrum ein. Den Auftrag zur Entwicklung des AP-DRG-Systems erhielt die Firma 3M. AP-DRG sind eine Erweiterung der HCFA-DRG und wurden entwickelt, um medizinische Leistungen anhand von Diagnosegruppen für die gesamte Bevölkerung des Staates New York zu vergüten. Dazu mussten verschiedene neue DRG-Gruppen gebildet werden, die nicht unter den vorwiegend für ältere Patienten entwickelten HCFA-DRGs vorhanden waren. Darunter fallen Behandlungen von Patienten mit AIDS, neonatologische und pädiatrische Fälle sowie Transplantationen und Tracheotomien.

Die Einführung der DRG-basierten Vergütung hatte das Ziel der langfristigen Kostenreduktion. Obwohl die DRGs in den USA zunächst für die staatlichen Versicherungen eingeführt wurden (insbesondere Medicare), wurden sie wegen ihres Erfolgs bald von privaten Versicherungsunternehmen übernommen.

Parallel zu der DRG-basierten Vergütung wurden umfangreiche Qualitätssicherungsmaßnahmen weiterentwickelt. Peer Review Organisationen (PRO) prüften Ergebnisqualität, Einweisungsverhalten und Kodierqualität. Hinzu kam eine Akkreditierungspflicht für Leistungsanbieter über die Joint Commission on Accreditation of Healthcare Organizations (JCAHO), eine 1951 gegründete Non-Profit Organisation (http://www.jointcommission.org/AboutUs/joint_commission_facts.htm, Zugriff Februar 2008). Eine erfolgreiche Akkreditierung durch JCAHO ist für die meisten Krankenhäuser in den USA überlebenswichtig, da sie ohne diese Akkreditierung keine Patienten von den beiden großen amerikanischen Krankenkassen Medicare und Medicaid behandeln dürfen. Daher beschäftigt jede Klinik Qualitäts- und Akkreditierungsbeauftragte, die die Organisation kontinuierlich auf die alle drei Jahre stattfindende Überprüfung vorbereiten. Die befürchteten Qualitätseinbußen bei der Behandlung blieben bis auf eine Zunahme der zu frühzeitigen Entlassungen aus (Lüngen und Lauterbach 2001, S. 271; Rogers et al. 1990).

Aus den USA stammten auch die ersten Entwicklungen zur Verfeinerung der DRG-Klassen. Als erstes DRG-System wurde das im Jahr 1989 vorgestellte RDRG-System mit dem Zusatz „refined" versehen. Es ging damals darum, dass die im HCFA-DRG-System verwendete Unterscheidung von DRG „mit CC" (DRG mit Begleiterkrankung oder Komplikation) und DRG „ohne CC" verfeinert werden sollte. Im RDRG-System werden die medizinischen Behandlungsfälle nach drei, die chirurgischen nach vier CC-Stufen klassifiziert (Lauterbach und Lüngen 2000).

Inzwischen werden in den US-Krankenhäusern nur noch schwerkranke Patienten behandelt, weniger komplexe Leistungen werden außerhalb des Krankenhausbereichs erbracht (Kraus et al. 2002; Rutkow 1995). Die Pflege wird mehr und mehr in Pflegeeinrichtungen und in die häusliche Krankenpflege verlagert. Die Rekonvaleszenz findet außerhalb der Klinik statt, wobei die Patienten und ihre Familien mehr Verantwortung für den Genesungsprozess tragen. Insgesamt haben sich in den USA die gesetzten Ziele in die DRGs eher erfüllt. Offen bleibt, ob die Auswirkungen im Bereich der Qualität akzeptabel sind. Aufgrund der starken Zersplitterung des US-amerikanischen Gesundheitssystems ist ein konkreter Nachweis der DRG-Auswirkungen schwierig zu erbringen (Lüngen und Stock 2006, S. 259–268). Eindeutig scheint jedoch zu sein, dass der Pauschalierungsgedanke auf andere Bereiche übertragen wird, etwa die Rehabilitation und ambulante Versorgung (Lüngen und Lauterbach 2003, S. 136–142).

MS-DRGs (Medicare-Severity DRGs) sind die aktuellste Entwicklung in den USA, die seit Ende 2007 Anwendung finden. Darüber erfolgt nun die Vergütung von akutstationären Behandlungsfällen von Medicare-Versicherten über 65 Jahren (http://www.cms.hhs.gov/AcuteInpatientPPS/, Zugriff Februar 2008). Die MS-DRGs stellen eine wesentliche Erneuerung des seit 1983 eingeführten HCFA-DRG-Systems dar. Damit werden die in den Jahren 1983 bis 2007, also über 24 Jahre lang eingesetzten CMS-DRGs (CMS = Centers for Medicare and Medicaid Services, früher HCFA) abgelöst. Die CMS-DRGs umfassten zuletzt 538 DRGs, die MS-DRGs haben 745 Fallpauschalen. Insbesondere erfuhr dabei die Liste der Komorbiditäten und Komplikationen große Veränderungen. Ähnlich wie im AP-DRG-System von 3M enthält das MS-DRG-System bis zu drei Schweregradabstufungen. Die Zielsetzung für das neue MS-DRG-System von Medicare ist, dass dadurch aufwändige Leistungen besser als bisher vergütet werden. Für die Umstellung auf das neue MS-DRG-System gilt eine 2-jährige budgetneutrale Überführungsphase.

Im Hinblick auf die Qualitätssicherung der Krankenhausversorgung werden mit der Einführung des MS-DRG-Systems zudem sechs neue Qualitätsindikatoren eingeführt, sodass für das Jahr 2008 insgesamt 27 Indikatoren gelten. Damit ist die Vergütung gekoppelt mit der Meldung einer Reihe von breit aufgestellten Qualitätsindikatoren, wie z.B. Myokardinfarkt, Pneumonie, Mortalität, Patientenzufriedenheit etc. (http://cms.hhs.gov/HospitalQualityInits, Zugriff Februar 2008).

2.2   Australien

Das australische DRG-System ist von besonderem Interesse, da es die Basis für die Entwicklung von DRG-Systemen in vielen anderen Ländern darstellt (Steinbusch et al. 2007). Auch die gemeinsame Selbstverwaltung in Deutschland war im Jahr 2000 aufgefordert, ein bereits existierendes DRG-System als Grundlage des aufzubauenden deutschen Systems auszuwählen. Die Entscheidung fiel auf das australische (Lüngen und Lauterbach 2003b).

Bereits 1984 begann Australien mit der Entwicklung von DRG-Systemen. In Zusammenarbeit mit der US-amerikanischen Firma 3M wurde 1992 die erste Version der Australian National DRGs (AN-DRGs) entwickelt. Als Ausgangsbasis dieser Eigenentwicklung dienten die von 3M angebotenen All Patient Refined DRGs (APR-DRGs). Ab 1995 wurden die AN-DRGs wesentlich überarbeitet. Ziel war es, unter Beratung von Klinikern sowie staatlichen und anderen relevanten Gesundheitsorganisationen das Klassifikationssystem an neue medizinische Technologien und Diagnose- und Prozedurenschlüssel anzupassen. Gleichzeitig sollten durch die Überarbeitung die medizinische Homogenität und die Kostenhomogenität der DRGs verbessert werden. Ergebnis dieser Überarbeitung waren die 1998 entstandenen AR-DRGs. Die Weiterentwicklung der AR-DRG-Klassifikation setzte sich beständig fort. Gegenwärtig erscheint alle zwei Jahre eine neue Version (http://www.health.gov.au/internet/wcms/publishing.nsf/Content/health-casemix-ardrg1.htm, Zugriff Januar 2008).

Das AR-DRG-System beruht auf einer ICD-10-Kodierung und hatte in der Version 4.1, die die Basis für die Entwicklung des deutschen DRG-Systems darstellte, 661 Basisfallgruppen. Die Klassifikation geschieht in einem mehrstufigen Prozess. Die Patientendaten werden einer der 23 Hauptdiagnosegruppen (Major Diagnostic Categories, MDCs) zugeordnet. Jede MDC ist in Basis-DRGs unterteilt. Dies sind Cluster verwandter Prozeduren und Diagnosen. Die Basis-DRGs wiederum werden in Einzel-DRGs unterteilt, indem klinische und andere Faktoren – meist Komorbiditäten und Komplikationen, die zu einer höheren Inanspruchnahme der Klinikressourcen führen – analysiert werden. Jeder Diagnose wird eine Komorbiditäts- und Komplikationsstufe von 0 bis 3 bzw. 4 (je nach Fachabteilung) zugeteilt, die die Schwere bezeichnet. Diese differenzierte Schweregradeinteilung des Australischen Systems war ein wichtiger Aspekt für die Auswahl und Einführung dieses Systems in Deutschland.

II. Empirie

Das australische DRG-System wurde für Qualitätssicherung, Vergütung und Budgetierung eingesetzt. Darüber hinaus sollte damit auch Krankenhausplanung durchgeführt werden. Bei der Einführung der AN-DRG 1993 wurde jedem Krankenhaus ein Mengenziel vorgegeben. Wurde dieses Ziel (um kleine Mengen) überschritten, fand keine zusätzliche Vergütung statt. Die Qualitätssicherung war in Australien je nach Krankenhaus und Region sehr heterogen. Ein landesweites Akkreditierungsprogramm war zwar vorhanden, jedoch nicht verbindlich. Folge der DRG-Einführung war ein starker Anstieg der technischen Effizienz. Die Sorgen um frühzeitige Entlassung und Qualitätsmängel der Behandlung wurden nicht bestätigt. Weiter wurden DRGs als starkes Instrument für Benchmarking eingesetzt und zwar auch in jenen Regionen, die noch keine DRG-basierte Vergütung umgesetzt hatten.

Kritisch wurde gesehen, dass die Zentralregierung zwar die Entwicklung der australischen DRG-Systeme unterstützte, jedoch keine aktive Rolle bei der einheitlichen Einführung spielte (Lüngen und Lauterbach 2000a). Dadurch entstanden unterschiedliche Zeitpläne in den Regionen, unterschiedliche Vergütungsmuster (beispielsweise im Bereich Intensivmedizin) und unterschiedliche Abgrenzungen von Outliern.

2.3 Großbritannien

Das Gesundheitssystem in Großbritannien wird durch eine hierarchisch gegliederte, staatliche Organisation, den National Health Service (NHS), gesteuert. Durch ihn gewinnt die Regierung direkt und unmittelbar Einfluss auf die Strukturen und Inhalte der Versorgung. Innerhalb Großbritanniens ist der NHS nach Regionen gegliedert, die England, Nordirland, Schottland und Wales umfassen (Lüngen und Stock 2006a, S. 249).

In England begann die Einführung der HCFA-DRG im Jahr 1991, woraus 1992 die HRG (Healthcare Resource Groups) entstanden. Teilweise waren die Einteilungen zwischen DRG und HRG identisch, teilweise wurden homogene Gruppen aus medizinischer Sicht gebildet. Die erste HRG-Version umfasste 522 Patientenkategorien. Ein besonderes Systemmerkmal der HRG ist, dass Prozeduren als Hauptkriterium für die Gruppenzuteilung verwendet werden.

Eine grundlegende Erneuerung erfolgte 2007 mit der Publikation von „HRG4" mit 1.400 Patientenkategorien und drei Schweregraden (http://www.ic.nhs.uk/our-services/classification-and-standards/casemix/healthcare-resource-groups/whats-new-in-hrg4, Zugriff Januar 2008).

Das HRG-System wurde zur Ermittlung von Budgets und zu Betriebsvergleichen, nicht jedoch zur Vergütung eingesetzt. Erst ab dem Jahre 2006 im Rahmen des „Payments by Results"-Programms wurde das HRG-System auch zur Vergütung eingesetzt (http://www.dh.gov.uk/en/Policyandguidance/Organisationpolicy/Financeandplanning/NHSFinancialReforms/index.htm, Zugriff Januar 2008).

Zusätzlich zu HRG wurde Mitte der 1990er Jahre ein übergeordnetes System namens HBG (Health Benefit Groups) entwickelt. HBG beschreiben Patientengruppen, die homogen in Bezug auf die nötige Inanspruchnahme von Gesundheitsleitungen sind und bei gleichen Leistungen gleiche Outcomes erzielen können. Es ist also ein ausschließlich Diagnose-bezogenes System zur Abbildung des Behandlungsbedarfes. In Kombination mit HRG wurden insbesondere von Krankenversicherungen Vorhersagen über Kosten und Mengen getroffen.

In Wales wurden seit 1994 AP-DRG eingesetzt. Konversionen zu den englischen HRG existierten für Patienten, welche in den jeweils anderen Gesundheitssystemen versorgt wurden. Inzwischen werden jedoch auch in Wales HRGs eingesetzt, und Überleitungen zu den englischen HRG-Versionen wurden vom NHS Wales spezifiziert (http://www.wales.nhs.uk/sites3/page.cfm?orgid=527 & pid=10353, Zugriff Januar 2008).

Nach dem HOPE-Report „DRGs as a financing tool" vom Dezember 2006 werden in Schottland und Nordirland keine DRGs eingesetzt (HOPE 2006).

2.4 Kanada

Das kanadische Gesundheitssystem ist dezentralisiert aufgebaut, sodass keine einheitliche Nutzung von DRGs stattfindet. In Ontario wurden 1989 erstmals DRGs eingesetzt, um Budgets vorzugeben. Die kanadische Variante der DRGs heißt CMG (Case Mix Groups), wobei sie sich stark an die HCFA-DRGs anlehnen. Allerdings verfügen sie bereits über drei bis vier Fallschwereklassen pro CMG, die den Ressourcenverbrauch widerspiegeln.

Für die Entwicklung und Pflege des CMG-Systems wurde in Kanada ein nicht kommerziell orientiertes Institut, das „Canadian Institute For Health Information" (CIHI) gegründet, welches auch für die Bereitstellung der kanadischen Diagnosen- und Prozedurenklassifikationen sowie für die Herausgabe von Kodierrichtlinien verantwortlich zeichnet (http://secure.cihi.ca/cihiweb/splash.html, Zugriff Januar 2008).

Die CMGs dienen hauptsächlich der Gesundheitsberichterstattung, der Qualitätssicherung und der indirekten Budgetsteuerung im Krankenhausvergleich. Die Bundesstaaten Kanadas liefern ihre Daten zur Auswertung an das CIHI.

2007 wurde nach dreijähriger Entwicklungszeit das CMG+-System fertiggestellt. In diesem CMG+-System wurde eine Umstellung der Diagnosendokumentation im Sinne einer kanadischen ICD-10-Anpassung (ICD-10-CA) sowie die Einführung einer neuen Prozedurenklassifikation, der Canadian Classification of Health Interventions (CCI), umgesetzt (http://www.cihi.ca/cihiweb/dispPage.jsp?cw_page=RC_51_E, Zugriff Januar 2008).

2.5 Groupes homogènes de malades (Frankreich)

In Frankreich sind alle Krankenhäuser der staatlichen Krankenhausplanung unterworfen. Die Bettenzahl wurde nach klar abgegrenzten, geografischen Einheiten berechnet und festgelegt. Bis zum Jahr 1984/85 wurden die Krankenhäuser per Tagessatz bezahlt, ab dann per fixem Budget (Gerber 2006, S. 217).

Frankreich begann 1983 mit der Entwicklung der GHM (Groupe Homogène de Malades), das auf amerikanischen Systemen basiert. Die Groupes homogènes de malades stammen von den HCFA-DRGs und den AP-DRGs ab. Das GHM-System wird nur in Frankreich angewendet und baut auf einer Frankreich-spezifischen Prozedurenklassifikation auf.

Seit 1996 wurden GHM zur Budgetberechnung für öffentliche Krankenhäuser eingesetzt. Die homogenen Patientengruppen (GHM) stellen ein medizinisch-ökonomisches Klassifikationssystem der Hospitalisierung bei Kurzzeitaufenthalten dar (http://www.atih.sante.fr/de/Docs/Classification_des_GHM-DE-FINAL.pdf, Zugriff Januar 2008). Bis auf die Behandlung von Langzeiterkrankten sind alle stationären und ambulanten Leistungen der Krankenhäuser abgedeckt. Die Qualitätssicherung erfolgte über Zertifizierungen (Akkreditierungen). Da bisher nur die Zuweisung der Krankenhausbudgets über GHM erfolgte, wurde eine Mengenbegrenzung medizinischer Leistungen fallweise im Ermessen der Regierung vorgenommen. Die Regierung verfügte über Kostendaten aus 50 exemplarischen Krankenhäusern, welche mit den erbrachten Leistungen und Budgets aller Krankenhäuser verknüpft werden konnten.

II. Empirie

Folgen der GHM-Einführung waren ein verstärkter Fokus auf die Produktivität in Krankenhäusern sowie die Neuausrichtung von Budgets und der Produktpalette von Krankenhäusern. Als Zukunftsaufgabe wurde eine Änderung der Managementkultur innerhalb der Krankenhäuser angesehen.

2003 führte die französische Regierung einen ambitionierten Reformplan ein, bekannt als „Hôpital 2007", der die Gesamteffizienz und das Management im Krankenhaussektor verbessern sollte (http://www.sante.gouv.fr/htm/dossiers/hopital2007/, Zugriff Februar 2008). Die eingeführten Maßnahmen veränderten sowohl die Art der Vergütung von öffentlichen und privaten Krankenhäusern als auch die Regularien der Krankenhausplanung und Steuerung öffentlicher Krankenhäuser. Die wichtigste Maßnahme war die Einführung einer aktivitätsbasierten Vergütung (T2A = *Tarification à l'activité*) für sowohl öffentliche als auch private Krankenhäuser: Seit Januar 2004 basiert die Vergütung für jeden Patienten im akutstationären Bereich auf Groupes Homogène de Séjour (GHS – äquivalent zu DRGs) und einem aktivitätsbasierten Element. Die Konvergenzphase besteht darin, dass der aktivitätsbasierte Finanzierungsanteil der Krankenhausbudgets schrittweise jedes Jahr steigt: 10% im Jahr 2004, 25% 2005, 35% 2006 mit der Zielsetzung 100% im Jahr 2012 (http://www.hpm.org/de/Surveys/IRDES/09/Hospital_2007.html?content_id=251 & a=sn & p_c:184=184 & p_ft=DRG & y=9 & p_i=83 & language=de & x=38, Zugriff Februar 2008).

2.6 Nordic Diagnosis Related Groups (Skandinavien)

Stellvertretend für die skandinavischen Länder wird das Gesundheitssystem Schwedens vorgestellt. In Schweden ist die Verantwortung für die Gesundheitsversorgung überwiegend dezentralisiert, die Kreise und Kommunen sind die Hauptträger der einzelnen Versorgungsbereiche. Zunehmend öffnet sich das System für eine private Gesundheitsversorgung, und eine große Bedeutung kommt dem Health Technology Assessment zu, das zunehmend als Grundlage zur Entscheidungsfindung herangezogen wird. Die Kultur, Strategien zur Prioritätensetzung im Gesundheitssystem zu implementieren, ist in Schweden besonders weit entwickelt (Plamper 2006a, S. 246).

Aufgrund des dezentralisierten Gesundheitssystems war keine einheitliche Vorgehensweise bei der Einführung von DRG-Systemen feststellbar. Bereits 1980 begann die Entwicklung von DRG-Systemen in Schweden. Ab dem Jahr 1992 wurden erstmals im Gebiet Stockholm DRGs eingesetzt. Grundlage waren zunächst HCFA-DRGs und ab 1997 die Nord-DRGs.

Die Länder Skandinaviens entwickelten seit 1995 gemeinsam den Nord-DRG-Grouper, welcher die HCFA-DRGs der Version 12.0 emuliert. Mit dieser Arbeit wurde der Weg geebnet für die Wartung und Weiterentwicklung einer DRG-Version, welche den nationalen Bedürfnissen in differenzierter Weise Rechnung tragen konnte. An der Entwicklung beteiligt sind Dänemark, Finnland, Norwegen und Schweden. Genutzt wird das System zusätzlich auch von Island (http://www.nordclass.uu.se/verksam/norddrge.htm, Zugriff Januar 2008).

Seit 1999 setzen die beteiligten Länder zur Kodierung der Diagnosen die ICD-10 und für Prozeduren die neu entwickelte „Nordic Classification of Surgical Procedures" (NCSP) ein.

2.7 Italien

Das italienische Gesundheitswesen folgt seit der Einführung des staatlichen Gesundheitsdiensts den Prinzipien des Wettbewerbs zwischen den Institutionen. Krankenhäuser werden unternehmerisch gesteuert. Die Regionen zählen mittlerweile zu den wichtigsten Gestaltern im Gesundheitswesen. Sie haben auf nationaler Ebene Gewicht und verantworten die Strukturen der selbstständigen Krankenhäuser ebenso wie den überwiegenden Teil der Steuern, die dem Gesundheitswesen zufließen. Die Krankenhäuser sind institutionell selbstständig und haben große unternehmerische Freiheiten. Management-Anforderungen sind mittlerweile in der Ausbildung der Ärzte, Pflegekräfte und technischen Mitarbeiter verankert (Plamper 2006b, S. 232).

Italien begann 1993 mit der Anpassung der HCFA-DRG Version 10.0 und führte sie 1995 flächendeckend ein. Die Entscheidung für die HCFA-DRGs basierte darauf, dass in Italien dieselben administrativen Daten wie bei Medicare erhoben wurden (HOPE 2006).

Ziel der DRG-Einführung war die Unterstützung einer umfassenden Managementreform im Krankenhaussektor. DRGs wurden zur Ermittlung des Krankenhausbudgets eingesetzt. Als Zukunftsaufgabe wurde die Stärkung des Managementgedankens im Krankenhaus angesehen.

In den 1990er Jahren waren die italienischen Regionen in die Implementierungsphase der DRGs involviert. Im weiteren Verlauf erhielten diese Regionen auch die Kompetenz, Entscheidungen und Strategien zu DRGs zu treffen (HOPE 2006). Als Konsequenz gab es innerhalb Italiens in den jeweiligen Regionen spezifische Adaptionen, unterschiedliche Grouper und Kodierungssysteme des DRG-Systems bis hin zu eigenen DRG-Systemen.

Seit Anfang 2006 gab es wiederum nationale Bestrebungen, ein einheitliches DRG-System zu nutzen (HOPE 2006).

2.8 Spanien

Das aktuelle spanische Gesundheitssystem ist im Gesundheitsrahmengesetz von 1986 begründet, das einen allgemeinen Anspruch auf Gesundheitsversorgung bestätigt. Seither wurde mit gleichzeitiger Übertragung der Verwaltung auf die autonomen Regionen ein staatliches Gesundheitssystem aufgebaut, das fast die gesamte Bevölkerung integriert. Spanien hat also sowohl ein nationales Gesundheitssystem als auch eine Dezentralisierung. Das heißt, es gibt Zuständigkeiten auf der zentralen und regionalen Ebene (HOPE 2006). Das Gesundheitsministerium ist für die Entwicklung der Gesundheitspolitik verantwortlich und koordiniert die öffentlichen Gesundheitsdienste. Die regionalen Regierungen haben die Planungshoheit – auch für die Anzahl an Krankenhausbetten in den verschiedenen Häusern – und verfügen über die Kapazitäten, um ihre eigenen Gesundheitsdienste zu organisieren.

In Spanien startete 1991 ein Projekt, das die Einführung der pauschalierenden Vergütung prüfen sollte. Die 13 beteiligten Krankenhäuser prüften sowohl HCFA-DRGs als auch Patient Management Categories (PMC), wobei sich HCFA-DRGs durchsetzten. 1996 verwendete das spanische Gesundheitsministerium DRGs für Krankenhausstatistiken und Studien.

Aufgrund der überwiegend dezentralen Struktur des spanischen Gesundheitswesens war die einheitliche Umsetzung des Vergütungssystems erschwert. Nach dem HOPE-Report „DRGs as a financing tool" vom Dezember 2006 möchte das nationale Gesundheitsministerium DRGs im Krankenhaussektor in ganz Spanien einsetzen. Das System der AP-DRGs wurde auf nationaler Ebene ausgewählt, obwohl seit über 10 Jahren in den Regionen die CMS (Centers for Medicare and Medicaid Services)-DRGs (früher HCFA-DRG-System) implementiert wurden (HOPE 2006).

II. Empirie

2.9 Belgien

Die Gesundheitssysteme in Deutschland, Belgien und den Niederlanden werden überwiegend aus Sozialversicherungsbeiträgen finanziert. In den meisten anderen nord- und westeuropäischen Staaten hingegen werden die Kosten des Gesundheitswesens mit Steuermitteln bezahlt.

Das nationale Versicherungsinstitut Institut National d'Assurance Maladie-Invalidité (INAMI) in Belgien legt das jährliche Budget fest (http://www.inami.be/, Zugriff Februar 2008). Das INAMI finanziert auch die Krankenversicherungsträger.

Belgien entwickelte seit 1985 DRG-Systeme, die ab 1990 im Sinne einer Registrierung, Budgetierung, Qualitätssicherung und internem Management der Krankenhäuser eingesetzt wurden. Grundlage waren die amerikanischen Systeme AP-DRG und später auch APR-DRG (All Patient Refined-DRG). Die Vergütung erfolgte in Belgien nicht fallbezogen, sondern auf den Pflegetag bezogen. Alle Abrechnungen wurden vom Gesundheitsministerium patientenbezogen geprüft. AP-DRG wurden eingesetzt, um die tatsächliche Krankenhausverweildauer mit der standardisierten erwarteten Verweildauer abzugleichen. Lag die tatsächliche Verweildauer zu hoch, wurden die entsprechenden Beträge pro Tag nicht vergütet.

Parallel zu der Nutzung von DRGs wurden umfangreiche Qualitätssicherungsmaßnahmen eingeführt. Sogenannte Inspector-Physicians führten als externe Kontrolleure in allen Krankenhäusern Kodierkontrollen an einer Zufallsauswahl von Patientenfällen durch. Hinzu kam die Überprüfung aller Outlier über statistische Verfahren und nachfolgende Prüfung vor Ort.

1994 entschied das zuständige Ministerium in Belgien, DRGs in stärkerem Maße für Vergütungszwecke einzusetzen. Von 1994–2002 gab es ein normativ festgelegtes Budget für Krankenhäuser, das auf Grundlage der Bettenanzahl und der Belegung dieser Betten kalkuliert wurde. Anschließend fand eine Korrektur auf Grundlage von DRG-Kriterien statt. Seit 2002 wird in Belgien die DRG-Gesundheitspolitik als „activity financing" bezeichnet (HOPE 2006). „Activity financing" bedeutet, dass das belgische DRG-System sich in einer Art Übergangsphase vom alten zur neuen Vergütungsmethode befindet. Das heißt auch, dass DRGs aktiver und unmittelbarer in die Vergütung einbezogen werden. Nach ursprünglicher Planung sollte diese Übergangsphase bereits 2005 abgeschlossen sein (HOPE 2006).

2.10 Niederlande

2005 wurde in den Niederlanden ein Casemix-System für Krankenhäuser und niedergelassene Spezialisten eingeführt (Steinbusch et al. 2007). Das niederländische Casemix-System verwendet sogenannte Diagnose-Behandlungs-Kombinationen (DBCs). Bei dem Diagnose-Behandelings Combinaties-System handelt es sich um eine vollständige niederländische Eigenentwicklung, wobei das DBC-Konzept sowohl stationäre als auch ambulante Leistungen integriert. Die Vorbereitungen zur Einführung dieses DBC-Systems hatten bereits im Jahr 1994 begonnen. Die niederländische Regierung, die Verbände der Krankenhäuser und die Krankenversicherungen hatten beschlossen, ein pauschalierendes System für alle Krankenhäuser einzuführen.

Ziel der Einführung ist die Ermöglichung von Preisverhandlungen zwischen Leistungserbringern und Nachfragern, die interne Budgetierung und die Erhöhung der Effizienz, jedoch noch nicht die Umstellung auf eine fallbezogene Vergütung. Der Anteil des über DBC vergüteten Budgets wird rund 75 % betragen, da die Kosten für Infrastruktur und Ausbildung gesondert vergütet werden. Im Bereich Qualitätssicherung wird eine Basierung auf Standards oder Protokolle angestrebt. Einigkeit herrscht, dass eine Mengenbeobachtung von Fällen und Leistungen (Operationen, Bildaufnahmen etc.) stattfinden wird.

2.11 Österreich

Das österreichische Gesundheitssystem ist geprägt durch die föderalistische Struktur des Landes. Bei den Krankenhäusern besitzt der Bund die Grundsatzgesetzgebungskompetenz; die Ausführungsgesetzgebung und Vollziehung obliegt den neun Bundesländern. Seit 2002 haben alle Länder (außer Wien) sowie einige der privatgemeinnützigen Träger ihre Fonds-Krankenanstalten privatisiert, hauptsächlich in Form von Organisationsprivatisierungen. Die diversen privaten Betriebsgesellschaften haben gemeinsam, dass sie für das Management von „Krankenanstalten", also Krankenhäusern, zuständig sind, während die Länder oder Kommunen zumeist als (Mehrheits-)Eigentümer die Ausfallhaftung übernehmen. Das österreichische Gesundheitssystem hat sich fast vollständig zu einem Versorgungsmodell entwickelt, das in der Hauptsache auf dezentral organisierten Vertragsbeziehungen mit allen Leistungserbringern beruht (Hofmarcher und Rack 2006, S. 14).

Österreich hat mit dem LKF-System (Leistungsorientierte Krankenanstaltenfinanzierung) eine Eigenentwicklung vorgenommen, die sich allerdings ebenfalls an DRGs orientiert. Die Entwicklung wurde von 1988–1993 vorangetrieben, im Jahr 1997 wurde das LKF-System offiziell für Krankenhäuser eingeführt. Zuvor galt auch in Österreich ein Pflegetagsvergütungssystem. Das LKF-System besteht aus einer Kernkomponente national einheitlicher DRGs und einem LKF-Steuerungsbereich, der Krankenhausbesonderheiten berücksichtigt und je nach Land unterschiedlich ausgestaltet ist (Hofmarcher und Rack 2006, S. 17).

„Ein interdisziplinäres Team aus Medizinern, Ökonomen und Statistikern hat das Modell des LKF-Systems entworfen. Es zeigte sich, dass bei knapp drei Fünftel aller Pauschalen die Erkrankung alleine und bei den restlichen zwei Fünftel die Leistung für die Höhe der Fallpauschale maßgeblich war. Dieser Tatsache wurde auch terminologisch entsprochen, indem man zwischen ‚Hauptdiagnosegruppen' und ‚Medizinischen Einzelleistungs-Gruppen' (abgekürzt mit HDG und MEL-Gruppe) unterscheidet. Jede HDG und MEL-Gruppe wird dann nach bestimmten Kriterien noch weiter unterteilt, wodurch die ‚Leistungs- und diagnoseorientierten Fallgruppen – LDF' entstehen. Im LKF-System 2003 gab es 850 Fallgruppen, von denen 374 „leistungsbasiert" und 476 „krankheitsbasiert" sind. Für jede Fallgruppe wird eine Gesamtpunktezahl ausgewiesen, die die Fallpauschale darstellt. Diese Punktezahl setzt sich aus einer Tageskomponente und einer Leistungskomponente zusammen. Mit der Tageskomponente werden neben den Basisleistungen insbesondere jene Aufwendungen abgegolten, die täglich im Rahmen der Versorgung des Patienten anfallen. Die Leistungskomponente steht als punktemäßiges Äquivalent für alle speziellen medizinischen Leistungen und ist daher von der durchschnittlichen Aufenthaltsdauer des Patienten unabhängig. Jeder Fallpauschale ist eine charakterisierende Aufenthaltsdauer zugeordnet, innerhalb der die volle Punktezahl abgegolten wird. Diese Spanne ist je Fallpauschale durch eine konkret festgelegte Aufenthaltsdauerunter- und -obergrenze terminiert. Seit seiner Einführung 1997 wurde das Modell jährlich weiterentwickelt. Für das Jahr 2002 waren erstmals ganz massive Änderungen durchgeführt worden, da einerseits durch die Euro-Einführung Adaptierungen sinnvoll erschienen, andererseits durch eine „Nachkalkulation" der Leistungen die bis dahin bestandenen Gewichte der Fallpauschalen untereinander aktualisiert wurden. Ein Punkt entspricht dabei einem Euro" (bmgf 2004, S. 11–12).

In der Expertenbefragung (Lüngen und Lauterbach 2000a) wurde angegeben, dass bei einer nochmaligen Einführung von DRGs in Österreich auf eine stärkere Einbeziehung des ambulanten Sektors in das Vergütungssystem geachtet werden sollte. Weitere wünschbare Verbesserungen betreffen den Prozedurenkatalog, spezielle Regelungen für Intensivstationen und Langzeitkrankte, Einbeziehung des Aufnahme- und Entlassungsstatus sowie von Komorbiditäten und eine kritische Evaluation der Relativgewichte.

II. Empirie

2.12 Schweiz

Das Schweizer Gesundheitssystem ist wie das Land föderal aufgebaut. Gesundheitsdirektoren leiten die Gesundheitssysteme der Kantone. Die Bundesregierung gibt jedoch den Rahmen im Bereich des öffentlichen Gesundheitswesens vor, innerhalb dessen die Kantone den Vollzug der Gesetze gewährleisten.

In der Schweiz wurde eine Diskussion um die Einführung von DRGs seit Mitte der 1980er Jahre geführt, welche eine grundsätzliche Eignung der DRGs erbrachte. Das schweizerische AP-DRG System (AP-DRG-Schweiz) basierte zunächst auf dem amerikanischen AP-DRG System. Die Kostengewichte wurden teilweise aus New York übernommen und teilweise mit schweizerischen Daten neu berechnet. Ziel der Einführung war eine verbesserte Ressourcenallokation und Kapazitätsplanung. Die Anwendung des AP-DRG Systems blieb jedoch projektbezogen und damit auf einzelne Krankenhäuser begrenzt.

Im Dezember 2005 beschloss das zuständige Gremium der Schweiz die Einführung eines DRG-Systems auf Grundlage des deutschen Modells. Durch den Prozess der Helvetisierung, der Anpassung an die schweizerische Behandlungswirklichkeit, sollen daraus die SwissDRG entstehen (http://www.swissdrg.org/, Zugriff Januar 2008).

Ein wichtiger methodischer Schritt auf dem Weg zur Helvetisierung stellte das Mapping dar. Dieser Mappingprozess hatte zum Inhalt, die deutschen Klassifikationssysteme für Prozeduren und Diagnosen mit den schweizerischen in Deckung zu bringen. Die Arbeit war erforderlich, um den deutschen G-DRG-Grouper dahingehend zu modifizieren, dass er in der Lage ist, Fälle zu gruppieren, die nach den in der Schweiz verwendeten Klassifikationen kodiert sind (http://www.swissdrg.org/, Zugriff Januar 2008).

Es ist das erklärte Ziel der Schweiz, ab 2009 einen Teil der Spitäler über SwissDRG abrechnen zu lassen. Ab 2010 soll die flächendeckende und tarifwirksame Einführung erfolgen (http://www.swissdrg.org/, Zugriff Januar 2008).

3 Überblick zu internationalen Erfahrungen und Diskussion

Ziel der ersten Yale-DRGs vor nun über 30 Jahren war zunächst nicht die Umstellung der Vergütung auf Pauschalen, sondern die Verbesserung der Entscheidungsgrundlagen des Krankenhausmanagements. Es ist eine der ironischen Seiten der Historie der Entwicklung von Gesundheitssystemen, dass auch Krankenhausmanager diese neuen Instrumente teilweise ablehnten. Der Siegeszug der DRGs hat in lediglich 20 Jahren fast alle Gesundheitssysteme der OECD-Staaten erfasst. Kaum eine Innovation zuvor konnte sich so schnell und flächendeckend durchsetzen. Dies ist umso erstaunlicher, als es evidente Studien über die Auswirkungen von DRGs kaum gibt. Ob sich die Qualität verbessert oder verschlechtert, kann nur in aufwändigen Studien, möglichst mit Kontrollgruppen, festgestellt werden. Es ist ein international einheitlicher Befund, dass diese Studien aus verschiedensten Gründen nicht vorgenommen wurden; sei es mangelnde Zeit, Ressourcen oder auch Irrelevanz der Ergebnisse für den weiteren Reformprozess. Eine Ausnahme bildet die Medicare Krankenversicherung in den USA: Dort zeigte es sich, dass Qualitätseinbußen – bis auf eine Zunahme frühzeitiger Entlassungen – bei der Behandlung ausblieben (Lüngen und Lauterbach 2001, S. 271; Rogers et al. 1990).

Auswirkungen der deutschen DRG-Einführung: Internationale Erfahrungen im Überblick

Sicher ist jedoch, dass sich international ein Trend zur starken Absenkung der Verweildauern und zum Abbau akutstationärer Kapazitäten ergeben hat (s. Abb. 1 und 2). Ob dies auf die mit der DRG-Einführung verbundenen Anreize zur Verweildauerabsenkung zurückzuführen ist oder ob andere Faktoren hierfür verantwortlich sind (z.B. medizinisch-technischer Fortschritt), muss offen bleiben.

In der Übersicht folgte das Muster der Einführung in etwa gleichen Stufen:

- Auswahl des Basissystems: In der Regel bauen nationale Systeme auf internationalen Systemen auf. Eine völlige Neuklassifizierung erfolgte in der Regel nicht. Ausnahmen, wie etwa in den Niederlanden, stehen unter Druck, da der Aufwand der Fortschreibung sehr hoch bleibt.
- Anpassung an nationale Klassifizierungen: DRG führten in der Regel nicht dazu, dass etablierte nationale Kodizes abgeschafft wurden, etwa für Prozeduren und Diagnosen. Vielmehr erfolgte eine Überführung der nationalen Kodes auf die Grundlagen der Grouper-Software (Mapping). Dies ist meist die wesentliche vor der Einführung zu leistende Anpassung an nationale Besonderheiten. Aus medizinischer Sicht erstaunlich ist, dass die eigentliche medizinische Abgrenzung von DRGs oftmals kaum angepasst wird. Das deutsche Beispiel der DRG-Einführung stellt hiernach also eher eine Ausnahme dar.
- Anpassung an nationale Kostendaten: Wesentlicher Teil jeder Übernahme war die Neukalkulation der Kosten-Relationen zwischen DRGs. Maßgeblich für einen Erfolg aus Sicht der Betroffenen war die Qualität und Quantität der zur Verfügung stehenden Kalkulationsdaten. Oftmals wurden auch Übergänge zu bestehenden Kostenkalkulationen (meist aus dem Ausland) gesucht.

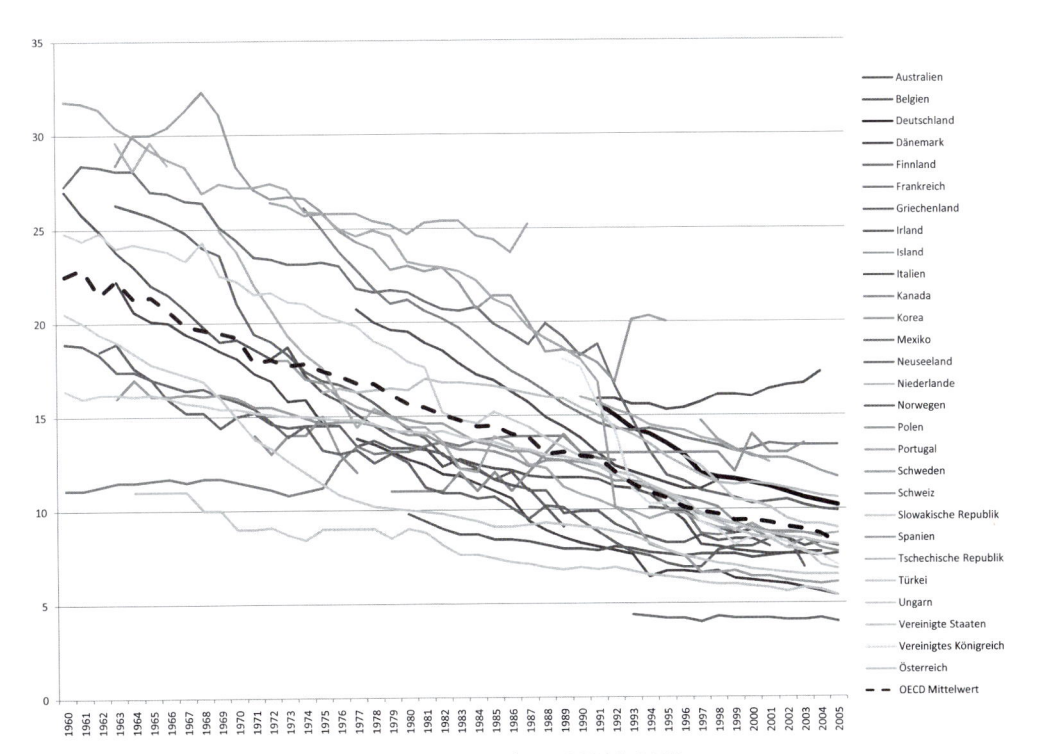

Abb. 1: Verweildauer; Akut-stationär in Tagen, Jahre 1960 bis 2005
Quelle: OECD Gesundheitsdaten 2007; Eigene Darstellung.

II. Empirie

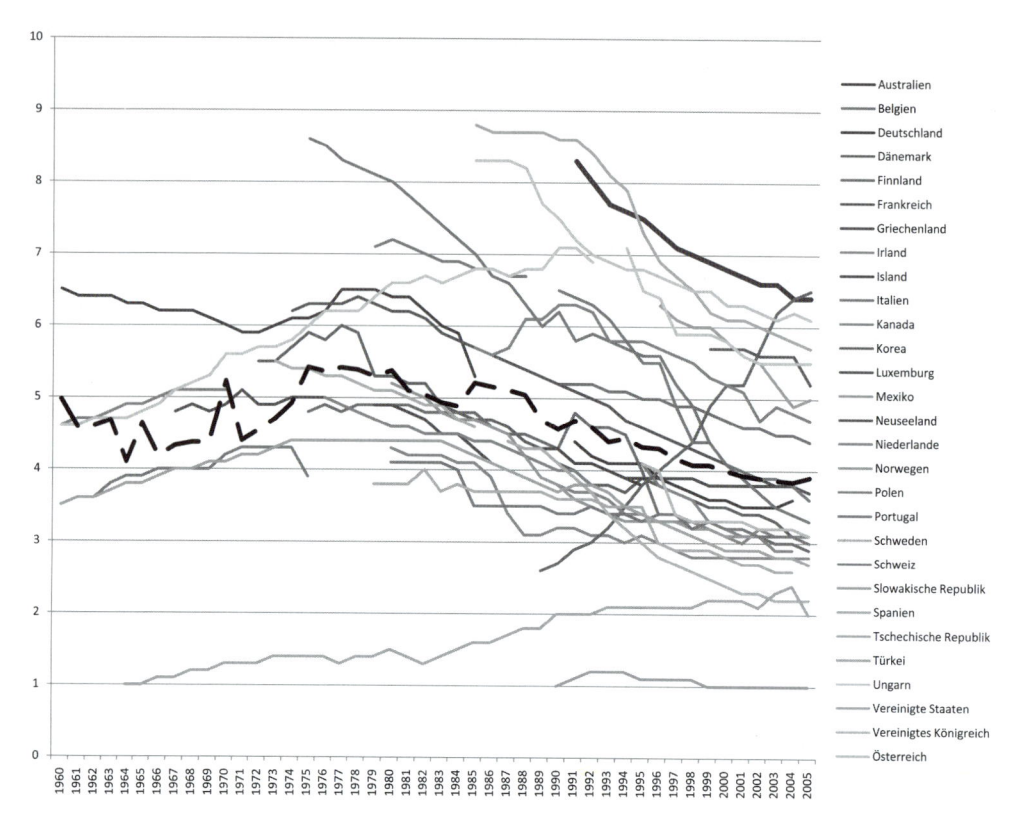

Abb. 2: Akutbetten je 1.000 Einwohner; Jahre 1960 bis 2004
Quelle: OECD Gesundheitsdaten 2007; Eigene Darstellung.

Abbildung 1 und 2 können im Original auf der Homepage des Verlages eingesehen werden: www.kohlhammer.de. Sie finden sie dort im Bereich „Service" unter „Downloads".

- Festlegung der Einsatzgebiete: Häufig wurden DRGs zunächst zur Budgetierung eingesetzt, also zur Festlegung von Jahresbudgets auf der Grundlage der Fallzusammensetzung des Vorjahres (oder geplanten Jahres). Diese Budgets konnten auch Regionen betreffen, etwa in stark föderal bzw. staatlich aufgebauten Systemen. Die Nutzung von DRGs zur Fallabrechnung (wie in Deutschland), zur Qualitätssicherung und zur Krankenhausplanung erfolgte in der Regel später oder (noch) gar nicht.

DRGs sind mittlerweile als ein wichtiger Schritt zur Steigerung der Effizienz in der Versorgung anerkannt. Sie sind in der Regel jedoch nicht der abschließende Schritt, sondern lediglich der Einstieg zu weitaus umfassenderen Reformen. Zu den weiteren Schritten gehört in der Regel die umfassendere Betrachtung auch vor- und nachgelagerter Behandlungen, also die Ausweitung der Vergütungsepisode über den reinen Krankenhausfall hinaus. Diese Episoden können ein ganzes Jahr umfassen (capitation) und auch andere Leistungsanbieter einbeziehen. Ein Krankenhaus müsste somit Vertragsärzte etc. an der Pauschale beteiligen (und umgekehrt).

Die Erfahrung zeigt auch, dass Länder sehr gut voneinander lernen können, wie DRGs technisch umgesetzt werden. Dies betrifft etwa den Erfahrungsaustausch, wie Kalkulationen von Relativgewichten durchgeführt werden. Weniger können sie voneinander lernen, wie die politische Umsetzung und die Einbindung in das jeweilige nationale Krankenhausfinanzierungssystem erfolgen. Die Rahmenbedingungen sind meist zu unterschiedlich – etwa der Organisationsgrad der Ärzte und Krankenhäuser, bisherige Finanzierungsströme, Regionalisierung der Versorgung und Struktur bzw. Effizienz bestehender Strukturen. Großbritannien beispielsweise konnte DRGs ohne jede Gesetzesänderung einführen. Das Ziel in Großbritannien bestand darin, mehr und nicht weniger Geld so ins System zu bringen, dass der zusätzliche Nutzen maximiert wird. Beides ist schwer vorstellbar für Deutschland, sodass auch die politischen Abstimmungsprozesse andere Schwerpunkte legten.

Für die Zukunft wird sich die Diskussion um DRGs von technischen Vorgaben stärker auf die Auswirkungen auf Management, Qualität und Krankenhausplanung (Zentralisierung) verlagern. Bis heute werden die Potenziale von DRGs nur von wenigen Krankenhausverwaltungen voll genutzt.

Ebenso wird sich die Frage stellen, ob mit der Pauschale auch eine Qualitätsgarantie verbunden ist. Die von den USA und UK ausgehende Frage des **Pay-for-Performance** geht in diese Richtung und hat eine hohe Dynamik (Lüngen et al. 2008, S. 157–170). Wenig Raum in der wissenschaftlichen Diskussion nehmen Fragen des Missbrauchs des Systems ein, also der verfälschten Abrechnung oder des Splits von Fällen. Dies sind eher Fragen der Regulierung.

Deutschland hat sich durch die DRG-Einführung von einem krassen Nachzügler in eine Spitzenposition bezüglich Erfahrung und Anzahl der Nutzer gebracht. Es ist jedoch absehbar, dass DRGs zukünftig im Ausland und auch in Deutschland durch umfassendere prospektive Vergütungsansätze abgelöst werden, die längere Zeiträume und Leistungsanbieterverbünde umfassen. Somit sind DRGs immer ein **erster Schritt zur Verlagerung des Versicherungsrisikos vom Einkäufer der Leistung zum Anbieter** (Averill et al. 1998).

Literatur

Averill, R.F., Muldoon, J.H., Vertrees, J.C., Goldfield, N.I., Mullin, R.L., Fineran, E.C., Zhang, M.Z., Steinbeck, B., Grant, T. (1998): The Evolution of Casemix Measurement Using Diagnosis Related Groups (DRGs). In: 3M HIS Research Report, 5/1998, 1–40.

Bundesministerium für Gesundheit und Frauen (bmgf) Österreich (2004): http://www.bmgfj.gv.at/cms/site/attachments/5/5/2/CH0620/CMS1192607321692/funktionsweise_lkf-system.pdf, Zugriff Januar 2008: Die Funktionsweise des österreichischen LKF-Systems. Broschüre. S. 11–12.

European Hospital and Healthcare Federation (HOPE) (2006): DRGs as a financing tool, http://www.hope.be/05eventsandpublications/docpublications/77_drg_report/77_drg_report_2006.pdf; Zugriff Januar 2008.

Fetter, R.B., Shin, Y., Freeman, J.L., Averill, R.F., Thompson, J.D. (1980): Casemix definition by Diagnosis Related Groups. In: Med Care, 18/1980, 1–53.

Gerber, A. (2006): Vergleiche von Gesundheitssystemen: Frankreich. In: Lauterbach, K., Stock, S., Brunner, H. (Hrsg.) (2006): Gesundheitsökonomie. Lehrbuch für Mediziner und andere Gesundheitsberufe. Bern: Verlag Hans Huber, S. 213–218.

Hofmarcher, M.M., Rack, H.M. (2006): Gesundheitssysteme im Wandel: Österreich. Kopenhagen, WHO Regionalbüro für Europa im Auftrag des Europäischen Observatoriums für Gesundheitssysteme und Gesundheitspolitik.

Kraus, T., Wolkener, F., Mieth, M., Möller, J., Büchler, M.W. (2002): Strukturelle Entwicklung der ambulanten Chirurgie in den USA. In: Chirurg, 73, 1043–1052.

Lauterbach, K., Lüngen, M. (2000): DRG-Fallpauschalen: eine Einführung. Anforderungen an die Adaption von Diagnosis-Related Groups in Deutschland. Stuttgart: Schattauer, 2. Aufl. 2001.

Lüngen, M., Lauterbach, K. (2000a): Nutzung von Diagnosis-Related Groups (DRG) im internationalen Vergleich. In: Der Chirurg BDC, 71, 1288–1295.
Lüngen, M., Lauterbach, K. (2000b): Upcoding – eine Gefahr für den Einsatz von DRGs? In: Deutsche Medizinische Wochenschrift, 125, 852–856.
Lüngen, M., Lauterbach, K. (2001): Verbessern oder verschlechtern DRG die Versorgungsqualität? In: Der Chirurg BDC, 40, 10, 270–272.
Lüngen, M., Lauterbach, K. (2003a): Pauschalierte Vergütung in der medizinischen Rehabilitation. In: Rehabilitation, 42, 3, 136–142.
Lüngen, M., Lauterbach, K. (2003b). DRG in deutschen Krankenhäusern. Umsetzung und Auswirkungen. Stuttgart: Schattauer.
Lüngen, M., Stock, S. (2006a): Vergleiche von Gesundheitssystemen: Großbritannien. In: Lauterbach, K., Stock, S., Brunner, H. (Hrsg.) (2006): Gesundheitsökonomie. Lehrbuch für Mediziner und andere Gesundheitsberufe. Bern: Verlag Hans Huber, S. 247–255.
Lüngen, M., Stock, S. (2006b): Vergleiche von Gesundheitssystemen: USA. In: Lauterbach, K., Stock, S., Brunner, H. (Hrsg.) (2006): Gesundheitsökonomie. Lehrbuch für Mediziner und andere Gesundheitsberufe. Bern: Verlag Hans Huber, S. 257–266.
Lüngen, M., Gerber, A., Lauterbach, K. (2008): Pay-for-Performance: Neue Impulse für den Wettbewerb zwischen Krankenhäusern? In: Klauber, J., Robra, B.P., Schellschmidt, H. (Hrsg.): Krankenhaus-Report 2007. Stuttgart: Schattauer, S. 157–170.
Plamper, E. (2006a): Vergleiche von Gesundheitssystemen: Schweden. In: Lauterbach, K., Stock, S., Brunner, H. (Hrsg.) (2006): Gesundheitsökonomie. Lehrbuch für Mediziner und andere Gesundheitsberufe. Bern: Verlag Hans Huber, S. 235–246.
Plamper, E. (2006b): Vergleiche von Gesundheitssystemen: Italien. In: Lauterbach, K., Stock, S., Brunner, H. (Hrsg.) (2006): Gesundheitsökonomie. Lehrbuch für Mediziner und andere Gesundheitsberufe. Bern: Verlag Hans Huber, S. 221–233.
Rogers, W.H., Draper, D., Kahn, K.L., Keeler, E.B., Rubenstein, L.V., Kosecoff, J., Brook, R.H. (1990): Quality of care before and after implementation of the DRG-based prospective payment system. A summary of effects. In: JAMA, 264, 15, 1989–1994.
Rutkow, I.M. (1995): Internationaler Vergleich ambulanter Chirurgie: Situation in den Vereinigten Staaten. In: Der Chirurg, 66, 480–486.
Steinbusch, P.J.M., Oostenbrink, J.B, Zuurbier, J.J., Schaepkens, F.J.M. (2007): The risk of upcoding in casemix systems: A comparative study. In: Health Policy, Jg. 81, 2–3, S. 289–299.

Einfluss auf die Morbiditätsorientierung in der Vergütung

Torsten Fürstenberg, Silvia Klein

1 Morbidität im Kontext der Gesetzlichen Krankenversicherung

Die Einführung der pauschalisierten morbiditätsorientierten Vergütung nach Diagnosis Related Groups (DRG) im stationären Sektor hat weit reichende Einflüsse auf andere Bereiche unseres Gesundheitssystems. In diesem Beitrag wird daher der Einfluss der Einführung der Morbiditätsorientierung für stationäre Leistungen, insbesondere auf die Vergütung in anderen Sektoren dargestellt.

Unter Morbidität (von lat. morbidus – krank) wird die Erkrankungsrate, also die in einem bestimmten Zeitraum registrierte Zahl der Krankheitsfälle einer definierten Krankheit[1] bezogen auf die Bevölkerungszahl verstanden. Eine Bewertung der gemessenen Morbidität kann anhand des medizinischen Schweregrads (z.B. anhand des Mortalitätsrisikos) oder anhand monetärer Größen wie den Behandlungskosten erfolgen. Im vorliegenden Beitrag wird unter Morbidität letzteres, nämlich die in Form der Behandlungskosten gemessene Krankheitsschwere eines Individuums bzw. einer Population, verstanden.

In unserem Gesundheitssystem sind verschiedene Funktionen der Berücksichtigung der Morbidität zu unterscheiden:

Auf dem Krankenversicherungsmarkt der Gesetzlichen Krankenversicherung (GKV) soll die individuelle Morbidität bei der Bemessung der Beitragshöhe nicht berücksichtigt werden. Die Krankenkassen erheben ihre Beiträge einkommensabhängig und damit unabhängig von der Morbidität des Versicherten (Solidarprinzip)[2].

Zur Bemessung des Risikostrukturausgleichs (RSA), der 1996 flankierend zur Kassenwahlfreiheit eingeführt wurde und der Verhinderung von Risikoselektion durch Krankenkassen dient, soll hingegen die Morbidität der Versicherten herangezogen werden. Eine direkte Berücksichtigung der Krankheitslast der Versicherten zur Bestimmung der unterschiedlichen Risikostrukturen der einzelnen Krankenkassen erfolgte jedoch zunächst nicht (vgl. Reschke et al. 2005; Jacobs et al. 2002). Erst mit der Einführung des Gesundheitsfonds im Jahr 2009 sollen zunächst 50–80 insbesondere kostenintensive chronische Krankheiten und Krankheiten mit schwerwiegendem Verlauf berücksichtigt werden. Diese Krankheiten werden ab 2009 die Morbidität der Versicherten einer Krankenkasse und damit entscheidend die Zuweisungen aus dem Gesundheitsfonds (und damit maßgeblich die Wettbewerbsfähigkeit der Krankenkasse) bestimmen.

Darüber hinaus wird ab dem Jahr 2009 auch die Ermittlung des gesamten Vergütungsvolumens für ambulante ärztliche Leistungen der Versicherten einer Krankenkasse (Gesamtvergütung) anhand von Morbiditätsinformationen bestimmt. Die Anpassung der Gesamtvergütung basierend auf Morbiditätsinformationen ist zentraler Bestandteil des zukünftigen ambulanten

---
1 Gruppiert zum Beispiel gemäß dem Diagnoseklassifikationssystem ICD.
2 Durch Zuzahlungen (z.B. Praxisgebühr, Arzneimittelzuzahlung, Krankenhauszuzahlung) wird der Versicherte dennoch neben den eigentlichen Beitragszahlungen bis zu einer Belastungsgrenze von 2 % der Bruttoeinnahmen an den Kosten seiner Morbidität beteiligt.

II. Empirie

Vergütungssystems, da hiermit das Morbiditätsrisiko von den Leistungserbringern auf die Krankenkassen übergeht.

Auf der Ebene der Vergütung der Leistungserbringer wiederum ist die Morbiditätsorientierung insbesondere bei der sachgerechten Bestimmung der Höhe von Pauschalen in Vergütungssystemen relevant. Hierdurch kann die Mittelzuweisung zielgerichtet erfolgen und eine Risikoselektion durch die Leistungserbringer verhindert werden. Bis zur Einführung der DRGs wurde die Morbidität bei der Bemessung der Vergütung für Leistungserbringer kaum berücksichtigt. Aufgrund der erfolgreichen DRG-Einführung hat sich dies deutlich gewandelt.

2 Systematik der Vergütungssysteme im Kontext der Morbiditätsorientierung

Die Art der Vergütung medizinischer Leistungen prägt entscheidend die Anreize für Leistungserbringer. Durch die Ausgestaltung des Vergütungssystems können daher von den Selbstverwaltungspartnern bzw. den Vertragspartnern oder vom Gesetzgeber solche Anreize gezielt gesetzt werden, um die Wirtschaftlichkeit der Leistungserbringung zu erhöhen, oder um den Wettbewerb oder die Qualität der Leistungserbringung zu fördern. Zur Ausgestaltung der Vergütung stehen eine Vielzahl von idealtypischen Vergütungssystemen sowie deren Mischformen zur Verfügung. Entscheidend bei der Ausgestaltung solcher Systeme ist die Beachtung der unterschiedlichen Anreize und der Mix aus unterschiedlichen Vergütungskomponenten.

Vergütungsformen können nach ihren Anreizen für die Leistungserbringer beurteilt werden, ob sie beispielsweise Anreize gegen Über- oder Unterversorgung, zur Kooperation, zur leitliniengerechten Versorgung, zu wirtschaftlicher Praxisorganisation, zu hoher Qualität oder zu leichter Zugänglichkeit der Versorgung setzen. Im Hinblick auf ihre Anreizwirkung lassen sich mehrere Dimensionen kategorisieren (vgl. Tab. 1).

Tab. 1: Dimensionen von Vergütungsformen

Inputorientierte Vergütung Vergütung abhängig vom Aufwand für die Leistungen	**Outputorientierte Vergütung** Vergütung abhängig vom Ergebnis der Leistung
Fixe Vergütung Leistungszu- oder -abnahme wirkt sich nicht auf Vergütungshöhe aus.	**Variable Vergütung** Leistungszu- und -abnahme wirken sich vergütungssteigernd bzw. -mindernd aus.
Retrospektive Vergütung Vergütung nachdem bei dem Leistungserbringer Kosten entstanden sind.	**Prospektive Vergütung** Vergütung vor der Leistungserbringung

Quelle: Eigene Abbildung nach Schulenburg 1992 und Jegers et al. 2002

Eine Vergütung nach dem Output (Heilung, Linderung, Erhaltung) ist in der Gesundheitsversorgung schwer umsetzbar, da trotz der Definition von Gesundheitsindikatoren (z.B. Infektions- oder Revisionsrate) als Hilfskonstrukte der Heilungserfolg schwer messbar ist. Erfolge sind nur teilweise langfristig erzielbar und hängen nicht nur vom Handeln des Leistungserbringers ab. Die Input-orientierte Vergütung, die sich an den entstehenden Kosten orientiert, ist daher im Gesundheitswesen international und auch in Deutschland weit verbreitet.

Fixe und variable Vergütungsformen werden auf der Ebene der Vergütung eines Arztes (Mikroebene) oder ganzer Gruppen von Ärzten (Makroebene), z. B. einer Kassenärztlichen Vereinigung oder einer hausärztlichen Vertragsgemeinschaft, gebildet. Bei variablen Vergütungen, bei denen die Höhe der Vergütung nicht begrenzt ist, besteht im Gegensatz zu fixen Vergütungsformen der Anreiz zur Leistungsausweitung. Je aggregierter und somit pauschalisierter die Leistungseinheit (s. u.) innerhalb einer Vergütungsform ist, desto eher kann sie als fixe Vergütung bezeichnet werden.

Bei der retrospektiven Vergütung werden Kosten ganz oder teilweise erstattet, nachdem sie dem Leistungserbringer entstanden sind. Dadurch ist sein Anreiz, Kosten zu senken – zumindest bei einer Vollerstattung –, gering. Bei der prospektiven Vergütung erhält ein Leistungserbringer hingegen unabhängig von den ihm entstehenden Kosten die Vergütung vor der Leistungserbringung. Dieser Mechanismus bietet einen Anreiz für den Leistungserbringer, effizient zu handeln – gleichzeitig birgt er das Risiko einer Unterversorgung.

Neben ihrer Vergütungsform lassen sich Vergütungssysteme auch nach verwendeten Einheiten klassifizieren. Als Vergütungseinheiten kommen z. B. Leistungen und Leistungskomplexe (Einzelleistungsvergütung), Patiententage (Pflegetage), Fälle (Fallpauschalen), Patienten (Kopfpauschalen) und Zeiträume (Pauschalvergütungen oder Gehalt) in Frage und bieten ebenfalls unterschiedliche Anreize für die Leistungserbringer.

Hinsichtlich des Ressourcenverbrauchs pauschalisierende Vergütungssysteme, wie die DRGs, setzen den Anreiz zu einer effizienten Leistungserbringung, da eine Vergütung unabhängig vom tatsächlichen Ressourceneinsatz des Einzelfalles stattfindet. Ihre Einführung wurde in Deutschland an Qualitätssicherungsmaßnahmen gekoppelt, um den immanenten (Fehl-)Anreiz eines Fallpauschalensystems zur Reduktion des Ressourcenverbrauchs (der Leistungsmenge) auszugleichen.

Im deutschen Gesundheitswesen sind nahezu alle möglichen Kombinationen aus Vergütungsform und Vergütungseinheit in Gebrauch. Auch innerhalb eines Vergütungssystems werden die Effekte verschiedener Vergütungsformen und -einheiten miteinander kombiniert.

Seit einiger Zeit wird auch zunehmend die Morbidität der Versicherten in den Vergütungssystemen direkt berücksichtigt. Die DRG-Einführung hat in Deutschland für diese Entwicklung den Startschuss gegeben. Von einer morbiditätsorientierten Vergütung kann gesprochen werden, wenn die Morbidität direkt (z. B. klassifiziert nach Diagnosen, Arzneimittelverordnungen oder auch nach durchgeführten Operationen) oder indirekt über demographische Indikatoren wie Alter und Geschlecht in die Vergütungssystematik einfließt. Der dokumentierte Gesundheitszustand eines Patienten bestimmt damit in entscheidendem Maße die Höhe der Vergütung des Leistungserbringers. Hierdurch wird nicht mehr die individuell erbrachte Leistung, sondern die Behandlung der vorliegenden (bzw. der anhand von Indikatoren gemessenen) Morbidität vergütet, und somit kann ein effizienterer und zielgenauerer Mitteleinsatz erreicht werden.

3 Morbiditätsorientierung im stationären Sektor

Bei der Vergütung von Krankenhausleistungen kommen Fallpauschalen, deren Höhe retrospektiv ermittelt und jeweils prospektiv festgelegt werden, zur Anwendung. Alle anfallenden Leistungen eines Behandlungsfalles werden mit einem pauschalen Betrag abgegolten. Bei einem solchen idealtypischen pauschalierten Vergütungsansatz würde die jeweilige Verweildauer sowie der Verbrauch von Ressourcen keine Rolle spielen. Allerdings ist bei solchen Systemen das Risiko für den Leistungserbringer groß, dass bei einer überdurchschnittlichen Mor-

II. Empirie

bidität seiner Patienten seine Kosten nicht gedeckt werden. Das G-DRG-System wurde daher so ausgestaltet, dass zum einen Verweildauerausreißer (mit einer Verweildauer außerhalb der oberen oder unteren Grenzverweildauer einer DRG) einer gesonderten Vergütungsberechnung unterliegen, und zum anderen spezifische Leistungen additiv zur Fallpauschale vergütet werden.

Insbesondere aber wurde die Morbidität bei der Bildung der DRGs berücksichtigt. Sofern die Vergütung anhand eines Bewertungsmaßstabs erfolgt, der wie im DRG-System nicht den Einzelfall, sondern den Durchschnitt der Fälle in der jeweiligen DRG sachgerecht vergüten soll und damit unabhängig von dem fallindividuellen Ressourcenverbrauch ist, kann durch die Einbeziehung der individuellen Morbidität eine geeignete Orientierungsgröße für die Festlegung der Vergütungshöhe erfolgen.

Je differenzierter die individuelle Morbidität in einem solchen System abgebildet werden kann, desto geringer ist das finanzielle Risiko für die Leistungserbringer. Auch für die Behandlung von überdurchschnittlich morbiden Versicherten würden dann ausreichend Finanzmittel bereitgestellt. Gleichzeitig verringert sich bei einer differenzierteren Abbildung der Morbidität für eine Krankenkasse das Risiko, dem Leistungserbringer im Vergleich zu der von ihm behandelten Morbiditätslast eine zu hohe Vergütung zuzuweisen (vgl. dazu Reschke und Sehlen 2005).

Allerdings bestehen in solch fein justierten Systemen der Morbiditätsmessung meist auch Manipulationsmöglichkeiten: Durch ein verändertes Kodierverhalten kann die dokumentierte Morbidität erhöht werden (Upcoding). Verbindliche Regelungen, wie sie Dokumentationsrichtlinien bieten sollen, können solche Interpretationsspielräume zwar einschränken, die Komplexität des Vergütungssystems nimmt hierbei jedoch auch zu. Auch durch eine Veränderung der Behandlung selbst können sich Spielräume in der Abrechnung ergeben (Gaming) (vgl. dazu Ellis 1998).

Aufgrund der grundsätzlich unterschiedlichen Behandlungsansätze ein und derselben Erkrankung ist eine Ermittlung der Vergütungshöhe ausschließlich basierend auf der gemessenen Morbidität anhand von Diagnosen jedoch mit einem großen individuellen Fehler behaftet. Der akute Herzinfarkt muss beispielsweise je nach Fallkonstellation operativ (Bypass-Operation), interventionell (PTCA) oder konservativ (medikamentös) behandelt werden. Die Kosten der unterschiedlichen Behandlungen differenzieren um ein vielfaches und eine klassifikatorische Unterscheidung der unterschiedlichen Behandlungsfälle ist kaum möglich. Das deutsche DRG-System bildet mit seiner prozeduralen Orientierung zunehmend auch direkt einzelne Leistungen der medizinischen Leistungserstellung ab. Dies ist sicherlich gerechtfertigt, wenn auch hier eine Tendenz hin zu einer Einzelleistungsvergütung nicht von der Hand zu weisen ist. Das DRG-System hat sich seit seiner Einführung im Jahr 2004 hinsichtlich der oben angesprochenen Problematik deutlich gewandelt. Neben der reinen Zunahme der Zahl der DRGs (von 642 im Jahr 2003 auf 1.137 im Jahr 2008) und der Verbesserung der Abbildungsgenauigkeit[3] besteht auch die bereits erwähnte zunehmende Orientierung an Prozeduren. Im Jahre 2003 waren 42 % der DRGs aus der operativen Partition, im Jahre 2008 schon 57 %. Hierdurch verschiebt sich auch die Anreizstruktur von einer morbiditätsorientierten hin zu einer mehr an der einzelnen (Haupt-)Leistung orientierten Vergütung. Dennoch ist die direkte Morbiditätsorientierung weiterhin grundlegender Bestandteil des deutschen DRG-Systems.

Neben der Einbeziehung der Morbidität bei der Bemessung der Höhe einer pauschalierenden Vergütung hat im deutschen Gesundheitssystem die Einführung des DRG-Systems insbesondere zu einer Transparenzsteigerung des Leistungsgeschehens geführt. Die erbrachten Leistungen innerhalb eines Behandlungsfalles wurden zu einem Produkt gebündelt. Diese

---

3 Das Bestimmtheitsmaß (R^2) misst den Anteil der Kostenstreuung, der durch die DRG-Klassifikation erklärt wird. Es stieg auf Basis aller Fälle seit Einführung des DRG-Systems von 46,6 % auf 72,1 % (vgl. dazu InEK 2007, S. 14).

„Produktdefinition" gilt für alle Krankenhäuser, sodass der Preis dieses Produkts vergleichbar gemacht wurde. Die Behandlung einer spezifischen Morbidität hat einen festen Preis und dieser gilt krankenhausübergreifend.

Unter der Annahme, dass das G-DRG-System die Morbidität der behandelten Fälle sachgerecht abbildet, ist somit die Morbiditätslast eindeutig zuordenbar. Krankenhäuser, die eine höhere Morbidität behandeln, erreichen aufgrund des höheren Case-Mix-Index auch eine höhere Vergütung je Fall. Die Vergütung folgt somit der Leistung, aber noch mehr der Morbidität.

Gleichzeitig ist mit der sehr transparenten Umgangsweise bei der Kalkulation und der Weiterentwicklung der DRGs ein Standard gesetzt worden, an dem sich andere Vergütungssysteme messen lassen müssen. Ebenso zeugen die Veröffentlichung der Kalkulationsergebnisse sowie der bundesweiten Daten nach § 21 des Krankenhausentgeltgesetzes von einem neuen Umgang mit dem Begriff der Transparenz. Die Selbstverwaltungspartner im ambulanten Bereich, die ebenfalls ein Institut zur Kalkulation des Bewertungsmaßstabs und zur Entwicklung eines Klassifikationssystems zur Fortschreibung der morbiditätsorientierten Gesamtvergütung gegründet haben, aber auch das Bundesversicherungsamt, das den RSA berechnet, müssen sich an diesem neuen Standard der Transparenz messen lassen.

In Verbindung mit der Einführung des DRG-Systems im stationären Sektor steht der eindeutige Trend, auch im ambulanten Sektor und auch sektorübergreifend mit Methoden der Morbiditätsorientierung zu arbeiten.

4 Morbiditätsorientierung im ambulanter Sektor

Im ambulanten Sektor erfolgt die Leistungsvergütung anhand des Einheitlichen Bewertungsmaßstabs (EBM), in dem sich die Einflüsse der Fallpauschalensystematik inzwischen sehr deutlich widerspiegeln. Insbesondere die Einführung des EBM 2008 zum 1. Januar 2008 brachte für den ambulanten Leistungssektor eine zunehmende Pauschalisierung mit sich. Im hausärztlichen Versorgungsbereich existieren beispielsweise derzeit drei Versichertenpauschalen, die anhand des Patientenalters morbiditätsgewichtet wurden. Die Differenzierung zwischen den Pauschalen zeigt Tab. 2.

Tab. 2: Hausärztliche Versichertenpauschalen

EBM-Position	Beschreibung	Punktzahl	Vergütung (Punktwert 3,5058 Cent)
03110	Versichertenpauschale bis 5. Lebensjahr	1.000	35,06 Euro
03111	Versichertenpauschale 6.–59. Lebensjahr	900	31,55 Euro
03112	Versichertenpauschale ab 60. Lebensjahr	1.020	35,76 Euro

Quelle: Eigene Abbildung nach KBV (2008)

Die Versichertenpauschalen des bestehenden EBM im hausärztlichen Bereich wurden zwar nach Alter differenziert, eine Berücksichtigung direkter Morbiditätsindikatoren zu ihrer Bestimmung ist allerdings gesetzlich nicht vorgesehen. Eine sachgerechte Berücksichtigung der

II. Empirie

realen Morbiditätsstruktur ist hierdurch sicherlich kaum möglich. Allerdings sind feinere Instrumente der Morbiditätsmessung noch im Entwicklungsstadium. Die Einführung von Dokumentationsrichtlinien auch für den niedergelassenen Arzt wird hier sicherlich die Datenqualität der Routinedaten weiter erhöhen und ein größeres Vertrauen der Vertragspartner in die Ergebnisse der morbiditätsorientierten Klassifikationssysteme schaffen.

Auch im fachärztlichen Versorgungsbereich ist es zu einer deutlichen Leistungspauschalisierung gekommen. Im Bereich kardiologischer Leistungen existieren beispielsweise primär zwei Zusatzpauschalen (Tab. 3), die durch drei altersdifferenzierte Grundpauschalen ergänzt werden. Die Unterscheidung dieser Zusatzpauschalen erfolgt allerdings derzeit nicht basierend auf der Morbidität, sondern aufgrund der durchgeführten Leistung (Echokardiografie bzw. Stressechokardiografie).

Tab. 3: Zusatzpauschalen in der Kardiologie

EBM-Position	Beschreibung	Punktzahl	Vergütung (Punktwert 3,5058 Cent)
13545	Zusatzpauschale Kardiologie I (incl. Echokardiografie)	1.920	67,31 Euro
13550	Zusatzpauschale Kardiologie II (incl. Stressechokardiografie)	2.350	82,39 Euro

Quelle: Eigene Abbildung nach KBV (2008)

Ein beispielhafter Vergleich der Vergütung ambulanter Leistungen mit stationären Leistungen zeigt aber den zukünftigen Regelungsbedarf im Rahmen einer Konvergenz der Vergütungssysteme: Die Leistungsvergütung einer stationär erbrachten Linksherzkatheteruntersuchung mit einer Verweildauer von einem Tag beträgt 1.075 Euro, basierend auf einem durchschnittlichen Basisfallwert von 2.800 Euro (G-DRG: F49F [Invasive kardiologische Diagnostik außer bei akutem Myokardinfarkt, weniger als 3 Belegungstage, Alter > 14 Jahre]). Im fachärztlichen Bereich ergibt sich eine Vergütung für die entsprechende Leistung in Höhe von ca. 609 Euro (57 % der stationären Leistungsvergütung). Hinzu kommen hierbei die Differenzen in der Finanzierung der Investitionskosten, die im ambulanten Versorgungsbereich in die Gebührenordnungspositionen des EBM einkalkuliert wurden, im stationären Bereich jedoch nicht über die DRG, sondern über Landesmittel finanziert werden.

In Zukunft allerdings werden die Leistungen der ambulant tätigen Fachärzte für die Behandlung von Versicherten, die einen hohen Leistungsaufwand erfordern, mit arztgruppenspezifischen diagnosebezogenen Fallpauschalen vergütet („ambulante DRGs"). Hier ist dann die direkte Morbidität der Patienten gemessen anhand ihrer dokumentierten Diagnosen das ausschlaggebende Merkmal der Vergütung. Bei solchen pauschalisierenden Vergütungsformen sollte eine exakte Leistungsdokumentation ähnlich jener im DRG-System erfolgen. Diese ist für die Weiterentwicklung und die Qualitätssicherung eines solchen Vergütungssystems notwendig. Die Entwicklung eines ambulanten DRG-Systems wird, trotz der Erfahrungen im stationären Bereich, noch längere Zeit in Anspruch nehmen. International etablierte Systeme wie im Bereich der DRGs sind hier derzeit nicht verfügbar.

5 Ausblick

Mit Einführung der DRGs hat die Morbiditätsorientierung auch in anderen Bereichen unseres Gesundheitssystems deutlich an Einfluss gewonnen. In Zukunft ist somit, eine exakte Messung der Morbidität vorausgesetzt, eine zielgenauere Vergütung als bisher zu erwarten. Wenn auch alle Systeme zur Messung der Morbidität unter der Bezeichnung „Grouper" subsumiert werden können, so unterscheiden sich die Methoden der Morbiditätsmessung in den einzelnen Anwendungsbereichen deutlich. Im Hinblick auf eine sektorübergreifende Patientenversorgung sowie auf ein konsistentes Anreizsystem sollten die Methoden aufeinander abgestimmt werden. Eine Angleichung der verschiedenen Klassifikationssysteme der Morbiditätsmessung und insbesondere der darauf aufbauenden Vergütung ist derzeit noch nicht erkennbar.

Die Einführung der DRGs und des entsprechenden Groupers waren der Einstieg in ein umfassendes System aus unterschiedlichen Instrumenten der Morbiditätsmessung. Darüber hinaus müssen mit Einführung der morbiditätsgewichteten Zuweisungen aus dem Gesundheitsfonds (morbiditätsorientierter RSA) die Wechselwirkungen der morbiditätsorientierten Vergütungssysteme mit dem morbiditätsorientierten RSA und der morbiditätsorientierten Gesamtvergütung beachtet werden. Die Frage nach einer sektoren- und funktionsübergreifenden konsistenten Berücksichtigung der Morbidität muss gelöst werden.

Literatur

Ellis, R.P. (1998): Creaming, skimping and dumping: provider competition on the intensive and extensive margins. Journal of health economics, 17, 537–55.

InEK (2007): Abschlussbericht Weiterentwicklung des G-DRG-Systems für das Jahr 2008. Projektbericht (http://www.g-drg.de).

Jacobs, K., Reschke, P., Cassel, D., Wasem, J. (2002): Zur Wirkung des Risikostrukturausgleichs in der gesetzlichen Krankenversicherung. Eine Untersuchung im Auftrag des Bundesministeriums für Gesundheit. Endbericht. Baden-Baden: Nomos Verlagsgesellschaft.

Jegers, M., Kesteloot, K., De Graeve, D., Gilles, W. (2002): A typology for provider payment systems in health care. In: Health Policy, 60, 255–273.

Kassenärztliche Bundesvereinigung (Hrsg.) (2007): Einheitlicher Bewertungsmaßstab (EBM). Köln: Deutscher Ärzte-Verlag.

Reschke, P., Sehlen, S. (2005): Methoden der Morbiditätsadjustierung. In: Gesundheits- und Sozialpolitik, Jg. 59, 1–2/2005, 10–19.

Reschke, P., Sehlen, S., Schiffhorst, G., Schräder, W.F., Lauterbach, K.W., Wasem, J. (2005): Klassifikationsmodelle für Versicherte im Risikostrukturausgleich. Untersuchung zur Auswahl geeigneter Gruppenbildungen, Gewichtungsfaktoren und Klassifikationsmerkmale für einen direkt morbiditätsorientierten Risikostrukturausgleich in der gesetzlichen Krankenversicherung. Endbericht. Baden-Baden: Nomos Verlagsgesellschaft.

Schulenburg, J.M. Graf von der (1992): Preisbildung im Gesundheitswesen. In: Andersen, H.H., Henke K.D., Schulenburg, J.M. Graf von der (Hrsg.): Basiswissen Gesundheitsökonomie. Band 1: Einführende Texte. Berlin: Edition sigma, S. 111–133.

III. Medizin

Bilanz der G-DRG-Katalogweiterentwicklung

Wolfgang Fiori, Jan Holger Bunzemeier

1 Einleitung

Im Juni 2000 wurde das australische DRG-System (AR-DRG Version 4.1) von den Selbstverwaltungspartnern als Grundlage für das für Deutschland weiterzuentwickelnde G-DRG-System ausgewählt. Im Vergleich zu anderen international eingesetzten DRG-Systemen fiel das australische AR-DRG-System insbesondere durch die zutreffendste medizinische Differenzierung und die Fähigkeit, medizinischen Fortschritt abzubilden, positiv auf (Roeder und Rochell 2000).

Die erste Version 1.0 der G-DRGs unterschied sich kaum von der australischen AR-DRG-Version 4.1. Die Bewertungsrelationen wurden aber bereits auf Basis deutscher Kostendaten kalkuliert. Mit wissenschaftlichen Analysen zur Abbildungsqualität stationärer Behandlungsleistungen deutscher Krankenhäuser im G-DRG-System konnte gezeigt werden, dass mit dem Anspruch an ein Preissystem z. T. erhebliche Anpassungen an der G-DRG-Systematik zur leistungsgerechten Abbildung der Krankenhausleistungen erforderlich sind (DRG-Evaluationsprojekte der DRG-Research-Group und DKG-Gutachten: Bunzemeier et al. 2003; Fiori et al. 2003, 2004, 2007; Franz et al. 2003, 2004a, b, 2005, 2006; Fürstenberg 2004; Fürstenberg et al. 2003; Glocker et al. 2004; Helling et al. 2008; Juhra et al. 2003; Loskamp 2006; Loskamp und Roeder 2004; Roeder 2003, 2004, 2005, 2006; Roeder et al. 2007). Dabei wurde auch deutlich, dass ein Teil der Krankenhausleistungen schwer oder gar nicht pauschal in den Fallgruppen abgebildet werden kann und einer besonderen Berücksichtigung, z. B. im Sinne von Zusatzentgelten, bedarf.

Für die Systementwicklung haben die Selbstverwaltungspartner das Institut für das Entgeltsystem im Krankenhaus (InEK GmbH) gegründet und seit 2005 mit einem weit reichenden Mandat zur datengetriebenen Weiterentwicklung des G-DRG-Klassifikationssystems und der Zusatzentgeltkataloge ausgestattet. Das InEK hat seitdem innovative Konzepte zur Weiterentwicklung des G-DRG-Klassifikationssystems entwickelt (InEK Abschlussberichte 2003–2008). Das aktuelle G-DRG-System 2008 unterscheidet sich mit mehr als 1.000 Fallgruppen und über 100 Zusatzentgelten nicht nur quantitativ deutlich von der ersten G-DRG-Version 1.0. Vielmehr weist es auch inhaltliche und strukturelle Unterschiede auf, die das System im internationalen Vergleich einzigartig machen. Dafür wurden im Rahmen der Weiterentwicklung des G-DRG-Systems zunehmend gänzlich neue Merkmale in Form von Prozedurenfunktionen eingeführt, die zur sachgerechteren Abbildung von Aufwandsunterschieden genutzt werden. Dazu gehören z. B. Eingriffe an mehreren Lokalisationen, die Mehrzeitigkeit von Eingriffen und Komplexleistungen.

Trotz Zunahme der Anzahl von G-DRGs und der verwendeten Gruppierungsvariablen hat der Pauschalierungsgrad kontinuierlich zugenommen. Ein immer größer werdender Anteil von Fällen wird über immer weniger G-DRGs abgebildet (InEK Abschlussbericht 2008). Neue und komplex definierte G-DRGs dienen häufig zur Abbildung von seltenen und sehr aufwändigen Fallkonstellationen. Dabei ist nicht zu verkennen, dass die weitere Differenzierung des Systems mit steigender Kostenhomogenität der Fallgruppen (InEK Abschlussberichte 2003–2008) auch

III. Medizin

eine Komplexitätssteigerung des Systems selbst nach sich gezogen hat, die die Nutzung des Systems außerhalb der Krankenhausfinanzierung erheblich einschränkt (DKG-Gutachten: Roeder 2004–2006; Roeder et al. 2007).

2 Datengrundlage für die G-DRG-Systementwicklung

Durch höhere Anforderungen an die Methodik der Kostenkalkulation und durch verschärfte Plausibilitätsprüfungen konnte die Qualität der Kalkulationsdaten durch das InEK kontinuierlich verbessert werden. Die Teilfinanzierung des Aufwands, der den Krankenhäusern durch die Teilnahme an der Kalkulation entsteht, trug dazu bei, dass eine hinreichend große und repräsentative Stichprobe bei gleichzeitig steigender Datenqualität erhalten bleiben konnte (InEK Abschlussberichte 2003–2008). Inzwischen stehen fast 2,5 Mio. plausibilisierte Datensätze aus über 200 Krankenhäuser jährlich zur Kalkulation des G-DRG-Systems zur Verfügung. An dieser Datenbasis werden die von unterschiedlichen Institutionen im Gesundheitswesen unterbreiteten Vorschläge zur Weiterentwicklung des G-DRG-Systems überprüft und bei Bedarf umgesetzt. Die steigende Komplexität des G-DRG-Systems macht es dabei immer schwieriger, medizinische Gesichtspunkte in die Weiterentwicklung einzubringen.

Die durch den Gesetzgeber in § 17b Krankenhausfinanzierungsgesetz (KHG) vorgegebene Abbildung teilstationärer Leistungen konnte bisher nicht befriedigend realisiert werden, da Falldefinition und Kalkulationsgrundlagen ungenügend waren (InEK Abschlussberichte 2003–2008). Bisher existieren lediglich fünf teilstationäre G-DRGs von denen nur eine bundesweit einheitlich bewertet ist. Stetig verbessert hat sich die Kalkulation von G-DRGs für belegärztliche Leistungen. Auch die Vergütungshöhe für Zusatzentgelte wird anhand der Kalkulationsdaten im InEK bestimmt. Trotz der steigenden Qualität der Kalkulationsdaten existieren jedoch noch immer methodische Probleme der DRG-Kalkulation. Bei Betrachtung der Kalkulationsergebnisse des InEK im Report-Browser der Kalkulationsdaten 2006/2008 lassen sich immer noch Unplausibilitäten feststellen. Auffällig sind z. B. sehr niedrige Arzneimittelkosten in der durch die Gabe eines sehr teuren Hormonprodukts definierten G-DRG Z64A (InEK: Report-Browser der Kalkulationsdaten 2006/2008). Eine weitere Schärfung der Plausibilitätsprüfungen muss hier in den kommenden Jahren dazu beitragen, dass die Kalkulationsergebnisse den Anforderungen an ein DRG-Preissystem noch besser gerecht werden.

2.1 Kalkulationsmodell

Ein wesentliches Problem stellt das der Kalkulation zugrunde liegende Einhaus-Kalkulationsmodell dar. Damit werden die Kostendaten aus allen Fallkosten liefernden Krankenhäusern in einer Datenbank zusammengeführt und ohne weitere Differenzierung nach Versorgungsstufen und Spezialisierungen zur Berechnung der Bewertungsrelationen verarbeitet.

Die Zusammensetzung der Stichprobe einer G-DRG und das Vorherrschen bestimmter Versorgungsstufen bzw. Spezialisierungen kann die Kalkulation der Bewertungsrelation einer G-DRG entsprechend beeinflussen. Dies gilt insbesondere für Leistungen, die bundesweit nur wenige Fälle in einer kleinen Anzahl von Krankenhäusern betreffen. Diese wenigen Fälle nehmen in der Masse aller Fälle kaum Einfluss auf die Mittelwertbildung der Verweildauern und

Kosten einer G-DRG und den die Güte der G-DRG-Klassifikation messenden R²-Wert (Bestimmtheitsmaß). Die Folge ist eine unzureichende Abbildung und Finanzierung dieser Leistungen im G-DRG-System (DRG-Evaluationsprojekte der DRG-Research-Group und DKG-Gutachten: Bunzemeier et al. 2003; Fiori et al. 2003, 2004, 2007; Franz et al. 2003, 2004a, b, 2005, 2006; Fürstenberg 2004; Fürstenberg et al. 2003; Glocker et al. 2004; Helling et al. 2008; Juhra et al. 2003; Loskamp 2006; Loskamp und Roeder 2004; Roeder 2003, 2004, 2005, 2006; Roeder et al. 2007). Besonders bei Krankenhäusern mit entsprechender Spezialisierung kann dies zu Existenzproblemen führen, andererseits sind aber auch ungerechtfertigte Überfinanzierungen zu Lasten anderer Krankenhäuser bei einem begrenzten Ausgabevolumen auf Landesebene möglich. Bildet sich eine seltene Spezialisierung überwiegend im Ausreißerbereich (Über- oder Unterschreitung einer DRG-Grenzverweildauer) einer DRG-Pauschale ab, so kann die G-DRG aufgrund der Kalkulationsmethodik sehr hohe Homogenitätskriterien aufweisen, da für die Kalkulation nur Inlier (Standardfälle) herangezogen werden. Die alleinige Betrachtung der Kostenhomogenität einer G-DRG als Kriterium der sachgerechten Leistungsabbildung greift daher zu kurz. Erst die Durchführung interklinischer Vergleiche bietet die Möglichkeit, Differenzen im Fallspektrum und in der Behandlungsleistung darzustellen und sachgerecht zu bewerten.

2.2 Kalkulation von Zu- und Abschlägen

Das G-DRG-System unterscheidet Standard- (Inlier) und Ausreißerfälle (Outlier). Lediglich für Standardfälle bieten G-DRGs eine Standardvergütung. Problematisch erweist sich die Vergütung von Outliern, die wesentlich kürzer oder länger als Standardfälle im Krankenhaus behandelt werden, oder bei denen eine Zu- oder Wegverlegung erfolgt ist. Für diese Fälle fallen Zu- oder Abschläge an, die in der Regel normativ nach statistischen Regeln aus der Bewertungsrelation der Standardfälle abgeleitet werden (InEK Abschlussberichte 2003–2008). In einer Vielzahl der Fälle handelt es sich aber um medizinisch-inhaltlich andere Fallkollektive, für die eine normative Kalkulation aus Standardfällen zu unsachgerechten Ergebnissen führt. Ein nicht unerheblicher Anteil der Unterdeckung bei hochspezialisierten Leistungen wird durch wenige Outlier verursacht. Kurzlieger stellen häufig Spezialkollektive (definierte Auftragsleistung) mit unterschiedlichen Behandlungsinhalten dar. Dabei kann die normative Kalkulation der Kurzliegerfälle zu Über- oder Unterfinanzierung dieser Leistungen führen.

Auch die Definition und Ausgrenzung der Hauptleistung bei der Kalkulation der Zu- und Abschläge, die sich aus einem klassisch operativen DRG-Konzept ableitet, ist unter Betrachtung der Weiterentwicklung des G-DRG-Systems der letzten Jahre zunehmend nicht mehr sachgerecht (DKG-Gutachten 2008: Roeder et al. 2007; Siebers et al. 2008). So finden sich z.B. die Kosten von Komplexbehandlungen (z.B. Intensivmedizin), die vermehrt als gruppierungsbestimmendes Attribut eingesetzt werden, nicht in den entsprechend auszugliedernden Kostenstellen und -arten wieder.

Für eine Vielzahl von Kurzliegern wurde eine Lösung über die sogenannten impliziten Einbelegungstag-DRGs gefunden (InEK Abschlussberichte 2003–2008). Hierbei handelt es sich um G-DRGs, bei denen die resultierende effektive Bewertungsrelation für Eintagesfälle (Kurzlieger) ausschließlich auf der Kostenbasis von Eintagesfällen aus der Kalkulationsstichprobe kalkuliert wurde. Bei G-DRGs mit einer unteren Grenzverweildauer von zwei Tagen kann so die Höhe der Bewertung für Fälle mit einem Belegungstag ausschließlich aus diesem Fallkollektiv selbst und damit sachgerecht kalkuliert werden. Es handelt sich damit quasi um eine

„eigene DRG in der DRG", deren differenzierte Kalkulationsergebnisse allerdings bislang nicht in den Report-Browsern des InEK veröffentlicht werden.

Bei der Kalkulation werden in das Krankenhaus zu- oder daraus wegverlegte Fälle differenziert betrachtet. Stellt sich heraus, dass diese Kollektive aufwändiger als Standardfälle sind, können die betroffenen G-DRGs explizit von der Verlegungsabschlagsregelung ausgenommen werden. Für zu- oder wegverlegte Fälle fallen dann keine Verlegungsabschläge mehr an. Durch dieses Vorgehen werden Untervergütungen zumindest teilweise reduziert.

Auch für die Langlieger wurden Lösungsansätze entwickelt (InEK Abschlussberichte 2003–2008). Die Erhöhung des Langliegerzuschlags von 60 % auf 70 % der durchschnittlichen Tages-Differenzkosten für das G-DRG-System 2004 genügte nicht einer sachgerechten Bewertung der Langlieger. Somit erfolgt die Berechnung der Langliegerzuschläge für einen Teil der G-DRGs seit der Systemversion 2005 differenzierter. Neben der Berücksichtigung von 100 % der durchschnittlichen Tages-Differenzkosten können für G-DRGs mit deutlich aufwändigeren Langliegern die Zuschläge nun anhand des Medians der Langliegertageskosten und damit nicht mehr normativ aus Standardfällen berechnet werden.

Es ist auffällig, dass gerade eine kleine Anzahl von Langliegern zu hohen Defiziten führen kann. Gerade bei hoch bewerteten und kostenheterogenen G-DRGs liegen die oberen Grenzverweildauern am weitesten von der mittleren Verweildauer entfernt (im G-DRG-System 2008: 18 Tage). Genau diese G-DRGs haben auch die höchsten Langliegerquoten. Bei allen 90 G-DRGs des Systems 2008 mit einem Langliegeranteil ≥ 20 % liegen die oberen Grenzverweildauern 18 Tage über dem Mittelwert. Es sollte daher neben der DRG-Definition und der Methodik der Kalkulation der Langliegerzuschläge auch noch einmal die Festlegung der oberen Grenzverweildauer kritisch überprüft werden. So erscheint es sinnvoll, die Obergrenze nicht nur auf Basis der reinen Verweildauer, sondern DRG-individuell z.B. auf Basis einer Relation zwischen Differenzkosten und mittlerer Verweildauer zu ermitteln, um so das potenzielle Defizit fairer zu begrenzen.

2.3 Kostenausreißer

Die Abbildung von Kostenausreißern im G-DRG-System stellt eine große Herausforderung dar. Kostenausreißer weisen im Vergleich zu Standardfällen deutlich höhere oder niedrigere Fallkosten auf. Deutlich höhere Kosten sind häufig auf eine extrem hohe Leistungsdichte, Mehrfachleistungen und/oder eine sehr lange Verweildauer zurückzuführen. Problematisch ist, dass diese Fälle sich häufig nicht durch die Diagnose- und Prozedurendokumentation von anderen Fällen in entsprechenden G-DRGs systematisch unterscheiden. Variablen, die zur Differenzierung des G-DRG-Systems herangezogen werden könnten, um die Kostenausreißer leistungsgerecht abzubilden, fehlen daher in diesen Fällen.

Mit einem DRG-System soll und kann nicht das Ziel der Vergütungsgerechtigkeit im Einzelfall verfolgt werden. Vielmehr soll eine gerechte Vergütung für das Gesamtkollektiv einer DRG über einen längeren Zeitraum (z.B. Finanzjahr) sichergestellt werden. Werden Kostenausreißer überproportional häufig in einem Krankenhaus behandelt, können dort die resultierenden Defizite der teuren Fälle nicht durch positive Deckungsbeiträge günstiger Fälle ausgeglichen werden.

Ein wesentlicher Schwerpunkt der G-DRG-Systementwicklung lag deshalb insbesondere auch auf einer besseren Abbildung der Kostenausreißer (InEK Abschlussberichte 2003–2008). Dazu haben die verbesserte Abbildung von Mehrfachleistungen, Fallgruppendifferenzierungen, wie z.B. Prä-Transplantationsaufenthalte, und die aufwandsgerechtere Kalkulation von

Langliegerzuschlägen beigetragen. Auch die Etablierung von Zusatzentgelten und die im Verlauf weitere Öffnung der Dosisklassenobergrenzen von Zusatzentgelten für Arzneimittel konnten für einen Teil der Kostenausreißerprobleme zu einer sachgerechteren Abbildung beitragen. Dennoch erscheint eine vollständige Lösung der Kostenausreißerproblematik im G-DRG-Fallgruppensystem kaum realisierbar. Die Möglichkeiten durch weitere Differenzierungen im Fallgruppensystem selbst erscheinen vielfach bereits ausgeschöpft. Alternative Lösungen zur Refinanzierung der Kostenausreißer müssen deshalb kurzfristig gefunden werden, um Fehlsteuerungen im Gesundheitswesen zu vermeiden. Der Erfolg der weiteren G-DRG-Entwicklung und insbesondere die Einsatzmöglichkeit des Systems zur Abrechnung stationärer Leistungen wird stark von den Lösungen zur Finanzierung der Kostenausreißer abhängen.

3 Entwicklung des G-DRG-Klassifikationssystems

Das G-DRG-Klassifikationssystem hat sich inzwischen weit von der australischen Vorlage entfernt. Die Anforderungen an die Vergütungsgerechtigkeit und Differenzierungsfähigkeit des G-DRG-Systems sind für einen geplanten Einsatz als Preissystem ungleich höher als bei einem reinen Budgetierungsinstrument. Vor diesem Hintergrund wurden zahlreiche neue Gruppierungsvariablen zur besseren Aufwandsdifferenzierung eingeführt. Die Vorstellung der Vielzahl an Detailänderungen, die im Rahmen der Weiterentwicklung in den jeweiligen Systemjahren erfolgten, kann im Rahmen dieser Bilanz nicht erfolgen. Hierzu existiert umfangreiche Literatur (InEK Abschlussberichte 2003–2008; DKG-Gutachten: Roeder 2003–2006; Roeder et al. 2007).

Tabelle 1 zeigt die Entwicklung der G-DRG-Versionen 2003–2008 mit der Anzahl von bewerteten und unbewerteten G-DRGs sowie Zusatzentgelten.

Tab. 1: Anzahl der G-DRGs (inklusive teilstationären G-DRGs) und Zusatzentgelte in den G-DRG-Versionen 2003–2008

	2003	2004	2005	2006	2007	2008
G-DRGs gesamt	664	824	878	954	1.082	1.137
Bewertet	642	806	845	913	1.036	1.090
Unbewertet	22	18	33	41	46	47
Zusatzentgelte	0	26	71	82	105	115
Bewertet	0	1	35	40	59	64
Unbewertet	0	25	36	42	46	51

Im Folgenden sollen nur grundlegende und richtungsweisende Systemänderungen thematisiert werden.

III. Medizin

3.1 Abbildung spezialisierter Behandlungsstrukturen und -inhalte über Komplexbehandlungen

Die australischen AR-DRGs definieren sich überwiegend über Diagnosen und (operative/interventionelle) Prozeduren. Spezialisierte Behandlungsstrukturen unterscheiden sich meist nicht durch unterschiedliche Haupt- oder Nebendiagnosen von der Standardversorgung (DRG-Evaluationsprojekte der DRG-Research-Group und DKG-Gutachten: Bunzemeier et al. 2003; Fiori et al. 2003, 2004, 2007; Franz et al. 2003, 2004a, b, 2005, 2006; Fürstenberg 2004; Fürstenberg et al. 2003; Glocker et al. 2003, 2004; Helling et al. 2008; Juhra et al. 2003; Loskamp 2006; Loskamp und Roeder 2004; Roeder 2003, 2004, 2005, 2006; Roeder et al. 2007; Roeder et al. 2002a, b). Die gleiche DRG beschreibt in der Konsequenz nicht den gleichen Leistungsumfang. Die Schlaganfallbehandlung kann beispielsweise auf einer Intensivstation, auf einer spezialisierten Stroke-Unit, auf einer internistischen Normalstation, in der Geriatrie und/oder in der Frührehabilitation erfolgen. Die jeweiligen Ressourcenaufwände sind unterschiedlich und Leistungserbringer unterscheiden sich erheblich in Bezug auf die vorgehaltenen Behandlungsstrukturen. Sollen die Vielfalt der Behandlungsinhalte und die dafür notwendigen Behandlungsstrukturen unter einer DRG-Finanzierung erhalten bleiben, so ist eine Abbildung in unterschiedlichen G-DRGs oder eine andere Form der Finanzierung unabdingbar.

Um die unterschiedlichen Behandlungsleistungen in unterschiedlichen Behandlungsstrukturen abbilden zu können, wurden vom Deutschen Institut für Medizinische Dokumentation und Information (DIMDI) mit den medizinischen Fachgesellschaften spezifische OPS-Komplexziffern geschaffen (DIMDI OPS Versionen 2.1–2008; InEK Abschlussberichte 2003–2008 und G-DRG-Definitionshandbücher 1.0–2008). Tabellen 2 und 3 zeigen, welche OPS-Komplexziffern 2008 für die Zuordnung zu G-DRGs oder Zusatzentgelten relevant sein können.

Tab. 2: OPS-Komplexbehandlungen mit DRG-Gruppierungsrelevanz für das G-DRG-System 2008

1–210	Nichtinvasive präoperative Video-EEG-Intensivdiagnostik bei Epilepsie
1–211	Invasive präoperative Video-EEG-Intensivdiagnostik bei Epilepsie
1–213	Syndromdiagnose bei komplizierten Epilepsien
8–550	Geriatrische frührehabilitative Komplexbehandlung
8–552	Neurologisch-neurochirurgische Frührehabilitation
8–559	Fachübergreifende und andere Frührehabilitation
8–918	Multimodale Schmerztherapie
8–972	Komplexbehandlung bei schwerbehandelbarer Epilepsie
8–976	Komplexbehandlung bei Querschnittlähmung
8–97a	Multimodale intensivmedizinische Überwachung und Behandlung bei zerebrovaskulären Vasospasmen
8–97c	Stationäre Behandlung bei erfolgter Aufnahme auf die Warteliste zur Organtransplantation
8–97d	Multimodale Komplexbehandlung bei Morbus Parkinson
8–980	Intensivmedizinische Komplexbehandlung (Basisprozedur)
8–981	Neurologische Komplexbehandlung des akuten Schlaganfalls
8–983	Multimodale rheumatologische Komplexbehandlung
8–984	Multimodale Komplexbehandlung bei Diabetes mellitus
8–985	Motivationsbehandlung Abhängigkeitskranker [Qualifizierter Entzug]
8–986	Multimodale kinder- und jugendrheumatologische Komplexbehandlung
8–987	Komplexbehandlung bei Besiedelung oder Infektion mit multiresistenten Erregern [MRE]
8–98a	Teilstationäre geriatrische Komplexbehandlung
9–402	Psychosomatische Therapie
9–403	Sozial-, neuropädiatrische und pädiatrisch-psychosomatische Therapie

Tab. 3: OPS-Komplexbehandlungen mit Relevanz für die Zusatzentgeltabrechnung 2008

1–940	Komplexe Diagnostik bei hämatologischen und onkologischen Erkrankungen bei Kindern und Jugendlichen
8–975.2	Naturheilkundliche Komplexbehandlung
8–975.3	Anthroposophisch-medizinische Komplexbehandlung
8–977	Multimodal-nichtoperative Komplexbehandlung des Bewegungssystems
8–982	Palliativmedizinische Komplexbehandlung (bewertetes ZE)

Trotz der zunächst naheliegenden Abbildung der Spezialisierung im G-DRG-System über Komplexbehandlungs-OPS lassen sich die zugrunde liegenden Probleme dadurch meist nicht vollständig lösen. Grund ist, dass immer nur ein Teil der Fälle der in der Spezialisierung behandelten Fälle über die spezifischen G-DRGs abgebildet werden kann (InEK: Report-Browser, Ergänzende Datenbereitstellung, Auswertungen im Rahmen der Begleitforschung; DKG-Gutachten: Roeder 2003–2006; Roeder et al. 2007; Helling et al. 2008). Für die verbleibenden Fälle droht weiterhin eine Untervergütung. So werden z. B. in Krankenhäusern mit einer Stroke-Unit selbstverständlich auch Patienten mit den Symptomen eines Schlaganfalls auf die Spezialstation aufgenommen, bei denen später eine andere Hauptdiagnose (z. B. Migräne, Epilepsie) resultiert. Eine Berücksichtigung der Spezialbehandlung bei der Gruppierung erfolgt nur in DRGs für die Schlaganfallbehandlung. In G-DRGs für die Abbildung der Migräne oder Epilepsiebehandlung werden solche Fälle immer eine statistisch insignifikante Minderheit darstellen. Krankenhäuser mit einer Stroke-Unit werden unter diesen Voraussetzungen aber wahrscheinlich keine kostendeckende Refinanzierung des Gesamtaufwandes erfahren. Hinzu kommt, dass in der Regel nie alle Komplexbehandlungen in den dafür vorgesehenen G-DRGs abgebildet werden können (s. a. Abschnitt 3.4). So werden z. B. nur ca. zwei Drittel aller Fälle mit einer Frührehabilitation in die dafür vorgesehenen G-DRGs gruppiert (Helling et al. 2008). Für das restliche Drittel spielt die Durchführung einer Frührehabilitation bei der Gruppierung keine Rolle, weil die Fälle in G-DRGs eingruppiert werden, die aufgrund der Positionierung im Abfragealgorithmus des G-DRG-Systems vorher abgefragt werden. Es ist nicht unwahrscheinlich, dass die bei der Kalkulation der G-DRGs resultierenden Mittelwerte für diese G-DRG z. B. keine adäquate Refinanzierung der Frührehabilitation ermöglichen.

Eine vollständige Abbildung von Spezialisierung kann daher auch über Komplex-OPS nicht systemimmanent erfolgen. Sofern es sich um Mehrfach- oder Zusatzleistungen handelt, ist jedoch eine Lösung analog zur Palliativmedizin (InEK Abschlussbericht 2007) über Zusatzentgelte zukünftig prinzipiell denkbar.

3.2   Abbildung von Mehrfachleistungen

Das G-DRG-Klassifikationssystem ist ein eindimensionales System. Damit wird jeder Fall nur exakt einer G-DRG zugeordnet. Sind DRGs nicht exklusiv definiert, kommt der Abfragereihenfolge bei der DRG-Zuordnung eine besondere Bedeutung zu (s. Abschnitt 3.4). Eine Abbildung von Mehrfachleistungen im G-DRG-System ist damit nur sehr eingeschränkt möglich, wenn nicht additive Vergütungselemente wie Zusatzentgelte (s. Abschnitt 4) genutzt werden. Mehrfachleistungen können z. B. mehrere Eingriffe in einer Sitzung, mehrzeitige Eingriffe oder beidseitige Eingriffe darstellen. Aber auch die Kombinationsleistung von Diagnostik und Operation in einem Aufenthalt in einem Krankenhaus stellt gegenüber der reinen Operation (Auf-

III. Medizin

tragsleistung) eine Mehrfachleistung dar. Frührehabilitation, Geriatrie, Palliativmedizin, Isolierung bei multiresistenten Erregern, Strahlentherapie und die Intensivmedizin können auch Mehrfachleistungen darstellen und kommen strukturgebunden in unterschiedlicher Häufung vor.

Zur Abbildung der (Mehr-)Leistungen wurden G-DRGs eingerichtet, die explizit Mehrfachleistungen (z.B. beidseitige Eingriffe oder häufige diagnostisch-therapeutische Kombinationsleistungen) abbilden. Zusätzlich wurden spezielle Prozedurenfunktionen entwickelt und zur Definition von G-DRGs verwendet (InEK: Abschlussberichte 2005–2008, G-DRG-Definitionshandbücher 2005–2008).

Tab. 4: Prozedurenfunktionen des G-DRG-Systems 2008

- Bestimmte OR-Prozeduren
- Komplexe OR-Prozeduren
- Komplizierende Prozeduren (prä-MDC)
- *Eingriff an mehreren Lokalisationen*
- Dialyse
- *Mehrzeitige komplexe OR-Prozeduren*
- *Vierzeitige bestimmte OR-Prozeduren*
- Intensivmedizinische Komplexbehandlung > 552 Aufwandspunkte/> 1104 Aufwandspunkte
- Schweres/Mehrere schwere Problem(e) beim Neugeborenen
- OR-Prozeduren ohne Bezug (regelt Zuordnung zu den Fehler-DRGs 901A-D und 902Z)
- Aufnahmegewicht (wichtig für Zuordnung zur MDC 15 und Fehler-DRGs 963Z)
- Polytrauma (wichtig für Zuordnung zur MDC 21A)
- Prä-Transplantations-Aufenthalt
- Geriatrische frührehabilitative Komplexbehandlung
- Frührehabilitation

Nicht alle Prozedurenfunktionen in Tab. 4 dienen der Abbildung von Mehrfachleistungen. Über die unterstrichenen Funktionen können Mehrfachleistungen direkt identifiziert werden. Andere Funktionen werden so eingesetzt, dass Kombinationsleistungen unabhängig von allen denkbar möglichen Leistungskombinationen operationalisiert beschrieben werden können (s. Tab. 5).

Tab. 5: Beispiele für G-DRGs der Version 2008, deren Definitionen Prozedurenfunktionen nutzen (Prozedurenfunktionen kursiv hervorgehoben)

A09F	Beatmung > 499 und < 1.000 Stunden *ohne komplexe OR-Prozedur*, ohne *Polytrauma*, ohne angeborene Fehlbildung oder Tumorerkrankung oder Alter > 2 Jahre, ohne *komplizierende Prozeduren*, Alter > 15 Jahre, ohne *intensivmedizinische Komplexbehandlung* > 1.380 Punkte
F29Z	*Frührehabilitation* bei Krankheiten und Störungen des Kreislaufsystems, mit *bestimmter OR-Prozedur*, außer kardiothorakale Eingriffe
F36A	*Intensivmedizinische Komplexbehandlung > 1.104 Aufwandspunkte* bei Krankheiten und Störungen des Kreislaufsystems, mit *bestimmter OR-Prozedur*
I34Z	*Geriatrische frührehabilitative Komplexbehandlung mit bestimmter OR-Prozedur* bei Krankheiten und Störungen an Muskel-Skelett-System und Bindegewebe
W02A	*Polytrauma* mit Eingriffen an Hüftgelenk, Femur, Extremitäten und Wirbelsäule mit *komplizierenden Prozeduren* oder *Eingriffen an mehreren Lokalisationen*
X01A	Rekonstruktive Operation bei Verletzungen mit *komplizierenden Prozeduren, Eingriff an mehreren Lokalisationen*, freier Lappenplastik mit mikrovaskulärer Anastomosierung oder komplizierender Diagnose oder *komplexer Prozedur*, mit äußerst schweren CC
Y02A	Andere Verbrennungen mit Hauttransplantation bei Sepsis oder *mit komplizierenden Prozeduren*, hochkomplexem Eingriff, *vierzeitigen bestimmten OR-Prozeduren* oder *intensivmedizinischer Komplexbehandlung > 552 Aufwandspunkte*

Die spezifische Einzelleistung (wie z. B. die Operation in Zusammenhang mit der Geriatrischen Komplexbehandlung bei der G-DRG I34Z aus Tab. 5) findet in Kombinations-DRGs allerdings keine spezifische Berücksichtigung. In dem Maße, in dem Fälle auf Grundlage unspezifischer, mit hohem Aufwand einhergehender Attribute (Beatmungszeiten, Intensivmedizinische Komplexbehandlung, Mehrzeitige Eingriffe, Komplexbehandlung bei multiresistenten Erregern) frühzeitig in „Hochkosten-DRG" gruppiert werden, geht die sachgerechte Abbildung ebenfalls aufwändiger Einzelleistungen damit unter Umständen wieder verloren. Für einzelne Spezialisierungen kann dies zu dauerhaft defizitären, aber in anderen Fällen auch hoch profitablen Kosten-Erlös-Relationen führen. Die Folge ist eine unsachgerechte Umverteilung zwischen unterschiedlich spezialisierten Leistungserbringern.

Nichtsdestotrotz stellt dieser Weg die einzige Möglichkeit dar, Mehrfachleistungen in DRG-Fallgruppen darzustellen. Die systemkonforme Abbildung von seltenen Spezialisierungen und Kombinationsleistungen in DRG-Fallpauschalen führt in der Konsequenz zu einer deutlichen Zunahme der Fallgruppenanzahl, der Systemkomplexität und einem Verlust der Transparenz (DKG-Gutachten: Roeder 2005–2006; Roeder et al. 2007). Eine vollständige Abbildung der Spezialisierung in spezifischen G-DRGs ist aufgrund der Hierarchisierung bei der Abfrage nicht möglich (s. auch Abschnitt 3.4). Alternativ könnten jedoch Zusatzentgelte (wie z. B. seit 2007 bei der Palliativmedizin) zur Komplexitätsreduktion und einer differenzierteren Abbildung von Mehrfachleistungen beitragen (Roeder et al. 2007).

3.3 Weiterentwicklung der Schweregradbewertung

Zur Berücksichtigung von Aufwandsschweregraden weist das australische AR-DRG-System die Komorbiditäts- und Komplikationsstufe (CCL = Clinical Complexity Level) von Nebendiagnosen auf. Auf Basis der Schweregradbewertung einzelner Nebendiagnosen wird der Gesamtschweregrad (PCCL = Patient Clinical Complexity Level) für jeden Fall berechnet (InEK: G-DRG-Definitionshandbücher 1.0–2008; Roeder et al. 2000). Normative Anpassungen der aus Australien übernommenen Bewertungen einzelner Nebendiagnosen für das deutsche G-DRG-System erwiesen sich als schwierig und konnten daher nur in Einzelfällen umgesetzt werden (InEK Abschlussberichte 2003–2008). Weiterentwicklungen der deutschen Diagnoseklassifikation (ICD-10-GM), die eine Dokumentation von Krankheitsstadien und -schweregraden zulassen, konnten so zunächst nicht berücksichtigt werden.

Erfahrungen aus der DRG-Echtabrechnung zeigen, dass aufgrund von z. T. erheblichen Erlösdifferenzen die Kodierung von Nebendiagnosen im Rahmen der aufwändigen Einzelfallprüfungen nach § 275 SGB V heftig umstritten ist (Becker et al. 2007; Salomé und Rößger 2007; Schäfer 2006; Thieme et al. 2007). Konsequenterweise etablierten sich in der Weiterentwicklung der G-DRGs zunehmend prozedurale Schweregradsysteme wie die Prozedurenfunktionen (s. Abschnitt 3.2) oder DRG-spezifische Diagnoselisten (z. B. Attribut „komplexe Diagnose").

Für das G-DRG-System 2007 wurde erstmalig die CCL-Matrix nach einer datengetriebenen Methodik angepasst, die für 2008 weiterentwickelt wurde (InEK Abschlussberichte 2007–2008). Auch wenn bislang nur wenige Diagnosen von Aufnahmen, Aufwertungen, Streichungen und Abwertungen betroffen waren, so dürfen die Effekte auf das G-DRG-System nicht unterschätzt werden. Zum einen erfolgten Streichungen und Abwertungen für zahlenmäßig sehr häufig in Deutschland kodierte Diagnosen (Spindler 2007, S. 353) (z. B. Harnwegsinfekt, Inkontinenzen, Vorhofflimmern, Elektrolytstörungen, Nikotinabusus, unspezifische Kodierungen), zum anderen wirken Veränderungen nicht nur über die veränderte Zuordnung zu

III. Medizin

G-DRGs aufgrund einer anderen PCCL-Stufe, sondern auch über die erforderliche Anpassung der Abfraghierarchie (s. Abschnitt 3.4) (InEK Migrationstabellen).

3.4 Änderungen in der Abfragehierarchie

Die Weiterentwicklung des G-DRG-Systems hat zu tief greifenden Veränderungen an den Konstruktionsprinzipien des zugrunde liegenden DRG-Klassifikationssystems geführt. Bei Übernahme des australischen AR-DRG-Abfragealgorithmus fiel auf, dass die Erbringung einer weiteren Leistung bei ansonsten gleicher Fallkonstellation nicht selten in einer niedrigeren Vergütung resultierte (DKG-Gutachten: Roeder 2003–2006; Roeder et al. 2007). Ursache war unter anderem die streng hierarchische Abfragereihenfolge des AR-DRG-Systems auf Basis der DRG-Konstrukte: Hauptdiagnosekategorie ([prä-]MDC), Partition, Basis-DRG und DRG-Splitt. So wurden z. B. interventionelle Katheterleistungen oder Endoskopien regelhaft der „Anderen Partition" zugeordnet und somit im Gruppierungsalgorithmus vor entsprechenden medizinisch-konservativen G-DRGs abgefragt. G-DRGs, die Katheterleistungen und Endoskopien abbildeten, wurden bei der Kalkulation der Bewertungsrelationen überwiegend von diagnostischen Auftragsleitungen mit kurzen Verweildauern und niedrigen Kosten bestimmt, was sich in einer entsprechend niedrigen Bewertung niederschlug. Medizinisch-konservative G-DRGs z. B. für Herzinsuffizienz, chronisch-entzündliche Darmerkrankungen oder onkologische Diagnosen wiesen meist höhere Bewertungsrelationen auf ((K)FPV 2003–2008, Anlage 1). Die Durchführung einer Intervention bei komplexen Fällen führte aufgrund der Verschiebung von einer konservativen in eine interventionelle G-DRG trotz zusätzlicher Leistung zu einer Reduktion der Vergütung.

Seit der G-DRG-Version 2005 wird die Abfragehierarchie sukzessive verändert und löst sich von der strengen Orientierung an Partitionen und Basis-DRGs (InEK: G-DRG-Definitionshandbücher 2005–2008, Abschlussberichte 2005–2008). Ziel dieser Systemanpassung ist es, Behandlungsfälle ungeachtet der Vorgaben durch Partition und Basis-DRG immer der am höchsten bewerteten G-DRG zuzuordnen. Mindervergütung durch Mehrleistung soll damit verhindert werden.

Werden als Folge dieser Änderungen G-DRGs, die sich lediglich über „konservative" Leistungen (z. B. Chemotherapie) definieren, vor operativen im Abfragealgorithmus berücksichtigt, werden in der Konsequenz natürlich auch operativ behandelte Fälle diesen G-DRGs zugewiesen (InEK Migrationstabellen 2005/2006–2007/2008). Das DRG-Konstrukt „Partition" verliert damit inhaltlich an Bedeutung. Gleiches gilt für Basis-DRGs, deren einzelne Splitts nicht direkt nacheinander bei der DRG-Zuordnung abgefragt werden. Fälle, die den unterschiedlichen Splitts einer Basis-DRG zugeordnet werden, unterscheiden sich als Folge der geänderten Abfragehierarchie nicht mehr nur durch die Splittkriterien, sondern auch durch die Fallkollektive, die durch die zwischen zwei DRGs-Splitts derselben Basis-DRG abgefragten G-DRGs „abgefangen" werden.

Abbildung 1 veranschaulicht diesen Effekt exemplarisch. Die G-DRG-Splitts S63A und S63B gehören zu einer im DRG-Handbuch einheitlich definierten Basis-DRG (S63), die auf Grundlage des PCCLs und dem Vorliegen einer „komplexen Diagnose" in zwei abrechenbare G-DRGs gesplittet ist. Zusätzlich zu den aus den Definitionen hervorgehenden Unterschieden kann die G-DRG S63A noch Fälle enthalten, die die Kriterien der G-DRGs S01Z bzw. S62Z erfüllen, während in der S63B keine operativ behandelten Fälle oder Fälle mit einer „bösartigen Erkrankung" mehr enthalten sein können.

Die strenge Hierarchisierung, die mit einer höheren Vergütungsgerechtigkeit einhergeht, führt in der Konsequenz zu einer erheblichen Instabilität. Ändert sich durch ein verändertes

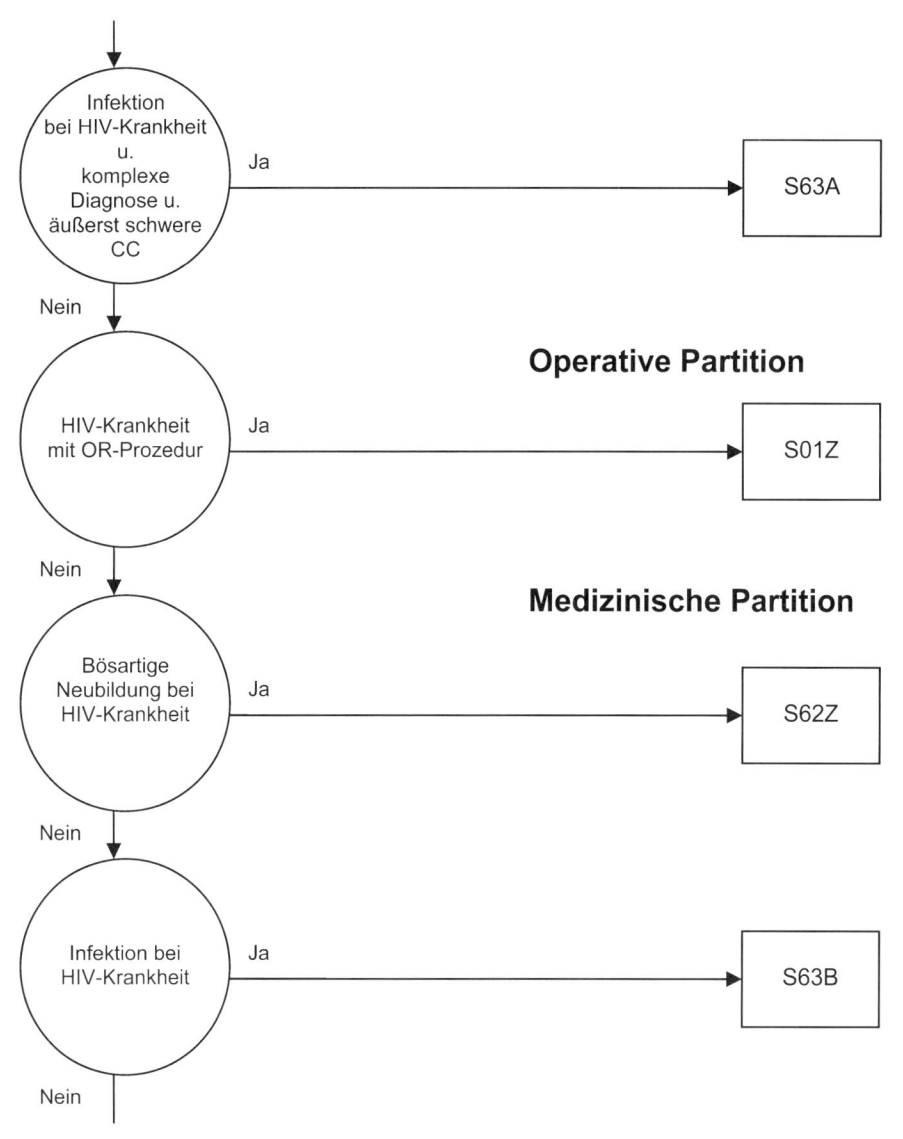

```
                    ↓
        ┌─────────────────┐
        │   Infektion     │
        │ bei HIV-Krankheit│
        │       u.        │          Ja
        │    komplexe     │ ─────────────────→  ┌──────┐
        │   Diagnose u.   │                     │ S63A │
        │  äußerst schwere│                     └──────┘
        │       CC        │
        └─────────────────┘
                │ Nein
                ↓                           **Operative Partition**
        ┌─────────────────┐
        │  HIV-Krankheit  │          Ja          ┌──────┐
        │  mit OR-Prozedur│ ─────────────────→   │ S01Z │
        └─────────────────┘                     └──────┘
                │ Nein
                ↓                           **Medizinische Partition**
        ┌─────────────────┐
        │    Bösartige    │
        │  Neubildung bei │          Ja          ┌──────┐
        │  HIV-Krankheit  │ ─────────────────→   │ S62Z │
        └─────────────────┘                     └──────┘
                │ Nein
                ↓
        ┌─────────────────┐
        │  Infektion bei  │          Ja          ┌──────┐
        │  HIV-Krankheit  │ ─────────────────→   │ S63B │
        └─────────────────┘                     └──────┘
                │ Nein
                ↓
```

Abb. 1: Darstellung der Abfragehierarchie im G-DRG-System 2008 (Quelle: InEK G-DRG-Definitionshandbuch Band 1, G-DRG-System 2008)

Kalkulationskollektiv, veränderte Leistungserbringung, neue G-DRGs, neue Splittkriterien, Änderungen an der CCL-Matrix, etc. die Bewertung einer einzigen G-DRG, kann eine komplett neue Abfragehierarchie resultieren. Nicht zu unterschätzen sind die dabei entstehenden Migrationen von Fällen zwischen zwei unterschiedlichen G-DRG-Systemversionen, die trotz gleichbleibender DRG-Definitionen und -Bezeichnungen auftreten. Jede Verschiebung im Rahmen der Kalkulation löst neue Migrationen aus und beeinflusst die später abgefragten G-DRGs. Die Veränderung der DRG-Zuordnungshierarchie kann dabei stärkere Einflüsse auf den Katalogeffekt in einem Krankenhaus haben als die Definitionsänderung einzelner DRG-Fallgruppen.

III. Medizin

G-DRGs repräsentieren häufig keine medizinisch homogenen Kollektive mehr (DKG-Gutachten: Roeder 2005–2006; Roeder et al. 2007; Roeder et al. 2006). Fälle, die 2008 über eine bestimmte G-DRG abgerechnet werden, können 2009 trotz gleichlautenden DRG-Definitionen und -Bezeichnungen anderen G-DRGs zugeordnet werden (InEK: G-DRG-Handbücher 1.0–2008; Migrationstabellen 2005/2006–2007/2008). G-DRGs beschreiben zunehmend nur noch für ein Jahr gültige Abrechnungspositionen. Eine Nutzung außerhalb der Leistungsabrechnung z. B. für Qualitätssicherung, Behandlungspfade, medizinische Bedarfs- und Leistungsmengenplanung ist kaum noch möglich.

Während bei einer konsequenten Ausrichtung der Abfragehierarchie an der Bewertungsrelation eine Mindervergütung bei Mehrleistung für Inlier innerhalb einer MDC ausgeschlossen werden kann, muss dies auf Outlier nicht zutreffen. Über einige G-DRGs, insbesondere implizite Einbelegungstag-DRGs (s. Abschnitt 2.2), werden große Fallkollektive im Outlierbereich abgebildet (z. B. diagnostische Herzkatheteruntersuchungen oder endoskopische Leistungen). Für diese Fallkollektive kann weiterhin eine Mindervergütung bei Mehrleistung auftreten. Gleiches gilt für Attribute, die bereits in der prä-MDC abgefragt werden. So können z. B. Langzeitbeatmungs-DRGs der prä-MDC deutlich niedriger bewertet sein als G-DRGs in den Organ-MDCs, die sich über intensivmedizinische Aufwandspunkte definieren.

4 Zusatzentgelte

Mit Einführung der G-DRGs wurde deutlich, dass ein Teil von hochspezialisierten Leistungen über Zusatzentgelte abgebildet werden sollte (DKG-Gutachten: Roeder 2003–2004; Roeder et al. 2004). Die Abbildung dieser Leistungen in DRG-Fallgruppen würde zu einer deutlichen Zunahme neuer G-DRGs führen und kann selbst dann nicht vollständig gelingen (s. Abschnitte 3.2 und 3.4). Über Zusatzentgelte abgebildete Leistungen lassen sich in der Regel keinen spezifischen G-DRGs zuweisen, können also bei unterschiedlichen Diagnosen und in Kombination mit anderen Prozeduren erbracht werden (Beispiel Dialyse). Zur Begrenzung der Fallpauschalenanzahl und Steigerung der Transparenz wurde deshalb die gesetzlich vorgesehene Möglichkeit zur Etablierung von Zusatzentgelten für schwer pauschalierbare Leistungen genutzt.

Das G-DRG-System 2004 umfasste erstmalig 26 Zusatzentgelte für medizinische Verfahren wie Dialysen, extrakorporale Photopherese oder Retransplantationen von Organen sowie teure Implantate wie Herzunterstützungssysteme oder Neurostimulatoren (KFPV 2004, Anlagen). 2008 existieren 115 bewertete und unbewertete Zusatzentgelte (FPV 2008, Anlagen).

Innovationen bei Arzneimitteln und Medikalprodukten werden dazu beitragen, dass voraussichtlich auch in den kommenden Jahren Zusatzentgelte ergänzt werden müssen. In die Bewertung der Auswirkung von Zusatzentgelten muss aber wie bei den G-DRGs nicht nur die Anzahl eingehen, sondern vielmehr das Finanzvolumen. Trotz der steigenden Anzahl von Zusatzentgelten sind in Bezug auf alle Krankenhausleistungen in Deutschland weiterhin nur ein kleine Fallzahl und ein kleines Erlösvolumen betroffen. Auf der Ebene des einzelnen Krankenhauses können Zusatzentgelte jedoch eine wesentlich größere und existenzsichernde Bedeutung erlangen.

Bislang wurden Zusatzentgelte fast nur für Medikamente, Implantate und andere therapeutische Verfahren eingerichtet. Die einzige zusatzentgeltfähige diagnostische Leistung stellt die „Komplexe Diagnostik bei hämatologischen und onkologischen Erkrankungen bei Kindern und Jugendlichen" dar. Grundsätzlich erfüllen einige sehr aufwändige diagnostische Maßnahmen die Zusatzentgeltkriterien, da sie nicht nur mit hohen Kosten einhergehen, sondern auch, weil ein eindeutiger DRG-Bezug häufig nicht vorhanden ist. Zu diesen Leistungen gehören insbesondere bildgebende diagnostische Verfahren, wie z. B. PET-, PET-CT- und SPECT-Untersuchungen. Auch aufwändige Laborleistungen, wie molekulargenetische Untersuchungen oder die fetale Pathologie, qualifizieren sich bei bislang unzureichender Abbildung im G-DRG-System prinzipiell für ein Zusatzentgelt. Diese Leistungen werden nur in einem Teil der Krankenhäuser angeboten und verteuern dort die Krankenhausleistungen z. T. erheblich ohne adäquate Abbildung im G-DRG-System.

5 Bilanz und Weiterentwicklungspotenzial

Die Systemreife der sechsten G-DRG-Systemversion 2008 hat im Vergleich zur Ursprungsversion 2003 (Version 1.0) durch die jährliche Weiterentwicklung erheblich zugenommen (InEK Abschlussberichte 2003–2008; DKG-Gutachten: Roeder 2003–2006; Roeder et al. 2007). Die Veränderungen über die verschiedenen Entwicklungsjahre des G-DRG-Systems ab seiner Einführung im Jahr 2003 sind so erheblich, dass das G-DRG-System sich vom Grundaufbau seiner australischen Vorlage sowie anderer DRG-Systeme weit entfernt hat. Das deutsche DRG-System ist damit wahrscheinlich das weltweit beste Patientenklassifikationssystem, welches im Sinne eines Preissystems eingesetzt werden kann.

Die Abbildung der Standardversorgung dürfte weitestgehend gelungen sein. Die für die Standardversorgung notwendigen Leistungen werden in einer Vielzahl von Krankenhäusern vorgehalten und erbracht, der mittlere Aufwand der Leistungen dürfte in allen Krankenhäusern annähernd vergleichbar sein.

Der Grad der Pauschalierung hat konsequenterweise trotz der steigenden Anzahl an G-DRGs und Zusatzentgelten zugenommen (InEK Abschlussbericht 2008). Probleme bei der Abbildung über G-DRGs verursachen seltene und heterogene Fallkollektive. Zu diesen gehören sowohl hochspezialisierte Leistungen als auch die Gruppe der Kostenausreißer. Ebenso wenig kann über G-DRGs eine adäquate Finanzierung aller Versorgungs- und Vorhaltungsstrukturen erfolgen. Die systematische Verteilung der Konvergenzgewinner und -verlierer veranschaulicht dies eindrücklich. Nicht jede im derzeitigen Vergütungssystem unwirtschaftlich erscheinende Versorgungsstruktur erbringt ihre Leistungen tatsächlich unwirtschaftlich. Bereiche, die aufgrund von Vorhalteleistungen nicht wettbewerbsfähig sind (z. B. hochspezialisierte Leistungen in der Maximalversorgung, flächendeckende Versorgung abseits von Ballungszentren in sehr kleinen Krankenhäusern, tropenmedizinische Einrichtungen, etc.), benötigen, wenn der Erhalt dieser Strukturen erwünscht ist, eine Ko-Finanzierung ihrer Vorhaltungsstrukturen.

Die Weiterentwicklungen des G-DRG-Systems der letzten Jahre haben sich daher zunehmend auf die Abbildung von Spezialisierungen und Kostenausreißern konzentriert (InEK Abschlussberichte 2003–2008). Eine sachgerechte Bewertung vieler dieser Leistungen ist unwahrscheinlich, wobei sich die Frage stellt, ob für alle Problembereiche wirklich systemimmanente Lösungen gefunden werden können und ob dieser Weg damit überhaupt zielführend ist. Wenn Weiterentwicklungen des G-DRG-Systems mit Abbildung von Problembereichen im Fallgruppensystem selbst nur noch mit einer deutlichen Zunahme an Komplexität, Intransparenz und Instabilität sowie in der Konsequenz mit einer Steigerung der administrativen Tätigkeiten (Dokumentation, Fallprüfung, Entgeltverhandlungen) erkauft werden können, gehen in einem budgetierten System die dafür eingesetzten Ressourcen für die primäre Leistungserbringung verloren. Bei der Bewertung von Verweildauerverkürzungen und anderen Messungen von Prozessoptimierungen dürfen diese Entwicklungen bei der ökonomischen Bilanz nicht vergessen werden.

III. Medizin

Das Ausmaß der derzeitig stattfindenden Einzelfallprüfungen von DRG-Abrechnungen durch die Kostenträger belastet die Realisierung von Wirtschaftlichkeitsreserven erheblich. Der dafür entstehende Aufwand in Krankenhäusern, bei den Kostenträgern und beim medizinischen Dienst der Krankenkassen ist unangemessen und entzieht damit der Patientenversorgung innerhalb des Gesundheitssystems weitere Mittel. Der Gesetzgeber hat durch die Änderungen der §§ 275 SGB V und 17c KHG im GKV-Wettbewerbsstärkungsgesetz (GKV-WSG) versucht, die Anzahl der Einzelfallprüfungen zu reduzieren (Bundestags-Drucksache 16/3100; Rau 2007). Aufgrund der ökonomischen Anreize kann sich jedoch weiterhin die Ausdehnung der Prüfquote lohnen (Salomé und Rößger 2007; Thieme et al. 2007). Es ist der Gesetzgeber gefragt, um Einzelfallprüfungen auf systematische und strategische sowie offensichtliche Falschabrechnungen und Fehlbelegungen zu begrenzen. Die meisten Kodierfehler und Überschreitungen von Grenzverweildauern sind unsystematisch und bedürfen keiner Korrektur, da sich die Effekte ökonomisch aufheben. Ein Wettbewerb der Kostenträger über die höchste Quote an realisierten Erlösen aus den Rechnungsprüfungen entzieht in der Summe der Patientenversorgung die Ressourcen.

Förderlich wären auch klarere Definitionen von Schnittstellen zu anderen Leistungs- und Finanzierungsbereichen (z. B. ambulant, vor-/nachstationär, teilstationär, vollstationär, Frührehabilitation, Rehabilitation), um den Leistungsinhalt der G-DRG klarer abzugrenzen. Auch Abrechnungsregeln (z. B. Komplikationsregelung für Wiederaufnahme, Beurlaubung) und Dokumentationsvorgaben (z. B. erlösrelevante Kodieralternativen bei identischem Sachverhalt) sind zu schärfen.

==Die Nutzung alternativer und additiver Vergütungskomponenten bietet Möglichkeiten, seltene aber erheblich zur Heterogenität beitragende Leistungen sachgerecht zu finanzieren, ohne das G-DRG-Klassifikationssystem zu überfordern== (DKG-Gutachten: Roeder 2003–2006; Roeder et al. 2007; Tecklenburg et al. 2006). Zusatzentgelte bieten sich insbesondere für nicht DRG-/Hauptdiagnosebezogene Leistungen an, die nicht in allen Krankenhäusern erbracht werden. Durch Ausgliederung dieser Leistungen aus dem prinzipiell eindimensionalen G-DRG-Fallpauschalensystem können sie zur sachgerechteren Abbildung (verweildauerabhängiger) repetitiver Leistungen (Dialyse, Medikamente/Blutprodukte, aber z. B. auch Strahlentherapie) oder Mehrfachleistungen (Strahlentherapie, Frührehabilitation, Palliativmedizin, etc. in Verbindung mit operativen Leistungen, Intensivmedizin) beitragen und wieder klinisch homogenere Definitionen von G-DRGs ermöglichen.

Eine Sonderstellung nehmen Leistungen nach § 6 Abs. 1 KHEntgG ein (unbewertete G-DRGs nach Anlage 3a/b der Fallpauschalenvereinbarung (FPV), unbewertete ZE nach Anlagen 4/6 FPV, teilstationäre Leistungen und Besondere Einrichtungen nach § 17b Abs. 1 Satz 15 KHG). Prinzipiell ermöglichen diese eine Vereinbarung im Sinne „besonderer Leistungen" über lokale Sondertatbestände. In unbewerteten G-DRGs können z. B. Leistungen gesammelt werden, für die derzeit keine bundesweit einheitliche Vergütung möglich ist (z. B. Frührehabilitation). Die Berücksichtigung von Mehr- und Minderleistungen (Übersicht bei Tuschen et al. 2005) erfolgt für diese besonderen Leistungen bislang noch getrennt von bewerteten G-DRGs und Zusatzentgelten und mit anderen Ausgleichssätzen. Dies erschwert die Leistungs- und Entgeltverhandlungen unnötig. Auch hier ist der Gesetzgeber gefordert, eine Vereinheitlichung herzustellen.

An der Systemanpassung sind unterschiedliche Institutionen und Ebenen beteiligt, was die stimmige Anpassung des Gesamtsystems erschwert:

- Grundlegende Systemanpassungen müssen durch den Gesetzgeber erfolgen. Dabei muss nochmals zwischen bundes- und landesspezifischen Kompetenzen und Verantwortlichkeiten unterschieden werden. Das die Klassifikationssysteme ICD-10-GM und OPS pflegende DIMDI gehört zum Geschäftsbereich des Bundesministeriums für Gesundheit.

- Die Kalkulation des DRG-Fallpauschalen- und Zusatzentgeltkatalogs obliegt dem InEK, deren Gesellschafter zwar die Selbstverwaltungspartner (Deutsche Krankenhausgesellschaft, Spitzenverbände der gesetzlichen Krankenversicherung, Verband der privaten Krankenversicherung) sind, das jedoch weitgehend selbständig die Systemanpassung vornimmt. Dabei muss es sich auf eine datenbasierte und transparente Anpassungsmethodik beschränken. Manchmal sinnvolle und notwendige normative Anpassungen sind im Rahmen dieses Mandats kaum möglich. Abrechnungsregeln (FPV) und Kodierrichtlinien werden in Organen der Selbstverwaltung konsentiert. Sind andere Sektoren von Anpassungsnotwendigkeiten mit berührt, kommen weitere Akteure mit ins Spiel.
- Nicht selten wirken Entscheidungen an einer Stellschraube des Systems auch an ganz anderer Stelle. Die Möglichkeiten der Weiterentwicklung und Feinadjustierung des G-DRG-Systems sind auch davon abhängig, inwieweit die oben genannten Institutionen in der Lage sind, *gemeinsam* zielführende Lösungsansätze zu entwickeln und umzusetzen.

6   Ausblick

Mit der 2009 endenden Konvergenzphase stellt sich die Frage des weiteren Einsatzes des G-DRG-Systems. Das Gesetzgebungsverfahren erfolgt 2008. Aus diesem Grund muss antizipiert werden, welches Entwicklungspotenzial das G-DRG-System noch besitzt und wo die Grenzen der Finanzierung über bundesweit bewertete G-DRGs liegen.

Sofern das G-DRG-System als Preissystem mit landeseinheitlich gleichen Preisen eingesetzt werden soll, muss die Systemgüte den Anforderungen an ein Preissystem gerecht werden. Dazu gehört insbesondere die Stabilität der G-DRG-Definitionen und der Bewertungen. Große Preissprünge für einzelne Leistungen von Jahr zu Jahr sprechen für eine Instabilität des Systems, die keine verlässliche Grundlage für die Leistungs- und Finanzplanung in Krankenhäusern darstellt. Der ordnungspolitische Rahmen muss berücksichtigen, dass die in Teilen noch zu beobachtende Instabilität des G-DRG-Systems nicht zu einer Zerstörung von in der Vergangenheit aufgebauten, sinnvollen Krankenhausstrukturen führt.

Zusätzliche Anforderungen an das G-DRG-System könnten auch durch Einzelverträge zwischen Kostenträgern und Leistungserbringern entstehen. Demnach könnte es zukünftig möglich sein, für bestimmte Leistungen Verträge zu schließen, die Preise unter den landeseinheitlichen Bewertungen ermöglichen. Wenn die G-DRGs für die Einzelverträge die Höchstpreise darstellen, muss sichergestellt werden, dass die DRG-Definitionen exklusiv nur die Fälle beinhalten, für die einzelvertraglich besondere Preise vereinbart werden sollen. Ist diese exklusive Definition nicht sichergestellt, würden also Leistungen, die einzelvertraglich vereinbart werden können, in einer G-DRG mit Leistungen zusammengefasst, die nicht den Einzelverträgen zuzuordnen sind. Dann wäre zu befürchten, dass die Basis für die Preisverhandlungen nicht ausreichend ist. Der mögliche Höchstpreis der G-DRG, beeinflusst durch unterschiedliche Fallkollektive, entspräche nicht dem zu erwartenden Höchstpreis, der für Fälle gelten sollte, die dem Einzelvertrag unterworfen werden sollen. Der Höchstpreis als Basis für die Preisverhandlungen wäre von vornherein falsch gewählt. Gleichzeitig würden durch Einzelverträge der Fallmix innerhalb der betroffenen G-DRGs in den Krankenhäusern verändert, da die Herausnahme der gut planbaren Leistungen in den einzelvertraglichen Bereich dazu führen könnte, dass ausschließlich die aufwändigeren Fälle in dem kollektivvertraglichen Bereich verbleiben. Eine Unterfinanzierung dieser Leistungen wäre damit zu erwarten. Es muss dann dafür Sorge getragen werden, dass exklusive DRG-Definitionen für derartige Leistungen erfolgen. Nur so kann zum einen sichergestellt werden, dass die Ausgangsbasis für Preisverhandlungen für die ent-

III. Medizin

sprechenden Leistungen richtig gewählt wird, und dass zum anderen die Finanzierung der nicht in die Einzelverträge einzubeziehenden Leistungen sachgerecht erfolgt.

Besondere Bedeutung erhält auch die Diskussion um die Landesbasisfallwerte. Insbesondere an den Ländergrenzen wird mit zunehmender Einflussnahme der Kostenträger auf die Krankenhausauswahl der Versicherten ein Gefälle entstehen, das Patientenströme in das eine oder andere Bundesland verstärken könnte. Bislang waren die Erhöhungen der Ausgabevolumina auf Landesebene weitestgehend durch die gesetzlichen Vorgaben limitiert. Kommt es durch neue Anreizsysteme verstärkt zu länderübergreifenden Leistungsverlagerungen, muss der ordnungspolitische Rahmen diesen Ausgabenentwicklungen Rechnung tragen. Besonders bei sachkostenlastigen DRG-Leistungen können durch einen niedrigen Landesbasisfallwert für die einzelnen Leistungserbringer nicht kompensierbare Defizite entstehen.

Losgelöst von der zukünftigen Entwicklung der Krankenhausfinanzierung hat sich für die Krankenhäuser der ökonomische Druck zum Ende der Konvergenzphase deutlich erhöht. Dabei ist zu berücksichtigen, dass das G-DRG-System lediglich zur Umverteilung knapper werdender Ressourcen genutzt wird. Steigende Energie- und Infrastrukturkosten, Personalkosten, die Mehrwertsteuererhöhung, der Sanierungsbeitrag und der stetig steigende bürokratische Aufwand können durch die niedrigen Veränderungsraten nach § 71 Abs. 3 SGB V nicht adäquat refinanziert werden. Selbst bei einem perfekten G-DRG-System stünden daher zunehmend weniger Ressourcen für die Leistungserbringung zur Verfügung. Notwendige Rationalisierungsentscheidungen sollten aber explizit erfolgen und auch politisch verantwortet werden. Als Folge von Budgetzwang und Mengenbegrenzung dürfen Leistungserbringer nicht zu einer ethisch bedenklichen impliziten Triage bei der Leistungserbringung/Patientenauswahl mit drohenden haftungsrechtlichen Konsequenzen gezwungen werden.

Literatur

Allgemeine und Spezielle Kodierrichtlinien für die Verschlüsselung von Krankheiten und Prozeduren, Versionen 2002–2008 (http://www.g-drg.de; Zugriff am 27.03.2008).

Becker, A., Pfeuffer, B., Beck, U. (2007): MDK-Aufwandspauschalen – Fakten versus Phantasie. In: krankenhaus umschau, 6/2007, 508–512.

Bundestags-Drucksache 16/3100 (2006): Entwurf eines Gesetzes zur Stärkung des Wettbewerbs in der gesetzlichen Krankenversicherung (GKV-Wettbewerbsstärkungsgesetz – GKV-WSG).

Bunzemeier, H., Juhra, C., Fiori, W., Roeder, N., Frühmorgen, P., Caspary, W. F. (2003): DRG-Evaluationsprojekt Gastroenterologie: Abbildungsqualität gastroenterologischer stationärer Therapien und Anpassungsbedarf des G-DRG-Systems. Münster: Schüling-Verlag.

Deutsches Institut für Medizinische Dokumentation und Information (DIMDI): Operationenschlüssel nach § 301 SGB V (OPS), Versionen 2.1–2008. Download unter: http://www.dimdi.de; Zugriff am 27.03.2008.

Deutsches Institut für Medizinische Dokumentation und Information (DIMDI): Internationale statistische Klassifikation der Krankheiten und verwandter Gesundheitsprobleme, 10. Revision, – German Modification – (ICD-10-GM), Versionen 2004–2008, Systematisches Verzeichnis (http://www.dimdi.de; Zugriff am 27.03.2008).

Fiori, W., Franz, D., Roeder, N., Lakomek, H.-J., Hülsemann, J. L., Lehmann, H., Liman, W., Köneke, N. (2003): DRG-Evaluationsprojekt Rheumatologie: Abbildungsqualität und Anpassungsbedarf akutrheumatologischer Behandlungen im G-DRG-System. Münster: Schüling-Verlag.

Fiori, W., Liedtke-Dyong, A., Roeder, N., Busse, O., Ferbert, A., Kiefer, R. (2007): DRG-Evaluationsprojekt Neurologie: Abbildungsqualität stationärer neurologischer Behandlungen und Anpassungsbedarf des G-DRG-Systems. Münster: Schüling-Verlag.

Franz, D., Engels, R., Juhra, C., Roeder, N. (2003): DRG-Evaluationsprojekt Orthopädie/Unfallchirurgie: Abbildungsqualität orthopädischer und unfallchirurgischer stationärer Therapien und Anpassungsbedarf des G-DRG-Systems. Münster: Schüling-Verlag.

Fiori, W., Roeder, N., Lakomek, H.-J., Hülsemann, J. L., Lehmann, H., Liman, W., Köneke, N. (2004): DRG-Evaluationsprojekt Rheumatologie: Zusatzauswertung Kinder- und Jugendrheumatologie. Abbildungsqualität und Anpassungsbedarf akutstationärer kinder- und jugendrheumatologischer Behandlungen im G-DRG-System. Münster: Schüling-Verlag.

Franz, D., Glocker, S., Roeder, N., Ganser, A., Krause, S., Krych, M., Ostermann, H. (2004a): DRG-Evaluationsprojekt Onkologie – Solide Tumore: Abbildungsqualität stationärer onkologischer Therapien solider Tumore und Anpassungsbedarf des G-DRG-Systems. Münster: Schüling-Verlag.

Franz, D., Glocker, S., Roeder, N., Ganser, A., Krause, S., Krych, M., Ostermann, H. (2004b): DRG-Evaluationsprojekt Hämatoonkologie. Abbildungsqualität stationärer hämatoonkologischer Therapien und Anpassungsbedarf des G-DRG-Systems. Münster: Schüling-Verlag.

Franz, D., Roeder, N., Alberty, J. (2005): DRG-Evaluationsprojekt Hals-Nasen-Ohren-Heilkunde, Kopf- und Hals-Chirurgie: Abbildungsqualität stationärer Therapien der Hals-Nasen-Ohrenheilkunde, Kopf- und Hals-Chirurgie und Anpassungsbedarf des G-DRG-Systems. Münster: Schüling-Verlag.

Franz, D., Roeder, N., Hörmann, K., Alberty, J. (2006): Möglichkeiten und Grenzen einer Abbildung der HNO-Heilkunde im G-DRG-System. Ergebnisse des DRG-Evaluationsprojektes. In: HNO, 3/2006, 179–189.

Fürstenberg, T. (2004): Abbildungsqualität der Dermatologie im G-DRG-System 2004. Münster: Schüling-Verlag.

Fürstenberg, T., Fiori, W., Roeder, N. (2003): DRG-Evaluationsprojekt Dermatologie: Abbildungsqualität stationärer dermatologischer Therapien und Anpassungsbedarf des G-DRG-Systems. Münster: Schüling-Verlag.

Glocker, S., Loskamp, N., Roeder, N. (2003): DRG-Evaluationsprojekt Radioonkologie: Abbildungsqualität radioonkologischer stationärer Therapien und Anpassungsbedarf des G-DRG-Systems. Münster: Schüling-Verlag.

Glocker, S., Haag, C., Franz, D., Roeder, N. (2004): DRG-Evaluationsprojekt Knochenmarktransplantation: Abbildungsqualität stationärer Knochenmark- und Stammzelltransplantationen und Anpassungsbedarf des G-DRG-Systems. Münster: Schüling-Verlag.

Helling J., Roeder, N., Beyer, J., Wolken, W. (2008): DRG-Evaluationsprojekt Frührehabilitation: Abbildungsqualität stationärer frührehabilitativer Behandlungen im G-DRG-System 2007 und Anpassungsbedarf des G-DRG-Systems. Münster: Schüling-Verlag.

Institut für das Entgeltsystem im Krankenhaus GmbH (InEK): Abschlussberichte, Weiterentwicklung des G-DRG-Systems für die Jahre 2003–2008. Download unter: http://www.g-drg.de; Zugriff am 27.03.2008.

Institut für das Entgeltsystem im Krankenhaus GmbH (InEK): Auswertungen im Rahmen der Begleitforschung gemäß § 17b Abs. 8 KHG, Datenjahre 2004 und 2005. Download unter: http://www.g-drg.de; Zugriff am 27.03.2008.

Institut für das Entgeltsystem im Krankenhaus GmbH (InEK): Ergänzende Datenbereitstellung gem. § 21 Abs. 3 Satz 3 KHEntgG für 2002 und 2003. Download unter: http://www.g-drg.de; Zugriff am 27.03.2008.

Institut für das Entgeltsystem im Krankenhaus GmbH (InEK): G-DRG German Diagnosis Related Groups, Versionen 1.0–2008, Definitionshandbücher. Download unter: http://www.g-drg.de; Zugriff am 27.03.2008.

Institut für das Entgeltsystem im Krankenhaus GmbH (InEK): Migrationstabellen zwischen den Entgelt-Katalogen 2007/2008, 2006/2007, 2005/2006. Download unter: http://www.g-drg.de; Zugriff am 27.03.2008.

Institut für das Entgeltsystem im Krankenhaus GmbH (InEK): Report-Browser der Kostenkalkulationsdaten G-DRG V2006/2008, V2005/2007, V2004/2006 sowie der § 21-Daten (2006/2007, 2005/2006). Download unter: http://www.g-drg.de; Zugriff am 27.03.2008.

Juhra, C., Loskamp, N., Roeder, N. (2003): DRG-Evaluationsprojekt Endokrinologie: Abbildungsqualität stationärer endokrinologischer Therapien und Anpassungsbedarf des G-DRG-Systems. Münster: Schüling-Verlag.

Loskamp, N., Roeder, N. (2004): DRG-Evaluationsprojekt Mund-, Kiefer- und Gesichtschirurgie. Abbildungsqualität stationärer MKG-Chirurgischer Behandlungen und Anpassungsbedarf des G-DRG-Systems. Münster: Schüling-Verlag.

Loskamp, N. (2006): DRG-Evaluationsprojekt Mund-, Kiefer- und Gesichtschirurgie. Abbildungsqualität stationärer MKG-Chirurgischer Behandlungen und Anpassungsbedarf des G-DRG-Systems 2005. Münster: Schüling-Verlag.

Rau, F. (2007): Was ändert sich für die Krankenhäuser mit dem GKV-Wettbewerbsstärkungsgesetz? In: das Krankenhaus, 3/2007, 179–189.
Roeder, N. (2003): Anpassungsbedarf des G-DRG-Systems an das deutsche Leistungsgeschehen. Gutachten im Auftrag der Deutschen Krankenhausgesellschaft.
Roeder, N. (2004/2005/2006): Anpassungsbedarf der Vergütung von Krankenhausleistungen für 2005/2006/2007. Gutachten im Auftrag der Deutschen Krankenhausgesellschaft. Download unter: http://www.dkgev.de; Zugriff am 27.03.2008.
Roeder, N., Rochell, B. (2000): Zwischenbericht zum Projekt „Empirischer Vergleich von Patientenklassifikationssystemen auf der Grundlage von Diagnosis Related Groups (DRG) in der Herzchirurgie", Stand 05.05.2000.
Roeder, N., Rochell, B., Irps, S., Schlottmann, N., Hennke, M., Schmidt, M. (2000): Abbildung ökonomischer Schweregrade im australischen DRG-System – Basis für die deutsche Adaptation. In: das Krankenhaus, 12/2000, 987–999.
Roeder, N., Rochell, B. (2001): Adaptation des AR-DRG-Systems an die deutsche Behandlungswirklichkeit. In: das Krankenhaus, 12/2001, 1081–1092.
Roeder, N., Rochell, B., Glocker, S. (2002a): Gleiche DRG-Leistung = Gleiche Real-Leistung (I). In: das Krankenhaus, 9/2002, 702–709.
Roeder, N., Rochell, B., Glocker, S. (2002b): Gleiche DRG-Leistung = Gleiche Real-Leistung? (II). Oder stimmt das: Gleiches Geld für gleiche Leistung? In: das Krankenhaus, 10/2002, 794–800.
Roeder, N., Bunzemeier, H., Loskamp, N., Fürstenberg, T., Fiori, W., Sitterlee, C. (2003): DRG-Transparenz durch klinische Profile. In: das Krankenhaus, 4/2003, 289–292.
Roeder, N., Hensen, P., Fiori, W., Bunzemeier, H., Franz, D., Rochell, B. (2004): Zusatzentgelte im DRG-System 2005. Aufwändige Teilbereiche werden ausgegliedert und stärken das Fallpauschalensystem. In: f & w, 6/2004, 566–574.
Roeder, N., Siebers, L., Frie, M., Bunzemeier, H. (2006): DRG-Akzeptanz verbessern. Kliniker erreichen mit klinischen Leistungsgruppen. In: das Krankenhaus, 5/2006, 390–401.
Roeder, N., Fiori, W., Bunzemeier, H. (2007): Anpassungsbedarf der Vergütung von Krankenhausleistungen für 2008. Gutachten im Auftrag der Deutschen Krankenhausgesellschaft. Download unter: http://www.dkgev.de; Zugriff am 27.03.2008.
Salomé, R.P., Rößger, D. (2007): 100-Euro- und 6-Wochen-Regelung. In: krankenhaus umschau, 8/2007, 749–752.
Schäfer, R. (2006): Analyse der DRG-Einzelfallbearbeitung des Jahres 2005: Besteht ein Effekt für die Krankenkassen? In: Gesundheitswesen, Jg. 68, 7/2006, A110; doi: 10.1055/s-2006-948666.
Siebers, S., Helling, J., Fiori, W., Bunzemeier, H., Roeder, N. (2008): Krankenhausinterne DRG-Erlösverteilung auf der Basis der InEK-Daten – Möglichkeiten und Grenzen. In: das Krankenhaus, 1/2008, 35–44.
Spindler, J. (2007): Fallpauschalenbezogene Krankenhausstatistik: Diagnosen und Prozeduren der Patienten auf Basis der Daten nach § 21 Krankenhausentgeltgesetz. In: Klauber, J., Robra, B.P., Schellschmidt, H. (Hrsg.): Krankenhaus-Report 2007. Schwerpunkt: Krankenhausvergütung – Ende der Konvergenzphase. Stuttgart, New York: Schattauer, S. 343–370.
Tecklenburg, A., Schaefer, O., Bömeke, C. (2006): Separate Vergütung für Patienten mit Extrem-Kosten. „Es wäre fatal abzuwarten, bis das DRG-System perfekt ist". In: f & w, 2/2006, 148–152.
Thieme, M., Schikowski, J., Hohmann, D. (2007): MDK-Prüfung in deutschen Krankenhäusern – Bestandsaufnahme 2006 – Trend 2007. Download unter: http://www.medinfoweb.de; Zugriff am 31.10.2007.
Tuschen, K.H., Braun, T., Rau, F. (2005): Erlösausgleiche im Krankenhausbereich: Eine Orientierungshilfe. In: das Krankenhaus, 11/2005, 955–960.
Vereinbarung zur Bestimmung von Besonderen Einrichtungen für die Jahre 2006–2008 (VBE). Download unter: http://www.g-drg.de; Zugriff am 27.03.2008.
Vereinbarung zum Fallpauschalensystem für Krankenhäuser für die Jahre 2005–2008 (Fallpauschalenvereinbarung – FPV). Download unter: http://www.g-drg.de; Zugriff am 27.03.2008.
Verordnungen zum Fallpauschalensystem für Krankenhäuser für die Jahre 2003 und 2004 (Fallpauschalenverordnung – KFPV). Download unter: http://www.g-drg.de; Zugriff am 27.03.2008.

Auswirkungen auf die Chirurgie

Hartwig Bauer, Rolf Bartkowski

1   Einleitung

In allen chirurgischen Fachdisziplinen (Allgemeinchirurgie, Viszeralchirurgie, orthopädische und Unfallchirurgie, Thorax-, Herz- und Gefäßchirurgie, plastische und Handchirurgie sowie Kinderchirurgie) sind seit Einführung des G-DRG-Systems vergleichbare, z.T. einschneidende Veränderungen des klinischen Alltags aufgetreten. Die pauschalierende Vergütung hat vielerorts zur Etablierung eines ausgefeilten Behandlungsmanagements geführt, mit dem prä- und poststationäre Behandlungen, optimale Zeitpunkte für Entlassung oder Verlegung sowie Termine einer eventuellen Wiederaufnahme unter Berücksichtigung der Abrechnungsbestimmungen der Fallpauschalenvereinbarungen (FPV) der Selbstverwaltung und unter medizinischen und ökonomischen Gesichtspunkten koordiniert werden. Damit konnte auch in den chirurgischen Fachgebieten eine deutliche Reduktion der mittleren Verweildauer erreicht werden, womit eines der Ziele der DRG-Einführung eindrucksvoll erfüllt wird. Andere Folgen des Behandlungsmanagements gehören jedoch zu den unerwünschten Begleiteffekten von DRG-Systemen wie z.B. ein „ökonomisches" Fallsplitting, Vermeidung von Behandlungsverfahren mit unzureichender Vergütung und Bevorzugung von Verfahren mit günstiger Kosten-Erlös-Relation. Schließlich kommt auch der Auswahl von Medizinprodukten und Medikamenten sowie der Vereinbarung günstiger Einkaufskonditionen eine besondere Bedeutung zu, die sich aus der Kalkulationsmethodik des Sachkostenanteils der DRGs zwangsläufig ergibt. Eine besondere Problematik stellen Unzulänglichkeiten der gegenwärtigen Kalkulationspraxis der G-DRGs dar, die zu nicht sachgerechten DRG-Erlösen führen und so erlösverbessernde Strategien geradezu herausfordern.

2   Krankenhaus-Verweildauer bei chirurgischen Behandlungen

Der Trend zur Verkürzung der Verweildauer hat bereits mehr als 10 Jahre vor Einführung der DRGs eingesetzt und schon innerhalb dieses Zeitraums zu einer deutlichen Reduktion geführt. Bei vielen Standardeingriffen ist die Entlassung mit noch liegenden Hautnähten die Regel geworden. Detaillierte Analysen erlauben die Ende 2007 vom Institut für das Entgeltsystem im Krankenhaus (InEK) publizierten Daten gemäß § 21 des Krankenhausentgeltgesetzes (KHEntgG) des Jahres 2006. Dabei lag die mittlere Verweildauer operierter viszeralchirurgischer Patienten mit 7,8 Tagen ca. 0,5 Tage über dem Mittelwert aller mit DRGs abgerechneter Patienten (7,3 Tage). Für unfallchirurgische und orthopädische operierte Patienten betrug die mittlere Verweildauer 9,3 Tage, in der Thoraxchirurgie 12,8 Tage und in der Herz- und Gefäßchirurgie 15,7 Tage.

Diese Werte sind allerdings nur eingeschränkt aussagefähig, da keine weiteren Angaben publiziert sind, die Rückschlüsse auf Verlegungen zur akutmedizinischen Weiterbehandlung, Frührehabilitation, geriatrischen Komplexbehandlung oder Anschlussheilbehandlung erlauben. In diesen Bereichen wird über eine deutliche Zunahme der akutmedizinischen Behandlungsbedürftigkeit der verlegten Patienten geklagt. Die Verkürzung der perioperativen Behandlungsdauer erfolgt somit offensichtlich zu Lasten der nachgelagerten Versorgungsangebote, die ihrerseits wiederum mit DRG-Pauschalen oder tagesgleichen Pflegesätzen abgerechnet werden. Da auch in diesen Bereichen ein vergleichbarer Zwang zur Verweildauerverkürzung besteht, ist es letztendlich der ambulante (vertragsärztliche) Sektor, dem die Kompensation der eingesparten Verweildauertage obliegt.

Um diese bereits bei Einführung des G-DRG-Systems erwarteten Umverteilungsprozesse wissenschaftlich analysieren zu können, wurden die Selbstverwaltungspartner mit § 17b Abs. 8 des Krankenhausfinanzierungsgesetzes (KHG) verpflichtet, eine Begleitforschung zu den Auswirkungen des neuen Vergütungssystems durchzuführen. Dabei sollen neben den Auswirkungen auf die Qualität der Versorgung auch Veränderungen der Versorgungsstrukturen, andere Versorgungsbereiche sowie Art und Umfang von Leistungsverlagerungen als besondere Schwerpunkte untersucht werden. Leider beschränkt sich die Begleitforschung bisher auf die Auswertung der Daten aus den Datenlieferungen gemäß § 21 KHEntgG, die kaum geeignet sind, die oben angegebenen Fragestellungen zu beantworten. Die Gelegenheit zu einer prospektiven Untersuchung von Leistungsverlagerungen dürfte allerdings mittlerweile unwiderruflich verpasst sein. Auch retrospektive Analysen werden mit jedem verstrichenen Quartal aus methodischen Gründen immer weniger aussagefähig.

Während die Entfernung von Nahtmaterial nach einer stationären Krankenhausbehandlung bereits in der Vergangenheit zu den Tätigkeiten zählte, die dem weiterbehandelnden Hausarzt oder niedergelassenen Facharzt für Chirurgie übertragen wurden, so wird mittlerweile zunehmend auch eine weitergehende postoperative Versorgung im ambulanten Bereich erforderlich. Beispielsweise werden Patienten mit noch liegenden Drainagen entlassen, deren Funktion regelmäßig kontrolliert werden muss und über deren indikationsgerechte Entfernung schließlich zu entscheiden ist. Auch langwierige komplizierte Wundbehandlungen mit regelmäßig vorzunehmenden aufwändigen Verbandwechseln sowie die Versorgung von neu angelegten Enterostomata, Tracheostomata etc. werden zunehmend in den ambulanten Bereich verlagert, wobei nicht immer ein durchgängiges Behandlungskonzept eingehalten werden kann.

Schließlich ist auch auf die Verlagerung physiotherapeutischer Behandlungen in den ambulanten Sektor hinzuweisen. Besonders betroffen ist hiervon die unfallchirurgische, orthopädische und handchirurgische Versorgung. Sollte eine besondere Behandlungsintensität erforderlich sein, die im Krankenhaus im Bedarfsfall jederzeit erreichbar wäre, wird die ambulante Physiotherapiepraxis häufig vor erhebliche, meist nicht befriedigend lösbare Herausforderungen gestellt.

Um die Besonderheiten einer intensiven Physiotherapie abzubilden, die nur unter stationären Bedingungen erbracht werden kann, wurden in den vergangenen Jahren verschiedene sogenannte „Komplexbehandlungen" definiert, die mit speziellen Kodes der amtlichen deutschen Prozedurenklassifikation OPS verschlüsselt werden können (Tab. 1).

Für alle hier aufgeführten Verfahren gilt, dass eine fachärztliche Behandlungsleitung (physikalische und rehabilitative Medizin, Handchirurgie, Unfallchirurgie, Orthopädie bzw. Rheumatologie) sowie weitere Strukturmerkmale und Leistungskomponenten erforderlich sind, die nur im Rahmen einer stationären Krankenhausbehandlung bereitgestellt werden können. Diese neu definierten Behandlungskonzepte, die selbstverständlich auch eine sachgerechte und vollständige Dokumentation erforderlich machen, werden künftig vermutlich eine wesentliche Rolle bei der Begründung der Notwendigkeit einer stationären Krankenhausbehandlung spielen. In den akutmedizinischen Fachabteilungen besteht allerdings noch ein erheblicher Aufklärungsbedarf, da sich ein einheitliches Vorgehen bei der Dokumentation von rehabilitativen

Tab. 1: OPS-Klassifikationen für Komplexbehandlungen

8–559	Fachübergreifende und andere Frührehabilitation
8–561.2	Kombinierte funktionsorientierte physikalische Therapie
8–563	Physikalisch-medizinische Komplexbehandlung
8–974	Multimodale Komplexbehandlung bei sonstiger chronischer Erkrankung
8–977	Multimodal-nichtoperative Komplexbehandlung des Bewegungssystems
8–983	Multimodale rheumatologische Komplexbehandlung
8–986	Multimodale kinder- und jugendrheumatologische Komplexbehandlung
8–988	Spezielle Komplexbehandlung der Hand

Leistungen erst langsam durchsetzt, andererseits aber die Dauer von postoperativen stationären Behandlungen im Rahmen von Fehlbelegungsprüfungen zunehmend kritisch hinterfragt wird.

3 Prästationäre Untersuchungen und Behandlungen

Ein weiterer bedeutsamer Grund für den Rückgang der mittleren Krankenhausverweildauer ist die Verkürzung des präoperativen Aufenthalts. Grundsätzlich ist es zu begrüßen, wenn durch eine bessere Koordination der präoperativen Diagnostik der Zeitraum bis zur definitiven Therapie verkürzt werden kann. Allerdings ist dabei auch die physische und psychische Belastung der Patienten durch invasive Untersuchungen zu berücksichtigen, die je nach Alter und Konstitution die prozessualen Optimierungsmöglichkeiten limitieren.

Bei planbaren bzw. elektiven Eingriffen wird von den Kostenträgern zunehmend verlangt, dass notwendige vorbereitende Untersuchungen sowie die Aufklärungen für Narkose und Eingriff nicht mehr im Rahmen des stationären Aufenthalts vorgenommen, sondern als vorstationäre Behandlung erbracht werden. Dabei wird erwartet, dass der geplante Eingriff am Aufnahmetag durchgeführt wird. Abrechnungstechnisch ist dies vor allem dann relevant, wenn es sich um Eingriffe handelt, deren Verweildauer nahe an der sogenannten „unteren Grenzverweildauer" der abzurechnenden DRG liegt, sodass diese durch Wegfall eines präoperativen Behandlungstages unterschritten und ein Verweildauerabschlag auf die abzurechnende DRG fällig wird. Die prästationär erbrachten Leistungen (inklusive Labor, Röntgen, Ultraschall, Endoskopie) sind allerdings in der Regel nicht gesondert abrechnungsfähig, sondern sind mit dem DRG-Erlös abgegolten, es resultieren somit Einsparungen für die Kostenträger, die zu Erlöseinbußen bei den Leistungserbringern führen.

Es ist offensichtlich, dass darüber hinaus diese Praxis sowohl für den Patienten als auch für das Krankenhaus eine zusätzliche Belastung bedeutet. Die momentanen Einsparungen für die Kostenträger werden jedoch kaum von Dauer sein, der gegenwärtige Vorteil ist allein durch den zeitlichen Versatz zwischen aktueller DRG-Vergütung und den zwei Jahre zurückliegenden Kalkulationsdaten begründet. Die Kosten prästationärer Untersuchungen und Behandlungen sind nämlich der anschließend resultierenden DRG hinzuzurechnen. Wenn dies künftig in einem entsprechenden Umfang der Fall ist, muss konsequenterweise der Sockelbetrag der DRG ansteigen, sodass sich ein eventueller Verweildauerabschlag entsprechend reduziert. Das gegenwärtige Missverhältnis zwischen tatsächlichen Behandlungskosten und DRG-Vergütung würde sich somit innerhalb von 2–3 Jahren ausgleichen.

Was allerdings bleibt, ist die zusätzliche Belastung für die Patienten, aber auch für das Krankenhaus. Gerade in ländlichen Gebieten kann die Anreise zu Untersuchungen und Behandlungen mit einem erheblichen Aufwand verbunden sein, häufig sind sogar mehrere Untersuchungstermine erforderlich. Gerade für ältere Patienten sind damit schnell die Grenzen der Belastbarkeit erreicht, sodass oft die Inanspruchnahme von Begleitpersonen erforderlich wird. Ob diese Unterstützung bei steigendem Bedarf langfristig auf ehrenamtlicher Basis sichergestellt werden kann, ist höchst zweifelhaft.

Besonders problematisch ist die Direktaufnahme zu geplanten Operationen. Von den Patienten wird eine sehr frühzeitige Anreise am OP-Tag erwartet, die meist mit öffentlichen Verkehrsmitteln gar nicht zumutbar ist. Die organisatorischen Voraussetzungen für die Einschleusung der Patienten in den Krankenhausbetrieb sind nur selten an diese neuen Anforderungen angepasst worden. Das mit der regulären Stationsversorgung gerade in den Morgenstunden voll ausgelastete Personal muss zusätzlich noch die Neuaufnahmen organisieren und für die OP vorbereiten. Statt einer beruhigenden Atmosphäre vor einem operativen Eingriff erleben die Patienten Hektik und Improvisationskunst, nachdem sie selbst schon eine beschwerliche Anreise hinter sich gebracht haben. Schließlich entstehen auch bei der Organisation der OP-Abläufe zusätzliche Schwierigkeiten. Einen einbestellten Patienten an den Beginn des OP-Programms zu setzen, kann bei unerwarteten Verzögerungen, die nicht im Verantwortungsbereich des Krankenhauses liegen, zu empfindlichen Störungen des gesamten Tagesablaufs führen und sollte daher nur bei ausreichender Zuverlässigkeit riskiert werden. So werden ggf. auch für einbestellte Patienten noch unkalkulierbare Wartezeiten entstehen, die wiederum zusätzliche Maßnahmen erforderlich machen können, wie Infusionstherapie oder spezielle Medikationen. Die präoperative Vorbereitung kann dabei auch zu einem haftungsrechtlichen Problem werden, wenn die Einhaltung von Nahrungskarenz, Prämedikation und sonstigen zwingend erforderlichen präoperativen Vorbereitungen nicht vom Krankenhauspersonal sichergestellt bzw. überwacht werden kann. Bei älteren Patienten, Kindern und körperlich oder geistig Behinderten wird daher auch künftig eine Direktaufnahme zur Operation oft nicht möglich sein. Die Kostenträger sind dennoch offenbar nicht bereit, auf bürokratisch aufwändige ärztliche Begründungen zu verzichten.

Seitens der Patienten wird für dieses Vorgehen wenig Verständnis gezeigt und nach wie vor eine koordinierte Versorgung im Rahmen des stationären Aufenthaltes erwartet. Für die behandelnden Ärzte ist es häufig nicht leicht, den Patienten die Zusammenhänge deutlich zu machen, zumal es in vielen Fällen auch aus ärztlicher Sicht der bessere Weg wäre, den Patienten am Vortag aufzunehmen, Labor- und sonstige Voruntersuchungen zu veranlassen, die Aufklärungen durchzuführen, am Abend die Prämedikation zu verabreichen und den Patienten am nächsten Morgen in das OP-Programm aufzunehmen.

Es wäre sehr wünschenswert, wenn hier patientenfreundlichere Maßstäbe von den Kostenträgern bzw. dem Medizinischen Dienst der Krankenkassen angelegt würden, z.B. im Sinne der AEP-Kriterien. Das Kriterium B2 benennt als Begründung für eine stationäre Krankenhausbehandlung eine „Operation, Intervention oder spezielle diagnostische Maßnahme innerhalb der nächsten 24 Stunden, die die besonderen Mittel und Einrichtungen eines Krankenhauses erfordert". Auf die Situation einer geplanten Operation übertragen könnte dies bedeuten, dass eine stationäre Aufnahme am Vortag des Eingriffs grundsätzlich zu akzeptieren wäre. Die Belastung von Patienten und Pflegepersonal würde sich, ebenso wie der gegenwärtige bürokratische Aufwand, deutlich reduzieren; vermutlich würden noch nicht einmal nennenswerte Mehrkosten entstehen.

4 Ambulantes Operieren

Der Trend zum ambulanten Operieren ist prinzipiell nicht durch die DRG-Einführung zu begründen; im Gegenteil, die DRG-Erlöse sind meist deutlich höher, während die ambulante Vergütung im jetzigen System unter Umständen nicht einmal kostendeckend ist.

Dies führt allerdings zu einer mehr oder weniger routinemäßigen Überprüfung, ob ein stationär durchgeführter Eingriff nicht hätte ambulant erbracht werden können. Prinzipiell ist das aufnehmende Krankenhaus stets verpflichtet, zu prüfen, ob das Behandlungsziel durch ambulante oder teilstationäre Behandlungen erreicht werden kann, die dann grundsätzlich Vorrang hätten. Eine Orientierungshilfe soll der „Katalog ambulant durchführbarer Operationen und sonstiger stationsersetzender Eingriffe gemäß § 115b SGB V im Krankenhaus" sein, der eine Listung von Prozeduren enthält, die entweder regelhaft ambulant zu erbringen sind (Kategorie 1) oder sowohl ambulant als auch stationär erbracht werden können (Kategorie 2). Bei bestimmten Verfahren wie z.B. der offen-chirurgischen Versorgung von Leistenbrüchen oder Beinvenenvarizen (Kategorie 1) ist daher bereits innerhalb kurzer Zeit eine nahezu vollständige Verlagerung aus dem stationären in den ambulanten Sektor zu verzeichnen gewesen. Obwohl aus dem Vertrag zum ambulanten Operieren gemäß § 115b SGB V nicht die Verpflichtung hergeleitet werden kann, dass alle dort aufgeführten Eingriffe ausschließlich ambulant zu erbringen sind, wird dies dennoch von den Kostenträgern bzw. dem MDK nicht nur bei den Eingriffen der Kategorie 1, sondern vielfach auch bei Operationen der Kategorie 2 regelmäßig verlangt. Bei letzteren handelt es sich z.B. um Rezidiveingriffe bei Varizen oder Hernien, kombinierte Eingriffe an Vena saphena magna und parva, laparoskopische Hernioplastiken, Femoral-, Nabel-, Narben- oder Bauchwandhernien. Der gegenwärtig verursachte und in derartigen Fällen weiter zunehmende Aufwand durch angeforderte Einzelfall-Begründungen hat mancherorts bereits inakzeptable Ausmaße angenommen, die durch weitergehende Widersprüche und Auseinandersetzungen noch verschärft werden. Eine verbindliche und eindeutig anwendbare Regelung ist mehr als überfällig.

5 Verfahrenswahl

Bei der stationären Versorgung von gesetzlich versicherten Patienten ist der behandelnde Arzt verpflichtet, das Wirtschaftlichkeitsgebot gemäß § 12 SGB V einzuhalten, wonach die „Leistungen ausreichend, zweckmäßig und wirtschaftlich sein" müssen und „das Maß des Notwendigen nicht überschreiten" dürfen.

Unter Wirtschaftlichkeitsaspekten ist es daher durchaus erwünscht, dass bei der Verfahrenswahl kostengünstige Verfahren bevorzugt werden, die sich durch eine kürzere stationäre Verweildauer und/oder preisgünstigeren Sachmitteleinsatz auszeichnen. Die Besonderheiten der deutschen DRG-Abrechnungsbestimmungen behindern jedoch in vielen Situationen die innovativen Möglichkeiten der modernen Medizin, wenn durch einen Mehraufwand an Behandlungsintensität oder Medizintechnik die Verweildauer verkürzt werden kann. So ist die Durchführung der „Fast Track Chirurgie" bei Dickdarmeingriffen für das Krankenhaus in der Regel unwirtschaftlich, da dadurch die Tages-Therapiekosten bei unveränderter DRG-Pauschale deutlich steigen. Vielfach resultieren sogar Verweildauerabschläge, wenn nämlich aufgrund der schonenderen Verfahren die untere Grenzverweildauer unterschritten werden kann. Gerade in diesen Fällen besteht kein Anreiz, die prinzipiell möglich gewordene Verweildauer-

III. Medizin

verkürzung tatsächlich zu realisieren, da dies zu einer empfindlichen Unterfinanzierung des Behandlungsaufwandes führen würde.

Dies wird besonders deutlich bei der Behandlung von Hämorrhoiden. Die klassischen Verfahren nach Milligan-Morgan, Fansler, Arnold oder Parks werden mit der DRG G26Z „Andere Eingriffe am Anus" vergütet, für die eine mittlere Verweildauer von 3,8 Tagen kalkuliert ist. Diese entspricht der tatsächlich erforderlichen Behandlungsdauer bei diesen Verfahren und führt zu einer angemessenen Vergütung. Bei einer Hämorrhoidenbehandlung mittels Stapler, z. B. in der Technik nach Whitehead oder Longo, wird dieselbe DRG ermittelt. Der Erlös entspricht einer Mischkalkulation der unterschiedlichen Verfahren. Da jedoch bei den Stapler-Verfahren ein deutlich höherer Anteil an Sachmittelkosten zu finanzieren ist, ist eine Kompensation nur durch eine Verkürzung der Verweildauer möglich, worin bei diesem Verfahren ja gerade einer der Vorzüge zu sehen wäre. Bei einer Entlassung am ersten postoperativen Tag wird allerdings die untere Grenzverweildauer um einen Tag unterschritten, sodass ein Abschlag auf den DRG-Erlös in Höhe von 44 % vorzunehmen ist. Der verbleibende Erlös von ca. 800 Euro ist noch nicht einmal ausreichend, den Sachmittelbedarf dieser Behandlung zu finanzieren. Dies hat zur Folge, dass Krankenhäuser bestrebt sein werden, Patienten nicht vor Erreichen der unteren Grenzverweildauer zu entlassen – ein vorprogrammiertes Konfliktfeld für die Auseinandersetzung mit den Kostenträgern. Ein besonderes Problem erwächst durch fehlende Ausweichmöglichkeiten in den ambulanten Sektor, da diese neuen Behandlungsmethoden im EBM bislang nicht vorgesehen und somit gar nicht als ambulante Operationen abrechenbar sind.

Es erscheint dringend geboten, die Verweildauerabschläge bei Kurzliegern einer kritischen Überprüfung zu unterziehen, insbesondere im Zusammenhang mit operativen Leistungen und bei hohen Sachmittelkosten. Eine Mischkalkulation ist stets besonders kritisch, wenn es sich um heterogene Fallgruppen hinsichtlich der Kostenkomponenten Sachmittel und Personal handelt.

6 Implantate und Medizintechnik

Die Methodik der Kostenkalkulation für die DRG-Fallpauschalen führt zu einem permanenten Wettbewerbsdruck bei den Herstellern von Medizinprodukten. Jeder Preisnachlass z. B. bei Endoprothesen, Gefäßprothesen oder Herzschrittmachern wird bei späteren Kostenkalkulationen mit einer Latenz von zwei Jahren berücksichtigt werden, sodass die Absenkung der entsprechenden DRG-Vergütung eine unmittelbare Folge sein kann. Dies wird jedoch dazu führen, dass die Krankenhäuser Zugeständnisse von den Herstellern erwarten. Dieser Teufelskreis wird zweifellos rasch eine kritische Grenze erreichen bzw. hat sie in bestimmten Bereichen bereits überschritten. Qualitätsmängel in der Verarbeitung, Verpackung oder Beschriftung haben bereits zu beklagenswerten Zwischenfällen geführt, die haftungsrechtliche Konsequenzen sowohl für die Hersteller als auch für die behandelnden Ärzte haben können. Es ist offensichtlich, dass Einsparungen der Industrie im Servicebereich den Aufwand und die Verantwortung bei den behandelnden Ärzten erheblich steigern werden. Ein hemmender Einfluss auf die Verbreitung von Innovationen kann dabei nicht ausgeschlossen werden.

Bei den Sachmittelpreisen konnten bereits weitere negative Effekte der gegenwärtigen Kalkulationsmethodik nachgewiesen werden. Da bei der Erhebung der Kostendaten die tatsächlichen Ist-Kosten inklusive Rabatte berücksichtigt werden und nicht die Listenpreise, werden bei Innovationen gerade in der Einführungsphase nicht die marktüblichen, realistischen Preise erfasst und kalkuliert. So wurden z. B. 2006 an wenigen Zentren Studien zum endovaskulären

Ersatz von Aortenklappen durchgeführt, bei denen kostenfrei zur Verfügung gestellte Muster zum Einsatz kamen, da für diese Produkte noch keine CE-Zulassung bestand. In den beteiligten Kalkulationskrankenhäusern wurden diese Implantate entsprechend verbucht, sodass es nicht verwundert, wenn die 2008 resultierende DRG-Vergütung bei lediglich ca. 11.500 Euro liegt. Der aktuelle Listenpreis der Klappenimplantate beträgt jedoch allein schon mehr als ca. 16.000 Euro, sodass dieses Verfahren, welches für schwerstkranke Patienten oftmals die einzige Therapieoption darstellt, unter den Bedingungen der DRG-Entgeltkataloge 2008 von keinem Krankenhaus wirtschaftlich erbracht werden kann. Als rettenden Ausweg haben zahlreiche Krankenhäuser die Anerkennung als „Neues Untersuchungs- und Behandlungsverfahren (NUB)" beantragt. Es ist sehr zu begrüßen, dass das InEK diese Anträge positiv beschieden und damit bestätigt hat, dass trotz aktueller Kalkulation für dieses Verfahren im Jahr 2008 sonst noch keine sachgerechte Vergütung möglich wäre.

In diesem Beispiel war die Kalkulationsproblematik sehr offensichtlich und leicht nachvollziehbar, es besteht jedoch Anlass zu der Annahme, dass noch zahlreiche ähnlich gelagerte Situationen existieren, die insbesondere die operative Medizin betreffen.

7 Mehrfacheingriffe

Mit der Entscheidung für ein diagnosen-gesteuertes pauschalierendes Entgeltsystem war von Anfang an klar, dass die Abbildung und Vergütung komplexer Versorgungssituationen zu großen Problemen führen würde. Bei der Versorgung von polytraumatisierten Patienten tritt der Aufwand multipler Eingriffe gegenüber dem Aufwand der intensivmedizinischen Behandlung zwar deutlich in den Hintergrund, aber bei „einfachen" Mehrfachverletzten führen mehrzeitige Eingriffe und Eingriffe an unterschiedlichen Lokalisationen zu hochsignifikanten Mehrkosten. Diesem Umstand wurde in der Zwischenzeit durch Einführung neuer, sehr komplexer Gruppierungsalgorithmen Rechnung getragen, die allerdings z.T. noch erhebliche Unzulänglichkeiten aufweisen. Mit den Algorithmen für „Eingriffe an mehreren Lokalisationen" wurden außerdem nur Lösungen für ganz spezielle Situationen der Unfallchirurgie und orthopädischen Chirurgie geschaffen. Der Mehraufwand, der durch Mehrfacheingriffe unter OP-Bedingungen und ggf. Narkose entsteht, wird nur bei sogenannten „komplexen" Eingriffen und bei Hauptdiagnosen aus den Bereichen Neurochirurgie, HNO, Viszeralchirurgie, Urologie und Gynäkologie berücksichtigt, bei kleineren Eingriffen oder bei anderen Hauptdiagnosen bleibt der Mehraufwand dagegen unberücksichtigt. Obwohl das G-DRG-System im internationalen Vergleich als stark ausdifferenziert gilt, von Kostenträgern sogar als zu ausdifferenziert kritisiert wird, besteht nach wie vor noch eine Über-Pauschalierung operativer Leistungen. Dies führt zu einer systematischen Benachteiligung der operativen Fächer, die insbesondere bei Krankenhäusern der Maximalversorgung eine massive Unterdeckung der Behandlungskosten komplexer Krankheitsbilder zur Folge haben kann.

Es besteht somit generell kein Anreiz, während eines stationären Aufenthaltes Maßnahmen miteinander zu kombinieren, die ohne Nachteil für den Patienten auch auf mehrere separate stationäre Behandlungsepisoden verteilt werden können. Im Falle elektiver Eingriffe wird dieses Verhalten kaum zu beanstanden sein, da sich unschwer stets medizinische Begründungen finden lassen werden. Die simultane beidseitige Behandlung von Beinvenenvarizen oder von Leistenbrüchen bei Erwachsenen in offen-chirurgischer Technik dürfte nunmehr eine Ausnahmesituation sein.

Die beschriebenen Mechanismen betreffen allerdings nicht nur operative Eingriffe, sondern auch diagnostische Leistungen. Pauschalisierung, Kostendruck und gestiegenes Kostenbewusstsein führen zu einem sparsameren Einsatz diagnostischer Mittel wie Labor, Ultraschall, Röntgen, Endoskopie etc. Darunter leidet die Abklärung von Begleiterkrankungen, die nicht akut behandlungsbedürftig sind, aber grundsätzlich weitere ärztliche Maßnahmen erforderlich machen. Es widerstrebt zwar der ärztlichen Grundeinstellung, in derartigen Situationen auf eine weiterführende Diagnostik zu verzichten und auf die Notwendigkeit der anschließenden ambulanten vertragsärztlichen Abklärung zu verweisen. Unter DRG-Bedingungen ist jedoch der ökonomische Spielraum für Maßnahmen außerhalb des primären Behandlungsanlasses äußerst gering geworden, der Paradigmenwechsel bei der stationären Krankenhausbehandlung ist längst vollzogen. Eventuelle haftungsrechtliche Konsequenzen sind in diesem Zusammenhang allerdings bisher noch gar nicht systematisch untersucht worden.

8 Entlassungs-, Aufnahme- und Verlegungsmanagement

Mit den Abrechnungsbestimmungen der FPV 2008 gelten bestimmte Regelungen im Falle von Verlegungen und Wiederaufnahmen nach einer vorangegangenen stationären Krankenhausbehandlung, die mit einer DRG abgerechnet worden ist. Um dem Fehlanreiz eines ökonomisch motivierten Fallsplittings oder einer medizinisch nicht notwendigen Weiterverlegung zu begegnen, sind bei Weiterverlegung vor Erreichen der mittleren Verweildauer z. T. deutliche Abschläge vorgesehen. Bei einer Wiederaufnahme in dasselbe Krankenhaus besteht unter bestimmten Umständen die Pflicht zur Fallzusammenführung, also der Abrechnung nur einer DRG für zwei stationäre Aufenthalte.

Häufig besteht jedoch ein Ermessensspielraum für die Wahl des Verlegungs-, Wiederaufnahme- oder Entlassungszeitpunkts, sodass dieser im Rahmen eines Fallmanagements kontrolliert und unter Berücksichtigung medizinischer und ökonomischer Aspekte optimiert werden kann. Dies hat zur Folge, dass zunehmend auch das Belegungsmanagement der Krankenhäuser professionalisiert wird und dieses sowohl Anreizen als auch Fehlanreizen unterliegt.

Eine besondere Problematik ist durch die FPV 2008 entstanden, mit der die Pflicht zur Fallzusammenführung bei einer Wiederaufnahme infolge einer Komplikation neu geregelt wird. In § 8 Abs. 5 KHEntgG ist festgelegt, dass eine Fallzusammenführung vorzunehmen ist, wenn ein Patient „wegen einer Komplikation im Zusammenhang mit der durchgeführten Leistung innerhalb der oberen Grenzverweildauer wieder aufgenommen" wird. Mit der FPV 2008 haben die Selbstverwaltungspartner allerdings eine Beschränkung auf Fälle neu eingeführt, die „in den Verantwortungsbereich des Krankenhauses" fallen. Mit dieser Formulierung fällt es künftig allerdings schwer, einer Fallzusammenführung bei einer Wiederaufnahme infolge einer Komplikation überhaupt noch zuzustimmen. Im Prinzip kommt dies nämlich einem Schuldanerkenntnis gleich und wäre somit geeignet, unmittelbare Schadenersatzansprüche, Schmerzensgeld- oder sonstige Regressforderungen auszulösen. Bei den „klassischen" postoperativen Wiederaufnahmesituationen „Wundheilungsstörung" und „Thrombose" wird jedoch in der Regel kein Verschulden des Krankenhauses nachweisbar sein, wenn nach den anerkannten Regeln der Antisepsis und Thromboseprophylaxe vorgegangen worden ist.

Auswirkungen auf die Chirurgie

9 Belegärztliche Versorgung

Mit der separaten Kalkulation von Bewertungsrelationen bei belegärztlicher Versorgung ist auch dieser Versorgungssektor in das deutsche DRG-Vergütungssystem einbezogen. Die separate Finanzierung der Arztleistungen mit dem EBM kann allerdings dann zu erheblichen Problemen führen, wenn für die durchgeführten Prozeduren gar keine EBM-Positionen vorgesehen sind. Die Behandlung von Hämorrhoiden mittels Stapler in der Technik nach Longo ist hier wiederum ein gutes Beispiel. Hier fehlt eine Abstimmung zwischen den DRG-Entgeltkatalogen und den Leistungskatalogen des EBM. Es besteht somit nur die Alternative, diese Methoden nicht mehr im Rahmen einer belegärztlichen Versorgung anzubieten oder auf eine Honorierung der ärztlichen Leistung weitgehend zu verzichten und eine Kompensation durch andere Leistungen anzustreben.

Diese im Falle bestimmter Spezialisierungen (Proktologie) untragbare Situation hat mancherorts bereits zur Vereinbarung neuer Kooperationsformen geführt, die geeignet sind, das Belegarztsystem zu ergänzen oder gar künftig abzulösen. Durch einen Kooperationsvertrag zwischen Belegarzt und Krankenhaus wird vereinbart, dass der freiberuflich tätige Arzt Eingriffe im Auftrag des Krankenhauses durchführt und von diesem dafür direkt honoriert wird. Auf Belegbetten wird verzichtet, die Patienten werden in Hauptabteilungen aufgenommen. Das Honorar für den Arzt wird aus den vom Krankenhaus abgerechneten DRG-Pauschalen für Hauptabteilungen bezahlt, die deutlich höher sind als die für Belegabteilungen kalkulierten Pauschalen. Hiermit wird die Problematik fehlender EBM-Positionen gelöst. Wegen der freien Honorarvereinbarung kann dieses Modell jedoch auch in anderen Fällen attraktiv sein, insbesondere wenn die Leistungserbringer über valide Kostendaten verfügen und so eine objektive Grundlage für ihre Verhandlungen nutzen können.

10 Fazit

Die Einführung des DRG-Systems hat zu grundlegenden Veränderungen bei der chirurgischen Patientenversorgung geführt. Das gesteigerte Kostenbewusstsein ist grundsätzlich zu begrüßen. Negative Auswirkungen auf die Behandlungsqualität, aber auch auf die Lebensqualität der Patienten können allerdings zum heutigen Zeitpunkt nicht ausgeschlossen werden, sodass hier Handlungsbedarf für weitere Evaluationen besteht. Die Bürokratisierung durch Prüfung primärer und sekundärer Fehlbelegungen hat ein Ausmaß angenommen, welches kaum noch zu bewältigen ist und besonders die operativen Fächer betrifft. Die rechtlichen Grundlagen sind dabei so verwirrend und unklar, dass die Anzahl anhängiger Sozialgerichtsverfahren sprunghaft angestiegen ist und weiter steigt. Es ist daher im Interesse aller Beteiligten, dass von der Selbstverwaltung oder der Politik unverzüglich Maßnahmen getroffen werden, mit denen die beschriebenen Fehlentwicklungen abgestellt werden.

Auswirkungen auf die stationäre Dermatologie

Marcel Lucas Müller

1 Einleitung

Die Einführung der G-DRGs als pauschalierendes und leistungsorientiertes Vergütungssystem in der Bundesrepublik Deutschland hat bei vielen Akteuren, insbesondere aber bei den Leistungserbringern von voll- und teilstationären Leistungen, Ablehnung und Skepsis hervorgerufen. Die Dermatologie machte hier zunächst keine Ausnahme (Orfanos 2003): Ein wesentlicher Kritikpunkt war die Tatsache, dass die Einführung des DRG-Systems aus rein ökonomischen Gesichtspunkten erfolgte, die Eignung im Hinblick auf die soziale und medizinische Qualität der Gesundheitsstrukturen sei weder geprüft noch diskutiert worden. Weiterhin wurde der zunehmende bürokratische Aufwand durch die Mehrkodierung, der zu erwartende Bettenabbau sowie mögliche Engpässe in der stationären Versorgung als Folge der DRG-Einführung befürchtet. Als strategische Antwort gerade der universitären dermatologischen Kliniken wurde u. a. die Optimierung der Managementstrukturen, frühzeitige Schulung der Mitarbeiter, die Etablierung eines klinikinternen Medizincontrollings und die Optimierung der Kommunikationswege vorgeschlagen, auch unter dem Aspekt, neue und effizientere Strukturen zu schaffen.

Dermatologische Erkrankungen sind oftmals chronisch, ihre spezifische stationäre Therapie ist personalintensiv (z. B. durch die fachgerechte Applikation von Lokaltherapeutika) und langwierig. Der dermatologischen Tradition entsprechend sind vor der DRG-Einführung Verweildauern von mehreren Wochen je nach Krankheitsbild keine Seltenheit. Unter diesen Aspekten wurde die Einführung der DRGs, die u. a. die Steigerung der Effizienz der medizinischen Behandlung und eine Verkürzung der Verweildauern bewirken sollte, als schlecht vereinbar mit der bisherigen dermatologischen Praxis angesehen. Weiterhin bestand die Befürchtung, dass die weitgehende Übernahme des australischen DRG-Katalogs die in Deutschland praktizierten dermatologischen diagnostischen und therapeutischen Maßnahmen im stationären Bereich nicht ausreichend abbildet.

Vor diesem Hintergrund kam es zu erheblichen Anstrengungen innerhalb der bundesdeutschen Dermatologie, das Fallpauschalensystem erfolgreich und konstruktiv umzusetzen. Auf der bundespolitischen Ebene setzte sich die Deutsche Dermatologische Gesellschaft (DDG) für eine sachgerechte Optimierung der DRG-Systematik aus dermatologischer Sicht ein. In den etwa 80 bundesdeutschen dermatologischen Akut-Kliniken begegnete man den neuen Rahmenbedingungen mit verschiedenen Maßnahmen, deren Umfang und Konsequenzen im Folgenden dargestellt werden.

2 Sachgerechte Gestaltung des G-DRG-Systems

2.1 Fallpauschalenkatalog

Die Entwicklung und Einführung des bundesdeutschen G-DRG-Systems erfolgte auf der Basis des australischen AR-DRG-Systems, welches sich besonders durch die ausgefeilte Systematik der Schweregradabbildung im Vergleich mit anderen international eingesetzten DRG-Systemen als eine gute Grundlage für eine sachgerechte Fallabbildung anbot. Der erste deutsche Fallpauschalenkatalog der G-DRG 1.0 wurde im Jahre 2003 freigegeben und übernahm – fast ohne Anpassungen an die bundesdeutsche Behandlungsrealität – das australische Vorbild mit dem Ziel, in den folgenden Jahren zu einem eigenständigen, an die bundesdeutsche Realität angepassten Katalog zu wachsen (Hensen et al. 2004). Viele Fachgesellschaften etablierten Evaluationsprojekte, die die sachgerechte Abbildung der Behandlungsfälle überprüfen und optimieren sowie mögliche Schwachstellen und Grenzen des G-DRG-Systems ausloten sollten. Die Deutsche Dermatologische Gesellschaft hat in Zusammenarbeit mit der DRG-Research-Group Münster und der Bundesärztekammer schon im Jahre 2001 ein Evaluationsprojekt initiiert, welches anhand von 19.403 Fällen dermatologischer Abteilungen aus 19 Krankenhäusern über einen viermonatigen Erfassungszeitraum die dermatologischen Fallgruppen auf ihre Leistungs-, Verweildauer- und Aufwandshomogenität untersucht (Fürstenberg et al. 2004). Mit den Ergebnissen konnte aufgezeigt werden, dass das G-DRG-System der Version 1.0 nicht über eine ausreichende Differenzierung verfügte. Zahlreiche Anpassungsvorschläge wurden an das Institut für das Entgeltsystem im Krankenhaus (InEK GmbH) eingereicht, welche nahezu vollständig übernommen wurden und in den Katalog für das Jahr 2004 eingeflossen sind.

In den Fallpauschalenkatalogen der Jahre 2004, 2005 und 2006 kam es – nicht zuletzt durch den Einfluss der Fachgesellschaft – aus dermatologischer Sicht zu deutlichen Verschiebungen im DRG-Gruppengefüge. Die Anzahl der Basis-DRGs innerhalb der dermatologischen MDC 09 nahm bis 2005 zu (s. Tab. 1) (Hensen et al. 2004; Hensen et al. 2005; Hensen et al. 2006; Müller et al. 2007). Mit dem Jahr 2006 stellte sich dann eine Stabilisierung ein, bei der

Tab. 1: DRG-Kennzahlen 2003 bis 2008

Gesamt	2003	2004	2005	2006	2007	2008
G-DRGs (gesamt)	664	824	878	954	1.082	1.137
Basis-DRGs	411	471	614	578	593	604
Teilstationäre DRGs	–	–	–	2	5	5
Bewertete DRGs	642	806	845	913	1.036	1.090
Unbewertete DRGs	22	18	33	41	46	47
MDC 09						
G-DRGs (gesamt)	32	38	41	42	45	47
Basis-DRGs	19	23	32	29	27	27
Zusatzentgelte						
bewertet	0	1	35	40	59	64
unbewertet	0	25	36	42	46	51

III. Medizin

einige Änderungen wieder zurückgenommen wurden und die Zahl der Basis-DRGs wieder zurückging. Durch Entkondensierung stieg die Zahl der abrechenbaren DRGs moderat.

Im Jahre 2007 wurde dann ein zweites Evaluationsprojekt durch die DDG initiiert, welches vor allem die weitere Optimierung der fachlichen und ökonomischen Abbildung des Fachgebiets der Dermatologie im gegenwärtigen DRG-Katalog (Verweildauerhomogenität, Leistungshomogenität, Klinische Homogenität, Aufwandshomogenität, Kodierproblematiken und Logikfehler) fokussierte sowie ein Benchmarking für die beteiligten Kliniken ermöglichte (Wenke et al. 2008). Auch hier wurden Anpassungsvorschläge an das InEK eingereicht.

2.2 Entwicklung des Casemix-Index innerhalb der Dermatologie

Der Casemix-Index beschreibt den Quotienten aus der Summe der Kostengewichte aller Behandlungsfälle und deren Fallzahl. Vergleichende Untersuchungen der Casemix-Indices mehrerer universitärer Kliniken der Jahre 2003–2007 (Hensen et al. 2004; Hensen et al. 2005; Hensen et al. 2006; Müller et al. 2007) zeigen, dass mit dem Übergang von den G-DRG 1.0 auf das System der G-DRG 2004 der Casemix-Index durch eine Höherbewertung der Fallpauschalen initial um mehr als 10 % stieg, seit dem Jahre 2004 jedoch ein kontinuierlicher Rückgang des Casemix-Index um jeweils etwa 3–5 % pro Jahr zu verzeichnen ist. Die Entwicklung der Kostengewichte der jeweiligen Fallgruppen zeigt, dass Standardleistungen billiger, hoch spezialisierte Leistungen dagegen teurer werden. Mit dem Rückgang der Verweildauern ist zu befürchten, dass dieser Trend innerhalb der Dermatologie wie auch in einigen anderen vergleichbaren Fächern noch anhalten kann.

2.3 Kodierung

Die Diagnosen- und Prozedurenkataloge werden durch das Deutsche Institut für medizinische Dokumentation und Information (DIMDI) weiterentwickelt. Aus dermatologischer Sicht haben sich hier nur moderate Veränderungen und durchweg positiv zu bewertende Verfeinerungen ergeben. Problematisch ist bei beiden Katalogen die manchmal unzulängliche Granularität und die nicht immer durchgängige Systematik: Beispielsweise kann die Lokalisation von Hauttumoren im Gesichtsbereich oft nur mit einem einzigen Kode verschlüsselt werden, was zu einer nicht immer aufwandsadäquaten Zusammenfassung dieser Eingriffe führt. Neuere Therapien (z. B. Vakuumversiegelung, Oberflächenchirurgie) und auch aufwändige Begleitumstände (z. B. MRSA-Isolierung) wurden in die Klassifikationssysteme integriert, jedoch bislang nur zum Teil auch entgeltrelevant. Ergänzend zu den Diagnosen- und Prozedurenkatalogen regeln die Kodierrichtlinien deren Anwendung: Auch hier kam es aus dermatologischer Sicht zu einer als positiv zu bewertenden Entflechtung und Vereinfachung (z. B. Behandlung von Tumoren und deren Rezidiven bzw. Metastasen), wenngleich einige in der Praxis kaum nachvollziehbare Kodierrichtlinien auch heutzutage noch Bestand haben (z. B. Verschlüsselung der Therapie von anogenitalen Warzen).

Zur Vereinfachung der Anwendung der Kodierrichtlinien gibt die DDG jährlich einen „Kodierleitfaden Dermatologie" heraus, der in kitteltaschentauglicher Form die aus der dermatologischen Sicht relevanten Kodierrichtlinien zusammenfasst und als Nachschlagewerk für typische Kodierkonstellationen dient (Hensen et al. 2008a).

2.4 Zusatzentgelte

Zusatzentgelte können zusätzlich zu den Fallpauschalen abgerechnet werden, sofern sie als Krankenhausleistung erbracht werden dürfen. Hier hat sich erfreulicherweise der Zusatzentgelte-Katalog den neuen therapeutischen Optionen angepasst – hochpreisige Therapien (z. B. Biologika, Extracorporale Photopherese, Chemotherapeutika, Chemotherapie unterstützende Medikamente), welche über eine Fallpauschale nicht abgebildet werden, können damit mehr oder weniger sachgerecht abgerechnet werden.

3 Versorgungsforschung

3.1 Standardisierte Dokumentation

Mit der Einführung des Fallpauschalensystems wurde die standardisierte, strukturierte Dokumentation von Basisdaten (z. B. Verweildauer, Alter, Geschlecht) zusammen mit detaillierten medizinischen Informationen (Haupt- und Nebendiagnose, durchgeführte Eingriffe, Beatmungszeit, Geburtsgewicht etc.) verpflichtend eingeführt. Die Krankenhäuser müssen die erhobenen Daten aller stationären Behandlungsfälle über eine definierte Schnittstelle (§ 21 Abs. 4 Krankenhausentgeltgesetz, KHEntgG) an die Leistungsträger übermitteln. Dieser Datensatz ist ein „Schatz", der nicht nur zu Abrechnungszwecken genutzt werden kann, sondern auch dazu beitragen kann, Informationen über die Versorgungssituation der Patienten zu gewinnen – ein wichtiger Aspekt der Versorgungsforschung, die die Versorgung der Bevölkerung mit gesundheitsrelevanten Produkten und Dienstleistungen untersucht. Die wissenschaftliche Begleituntersuchung der Auswirkung der Einführung des DRG-Systems ist in § 17b Abs. 8 des Krankenhausfinanzierungsgesetzes (KHG) verankert, wird jedoch derzeit noch nicht vollumfänglich umgesetzt.

3.2 Quantitative Analyse der Auswirkungen der DRG-Einführung in der Dermatologie

In einer kürzlich veröffentlichten Studie wurden Abrechnungsdaten nach § 21 Abs. 4 KHEntgG aus zwei großen dermatologischen Zentren in Münster (MS) und Freiburg (FR) über einen Zeitraum von vier Jahren (2003–2006) zusammengetragen und hinsichtlich verschiedener Charakteristika, die mit der Einführung des DRG-System direkt in Verbindung stehen, untersucht (Hensen et al. 2008b). Die Ergebnisse lassen sich wie folgt zusammenfassen:

- Die Fallzahlen steigen moderat, aber signifikant an (s. Abb. 1).
- Das Patientenalter steigt signifikant an (s. Abb. 2).
- Die Verweildauern sinken deutlich von über 8 Tagen im Jahre 2003 auf etwas über 6 Tagen im Jahre 2006 (s. Abb. 3).

III. Medizin

- Trotz der beschriebenen schlechteren Bewertung der dermatologischen DRGs kam es durch Fallzahlsteigerungen und Optimierung der Dokumentation in beiden Zentren zu keinem signifikanten Abfall der Casemix-Indices (s. Abb. 4).
- Durch Optimierung der Kodierung nahm die Dokumentationsqualität (Anzahl kodierter Diagnosen und Prozeduren je Fall) signifikant zu.

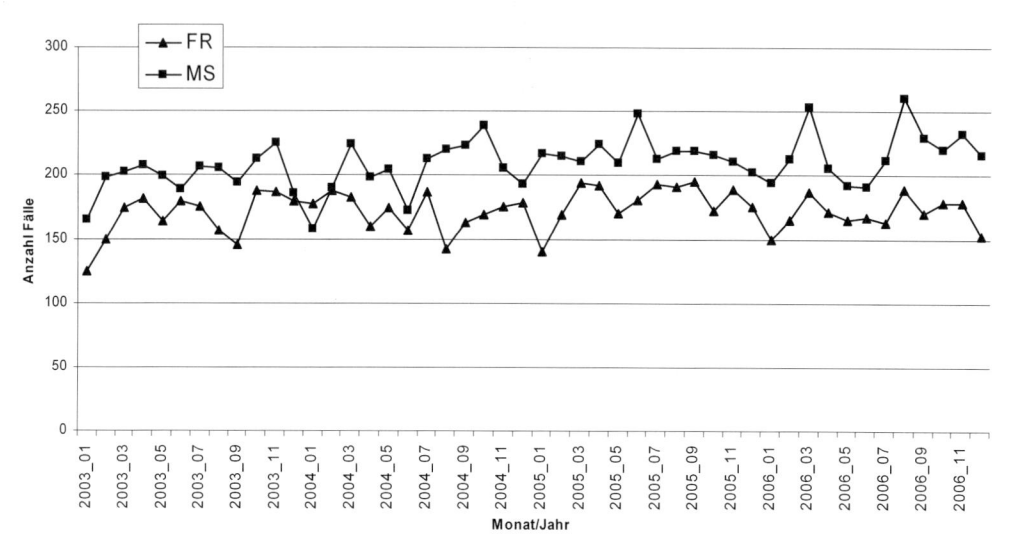

Abb. 1: Entwicklung der Fallzahlen zweier dermatologischer Zentren

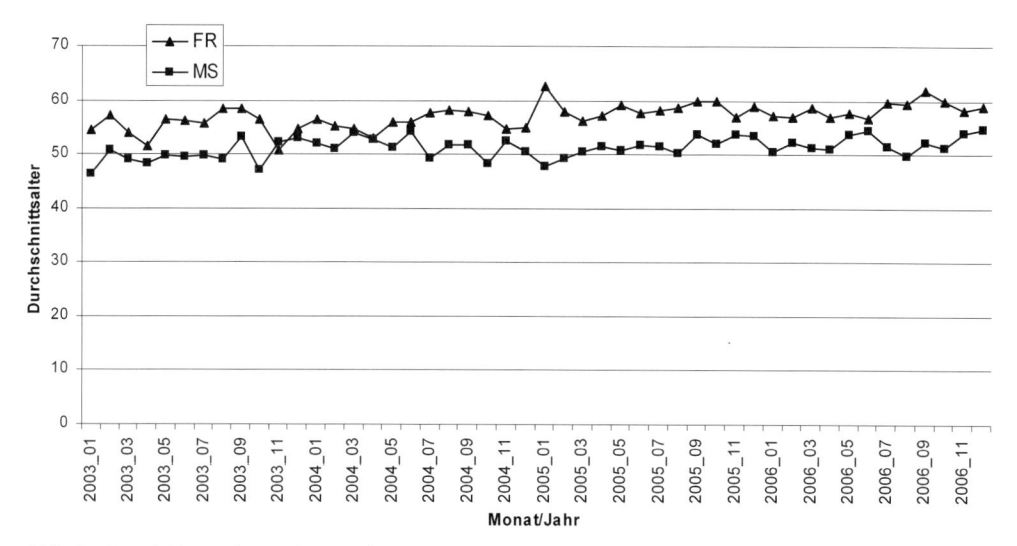

Abb. 2: Entwicklung des Patientenalters

Auswirkungen auf die stationäre Dermatologie

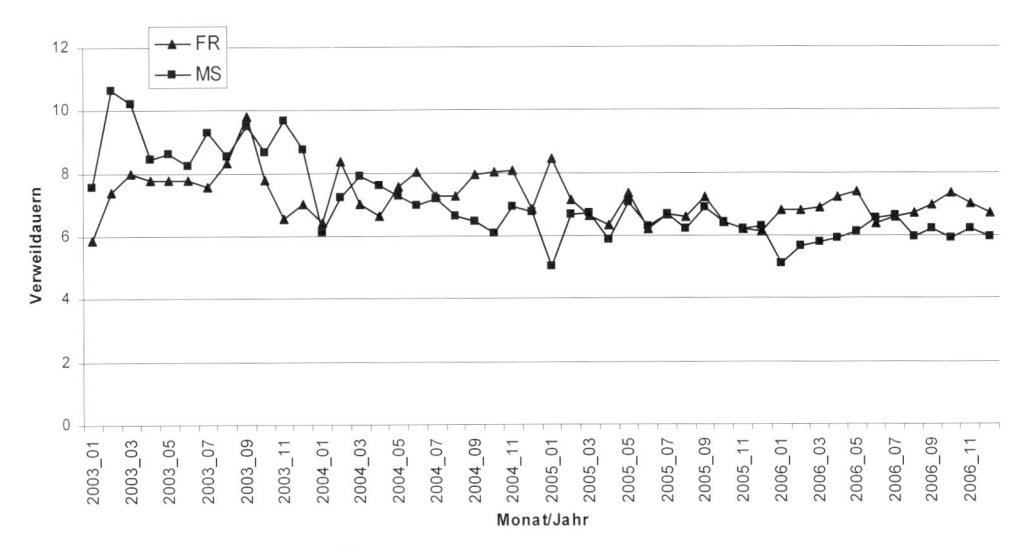

Abb. 3: Entwicklung der Verweildauern

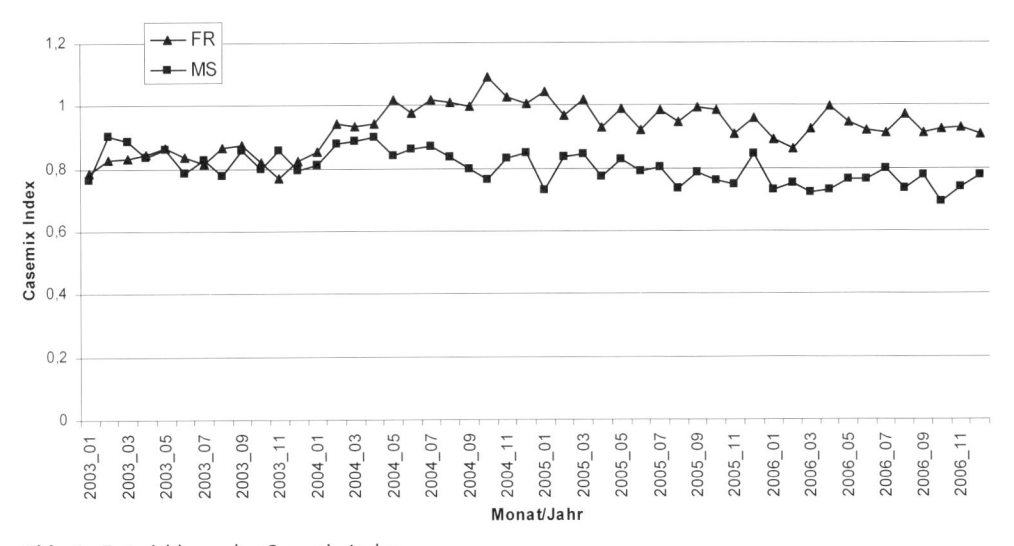

Abb. 4: Entwicklung des Casemix-Index

Zu Illustrierung der Entwicklung des Fallmixes wurden die vorhandenen Falldaten nach einem bewährten klinischen Modell (Hensen et al. 2006; Müller et al. 2007) in 11 Hauptdiagnosen-Gruppen eingeteilt. Die Verteilung der Gruppen ist in Abb. 5 dargestellt. Auffällig ist ein signifikanter Rückgang der Fälle der Gruppe I (infektiöse und parasitäre Krankheiten), Gruppe III (Sekundäre Neubildungen) und Gruppe XIII (Gefäß- und Ulcuserkrankungen). Die Fallzahlen der Gruppen II (Primäre Neubildungen), V (Dermatitis und Ekzem) und VI (Papulosquamöse Hautkrankheiten) sind dagegen signifikant steigend. Diese Ergebnisse unterstreichen, dass im Beobachtungszeitraum die Teile der konservativen Dermatologie, die dermatologische

III. Medizin

Onkologie und operative Dermatologie an Bedeutung gewonnen haben. Ob dieser Bedeutungsgewinn auch von ökonomischen Kriterien beeinflusst wird, ist nicht unwahrscheinlich, aus den verfügbaren Zahlen aber nicht sicher abzuleiten.

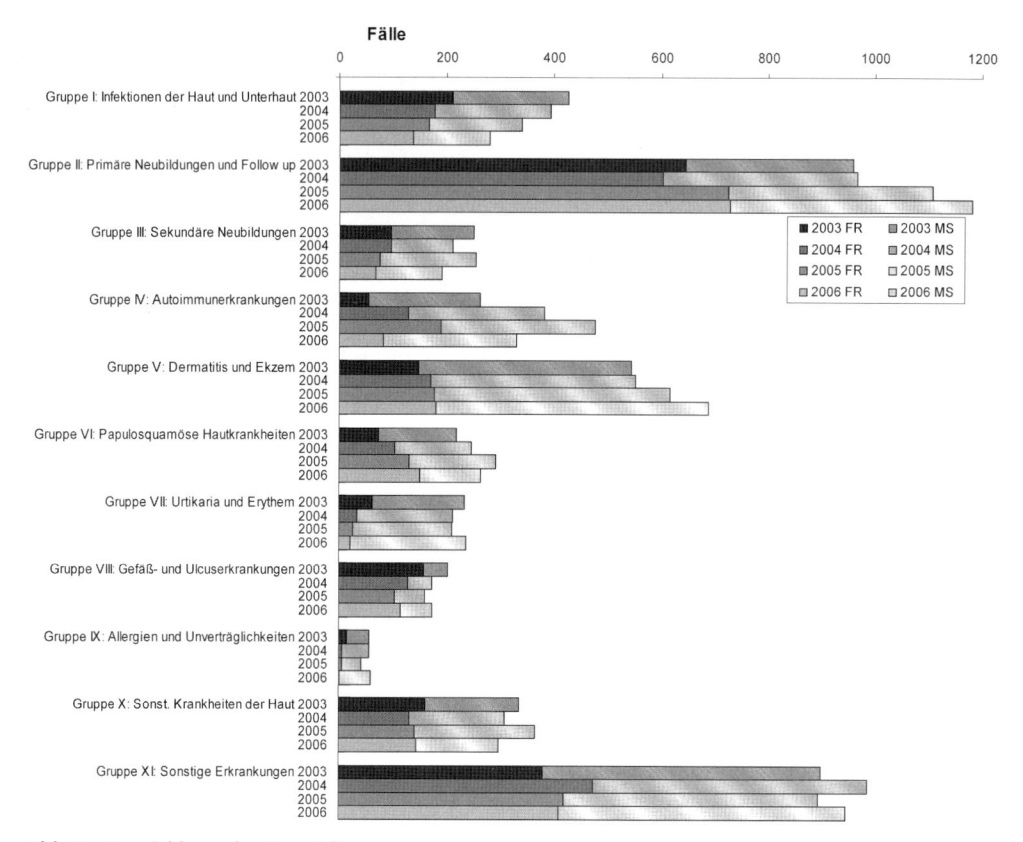

Abb. 5: Entwicklung der Hauptdiagnosegruppen

Insgesamt lässt sich festhalten, dass die Einführung des DRG-Systems deutliche Veränderungen in der stationären Dermatologie nach sich gezogen hat. Dies betrifft besonders die Fallzahlsteigerung, Verweildauerreduktion und eine Verschiebung des Fallmixes hin zu schwereren Erkrankungen mit oft multimorbiden Patienten. Dieser Trend wird auch in anderen Disziplinen und Ländern bestätigt.

4 Folgen der Einführung des DRG-Systems für die dermatologischen Kliniken

4.1 Veränderungsmanagement

Die neuen Rahmenbedingungen unter der Einführung der DRGs erforderten in allen dermatologischen Kliniken eine umfangreiche Personal- und Organisationsentwicklung. Historisch gewachsene, oft überholte Führungsstrukturen und Hierarchiegefüge mussten durch eine berufs- und hierarchieübergreifende Zusammenarbeit abgelöst werden. In zahlreichen dermatologischen Kliniken wurde ein klinikinternes Medizincontrolling etabliert, welches als Ansprechpartner und Überwachungsinstanz für alle DRG-assoziierten Fragen zur Verfügung steht. Investitionen in eine leistungsfähige EDV-Infrastruktur, die kooperatives Arbeiten unterstützt und intelligente Arbeitshilfen zur Bewältigung der täglichen Routinedokumentationsaufgaben anbietet, waren oft notwendig.

4.2 Kodierung

Die Kodierung als Basis für die Abrechnung des stationären Behandlungsfalls wurde deutlich ausgebaut. Die Hersteller der führenden Krankenhausinformationssysteme haben sehr schnell erkannt, dass eine Integration der Kodierung in den klinischen Workflow von vitalem Interesse für die Kliniken ist, und entsprechende Funktionen implementiert. Parallel dazu wurden Thesaurussysteme entwickelt, die das Auffinden und die sach- und leitliniengerechte Anwendung von Kodes vermitteln sollen. Hierbei bieten die Systeme eine kaum zu überblickende Zahl an Zusatzoptionen an (Hensen et al. 2003) und mitunter Funktionen, die einer korrekten Verschlüsselung nicht unbedingt dienlich sind (z. B. erlösorientiertes Upcoding).

Es ist sicherlich hinsichtlich des Informationsstandes von Vorteil, wenn der behandelnde Arzt selber die Kodierung vornimmt, da er den spezifischen Fall am besten kennt. Dies ist aber nur dann möglich, wenn er adäquate Software-Werkzeuge hat und einen entsprechenden zeitlichen Rahmen. Vorteilhaft sind die Kontrolle der Kodierung und deren abschließende Freigabe durch das klinikinterne Medizincontrolling.

Die Kodierung dermatologischer Fälle ist weniger aufwändig als in vielen anderen Disziplinen – Zusatzangaben wie Beatmungszeit, Intensivmedizin-Scores oder Geburtsgewichte werden in der Regel nicht erhoben. Dennoch hat sich aus finanziellen und organisatorischen Aspekten auch in der Dermatologie die Beschäftigung von Kodierassistenten, die das ärztliche Personal in der Kodierung unterstützen und bürokratische Aufgaben übernehmen, oft durchgesetzt.

Im Zusammenhang mit der Kodierung wird oft der Vorwurf einer überbordenden Bürokratie erhoben. Eine informelle Umfrage unter Assistenzärzten, die mit der Kodierung von Behandlungsfällen betraut sind, ergab, dass die Kodierung selber nicht als erhebliche Belastung empfunden wird, sondern eher die mit Blick auf eine Absicherung gegen mögliche MDK-Prüfungen zu beklagende Zunahme der Dokumentationspflichten, die sich mit der Einführung der DRGs ergeben hat.

III. Medizin

4.3   Medizinische Behandlung

Ein häufig vorgebrachtes Argument gegen die Einführung der DRG-Fallpauschalen ist die Aussage, dass die Orientierung an wirtschaftlichen Zielen zunimmt (Hensen et al. 2003) und damit mehr oder weniger automatisch die Versorgung der Patienten schlechter werde. Unstrittig ist, dass ärztliches Handeln zunehmend auch unter ökonomischen Gesichtspunkten betrachtet und bewertet wird. Die Einführung der DRGs hat zu einer deutlichen (und vom Gesetzgeber intendierten) Leistungsverdichtung im stationären Sektor geführt: Bei sinkenden Verweildauern und steigenden Fallzahlen wächst die Belastung des ärztlichen und pflegerischen Personals. Patienten sind älter, haben zunehmend auch ernsthafte und komplizierende Nebendiagnosen. Die zunehmende Zahl multiresistenter Erreger führt wegen der notwendigen Isolationsmaßnahmen zu einer erheblichen Belastung vor allem des Pflegepersonals.

Die Fallpauschalen zwingen sicherlich dazu, den Patientendurchsatz zu erhöhen und die Prozesse straffer zu organisieren, oft auch, das therapeutische Konzept zu überprüfen. Die Behandlung der Psoriasis vulgaris beispielsweise erfolgte zu Zeiten der tagesgleichen Pflegesätze über mehrere Wochen, u. a. mit einer Lokaltherapie in langsam steigenden Konzentrationen. Mit der Einführung der DRGs musste dieses therapeutische Konzept überarbeitet werden im Sinne einer rascheren Steigerung der Konzentration und früheren Einführung zusätzlicher therapeutischer Optionen, wobei hier auch die Entwicklung neuer Therapieformen (z. B. Biologika) für eine Verkürzung oder Vermeidung eines Krankenhausaufenthaltes sorgt. Operative Behandlungen erfolgen straffer und der Patient muss früher als vorher entlassen werden. Klinische Behandlungspfade (z. B. für die Behandlung des Erysipels, Psoriasis, Herpes Zoster, bullöse Autoimmundermatosen, Malignome) wurden entwickelt, um ein standardisiertes, auch medizinischen Leitlinien entsprechendes diagnostisches und therapeutisches Prozedere zu erreichen. Der im Vorfeld der DRG-Einführung oft zitierte „blutige Patient" (Hensen et al. 2003) ist in der Dermatologie aber die Ausnahme. Ob die Einführung der DRGs zu einer schlechteren Versorgung der Patienten geführt hat, ist nicht sicher zu sagen. Hierzu müssen entsprechende Studien der Versorgungsforschung abgewartet werden. Nicht unterschätzt werden sollte auch, dass die mit der DRG-Einführung einhergehende verstärkte Berücksichtigung der rationalen, evidenzbasierten Medizin einen positiven Einfluss auf die Patientenversorgung hat.

Die Konstruktion des DRG-Systems mit seinen komplexen Fallzusammenlegungs- und Wiederaufnahmeregelungen gibt finanzielle Anreize, Behandlungsfälle zu fragmentieren, d. h. mehrere, disziplinenübergreifende Erkrankungen eines Patienten werden auf mehrere Krankenhausaufenthalte verteilt. Nebenerkrankungen werden, wenn sie nicht unmittelbar im Focus liegen, in den ambulanten Bereich delegiert oder führen zu einer erneuten Aufnahme. Auch hier liegen Vor- und Nachteile eng nebeneinander: Für den Patienten ist eine umfassende, Fachgebiete übergreifende „Serviceleistung" angenehm, andererseits sind mehrere kurze, fokussierte stationäre Aufenthalte möglicherweise medizinisch besser und ökonomisch günstiger.

Problematisch sind die Fallpauschalen dort, wo sie Fehlanreize setzen: „Lukrative" Patienten mit gut bewerteten DRGs werden gerne aufgenommen, „weniger lukrative" Patienten nach Möglichkeit weitergereicht. Die stationäre intravenöse Behandlung des Erysipels erfolgt nach den entsprechenden medizinischen Leitlinien über zehn Tage. Die mittlere Verweildauer der resultierenden DRG beträgt sechs Tage. Das Kostengewicht entspricht eher nicht dem tatsächlichen Aufwand, da es sich an einer niedrigen Verweildauer orientiert. Hier steht eine Klinik vor dem Dilemma, entweder leitlinienkonform oder ökonomisch orientiert zu behandeln.

Die Weiterentwicklung der Fallpauschalen-Systematik auf Basis der kalkulierten Echtdaten hat aber in den letzten fünf Jahren für den dermatologischen Bereich eine im pauschalierten

Mittel meist einigermaßen aufwandsgerechte Honorierung gebracht, wenngleich die universitäre Medizin mit ihrem oft besonders schweren und aufwändigen Fallspektrum nach wie vor nicht befriedigend abgebildet wird. Manche, besonders schwere, Krankheitsbilder (z. B. Epidermolysis bullosa) werden überhaupt nicht adäquat abgebildet.

Obwohl das DRG-System mit Zusatzentgelten die Möglichkeit bietet, besonders hochpreisige Leistungen durchzuführen, muss dennoch im Vorfeld geprüft werden, inwieweit sich keine allzu großen finanziellen Risiken ergeben: Die Behandlung der chronischen Graft-versus-Host-Disease mit der extracorporalen Photopherese kann über ein Zusatzentgelt abgerechnet werden. Seitens der Krankenkassen wird die Berechtigung der Therapie nicht angezweifelt, oftmals aber bestritten, dass die Therapie im stationären Rahmen stattfinden muss – ohne stationären Aufenthalt kann die teure Behandlung also nicht berechnet und damit aus ökonomischen Gründen auch nicht erbracht werden. Die stationäre Einleitung einer Therapie mit Biologika wird über Zusatzentgelte vergütet. Auch hier ist es oft hilfreich, vor der Umsetzung hochpreisiger Therapien alle anfallenden Kosten (für Medikament, Personal etc.) zu kalkulieren und die Krankenkasse um eine Kostenübernahmeerklärung zu bitten.

§ 115b Abs. 1 SGB V („ambulantes Operieren und stationsersetzende Eingriffe im Krankenhaus") legt Eingriffe fest, die nur in begründeten Ausnahmefällen stationär erbracht werden dürfen (z. B. Venen-Strippings). Das „ambulante Operieren" ist sicherlich auch für dermatologische Kliniken interessant, weil es Einkünfte außerhalb der Fallpauschalen erbringt. Die im Vergleich zum niedergelassenen Bereich besondere Fallschwere und notwendige, massive organisatorische und personelle Umstellungen behindern aber einen wirklich effizienten Einsatz des ambulanten Operierens.

4.4 Fehlbelegungsprüfungen

Der Medizinische Dienst der Krankenversicherung (MDK) hat u. a. die Aufgabe, Notwendigkeit und Dauer einer Krankenhausbehandlung zu untersuchen und zu bewerten. Vom Gesetzgeber wurden hierzu in SGB V und KHG weit reichende Möglichkeiten eingerichtet. Erfahrungsgemäß wird etwa jeder zehnte stationäre Behandlungsfall seitens der Krankenkassen hinterfragt (Hund 2008). Sehr häufig erfolgt die Anmahnung wegen primärer oder sekundärer Fehlbelegungen sowie Kodierungs- und/oder Dokumentationsfehler. Die Prüfung der primären Fehlbelegung (keine stationäre Behandlungsindikation) erfolgt anhand des ursprünglich in den USA entwickelten „Appropriateness Evaluation Protocol", welches für die Bundesrepublik Deutschland als „G-AEP-Kriterien" adaptiert und durch die DDG für den Bereich der Dermatologie angepasst wurde. Eine sekundäre Fehlbelegung liegt vor bei zu langer Verweildauer, wenn also der stationäre Aufenthalt aus medizinischen Gründen hätte verkürzt werden können.

Es ist unstrittig, dass der MDK hier eine wichtige Kontrollfunktion ausübt. Die Prüfung durch den MDK erfolgt erlösorientiert insofern, als die Kodierung meist nur dann beanstandet wird, wenn sie mit Verweildauerabschlägen (sekundäre Fehlbelegung) oder geringer bewerteten DRGs einhergeht. Trotz eines umfangreichen Regelwerks sind beanstandete Sachverhalte oft strittig, die Argumentation schwierig und nicht selten fernab der Behandlungsrealität: Die Dauer der postoperativen Überwachung nach größeren Eingriffen kann nicht dadurch als zu lange gewertet werden, nur weil keine Komplikationen eingetreten sind. Die spezifischen Notwendigkeiten (z. B. Ruhigstellung, besondere Kost, regelmäßige Überwachung, Verbandwechsel) werden nicht selten leichtfertig als ambulant durchführbar deklariert, alten und schwer kranken Patienten wird ein stundenlanger Anfahrtsweg zugemutet etc.

III. Medizin

Zur Vermeidung zeitraubender Diskussionen ist es sinnvoll, die Dokumentationsqualität in der Patientenakte (Dokumentation der Überwachung, Komplikationen, besondere Maßnahmen) zu optimieren und dafür zu sorgen, dass für alle Diagnose- und Prozedurenkodes die entsprechenden schweregradrelevanten Nachweise vorliegen. In Zusammenarbeit mit dem Medizincontrolling sollten Richtlinien für die Aufnahmeindikation erarbeitet und angewandt werden.

5 Zusammenfassung

Die Deutsche Dermatologische Gesellschaft hat sehr früh dafür gesorgt, dass sich das DRG-System aus der Sicht der Dermatologie optimal entwickelt. Nicht alle Vorstellungen der DDG ließen sich letztlich durchsetzen. Nach insgesamt fünf Jahren Systementwicklung präsentiert sich das DRG-System aber deutlich besser als zu Anfang befürchtet wurde (AWMF 2008). Begleitend dazu hat sich die DDG in mehreren Arbeitsgruppen in die Verfeinerung und Ausgestaltung des DRG-Systems eingebracht und verfügt über funktionierende Kommunikationsstrukturen. Durch Informations- und Erfahrungsaustausch sowie wissenschaftliche Forschung auf allen Ebenen ist es gelungen, den ökonomischen Fehlanreizen nicht zu erliegen und das Profil der Dermatologie im Wettbewerb der Fachgebiete zu stärken und zu schärfen. Aber auch heute noch gilt: „Die Dermatologie ist gut aufgestellt" (Gollnick 2003).

Jede Klinik ist weiterhin gefordert, an der Weiterentwicklung des Systems aktiv mitzuarbeiten, sich an der bundesweiten Kostenkalkulation zu beteiligen, die klinikinternen Prozesse und Strukturen kontinuierlich zu verbessern, vorhandene Ressourcen, Schwerpunkte und Spezialgebiete zu optimieren und entsprechende Reserven zu halten. Die letzten Jahre zeigten, dass die Bewertung kostenintensiver und komplexer DRGs eher steigt – hier ist die Förderung der operativen Dermatologie sinnvoll. Unter Berücksichtigung der Rahmenbedingungen kann das ambulante Operieren nach § 115b SGB V eine auch ökonomisch attraktive Option sein. Die Optimierung der Kodierung mit einer Verschlüsselung aller relevanten Nebendiagnosen und auch der nicht-operativen Prozeduren (z.B. multimodale Komplexbehandlungen) unter Berücksichtigung der Kodierrichtlinien ist weiterhin als sinnvoll einzustufen. Daneben bleibt es von größter Wichtigkeit, die klinische Dokumentation MDK-sicher zu machen und alle erbrachten Leistungen (z.B. Überwachung des Patienten, Physiotherapie, Sozialdienst) zu dokumentieren.

Literatur

Arbeitsgemeinschaft der Wissenschaftlichen Medizinischen Fachgesellschaften (AWMF) (2008): Umfrage des BMG zur DRG-Einführung: Antwort der Deutschen Dermatologischen Gesellschaft. Download unter: http://www.uni-duesseldorf.de/awmf/drg/bmg-derm.htm.
Fürstenberg, T., Rompel, R., Gollnick, H., Sterry, W., Luger, T.A., Hensen, P., Roeder, N. (2004): DRGs in dermatology: results of the DRG evaluation project of the German Society of Dermatology (DDG). In: J Dtsch Dermatol Ges, 1/2004, 24–30.
Gollnick, H. (2003): Gut aufgestellt? In: J Dtsch Dermatol Ges, 9/2003, 679–680.
Hensen, P., Wollert, S., Schwarz, T., Luger, T., Roeder, N. (2003): Analysing strengths and weaknesses: opportunities and threats for service providers in the German health care system. In: J Dtsch Dermatol Ges, 5/2003, 346–351.

Hensen, P., Fürstenberg, T., Irps, S., Grabbe, S., Schwarz, T., Luger, T.A., Rompel, R., Roeder, N. (2004): G-DRG version 2004: changes in view of dermatology. In: J Dtsch Dermatol Ges, 1/2004, 15–23.

Hensen, P., Fürstenberg, T., Schiller, M., Luger, T.A., Rompel, R., Roeder, N. (2005): G-DRG version 2005: relevant aspects for dermatology. In: J Dtsch Dermatol Ges, 3/2005, 169–180.

Hensen, P., Müller, M.L., Luger, T., Rompel, R., Roeder, N. (2006): G-DRG version 2006: facts and news. In: J Dtsch Dermatol Ges, 9/2006, 772–783.

Hensen, P., Müller, M.L., Rompel, R., Roeder, N. (2008a): Kodierleitfaden Dermatologie. 5. Aufl., Münster: Schüling-Verlag.

Hensen, P., Beissert, S., Bruckner-Tuderman, L., Luger, T.A., Roeder, N., Müller, M.L. (2008b): Introduction of diagnosis-related groups in Germany: evaluation of impact on in-patient care in a dermatological setting. In: Eur J Public Health, 1/2008, 85–91.

Hund, M. (2008): DRGs und G-AEP: Erfahrungen aus der Praxis. Download unter: http://www.derma.de/fileadmin/derma/pm_derma_ddg/DRG07_Hund.pdf.

Müller, M.L., Forschner, A., Luger, T.A., Rompel, R., Roeder, N., Hensen, P. (2007): G-DRG version 2007: a short overview. In: J Dtsch Dermatol Ges, 9/2007, 778–787.

Orfanos, C. (2003): Einführung der DRGs: Auswirkungen und Konsequenzen für die stationäre Versorgung in der Dermatologie. In: Aktuelle Dermatologie, 29/2003, 223–229.

Wenke, A., Hensen, P., Babapirali, J., Roeder, N., Rompel, R. (2008): Umsetzung des DRG-Evaluationsprojekts 2007 im G-DRG-System 2008. In: J Dtsch Dermatol Ges (in press).

Auswirkungen auf die HNO-Heilkunde

Jürgen Alberty, Dominik Franz

1 Ausgangslage

Die klinische Hals-Nasen-Ohrenheilkunde befasst sich mit der Diagnose und Therapie von Erkrankungen des Ohres, der Nase und ihrer Nebenhöhlen, des Rachens und des Halses einschließlich der Speicheldrüsen. Sie umfasst ein weites Spektrum konservativer und operativer Behandlungsformen. Behandelt werden Patienten aller Altersgruppen. Die Behandlungsformen reichen von häufigen, oft minimal-invasiven Eingriffen mit sehr kurzen Krankenhausverweildauern, die häufig im belegärztlichen System erbracht werden, bis zu ausgedehnten, multimodalen onkologischen Therapien an spezialisierten Zentren der Maximalversorgung.

Vor diesem Hintergrund bestanden komplexe Anforderungen an die sachgerechte Abbildung des Fachgebietes in einem durchgängig pauschalierten Entgeltsystem. Mit Einführung des DRG-Systems wurden zudem durch Gesetzgeber und Kostenträger zunehmend eine Verkürzung der stationären Verweildauern eingefordert, von der zahlreiche HNO-ärztliche Leistungsgruppen betroffen waren und sind. Vielfach werden heute HNO-ärztliche Leistungen ambulant erbracht, die noch vor wenigen Jahren regelmäßig mit einem mehrtägigen stationären Aufenthalt verbunden waren, darunter so häufige Leistungen wie die Adenotomie („Polypenoperation") bei Kleinkindern oder kleinere Eingriffe am Mittelohr. Dies hat bereits heute zu einer sektorenübergreifenden Leistungsverlagerung und damit zu weit reichenden Veränderungen für die klinische HNO-Heilkunde geführt, auf die in dieser Abhandlung näher eingegangen werden soll.

2 Weiterentwicklung der Klassifikationssysteme für Diagnosen und Prozeduren

Am Anfang der Einführung eines deutschen DRG-Systems stand die Adaptation des australischen AR-DRG-Systems an die deutschen Klassifikationssysteme, insbesondere die Überleitung („Mapping") des australischen Prozedurenschlüssels „Medicare Benefits Schedule-Extended (MBS-E)" auf den in Deutschland etablierten Operationsschlüssel (OPS-301, Version 1.0). Aufgrund nicht kongruenter Systematiken beider Prozedurenschlüssel war allerdings eine sinnvolle Überleitung im Bereich der HNO-Heilkunde vielfach nicht sachgerecht möglich. So wies die mittels der Verordnung zum Fallpauschalensystem für Krankenhäuser (KFPV) für das Jahr 2003 festgelegte G-DRG-Version 1.0 aus Sicht der HNO-Heilkunde zwangsläufig erhebliche Defizite hinsichtlich einer sachgerechten Abbildung oder gar Vergütung des Leistungsgeschehens auf (Steuer-Vogt et al. 2003).

Da die Klassifikationssysteme zu Beginn der DRG-Einführung in Deutschland nicht auf die Abbildung diagnostischer und operativer Prozeduren in Abhängigkeit ihres tatsächlichen Ressourcenverbrauchs ausgelegt waren, konnte die Struktur des G-DRG-Systems in der Praxis gegebene Unterschiede im Behandlungsaufwand auch nicht mit der notwendigen Trennschärfe abbilden.

Es war daher erforderlich, die Weiterentwicklung des G-DRG-Systems und der Klassifikationssysteme für Diagnosen und Prozeduren parallel vorzunehmen, um einerseits die Anpassung des G-DRG-Systems an die Strukturen der in Deutschland praktizierten Medizin umzusetzen und andererseits den Anforderungen eines ausdifferenzierten, leistungsgerechten Preissystems möglichst nahe zu kommen. Dabei war aus DRG-Sicht vor allem die klassifikatorische Differenzierung medizinischer Maßnahmen in Abhängigkeit von ihrem Ressourcenverbrauch herzustellen (Alberty et al. 2004; Franz et al. 2005a).

Zwar war die numerische Verschlüsselung von operativen Eingriffen und anderen medizinischen Prozeduren in Deutschland bereits seit 1995 durch den § 301 SGB V gesetzlich vorgeschrieben. Allerdings war diese Verschlüsselung bis zur Einführung der DRGs nicht vergütungsrelevant, sodass zahlreiche Eingriffe des HNO-Fachgebietes nicht oder nur ungenügend differenziert durch den OPS abgebildet wurden und definierte operative Leistungen vielfach nur durch die Kombination verschiedener OPS-Schlüssel kodiert werden konnten, was bei der sachgerechten DRG-Zuordnung von Fällen zu erheblichen Problemen führte.

Zudem genügten auch bisher im OPS verwendete medizinische Klassifikationen operativer Eingriffe, wie beispielsweise die Einteilung der Tympanoplastiken (Eingriffe am Mittelohr) nach Wullstein, wegen des nicht ableitbaren ökonomischen Ressourcenverbrauches oft nicht den Anforderungen an eine medizinökonomische Dokumentation von operativen oder anderen medizinischen Leistungen (Alberty und Franz 2006).

Mit Unterstützung der wissenschaftlichen Fachgesellschaft und des HNO-Berufsverbands wurde daher von Beginn an die Weiterentwicklung des OPS-Prozedurenschlüssels als Basis für eine Ausdifferenzierung der DRG-Struktur vorangetrieben. Darüber hinaus haben sich die genannten Verbände der HNO-Heilkunde bereits 2003 entschlossen, im Rahmen eines selbst finanzierten, prospektiven DRG-Evaluationsprojektes für die HNO-Heilkunde parallel zur Tätigkeit des InEK (Institut für das Entgeltsystem im Krankenhaus) eine erweiterte Leistungs- und Aufwandsanalyse der deutschen HNO-Heilkunde vorzunehmen. Auf dieser Grundlage konnten in den folgenden Jahren gemeinsam mit dem InEK die sachgerechte Ausdifferenzierung der DRG-Systematik angegangen werden (Alberty und Franz 2006; Franz et al. 2005b).

3 Weiterentwicklung des DRG-Systems

Im Rahmen des DRG-Evaluationsprojektes für die HNO-Heilkunde wurden vollstationär in HNO-Haupt- und Belegabteilungen behandelte Patienten systematisch hinsichtlich ihres Behandlungsaufwands untersucht (Franz et al. 2005b) (Abb. 1).

Ziel des Projekts war die inhaltliche Analyse der medizinischen und ökonomischen Struktur HNO-relevanter Fallgruppen im G-DRG-System. So sollten und konnten, über die durch das InEK koordinierte Kostenkalkulation hinaus, zahlreiche zusätzliche medizinökonomische Informationen gewonnen werden, die im weiteren Verlauf für weitere Detailanalysen spezieller Fragestellungen zur Abbildungsqualität der Hals-Nasen-Ohren-Heilkunde sowie der Kopf- und Hals-Chirurgie im G-DRG-System herangezogen wurden.

Es zeigte sich deutlich, dass vor allem die Komplexität der chirurgischen medizinischen Maßnahmen für eine aufwandsgerechte Differenzierung heranzuziehen sein würde. Dies betraf insbesondere häufige Fallkonstellationen sowohl der Ohrchirurgie als auch der Chirurgie von Nase, Nasennebenhöhlen und Speicheldrüsen.

III. Medizin

Datengrundlage

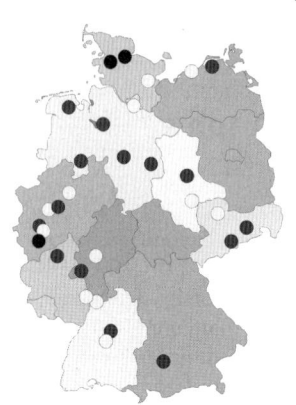

- Prospektive Datenlieferung:
  - Hauptabteilungen 27
  - Belegabteilungen 3
- Anzahl Datensätze:
  - Hauptabteilungen 25.006
  - Belegabteilungen 660
- Erhebungsphase: 1.3.-30.6.2004

Abb. 1: Datengrundlage des DRG-Evaluationsprojektes der HNO-Heilkunde

Andererseits wurde deutlich, dass für große und – in geringerem Umfang – für mittlere Eingriffe an Kopf und Hals eine Gruppierung auf der Grundlage sowohl der Komplexitäten und Komorbiditäten der Patienten (PCCL) als auch der Komplexität des operativen Eingriffs die Sachgerechtigkeit der Aufwanddifferenzierung noch weiter verbessern konnte (Franz et al. 2006a; Franz et al. 2005a).

Im Folgenden sollen diese Zusammenhänge und die daraus folgenden Entwicklungen in der Ausdifferenzierung des G-DRG-Systems exemplarisch am Beispiel der großen Tumorchirurgie, der Mittelohrchirurgie, der Rhinochirurgie sowie der Abbildung von endoskopischen Prozeduren an den oberen Atem- und Speisewegen dargestellt werden.

3.1 Große Eingriffe an Kopf und Hals

Das G-DRG-System 2004 sah für große Eingriffe an Kopf und Hals die in Abhängigkeit vom patientenbezogenen Gesamtschweregrad (PCCL) zweifach gesplittete Basis-DRG D02 „Große Eingriffe an Kopf und Hals" vor. Eine Differenzierung anhand der Komplexität des operativen Eingriffs erfolgte nicht.

Über 400 verschiedene OPS-Kodes waren für die Basis-DRG D02 gruppierungsrelevant. Hierzu gehörten sowohl komplexe operative Eingriffe an der Schädelbasis, der Orbita als auch hochaufwändige rekonstruktive Eingriffe mit gestielten oder mikrovaskulär-anastomosierten Gewebetransplantaten. Ebenso wurden aber auch deutlich weniger komplexe Operationen wie z. B. eine kleinflächige Verschiebeplastik an Haut und Unterhaut der Lippe oder die Inzision eines Muskels im Kopf-Hals-Bereich der Basis-DRG D02 zugeordnet (Franz et al. 2007a).

Durch die Etablierung des operativen Eingriffs als zentrales Differenzierungskriterium großer Eingriffe an Kopf und Hals stieg die Zahl der für große Eingriffe an Kopf und Hals zur Verfügung stehenden abrechenbaren G-DRGs bis zur G-DRG-Version für 2008 von zwei auf neun an, die sich zudem auf mehrere Basis-DRGs verteilen (FPV 2008) (Abb. 2).

Zudem können seit dem G-DRG-System 2007 große chirurgische Eingriffe an Kopf und Hals in den Basis-DRGs D02 „Komplexe Resektionen mit Rekonstruktionen an Kopf und Hals" und D24 „Komplexe Hautplastiken und große Eingriffe an Kopf und Hals" zusätzlich

Auswirkungen auf die HNO-Heilkunde

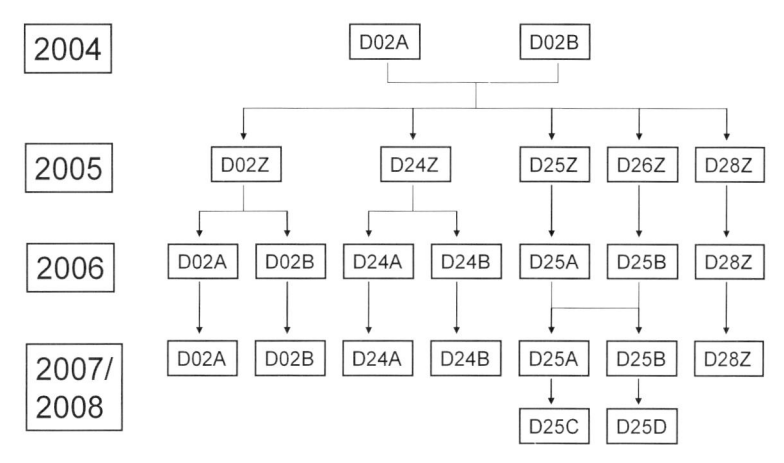

Abb. 2: Ausdifferenzierung der großen Eingriffe an Kopf- und Hals in den G-DRG-Systemen 2004 bis 2008

durch die Kombination bestimmter Prozedurenkodes hinsichtlich ihrer Komplexität weiter differenziert werden.

Diese Neueinführung des Differenzierungskriteriums „Kombinationseingriff" verbunden mit einer PCCL-abhängigen DRG-Differenzierung führt zu einer Aufwertung mehrerer, für sich genommen weniger komplexer Eingriffe an multimorbiden Patienten. Eingriffe, die alleine kodiert nicht in die Basis-DRG, sondern in die G-DRG D24B führen würden, können in Kombination mit anderen Eingriffen (z. B. einer Neck-Dissection) und einer vollständigen und korrekten Kodierung vorhandener Nebendiagnosen in die bisher ausschließlich für hochkomplexe Eingriffe an Kopf und Hals „reservierte" Basis-DRG D02 eingruppiert werden (Franz et al. 2007b).

Damit hängt die Höhe der DRG-Vergütung seither noch stärker von einer korrekten und vollständigen Kodierung der Prozeduren und Diagnosen ab. Spezifische Kodierkenntnisse der gruppierungsrelevanten OPS-Kodes und ihre Zuordnung zu den einzelnen onkochirurgischen G-DRGs sind für die kodierenden Operateure unerlässlich geworden. Eine Fehlgruppierung aufgrund einer unspezifischen oder unvollständigen Kodierung kann einen hohen Erlösverlust verursachen (Alberty 2006; Franz et al. 2006b; Franz et al. 2007a).

3.2 Mittelohrchirurgie

Für die Zuordnungssystematik des DRG-Systems war es wichtig, alle wesentlichen Teilschritte standardisierter Mittelohreingriffe möglichst in einem einzigen OPS-Kode darstellbar zu machen. Darüber hinaus sollten in dem jeweiligen Kode Informationen über die Komplexität des Eingriffs, den intraoperativen Sachmittelverbrauch (Prothesen) sowie – soweit möglich – den postoperativen Heilungsverlauf (Umfang des Wundgebietes) explizit oder implizit enthalten sein (Franz et al. 2006a).

Nach Abschluss der Überarbeitung des OPS kann seit der Version 2006 bei allen Gehör verbessernden Mittelohreingriffen (Stapesplastiken, Tympanoplastiken) die Verwendung von Prothesen systematisch an der letzten Stelle verschlüsselt werden. Zusätzlich wurde die Kom-

III. Medizin

5-195	**Tympanoplastik (Verschluss einer Trommelfellperforation und Rekonstruktion der Gehörknöchelchen)**
Hinw.:	Siehe auch andere Operationen an Mittel- und Innenohr (5-20)
	Die Einnahme von Temporalisfaszie ist gesondert zu kodieren (5-852.g)
5-195.9	Tympanoplastik Typ II bis V
.90⇆	Ohne Implantation einer Prothese
.91⇆	Mit Implantation einer autogenen Prothese (z. B. Auto-Ossikel)
.92⇆	Mit Implantation einer alloplastischen Prothese
.93⇆	Mit Implantation einer allogenen oder xenogenen Prothese (z. B. Homio-Ossikel)
.9x⇆	Sonstige
5-195.a	Tympanoplastik mit Attikotomie oder Attikoantrotomie
.a0⇆	Ohne Implantation einer Prothese
.a1⇆	Mit Implantation einer autogenen Prothese (z. B. Auto-Ossikel)
.a2⇆	Mit Implantation einer alloplastischen Prothese
.a3⇆	Mit Implantation einer allogenen oder xenogenen Prothese (z. B. Homio-Ossikel)
.ax⇆	Sonstige
5-195.b	Tympanoplastik mit Attikotomie oder Mastoidektomie
	Inkl.: Tympanoplastik mit posteriorem Zugang
.b0⇆	Ohne Implantation einer Prothese
.b1⇆	Mit Implantation einer autogenen Prothese (z. B. Auto-Ossikel)
.b2⇆	Mit Implantation einer alloplastischen Prothese
.b3⇆	Mit Implantation einer allogenen oder xenogenen Prothese (z. B. Homio-Ossikel)
.bx⇆	Sonstige
5-195.c	Tympanoplastik mit Anlage einer Ohrradikalhöhle
.c0⇆	Ohne Implantation einer Prothese (5-203.2,4)
.c1⇆	Mit Implantation einer autogenen Prothese (z. B. Auto-Ossikel)
.c2⇆	Mit Implantation einer alloplastischen Prothese
.c3⇆	Mit Implantation einer allogenen oder xenogenen Prothese (z. B. Homio-Ossikel)
.cx⇆	Sonstige
5-195.x⇆	Sonstige
5-195.y⇆	N. n. bez.

Abb. 3: Kodierung von Mittelohreingriffen (Tympanoplastiken) im OPS 2008 unter Berücksichtigung der Operationsausdehnung in Richtung Mastoid (Komplexität des Eingriffs) und der verwendeten Mittelohrprothesen (Sachkosten)

bination einer tympanoplastischen Maßnahme mit Eingriffen am Mastoid in einem einzigen OPS-Kode ermöglicht (Abb. 3).

In der Konsequenz resultiert nun eine erheblich aufwandsgerechtere Abbildung der Mittelohrchirurgie im G-DRG-System wie auch im Rahmen des für die belegärztliche Liquidation bedeutsamen EBM (Einheitlicher Bewertungsmaßstab) (Alberty und Franz 2006).

Diese Umstrukturierung der OPS-Systematik hat erstmals im DRG-System 2008 zu einer Neuordnung der Eingriffe am Mittelohr in der Basis-DRG D06 und einer sachgerechteren Vergütung geführt.

3.3 Nasenchirurgie

Eingriffe an der Nase wurden im G-DRG-System bis zur G-DRG-Version 2005 nur wenig differenziert abgebildet. Zwar existierten formal fünf G-DRGs in der für die HNO-Heilkunde relevanten Hauptdiagnosekategorie (MDC) 03, denen nasenchirurgische Eingriffe zugeordnet wurden. In der Praxis bezog sich diese Differenzierung allerdings vor allem auf Eingriffe an den Nasenmuscheln oder an der äußeren Nase. Dies führte dazu, dass noch in der G-DRG-Version 2005 mehr als drei Viertel der nasenchirurgischen Eingriffe lediglich einer einzigen G-DRG, und zwar der D10Z „Eingriffe an der Nase", zugeordnet wurden. In dieser waren damit praktisch alle plastischen und rekonstruktiven Eingriffe an der Nasenscheidewand (Septumplastiken) sowie an der inneren und äußeren Nase (Septorhinoplastiken) enthalten. Eine Differenzierung aufwändiger Fälle erfolgte nicht. Wesentliche Ursache für diese inhomogene Fallzuordnung war die Unzulänglichkeit des OPS-Katalogs bis zur Version 2005, bereits auf der Ebene der Prozedurenkodes eine Darstellung des Ressourcenverbrauches zu ermöglichen (Franz et al. 2005b).

Nach einer Überarbeitung des OPS kann seit 2006 zwischen plastischen Korrekturen (ohne Aufbau bzw. Transplantate) und plastischen Rekonstruktionen der Nase unterschieden werden. Zudem kann die Verwendung von Transplantaten durchgängig an der 6. Stelle der OPS-Kodes verschlüsselt werden. Unterschieden wird zwischen „lokalen autogenen", „distalen autogenen", „allogenen oder xenogenen" und „sonstigen" Transplantaten. So kann – auch auf der Ebene anderer Vergütungssysteme, wie dem EBM oder der GOÄ (amtliche Gebührenordnung für Ärzte) – künftig der operative Ressourcenverbrauch besser abgebildet werden. Die Überarbeitung der Eingriffe an der Nase erfolgte analog zu einer bereits etablierten Prozedurenklassifikation in der plastischen Chirurgie der Ohrmuschel, die ebenfalls zwischen wenig komplexen korrigierenden und komplexen rekonstruierenden Eingriffen unterscheidet und diese Unterscheidung bereits bis auf die Ebene des Fallpauschalenkatalogs und damit des Preissystems ermöglicht (Alberty und Franz 2006).

Aufbauend auf dieser Neustrukturierung des OPS-Katalogs wurden ab dem G-DRG-System 2006 neue Strukturen für die Eingruppierung nasenchirurgischer Eingriffe umgesetzt. Somit können die bis dahin faktisch in einer einzigen Basis-DRG zusammengefassten Fälle nun z.B. anhand der Hauptdiagnose („Eingriffe bei bösartigen Neubildungen") sowie – vor allem – anhand der Komplexität des nasenchirurgischen Eingriffs in fünf abrechenbare DRGs differenziert werden (Abb. 4).

Differenzierungskriterium	G-DRG (2008)	BWR
Eingriffe bei bösartiger Neubildung	D35Z	1,299
Sehr komplexe E. a. d. Nase, Alter <16	D36A „Nase <16"	1,573
	D36B „NNH"	0,925
Sehr komplexe Eingriffe an der Nase	D37Z	0,983
Mäßig komplexe Eingriffe an der Nase	D38Z	0,743
Andere Eingriffe an der Nase	D39Z	0,541

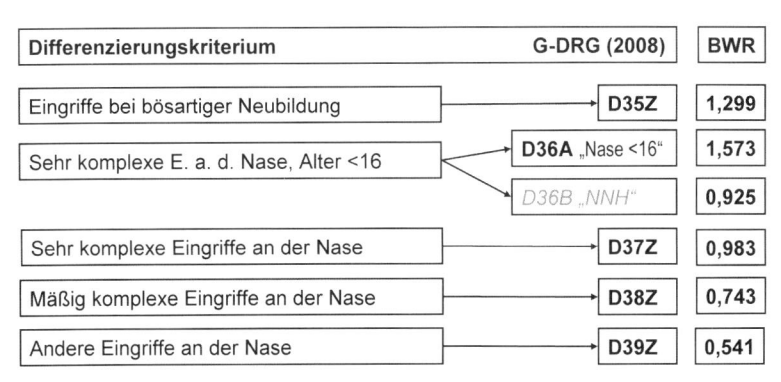

Abb. 4: Differenzierte Abbildung der Eingriffe an der Nase in fünf Basis-DRGs in Abhängigkeit von der Hauptdiagnose (bösartige Neubildung) und der Komplexität der Prozedur.
(NNH = Nasennebenhöhlen; E. a. d. = Eingriffe an der)

Die nun zur Verfügung stehenden fünf Fallgruppen haben zu einer Spreizung der Bewertungsrelationen von ca. 0,5 bis 1,5 geführt und ermöglichen nun weitgehend die in einem Preissystem unerlässliche, aufwandsgerechte Abbildung der Fälle mit Eingriffen an der Nase (Franz et al. 2007a).

III. Medizin

3.4 Starre Endoskopie der Atem- und Speisewege

Die Diagnostik und Therapie von Erkrankungen des Rachens, des Kehlkopfes, der Luft- und der Speiseröhre erfordern sehr häufig die Durchführung endoskopischer Eingriffe mit starren Instrumenten. Der Einsatz starrer Instrumente macht die Durchführung der Endoskopie in Allgemeinanästhesie notwendig. Die reine diagnostische starre Endoskopie galt im G-DRG-System bis zur Systemversion 2008 nicht als gruppierungsrelevante Prozedur.

Aus HNO-ärztlicher Sicht stellt nicht eine signifikante Prozedur im Rahmen einer starren Endoskopie die determinierende Variable zur Zuordnung als „operativer Eingriff" dar, sondern die Durchführung einer starren Endoskopie selbst ist in der Praxis hinsichtlich des damit verbundenen Aufwands bereits wie ein operativer Eingriff zu bewerten – nicht zuletzt aufgrund der obligatorischen Durchführung in Intubationsnarkose und der damit erforderlichen Nachbetreuung (Franz et al. 2005a, 2006a).

Die meisten Fälle mit starren diagnostischen Endoskopien sind durch kurze Verweildauern gekennzeichnet. Innerhalb der Fallgruppen der medizinischen Partition können diese Patienten daher zu erheblichen Aufwand-, Verweildauer- und Leistungsinhomogenitäten führen. Besonders auffällig zeigen sich diese Inhomogenitäten bei Patienten mit bösartigen Neubildungen. Die Basis-DRG D60 fasst Patienten mit einer im Sinne des G-DRG-Systems nicht-operativen Therapie bösartiger Neubildungen im HNO-Bereich zusammen. Hierzu gehört z. B. die Durchführung einer intravenösen Chemotherapie, aber auch die Durchführung starrer diagnostischer Endoskopien. Dies führt zu einer Vermischung tendenziell ressourcenaufwändigerer Fälle mit längerer Verweildauer (onkologische Chemotherapie) und eher weniger aufwändigeren Fällen mit einer Verweildauer zwischen einem und drei Tagen (starre diagnostische Endoskopien). Insgesamt reduziert sich hierdurch der mittlere Gesamtaufwand aller Fälle der Basis-DRG D60, welches letztlich zu einer tendenziellen Unterfinanzierung der Fälle mit onkologischer Chemotherapie und einer Überfinanzierung der Fälle mit solitären starren diagnostischen Endoskopien führt. Auch in anderen „Misch-DRGs" inner- und außerhalb des MDC 03 werden Fälle mit starren Endoskopien der oberen Atem- und Speisewege abgebildet, so im Rahmen der Tumornachsorge oder bei gutartigen Erkrankungen (Franz et al. 2005a, 2006a).

Im Sinne einer Erhöhung der Abbildungsqualität wurde daher die Etablierung auch starrer endoskopischer Eingriffe als gruppierungsrelevante Differenzierungsparameter angestrebt. Die G-DRG Version 2008 sieht erstmals eine Gruppierungsrelevanz für Ösophagoskopien und Tracheobronchoskopien mit starren Instrumenten vor, sofern eine Verweildauer von mehr als einem Belegungstag und erhebliche Komorbiditäten (PCCL > 2) vorliegen. Werden diagnostische Endoskopien allerdings bei Fällen mit nur einem Belegungstag (Aufnahme am Eingriffstag) erbracht, ist eine leistungsgerechte Differenzierung auch weiterhin nicht umgesetzt, wie die Analyse der realisierbaren Bewertungsrelationen deutlich zeigt (FPV 2008) (Abb. 5).

Dies führt – bei zudem erheblichen Unterschieden in der Höhe der Bewertungsrelationen – in der Abrechnungspraxis mit den Kostenträgern oft zu Auseinandersetzungen, auf die weiter unten noch eingegangen werden soll.

4 Konsequenzen für die Kliniken

Die geschilderte Ausdifferenzierung des Fallpauschalenkataloges, die Entwicklung der Basisfallwerte sowie die spürbare Verkürzung der stationären Verweildauern vor allem häufiger, wenig komplexer Fälle haben bereits jetzt an vielen HNO-Kliniken zu erheblichen Veränderungen geführt. Diese umfassen die Organisation der Leistungsdokumentation, -abrechnung

Auswirkungen auf die HNO-Heilkunde

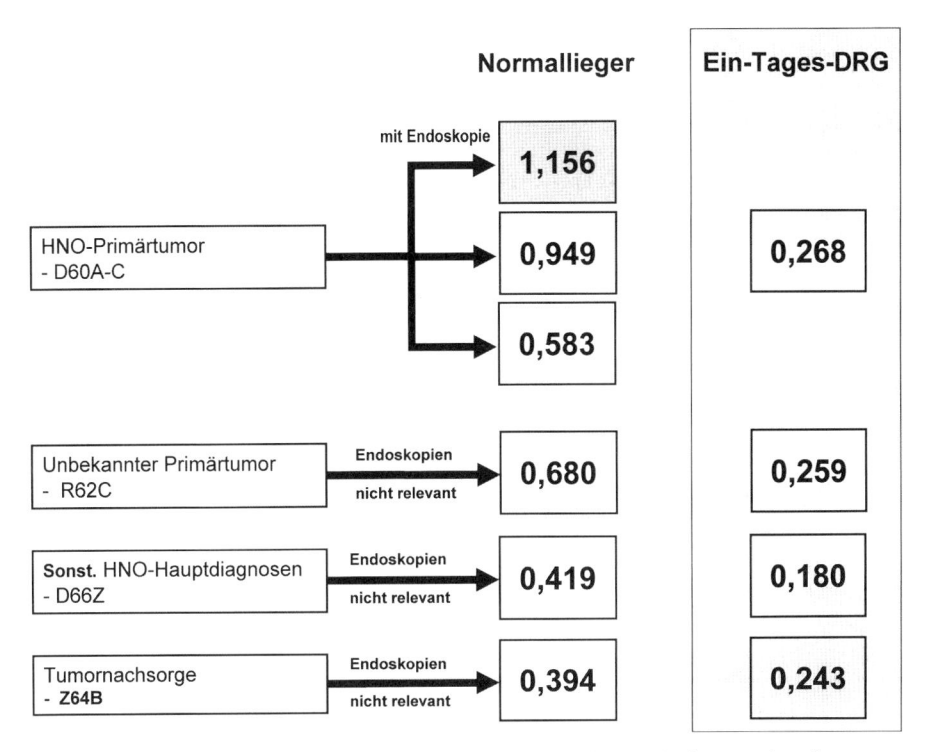

	Normallieger	Ein-Tages-DRG
HNO-Primärtumor - D60A-C	mit Endoskopie → 1,156 → 0,949 → 0,583	0,268
Unbekannter Primärtumor - R62C	Endoskopien nicht relevant → 0,680	0,259
Sonst. HNO-Hauptdiagnosen - D66Z	Endoskopien nicht relevant → 0,419	0,180
Tumornachsorge - Z64B	Endoskopien nicht relevant → 0,394	0,243

Abb. 5: Bewertungsrelationen für Fälle mit starren, diagnostischen Endoskopien der oberen Atem- und Speisewege im DRG-System 2008 in Abhängigkeit von der Verweildauer

und -planung sowie strukturelle Veränderungen hinsichtlich der personellen und strukturellen Bedingungen vor dem Hintergrund abnehmender Verweildauern und einer zunehmenden Leistungsverlagerung in den ambulanten Bereich (Alberty et al. 2004; Franz et al. 2007a).

4.1 Dokumentationsaufwand

Die Ausdifferenzierung des Fallpauschalenkatalogs hat für die HNO-Heilkunde zu einer deutlich sachgerechteren Leistungsabbildung geführt. Verbunden war dies allerdings mit einer deutlich erhöhten Anzahl relevanter G-DRGs und damit zwangsläufig auch mit einer deutlichen Zunahme der Systemkomplexität (Franz et al. 2007a).

Dies stellt die klinisch tätigen Ärzte vor enorme Herausforderungen. Soll die durch das System gegebene hohe Abbildungsqualität optimal genutzt werden, so muss ein hohes Maß an Know-how hinsichtlich der Klassifikationssysteme für Diagnosen und Prozeduren, der Kodierung, des Fallpauschalen-Kataloges, der begleitenden Abrechnungsregeln und zusätzlicher Finanzierungskomponenten in der jeweils gültigen Fassung vorgehalten werden. Dieses Know-how geht weit über die prognostizierten Auswirkungen einer „Jagd nach Diagnosen und Prozeduren" durch die DRG-Einführung für chirurgische Abteilungen hinaus und bindet erhebliche personelle Ressourcen, auch und gerade bei den medizinischen Leistungsträgern, da die

III. Medizin

Komplexität der medizinischen Zusammenhänge gerade bei Fällen mit großen Eingriffen an Kopf und Hals oder multimodalen Therapieverfahren durch medizinische Dokumentare alleine nicht erfasst werden können (Franz et al. 2007a; Reith 2002).

Von einer hohen Kodierqualität hängen weitere nicht unerhebliche Ressourcen verbrauchende Prozesse innerhalb des Krankenhauses ab, wie z.B. die korrekte Fallmengen- und Leistungsplanung im Rahmen der jährlichen Budgetverhandlungen des Krankenhauses sowie der Umfang der Auseinandersetzungen strittiger Abrechnungsfälle mit dem Medizinischen Dienst der Krankenversicherung (MDK) und die damit verbundenen finanziellen Risiken für das Krankenhaus.

4.2 Verweildauern

Die Verbreitung minimal-invasiver Operationstechniken, beispielsweise der funktionell-endoskopischen Nasennebenhöhlenchirurgie oder der Laserchirurgie des Rachens und des Kehlkopfes, ermöglicht es der HNO-Heilkunde heute, unabhängig von den finanziellen Rahmenbedingungen, klinisch häufige Krankheitsbilder chirurgisch im Rahmen deutlich kürzerer Krankenhausaufenthalte zu behandeln (Alberty et al. 2004).

Eine kontinuierliche Absenkung der Verweildauern war in der HNO-Heilkunde daher bereits vor Einführung des DRG-Systems zu beobachten, wurde durch diese und den zunehmenden ökonomischen Druck auf die Krankenhäuser aber noch deutlich verschärft. Da zudem bei weiteren, klinisch häufigen Fallkonstellationen die regulären Verweildauern knapp oberhalb der unteren Grenzverweildauern liegen, können durch eine weitere Verkürzung seitens der Kostenträger erhebliche Einsparungen erzielt werden. Durch die Kalkulation „impliziter Ein-Tages-DRGs" hat sich diese Konstellation noch verschärft. In der Praxis betrifft dies häufig den präoperativen Tag vor Durchführung eines weniger komplexen Eingriffs oder einer diagnostischen Endoskopie (s. o.).

In der Auseinandersetzung mit den Kostenträgern bleibt die Qualität der Versorgung für den Patienten dabei häufig auf der Strecke. So wird auch in ländlichen Gebieten die notwendige Vorbereitung für einen Eingriff ambulant eingefordert, was bei Anfahrtszeiten von einer Stunde und mehr nicht nur für ältere und wenig mobile Patienten eine erhebliche Belastung bedeuten kann und die Arzt-Patient-Beziehung und die Erreichung des Behandlungsziels mitunter stark belastet.

Aber auch in den Krankenhäusern selbst bestehen bei hohem Kostendruck Anreize, die Verweildauern auch unabhängig von den Versorgungsbedarfen zu verkürzen. Dies führt gegenwärtig zu erheblichen strukturellen Veränderungen der Kliniken. Während die Anzahl der vollstationären Betten sinkt, werden immer mehr Patienten über die Ambulanzen und Polikliniken betreut und Behandlungsabläufe oft unter Verwendung moderner Kommunikationsverfahren (Telefon, Telefax, E-Mail etc.) koordiniert. Gerade letzteres stellt für viele, insbesondere ältere oder multimorbide Patienten eine hohe Belastung dar und kann aus ärztlicher Sicht nicht immer befürwortet werden (Roeder et al. 2007).

4.3 Ökonomische Aspekte

Die weitaus überwiegende Mehrzahl der HNO-Hauptabteilungen ist Bestandteil von Krankenhäusern der Maximal- und Schwerpunktversorgung. In diesem Umfeld waren für viele Kliniken konvergenzbedingte Mindererlöse ihres Krankenhauses zu kompensieren, die den ohnehin hohen ökonomischen Druck, der seit der Einführung des DRG-Systems auf den Krankenhäusern lastet, noch verschärften (Knorr und Krämer 2006).

Zudem stieg die Spannbreite der Bewertungsrelationen der relevanten G-DRGs im Rahmen der bereits dargestellten Ausdifferenzierung des Fallpauschalenkatalogs stark an und erhöhte sich bereits in der Version 2006 gegenüber der Version 2004 – unter Berücksichtigung des Bezugsgrößeneffektes – um den Faktor 3,4. In Abhängigkeit des klinikindividuellen Leistungsspektrums in den jeweiligen G-DRGs kann es daher auf Fachabteilungsebene zu nicht unerheblichen Schwankungen des CMI und somit des DRG-Erlöses vor allem bei der Versorgung onkologischer Fälle (Franz et al. 2006b, 2006a) kommen.

HNO-Kliniken der Maximalversorgung mit einem hohen Anteil komplexer Fälle und einem Case-Mix-Index von ca. 0,9 und darüber konnten durch diese Effekte ihre Erlösstruktur weitgehend erhalten oder sogar ausbauen. HNO-Kliniken mit einem weniger komplexen Fallspektrum mussten indes Case-Mix-Verluste hinnehmen.

Immerhin war die bereits thematisierte, beschleunigte Verkürzung der Verweildauern bis 2008 im Mittel nicht mit einer Absenkung der Bewertungsrelationen für Normallieger verbunden, sodass bei konstantem, „mittlerem" Fallspektrum, d.h. bei einem hohen Anteil von Eingriffen am Mittelohr, an Nase und Nasennebenhöhlen sowie an den Speicheldrüsen in diesem Bereich konstante Erlöse zu erzielen waren (FPV 2008).

Allerdings muss bei dieser Betrachtung berücksichtigt werden, dass ein steigender Anteil von Patienten unterhalb der Regelverweildauergrenzen versorgt wird, was oft mit erheblichen Abschlägen bei den DRG-Erlösen verbunden ist, über deren Umfang bisher keine statistischen Erkenntnisse vorliegen, zumal diesbezüglich auswertbare Daten den Publikationen des InEK bisher nicht zu entnehmen sind. Darüber hinaus ist die Vergütung ambulanter Operationen nach § 115b in der Regel nicht geeignet, die Leistungserbringung durch große Kliniken mit ihren komplexen Abläufen und der notwendigen Einbindung von ärztlicher Aus- und Weiterbildung zu refinanzieren.

4.4 Sektorenübergreifende Leistungsverlagerung

Die fortschreitende Verkürzung und Umstrukturierung der Behandlungsabläufe hat an HNO-Kliniken aller Versorgungsstufen zu vielfach erheblichen Leistungsverlagerungen geführt (Abb. 6). Allerdings liegen bisher keine Erhebungen zum Umfang dieser Leistungsverlagerungen und ihren Konsequenzen für die Qualität der Patientenversorgung vor. Die angekündigte Begleitforschung zu den Effekten der DRG-Einführung auf die Patientenversorgung hat praktisch bislang nicht stattgefunden.

III. Medizin

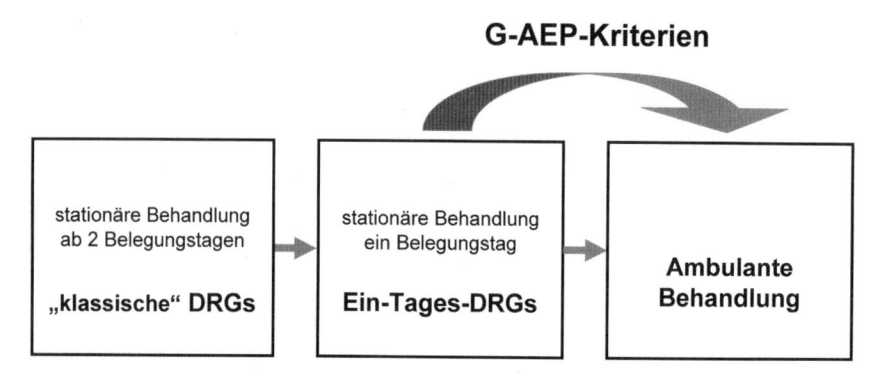

Abb. 6: Leistungsverlagerung vom vollstationären Bereich über Kurzlieger („Ein-Tages-DRGs") in den ambulanten Bereich

4.5 Ärztliche Aus- und Weiterbildung

Die HNO-ärztliche Aus- und Weiterbildung erfolgte bisher annähernd ausschließlich an den HNO-Kliniken der Maximal- und Schwerpunktversorgung. Die seit Einführung der DRGs veränderten ökonomischen und strukturellen Rahmenbedingungen bevorzugen jene Kliniken, die mit einem hohen Anteil an Fachärzten in der Lage sind, Behandlungsabläufe mit kurzen Verweildauern effizient und kostengünstig zu organisieren. Dies geht zwangsläufig zu Lasten des Umfangs, möglicherweise auch der Qualität der ärztlichen Aus- und Weiterbildung. So nimmt die Anzahl ärztlicher Mitarbeiter in der Weiterbildung zum HNO-Facharzt seit Einführung der DRGs an praktisch allen großen HNO-Kliniken stetig ab. Wirtschaftliche Anreize zur Förderung der ärztlichen Ausbildung an den Kliniken wurden durch die Politik bisher abgewehrt. Diese Umstände werden den in wirtschaftlich wenig attraktiven Regionen Deutschlands bereits heute bestehenden Fachärztemangel voraussichtlich weiter verschärfen. Auch zu diesem Thema liegt bisher keinerlei Begleitforschung vor.

5 Fazit

Die Anpassung des G-DRG-Systems an die Behandlungsstrukturen der HNO-Heilkunde erforderte erhebliche Modifikationen der aus Australien übernommenen Systematik. Die Verbände der HNO-Heilkunde haben im Rahmen eines selbst finanzierten DRG-Evaluationsprojektes Problembereiche identifiziert und in Zusammenarbeit mit DIMDI und InEK im Rahmen der Vorschlagsverfahren bis 2008 eine differenzierte Abbildung der klinisch bedeutsamen Fallkonstellationen in der G-DRG-Systematik erreichen können.

Die Rahmenbedingungen der DRG-Einführung, der deutlich erhöhte ökonomische Druck auf die Krankenhäuser und damit auch der klinischen HNO-Heilkunde, haben zu einer starken Beschleunigung eines bereits zuvor begonnenen Strukturwandels des Fachgebiets geführt. Eine spürbare Verkürzung der stationären Verweildauern sowie fortschreitende Veränderungen der ökonomischen Rahmenbedingungen stellen seither hohe Anforderungen an Mitarbeiter und Patienten der HNO-Kliniken. Es ist derzeit offen, ob vor diesem Hintergrund die

Qualität der medizinischen Versorgung einerseits und der Umfang und die Qualität der HNO-ärztlichen Aus- und Weiterbildung andererseits langfristig gesichert werden können.

Literatur

Alberty, J., Franz, D. (2006): HNO-relevante Änderungen des Operations- und Prozedurenschlüssels (OPS) ab 2006. In: Laryngorhinootologie, 85, 435–440.

Alberty, J., Franz, D., Leuwer, R., Büter, J., Metzger, F., Steuer-Vogt, M., Hörmann, K., Roeder, N. (2004): Das G-DRG-System 2004 und seine Schnittstellen zum ambulanten Sektor. Steht die HNO-Heilkunde vor einem Strukturwandel? In: HNO, 52 (5), 387–393.

Franz, D., Roeder, N., Alberty, J. (2005a): DRG-Evaluationsprojekt Hals-Nasen-Ohrenheilkunde, Kopf- und Halschirurgie – Abbildungsqualität stationärer Therapien der Hals-Nasen-Ohrenheilkunde, Kopf- und Halschirurgie Anpassungsbedarf des G-DRG-Systems. Hrsg.: Deutsche Gesellschaft für HNO-Heilkunde, Kopf- und Halschirurgie, Berufsverband Deutscher Hals-Nasen-Ohrenärzte e. V. Münster: Schüling-Verlag.

Franz, D., Roeder, N., Leuwer, R., Büter, J., Hörmann, K., Alberty, J. (2005b): Das G-DRG System 2005. Analyse und Bewertung wesentlicher Änderungen aus Sicht der HNO-Heilkunde. In: HNO, 53 (3), 213–222.

Franz, D., Roeder, N., Hörmann, K., Alberty, J. (2006a): Möglichkeiten und Grenzen einer Abbildung der HNO-Heilkunde im G-DRG-System – Ergebnisse des DRG-Evaluationsprojektes. In: HNO, 54 (3), 179–189.

Franz, D., Roeder, N., Hörmann, K., Alberty, J. (2006b): Das G-DRG-System 2006 und seine Auswirkungen auf die Abbildungsqualität der Hals-Nasen-Ohren-Heilkunde, Kopf- und Hals-Chirurgie. In: HNO, 54 (4), 267–276.

Franz, D., Franz, K., Roeder, R., Hörmann, K., Fischer, R. J., Alberty, J. (2007a): Analyse der Abbildungsqualität großer operativer Eingriffe an Kopf und Hals in den G-DRG-Systemen 2004 bis 2007 – Was hat die Weiterentwicklung der Fallpauschalen gebracht? In: HNO, 55, 538–545.

Franz, D., Roeder, R., Hörmann, K., Alberty, J. (2007b): HNO-Heilkunde, Kopf- und Hals-Chirurgie im G-DRG-System 2007. In: HNO, 55, 532–537.

FPV 2008. Vereinbarung zum Fallpauschalensystem für Krankenhäuser für das Jahr 2008. (Fallpauschalenvereinbarung 2008 – FPV 2008), Download unter: www.g-drg.de.

Knorr, G., Kraemer, A. (2006): Drei Jahre G-DRG-System – Zwischenbilanz und Ausblick. In: Das Krankenhaus, 4, 275–279.

Reith, H. B. (2002): Welche Auswirkungen wird die Einführung von G-DRGs auf chirurgische Abteilungen haben? In: Zentralblatt für Chirurgie, 127, 651–655.

Roeder, N., Fiori, W., Bunzemeier, H. (2007): Anpassungsbedarf der Vergütungen von Krankenhausleistungen für 2008, Gutachten im Auftrag der Deutschen Krankenhausgesellschaft (Download: www.dkgev.de).

Steuer-Vogt, M. K., Alberty, J., Büter, J., Leuwer, R., Schubotz, C., Dietz, A., Metzger, F., Hörmann, K. (2003): Aktuelles zum neuen G-DRG-Fallpauschalensystem. Erste Anpassung der HNO-Fallgruppen an die deutschen Kostenstrukturen. In: HNO, 51, 369–374.

Auswirkungen auf die Rheumatologie. Fallpauschaliertes Entgeltsystem mit Schrittmacherfunktion für Veränderungsprozesse in der Rheumatologie

Heinz-Jürgen Lakomek

1 Einleitung

Das im Jahr 2004 in Deutschland obligat eingeführte Fallpauschalensystem (G-DRG) überführt das bisherige Budgetsystem zur Finanzierung der akut-stationären Krankenhausleistungen in ein neues, einheitliches Preissystem mit voller Wirkung ab 2009. Dieser Herausforderung stellt sich auch die akut-stationäre Rheumatologie mit der Erschwernis, chronisch betroffene Rheumapatienten mit einer häufig komplexen Krankheitssymptomatik, wie Gelenk- und Rückenschmerzen, resultierenden Funktionseinschränkungen, verknüpft mit unterschiedlicher Organbeteiligung/-schädigung sachgerecht im G-DRG-System abzubilden. Die Notwendigkeit der Vorhaltung eines multiprofessionellen Behandlungsteams, der heute bestehende Rechtfertigungsdruck aufgrund längerer Verweildauern sowie erhöhte Anforderungen an die Behandlungsqualität machen eine kontinuierliche Verbesserung des Prozess- und Kostenmanagements auch in den Rheumakliniken/-abteilungen erforderlich. Der Weg, wie die akut-stationäre Rheumatologie die schwierige Aufgabenstellung aus dem fallpauschalierten Entgeltsystem angenommen hat, wird transparent geschildert. Die Zukunftssicherung der akut-stationären Rheumatologie im fallpauschalierten Entgeltsystem hat erfolgreich begonnen, indem hierdurch Veränderungsprozesse hin zu einer modernen Rheumatologie ausgelöst wurden, welche gute Perspektiven für die zukünftige akut-stationäre Rheumaversorgung bedingen.

2 Ergebnisse und Konsequenzen für die Rheumatologie

Aufgrund der fehlenden Abbildung der akut-stationären Rheumatologie in der Vorlage des Australischen AR-DRG-Systems (Erfassung und Finanzierung chronisch Erkrankter über eine andere Klassifikation = SNAP: subacute and non-acute patients) hat sich der Verband Rheumatologischer Akutkliniken e. V. (VRA) mit Unterstützung der Deutschen Gesellschaft für Rheumatologie e. V. (DGRh) frühzeitig um eine sachgerechte Abbildung der akut-stationären Rheumatologie im G-DRG bemüht. Mit der Erstellung eines ersten fachspezifischen Kodierleitfadens Rheumatologie (Lakomek et al. 2002a) ab Ende 2001 stand ab dem Frühjahr 2002 den akut-stationären rheumatologischen Fachabteilungen/-kliniken ein hilfreiches Instrument neben den Deutschen Kodierrichtlinien zur Verfügung, um die notwendigen Voraussetzungen für eine sachgerechte Teilnahme am fallpauschalierten Entgeltsystem der Kliniken zu unterstützen.

Da chronische Erkrankungen in Australien nicht über DRGs finanziert werden, bestand im australischen AR-DRG System auch nicht die Notwendigkeit einer spezifischen und differenzierten Abbildung. Kennzeichnend dafür ist, dass ursprünglich 2/3 der akut-stationären Rheumafälle nur zwei unterschiedlichen Basis-DRGs zugeordnet wurden. Mit dem Ziel einer differenzierten Abbildung der Akutrheumatologie im G-DRG-System führte der VRA daher von 2002–2004 ein DRG-Evaluationsprojekt durch (Fiori et al. 2004), um datengestützt ab 2004 jährliche Anpassungsvorschläge an das Institut für das Entgeltsystem im Krankenhaus (InEK) wie auch an das Deutsche Institut für Medizinische Dokumentation und Information (DIMDI) vorzunehmen. Meilensteine dieses mit der DGRh abgestimmten Vorgehens sind nachstehend aufgeführt:

- Ab 2005 Einführung der OPS-8-983 (Die multimodale rheumatologische Komplexbehandlung) im OPS-Katalog (Lakomek et al. 2005)
- 2005 Implementierung der Diagnose „Fibromyalgie" in der ICD-10-GM mit der M 79.70 und der ersten rheumatologischen G-DRG I79Z (Fibromyalgie) im G-DRG-Katalog (Fiori et al. 2005)
- 2005 Etablierung von Zusatzentgelten z. B. für humane Immunglobuline ab einer bestimmten Menge sowie für einzelne Biologika (Fiori et al. 2005)
- 2006 Einführung einer zweiten, spezifisch für die Rheumatologie vorgesehenen G-DRG: die I97Z (Rheumatologische Komplexbehandlung bei Krankheiten und Störungen am Muskel-Skelettsystem und Bindegewebe) auf Basis der OPS 8–983.1 und 8–983.2 (Lakomek et al. 2005) sowie der OPS 8–986.1 und 8–986.2 (Multimodale kinder- und jugendrheumatologische Komplexbehandlung), die in der Anlage 3a der Fallpauschalenvereinbarung bis heute als krankenhaus-individuell zu verhandelnde G-DRG aufgeführt ist (Lakomek et al. 2006).

Mit Unterstützung der DRG-Research-Group hat der Vorstand des VRA gemeinsam mit der DGRh ab 2004 die Entwicklung des G-DRG-Systems mit zunehmend sachgerechterer Abbildung der akut-stationären Rheumatologie umfassend publiziert (Roeder et al. 2004; Fiori et al. 2004; Fiori et al. 2005; Lakomek et al. 2005; Lakomek et al. 2006), was die Akzeptanz des fallpauschalierten Entgeltsystems in der akut-stationären Rheumatologie äußerst hilfreich unterstützt hat (Abb. 1). In Ergänzung zu den Deutschen Kodierrichtlinien erscheint im Jahre 2008 bereits die 6. Version des Kodierleitfadens Rheumatologie (Lakomek et al. 2008).

Mit der Weiterentwicklung des fallpauschalierten Entgeltsystems zum Einsatz als Preissystem und zunehmender Kondensation lassen die DRGs häufig keine Rückschlüsse auf das jeweilige Fallspektrum einer Klinik zu. Diese Problematik besteht insbesondere auch für die akut-stationäre Rheumatologie, die ihre Fälle neben der I97Z weitgehend auf die Basis-DRGs

- Kodierleitfaden Rheumatologie
- DRG-Evaluationsprojekt
- Multimodale rheumatologische Komplexbehandlung (OPS-8-983 > DRG I97Z)
- Fibromyalgie (ICD M79.70)

Abb. 1: Sachgerechte Abbildung der Rheumatologie im DRG-Entgeltsystem

I66 (Andere Erkrankungen des Bindegewebes), I68 (Nicht operativ behandelte Erkrankungen und Verletzungen im Wirbelsäulenbereich oder andere Frakturen am Femur) und I69 (Knochenkrankheiten und spezifische Arthropathien) verteilt. Die vom InEK unter www.g-drg.de aufgelistete Kalkulationsstruktur hinsichtlich des Ressourcenverbrauches der jeweiligen DRGs stellt Mittelwerte für Inlier dar. Die Zusammenfassung von Fällen in eine G-DRG erfolgt unter dem Aspekt der Gesamtkostenhomogenität. Da ein großer Anteil der vorliegenden Fälle in den Basis-DRGs I66, I68 und I69 aus anderen Fachrichtungen (z. B. Innere Medizin, Orthopädie) stammt, ist eine gleiche Zusammensetzung der Kostenstruktur unwahrscheinlich. Die sachgerechte Berücksichtigung der Arztbindung sowie des multiprofessionellen Teams einschließlich Physiotherapeuten, Ergotherapeuten und z. B. Psychologen in der akut-stationären Rheumatologie wird bei Vergleichen mit den Referenzwerten des InEK erschwert.

Der Grund dafür ist, dass in der jährlichen Kostenkalkulation Fälle aus Nicht-Rheumakliniken mit entsprechend hohem Anteil in der I66, I68 und I69 die Kostenkalkulation bestimmen, da sich bisher zu wenige rheumatologische Fachkliniken/-abteilungen mit ihrem Fallgerüst an der Kostenkalkulation des InEK beteiligen. Anhand des rheumatologischen DRG-Evaluationsprojekts (2002–2004) konnte bereits frühzeitig nachgewiesen werden, dass sich die Verweildauer (als starker Kostenfaktor in der konservativen Medizin) bei den Fällen rheumatologischer Einrichtungen und jenen, die der Kalkulation der Bewertungsrelationen der G-DRG zugrunde lagen, deutlich unterscheidet.

Rheumakliniken weisen eine andere Mischung an Fällen in diesen DRGs auf, was den Profilen des G-DRG-Browsers (www.g-drg.de) entnommen werden kann. Da keine gleichförmige Entwicklung der unterschiedlichen Behandlungsstrukturen erwartet werden kann, sind behandlungsstrukturübergreifende DRG-Kondensationen zu vermeiden.

Die jeweils skizzierten, mittleren Verweildauern der benannten Basis-DRGs (I66, I68 und I69) werden den rheumatologischen Fachabteilungen vielerorts durch die Krankenhausträger als Sollzahlen vorgegeben, womit bereits eine erhebliche Verweildauerverkürzung (gegenüber der Zeit vor der DRG-Einführung von bis zu über 50 %) eingetreten ist. Die akut-stationäre Behandlung chronisch Erkrankter mit meistens bestehender Multimorbidität und vorliegender Funktionseinschränkung wird durch diesen Umstand erschwert.

Die Abbildung dieser Patienten wird seit Einführung der I97Z auf der Basis der OPS 8–983 ab 2006 sicherlich hilfreich unterstützt, wobei jedoch je nach Fallspektrum der Anteil der Patienten mit der I97Z am Gesamt-Patientengut einer Fachabteilung/-klinik nur zwischen 10 und 40 % liegt und damit für den übrigen Patientenanteil die skizzierten Problemfelder bleiben.

Die fehlende Möglichkeit der Abbildung der aktuellen Krankheitsaktivität (Akuität), der jeweiligen Schmerzintensität, der vorliegenden Funktionseinschränkungen am Muskel- und Skelettsystem wie auch die häufig begrenzten kognitiven Fähigkeiten der Patienten (Lakomek 2006) mit den notwendigen vielfältigen diagnostischen wie auch therapeutischen Maßnahmen stellt bis heute bei der Abbildung im fallpauschalierten Entgeltsystem einen Nachteil für die akut-stationäre rheumatologische Patientenversorgung dar. Als Lösung könnte sich hier zukünftig anbieten, fachspezifische ICF (International Classification of Functioning, Disability and Health)-Coresets ausreichend zu berücksichtigen, um eine sachgerechtere Anpassung der Relativgewichte innerhalb der Splitts einer DRG zu unterstützen (Braun et al. 2007).

3 Veränderung der Behandlungsqualität in der akut-stationären Rheuma-Versorgung?

Mit Einführung des G-DRG-Systems sollte ein besonderes Augenmerk auf die Qualitätssicherung gerichtet werden. Neben der Untersuchung der Auswirkungen durch die DRG-Einführung („DRG-Begleitforschung") sollte gleichzeitig eine sektorenübergreifende begleitende Versorgungsforschung auf den Weg gebracht werden. Dies ist angesichts der geltenden Rahmenbedingungen für die DRG-Anwendung, die ein Einheitspreissystem vorsehen, auch folgerichtig.

Beide Maßnahmen sind bis heute zu wenig berücksichtigt. Dort, wo z. B. erfolgreich Qualitätssicherungs-/Qualitätsverbesserungsprojekte in Fachbereichen umgesetzt wurden, wie beispielsweise durch das BMG geförderte OBRA-Projekt (OBRA = Outcome Benchmarking in der rheumatologischen Akutversorgung) in der akut-stationären Rheumatologie, hat dieses bisher nicht zu einer finanziellen Besserstellung durch die Kostenträger beigetragen (Menhorn und Gerst 2007).

Das G-DRG-System stellt immer noch eine gewisse Bedrohung für die heutige wie auch zukünftige Abbildung chronisch erkrankter Patienten dar, da der sich meist ergebende Mehraufwand von den Krankenhausträgern bei fehlender Gegenfinanzierung Entscheidungen begünstigt, entsprechende Fachbereiche längerfristig nicht mehr vorzuhalten.

Die durch den medizinischen Fortschritt ausgelöste Alterskaskade trifft auch für chronisch Rheumakranke zu. Der sich hier ergebende Mehraufwand bei über 65-jährigen Rheumapatienten kann nur zu einem kleinen Teil in der frührehabilitativen geriatrischen Komplexbehandlung (OPS 8–550) abgebildet werden, falls ein Geriater und die entsprechenden Behandlungsinhalte in einer rheumatologischen Einrichtung vorgehalten werden. Andernfalls geht der skizzierte Mehraufwand ausschließlich zu Lasten der Krankenhausträger.

Zudem unterliegen die handelnden Ärzte hierbei dem Konflikt, einerseits Rationierungsmaßnahmen im Sinne der Ökonomie vornehmen zu müssen und andererseits eine hohe Behandlungsqualität vorzuhalten, was vielfach kritische Fragen bei den Handelnden aufwirft.

4 Auswirkungen auf die Behandlungsqualität

Wenn möglich, sollte bei gleicher G-DRG ein ähnlicher Ressourcenaufwand (z. B. vorgehaltene vergleichbare Strukturqualität in Rheumakliniken/-abteilungen) Berücksichtigung finden (Lakomek et al. 2002b; Stier-Jarmer et al. 2006). Ansonsten besteht die Problematik, dass mit erheblich unterschiedlichem Leistungsprofil ein gleicher Erlös erzielt werden kann.

Mit der Einführung eines jeweils fachspezifischen ICF-Coresets (Braun et al. 2007) ließe sich z. B. auch in der akut-stationären Rheumatologie die Fallschwere besser abbilden, was einen Beitrag zu einer größeren Sachgerechtigkeit der Erlössituation im fallpauschalierten Entgeltsystem bedeuten würde.

Die Fachgesellschaften sollten dabei unterstützt werden, für ihre Fachgebiete aussagefähige Qualitätsindikatoren zu entwickeln. Die positiven Erfahrungen aus dem OBRA-Projekt (Projektbericht OBRA 2007) (Abb. 2) im Rahmen des Förderschwerpunktes „Benchmarking im Gesundheitswesen" des Bundesministeriums für Gesundheit haben gezeigt, dass sowohl die Patienten als auch die Krankenhäuser an Qualitätsmessungen und -verbesserungen interessiert sind. Es muss allerdings verhindert werden, dass zweifelhafte Qualitätsmessungen lediglich

III. Medizin

> **OBRA** (**O**utcome **B**enchmarking in der **R**heumatologischen **A**kutversorgung)
>
> ⇨ Verbesserung der Behandlungsqualität
>
> ⇨ Verbesserung der Patientenzufriedenheit
>
> ⇨ Verbesserung der Kommunikationsstruktur
>
> ⇨ Beweis der Nachhaltigkeit der Behandlung

Abb. 2: Kontinuierliche Verbesserung der Prozess- und Ergebnisqualität im OBRA-Projekt

zum Ranking und zu Zwecken der Vertragsgestaltung „missbraucht" werden. In diesem Kontext sei auch die problembehaftete Nutzung von Routinedaten zur Qualitätsmessung erwähnt (Siebers et al. 2007a, 2007b). Die berechtigte Forderung nach mehr Transparenz in Bezug auf die Qualität der Leistungserbringung darf nicht durch die kurzfristige und unkritische Nutzung von Daten mit fragwürdiger Aussagekraft zur Behandlungsqualität in der Rheumatologie konterkariert werden. Insbesondere bei der spezialisierten Behandlung von chronisch erkrankten Patienten stehen die Ergebnisqualität und der langfristige Nutzen (z. B. Verhinderung von Krankheitsaktivität und Funktionseinschränkungen) im Vordergrund. Eine auf einzelne Episoden und einzig auf den stationären Sektor bezogene Auswertung von Routinedaten kann hier sicherlich nicht die erwünschten Informationen liefern.

5 Optimierung des sachgerechten Ressourceneinsatzes

Mit Einführung des fallpauschalierten Entgeltsystems wird die Optimierung des notwendigen Ressourceneinsatzes gefördert. Der Umfang diagnostischer wie auch therapeutischer Maßnahmen muss weiter überprüft werden; hierbei stellt die Etablierung von klinischen Behandlungspfaden (Küttner et al. 2007; Lakomek et al. 2007a) eine wichtige Hilfe im klinischen Alltag dar. Die Kosten-Erlös-Relation kann insbesondere durch Prozessoptimierungen und Leistungssteigerungen mittels klinischer Behandlungspfade bei gleichem Ressourceneinsatz nachhaltig positiv beeinflusst werden (Liedtke-Dyong et al. 2007). Es gilt zu bedenken, dass die akut-stationäre Versorgung der Betroffenen auch unter Berücksichtigung des Kostendrucks weiterhin sachgerecht geschieht, um zum einen die erforderliche Behandlungsqualität zu erzielen und zum anderen, um kurzfristige Wiederaufnahmen abzuwenden.

Trotz ökonomischer Zwänge und Abnahme der Verweildauern müssen die Sorgfalt im Einsatz der Ressourcen, die Behandlungsqualität und die Patientenzufriedenheit weiterhin wichtige Ziele darstellen. Hierbei gilt es auch zu berücksichtigen, dass die einweisenden Ärzte und die Kostenträger die erzielten Behandlungsergebnisse als positiv und hilfreich bewerten. Rationalisierung sollte vor Rationierung stehen!

6 Einflüsse auf das Verhältnis zu anderen Leistungssektoren

Bislang dürften sich negative Auswirkungen durch die episoden-orientierte und sektorale Finanzierung von Krankenhausleistungen bei chronischen Erkrankungen noch in Grenzen halten. Mit fortschreitendem ökonomischen Druck muss jedoch sichergestellt werden, dass Anreize so gesetzt werden, dass das Ziel der Krankenhausbehandlung nicht nur das kurzfristige Behandlungsergebnis ist, sondern u. U. auch aufwändigere (z. B. teure Medikamente, höhere Leistungsdichte, längere Verweildauern) Behandlungen durchgeführt werden, um den langfristigen Behandlungserfolg zu sichern. Unter den derzeitigen Anreizen gehen notwendige, häufige Wiederaufnahmen außerhalb der oberen Grenzverweildauer mit positiven ökonomischen Anreizen für das Krankenhaus einher. Mehrleistungen der Versichertengemeinschaft im ambulanten oder rehabilitativen Sektor sowie Auswirkungen auf die Erwerbsfähigkeit haben keinen Effekt auf die Vergütung stationärer Leistungen. Andererseits kann auch der ökonomische Druck auf die vertragsärztliche Versorgung zu suboptimaler rheumatologischer Versorgungsqualität führen und häufige stationäre Behandlungen induzieren.

Sektorengrenzen und episodenorientierte Finanzierung können insbesondere bei chronischen Rheuma-Erkrankungen zukünftig einer qualitativ hochwertigen, leitliniengestützen Leistungserbringung im Wege stehen.

7 Herausforderungen des Krankenhausmanagements

Rheuma-Fachkrankenhäuser kooperieren zunehmend mit akut-stationären Einrichtungen anderer Fachgebiete, um komplexer betroffene Rheumapatienten sachgerechter und mit dem hierfür notwendigen Ressourcenaufwand gemeinsam zu behandeln.

Die Umsetzung des fallpauschalierten Entgeltsystems sowie z. B. auch die Etablierung von Komplextherapien wird zunehmend durch umfangreiche Einzelfallprüfungen der Kostenträger, meist über den Medizinischen Dienst der Krankenversicherung (MDK), erschwert. Diese haben zum Ziel, primäre Fehlbelegungen oder, z. B. bei Komplextherapien, sekundäre Fehlbelegungen bei den Krankenhäusern anzumahnen sowie deren vollständige Erbringung durch das Auffinden von Dokumentationslücken in Frage zu stellen.

Hierbei werden argumentativ häufig die AEP-Kriterien (AEP = Appropriateness Evaluation Protocol) von den MDKs für Einzelfallprüfungen bei chronisch Rheumakranken eingesetzt, ohne dass diese laut Präambel für die Bewertung von Exazerbationen chronisch Erkrankter als geeignet beschrieben werden.

III. Medizin

Eine Konsequenz für die Krankenhäuser ist, eine umfassende Dokumentation zur Fallschwere und Krankheitsaktivität der Betroffenen in der Behandlungsroutine vorzuhalten und den Einsatz der ausschließlich akut-stationär vorgehaltenen Behandlungsmaßnahmen transparent zu beschreiben. Das AEP-Kriterium A10 (akute oder progrediente sensorische, motorische, funktionelle, zirkulatorische, respiratorische oder dermatologische Störungen sowie Schmerzzustände, die den Patienten nachdrücklich behindern oder gefährden) wird von den MDKs hinsichtlich der Notwendigkeit einer akut-stationären Aufnahme eines Patienten in einer Rheumaklinik bisher zu wenig berücksichtigt. In über 80 % der akut-stationär abgebildeten Rheumapatienten finden sich zusätzlich die in A10 beschriebenen Schmerzzustände. Eine Odyssee unterschiedlicher Diagnostik- und Therapiemaßnahmen – oftmals über Jahre – im ambulanten Bereich wird von den MDKs bei der Beurteilung der Notwendigkeit einer akut-stationären Behandlung vielfach unberücksichtigt gelassen. Die Abwendung der Chronifizierung einer Schmerzerkrankung, zu denen auch viele Rheuma-Erkrankungen zählen, ist durch dieses Vorgehen erheblich erschwert.

Beispielhaft sei hier nur die Fibromyalgie als eine komplexe Schmerzerkrankung genannt, die ebenfalls eine wichtige rheumatische Schmerzerkrankung darstellt und auch akut-stationäre Behandlungsmaßnahmen erfordern kann. In vielen Bundesländern führt die Aufnahmediagnose „Fibromyalgie" zu unzähligen Fehlbelegungsprüfungen, leider teilweise auch aus der Problematik heraus, dass das Krankheitsmodell dieser Erkrankung vielfach nicht berücksichtigt wird (Lakomek et al. 2007b).

Während für die Kostenträger Rheumakliniken bislang überwiegend unter dem Gesichtspunkt der primären Fehlbelegung geprüft wurden (hätte eine Aufnahme in ein Akutkrankenhaus überhaupt erfolgen müssen?), haben sich Krankenhäuser, die die G-DRG-I97Z (Rheumatologische Komplexbehandlung bei Krankheiten und Störungen am Muskel-Skelettsystem und Bindegewebe) abrechnen, auf eine neue Form der Fallprüfung, die zunehmend auch medizinische Behandlungsinhalte und Indikationen hinterfragt, einstellen müssen. Fallprüfungsinhalte beziehen sich auf die Einhaltung der im OPS genannten Mindestmerkmale, den tatsächlichen Umfang der Therapie, die Notwendigkeit einer akut-stationären Behandlung bis zum letzten Tag der Komplexbehandlung oder die wirkliche Notwendigkeit der Komplextherapie beim konkreten Patienten. Prüfkriterien, insbesondere zu den letzten Prüfungsschwerpunkten, sollten von medizinischer Seite bundesweit verbindlich festgelegt werden, um unter einer bundesweit einheitlichen Finanzierung ungünstige divergierende lokale Lösungen zu vermeiden (Fiori et al. 2007).

8 Perspektiven der modernen akut-stationären Rheumatologie

Im Wissen um die Unverzichtbarkeit der akut-stationären Rheumatologie für das deutsche Gesundheitswesen (Lakomek 2006) wird auch zukünftig sicherzustellen sein, dass das G-DRG-System die gewonnene Abbildungsqualität nicht wieder verliert. Hier sind insbesondere auch Fehlanreize durch unsachgemäße DRG-Kondensationen zu beachten.

Die akut-stationäre Rheumatologie hat sich in den letzten Jahren der Etablierung des fallpauschalierten Entgeltsystems stark gewandelt. Die wichtigsten Aspekte dieser *modernen* akut-stationären Rheumatologie seien kurz dargestellt, denn sie bilden die Basis für die Perspektiven der akut-stationären Rheumatologie im zukünftigen G-DRG-System.

Dass Diagnostik und Therapie auf dem neuesten Stand der Wissenschaft leitliniengestützt durchgeführt werden, ist selbstverständlich. Wichtig hierbei ist eine umfangreiche Fort- und

Weiterbildung der ärztlichen und aller an der Patientenversorgung beteiligten nicht-ärztlichen Mitarbeiter.

Die moderne akut-stationäre Rheumatologie hat eine definierte, verbindliche Strukturqualität, die vom VRA (Verband Rheumatologischer Akutkliniken) 2002 veröffentlicht wurde und eine hohe Behandlungsqualität ermöglicht. Hierzu gehören die Festlegung von Behandlungssituationen (Krankheitsschwere, Behandlungsintensität) gemäß einem AEP-adaptierten Indikationskatalog sowie die Beschreibung von Aufnahme- und Behandlungsstrukturen (Mindestmengen: 500 stationäre Rheumapatienten/Jahr, jederzeitige Aufnahme, Möglichkeit von Intensiv-Überwachung) und Personalstrukturen (mindestens zwei internistische Rheumatologen, Weiterbildungsermächtigung, geschultes, multiprofessionelles Team) (Lakomek et al. 2002b; Lakomek 2006).

Eine kontinuierliche Verbesserung der Prozess- und Ergebnisqualität hat der VRA durch das OBRA-Projekt (Outcome Benchmarking in der Rheumatologischen Akutversorgung) bisher in 13 seiner Einrichtungen erzielt. Behandlungsqualität, Patientenzufriedenheit und Kommunikationsstruktur konnten so nachhaltig verbessert werden; auch konnte erstmalig für einen konservativen Fachbereich die Nachhaltigkeit der akut-stationären Behandlung an einer großen Patientengruppe aufgezeigt werden (Beispiel Rheumatoide Arthritis: Drei Monate nach Entlassung noch messbare signifikante Reduzierung der Krankheitsaktivität gegenüber der Aufnahmesituation).

Klinische Behandlungspfade sind aus einer modernen Akut-Rheumatologie nicht wegzudenken, denn sie verbessern Behandlungsqualität und Wirtschaftlichkeit. Fünf Behandlungspfade wurden bisher für die Rheumatologie entwickelt (Lakomek et al. 2007; Küttner et al. 2007).

Auch Kompetenzzentren, die eine verbindliche Kooperation mit anderen Fachrichtungen gewährleisten (beispielsweise Rückenzentrum), und eine Schwerpunktbildung im Rahmen der stationären Rheumatologie (Bsp.: Diabetologie, Osteologie, Geriatrie) kennzeichnen die moderne Akut-Rheumatologie ebenso wie verbindliche Kommunikationsstrukturen nach innen und außen sowie sektorübergreifende Versorgungsstrukturen.

Das ist *moderne* Rheumatologie im fallpauschalierten Entgeltsystem mit den sich hieraus ergebenden *Perspektiven*:

Die finanzielle Perspektive scheint befriedigend zu sein, wenn die DRG-Adaptation, die Berücksichtigung von für chronisch Rheumakranke angepasste AEP-Kriterien (Lakomek et al. 2002b) und die Implementierung der klinischen Behandlungspfade weiter entwickelt und umgesetzt werden. Ein ganz wesentlicher Punkt hierbei wird die Vorhaltung einer hohen Behandlungsqualität sein, die zukünftig darüber entscheiden wird, wo und in welchen Einrichtungen die akut-stationären Leistungen abgebildet werden.

Die Patienten-Perspektive ist als sehr gut zu beurteilen, da der Rheuma-Patient zukünftig noch mehr im Zentrum der Versorgung stehen wird: So gibt es immer bessere Therapielösungen bei Multimorbidität; spezielle, komplexe intensive Therapielösungen sowie eine hoch spezialisierte Frühtherapie werden angeboten.

Auch findet der Patient immer mehr Kompetenzzentren sowie eine Versorgung durch hoch qualifizierte, multiprofessionelle Teams in der akut-stationären Rheumatologie. Eine kontinuierliche Qualitätsverbesserung (KOBRA: Kontinuierliches Outcome Benchmarking in der Rheumatologischen Akutversorgung) ist weiter ein wichtiges Ziel der akut-stationären Rheumatologie (Abb. 3).

Die Perspektive interner Prozesse ist gut, wenn die Organisationsabläufe kontinuierlich optimiert werden und sich die Führungskultur entsprechend einem Change-Management in den Kliniken/Abteilungen weiter entwickelt.

Die Innovations-Perspektive ist als gut zu bezeichnen, wenn Fortschritte der Rheumatologie weiter umgesetzt werden, Mitarbeiterpotenziale genutzt werden und die demografischen und gesellschaftlichen Veränderungen sowie die politische Entwicklung einbezogen werden.

III. Medizin

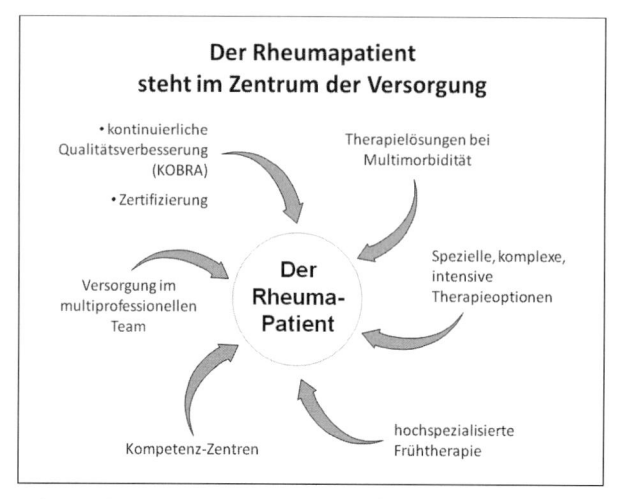

Abb. 3: Perspektiven der modernen Rheumatologie

9 Ausblick

Insgesamt ist die Perspektive der modernen akut-stationären Rheumatologie gut, sie bleibt unverzichtbar für unsere Patienten sowie die gesamte deutsche Rheumatologie.

Die kompetente Abwendung von Behinderung, der Erhalt der Arbeitsfähigkeit und der Schutz der Selbsthilfefähigkeit im Alter (65+) sind Herausforderungen im fallpauschalierten Entgeltsystem, die die akut-stationäre Rheumatologie annehmen muss und wird.

Bei einer Finanzierung über Einheitspreise (DRGs) wird zunehmend die Qualität der erbrachten Leistungen in den Mittelpunkt rücken. Insbesondere bei chronischen Erkrankungen haben neben den Patienten auch Kostenträger das Interesse, das qualitative Niveau der Versorgung zu kennen und Leistungserbringer entsprechend auszuwählen. Der Verband Rheumatologischer Akutkliniken (VRA) hat unter Förderung des Bundesministeriums für Gesundheit (BMG) und Begleitung der Rheuma-Liga das Modellprojekt Outcome Benchmarking in der Rheumatologischen Akutversorgung (OBRA) durchgeführt. Neben den realisierten konkreten Qualitätsverbesserungen wurden tragfähige Qualitätsmanagementstrukturen aufgebaut. Eine kontinuierliche Qualitätsverbesserung durch Ausweitung des Outcome-Benchmarking auf alle VRA-Kliniken mit resultierender Zertifizierung soll den Übergang ins DRG-Preissystem flankieren und so den Anreizen stiller Rationierung entgegenwirken (Fiori et al. 2007).

Literatur

Braun, J., Zochling, J., Grill, E., Liman, W., Stucki, G. (2007): Die Internationale Klassifikation für Funktionsfähigkeit, Behinderung und Gesundheit und ihre Bedeutung für die Rheumatologie. In: Zeitschrift für Rheumatologie, 66, 603–610.

Fiori, W., Franz, D., Roeder, N., Lakomek, H.-J., Hülsemann, J. L., Lehmann, H., Liman, W., Köneke, N. (2004): DRG-Evaluationsprojekt Rheumatologie. Abbildungsqualität und Anpassungsbedarf akut-stationärer rheumatologischer Behandlungen im G-DRG-System. Verband Rheumatologischer Akutkliniken. Münster: Schüling Verlag.

Fiori, W., Roeder, N., Lakomek, H.-J., Liman, W., Köneke, N., Hülsemann, J.L., Lehmann, H., Wenke, A. (2005): Veränderungen für die Rheumatologie im G-DRG-System 2005. In: Zeitschrift für Rheumatologie, 64, 58–69.

Fiori, W., Lakomek, H.-J., Roeder, N. (2008): Rheumatologie im G-DRG-Fallpauschalensystem. In: Zeidler, H., Zacher, J., Hiepe, F. (Hrsg.): Interdisziplinäre klinische Rheumatologie. 2. Aufl., Heidelberg: Springer Medizin Verlag, 1159–1164.

Küttner, T., Lakomek, H.-J., Hülsemann, J.L., Roeder, N. (Hrsg.) (2007): Klinische Behandlungspfade in der Inneren Medizin: Am Beispiel der akut-stationären Rheumatologie. Köln: Deutscher Ärzte-Verlag.

Lakomek, H.-J. (2006): Brauchen wir eine stationäre Rheumatologie? In: Deutsche Medizinische Wochenschrift, 131, 2292–2294.

Lakomek, H.-J., Hülsemann, J.L., Köneke, N., Lehmann, H., Bergerhausen, H.-J., Fiori, W., Loskamp, N., Roeder, N. (2002a): Kodierleitfaden Rheumatologie. Ein Leitfaden für die klinische Praxis. In: Zeitschrift für Rheumatologie, 61, 311–335.

Lakomek, H.-J., Neeck, G., Lang, B., Jung, J. (2002b): Strukturqualität akut-internistischer rheumatologischer Kliniken – Projektgruppenarbeit des VRA. In: Zeitschrift für Rheumatologie, 61 (4), 405–414.

Lakomek, H.-J., Fiori, W., Buscham, K., Hülsemann, J.L., Köneke, N., Liman, W., Märker-Hermann, E., Roeder, N. (2005): Die multimodale rheumatologische Komplexbehandlung (OPS 8–983) – Herausforderungen, Lösungen und Perspektiven. In: Zeitschrift für Rheumatologie, 64, 557–563.

Lakomek, H.-J., Fiori, W., Buscham, K., Hülsemann, J.L., Köneke, N., Liman, W., Märker-Hermann, E., Roeder, N. (2006): Zunehmend sachgerechtere Abbildung der Rheumatologie im G-DRG-Fallpauschalensystem 2006. In: Zeitschrift für Rheumatologie, 65, 46–51.

Lakomek, H.-J., Hülsemann, J.L., Küttner, T., Buscham, K., Roeder, N. (2007a): Klinische Behandlungspfade in der akut-stationären Rheumatologie – ein strukturiertes Prozessmanagement. In: Zeitschrift für Rheumatologie, 66, 247–254.

Lakomek, H.-J., Lakomek, M., Bosquet-Nahrwold K. et al. (2007b): Fibromyalgie. Diagnostik – Krankheitsmodell – Therapie. In: Medizinische Klinik (Nr. 1), 102, 23–29.

Lakomek, H.-J., Hülsemann, J.L., Buscham, K., Köneke, N., Liman, W., Liedke-Dyong, A., Fiori, W., Roder, N. (2008): Kodierleitfaden Rheumatologie. Ein Leitfaden für die klinische Praxis. Version 2008. Verband Rheumatologischer Akutkliniken. Münster: Schüling-Verlag.

Liedtke-Dyong, A., Fiori, W., Lakomek, H.-J., Wenke, A., Liman, W., Roeder, N. (2007): Was gibt es Neues für die Rheumatologie im G-DRG-System 2007? In: Zeitschrift für Rheumatologie, 66, 341–348.

Menhorn, V.Z., Gerst, T. (2007): Qualitätssicherung: Der Weg ist das Ziel. In: Deutsches Ärzteblatt, 104 (13), 716–718.

Roeder, N., Fiori, W., Hülsemann, J.L., Köneke, N., Lehmann, H., Liman, W., Lakomek, H.-J. (2004): Rheumatologie im G-DRG-Fallpauschalensystem. In: Zeitschrift für Rheumatologie, 63, 43–56.

Siebers, L., Roeder, N., Heumann, M. (2007a): Möglichkeiten und Chancen der Analyse von Qualitätskriterien auf der Basis von Routinedaten (I). In: das Krankenhaus, 99 (8), 763–767.

Siebers, L., Roeder, N., Heumann, M. (2007b): Möglichkeiten und Chancen der Analyse von Qualitätskriterien auf der Basis von Routinedaten (II). In: das Krankenhaus, 99 (9), 838–843.

Stier-Jarmer, M., Liman, W., Stucki, G., Braun, J. (2006): Strukturen der akut-stationären rheumatologischen Versorgung. In: Zeitschrift für Rheumatologie, 65, 747–760.

Verband Rheumatologischer Akutkliniken (Hrsg.): Projektbericht OBRA (2007). Münster: Schüling Verlag.

Auswirkungen auf den vertragsärztlichen Sektor

Bernhard Rochell, Matthias Sokoll, Andreas Wenzk, Ulrich Casser, Thomas Reuhl, Heinrich Burrichter, Anna Maria Raskop, Andreas Ryll, Norbert Loskamp, Andreas Köhler

1 Einführung

Mit der im Jahr 2003 zunächst budgetneutralen und seit Beginn der Konvergenzphase im Jahr 2005 für Krankenhäuser zunehmend ökonomisch wirksamen Einführung des G-DRG-Fallpauschalensystems hat der Gesetzgeber in Deutschland erstmalig ein morbiditätsbezogenes Vergütungssystem etabliert, welches nahezu das gesamte Leistungsspektrum eines Versorgungsbereichs umfasst. Mit den diagnosebezogenen DRG-Fallpauschalen soll neben dem Ziel einer transparenteren und vereinheitlichten Abbildung des stationären Leistungsgeschehens eine verbesserte Leistungssteuerung und Vergütungsgerechtigkeit erreicht werden. Politisches Hauptziel ist dabei die Verbesserung der Wirtschaftlichkeit der stationären Versorgung durch die Reduzierung der stationären Verweildauern. Schließlich soll nach Beendigung der Konvergenzphase, welche für die Krankenhäuser auf Landesebene eine einheitliche Bewertung der DRG-Leistungen vorsieht, die bisherige Budgetierung vollständig durch eine morbiditätsorientierte Mengensteuerung abgelöst werden.

Im Idealfall würde dies bedeuten, dass der durchschnittliche Versorgungsaufwand der betroffenen stationären Behandlungsfälle am Ende des DRG-Einführungsprozesses über die jeweils leistungsauslösenden Diagnosen bzw. Gesundheitszustände und die daraus begründeten Indikationsstellungen trennscharf beschrieben und bedarfsgerecht in Euro und Cent bewertet werden können. Ob dieses Idealbild für das gesamte abgebildete Leistungsspektrum erreicht werden kann, muss weiterhin noch bewiesen werden. Unklar ist auch, ob die der Erlösvereinheitlichung dienende Konvergenzphase nach dem Motto „Gleicher Preis für gleiche Leistung" in ein Einheitspreissystem für Krankenhäuser mündet, oder nur als Übergang in ein wettbewerbliches Preissystem unter (Teil-)Wegfall des Kontrahierungszwangs der Krankenkassen unter der mittelfristigen Perspektive einer monistischen Investitionsfinanzierung anzusehen ist. Eine erste Vorentscheidung und Weichenstellung wird der Gesetzgeber den Eckpunkten für eine Gesundheitsreform 2006 vom 04. Juli 2006 zufolge möglicherweise noch in der laufenden Legislaturperiode vornehmen.

Sicher ist indessen, dass sich die Krankenhäuser unter den Bedingungen des neuen Vergütungssystems neu ausrichten, um die Zukunft erfolgreich zu bewältigen. Entscheidend betroffen ist hierbei das Leistungsgeschehen an der ambulant-stationären Schnittstelle. Wechselwirkungen eines an dieser Stelle durch die Krankenhäuser zunehmend veränderten Versorgungsregimes mit dem vertragsärztlichen Bereich sind die logische Folge.

2 Änderungen des Versorgungsgeschehens an der ambulant-stationären Schnittstelle während der DRG-Einführung

2.1 Zunahme der vor- und teilstationären sowie stationsersetzenden Versorgung

Die Daten zur Leistungsentwicklung im Krankenhausbereich zeigen an, dass Krankenhäuser die Versorgung ihrer Patienten bereits seit der budgetneutralen DRG-Einführungsphase an die sich geänderten Rahmenbedingungen anpassen. Dabei ist vor allem auch die durch das DRG-Vergütungssystem mit verursachte Verlagerung bisher stationär erbrachter Leistungen in die ambulante Versorgung zu beobachten (Tab. 1). Im Vergleich der Jahre 2002 und 2005 ist die Anzahl der vollstationär versorgten Fälle immerhin um 892.883 Fälle bzw. rund 5,1 % zurückgegangen. Dieser Effekt ist zum Teil auch Folge einer veränderten Falldefinition, da unter bestimmten Bedingungen mehrere stationäre Behandlungsepisoden zu einem DRG-Fall zusammengeführt werden müssen. Dieser Trend endet zunächst im Jahr 2006, in welchem die stationären Fallzahlen wieder um 239.485 bzw. 1,8 % zunehmen, jedoch noch 3,4 % unter dem im Jahr 2002 erreichten Niveau liegen. Einen wichtigen Einfluss hierauf haben die Erweiterung des Katalogs ambulanter Operationen zum Jahr 2003 sowie die erhöhte Transparenz durch die OPS-Hinterlegung der ambulanten Operationen.

Die durchschnittliche Verweildauer sank im selben Zeitraum von 9,2 auf 8,5 Tage. Nach Analysen des Institutes für das Entgeltsystem im Krankenhaus (InEK) auf Grundlage der DRG-Daten nach § 21 KHEntgG (medizinisch plausibilisierte DRG-Fälle auf Basis der G-DRG-Version 2006 in Hauptabteilungen exklusive unbewerteter DRGs und explizite Ein-Belegungstages-DRGs) ist die durchschnittliche Verweildauer in den über DRG-Fallpauschalen finanzierten Leistungsbereichen deutlich kürzer als die zuvor betrachtete Entwicklung der Verweildauer über alle stationäre Leistungsbereiche inklusive der nicht über das DRG-System vergüteten Fälle: Hier ging die durchschnittliche Verweildauer in den ausschließlich über DRG-

Tab. 1: Leistungsentwicklung nach DRG-Einführung

Anzahl Fälle	2002	2003	2004	2005	2006	2006 vs. 2002
vollstationär	17.432.272	17.295.910	16.801.649	16.539.398	16.832.883	–3,4 %
Ø VD	9,2 Tage	8,9 Tage	8,7 Tage	8,7 Tage	8,5 Tage	–7,6 %
teilstationär	376.473	502.470	511.137	527.213	623.657	65,7 %
vorstationär	1.169.529	1.417.411	1.670.652	1.965.027	2.266.670	93,8 %
nachstationär	747.206	755.096	661.274	654.277	703.488	–5,9 %
AOP am KH	575.613	724.310	1.160.573	1.371.708	1.513.716	163,0 %
AOP VÄ*	3.831.300	3.811.300	3.767.900	3.131.196**	3.123.158**	./.

Abkürzungen: AOP = Ambulante Operation nach § 115b SGB V; KH = Krankenhaus; VÄ = Vertragsärzte; ØVD= durchschnittliche Verweildauer
Quelle: Statistisches Bundesamt; *KBV; **nur ambulante Operationen aus Kapitel 31 EBM

III. Medizin

Fallpauschalen finanzierten Versorgungsbereichen im Vergleich der Jahre 2004–2006 in Hauptabteilungen von 7,94 auf nur noch 7,58 Tage zurück (Heimig 2007).

Im Vergleich mit den Erfahrungen in anderen DRG-Anwenderländern mag diese Entwicklung zunächst erstaunen. Ist doch insbesondere aus den USA, Skandinavien und Australien bekannt geworden, dass die dort praktizierte DRG-Einführung bei gleichermaßen beobachteter Verweildauerrückläufigkeit zu deutlichen Fallzahlsteigerungen im stationären Bereich geführt hat (Rochell 2004). Erklärbar wird die in Deutschland mit der rückläufigen stationären Fallzahlentwicklung beobachtete Abweichung von anderen Ländern jedoch dadurch, dass einerseits die schon erwähnte Fallzusammenführung bei Wiederaufnahme die Anzahl der „statistischen" vollstationären Fälle reduziert und andererseits die hierzulande getroffenen gesetzlichen Maßnahmen zur ambulanten Öffnung der Krankenhäuser eine Ventilwirkung mit der Folge einer bereits jetzt deutlich nachweisbaren ambulanten Leistungsverlagerung entfalten. Dabei ist auch die in Deutschland im internationalen Vergleich hohe Inanspruchnahme von Krankenhausleistungen zu würdigen (Salfeld et al. 2008, S. 4). Diese kann als Hinweis darauf angesehen werden, dass hierzulande von Krankenhäusern bislang auch Leistungen stationär durchgeführt werden, die in vielen anderen Ländern bereits überwiegend ambulant erbracht werden.

Während die stationären Fallzahlen abnehmen bzw. stagnieren, ist im Zeitraum zwischen den Jahren 2002 und 2006 in umgekehrter Weise eine deutliche Steigerung der vor- und teilstationären Fallzahlen an Krankenhäusern festzustellen. Als für die deutschen Krankenhäuser größtes Ventil erweist sich die ambulante Operation bzw. die stationsersetzende Behandlung von Patienten gemäß § 115b SGB V, welche anders als die teil- und vorstationäre Versorgung für Krankenhäuser außerhalb der stationären Erlösbudgets vergütet werden. Hier sind die Fallzahlen von 575.613 im Jahr 2002 auf 1.513.716 im Jahr 2006 um 163 % gestiegen. Diese Entwicklung entspricht allein im Vergleich der Jahre 2003 und 2004 einer Steigerung in der Größenordnung von rund 60 %. Die Zunahme ambulanter Operationen und stationsersetzender Behandlungen nach § 115b SGB V bleibt indessen vorerst auf den Krankenhausbereich beschränkt. Bei im vertragsärztlichen Bereich stagnierenden Fallzahlen im Bereich des ambulanten Operierens mit rund 3,8 Mio. in den Jahren 2002–2004 bzw. 3,1 Mio. in den Jahren 2005 und 2006 (nur ambulante Operationen aus dem EBM-Kapitel 31; EBM = Einheitlicher Bewertungsmaßstab) konnten die Krankenhäuser zwischen den Jahren 2002 und 2004 ihre Umsätze hier von rund 160 Mio. Euro auf rund 357 Mio. Euro mehr als verdoppeln und werden im Jahr 2007 voraussichtlich die 500 Mio. Euro-Grenze überschreiten (Abb. 1).

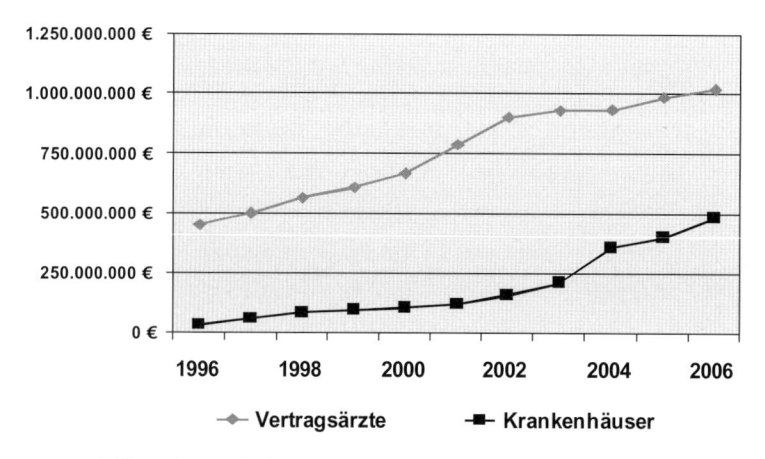

Abb. 1: Umsatzentwicklung bei ambulanten Operationen

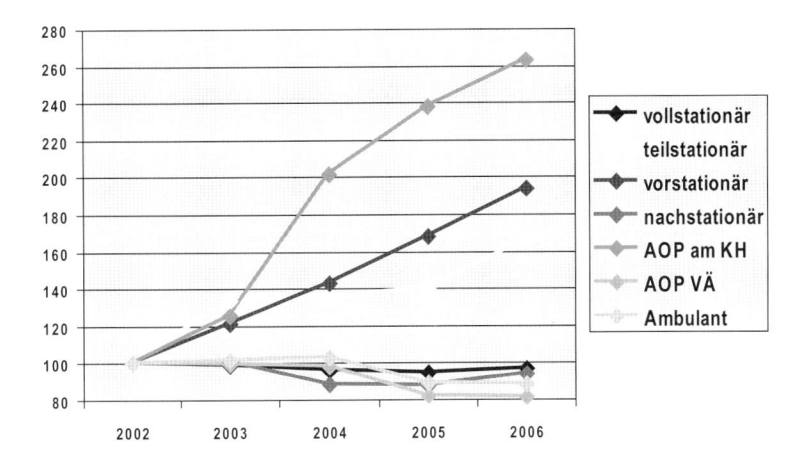

Abb. 2: Fallzahlentwicklung an der ambulant-stationären Schnittstelle (Index: 2002)

Die prozentuale Fallzahlentwicklung seit 2002 zeigt nach Abb. 2 ebenfalls deutlich, dass ambulante Operationen nach § 115b SGB V für Krankenhäuser u.a. unter den Rahmenbedingungen der Fallpauschalierung der stationären Leistungsentgelte und zunehmender Fehlbelegungsprüfungen noch vor der vor- und teilstationären Versorgung die wichtigste Kompensationsmöglichkeit darstellen. Ob die mit der Einführung des EBM2000plus regional als unzureichend kritisierte Vergütung belegärztlicher Leistungen in den Jahren 2005 und 2006 einen zusätzlichen Verlagerungseffekt zu Gunsten einer stationsersetzenden Behandlung induziert hat, wird erst nach Vorliegen der Versorgungsdaten nach Einführung des neuen belegärztlichen EBM-Leistungskapitels 36 im Jahr 2007 zu beurteilen sein.

Während die vorstationäre Behandlung gemäß § 8 Abs. 2 Satz 3 Nr. 4 KHEntgG neben einer DRG-Fallpauschale nicht gesondert berechnet werden kann, erklärt sich der Anstieg der vorstationären Behandlungen primär dadurch, dass Krankenhäuser so versuchen, die stationäre Verweildauer weit möglichst zu reduzieren, um damit ihre Auslastungsökonomie zu verbessern. Die demgegenüber zu beobachtende Reduzierung der nachstationären Behandlungsfrequenzen ist vor dem Hintergrund der vorgenannten Regelung ebenfalls plausibel: Eine nachstationäre Behandlung ist dementsprechend nur berechenbar, soweit die Summe aus den stationären Belegungstagen und den vor- und nachstationären Behandlungstagen die Grenzverweildauer der Fallpauschale übersteigt. Weil dieses in der Regel nicht gegeben ist, ist es für ein Krankenhaus unter den aktuell geltenden Bedingungen ökonomisch attraktiver, den Patienten direkt in die vertragsärztlich ambulante Nachbehandlung zu entlassen, anstatt durch die eigenständige poststationäre ambulante Nachsorge zusätzliche Kosten zu generieren.

Noch unberücksichtigt bleibt in dieser Betrachtung die hochspezialisierte ambulante Versorgung am Krankenhaus nach § 116b Abs. 2ff. SGB V. Während es in diesem Bereich bis 2007 bundesweit zu kaum nennenswerten Fallzahlentwicklungen gekommen ist, wird hier nach der mit dem GKV-Wettbewerbsstärkungsgesetz vorgenommenen Liberalisierung der Regelung in den Jahren 2008ff. eine spürbare Fallzahlsteigerung bei Krankenhäusern der höheren Versorgungsstufen zu erwarten sein.

III. Medizin

2.2 Ambulante Fälle im G-DRG-System?

Unabhängig von der Ventilwirkung der bestehenden gesetzlichen Regelungen zur ambulanten Öffnung der Krankenhäuser hält auch das G-DRG-System eigenständige Vergütungsregelungen für die unmittelbar an der ambulant-stationären Schnittstelle stattfindende Krankenhausversorgung bereit.

Mit der zwischen den Jahren 2003 und 2008 zugenommenen Differenzierung und Anzahl der DRG-Fallgruppen auf in der Version 2008 nunmehr 1.137 wurden auch differenziertere Lösungen für die Vergütung von kurzstationären und Tagesfallbehandlungen sowie ersten teilstationären Leistungen geschaffen (Tab. 2).

Tab. 2: G-DRG-Evolution

	2003	2004	2005	2006	2007	2008
DRG-Fallgruppen	664	824	878	954	1.082	1.137
Hauptabteilungs-DRGs (bundeseinheitliche Relativgewichte)	642	806	845	912	1.035	1.089
Hauptabteilungs-DRGs (krankenhausindividuell zu bewerten)	22	18	33	40	42	43
Belegabteilungs-DRGs	642	739	762	748	771	933
Teilstationäre DRGs	–	1	1	2	5	5
„explizite" Ein-Belegungstages-DRGs	10	46	19	18	18	19
„implizite" Ein-Belegungstages-DRGs	–	–	216	241	244	249
Zusatzentgelte (ZE)	–	26	71	83	105	115
bundeseinheitlich bewertete ZE	–	1	35	41	59	64
krankenhausindividuell zu bewertende ZE	–	25	36	42	46	51

Nachdem in den G-DRG-Versionen 2004 und 2005 allgemein die Möglichkeit bestand, die gemäß § 6 Abs. 2 KHEntgG krankenhausindividuell zu bewertende Dialyse-Fallpauschale L61Z auch als teilstationäre Pauschale zu vereinbaren, hat das InEK für die G-DRG-Versionen ab 2006 eigenständige teilstationäre Fallpauschalen zuletzt sowohl für die Dialyse bei Niereninsuffizienz als auch für die teilstationäre geriatrische Komplexbehandlung ausgewiesen. Die rasante Zunahme der teilstationären Fallzahlen zwischen den Jahren 2002 und 2006 um gut 65 % zeigt die zunehmende Bedeutung als Alternative zur vollstationären Behandlung. Eine medizinisch-inhaltliche Abgrenzung der teilstationären Versorgung zum Leistungsgeschehen in einer fachgleichen vertragsärztlich-ambulanten Tagesklinik ist in der Regel nicht möglich. Vergütungsseitig trifft dies jedoch nicht zu. So ergibt die als einzige kalkulierte teilstationäre Fallpauschale mit einer bundeseinheitlichen Bewertungsrelation in Höhe von 0.094 bewertete DRG L90C Niereninsuffizienz, teilstationär, Alter > 14 Jahre ohne Peritonealdialyse in Multiplikation mit der Bezugsgröße der DRG-Kalkulation 2008 in Höhe von 2.680,80 Euro einen Erlös von rund 252 Euro je Dialysetag. Demgegenüber resultiert bei der vertragsärztlichen Dialysebehandlung eines Patienten ab dem vollendeten 18. bis zum vollendeten 59. Lebensjahr unter der Voraussetzung von drei Dialysen je Woche ein in der Vergütungsrealität in der Regel nicht erreichter kalkulatorischer Erlös je Dialysetag (Punktwert der EBM-Kalkulation in Höhe von 5,11 Cent) inklusive aller Sach- und Dienstleistungen in Höhe von rund 191,50 Euro (zzgl. 5,33 Euro bei Alter > 59; zzgl. je 10 Euro bei manifestem Diabetes mellitus bzw. Infektionsdialyse) für die – abgesehen vom Attribut der Bezeichnung „teilstationär" – gleiche Leistung.

Auch für Kurzlieger- und insbesondere Ein-Belegungstages-Fälle werden zunehmend spezifische Lösungen im G-DRG-System geschaffen. Die vom InEK im Rahmen der DRG-Begleitforschung bisher aus den Jahren 2004 und 2005 veröffentlichten Daten nach § 21 KHEntgG zeigen, dass Krankenhäuser einen zunehmenden Anteil ihrer stationären Fälle als Kurzlieger im DRG-System behandeln bzw. abrechnen. Während das InEK im Jahr 2004 den Anteil der Kurzliegerfälle bei Hauptabteilungen noch auf 11,77 % (Belegabteilungen: 11,8 %) der vollstationären Behandlungsfälle bezifferte, stieg dieser im Jahr 2005 auf 15,06 % (Belegabteilungen: 15,2 %) (Heimig 2007).

Während im Jahr 2004 zunächst 46 sogenannte „explizite" Ein-Belegungstages-DRG-Fallpauschalen vorgegeben wurden, welche ausschließlich für Tagesfälle definiert wurden, werden seit der Version 2005 sog. „implizite" Lösungen für die Abbildung von Ein-Tagesfällen bevorzugt. Bei den „impliziten" Ein-Belegungstages-DRGs handelt es sich um Fallpauschalen, in denen sich zwar durchaus Tagesfälle und Fälle mit längerer Verweildauer mischen. Dennoch weisen auch diese DRGs speziell für Tagesfälle kalkulierte Bewertungen auf. Dies wird über die bei sog. Kurzliegerfällen mit Unterschreitung der DRG-spezifischen unteren Grenzverweildauer vorzunehmenden Abschläge erreicht, welche bei den „impliziten" Ein-Belegungstages-DRGs speziell für Tagesfälle kalkuliert wurden. In der G-DRG-Version 2008 befinden sich nunmehr 19 „explizite" und 249 „implizite" Ein-Belegungstages-Fallpauschalen. Damit weisen rund 24 % der DRG-Fallgruppen spezifische Bewertungen für Tagesfälle auf. Zu beachten ist dabei, dass als Belegungstag der Aufnahmetag – dies gilt auch bei sog. Stundenfällen – sowie jeder weitere Tag des Krankenhausaufenthaltes zählen. Entlassungs- und Verlegungstage werden im Gegensatz dazu nicht als Belegungstag gewertet. Der Tagesfall bzw. „Ein-Belegungstages-Fall" kann damit eine stationäre Aufenthaltsdauer von weniger als eine Stunde bis unter 48 Stunden umfassen. Auch wenn sich hierdurch die automatische Gleichsetzung „Tagesfall = ambulanter Fall" verbietet und des Weiteren zu berücksichtigen ist, dass sich unter den Tagesfällen und Kurzliegern auch hochaufwändige Fälle wie z. B. der nach operativer Erstversorgung und Stabilisierung der Vitalfunktionen noch am Aufnahmetag weiterverlegte polytraumatisierte Patient wiederfindet, ist festzustellen, dass in einem Anteil der DRG-Tagesfälle – rund 20 % der Kurzliegerfälle sind Stundenfälle – kaum ein Unterschied zur ambulanten Versorgung besteht.

III. Medizin

3 Auswirkungen im vertragsärztlichen Bereich

Der mit der Einführung der DRG-Fallpauschalen gesetzte Anreiz bzw. Zwang der Krankenhäuser zur ökonomischen Optimierung ihrer Arbeitsabläufe und ihres stationären Fallmanagements bleibt nicht ohne Auswirkungen auf den vertragsärztlichen Bereich. Zwar konnte die im Vorfeld der DRG-Einführung befürchtete sog. „blutige Entlassung" u. a. durch die wiederholte Anpassung der ordnungspolitischen Rahmenbedingungen, insbesondere durch die Abkehr vom ursprünglichen „Hundert-Prozent-Ansatz" vermieden werden. Letzterer hatte noch vorgesehen, das gesamte stationäre Versorgungsspektrum ausnahmslos nach der Maxime „ein Fall – eine DRG" und „gleiche DRG – ein Preis" u. a. ohne weitere Berücksichtigung regionaler Versorgungsaspekte, der Krankenhausversorgungsstufe, -spezialisierung und durch das DRG-System nicht erfasster Besonderheiten zu vergüten.

Dennoch sind die Auswirkungen des politisch durchaus gewollten DRG-Anreizes im Sinne einer den stationären Aufenthalt verkürzenden Behandlung unter der Erweiterung des ambulanten Versorgungsumfangs im vertragsärztlichen Bereich bereits nachweisbar. Faktisch bzw. potenziell sind dabei primär die in den vier folgenden Abschnitten erläuterten Ursachen zu unterscheiden:

- Stationsvermeidende bzw. -ersetzende Behandlung
- Stationäre Verweildauer verkürzende Behandlung
- Direkte Leistungsverlagerung aus der stationären Behandlung in den vertragsärztlichen Bereich
- Verlagerung ambulanter Fälle in den stationären Bereich

3.1 Stationsvermeidende bzw. -ersetzende Behandlung

Die stationsersetzende Behandlung soll bisher stationäre Behandlungen vollumfänglich in die ambulante Versorgung überführen und dadurch stationäre Kosten sparen. Hauptfelder der stationsersetzenden Behandlung durch Krankenhäuser sind das ambulante Operieren nach § 115b SGB V sowie potenziell zumindest teilweise die hochspezialisierte ambulante Versorgung am Krankenhaus nach § 116b Abs. 2 ff. SGB V. Als Positivanreiz für das Krankenhaus zur Verlagerung bisher stationärer Fälle in die ambulante Versorgung werden die Leistungen des Krankenhauses in beiden Bereichen vollständig extrabudgetär vergütet. Als Negativanreiz besteht für Krankenkassen die Möglichkeit zur Durchführung von Fehlbelegungsprüfungen im Einzelfall wie auf Stichprobenbasis. Durch die Anbindung der Vergütung an den EBM und die Auszahlungspunktwerte des vertragsärztlichen Bereichs wird zwar eine gewisse Vergleichbarkeit geschaffen. Mit der Ausnahme aus der vertragsärztlichen Mengensteuerung genießen die Krankenhäuser jedoch den Vorteil, dass sie nicht den Abstaffelungsregelungen der vertragsärztlichen Regelleistungsvolumina unterliegen.

Infolge der extrabudgetären Vergütung der Krankenhäuser belasten diese die vertragsärztlichen Gesamtvergütungen durch die stationsersetzende Behandlung nicht direkt. Die deutliche Fallzahlsteigerung ambulanter Operationen an Krankenhäusern zieht dennoch auch Konsequenzen für die vertragsärztliche Versorgung nach sich. Weil die Anschlussversorgung durch das Krankenhaus nach einer ambulanten Operation gemäß § 115b SGB V sich allgemein auf 14 Tage begrenzt (vgl. § 6 Satz 2 AOP-Vertrag vom 17.08.2006) bzw. nicht selten auch direkt durch Vertragsärzte übernommen wird, entsteht im Zusammenhang mit stationsersetzenden

Behandlungen am Krankenhaus zusätzlicher Versorgungsaufwand im vertragsärztlichen Bereich: Nach einer Hochrechnung der Kassenärztlichen Bundesvereinigung ist durch den Zuwachs von stationsersetzenden Behandlungen am Krankenhaus allein im Jahr 2006 im vertragsärztlichen Bereich ein zusätzlicher Versorgungsaufwand (exklusive Arzneimittelkosten, Heil- und Hilfsmittel) in Höhe von 57 Mio. Euro entstanden (angesetzt wird je zusätzlichem AOP-Fall seit 2002 eine hausärztliche Versichertenpauschale zzgl. 30 % des durchschnittlichen Fallwertes der postoperativen Nachbehandlungspauschalen des Abschnitts 31.4 des EBM). Im Zeitraum 2002–2006 beläuft sich der so im vertragsärztlichen Bereich hochgerechnete Zusatzaufwand auf über 184 Mio. Euro. Weil dieser zusätzlich entstandene und entstehende Versorgungsaufwand mangels gesetzlicher Handhabe bis heute nicht in den Budgets der niedergelassenen Ärzte berücksichtigt wird, belasten die hierbei anfallenden Leistungen zusätzlich die regionalen EBM-Auszahlungspunktwerte und müssen bisher praktisch umsonst erbracht werden.

Aus Abb. 1 geht ergänzend hervor, dass sich die Stagnation der Häufigkeit der ebenfalls als stationsersetzende Behandlungen zu betrachtenden ambulanten Operationen im vertragsärztlichen Bereich seit 2002 bei der Entwicklung der Kosten lediglich bis 2004 widerspiegelt. Zwischen den Jahren 2004 und 2006 steigen im vertragsärztlichen Bereich trotz gleich bleibender Fallzahlen die Kosten um 13 % von 905 Mio. Euro auf 1,021 Mrd. Euro. Der bei Krankenhäusern und Vertragsärzten gleichermaßen zu registrierende durchschnittliche Kostenanstieg je ambulanter Operation zwischen den Jahren 2002 und 2006 um 34,4 % von 241,67 Euro auf 324,77 Euro ist allerdings keineswegs Ausdruck einer Honorarausweitung bei ansonsten unverändertem Leistungsgeschehen, sondern ist vielmehr durch die seit Einführung des DRG-Fallpauschalensystems zu beobachtende Steigerung des Komplexitätsgrades der ambulanten Operationen zu erklären. Damit werden auch bisher überwiegend stationär erbrachte aufwändigere Operationen in zunehmender Häufigkeit ambulant durchgeführt. Dies findet auch in der seit 2002 rückläufigen bzw. stagnierenden Entwicklung der stationären Fallzahlen Bestätigung. Auch die mit der Steigerung des Komplexitätsgrades der ambulanten Operationen im vertragsärztlichen Bereich seit dem Jahr 2002 entstandenen Mehrkosten in Höhe von 116 Mio. Euro wurden bei der Weiterentwicklung der Gesamtvergütungen nicht berücksichtigt. Erst ab dem Jahr 2007 greift auch für Vertragsärzte die extrabudgetäre Vergütung ambulanter Operationen gemäß des Leistungskatalogs nach § 115b SGB V.

3.2 Stationäre Verweildauer verkürzende Behandlung

Die vor- und nachstationäre Behandlung nach § 115a SGB V soll Krankenhäuser dazu bringen, bisherige stationäre Behandlungen teilweise zu ambulantisieren und darüber die stationären Kosten weiter zu senken. Weil die vor- und nachstationäre Behandlung weitgehend bereits zugleich mit der DRG-Fallpauschale vergütet ist bzw. ergänzend über eigenständige Pauschalentgelte finanziert wird, belasten die in diesem Rahmen durch Krankenhäuser vorgenommene Leistungsverlagerungen (stationär => vor-/nachstationär) die vertragsärztlichen Gesamtvergütungen nicht.

Sollte im Rahmen einer prästationären Behandlung festgestellt werden, dass die ursprünglich geplante stationäre Aufnahme nicht mehr vonnöten ist, rechnet das Krankenhaus eine vorstationäre Behandlungspauschale ab. Theoretisch könnte dies einen Anreiz bilden, Patienten – z.B. bei fehlender Ermächtigung zur vertragsärztlichen ambulanten Versorgung – alternativ hierzu rein vorstationär zu behandeln. In diesen Fällen käme es ggf. zu einer Entlastung der vertragsärztlichen Gesamtvergütungen. In der Praxis scheidet diese Konstellation jedoch mangels Attraktivität dieser Lösung für Krankenhäuser aus.

III. Medizin

3.3 Direkte Leistungsverlagerung aus der stationären Behandlung in den vertragsärztlichen Bereich

Bei der direkten Leistungsverlagerung verlagert das Krankenhaus Leistungen aus der stationären Versorgung nicht oder nur teilweise in die ambulante vor- oder nachstationäre Behandlung, sondern teilweise oder vollständig in den vertragsärztlichen Bereich. Soweit das Krankenhaus die verlagerten Leistungen z. B. selbst über zur vertragsärztlichen Versorgung zugelassene ermächtigte Krankenhausärzte oder seine Institutsambulanz erbringt, hat es die Fristen der vor- und nachstationären Behandlung zu beachten. Weil die vorstationäre Behandlung definitionsgemäß auf längstens drei Behandlungstage innerhalb von fünf Tagen vor Beginn der stationären Behandlung beschränkt ist, die nachstationäre Behandlung aber in einem mindestens 14-tägigen Zeitraum ab Entlassung stattfindet, ist eine solche Leistungsverlagerung typischerweise im Zeitraum vor Beginn der prästationären Behandlungsphase anzutreffen. Auf diese Weise können die stationären Kosten bei ungeschmälerten DRG-Erlösen gesenkt und ggf. zusätzliche Erlöse aus dem vertragsärztlichen Bereich erwirtschaftet werden. In diesem Kontext ist auch anzumerken, dass im Vergleich zum Jahr 2002 die nachstationären Leistungen leicht rückläufig sind (vgl. Tab. 1).

Die so verlagerten Leistungen werden – bei ungeschmälerten DRG-Erlösen – aus den vertragsärztlichen Gesamtvergütungen finanziert, welche die durch die Verlagerung entstehenden Zusatzkosten ebenfalls bis heute nicht berücksichtigen. Ob diese Art der Verlagerung politisch gewollt und sinnvoll ist, darf sicherlich kritisch hinterfragt werden. Gleichwohl bleibt diese Art der Leistungsverlagerung, wie Tab. 3 und Abb. 3 zeigen, nicht folgenlos. Nach deutlich rückläufiger Entwicklung des Leistungsaufkommens durch ermächtigte Krankenhausärzte in den Jahren 2000–2003, kommt es während der budgetneutralen DRG-Einführungsphase zu einer Stabilisierung, gefolgt von einem drastischen Anstieg mit dem Beginn der G-DRG-Konvergenzphase, welche die ökonomische Wirksamkeit des G-DRG-Systems gegenüber den Krankenhäusern schrittweise herstellen soll. Allein für 2007 ergeben sich nach der KBV-Abrechnungsstatistik im Vergleich mit dem letzten Vorkonvergenzjahr 2004 Mehrausgaben von über 222 Mio. Euro. Seit 2004, dem Jahr der flächendeckenden DRG-Einführung, wurden damit allein im Bereich der ermächtigten Krankenhausärzte zusätzliche Leistungen im

Tab. 3: Ambulante Leistungen ermächtigter Krankenhausärzte

	Ärzte	Fälle	Fälle je Arzt	Kalk. LB** in €	Honorar in €	Honorar je Fall in €
2000	10.609	12.958.631	1.222	875.826.029	679.913.628	52
2001	10.469	12.088.965	1.155	894.950.669	614.282.750	51
2002	10.097	10.937.472	1.083	856.258.805	577.140.837	53
2003	10.070	10.496.165	1.042	818.314.315	551.531.532	53
2004	10.010	10.206.925	1.020	821.605.639	558.553.616	55
2005	10.717	12.389.346	1.156	975.507.574	725.233.501	59
2006	11.019	13.883.741	1.260	1.056.783.554	801.039.052	58
2007*	10.972	14.045.694	1.280	1.039.580.770	773.204.196	55

*Hochrechnung 1. Halbjahr 2007; **Kalkulatorischer Leistungsbedarf (1 Punkt = 5,11 Cent).
Quelle: KBV-Abrechnungsstatistik.

Auswirkungen auf den vertragsärztlichen Sektor

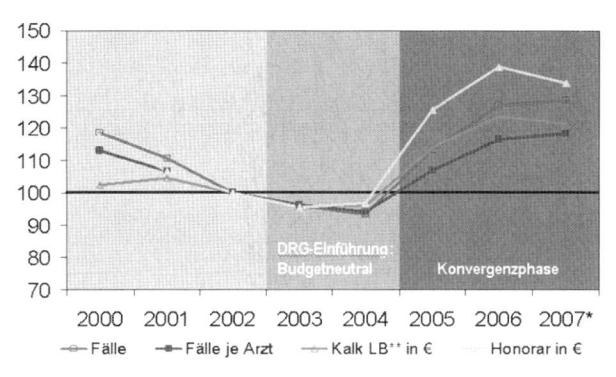

Abb. 3: Ambulante Leistungen ermächtigter Krankenhausärzte (Index: 2002)
(Quelle: KBV-Abrechnungsstatistik)

Wert von kumuliert 652 Mio. Euro erbracht, welche die Autoren auf Grund der auffälligen zeitlichen Koinzidenz mit der G-DRG-Einführung als in hohem Maße mit dieser im Zusammenhang stehende Leistungsverlagerungen werten. Dies stützt auch der massive Anstieg der Fallzahlen von rund 10 Mio. im Jahr 2004 auf zuletzt über 14 Mio. Fälle.

Werden die verlagerten Leistungen über ein krankenhauseigenes MVZ erbracht, welches formal wie eine vom Krankenhaus unabhängige Praxis behandelt wird, sind auch die Fristen der prä- und poststationären Behandlung praktisch gegenstandslos (MVZ = Medizinisches Versorgungszentrum). Im Ergebnis ist es hierbei für das Krankenhaus ökonomisch am vorteilhaftesten, wenn die Patienten – unter maximaler Verlagerung bisher stationär erbrachter Leistungen – nach ambulanter Vorbereitung durch das krankenhauseigene MVZ unmittelbar stationär übernommen und nach Abschluss der stationären Behandlung wieder in die ambulante Nachsorge durch das MVZ abgegeben werden. So können die Regelungen der vor- und nachstationären Behandlung – zur Zeit völlig legal – umgangen werden und sämtliche ambulant verlagerten Leistungen neben der DRG-Fallpauschale als vertragsärztliche Leistungen abgerechnet werden. Eine deutliche Entwicklung zeigen dementsprechend auch die Laboranforderungen aus den sich forciert vermehrenden MVZs. Während im Jahr 2005 durch bis zum Jahresende 341 MVZs (193 MVZs bis zum 1. Halbjahresende 2005) noch Leistungen des Speziallabors aus dem Abschnitt 32.3 des EBM in Höhe von 47 Mio. Euro angefordert wurden, wuchs das Anforderungsvolumen im Jahr 2006 bei bis dahin 666 MVZs auf 146 Mio. Euro um 210 % an! Der Zuwachs der Anzahl der MVZ-Ärzte von 1.292 Ende 2005 bis auf 2.624 Ende 2006 betrug dabei nur 103 %. Auch diese Leistungen werden im Vorwegabzug aus den vertragsärztlichen Gesamtvergütungen finanziert, ohne in ihrer Mengendynamik dort eingepreist worden zu sein. In der Gegenüberstellung der je Arzt im Jahr 2006 angeforderten durchschnittlichen Leistungsvolumina aus dem Speziallabor fällt auf, dass die MVZ-Ärzte mit im Mittel 296.000 Euro je Arzt ein um 60 % bis 2.365 % höheres Leistungsvolumen abfordern als die Ärzte der einzelnen Facharztgruppen (Abb. 4). Eine Erklärung dafür mag sein, dass die laboratoriumsmedizinische Abklärung von MVZ-Patienten mit einem höheren multidisziplinären Versorgungsanteil medizinisch begründet entsprechend aufwändiger ausfallen muss. Plausibel wäre jedoch ebenfalls, wenn sich bei der anstehenden weiteren Aufarbeitung dieser Leistungsbedarfsentwicklung Hinweise auf den Zusammenhang mit der stationären Versorgung erhärteten.

Die direkte Verlagerung von bisher stationär erbrachten Leistungen an vom Krankenhaus unabhängige Vertragsärzte ist im Anschluss an eine stationäre Behandlung anzutreffen. Eingedenk der für das Krankenhaus ökonomisch nachteiligen Finanzierung der poststationären

III. Medizin

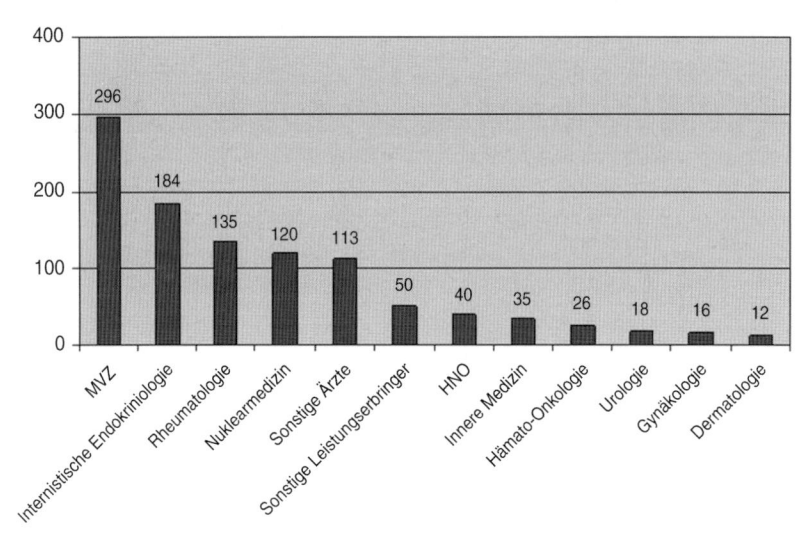

Abb. 4: 2006 angeforderter Leistungsbedarf aus dem Speziallabor (Abschnitt 32.3 EBM), je Arzt in 1.000 Euro (Quelle: KBV-Abrechnungsstatistik)

Behandlung entlässt dieses den Patienten direkt aus der stationären Behandlung, ohne diesen übergangsweise poststationär ambulant nachzuversorgen. Bei sich fortlaufend verkürzender stationärer Verweildauer ist ein erhöhter Nachsorgeaufwand in der vertragsärztlichen Nachbehandlung das logische Ergebnis.

Nachdem versichertenbezogene Analysen zur Quantifizierung des hierbei entstehenden Verlagerungsvolumens nicht zur Verfügung stehen, soll an dieser Stelle hierzu eine defensive Überschlagsrechnung vorgenommen werden. Für die Jahre 2003–2006 wird der jeweils im Vergleich mit dem Jahr 2002 ermittelte Rückgang der durchschnittlichen Verweildauer mit der Zahl der stationären Fälle (abzüglich der Zahl der poststationär behandelten Fälle) multipliziert. Für die so pro Jahr bzw. für den gesamten Vergleichszeitraum festgestellte Anzahl der „eingesparten Belegungstage" wird vorausgesetzt, dass im Mittel je eingespartem Belegungstag im vertragsärztlichen Bereich ein Zusatzaufwand in Form einer Beratung, Erörterung und/ oder Abklärung gemäß EBM mit einer Bewertung in Höhe von 255 Punkten (13,03 Euro bei einem Punktwert in Höhe von 5,11 Cent) resultiert. Auf diese Weise ergibt sich eine Grobabschätzung des sich durch die Verkürzung der stationären Verweildauern im Zeitraum zwischen 2002 und 2006 ergebenden Verlagerungsvolumens in Höhe von kumuliert 437 Mio. Euro (darunter für das Jahr 2006 allein 154 Mio. Euro).

3.4 Verlagerung ambulanter Fälle in den stationären Bereich

Aufgrund der unter 2.2 dargestellten Überlappungen von teilstationären bzw. Ein-Belegungstages-Fallpauschalen mit ambulanten Versorgungsinhalten können Krankenhäuser die sich je nach der regional geltenden Vergütungskonstellation für (teil-)stationäre und ambulante Leistungen ergebenden Ermessensspielräume nutzen, um z. B. den Dialysefall in der ökonomisch jeweils vorteilhaftesten Variante teilstationär oder ambulant zu versorgen. Hierbei können Verlagerungseffekte in beide Richtungen entstehen. Auch hier stellt sich die Frage nach dem gesundheitspolitischen Sinn. Zur Erhöhung der Leistungstransparenz, Abrechnungs- und Planungssicherheit würde sich eine engere Verzahnung des G-DRG-Systems mit dem EBM dringend empfehlen. Konkrete Ansätze könnten z. B. sein:

- die Ableitung von Pauschalen für ambulante, belegärztlich-stationäre und hauptabteilungsstationäre Operationen und Anästhesien mit vereinheitlichter OPS-Zuordnung auf Grundlage kompatibler Schnitt-Naht-Zeit- bzw. Aufwandskategorien für den EBM und für das G-DRG-System,
- vereinheitlichte Regelungen für Sachkostenerstattungen und
- die Vereinheitlichung der Vergütungen für ambulante, vorstationäre, nachstationäre, teilstationäre und kurzstationäre Leistungen an der Schnittstelle zwischen ambulanter und stationärer Versorgung für Krankenhäuser wie für Vertragsärzte.

Diese Ansätze bedingen aber neben einer Annäherung und ggf. stellenweise Verschmelzung von DRG-System und EBM weitere Vereinheitlichungen, wie z.B. eine gleichartige Investitionsfinanzierung und eine gleichberechtigte Zulassung innovativer Leistungen.

4 Fazit und Ausblick

Im sechsten Jahr seit Einführung der G-DRG-Fallpauschalen an den Krankenhäusern ist festzustellen, dass die Organisation der Patientenversorgung durch Krankenhäuser an der ambulant-stationären Schnittstelle einem erheblichen Wandel unterliegt. Vor dem Hintergrund der mit dem G-DRG-System etablierten ökonomischen Rahmenbedingungen, der Leistungsverlagerung der Krankenhäuser sowie der durch die gesundheitspolitisch gewollte Sektorenverzahnung bedingten Anreize und Zwänge zur ambulanten Öffnung sind auch im vertragsärztlichen Bereich deutliche Effekte spürbar. In Anbetracht einer zunehmend engeren Indikationsstellung zur stationären Aufnahme, sich verkürzender stationärer Verweildauern, einer zunehmenden Komplexität ambulant zu versorgender Krankheiten und feststellbarer Leistungsverlagerungen in die vertragsärztliche Versorgung besteht Anhalt dafür, dass infolge der DRG-Einführung seit dem Jahr 2003 im vertragsärztlichen Bereich bereits ein zusätzliches Leistungsvolumen von mehr als 1,4 Mrd. Euro induziert wurde, welches in den vertragsärztlichen Budgets mangels rechtlicher Handhabe bisher nicht berücksichtigt wurde. Auf Grundlage des GKV-Wettbewerbsstärkungsgesetzes besteht erst ab 2009 eine Möglichkeit, stationär-ambulante Verlagerungseffekte bei der Weiterentwicklung der vertragsärztlichen Gesamtvergütungen zu berücksichtigen. Hierbei muss eine Methodik gefunden werden, die im Hinblick auf bereits stattgefundene und künftige Leistungsverlagerungen zwischen den Versorgungssektoren und Krankenkassen einen sachgerechten Interessensausgleich herstellt.

III. Medizin

Literatur

AOP-Vertrag (2006): Vertrag nach § 115b Abs. 1 SGB V – Ambulantes Operieren und stationsersetzende Eingriffe im Krankenhaus in der Fassung der Festsetzung durch das Bundesschiedsamt in seiner Sitzung am 17. August 2006.

Heimig, F. (2007): Entwicklung des DRG-Katalogs für 2008. Vortrag auf dem 30. Deutscher Krankenhaustag. Düsseldorf. 15. November 2007.

Rochell, B. (2004): Eingesetzte DRG-Varianten in Europa, Australien und den USA. In: Wirtz, D.C., Michel, M.D., Kollig, E.W. (Hrsg.): DRGs in Orthopädie und Unfallchirurgie. Spannungsfeld zwischen High-Tech und Low Cost. Heidelberg: Springer Medizin Verlag, S. 217–243.

Salfeld, R., Hehner, S., Wichels, R. (2008): Modernes Krankenhausmanagement. Konzepte und Lösungen. Berlin: Springer.

Auswirkungen auf die Weiterbildung

Michael-Jürgen Polonius

1 Einleitung

Die Einführung des deutschen DRG-Systems war einer der gravierendsten Eingriffe in das Finanzierungssystem der Krankenhäuser. Um die Auswirkungen auf die einzelnen Komponenten des Krankenhauswesens analysieren zu können, bedürfte es einer sorgfältigen Evaluation des Zustands vor der Einführung. Die hat jedoch nicht stattgefunden. Es gibt keine verlässliche Daten über die Versorgungsqualität, Aus-, Weiter- und Fortbildung und der Kosteneffektivität dieser einzelnen Faktoren vor der Einführung.

2 Weiterbildung als Kostenfaktor

Besonders die ärztliche Weiterbildung zum Facharzt stellt einen erheblichen Kostenfaktor für die weiterbildenden Krankenhäuser dar. Aufwandsberechnungen für die ärztliche Weiterbildung in den einzelnen Fachgebieten in deutschen Krankenhäusern gibt es bis heute nicht. In einem wettbewerbsbetonten ökonomischen System spielt die Effektivität des Einsatzes des Personals die entscheidende Rolle, zumal der Anteil der Personalkosten im Durchschnitt 2/3 des Budgets eines Krankenhauses ausmacht. Erschwerend kommt hinzu, dass bei der Erstkalkulation der deutschen DRGs sowie ihrer jährlichen Anpassungen – im lernenden System – systembedingt mehrere Mio. unbezahlter Mehrarbeitsstunden nicht eingerechnet worden sind.

Hieraus resultiert, dass das Prinzip des DRG-Systems „gleiches Geld für gleiche Leistung" durchbrochen ist, da die Krankenhäuser, die nach wie vor ärztliche Weiterbildung betreiben, für ihre Mehrleistung nicht adäquat entschädigt werden. Krankenhäuser, die ausschließlich mit Fachärzten die Patientenversorgung gewährleisten, sind bevorteilt.

3 Weiterbildung als Grundlage der Qualität der Patientenversorgung

Wenn politisch und gesetzgeberisch das Gesundheitswesen und besonders der Krankenhausbereich mehr und mehr mit einem Netzwerk von Qualitätssicherungsmaßnahmen überzogen wird, so drückt dies nur die berechtigte Befürchtung aus, dass unter dem zunehmenden ökonomischen Druck und der Industrialisierung des Krankenhausbetriebs die Versorgungsqualität sinken könnte.

III. Medizin

Die Qualität der Patientenversorgung basiert jedoch primär auf der Qualifikation des Krankenhauspersonals, im ärztlichen Bereich auf der der Fachärzte. Die Basis dafür wird durch eine qualitativ hochwertige strukturierte ärztliche Weiterbildung gelegt. Diese ist heute nicht mehr gewährleistet.

4 Arbeitsverdichtung erschwert Weiterbildung

Im Gegensatz zu der Mehrzahl der Staaten in der Europäischen Union, Kanada und Australien, die ein staatlich finanziertes Facharzt-Ausbildungssystem haben, ist die Weiterbildung zum Facharzt in Deutschland als Training-on-the-job – also „Ausbildung während der Arbeit" – organisiert. Das führt dazu, dass die Arbeit das Primat hat und die Weiterbildung – so noch Zeit ist – als Nebenprodukt der Arbeit angesehen wird.

Die Einführung der deutschen DRGs hat zu einer extremen Arbeitsverdichtung geführt, dadurch ist die Lehre und praktische Anleitung von Weiterzubildenden immer schwieriger geworden. Die gleichzeitige Einführung des Arbeitszeitgesetzes hat dazu geführt, dass ein straff organisierter Klinikbetrieb kaum noch Freiräume gibt für Lehrvisiten (Indikations-, Therapie- und Komplikationskonferenzen).

Die Sektion Neurochirurgie der UEMS (Union Européenne des médicins spécialists) hat für eine strukturierte Weiterbildung den zeitlichen Aufwand von 10–12 Stunden pro Woche berechnet, um in sechs Jahren die Facharztreife zu erlangen. Demnach stehen den Weiterzubildenden bei einer 48-Stunden-Woche nur 36–38 Stunden für klinische Arbeit zur Verfügung. Hinzu kommt, dass ein Weiterbilder (Tutor) zwei Weiterzubildende betreut, hierfür werden 15 % der Arbeitszeit des Tutors angerechnet, dies entspricht 7–8 Stunden pro Woche für jeden Tutor.

Dies zeigt allein, welch zeitlichen Aufwand die Weiterbildung erfordert, auch wenn dies nicht für alle Fachgebiete gleich gilt. Betroffen sind vor allem die operativen Fächer (chirurgische Fachgebiete, Gynäkologie, Urologie usw.), in denen bereits jetzt ein Facharztmangel prognostiziert wird.

5 Fazit

Unter den ökonomischen Anreizen des deutschen DRG-Systems sind viele Krankenhäuser nicht mehr bereit, die kostenträchtige Weiterbildung zu betreiben. Die größte Effizienz wird in der Regel durch ein reines Facharztteam gewährleistet. Um das ökonomische Risiko zu vermindern, ist es zwingend notwendig, eine gezielte Finanzierung der ärztlichen Weiterbildung zu etablieren. Ohne qualitativ hochwertige Weiterbildung gibt es keine gute Patientenversorgung. Ein sich bereits heute abzeichnender Facharztmangel, besonders in den operativen Fächern, wird zu einer Verschlechterung nicht nur der stationären Versorgung (Wartelisten), sondern auch zwangsläufig der ambulanten Versorgung führen.

Die Gesundheit ist ein hohes Gut. Zur Erhaltung und/oder Wiederherstellung der Gesundheit bedarf es der Bereitstellung hochqualifizierter Ärztinnen und Ärzte. Da dies der ganzen Gesellschaft zu Gute kommen soll, ist es auch ihre Aufgabe, dafür Sorge zu tragen.

Auswirkungen auf Diagnostik und Therapie

Peter von Wichert

1 Vorüberlegungen zur medizinischen Wissenschaft

Die medizinische Wissenschaft, und die aus ihr abgeleitete ärztliche Tätigkeit am Krankenbett gehorchen bestimmten logischen Regeln, die gewährleisten, dass diagnostische Prozesse zielgerichtet und sinnvoll ablaufen, und das therapeutische Maßnahmen ebenfalls rational und rationell zum Einsatz kommen können. Medizin hat aber über ihren rationalen Charakter hinaus, auch noch ein durch das Individuum, den kranken Menschen, geprägtes Gesicht, das gerne als die ärztliche Seite des Berufs bezeichnet wird, aber tatsächlich lediglich der Tatsache Rechnung trägt, dass Patienten nicht normierbar sind, und medizinische Maßnahmen um so erfolgreicher sein dürften, wenn sie sich auf die zu behandelnde Person konzentrieren, bzw. deren Besonderheiten adäquat fokussieren.

Der diagnostische Prozess, mehr noch als die therapeutischen Aspekte unterliegt somit im Prinzip einem rationalen Vorgehen. Er ist in der Regel durch ein gestuftes Vorgehen in Abhängigkeit vom jeweiligen Kenntnisstand der Medizin sowie ebenfalls in Abhängigkeit von den zur Verfügung stehenden diagnostischen Möglichkeiten geprägt. Der Kenntnisstand der Medizin wird derzeit nicht selten in Leitlinien gefasst, die als Wegweiser dienen, aber natürlich jeweils den Besonderheiten des Individuums angepasst werden müssen, während die diagnostischen Möglichkeiten sehr von den lokalen aber auch von den ökonomischen Verhältnissen abhängen. So wird der diagnostische Prozess in einem Entwicklungsland ein anderer als in der Bundesrepublik sein, aber auch in der Bundesrepublik ergibt sich eine Vielzahl unterschiedlicher Möglichkeiten, etwa in ländlicher oder städtischer Umgebung. Dennoch bleibt auch bei knappen ökonomischen Ressourcen der grundsätzliche wissenschaftliche Ansatz der Gleiche, er ist nur durch die äußeren Bedingungen anders bestimmt. Fallen die ökonomischen Restriktionen etwa durch andere finanzielle Möglichkeiten weg, so wird auch dort in der gleichen Weise vorgegangen werden, wie es nach den entsprechenden Regeln der medizinischen Wissenschaft zu erfolgen hat. Diese Möglichkeit ein medizinisches Problem auf unterschiedlichste Art und Weise anzugehen, es nicht immer zu lösen, aber jedenfalls zu bearbeiten ist ein ganz erhebliches Problem in der didaktischen Vermittlung von medizinischen Kenntnissen. Eine statische Berechnung im Bauwesen wird immer ein eindeutiges Ergebnis bringen, im Resultat möglicherweise mit einem Sicherheitsfaktor versehen werden. In der Medizin ist es aber möglich, um im Bild zu bleiben, ein Haus auch aus Pappe zu bauen. Dass solche Werke dann keinen besonderen Sicherheitsstandard für den Patienten haben, ist ohne weiteres verständlich.

So besteht also das grundsätzliche Dilemma, dass sich medizinische Maßnahmen einerseits zumeist durch eine sorgfältige wissenschaftliche Basis auszeichnen, die aber andererseits häufig aufgrund außermedizinischer Gegebenheiten nicht oder nicht völlig zur Anwendung kommt bzw. kommen kann. Das hat zum einen zu der Intention geführt durch Leitlinien den wissenschaftlich korrekten Weg zu beschreiben. Zum anderen aber bei vielen Menschen, auch bei vielen Politikern, die Überzeugung genährt, dass Medizin auch mit geringerem finanziellem Aufwand zu verantworten wäre und dass es eines „optimalen" Ansatzes nicht bedürfte, wenn auch eine suboptimale Vorgehensweise positive Resultate zeitigt. Die grundsätzliche Frage dabei ist, wo die Trennungslinie zwischen optimal und suboptimal gezogen werden kann, denn diese Trennungslinie markiert u. U. für den Patienten ein positives oder negatives outcome. Einen Versuch diese Trennungslinie objektiv zu beschreiben machen wissenschaftlich begründete Leitlinien, wie sie von der Arbeitsgemeinschaft der Wissenschaftlichen Medizinischen Fachgesellschaften (AWMF) und deren Fachgesellschaften erarbeitet und verbreitet werden. Sie zielen darauf ab dem Patienten das zukommen zu lassen, was nach dem Stand der medizinischen Wissenschaft geboten, aber auch das was vernünftig ist. Gesellschaftspolitische und ökonomische Überlegungen lassen auch andere Vorgehensweisen zu, besonders dann, wenn die Verantwortung des Arztes und des Patienten, der das ertragen muss, gegenüber der Gesellschaft insgesamt ins Spiel kommt. Das schließt dann sehr wohl auch eine Beurteilung nach rein organisatorischen oder auch fiskalischen oder auch Gründen ein, die die Sinnhaftigkeit oder besser eine vorgedachte Wahrscheinlichkeit eines Erfolges als wesentliches Entscheidungsmerkmal beinhalten. Es ist wichtig, dass man sich diese ethischen Überlegungen vergegenwärtigt, bevor man sich mit den faktischen Problemen auseinandersetzt, die sich durch ein Fallpauschalensystem als Methode der Honorierung von Kliniken ergeben.

Bevor auf die Differenzen des intellektuellen Herangehens an medizinische Probleme unter den Regeln von DRG im Gegensatz zu den Regeln der medizinischen Wissenschaft eingegangen werden kann, müssen letztere noch einmal im Kontext zur Erinnerung gebracht werden.

Die unterschiedlichen Grundlagen auf denen Diagnosen beruhen, haben ganz unterschiedliche und in ihren Konsequenzen höchst differente Folgen für das Verständnis von Krankheiten, aber auch für die Durchführung oder Nichtdurchführung von diagnostischen bzw. therapeutischen Maßnahmen. Das DRG-System basiert auf Diagnosen, die zu verschlüsseln und zu kodieren sind, und aus denen dann der „Wert" des Krankenhausaufenthaltes errechnet wird.

Diagnosen sind zunächst nur Begriffe, die zur Verständigung in der ärztlichen Arbeit dienen. Sie beruhen auf sehr unterschiedlichen Fundamenten, sie können sich nur auf Symptome beziehen, wie z. B. die Diagnose Durchfall, sie können ätiologisch begründet sein, wie z. B. bei Infektionskrankheiten – Tuberkulose, oder sie können Symptomkomplexe beschreiben, also Syndrome, wie z. B. Sklerodermie. Als terminologische Basis kennen wir ätiologische, pathogenetische, morphologische, phänomenologische und funktionelle Bezüge zur Formulierung einer Diagnose. Keinesfalls sind Diagnosen Ausdruck systematischer semantischer oder logischer Systeme. Sie geben prinzipiell auch nicht direkt Auskunft über die Schwere eines Krankheitsbildes. Eine Tuberkulose kann unbemerkt verlaufen, aber auch in schwerster respiratorischer Insuffizienz zum Tode führen. Dennoch haben sich in der langen Zeit, die die Medizin zurückgelegt hat, Verfahrensweisen ausgebildet mit diesen Begriffen rational umzugehen und sie als Werkzeug für die Erkennung von Funktionsstörungen und Krankheiten zu benutzen. Hierbei ist es wichtig zu realisieren, dass das Denken in Diagnosen eine inhärente wissenschaftliche Handlungsanweisung enthält, und dass diese Begriffe das ärztliche Tun lenken und über den Weg der Abwägung möglicher Diagnosen der Arzt schließlich durch differenzialdiagnostische Überlegungen zum endgültigen Resultat gelangt. Auf diese Weise bilden sich auch Kausalitätsketten, die das Verständnis für die Krankheitsentstehung, für Komplikationen und die Einschätzung der Prognose beschreiben, und die krankhafte Ereignisse in die richtige Abfolge und die richtige Abhängigkeit einordnen. So sind die Schmerzen im Großzehengrundgelenk eben Folge der Harnsäurestoffwechselstörung und nicht umgekehrt. Natürlich haben Diagnosen unterschiedliche „Wahrheitsgehalte" je nachdem, ob sie ätiologisch oder symptomatisch begründet sind. Der Gedanke aber mit der Nennung einer Diagnose das Prinzip „einheitliche Güter – einheitliche Preise" verwirklichen zu wollen ist schon im Prinzip abwegig, und wegen der unbegrenzten Variabilität des Menschen gar nicht möglich. Es zeigt sich an diesem Ansatz, wie wenig die Politik von dem verstanden hat, was ihrer Regelungshoheit unterworfen ist.

2 Logik des DRG-Systems

Das DRG-System muss als ein ausschließlich fiskalisches Instrument angesehen werden, auch wenn es sich medizinischer Begriffe bedient. Aus dieser Inkompatibilität des DRG-Systems mit der wissenschaftlichen Taxonomie der Medizin ergeben sich entscheidende Probleme. Diese Inkompatibilität der Ordnungssysteme, hier medizinische Wissenschaft dort Abrechnung, ist das eigentliche Problem des DRG-Systems. Auch noch so detaillierte Kodierregeln werden diese Inkompatibilität nicht heilen, die sicherlich auch für die vielen Kodierfehler mitverantwortlich ist.

Im DRG-System ist die Hauptdiagnose rein operational, d. h. lediglich nach abrechnungstechnischen Überlegungen zu wählen bzw. zu kodieren, und nicht nach biologisch-wissenschaftlichen Gesichtspunkten. Die Abrechnungstechnik versucht verständlicherweise das aufzugreifen was Kosten verursacht hat, ist also in erster Linie aufwandsbezogen. Die Kodierrichtlinien enthalten eine Vielzahl solcher Beispiele, die die Kausalität der Krankheitsentwicklung einfach auf den Kopf stellen. Ursache hierfür ist natürlich, wie schon erwähnt, der aufwandzentrierte Ansatz des DRG-Systems, das den Handlungsrahmen ärztlich, pflegerisch und materiell klassifiziert. In der Regel wird ein solches Vorgehen nicht einer medizinischen Kausalitätskette folgen. Die Kodierrichtlinien der Selbstverwaltungspartner auf der Bundesebene zeigen viele Beispiele für diese Situation. Für die Hauptdiagnose Myokardinfarkt mit den Nebendiagnosen Diabetes und Hypertonie liegt das Relativgewicht bei 1,60. Wenn aber – pathogenetisch richtig – die Hypertonie als Hauptdiagnose eingesetzt wird, mit Diabetes und Infarkt als Nebendiagnosen, liegt das Relativgewicht nur bei 0,98. Im Interesse einer wissenschaftlichen, kausalitätsbezogenen Denkweise in der Medizin sind diese Unterschiede fatal, für ein aufwandszentriertes Vergütungssystem allerdings nur logisch.

3 Überlegungen zu den Auswirkungen des DRG-Systems auf die Medizin

Die Beantwortung der Frage, welche Auswirkungen das DRG-System auf ärztliche Maßnahmen hat, ergibt sich aus den o. a. Grundüberlegungen. Diagnostische Verfahren werden in der Medizin schulmäßig in Abhängigkeit vom erwarteten Resultat, also rational eingesetzt, sie sollten jedenfalls so eingesetzt werden. Wenn man der Auffassung ist, ein Patient hat Asthma, wird zunächst eine genaue Anamnese erhoben, sodann eine Lungenfunktionsuntersuchung durchgeführt und ggf. ein Röntgenbild angefertigt. Der Patient wird nicht als erstes bronchoskopiert und dann ggf. nachbeatmet. So müsste man allerdings vorgehen, wenn man einen möglichst hohen Erlös erhalten will, wobei man den letzteren Weg sogar, wenn auch mit Mühe, differenzialdiagnostisch begründen könnte. Wenn Ärzte aber, um mit der Klinik zu überleben in erster Linie daran denken einen möglichst hohen Steigerungsfaktor mit jedem Patienten „einzufahren", wird die wissenschaftliche Kausalitätskette verlassen, der Patient ggf. aus nichtmedizinischen Gründen gefährdet, und ein Weg beschritten, der mit dem ärztlichen Ethos nicht ohne weiteres vereinbar ist.

Das DRG-System und in dessen Folge die Klinikträger verlangt von den Ärzten eine entsprechende Berücksichtigung seiner Regelungen. Auf die Dauer wird es in der dadurch eintretenden Verschiebung der Perspektiven erfolgreich sein. Die eben erwähnten Probleme werden dadurch besonders deutlich, weil das DRG-System Zuschläge für aufwändige Verrichtungen

III. Medizin

vorsieht. Ein solches Beispiel ist die Minilaparoskopie, die in einigen Fällen gut durch die Menghini-Punktion ersetzt werden könnte. Komplizierte Erkrankungszustände werden wegen der gewollten Aufwandssteuerung separat erfasst, wie z.B. in der invasiven Kardiologie. Auf diesem wie auf einigen anderen Abrechnungsgebieten gelingt es mit einer sehr detaillierten Kodierungsrichtlinie den Aufwand in einigen Fällen günstig zu erfassen, in anderen nicht (Surgenor et al. 2001). Ginge es nur um die reinen Krankheiten, gefasst in Diagnosen, dann wäre der Aufwand dahinter nicht erlösrelevant, jedenfalls nicht für die Allgemeinheit, sondern nur für das behandelnde Hospital. Zwar könnte unter solchen Bedingungen die finanzielle Situation für die Krankenhäuser, besonders für die Häuser der Maximalversorgung, noch schlechter sein als heute. Die engere Verbindung von medizinischer Logik mit dem wirtschaftlichen Ergebnis wäre aber, mindestens theoretisch, zu begrüßen. Hinzu kommt, dass Diagnosen, wie schon angedeutet, natürlich auch vor dem Hintergrund der Situation des jeweiligen Patienten gesehen werden müssen. Dieselbe Diagnose bei einem 30-jährigen Patienten kann bezüglich des Aufwandes etwas ganz anderes bedeuten als bei einem 80-Jährigen (Chuang et al. 2003), insbesondere in der Intensivmedizin (Müller et al. 2003). Es ist bisher nicht klar, ob diese Unterschiede durch Zusatzentgelte, Prozedurenorientierung oder andere abrechnungstechnische Maßnahmen adäquat aufgefangen werden können. Die in den letzten Jahren eingetretenen Verbesserungen des Systems geben Anlass zur Hoffnung, die Beweise stehen allerdings noch aus. Im Grundsatz ist es notwendig, viel mehr Information durch systematische Analysen zu erheben, wie es z.B. an einigen Stellen versucht wird (Schroeders und Köbberling 2002). Man muss aber skeptisch sein in Bezug auf Aktivitäten, die eine immer genauere und detailliertere Beschreibung dessen versuchen, was mit dem Patienten im Krankenhaus letztendlich geschah. Jede diesbezügliche Aktivität wird schließlich nur asymptotisch an die wahre Situation herankommen, und es fragt sich, ob sich der Aufwand dafür wirklich lohnt. Leider fehlen zu diesen, für die Führung eines Klinikums nicht unwichtigen Fragen bisher die notwendigen Daten.

Obwohl es bisher keine direkt problembezogenen Untersuchungen über die Auswirkungen des DRG-Systems auf die Diagnostik gibt, und wirklichkeitsnahe Studien auch in Zukunft nur schwerlich zu erwarten sind, gibt es doch schon heute viele Einzelbeispiele wie sich das Abrechnungswesen auf die ärztliche Wirklichkeit auswirkt, und das bedeutet, auch auf das diagnostische Vorgehen in der Medizin. Durch die ständigen, auch sinnvollen „Verbesserungen" des DRG-Systems werden diagnostische Methoden jahresabhängig umgewertet, z.B. in der Kardiologie (Siebers et al. 2008b), sodass immer wieder neue Bezugspunkte für die Abrechnungsmodalitäten gefunden werden müssen, die alle nur abrechnungstechnisch relevant sind, aber nicht die medizinische Systematik widerspiegeln. Auf die Dauer sollte es aber nicht ausbleiben dürfen, dass sinnvolle und entscheidungsleitende Daten erstellt werden. Eine mit entsprechenden Vollmachten ausgestattete Kommission müsste entsprechende Krankenakten direkt ansehen, allerdings eine praktisch nicht zu leistende Aufgabe. Zu beachten wäre zusätzlich, dass eine solche Beurteilung stets eine Beurteilung im Nachhinein wäre, um deren Begrenztheit in der Aussage wir schon von den MDK-Beurteilungen wissen. Post hoc Beurteilungen können nie das tatsächliche aktuelle Anforderungsprofil widerspiegeln, wobei Letzteres, z.B. für die Krankenhausaufnahme, allerdings in den Beurteilungsprofilen gefordert wird.

Durch immer weitere Differenzierungen ist das DRG-System zu einem außerordentlich komplexen Abrechnungssystem geworden (Siebers et al. 2008a), das zwar in zunehmendem Maße eine sachgerechte Vergütung der stationären Leistung bewirken will. Aber besonders in der konservativen Medizin (Wichert 2003) kann es durch immer komplexere Strukturen die sachgerechte Vergütung medizinischer Leistungen nicht ohne weiteres garantieren, da der Differenzierungsgrad weit über die Definition medizinisch homogener Kollektive hinausgeht, wie o.a. dargestellt wurde.

Wichtig ist zu realisieren, dass sich eine zweiseitige Problematik ergibt. Einerseits werden zur Vervollständigung des Erlöses zusätzliche, vielleicht nicht immer absolut indizierte Maßnahmen durchgeführt, andererseits werden vielleicht wichtige diagnostische Schritte unterlassen, um das Budget zu schonen. Es ist im Ganzen eine unschöne und weitgehend auch unwürdige Szenerie, die sich auf diesem Gebiet entfaltet. Selbst wenn gefordert werden würde, dass diagnostische Untersuchungen im Krankenhaus nur unter penibler Befolgung entsprechender Leitlinien durchgeführt werden dürften, würde das an der Situation nicht viel ändern. Denn zum einen sind die Patienten, besonders diejenigen die stationär behandelt werden müssen, so unterschiedlich, dass auch die Anwendung von Leitlinien keine Normierung der Vorgehensweise bedeutet, zum anderen gibt es für viele Krankheitsbilder keine adäquaten Leitlinien bzw. es wird noch lange dauern bis solche erstellt worden sind. So bleibt im Grunde nur der sicher nicht sehr erfolgreiche Appell an die Kliniken, sich in der Durchführung diagnostischer Maßnahmen nicht am DRG-System zu orientieren, sondern an den tatsächlichen patientenbezogenen Notwendigkeiten. Im Übrigen besteht nach Auffassung von Schroeders und Köbberling (2002) durch das DRG-System allein keine Gefahr von Qualitätseinbußen.

Noch schwieriger ist die Beurteilung der Situation über den Einfluss des DRG-Systems auf therapeutische Entscheidungen. Bisher liegen keine überzeugenden Studien vor, die aussagen würden, ob in der einen oder anderen Richtung nachweisbar durch das DRG-System Veränderungen im therapeutischen Verhalten der Ärzte erkennbar geworden sind. Hierbei ist zu berücksichtigen, dass bereits seit vielen Jahren im stationären Sektor Sparmaßnahmen Platz gegriffen haben. So wurden z. B. schon seit Jahren kostspielige Therapien, z. B. in der Onkologie, in einigen Hospitälern hinterfragt. Es ist jetzt sehr schwer abzuschätzen, welche Einflüsse wann und wie Wirkung entfaltet haben. Generell besteht aber der Eindruck, dass das DRG-System auch im therapeutischen Bereich eine Einschränkung der Freiheitsgrade gebracht hat. Dieses wäre allerdings ebenso wie für den diagnostischen Sektor durch genaue Untersuchungen zu belegen, Untersuchungen die bisher nicht vorliegen. Dass allerdings das DRG-System wegen seiner Bürokratie in allen Bereichen der stationären Medizin zu einer erheblichen Erschwerung der Arbeitsbedingungen geführt hat darf in diesem Zusammenhang nicht außer Acht gelassen werden. Von Schroeders und Köbberling vermuten, dass durch die DRG-Einführung eine Optimierung der Behandlungsprozesse zu erreichen sein sollte, vor allem durch die Vermeidung jeder überflüssigen Diagnostik und jeder überflüssigen Therapie. Der Beweis dafür steht allerdings aus.

Ein Problem des deutschen DRG-Systems ist die Notwendigkeit, Innovationen über das Institut für das Entgeltsystem im Krankenhaus (InEK) ins System einzuführen, was verständlicherweise nur mit einer zeitlichen Verzögerung von drei bis fünf Jahren erfolgen kann. In dieser Zeit müssen Innovationen von der Klinik aus laufenden Mitteln getragen werden, was z. B. bei einigen therapeutischen Maßnahmen, z. B. in der Onkologie, aber nicht nur dort, wirtschaftlich außerordentlich problematisch sein kann. Die Zusatzentgelte als Mittel der Preisdifferenzierung dürften in diesem Zusammenhang im therapeutischen Bereich noch wichtiger sein als im diagnostischen Bereich, da letzterer sich in einer „stabileren" Weise entwickelt. In der Therapie dagegen kann der Aufwand bei Patienten mit gleicher Diagnose höchst unterschiedlich sein und um mehr als den Faktor 100 schwanken. Auch für die Intensivmedizin gilt, dass eine Standardisierung der Kosten diagnoseabhängig praktisch nicht möglich ist (Surgenor et al. 2001). Hier sind in Zukunft Sonderlösungen zu finden, die jedoch derzeit noch keinesfalls vorauszusehen sind.

III. Medizin

4 Ausblick

Das DRG-System soll ein „selbstlernendes" System sein, das sich langsam aber stetig an die tatsächlichen Verhältnisse anpassen und auf die Bedürfnisse der Kliniken auf adäquate Honorierung hin entwickeln soll. Obwohl festgehalten werden muss, dass sich im Vergleich zur Startzeit die Situation für die Hospitäler in den letzten Jahren an vielen Stellen, keinesfalls überall, in die richtige Richtung bewegt, so muss doch andererseits auch festgehalten werden, dass noch ein weiter Weg zurückgelegt werden muss, bevor das DRG-System eine tatsächlich leistungsgerechte Entlohnung der Kliniken ermöglichen wird. Besonders für die Kliniken der Maximal- und Supramaximalversorgung ist dieses Niveau keinesfalls vorhanden. Sie sind in den Kategorien des DRG-Systems mit ihren Aufgaben in der klinischen Forschung, Lehre und Weiterbildung schlicht nicht vorgesehen. Dass das DRG-System Forschung und Innovation nicht kennt, sollte sich auf die Dauer als erheblicher Nachteil dieses Abrechnungsmodus herausstellen.

Literatur

Chuang, K.H., Covinsky, K.E., Sands, L.P., Forinsky, R.H., Palmer, R.M., Landefeld, C. (2003): Diagnosis related groups – adjusted hospital costs are higher in older medical patients with lower functional status. In: J Amer Ger Soc, 51 (12), S. 1729–1734.

Müller, M.L., Bürkle, T., Irps, S., Roeder, N., Prokosch, H.U. (2003): The diagnosis related groups enhanced electronic medical record. In: Int J Med Informat, 70 (3), S. 221–228.

Schroeders, N. von, Köbberling, J. (2002): Einfluss von Vergütungssystemen auf die medizinische Qualität. In: Med. Klinik, 97 (7), S. 429–433.

Siebers, L., Reinecke, H., Bunzemeier, H., Roeder, N. (2008a): DRG-System 2008 – Überblick aus internistischer Sicht. In: Med. Klinik, 103 (1), S. 38–39.

Siebers, L., Reinecke, H., Bunzemeier, H., Roeder, N. (2008b): Kardiologie im DRG-System 2008. In: Med. Klinik, 103 (2), S. 113–114.

Surgenor, S.D., Corwin, H.L., Henry, S.A., Mroz, W.T. (2001): The cost of providing intensive care to diagnosis related groups. In: Clin Intens Care, 12 (4), S. 161–167.

Wichert, P. von (2003): Konsequenzen des DRG-Systems für die konservative Medizin. In: Urologe, 42 (4), S. 509–513.

IV. Krankenhausmanagement

Einfluss auf die Versorgungslandschaft

Klaus Goedereis

1 Versorgungslandschaft im Umbruch: Status quo – quo vadis?

Die Versorgungslandschaft war bislang im Wesentlichen streng sektoral gegliedert. Während die ambulante medizinische Versorgung durch niedergelassene Praxen (Allgemein- bzw. Hausarztpraxen und Facharztpraxen) und Apotheken sichergestellt wurde, erfolgte die stationäre Diagnostik und Behandlung im Krankenhaus (Hajen et al. 2006, S. 182 f.). Von dieser strikten Trennung gab es nur wenige Ausnahmen, wie z. B. niedergelassene Belegärzte oder Ermächtigungs- und Institutsambulanzen sowie Durchgangsarzttätigkeiten für Fälle der Berufsgenossenschaften durch angestellte Ärzte im Krankenhaus (Abb. 1).

Durch die Gesetzgebung der vergangenen Jahre – insbesondere das GKV-Modernisierungsgesetz (GMG), das Wettbewerbsstärkungsgesetz in der Gesetzlichen Krankenversicherung (GKV-WSG) und das Vertragsarztrechtsänderungsgesetz (VÄndG) – wurden die Grenzen zwischen ambulanter und stationärer ärztlicher Versorgung fließender (vgl. dazu ausführlicher Gliederungspunkt 4.2).

Die Umstellung der Finanzierung der Krankenhausleistungen auf eine leistungsorientierte Finanzierung nach DRGs war für die Krankenhäuser trotz vielfältiger Änderungen in der Krankenhausgesetzgebung die maßgebliche Neuorientierung der letzten Jahre. Die Auswirkungen der Umstellung auf das DRG-System sowie weitere strukturelle Neuerungen im

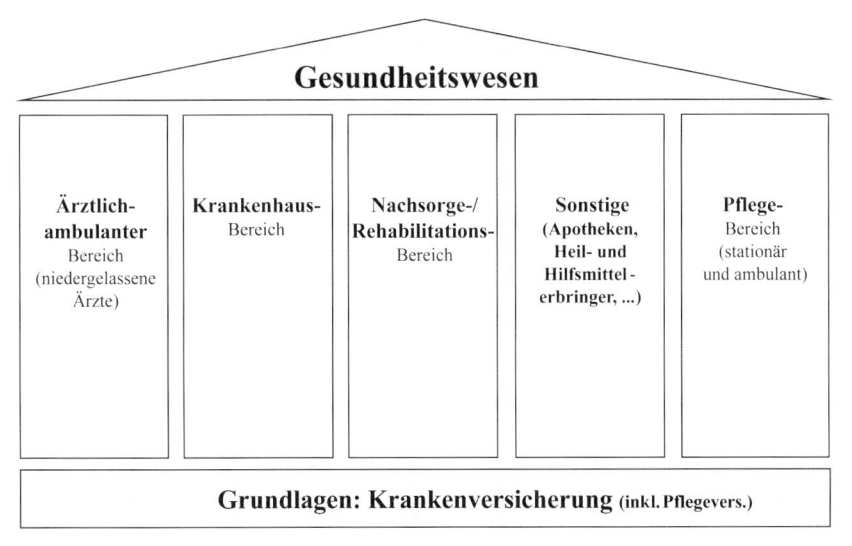

Abb. 1: Die Säulen des Gesundheitswesens: Problematik der Sektorentrennung
(© Dr. Klaus Goedereis, St. Franziskus-Stiftung Münster)

IV. Krankenhausmanagement

Gesundheitswesen werden nach übereinstimmender Einschätzung aller Beteiligten im Gesundheitswesen zu einer massiven Umstrukturierung der Versorgungslandschaft nicht nur im stationären Bereich führen. Die strukturellen Neuerungen für den Krankenhausbereich resultieren neben der Einführung des DRG-Systems maßgeblich aus den politischen Reformlinien der vergangenen Jahre, insbesondere der schrittweisen Aufhebung der Sektorentrennung durch Integrierte Versorgungsverträge, Disease-Management-Programme (DMPs) sowie der Öffnung der Krankenhäuser für ambulante Leistungen (Klemann 2007, S. 120 ff.).

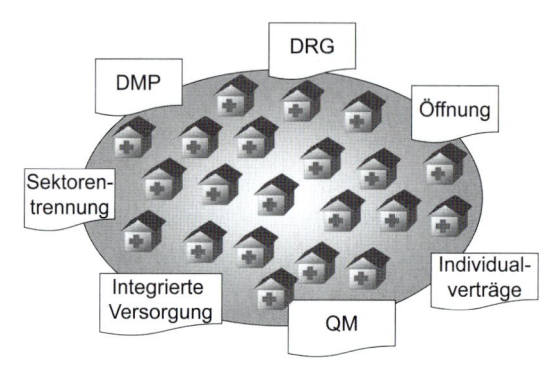

Abb. 2: Reformlinien und deren Auswirkungen auf die Krankenhauslandschaft I
(© Dr. Klaus Goedereis, St. Franziskus-Stiftung Münster)

Die überwiegende Zahl der Expertenmeinungen und Studien geht übereinstimmend davon aus, dass sich in Folge dieser Reformlinien die Krankenhauslandschaft sowohl hinsichtlich der Zahl als auch der Struktur der Krankenhäuser signifikant verändern wird (Arthur Andersen 2000) (Abb. 2 und 3).

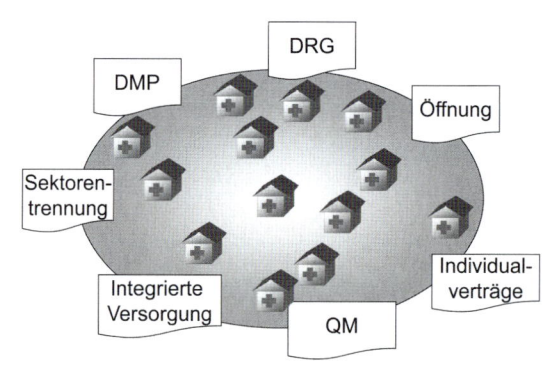

Abb. 3: Reformlinien und deren Auswirkungen auf die Krankenhauslandschaft II
(© Dr. Klaus Goedereis, St. Franziskus-Stiftung Münster)

Der ausschlaggebende Faktor für die künftige Versorgungslandschaft und in dieser Betrachtung vorrangig für den Krankenhaussektor ist sicherlich die Umstellung der Finanzierung der Krankenhausleistungen auf ein DRG-System. In den folgenden Ausführungen soll erörtert werden, ob und gegebenenfalls in welchen Ausprägungen die Einführung des DRG-Systems die Versorgungslandschaft in Deutschland beeinflusst und verändert.

Im Folgenden wird daher zunächst analysiert, welche primären Anreizwirkungen das DRG-System für Krankenhäuser beinhaltet, wobei neben ökonomischen Aspekten auch Versorgungsaspekte zu berücksichtigen sind. Da die Versorgungslandschaft, wie beschrieben, nicht nur von den Auswirkungen des DRG-Systems determiniert wird, sondern auch von anderen, vor allem gesundheitspolitischen Entwicklungen, werden auch diese kurz diskutiert. Im Weiteren werden die wesentlichen strukturellen Änderungen der Versorgungslandschaft mit zwei Entwicklungsrichtungen beschrieben: Zum einen die Versorgungsstrukturen im Krankenhausbereich i.e.S. (horizontale Ebene) sowie in der ambulant-stationären Verzahnung (vertikale Ebene). Schließlich erfolgt ein kurzer Ausblick auf den möglichen ordnungspolitischen Rahmen nach 2009 im Hinblick auf das DRG-System.

2   Das DRG-System als zentrales Reformelement

Das DRG-System ist in seiner Zielrichtung eine Ordnungssystematik, um stationär behandelte Fälle auf Basis einer kostenbasierten Äquivalenzziffernkalkulation entsprechend dem jeweiligen Aufwand pro Fall zu bewerten und Fälle mit vergleichbarem Aufwand einer Gruppe bzw. einer DRG zuzuordnen. Darüber hinaus soll das DRG-System aufgrund der Daten, die der Eingruppierung zugrunde liegen, eine höhere Transparenz und Vergleichbarkeit insbesondere im Hinblick auf den Schweregrad bzw. die Komplexität der erbrachten Leistung ermöglichen. Konzeptionell ist das DRG-System kein Preissystem. Ein Preis für die einzelne Leistung entsteht erst durch die Bewertung mit einem Basisfallwert, wodurch das DRG-System letztlich in seiner Grundsystematik und Zielrichtung ökonomisch ausgerichtet ist (Högemann 2006, S. 54 ff.).

Wie im Folgenden noch näher ausgeführt wird, bestehen die Anreizmechanismen insbesondere in einer Optimierung der Verweildauer und des „richtigen", ökonomisch betrachteten erlös- oder deckungsbeitragsoptimalen Fallmixes und damit der Zusammensetzung der DRGs und „Patientenstruktur" einer Fachabteilung und eines Krankenhauses (Foit und Vera 2006, S. 245 ff.). Im Vergleich zur bisherigen internen Organisation des Krankenhauses und auch der Krankenhauslandschaft bewirken diese Anreizmechanismen eine signifikante Neuausrichtung.

2.1   Anreizmechanismen des DRG-Systems

2.1.1   Verweildaueroptimierung

Ein Krankenhaus erhält für einen abgerechneten Krankenhausfall im Regelfall ein fixes Entgelt innerhalb eines Behandlungszeitraums zwischen unterer und oberer Grenzverweildauer (Zusatzentgelte u. Ä. sollen hier nicht berücksichtigt werden). Insofern besteht der Anreiz darin, eine Verweildauer möglichst nahe an der unteren Grenzverweildauer zu erreichen, da zusätzliche Behandlungstage bis zur oberen Grenzverweildauer im Regelfall keine zusätzlichen Erlöse bringen, aber gleichwohl Kosten verursachen. Eine Entlassung des Patienten vor Erreichen der unteren Grenzverweildauer löst jedoch Erlösabschläge aus, obwohl die Hauptleistung auch dann im Normalfall – vor allem bei operativen Patienten – schon erbracht wurde. Eine Verkürzung der Verweildauer und eine frühere Entlassung der Patienten erfordert aber in vielen Fällen eine weitergehende Nachbetreuung in der ambulanten ärztlichen Versorgung, der ambulanten und stationären Rehabilitation, der ambulanten und stationären Pflege, der Heil-

und Hilfsmittelversorgung usw. (Klemann 2007, S. 83 f.). Diese Weiterbehandlungs- und Nachsorgemöglichkeiten sind umso notwendiger, je mehr ältere und multimorbide Patienten behandelt werden. Die nachsorgenden Strukturen sind zwar institutionell in vielen Bereichen grundsätzlich vorhanden, allerdings müssen an vielen Stellen im institutionsübergreifenden Behandlungsprozess die inhaltlichen Schnittstellen neu definiert werden. Werden Patienten früher aus dem Krankenhaus entlassen, kann es zu Verlagerungen von Tätigkeiten auf nachsorgende Bereiche kommen (z. B. Rehabilitation, Pflege oder niedergelassene Ärzte), die auf die Patienten in einem frühen Entlassstadium unter Umständen inhaltlich nicht oder nur unzureichend vorbereitet sind (Eiff et al. 2007, S. 11 ff.). Ebenso fehlen oftmals notwendige Kapazitäten z. B. in der Kurzzeitpflege. Die oftmals noch unzureichende inhaltliche Verzahnung und intersektorale Schnittstellenharmonisierung spiegelt sich schließlich in den Finanzierungsmechanismen wider, die fast ausschließlich auf die sektorspezifischen Mechanismen ausgerichtet sind (Neubauer 2006, S. 43 ff.). Perspektivisch wird eine intensivere Abstimmung der Finanzierung der Leistungssektoren z. B. in Form komplexer Behandlungspauschalen notwendig sein. Strukturell wird die versorgungslogische und finanztechnische Sinnhaftigkeit eine nachhaltige vertikale Kooperation der Versorgungsebenen zur Folge haben (Klemann 2007, S. 130 f.).

2.1.2 Fallmaximierung und Fallmixoptimierung

Weitere ökonomische Triebfedern des DRG-Systems sind sowohl die Zusammensetzung des „Fallmixes", d. h. die Leistungs- und damit auch die Vergütungsstruktur der behandelten Fälle, als auch die Maximierung der Fallzahl. Letzteres hängt zusammen mit Degressionseffekten, da aufgrund der Kostenstruktur im Krankenhaus mit hohen (fall-)fixen und vergleichsweise geringen (fall-)variablen Kosten mit mehr Fällen eine bessere und wirtschaftlichere Auslastung der fixen Kapazitäten erreicht werden kann. Eine Fallmaximierung macht natürlich nur dann Sinn, wenn die mit einem Fall zusätzlich erreichbaren Erlöse über die variablen Kosten hinaus einen (deutlichen) Beitrag zur Fixkostendeckung bzw. Deckungsbeitragsverbesserung leisten; in Verbindung mit Mengen- und/oder Erlösbudgetierungen in Form von Obergrenzen lässt sich eine Maximierungsstrategie nicht automatisch ableiten. Tendenziell beinhaltet das DRG-System aber eine deutliche Strategie der Fallzahlmaximierung.

Neben der erbrachten und erlösten Fallzahl (Leistungsmenge) entscheidet auch die Zusammensetzung der Fälle (Leistungsstruktur) über den ökonomischen Erfolg des DRG-Systems für ein Krankenhaus. Über die Optimierung der Leistungsstruktur lässt sich keine allgemein gültige Aussage treffen. Entscheidend ist die notwendige individuelle Vorhaltung von personellen und sachlichen Ressourcen in Abhängigkeit von den angebotenen Leistungen. Komplexe Leistungen mit einer höheren Vergütung erfordern im Regelfall auch die Vorhaltung aufwändiger Strukturen bzw. den Einsatz kostenintensiver Medikamente usw. Werden bei vorgehaltenen Ressourcen für aufwändige und komplexe Leistungen aber primär einfache und damit niedriger vergütete Fälle erbracht, kommt es in einer Fachabteilung und gegebenenfalls in einem gesamten Krankenhaus zu einer Unterdeckung, die ceteris paribus auf Dauer dazu führt, dass die Leistungen nicht mehr angeboten und die Fachabteilung oder das Krankenhaus aus der Versorgung ausscheidet. Insofern ist es entscheidend, dass die vorgehaltenen Kapazitäten und deren finanzieller Aufwand mit den Erlösen und damit der Zusammensetzung der erbrachten Leistungen zumindest in Einklang stehen. Die bisherigen Erfahrungen zeigen, dass eine Konzentration ausschließlich auf leichtere und damit geringer vergütete Leistungen auch bei hoher Leistungsmenge wirtschaftlich nicht tragfähig ist. Insofern streben die meisten Krankenhäuser und medizinischen Abteilungen zumindest in Teilbereichen auch unter DRG-orientierten, wirtschaftlichen Aspekten neben Basisleistungen eine Spezialisierung mit „höherwertigen" DRGs an.

Da es sich beim DRG-System durch die regelmäßigen Nachkalkulationen um ein „lernendes" System handelt, ist es problematisch vorherzusagen, welche Leistungen künftig hoch bewertet und welche Leistungen abgewertet werden. Das heißt, es ist nicht immer eindeutig absehbar, auf welche Leistungen eine Spezialisierung aus ökonomischen Gründen Sinn macht. So konnten sich z. B. Krankenhäuser mit einem überproportionalen Anteil endoprothetischer Fälle in der orthopädischen Chirurgie während der Konvergenzphase durch die Neubewertung der endoprothetischen Leistungen (Katalogeffekt) vom Konvergenzgewinner zum Konvergenzverlierer wandeln, obwohl sich das Leistungsspektrum nicht geändert hat.

2.1.3 Spezialisierung

Wegen der bereits oben angeführten Degressionseffekte ist unter wirtschaftlicher Betrachtung nicht nur eine Fallzahlmaximierung, sondern auch eine Spezialisierung auf bestimmte Fälle mit gleicher oder ähnlicher Diagnostik und Therapie sinnvoll, da sowohl personelle als auch sachliche Ressourcen mit steigender Zahl gleicher Fälle effizienter eingesetzt werden (sogenannter Lernkurveneffekt). Ob und in welcher Dimension eine Spezialisierung auch qualitätssteigernde Einflüsse hat, ist bislang evidenzbasiert nur begrenzt nachgewiesen. Dennoch soll an dieser Stelle angenommen werden, dass Spezialisierungen neben ökonomischen Effekten tendenziell auch eine positive Wirkung auf die Qualität haben.

Den ökonomisch induzierten Optimierungsstrategien stehen aber verschiedene Gegebenheiten entgegen: Einerseits ist die Zahl der Fälle bzw. Behandlungen aufgrund epidemiologischer Fakten begrenzt, weshalb nicht jedes Krankenhaus seinen deckungsbeitrags- oder gewinnoptimalen Fallmix frei wählen kann. Hinzu kommt, dass aufgrund der staatlichen Krankenhausplanungshoheit jedem Krankenhaus ein Versorgungsauftrag zugeordnet wird, der das medizinische Angebot vorgibt und auch deshalb eine ausschließlich erlösoptimierende Leistungsstruktur nicht umsetzbar ist (vgl. § 4 Abs. 4 KHEntgG).

Schließlich besteht bei einer primär erlösoptimierten Spezialisierungsstrategie das Risiko der „Rosinenpickerei", d.h. die Konzentration auf deckungsbeitragsstarke Leistungen. In diesem Fall könnte es regional zu einer Unterversorgung von unzureichend bewerteten und vergüteten Leistungen kommen.

Die Anreizwirkungen einer Steigerung oder gar Maximierung der (Gesamt-)Fallzahl bzw. die Konzentration auf ressourcen- und erlösoptimierende Fälle im Sinne von Spezialisierungen machen es in vielen Fällen sinnvoll, dass sich Krankenhäuser über das vorgehaltene Leistungsangebot abstimmen, Spezialisierungen ausbilden und in der stationären Behandlung eng zusammenarbeiten.[1]

Darüber hinaus erfordert der Anreiz einer Fallzahlmaximierung wie auch der Spezialisierung eine gezielte Patientensteuerung. Auch wenn der Anteil der Patienten, die aufgrund eigener Informationen aus Presse, Internet usw. ein Krankenhaus auswählen, zunimmt, hat auch weiterhin die Empfehlung eines vorbehandelnden, niedergelassenen Arztes einen hohen Stellenwert für die Zu- bzw. Einweisung in ein Krankenhaus (Storcks 2006, S. 22). Insofern ist unter DRG-Bedingungen eine enge Kooperation mit niedergelassenen Ärzten nicht nur aus medizinisch-fachlichen Gründen, sondern auch aus wirtschaftlichen Erwägungen notwendig.

---

1 Inwieweit durch Leistungsabsprachen und daraus resultierende Marktstrukturen kartellrechtliche Aspekte oder Bedenken auch außerhalb der Fusionskontrolle zu berücksichtigen sind, kann an dieser Stelle nicht weiter vertieft werden (vgl. dazu ausführlich: Böge 2007, S. 35 ff.).

2.2 Das DRG-System als Treiber regionaler Gesundheitsnetzwerke

Die dargestellten Wirkungen des DRG-Systems verdeutlichen die Notwendigkeit, dass sich Krankenhäuser künftig einerseits zunehmend spezialisieren, und andererseits mit anderen Leistungsanbietern des Gesundheitswesens enger zusammenarbeiten müssen, um den Behandlungsverlauf eines Patienten über alle Versorgungsstufen sowohl qualitätsgerecht als auch wirtschaftlich darstellen zu können. Die Zielsetzung besteht mithin im Aufbau regionaler Gesundheitsnetzwerke sowie der Patientensteuerung innerhalb dieser Netzwerke.

Im regionalen Gesundheitsnetzwerk (Abb. 4) arbeiten die Leistungserbringer aus Krankenhausperspektive sowohl auf horizontaler Ebene, d. h. mit anderen Krankenhäusern, als auch in vertikaler Hinsicht, also mit niedergelassenen Ärzten, Rehabilitations- und Pflegeeinrichtungen, Heil- und Hilfsmittelanbietern, Apotheken etc. zusammen (Braun und Güssow 2006, S. 65 ff.). Die organisatorischen und rechtlichen Möglichkeiten sowohl der horizontalen als auch vertikalen Zusammenarbeit sind mittlerweile auf vielfältige Weise, z. B. im Rahmen von Integrationsverträgen oder MVZ, gegeben (Klemann 2007, S. 120 f.). Das Gesundheitsnetzwerk hat im Regelfall einen regionalen Bezug. Auch wenn bei den Patientenwanderungen gerade in hochspezialisierten Leistungen zunehmend weite Distanzen zwischen Wohnort und behandelndem (stationärem) Krankenhaus zu beobachten sind, vollzieht sich der Großteil in Diagnostik und Therapie in einem regionalen Umfeld. Dies ist umso stärker gegeben, wenn es sich um die Betreuung und Behandlung chronifizierter Krankheiten handelt.

Das DRG-System ist somit ein wesentlicher Treiber zur Schaffung und Strukturierung von (regionalen) Versorgungsnetzen auf zwei Ebenen (aus Krankenhaussicht):

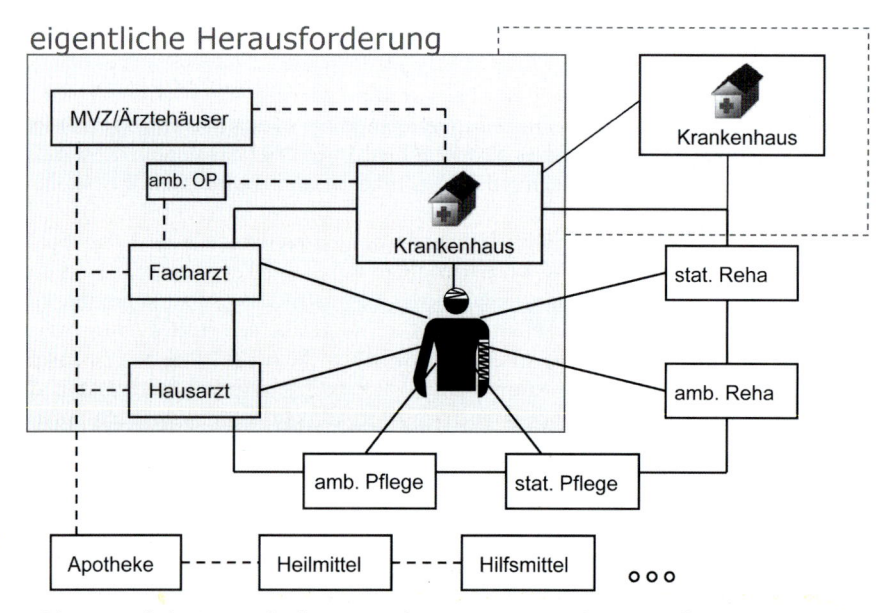

Abb. 4: Die strategische Herausforderung: Patientenversorgung im Gesundheitsnetzwerk
(© Dr. Klaus Goedereis, St. Franziskus-Stiftung Münster)

- horizontal: Kooperationen/Zusammenschlüsse von Krankenhäusern,
- vertikal: Kooperationen/Zusammenschlüsse zwischen Krankenhäusern und vor- und nachgelagerten Versorgungsstufen.

Beide Entwicklungsrichtungen werden die künftige Versorgungslandschaft deutlich beeinflussen. Bevor diese Entwicklungen beispielhaft erläutert werden, werden im folgenden Exkurs weitere Rahmenbedingungen beschrieben, die diese Entwicklungen unterstützen.

3 Exkurs: Weitere Rahmenbedingungen und deren Wirkungen auf die Versorgungslandschaft

3.1 Kosten-Erlösdisparität

Der wirtschaftliche Druck auf die Krankenhäuser hat sich auch aufgrund der Einführung und Umsetzung des DRG-Systems während der Konvergenzphase deutlich erhöht. Zeitgleich verstärk(t)en weitere Faktoren die zunehmende wirtschaftliche Enge: Während die Preise und insbesondere die Löhne in der Vergangenheit deutlich gestiegen sind und sich als höhere Sach- und Personalkosten auswirken, sind die Budgets der Krankenhäuser – sofern man von Konvergenz- und DRG-spezifischen Effekten absieht (z.B. sogenannte „Konvergenzgewinner") – nur in einem deutlich geringeren Maße gewachsen, da die allgemeine Budgetsteigerung an die Entwicklung der Grundlohnsummenentwicklung und damit an (nationale und zunehmend internationale) volkswirtschaftliche Rahmendaten gekoppelt ist (Högemann 2006, S. 50 f.). Darüber hinaus hat es durch gesetzgeberische Maßnahmen wie das novellierte Arbeitszeitgesetz, die Medizinprodukteverordnung, das Transplantationsgesetz u. v. a. m. Kostenschübe in den Krankenhäusern gegeben, die – wenn überhaupt – nur anteilig gegenfinanziert worden sind. Dieser enorme wirtschaftliche Druck hat die Krankenhäuser neben verstärkten Kostenreduktionsbestrebungen dazu veranlasst, die angebotenen Leistungen nach positiven Deckungsbeiträgen zu analysieren und die „Patientensteuerung" zu ökonomisieren, wobei das DRG-System die entsprechende Transparenz wesentlich besser liefert als vormalige Vergütungssysteme.

3.2 „Zellteilung" in der Medizin

Die „Zellteilung" in der Medizin nimmt kontinuierlich zu. Sowohl in den internistischen als auch den chirurgischen Bereichen entwickeln sich durch eine ständig zunehmende Wissensbreite und -tiefe neue Teilgebiete und Spezialisierungen, die sich im Regelfall schrittweise verselbständigen. Insofern werden sich die Disziplinen oder Fachabteilungen in den Krankenhäusern weiter ausdifferenzieren. Die „Zellteilung" und Ausdifferenzierung erfordert aber gerade bei komplexen Krankheitsbildern eine (Wieder-)Zusammenführung in Form abgestimmter Behandlungsprozesse, bei der ärztlichen Weiterbildung, bei Bereitschaftsdiensten usw. Eine Form der Reintegration hochdifferenzierter und spezialisierter Teilgebiete ist die Bildung von Zentren, die im Regelfall krankheits- oder organbezogen konstituiert sind. Ein Beispiel sind die bereits an vielen Orten etablierten Brustzentren, in denen radiologische Diagnostik, opera-

IV. Krankenhausmanagement

tiver Eingriff (ggf. nebst Rekonstruktion), Pathologie, onkologische und strahlentherapeutische Behandlung, psychoonkologische Betreuung, die Qualitätssicherung etc. abgestimmt organisiert sind. Diese Zentren, deren „Vorgaben" zumeist von privatrechtlichen Organisationen und Verbänden aufgestellt und zertifiziert werden, sind z. T. in die offizielle Krankenhausplanung eingeflossen.[2] Die medizinwissenschaftlich getriebene Ausdifferenzierung und Spezialisierung einerseits und die krankheitsbild- und patientenbezogene Zusammenführung der Spezialisierungen in Zentren andererseits werden die Versorgungslandschaft im Hinblick auf das Leistungsangebot eines Krankenhauses wie auch hinsichtlich der Kooperation mit anderen Krankenhäusern und niedergelassenen Ärzten nachhaltig beeinflussen.

3.3 Krankenhausplanung

Es wurde bereits kurz dargelegt, dass aufgrund der Vorgaben der staatlichen Krankenhausplanung die meisten Krankenhäuser in der Gestaltung des Leistungsangebotes nicht frei sind, sondern sich innerhalb des vorgegebenen Versorgungsauftrags bewegen müssen. Da die Vorgaben der staatlichen Krankenhausplanung länderhoheitlich unterschiedlich geregelt sind, lassen sich keine allgemeingültigen Rückschlüsse auf die Leistungsstruktur im Krankenhaus ableiten. Zurzeit geht die Tendenz in den meisten Bundesländern aber dahin, sich auf eine Krankenhausrahmenplanung zu konzentrieren, in welcher – evtl. mit Ausnahme von hochakuten Spezialbereichen – nur Fachgebiete ohne Teilgebiete oder Subspezialisierungen verplant werden.[3] Diese Verfeinerung soll der Verhandlungsebene der Krankenkassen und Leistungserbringer im Rahmen des gesetzten Ordnungsrahmens überlassen werden. Während sich die staatliche Krankenhausplanung auf Länderebene tendenziell zurückzieht, nehmen die Regularien und normativen Rahmensetzungen der gesetzlich geregelten Selbstverwaltungsebenen deutlich zu. Dies gilt insbesondere für den Gemeinsamen Bundesausschuss (G-BA), dessen Kompetenzbereich dahingehend erweitert wird, strukturelle Voraussetzungen oder Mindestmengen zur Erbringung definierter Leistungen festzulegen.[4] Damit werden Krankenhäuser, die bestimmte Strukturvoraussetzungen nicht erfüllen, von der Leistungserbringung ausgeschlossen bzw. bekommen diese Leistungen nicht mehr vergütet. Da zwischen den medizinischen (Teil-)Gebieten eines Krankenhauses nicht selten enge fachliche Interdependenzen bestehen, können von solchen Strukturvorgaben auch „Komplementärangebote" betroffen sein. Ein Beispiel ist die zunehmend schwierige Situation von geburtshilflichen Abteilungen, die aufgrund der strukturellen Voraussetzungen für Perinatalzentren eine Versorgung von Frühgeborenen nur noch bedingt darstellen dürfen. Somit verstärken die Vorgaben der staatlichen Krankenhausplanung und der Selbstverwaltungsebenen die Entwicklung einer notwendigen Spezialisierung. Andererseits werden die Möglichkeiten insbesondere kleiner und mittlerer Allgemeinkrankenhäuser zunehmend eingeengt, wodurch eine wirtschaftliche Grundlage sukzessive entzogen werden kann, unter Umständen bis zum „freiwilligen", wirtschaftlich begründeten Ausscheiden aus der Versorgung.

---

2 Z. B. die Planung der Brustzentren und die Festlegung der stationären Beteiligten dieser Zentren in Nordrhein-Westfalen.
3 Eine solche Tendenz zeigt bspw. das Krankenhausgestaltungsgesetzes des Landes Nordrhein-Westfalen (KHGG NRW).
4 Dies ist beispielsweise bei der Vorgabe zu den unterschiedlichen Stufen der Perinatalzentren geschehen.

4 Beispiele einer sich wandelnden Versorgungslandschaft

4.1 Horizontale Ebene: stationär-stationär

Bei der Zusammenarbeit bzw. Abstimmung auf horizontaler Versorgungsebene (hier zwischen Krankenhäusern) sollen im Folgenden zwei Formen unterschieden werden: Die Zusammenarbeit zwischen Krankenhäusern vergleichbarer Größe und Differenzierung sowie zwischen stark unterschiedlichen Krankenhäusern.

Insbesondere in Bezug auf notwendige Spezialisierungen und Mengen in Spezialbereichen ist eine enge Zusammenarbeit und Abstimmung zwischen Krankenhäusern vergleichbarer Größe und Differenzierung sinnvoll, wenn sich die Spezialisierungen nicht überschneiden bzw. die Ausbildung von Spezialisierungen vor allem in den Teildisziplinen abgestimmt wird. Je nach Überschneidung der jeweiligen Einzugsgebiete kann es dabei weiterhin zu Konkurrenzsituationen insbesondere in den Grunddisziplinen kommen. Eine gänzlich überschneidungsfreie Abstimmung wird nur in Ausnahmefällen erreicht werden können. Ziel einer solchen Konstruktion ist das gemeinsame, weitgehende Komplettangebot stationärer Medizin mit einer hohen Spezialisierung und damit Diagnostik und Therapie aus einer Hand. Selbstverständlich müssen zwischen den Partnern die diagnostischen und therapeutischen Standards abgestimmt werden und eine enge Kommunikation erfolgen. Möglich ist auch eine personelle Verzahnung zwischen den Krankenhäusern oder einzelnen Krankenhausstandorten. Eine weitere, sinnvolle Strukturierung besteht im Aufbau von medizinischen Kompetenzzentren. Entweder ergänzen sich die notwendigen Spezialisierungen von Krankenhäusern für ein solches Zentrum, oder die Krankenhäuser verständigen sich auf die Vorhaltung der notwendigen Kapazitäten an einem Standort. Es ist unbestritten, dass die Ausbildung eines Zentrums an einem Standort Vorteile hat. Wegen der vielfältigen Interdependenzen der einzelnen medizinischen (Teil-)Gebiete ist aber oftmals eine eindeutige Zuordnung eines medizinischen Zentrums zu einem Krankenhaus(standort) nicht möglich (Abb. 5).

Aufgrund der bestehenden Versorgungslandschaft ist es insbesondere *vielen kleineren Krankenhäusern mit einem begrenzten Einzugsgebiet und in regionaler Nähe zu Ballungsgebieten mit einer hohen und spezialisierten Versorgungsdichte nur bedingt möglich, die notwendigen Spezialisierungen auszubilden.* In diesen Fällen ist zu prüfen, ob insbesondere in den spezialisierten (Teil-)Gebieten eine enge Zusammenarbeit mit einem oder mehreren differenziert gegliederten Krankenhäusern möglich ist, die für die Patienten des Einzugsgebiets des kleineren Krankenhauses gut erreichbar sind. Die Versorgungsstruktur könnte sich dabei in zwei Richtungen entwickeln: Zum einen könnte im Sinne einer Portalfunktion die notwendige (Erst-)Diagnostik dezentral erbracht, eine ressourcenintensive Therapie hingegen zentral durchgeführt werden. Zum anderen ist denkbar, dass nicht der Patient zum Spezialisten, sondern umgekehrt der Spezialist zum Patienten geht und z. B. Diagnostik und operative Therapie auch dezentral im kleineren Krankenhaus erbracht werden. Einen Königsweg wird es dabei nicht geben. In Abhängigkeit der individuellen Gegebenheiten – insbesondere der Konkurrenzsituation – muss eine Leistungsabstimmung zwischen „Grundversorger" und „Spezialversorger" individuell konfiguriert werden. Unabhängig davon werden sich kleinere Krankenhäuser in Folge der DRG-Einführung zu Fachkrankenhäusern entwickeln oder neben den medizinischen Grundleistungen Spezialangebote eröffnen müssen. Beides wird ausschließlich in enger Kooperation mit breit differenzierten Krankenhäusern möglich sein.[5]

---

[5] Hinsichtlich der Diskussion der rechtlichen und organisatorischen Ausgestaltung von der informalen Kooperation bis hin zur Fusion zwischen Krankenhäusern siehe z. B. v. Eiff und Klemann 2005.

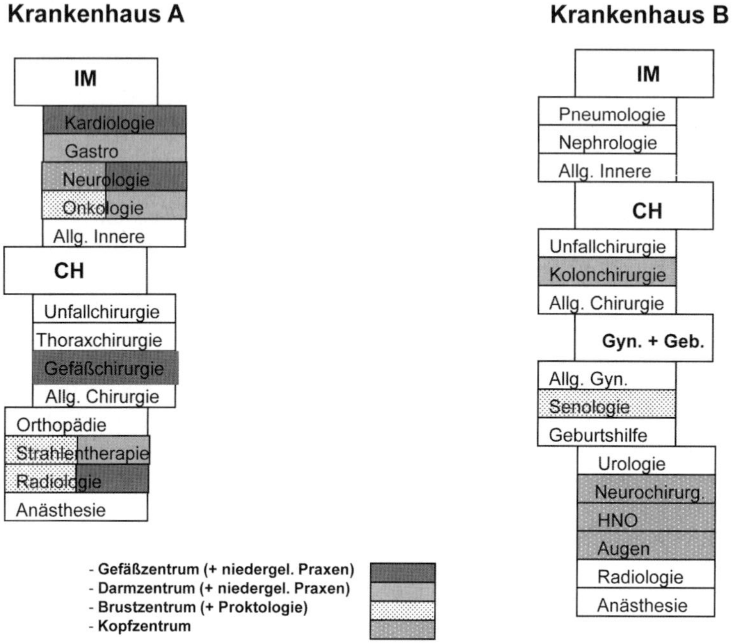

IV. Krankenhausmanagement

Abb. 5: Beispiel für Krankenhauskooperation, Spezialisierung und Zentrenbildung
(IM: Innere Medizin; CH: Chirurgie; Gyn.+Geb.: Gynäkologie und Geburtshilfe)
(© Dr. Klaus Goedereis, St. Franziskus-Stiftung Münster)

4.2 Vertikale Ebene: ambulant-stationär

Eine wesentliche Veränderung der Versorgungslandschaft wird sich in den kommenden Jahren in den vertikalen Kooperationsstrukturen ergeben, insbesondere in der Vernetzung stationärer und ambulanter medizinischer Behandlung. Die Möglichkeiten einer stationär-ambulanten Zusammenarbeit bzw. Vernetzung sowie die Erbringung ambulanter Leistungen im Krankenhaus sind durch das GSG, das GKV-WSG und nicht zuletzt das VÄndG mittlerweile vielfältig, u. a.:

- Belegabteilungen, z. T. mit Praxen der Belegärzte am Krankenhaus,
- (Persönliche) Ermächtigungen leitender Krankenhausärzte zur Erbringung
  von KV-Leistungen,
- (Instituts-)Ambulanzen im Krankenhaus zur Erbringung von KV-Leistungen,
- Ambulante Operationen und stationsersetzende Eingriffe (§ 115b SGB V),
- Hochspezialisierte Leistungen (§ 116b SGB V),
- Leistungen im Rahmen von Disease-Management-Programmen (DMP) (§ 137 SGB V),
- Kooperationen zur gemeinsamen Ressourcennutzung (z. B. Radiologie, Endoskopie, Operationsräume),
- Verträge zur Integrierten Versorgung (§ 140a–d SGB V),
- (Fach-)Arztzentren,
- Medizinische Versorgungszentren (MVZ) (§ 95 SGB V),

- Möglichkeiten des VÄndG wie z. B. Filialisierung von Praxen oder (überörtliche) Berufsausübungsgemeinschaften.

Zwei Entwicklungsrichtungen sind dabei wesentlich: Einerseits die strukturierte Zusammenarbeit zwischen Krankenhäusern und niedergelassenen Ärzten, andererseits die institutionelle Übernahme von ambulanten Leistungen durch das Krankenhaus. Dabei wird sich im Hinblick auf die Struktur des niedergelassenen Bereichs und damit auch hinsichtlich der Kooperationsstrukturen ambulant-stationär eine Dreigliedrigkeit herausbilden, die in einem Positionspapier der Kassenärztlichen Bundesvereinigung (KBV) wie folgt beschrieben wurde (KBV 2007, S. 1 ff.):

- Die flächendeckende Grundversorgung wird durch Hausärzte sichergestellt, die weiterhin vorrangig in Einzel- oder Gemeinschaftspraxen selbständig tätig sind.
- Darüber hinaus gibt es wohnortnah tätige Fachärzte (z. B. in den Disziplinen Frauenheilkunde, Augenheilkunde, Hals-, Nasen-, Ohrenheilkunde), die ebenfalls in Einzel- oder Gemeinschaftspraxen oder in MVZs tätig sind. Diese übernehmen auf Überweisung des Hausarztes oder in direktem Zugang die weitergehende fachärztliche Diagnostik. Die Facharztpraxen werden sich teilweise orts- und KV-übergreifend organisieren und können in Teilgemeinschaftspraxen spezialisierte Leistungen anbieten.
- Die spezialisierten Fachärzte werden sich in MVZs (als separate medizinisch-komplexe, rechtliche selbständige, organisatorische und örtliche Einheit) oder an Krankenhäusern gruppieren. Viele der spezialisierten, niedergelassenen Fachärzte werden neben ihrer niedergelassenen Haupttätigkeit auch im Krankenhaus arbeiten und die Infrastruktur des Krankenhauses nutzen (z. B. Radiologie, Endoskopie, Operationsräume).

Dabei erscheint eine Ansiedlung von niedergelassenen Fachärzten unmittelbar am Krankenhaus aus verschiedenen Gründen am sinnvollsten:

- Vor dem Hintergrund des steigenden ökonomischen Drucks sowohl im Krankenhaus als auch im niedergelassenen Bereich kann die kostenintensive Infrastruktur gemeinsam genutzt werden und medizintechnische Innovationen lassen sich durch gemeinsame Nutzung oder Beschaffung schneller realisieren. Eine gemeinsame Ressourcennutzung ist zudem nicht nur bei Geräten und Räumen, sondern auch beim Personal möglich.
- Die Informations- und Kommunikationsstrukturen sind wesentlich effizienter. Zwar können durch EDV-technische Möglichkeiten Röntgenbilder usw. standortunabhängig übermittelt werden, jedoch zeigt die Erfahrung, dass eine unmittelbare Kommunikation am Ort von Diagnostik und Therapie zwischen den beteiligten Ärzten wesentlicher intensiver ist.
- Niedergelassene Ärzte können einfacher in die stationäre Weiterbehandlung (nicht nur konsiliarisch) eingebunden werden, sodass sich z. B. die Abstimmung in Diagnostik und Therapie besser darstellen lässt.

Über die institutionelle Form der Zusammenarbeit muss im Einzelfall entschieden werden. Die Facharztpraxen können in einem eigenständigen MVZ der (Fach-)Ärzte organisiert sein. Auch ein gemeinsames MVZ mit dem Krankenhaus oder ausschließlich in Betrieb des Krankenhauses sind alternative Gestaltungsformen. Schließlich können die Fachärzte in einer Kooperation selbständiger Partner am Krankenhaus niedergelassen sein. Ein (Fach-)Arztzentrum am Krankenhaus mit niedergelassenen, freiberuflichen Partnern weist dabei nach Erfahrungen des Autors Vorteile auf: Das Ziel eines (Fach-)Arztzentrums am Krankenhaus besteht in dem Angebot eines umfassenden medizinischen Kompetenzzentrums an einem Standort. Durch die Ansiedlung entsprechender Facharztpraxen kann das Leistungsspektrum eines Krankenhauses durch Spezialisierungen zum einen vertieft werden (z. B. Pränataldiagnostik, Pädaudiologie), zum anderen ist eine Erweiterung des medizinischen Angebots durch niedergelassene Fach-

IV. Krankenhausmanagement

ärzte möglich, deren Disziplin nicht im Krankenhaus abgebildet ist. In einer funktionsfähigen Symbiose von Krankenhaus und (Fach-)Arztzentrum können schließlich komplexe Gesundheitsleistungen ambulant und stationär angeboten werden und die Patienten erhalten Diagnostik und Therapie „unter einem Dach".

Am Beispiel des Franziskus-Carrés, eines Facharztzentrums am St. Franziskus-Hospital in Münster, soll diese Entwicklung im Folgenden exemplarisch dargestellt werden. Das St. Franziskus-Hospital in Münster ist ein Krankenhaus der Schwerpunktversorgung mit knapp 600 Betten in 16 (Teil-)Kliniken. Es werden pro Jahr über 25.000 Patienten stationär behandelt und knapp 20.000 Operationen stationär und ambulant durchgeführt. Die Verweildauer liegt unter sechs Tagen und damit deutlich unter dem bundesdeutschen Durchschnitt. Bereits seit Ende der 1980er Jahre wurden niedergelassene Praxen in den Bereichen Pathologie oder Radiologie bzw. Praxen belegärztlich im Krankenhaus tätiger Ärzte eingerichtet, bevor im Jahr 2007 das Franziskus-Carré als Facharztzentrum in Betrieb genommen wurde. Die Konzeption dieses Facharztzentrums ist durch folgende Merkmale gekennzeichnet:

- Bildung eines medizinischen Kompetenzzentrums mit umfassendem Leistungsangebot am Standort des Krankenhauses,
- Interdisziplinäre Medizin unter einem Dach, d.h. das Carré und die Praxen sind unmittelbar über einen gemeinsamen Verkehrsknoten mit dem Krankenhaus verbunden, wodurch eine enge räumliche Bindung entsteht,
- Bildung eines Facharztzentrums, bewusster Verzicht auf die Integration hausärztlicher Angebote, um negative Reaktionen der anderen einweisenden Praxen zu vermeiden,
- Erweiterung und Vertiefung des medizinischen Leistungsspektrums des Krankenhauses,
- Kooperation mit selbständigen Praxispartnern, bewusster Verzicht auf eine MVZ-Lösung, allerdings enge Kooperationsverträge mit allen Praxen,
- enge Verzahnung im medizinischen und infrastrukturellen Bereich zur Schaffung von Synergien,
- gemeinsames Angebot von komplexen Gesundheitsdienstleistungen,
- Abstimmung eines gemeinsamen Außenauftritts in vielen Bereichen (Marketing).

Ein entscheidendes Merkmal ist das miteinander korrespondierende Angebot von Krankenhaus und Facharztpraxen, bei dem Überschneidungen und mögliche Konkurrenzen weitgehend vermieden bzw. vertraglich geregelt wurden (Abb. 6).

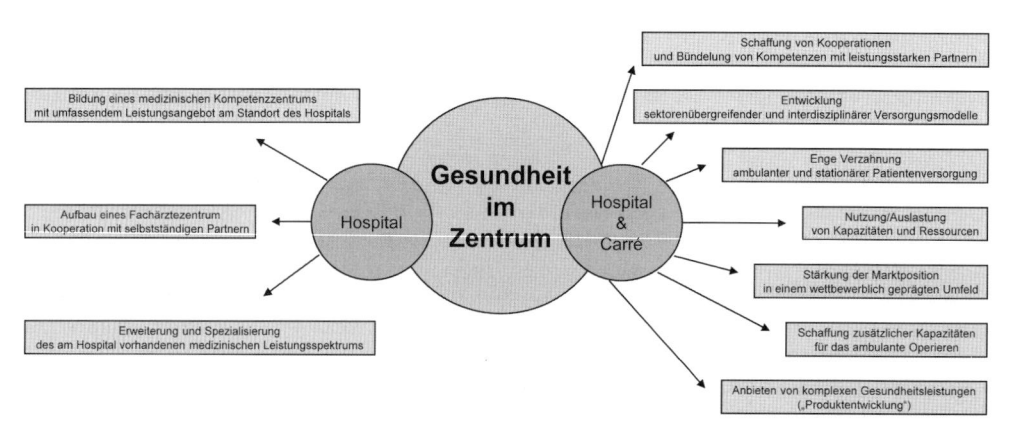

Abb. 6: Beispiel Franziskus-Carré: Wesentliche Merkmale der Konzeption
(© Dr. Klaus Goedereis, St. Franziskus-Stiftung Münster)

Parallel und ergänzend zu dem beschriebenen Modell einer ambulant-stationären Vernetzung in Form von (Fach-)Arztzentren am Krankenhaus werden auch die „klassischen" Organisationsformen der Krankenhausstruktur in abgegrenzten stationären Fachabteilungen mit zumeist hierarchischer Gliederung partiell einen Wandel vollziehen. Neben der spezialisierungsbedingten Differenzierung in Teilgebiete in Form von kollegialen Abteilungsleitungen und Departmentmodellen werden künftig Ärzte sowohl in der Praxis als auch in leitender medizinischer Funktion im Krankenhaus tätig sein. Insbesondere die Möglichkeiten des Vertragsarztrechtsänderungsgesetzes und der Medizinischen Versorgungszentren erleichtern ein personenbezogenes und institutionelles Zusammenwachsen der bisher getrennten Sektoren.

Eine enge Verzahnung ambulanter und stationärer Strukturen am Krankenhaus wird sich künftig zu einer flächendeckenden Organisationsform der medizinischen Versorgung entwickeln. Ebenso wird aus den dargestellten Möglichkeiten ambulant-stationärer Kooperations- und Versorgungsmodelle eine schrittweise Annäherung der doppelten Facharztschiene resultieren.

5   Perspektiven – der ordnungspolitische Rahmen nach 2009

Für die weitere Entwicklung der Versorgungslandschaft wird die Ausgestaltung des ordnungspolitischen Rahmens und damit auch die Weiterentwicklung des DRG-Systems nach Ende der Konvergenzphase im Jahr 2009 entscheidend sein. Dies betrifft im Wesentlichen die Frage, ob und in welcher Form es eine Regulierung von Leistungsstruktur und Leistungsmenge geben wird. Die Leistungsstruktur wird neben anderen Faktoren von Art und Umfang der Krankenhausplanung abhängen:

- Rahmenplanung versus detaillierte Leistungsplanung seitens der Bundesländer?
- Sind die Krankenkassen offiziell oder faktisch in die Leistungsplanung eingebunden?
- Welche diesbezüglichen Kompetenzen erhalten die Gremien der Selbstverwaltung – insbesondere der G-BA – und wie werden diese ausgestaltet?

Die Leistungsmenge wird wesentlich von den gesetzgeberischen Vorgaben nach 2009 abhängen:

- Soll wie vorgesehen das Geld der erbrachten Leistung folgen und die Leistungsmenge unbegrenzt sein oder wie soll eine Mengenbegrenzung definiert und umgesetzt werden? Leistungsstruktur und -menge werden durch die Ausgestaltung der Vertragssystematik zwischen Krankenversicherungen und Krankenhäusern determiniert.
- Bleibt es bei Kollektivverträgen zwischen Krankenhäusern und GKV insgesamt oder sind künftig für elektive Leistungen selektive Verträge zwischen einzelnen Krankenkassen und Krankenhäusern mit einer zu erwartenden Leistungskonzentration möglich?
- Wie gestaltet sich das Preissystem, also die Bewertung der erbrachten DRGs: Festpreise, Höchstpreise oder Richtpreise?

Eine Detailanalyse und Diskussion dieser Punkte würde an dieser Stelle zu weit führen. Die Wirkungen der genannten Fragestellungen und ordnungspolitischen Entscheidungen werden auf Basis der Ausführungen unmittelbar deutlich, da Leistungsstruktur und -menge zentrale Parameter im DRG-System und damit entscheidende Determinanten für den wirtschaftlichen

IV. Krankenhausmanagement

Rahmen und die Organisationsstruktur des Krankenhauses sind und damit auch die Entwicklung in der Versorgungslandschaft beeinflussen.

6 Fazit

- Das DRG-System führt hinsichtlich seiner ökonomischen Anreizmechanismen zu einer Verweildaueroptimierung hin zur unteren Grenzverweildauer und damit im Regelfall zu einer Verweildauerverkürzung.
- Aus Gründen der (Fixkosten-)degression beinhaltet das DRG-System den Anreiz der Fallzahlmaximierung.
- Unter Wirtschaftlichkeitsaspekten (Bewertungsdifferenzen von „Basisleistungen" und Spezialleistungen sowie Degressionseffekten) erfolgt in der Krankenhauslandschaft eine zunehmende Spezialisierung und Leistungskonzentration.
- Die Auswirkungen der Versorgungslandschaft lassen sich nicht isoliert auf das DRG-System beziehen. Andere, z.T. mit Einführung des DRG-Systems notwendige, flankierende Maßnahmen, wie z.B. die Öffnung der Krankenhäuser für ambulante Leistungen, müssen ebenso berücksichtigt werden.
- Die aus diesen Anreizmechanismen sowie aus weiteren gesundheitspolitischen Rahmenbedingungen resultierenden Entwicklungen erfordern nahezu flächendeckend deutliche Veränderungen in der Kooperationsstruktur zwischen Krankenhäusern sowie zwischen Krankenhäusern und anderen Leistungsanbietern, insbesondere niedergelassenen Ärzten.
- Die Zusammenarbeit zwischen Krankenhäusern wird primär eine Abstimmung spezialisierter Leistungsstrukturen zum Gegenstand haben, um sowohl den DRG-bedingten, wirtschaftlichen Anforderungen als auch der Tendenz zur Spezialisierung und Zentrenbildung Rechnung zu tragen.
- Vermehrt werden Krankenhäuser oder einzelne Fachabteilungen in Krankenhäusern insbesondere wegen der ökonomisch bedingten DRG-Auswirkungen schließen oder ihr Versorgungskonzept umstrukturieren.
- Die bisherige strikte Trennung zwischen ambulanten und stationären Leistungen wird sich räumlich, organisatorisch und personell zu Gunsten abgestimmter Konzepte zunehmend auflösen: zum einen durch die Bildung von Facharztzentren an Krankenhäusern, zum anderen durch eine Wandlung der klassischen, stationären (Fach-)Abteilungsstrukturen in Krankenhäusern.
- Die Schwerpunkte der ambulant-stationären Verzahnung werden spezialisierte Leistungsangebote sein.
- Der Anteil komplexer Leistungsangebote, z.B. durch integrierte Versorgungsmodelle, wird deutlich zunehmen. Damit wird sich eine abgestimmte Patientenversorgung auch verstärkt in sektorübergreifenden Finanzierungsmodellen niederschlagen.
- Die weiteren Auswirkungen des DRG-Systems auf die Versorgungslandschaft werden u.a. maßgeblich bestimmt von der Ausgestaltung des ordnungspolitischen Rahmens nach Ende der Konvergenzphase im Jahr 2009.

Insgesamt zeigen die Ausführungen, dass das DRG-System nicht lediglich eine Umstellung der Betriebskostenfinanzierung des Krankenhauses darstellt. Vielmehr werden mit den aus dem DRG-System resultierenden Anreizmechanismen Reorganisationen innerhalb des Krankenhausbetriebs und Leistungsabstimmungen sowie Vernetzungen auf horizontaler und vertikaler Ebene erforderlich, die letztlich die Struktur der Versorgungslandschaft tiefgreifend und nachhaltig verändern werden.

Literatur

Arthur Andersen (2000): Krankenhaus 2015 – Wege aus dem Paragraphendschungel.
Böge, U. (2007): Der Markt für Krankenhausleistungen aus Sicht des Bundeskartellamtes. In: Klauber, J., Robra, B.P., Schellschmidt, H. (Hrsg.), Krankenhausreport 2006. Stuttgart: Schattauer, S. 35–48.
Braun, G.E., Güssow, J. (2006): Integrierte Versorgungsstrukturen und Gesundheitsnetzwerke als innovative Ansätze im deutschen Gesundheitswesen. In: Braun, G.E., Schulz-Nieswandt, F. (Hrsg.): Liberalisierung im Gesundheitswesen. Baden-Baden: Nomos, S. 65–93.
Eiff, W. von, Klemann, A. (Hrsg.) (2005): Unternehmensverbindungen – Strategisches Management von Kooperationen, Allianzen und Fusionen im Gesundheitswesen. 2. Aufl., Wegscheid: WIKOM-Verlag.
Eiff, W. von, Klemann, A., Meyer, N. (2007): REDIA-Studie II – Auswirkungen der DRG-Einführung auf die medizinische Rehabilitation. Münster: LIT-Verlag.
Foit, K., Vera, A. (2006): Anreizorientierte Krankenhausvergütung mit Fallpauschalen. In: Gesundheitsökonomie und Qualitätsmanagement, Band 11, S. 245–251.
Gesetz über die Entgelte für voll- und teilstationäre Krankenhausleistungen (Krankenhausentgeltgesetz – KHEntgG) vom 24.04.2002 (BGBl. I, S. 1412–1422), zuletzt geändert durch Gesetz vom 22.12.2006 (BGBl. I, S. 3439).
Hajen, L., Paetow, H., Schumacher, H. (2006): Gesundheitsökonomie – Strukturen-Methoden-Praxisbeispiele, 3. Auflage. Stuttgart: Kohlhammer.
Högemann, B. (2006): Due Diligence – Prüfung und Unternehmensbewertung von Akutkrankenhäusern. Wegscheid: WIKOM-Verlag.
Kassenärztliche Bundesvereinigung (KBV) (2007): Kooperationskompass – Wege der Zusammenarbeit. Köln.
Klemann, A. (2007): Management sektorübergreifender Kooperationen – Implikationen und Gestaltungsempfehlungen für erfolgreiche Kooperationen an der Schnittstelle von Akutversorgung und medizinischer Rehabilitation. Wegscheid: WIKOM-Verlag.
Neubauer, G. (2006): Versorgungssteuerung über Vergütungsanreize: Braucht integrierte Versorgung integrierte Vergütung? In: Klauber, J., Robra, B.P., Schellschmidt, H. Krankenhausreport 2005. Stuttgart: Schattauer, S. 37–54.
Storcks, H. (2006): Gemeinsam klar im Markt positionieren – Markenführung in Versorgungsnetzwerken. In: ku-Sonderheft Integrierte Versorgung, 10/2006, 22–25.

Neue Konzepte und Maßnahmen im Überblick

Andreas Tecklenburg

1 Einleitung

Die Einführung der DRGs in Deutschland hat die Krankenhauswelt erheblich verändert. Der Wechsel vom tagesgleichen Pflegesatz zur Abrechnung von Fallpauschalen löste nicht nur bei den medizinischen Prozessen in Diagnostik und Therapie, sondern auch bei den administrativen Abläufen erhebliche Veränderungen aus. Dabei ist die gestiegene Transparenz der Leistung wahrscheinlich der wesentlichste Einflussfaktor. Der Granulierungsgrad der Informationen über das Leistungsgeschehen im Krankenhaus ist durch die Einführung der DRGs und ihrer Systematik exponentiell gestiegen. Waren es früher einfache Diagnose- oder Operationsstatistiken, die ein mehr oder weniger oberflächliches Bild vom Geschehen im Krankenhaus wiedergegeben haben, ermöglicht das immer besser definierte DRG-System eine ganz neue Qualität des Berichtswesens und damit der Nachvollziehbarkeit der Leistungen. Diese Informationen über das Leistungsgeschehen der Krankenhäuser führen zu veränderten Strategien des Krankenhausmanagements mit entsprechenden Konsequenzen. Umsatzschwache Abteilungen müssen restrukturiert oder gegebenenfalls geschlossen werden, umsatzstarke Abteilungen können vielleicht besser gefördert werden. Die gesamte Ausrichtung des Krankenhauses wird sich ändern.

Aber nicht nur der interne Blick auf das Leistungsgeschehen hat sich verändert, auch von außen kommt es zu einer veränderten Betrachtungsweise, denn die DRGs erlauben nun den Kostenträgern oder Landesbehörden Vergleiche zwischen den Krankenhäusern anzustellen, die vorher nicht möglich waren. Diese Vergleichbarkeiten zwischen den Häusern hat zu einer neuen Form von Wettbewerb geführt. Die Krankenhäuser haben begonnen, die DRGs bzw. die dahinter liegende Leistung als „Produkte" zu verstehen. Dieses Verständnis über das Produkt DRG hat eine ganze Lawine von Konzepten ausgelöst, die jetzt auch umgesetzt werden. So war in den letzten Jahren vermehrt zu beobachten, wie sich „verwaltete" Krankenhäuser zu „gemanagten" Unternehmen entwickelt haben. Nicht von ungefähr hat der Anteil der privat geführten Krankenhäuser in Konzernstrukturen stark zugenommen. Themen wie Marketing, Einweisermanagement, Portfolio-Bereinigung, strategische Positionierung etc. gehören nun wie selbstverständlich zum Alltag der Krankenhausleitung und finden sich auch auf Kongressen und Publikationen wie selbstverständlich im Umfeld der Krankenhäuser wieder.

Durch das DRG-System sind die Bürokratie und die Anforderungen an IT-Lösungen sehr stark gestiegen. Interessant ist dabei, welche Konzepte und welche Maßnahmen sich aus der Einführung der DRG weiterhin ergeben haben und wie diese in den Krankenhäusern umgesetzt werden. Das DRG-System ist nicht nur ein Abrechnungssystem, es war und ist für die Krankenhauslandschaft der entscheidende Impuls zu einer „Kulturrevolution". Die DRGs haben die Welt der Krankenhäuser mehr verändert, als alle Gesundheitsreformen vorher zusammen.

2 Konzepte für das Krankenhausmanagement

Das Krankenhaus bekommt für einen stationären Fall eine Fallpauschale vergütet. Hierin sind alle Leistungen in der Diagnostik und Therapie abgebildet und vergütet. Das heißt, die DRG bzw. die dahinter liegende Leistung ist *das* Produkt (Dienstleistungsprodukt) des Krankenhauses. Daraus ergibt sich zwingend, dass es eines der übergeordneten Managementkonzepte für ein modernes Krankenhaus sein muss, diese Dienstleistungsprodukte so ökonomisch effizient und effektiv wie möglich zu gestalten. Es geht also darum, dass das Krankenhaus die richtigen Patienten zum richtigen Zeitpunkt mit der richtigen und effektiven Diagnostik und Therapie versorgt, mit einem minimalen Ressourcenaufwand und gleichzeitig hoher Qualität. Diese Fähigkeit muss das Krankenhaus natürlich auch entsprechend anbieten und vermarkten. Aus diesem übergeordneten Konzept lassen sich weitere ableiten. Aufgrund der Heterogenität der Krankenhäuser in Bezug auf Größe, Versorgungsauftrag, Umfeld, Konkurrenz und baulichen Gegebenheiten muss jedes Management im Detail eigene Antworten auf die folgenden Fragen und Problembereiche finden:

- Analyse des Portfolios (Leistungsspektrum von Diagnostik und Therapie),
- Analyse der Stärken – Schwächen,
- Bewertung der Chancen – Risiken,
- Analyse des Ressourceneinsatzes und Möglichkeiten zur Optimierung des Ressourceneinsatzes,
- Analyse der Prozesse und Reduktion von Verschwendung,
- Verkürzung der Behandlungsprozesse mit resultierender Verweildauerverkürzung,
- Gezielte Personalentwicklung im medizinischen Bereich zur Unterstützung der krankenhausindividuellen Strategie,
- Gezielte Personalentwicklung im nicht-medizinischen Bereich zur Umsetzung der krankenhausindividuellen Strategie und mögliche Generierung neuer Einnahmenquellen (z. B. IGEL-Leistungen für Pflege),
- Eingehen von Kooperationen mit anderen Leistungserbringern zur Optimierung der Leistungserbringung,
- Etablierung eines Qualitäts- und auch Risikomanagementsystems, um die „Produkte" an die Kostenträger verkaufen zu können,
- Kombination der selbsterbrachten Leistungen (DRGs) mit Leistungen anderer Leistungserbringer in Form von z. B. integrierten Versorgungsverträgen und
- Entwicklung von „Vertrieb" und „Marketing" als ganz neue Aufgaben für Akutkrankenhäuser. Je mehr Verträge aus dem IV-Bereich oder der selektiven Kontrahierung auf die Krankenhäuser zukommen, umso mehr müssen sie ihre Produktentwicklung vorantreiben und diese Produkte dann natürlich auch an die jeweiligen Kostenträger verkaufen. Das ist hier unter Vertrieb gemeint.

Im Folgenden werden die konzeptionellen Punkte aufgegriffen und konkrete Maßnahmen beschrieben um das jeweilige Ziel zu erreichen.

3 Maßnahmen

3.1 Ohne Strategie gibt es kein Ziel

Nicht mehr alles machen, aber das was gemacht wird, muss sehr gut gemacht werden. Dieser Satz gilt für alle Krankenhäuser aller Größen und aller Versorgungsstufen. Sowohl kleine als auch große Krankenhäuser müssen sich mit ihrem jeweiligen Angebot positionieren. Das Umfeld aus anderen Krankenhäusern, Rehabilitationseinrichtungen und natürlich auch dem niedergelassenen Bereich muss analysiert werden, um dann die eigene Position zu finden. Dabei gibt es keinen Königsweg und vor allen Dingen auch keine Patentrezepte. Zu Anfang sollten die beiden folgenden Fragen beantwortet werden, um daraus eine Strategie zu entwickeln aus der sich dann Handlungsfelder ergeben:

1. Frage: Warum gibt es uns?
2. Frage: Wo wollen wir in 5–10 Jahren stehen?

Diese beiden Fragen werden von den unterschiedlichen Krankenhäusern sehr unterschiedlich beantwortet werden. Während konfessionelle Häuser diese Frage mehr aus ihrem Leitbild und aus ihrer Trägerschaft heraus beantworten, geben kommunale und private Krankenhäuser, aber auch Universitätskliniken diesen Antworten ganz andere Inhalte. Je nachdem ist also die Existenzberechtigung, die Versorgung eines bestimmten Gebietes, der Beitrag zu einer Rendite oder aber für Universitätskliniken der Auftrag neben der Krankenversorgung auch Forschung und Lehre anzubieten.

Die Frage, wo wollen wir in fünf oder zehn Jahren stehen, ist sehr viel schwieriger zu beantworten. Genau hier benötigt man zur Beantwortung der Frage eine Stärken-Schwächen- und Chancen-Risiken-Abwägung (engl. SWOT-Analyse – strength, weakness, opportunities, threads). Bei der Stärken-Schwächenanalyse geht es darum, einerseits besonders gute und von den Patienten und Niedergelassenen nachgefragte Handlungsfelder und bestehenden Angebote herauszufinden und entsprechend weiterzuentwickeln. Genauso muss man andererseits sehen, wo Schwächen sind oder welche Angebote oder Leistungen nicht leistungsgerecht oder wettbewerbsfähig sind. In die Zukunft gerichtet muss bewertet werden, wo die Chancen und Risiken für das Unternehmen Krankenhaus liegen, wenn es die jeweiligen Wege begehen will. Neben den Rahmenbedingungen Konkurrenz, Bausituation und Ausstattung mit Geräten, sind es heute auch Dinge wie Mindestmengenregelung oder Vorgaben durch den Gemeinsamen Bundesausschuss oder aber auch die Verringerung von Ärzten im Arbeitsmarkt, die eine Chancen-Risikobetrachtung beeinflussen können.

Alle diese Faktoren zusammen ergeben eine Strategie für die Weiterentwicklung des Krankenhauses. Aus dieser Strategie ergeben sich dann konkrete Handlungsmöglichkeiten. Zu diesen Handlungsmöglichkeiten gehört die Weiterentwicklung oder Schließung von Abteilungen, die Fusion von Abteilungen, aber auch die Kooperation mit anderen Leistungserbringern im Umfeld. Für geförderte Krankenhäuser kann es sehr interessant sein, zusammen mit den Förderbehörden nach Kooperationspartnern Ausschau zu halten, da nicht wenige Bundesländer gezielte Fusionen und Kooperationen durch Fördermaßnahmen unterstützen. Diese Analysen müssen sehr nüchtern und professionell durchgeführt werden. Wenn es in einem Ort zwei Geburtshilfen gibt mit jeweils weniger als 600 oder 700 Geburten, so muss darüber ernsthaft nachgedacht werden, ggf. in einem Austausch von Leistungen die Geburtshilfen zusammenzulegen. Gleiches gilt für Pädiatrien und andere eher kleinere Fächer. Zu den Maßnahmen, die sich dann aus einer Strategie ergeben, gehört ganz besonders die Personalentwicklung, aber auch das Personalrecruitment. Für die Umsetzung einer Strategie benötigt man die richtigen Führungskräfte bzw. richtigen Chefärzte. Das einzelne Krankenhaus muss also erst eine eigene Strategie entwickeln, dann die entsprechenden Leute suchen und bei einem Chefarztwechsel darauf achten, dass der neue Chef zur Strategie des Hauses passt.

Die Strategieentwicklung alleine benötigt mindestens ein Jahr. Die Umsetzung einer Strategie, vor allen Dingen, wenn Bauarbeiten damit verbunden sind, kann dann noch einmal Jahre dauern. Dies bedarf einer kontinuierlichen stringenten Führung und einer starken Unterstützung durch den jeweiligen Träger. Ziel muss ein leistungsfähiges und wettbewerbsfähiges Unternehmen sein mit klarer Ausrichtung, qualitativ hochwertigen Leistungen und einer guten Akzeptanz bei den Patienten. Bedeutsam ist in diesem Zusammenhang unbedingt die Kommunikation der Strategie als gemeinsames Ziel an alle Mitarbeiter. Hier sollten neben den „üblichen Versammlungen" auch Medien wie Intranet oder Mitarbeiterzeitung etc. zum Einsatz kommen.

Fazit

Die Entwicklung im Gesundheitswesen mit der Ausbildung eines wettbewerblichen Ansatzes auf allen Ebenen zwingt die Krankenhäuser dazu, als Unternehmen zu agieren und somit die Instrumente der Strategiefindung einzusetzen. Aus der Strategie ergeben sich dann weitere Handlungsmaßnahmen, die im Folgenden beschrieben werden.

3.2 Die DRG als Produkt

Ein Produkt ist nach Kotler und Armstrong (2001) etwas, was einen Wunsch oder ein Bedürfnis befriedigt. Dabei kann der Begriff Produkt sehr viel umfassen. In Bezug auf Krankenhäuser ist der Dienstleistungskomplex „DRG" ein Produkt; nämlich im engeren Sinne die Summe aller Dienstleistungen, also insbesondere Diagnostik, Therapie, Pflege und Administration zur Befriedigung des Wunsches nach Heilung oder des Bedürfnisses nach Linderung von Schmerzen. Da in unserem System die Kostenträger – zumindest bei den gesetzlich versicherten Patienten – direkte Vertragspartner der Krankenhäuser werden, sind neben den Patienten auch die Kostenträger Zielgruppe für das Produkt „DRG".

Die Produkte im Krankenhaus zeichnen sich durch eine hohe Komplexität aus, die verursacht wird durch eine Vielzahl von Schnittstellen zwischen verschiedenen medizinischen Professionen und Berufsgruppen. Erst das koordinierte Vorgehen macht aus den Einzelaktivitäten der Akteure im Krankenhaus ein Gesamtprodukt. Für den Patienten wird dann sein Bedürfnis befriedigt, wenn er mit einem medizinischen Problem ins Krankenhaus kommt und möglichst geheilt – also ohne dieses Problem – das Krankenhaus wieder verlassen kann. Diese Wertschöpfung ist das Produkt des Krankenhauses. Eine ähnliche Sichtweise haben die Kostenträger, wobei hier selbstverständlich der Aspekt der Kosteneffizienz eine besondere Rolle spielt. Die Kostenträger wollen für ihre Versicherten die komplette Wertschöpfung von Diagnostik und Therapie zu einem möglichst günstigen Paketpreis einkaufen. Diese Sicht hat sowohl die Einführung der Fallpauschalen gefördert, als auch die Entwicklung von Integrationsverträgen, die ja zumeist nichts anderes sind als Fallpauschalen für transsektorale Versorgung.

Produkte durchlaufen überall einen Produktinnovationszyklus. Von der Idee über die Möglichkeiten der Umsetzung bis zum fertigen Endprodukt, welches den Kostenträgern angeboten wird, dauert es erfahrungsgemäß ein bis zwei Jahre. Für Krankenhäuser ist dabei neu, dass sie eine komplexe Leistung zu einem „Festpreis" verkaufen müssen. Dabei spielt es in der Preis-

IV. Krankenhausmanagement

kalkulation keine Rolle, welchen Aufwand das Krankenhaus hat, denn die Preise werden „diktiert". Vielmehr ist es die Aufgabe des Krankenhauses für die oben genannten Zielgruppen, die komplexen Sachverhalte in möglichst einfacher und nachvollziehbarer Form so zu beschreiben, dass die Zielgruppen einschätzen können, ob sie ihre Bedürfnisse mit dem versprochenen Produkt befriedigen können. Die Patienten werden dabei eher auf das Ergebnis achten (Wann kann ich nach einer Totalendoprothese der Hüfte wieder gehen?) als die Kostenträger, die nach wie vor auf die Leistungs*inhalte* achten (also wie viele Anwendungen in der Physikalischen Therapie, wie lange ist die Liegedauer, Anzahl von Visiten etc.). Es sind also zwei Zielgruppen (Patienten und Kostenträger) mit unterschiedlichen Erwartungen und Vorraussetzungen. Die Kommunikation muss dementsprechend unterschiedlich sein und auch bei der Produktbeschreibung wird der Schwerpunkt entweder auf „Gesundwerden in guter Atmosphäre" oder „Die kostengünstigste Heilung" gelegt.

Zu einer guten Produktbeschreibung gehören nicht nur die Leistungen von Ärzten und Pflegepersonal, sondern auch die Leistungen der Krankengymnastik, die Leistungen von Ergotherapeuten, Logopäden, Akustiktechnikern und weiterer Professionen im Krankenhaus.

Nach der Beschreibung des Produktes, also das was für den Patienten in toto getan wird, muss das Produkt kalkuliert werden. Dabei zerlegt man das Produkt am einfachsten in einzelne Module. Sinnvoll ist es dabei, die Module in ihrer zeitlichen Reihenfolge aufeinander prozessorientiert (Aufnahme, Diagnostik, Therapie, Entlassung) zu kalkulieren. Die Kalkulation muss umfassen:

- Den Personalaufwand, der in den einzelnen Modulen (Diagnostik, Therapie, Pflege, Administration, Qualitätssicherung, Case Management etc.) geleistet wird, aufgeteilt nach Berufsgruppen,
- den Sachaufwand in Form von Verbrauchsmaterialien und zuletzt
- Umlagen für Räume, Energie etc.

In einigen Modulen werden bestimmte Prozessschritte ggf. nur fakultativ, also nicht immer auftreten und müssen entsprechend mit einem Teilfaktor berücksichtigt werden. Wenn nur bei jedem 5. Patienten ein bestimmtes Medikament notwendig ist, so gehen z. B. die Kosten dieses Medikamentes mit 0,2 in die Kalkulation ein.

Diejenigen Krankenhäuser, die sich an der Kalkulation des InEK (Institut für das Entgeltsystem im Krankenhaus) beteiligen, sind hier eindeutig im Vorteil. Sie können auf die vorhandene Kostenmatrix zurückgreifen und anhand dieser Kostenmatrix ihre Produkte kalkulieren. Wohl wissend, dass die Kostenmatrix der DRGs verbesserungsbedürftig ist, reicht die Matrix in aller Regel für eine Kalkulation aus. Aber auch die ambulanten Leistungen vor und nach dem stationären Aufenthalt bzw. das gegebenenfalls notwendige Case Management, sprich die kontinuierliche Betreuung der Patienten über einen längeren Zeitraum, muss zum Beispiel bei der Kalkulation eines Integrationsvertrages und für jeden Direktvertrag zusätzlich berücksichtigt werden. Krankenhäuser tun gut daran, sich in der Produktentwicklung und Kostenkalkulation zu üben, damit sie bei jeglicher Form von selektiven Kontrahierungsverträgen genau wissen, was sie tun. Letztendlich werden alle Krankenhäuser solche Produkte entwickeln, beschreiben und kalkulieren müssen.

Fazit

Die DRGs haben die Leistung im Krankenhaus greifbarer gemacht. Die Krankenhäuser müssen sich in die Lage versetzen, ihre Leistungen auf einem neu strukturierten und weiter wachsenden Markt anzubieten. Dazu müssen sie ihre Produkte entwickeln, kalkulieren und vermarkten, um sie zum einen an die Kostenträger zu verkaufen und zum anderen ihre Produkte und damit sich selbst für Patienten interessant zu machen.

3.3 Transparenz und Controlling als Führungssystem

In der Einleitung wurde die enorm gestiegene Transparenz durch das DRG-System als einer der wesentlichsten Treiber für Veränderungsprozesse dargestellt. Die veränderte Einstellung zu Transparenz ökonomischer Zahlen kann man anhand der Publikationen in den deutschen medizinischen Fachzeitschriften verfolgen. Kaum eine Ausgabe dieser Zeitschriften, die sich eigentlich mit Medizin beschäftigen, hat nicht mindestens einen Artikel, der sich mit den ökonomischen Auswirkungen des DRG-Systems auseinandersetzt. Die DRGs haben unzweifelhaft zur Ökonomisierung des stationären Systems geführt. Das zeigt auch, dass eine der ersten Maßnahmen der meisten Krankenhäuser der Aufbau eines effizienten Controllings war. Viele Krankenhäuser haben zunächst unterschieden zwischen dem kaufmännischen Controlling und dem medizinischen Controlling. Während das kaufmännische Controlling eher klassisch aufgebaut war mit einem Berichtswesen über Finanzzahlen, Leistungszahlen, Kostenartenrechnungen etc., war das medizinische Controlling von vornherein darauf ausgerichtet, ein Berichtswesen für das DRG-System mit medizinischen Sachverhalten und Informationen aufzubauen. Am Anfang bestand die Hauptaufgabe darin, die Richtigkeit des Codierens zu überprüfen und die Vollständigkeit der Dokumentation sicherzustellen, damit die Grouper auch ein sinnvolles Ergebnis liefern, welches dann abgerechnet werden kann. Im Laufe der letzten zwei bis drei Jahre hat sich das Medizincontrolling mehr und mehr als strategisches Steuerungsinstrument für die Geschäftsführung entwickelt, da jetzt das Augenmerk verstärkt auf das Portfolio, das Leistungsgeschehen allgemein und die Weiterentwicklung gelegt wird.

Grundsätzlich ist der Aufbau von zwei verschiedenen Kontrollsystemen immer mit großen Problemen verbunden. Besonders dann, wenn aus zwei verschiedenen Blickrichtungen auf die gleiche Sache gesehen wird und unterschiedliche Zahlen in einem Unternehmen kursieren (z. B. Leistungszahlen), sind Konflikte vorprogrammiert. Zum jetzigen Zeitpunkt gibt es keine gute Begründung mehr für die Trennung von kaufmännischem und medizinischem Controlling. Beides sollte in einer Einheit zusammengefasst werden, da die Datenbasis die gleiche ist und die Interdependenzen zwischen medizinischem Leistungsgeschehen und Kosten aller Art im Krankenhaus untrennbar miteinander verbunden sind.

Damit die Führungskräfte im Krankenhaus, sowohl die Chefärzte und Oberärzte, als auch die Geschäftsführung und die Abteilungsleiter aus dem administrativen Bereich, mit dem System umgehen können, muss ein differenziertes Berichtswesen erarbeitet werden. Dabei ist ein wesentlicher Erfolgsfaktor, dass die übermittelten Zahlen valide (also richtig) und reliabel (immer richtig) sind. Zudem ist die Form der Präsentation an die jeweilige Zielgruppe anzupassen. Denn nur ein Berichtswesen, was von der Zielgruppe verstanden wird, führt auch zu Veränderungen im Verhalten und damit (hoffentlich) zu einer Ergebnisverbesserung. Eingesetzt werden IT-Werkzeuge wie multidimensionale objektorientierte Datenbanken, sog. Cubes, die einen schnellen und umfassenden Blick auf das Zahlenwerk erlauben und dem Nutzer selektive Auswertungen in Sekundenschnelle zur Verfügung stellen.

Um das Leistungsgeschehen ökonomisch möglichst genau abzubilden, ist die Einführung einer Kostenträgerrechnung notwendig. Vereinfacht ausgedrückt bedeutet dies, dass im Idealfall das Krankenhaus für jeden einzelnen Patienten genau nachvollziehen kann, was er gekostet hat. Das Krankenhaus kann dann die verschiedenen DRGs oder aber auch DRG-Gruppen zusammenfassen und Erkenntnisse erzielen, ob diese DRGs einen positiven oder negativen

Deckungsbeitrag erzielen. Dafür ist dann allerdings auch eine Deckungsbeitragsrechnung notwendig. Diese ist in aller Regel mehrstufig aufgebaut, wobei in der ersten Stufe die direkten Kosten und Erträge eines Bereiches (z. B. auf Abteilungs- oder sogar Stationsebene) gegeneinander verrechnet werden. Im nächsten Schritt werden indirekte Kosten wie z. B. Funktionsdienst, Pflegedienst, interne Leistungsverrechnung etc. in die Betrachtung hinzugenommen und in der Stufe 3 kämen dann Verrechnungen für Energie, Verwaltung, Management und Flächen dazu. Mittels Deckungsbeitragsrechnung werden dann sehr schnell die Gewinner und Verlierer sowohl innerhalb eines Hause sichtbar aber auch die Position des Gesamtunternehmens Krankenhaus. Diese Transparenz ist aus Managementsicht nicht unproblematisch und bedarf einer guten Führung und Kommunikation. Führt doch die abteilungsübergreifende Transparenz einerseits zu Verständnis füreinander, aber durchaus auch zu einem Wettbewerb um Ressourcen untereinander.

Damit alle Beteiligten mit einem solchen System umgehen können, müssen die Führungskräfte entsprechend geschult werden. Naturgemäß ist hier der Schulungsaufwand im medizinischen Bereich deutlich höher als bei Führungskräften aus dem kaufmännischen Bereich. Das Interesse der Mediziner für ökonomische Zusammenhänge ist in letzter Zeit erheblich gestiegen, zumal das ökonomische Verständnis der Ärzte zu einem wichtigen Kriterium in den Berufungsverfahren und den Auswahlverfahren um leitende Positionen im Krankenhaus geworden ist.

In der Medizinischen Hochschule Hannover (MHH) wird seit einigen Jahren ein Web-basiertes Controlling-Informationssystem (COINS) etabliert. COINS erlaubt allen Führungskräften zu jeder Zeit einen Einblick in das gesamte Leistungsgeschehen aller (!) Abteilungen der MHH. In diesem System kann sich also z. B. der Kardiologe bis ins Detail die Zahlen der Herzchirurgie anschauen und natürlich auch vice versa. In dem System sind alle Leistungs- und Kostendaten hinterlegt und jede Führungskraft hat somit einen genauen Überblick über den aktuellen Deckungsbeitrag der einzelnen Abteilungen, aber auch der Medizinischen Hochschule insgesamt. Die Zahlen unterscheiden sich in keiner Weise von denen, die auch dem Vorstand zur Verfügung stehen. In der Hannover School of Health Management (HSHM) werden junge Führungskräfte aus dem Medizinbereich an den Umgang mit einem solchen Informationssystem systematisch herangeführt. Sie lernen das Zahlenwerk zu verstehen, zu interpretieren und insbesondere dann auch daraus folgend kreative Lösungen zu entwickeln. COINS ist mittlerweile ein fester Bestandteil des Führungssystems der MHH geworden, da alle Führungskräfte über die gleichen Informationen verfügen und die Diskussion untereinander über ökonomische Zusammenhänge eine große Sachlichkeit bekommen hat.

Fazit

Das DRG-System hat die Transparenz in den Krankenhäusern gefördert. Die Antwort darauf sind Konzepte zur Entwicklung von Informationssystemen im ökonomischen Bereich sowie die Einführung von IT-Systemen zur Verarbeitung, Analyse und Präsentation solcher Controllingdaten. Der Zwang zur Transparenz führt mit den richtigen Konzepten zu einem exzellenten Führungssystem mittels Zahlen, Daten, Fakten (Z-D-F).

3.4 Verweildauer senken, Verschwendung vermeiden, mehr Patienten behandeln

Da mit dem DRG-System eine Fallpauschale vergütet wird, ist es für die Erlöshöhe mehr oder weniger unwichtig, wie lange der Patient im Krankenhaus liegt. An dieser Stelle sei es erlaubt, die Punkte untere und obere Grenzverweildauer einmal auszublenden. Insgesamt macht es Sinn, die Verweildauer des Patienten im Krankenhaus so kurz wie möglich und so lange wie nötig zu gestalten. Dazu müssen die Krankenhäuser ihre diagnostischen und therapeutischen Prozesse auf den Prüfstand stellen. Insbesondere lange Wartezeiten vor einer Operation sind obsolet. Die Funktionsdiagnostiken wie z. B. natives Röntgen, CT, MR oder Endoskopie sind so schnell wie möglich durchzuführen. Weitere Maßnahmen zur Verweildauerverkürzung sind die Einführung von geplanten Behandlungspfaden. Dabei werden die einzelnen diagnostischen und therapeutischen Schritte vorab beschrieben, damit sie mehr oder weniger automatisch nacheinander ablaufen können. Behandlungspfade stellen sicher, dass jeder in den Pfad eingeschlossene Patient die vorher beschriebenen Maßnahmen zur Diagnostik und Therapie durchläuft und nach einem hauseigenen „Standard" behandelt wird. Durch Behandlungspfade werden Informationsbrüche, das „Vergessen" von Maßnahmen und Verwechslungen von Patienten und/oder Therapeutika minimiert. Hierbei ist es besonders wichtig, bei der Erarbeitung und der Umsetzung alle daran beteiligten Berufsgruppen zu integrieren. Neben den ökonomischen Vorteilen der geplanten Behandlungsmaßnahmen geben sie dem Patienten die Sicherheit, dass das multiprofessionelle Team zu jedem Zeitpunkt über den jeweils nächsten Schritt informiert ist. Dissonanzen zwischen den Berufsgruppen, Verzögerungen durch mangelnde Ablaufsteuerung oder Informationsdefizite können dadurch abgebaut werden.

Im Rahmen der Maßnahmen zur Reduzierung der Verweildauer hat das Transfermanagement eine neue Bedeutung bekommen. Unter Transfermanagement versteht man das geplante und strukturierte Vorgehen zur Übergabe des Patienten an andere Leistungserbringer im Nachsorge- oder Rehabilitationsbereich oder auch in die ambulante Betreuung. Auch hier sind wieder geplante Behandlungsabläufe die Voraussetzung, damit alle am Prozess Beteiligten das abgestimmte Konzept zur Versorgung des Patienten umsetzen und ihren, vorher definierten, Teil beitragen können. Die Folge der Bündelung aller Maßnahmen zur Reduzierung der Verweildauer führt zu einer Reduktion der Verschwendung (überflüssiger Handlungen) sowie zu einer relativen Kapazitätserhöhung. Ein einfaches Rechenbeispiel zeigt dies: Bei einer Reduktion der durchschnittlichen Verweildauer von 10 auf 8 Tagen können pro Bett statt 36 Patienten 45 Patienten pro Jahr behandelt werden. Bei einem Case-Mix-Index von 1 bedeutet das eine Umsatzsteigerung von ca. 25.000 Euro pro Bett und Jahr; bei einer durchschnittlichen Station von 30 Betten also 750.000 Euro pro Jahr.

Fazit

Da die DRGs Fallpauschalen sind und die Verweildauer praktisch keinen Einfluss auf die Vergütung hat, sind Konzepte zur Verweildauerreduktion erarbeitet worden. Die Maßnahmen setzen insbesondere bei der Aufnahme (Diagnostik) sowie bei der Therapie (Reduktion von Wartezeiten) und bei der Etablierung von Transfermanagement an. Fest definierte Behandlungspfade sind hierbei ein zwingend notwendiges Instrument.

3.5 Transsektorale Projekte verbinden und festigen Kooperationen

Zurzeit bemüht sich der Gesetzgeber, die strengen Grenzen zwischen dem stationären und dem ambulanten Bereich aufzuheben. Insbesondere die Möglichkeiten zur Eröffnung von medizinischen Versorgungszentren (MVZ), Integrierte Versorgungsverträgen (IV), Vereinbarungen nach § 116b SGB V und nicht zuletzt das Vertragsarztrechtsänderungsgesetz (VÄndG) ermöglichen neue Formen der Zusammenarbeit zwischen den Sektoren. Zur Etablierung dieser neuen Versorgungsformen ist neben der rein medizinischen Idee die inhaltliche, juristische und ökonomische Gestaltung eine zeitaufreibende und auch neue Aufgabe für die Krankenhäuser. Nach Beschreibung von Diagnostik, Therapie und Zielen, die mit den neuen Vertragsformen erreicht werden sollen, muss zusammen mit dem Controlling eine Prozessanalyse und eine Prozessbewertung durchgeführt werden, damit vor einem Angebot an interessierte Kostenträger die eigenen Kosten bekannt und berechnet werden können. Danach erfolgt die Preisfindung. Der geforderte Preis muss nicht unbedingt die Kosten decken, denn ein neues additives Modell einer transsektoralen Versorgung kann der „Katalysator" für andere etablierte stationäre Versorgungsformen sein und ggf. ist der Abschluss des Vertrages und die Bahnung von neuen Patientenströmungen zunächst wichtiger als ein positiver Deckungsbeitrag dieses Einzelmoduls. In aller Regel sollten die Produkte jedoch einen positiven Deckungsbeitrag haben. Danach muss es auch verkauft werden, d. h., dass Methoden des Marketings und der Distribution zum Einsatz kommen. Nur wenn Kostenträger solche transsektoralen Produkte auch kaufen und einen Integrationsvertrag abschließen, können sie gelebt werden (und verdienen Geld).

Fazit

Die DRGs in Kombination mit den neuen Möglichkeiten wie MVZ, Direktverträge, Vertragsarztrechtsänderungsgesetz etc. ermöglichen die Erarbeitung neuer transsektoraler Angebote. Diese Angebote müssen geschrieben, kalkuliert und in Vertragsform gegossen werden. Danach beginnen das Marketing und der Verkauf. Die Krankenhäuser müssen sich mit diesen neuen Thematiken auseinandersetzen.

3.6 Aufrüstung der Informationstechnologie

Ohne entsprechende Informationstechnologie lässt sich ein Akutkrankenhaus nicht mehr betreiben. Alleine das Erstellen der Rechnung ist ohne IT-Unterstützung für das Grouping fast undenkbar bzw. ökonomischer Unsinn. Das DRG-System ist also auch auf diesem Gebiet der Steigbügelhalter für die Etablierung moderner Informationssysteme. Da immer mehr DRGs und Zusatzentgelte auf klinischen Daten aufsetzen, gehört die Unterstützung am klinischen Arbeitsplatz durch einen Computer in nahezu jedem Krankenhaus zum Alltag. Die dabei verfolgten Konzepte einer vollkommen elektronischen Krankenakte sind dabei längst noch nicht so umsetzbar wie es sich die Anwender wünschen; jedoch gibt es für vielfältige klinische Probleme mittlerweile sehr gute Unterstützung. Insbesondere zur Dokumentation von Diagnosen und Therapien gibt es je Fachgruppe unterschiedliche Softwareprodukte. Zur Kommunikation zwischen den Abteilungen haben sich in vielen Krankenhäusern Auftragsverwaltungen etabliert, bei denen z. B. zur Anforderung eines Konsils ein Auftrag mittels eines IT-gestützten Systems auf den Weg gebracht werden kann. Als Folge davon entsteht aus der Anforderung und Erbringung der Leistung eine Leistungserfassung, daraus folgt dann eine innerbetriebliche Leistungsverrechnung. Die Krankenhausinformationssysteme (KIS) dienen also nicht mehr nur allein der Abrechnung, sondern wachsen zunehmend als Unterstützungssysteme für die Prozesse in Diagnostik und Therapie heran. Auch das Konzept der geplanten Behandlungsabläufe kann durch ein modernes Krankenhausinformationssystem nachhaltig unterstützt werden. Ist dem Krankenhausinformationssystem bekannt, dass ein Patient nach einem bestimmten Behandlungsschema behandelt wird, so kann das KIS seinerseits selbstständig Abweichungen überprüfen und dokumentieren bzw. die behandelnden Beteiligten auf Abweichungen hinweisen.

Fazit

Das DRG-System hat zu einem großen zusätzlichen Datenverarbeitungsbedarf im Gesundheitssystem geführt. Die Krankenhäuser haben das in der Mehrzahl als Chance genutzt, ihre IT-Systeme von reinen Verwaltungssystemen hin zu prozessunterstützenden Systemen für den Klinikalltag auszubauen, da dadurch eine bessere Abbildung der DRGs gewährleistet ist. Die Einführung des DRG-Systems ist zweifelsohne ein starker Impuls für die Ausweitung von IT-Systemen gewesen.

3.7 Der richtige Personaleinsatz: Kostengünstig und effizient

Zu Zeiten des Selbstkostendeckungsprinzips und den damaligen Verhandlungen mit den Kostenträgern war die Personalbedarfsberechnung ein großes Thema und stand regelmäßig im Zentrum der Verhandlungen mit den Krankenkassen. Durch die Einführung der DRGs spielten die Personalbedarfsberechnungen für die Verhandlungen keine Rolle mehr. Entsprechend gerieten der Personalbedarf und der Personaleinsatz etwas aus dem Fokus des Managements. Seit relativ kurzer Zeit bekommt das Thema Personaleinsatz und dabei besonders der qualifikationsorientierte Personaleinsatz eine neue Bedeutung. Ausgelöst wurde das durch drei Faktoren:

- Der Anteil der Bürokratie wurde durch das DRG-System erheblich ausgeweitet.
- Durch die Tarifverträge mit dem Marburger Bund sind die Kosten für den ärztlichen Dienst stark gestiegen.
- Es existiert ein Arztmangel in Deutschland, sodass die „Ressource" Arzt teuer und selten und damit wertvoll geworden ist.

Durch die aktuellen Entwicklungen haben sich neue Berufsgruppen entwickelt (Case Manager, Kodierfachkräfte, Stationsassistenzen, Stationssekretariate etc.), um nur einige der neuen Berufe zu nennen.

Nach einer Ärzteschwemme haben wir jetzt eher einen Ärztemangel. Dazu kommt, dass die Ressource Arzt deutlich teurer geworden ist und sich somit die Krankenhäuser über den sinnvollen Einsatz ihrer Ärzte Gedanken machen. Fand man bis vor kurzer Zeit auf den Stationen im Wesentlichen nur Ärzte und Schwestern sowie das Reinigungspersonal, so wird dort in Zukunft unterschiedlich qualifiziertes Personal zu finden sein. Bei gleichzeitiger Reduktion des Pflegepersonals kommen immer mehr Hilfskräfte bzw. Servicepersonal zum Einsatz. Stations-

IV. Krankenhausmanagement

sekretärinnen bzw. Dokumentationsassistenten unterstützen die Ärzte in der täglichen Routine. Dadurch kommt es zu einer Verschiebung von Tätigkeiten, die bis vor kurzem noch von Ärzten durchgeführt wurden, für die aber keine ärztliche (Approbation) Qualifikation notwendig ist. Man spricht hier von qualifikationsorientiertem Mitarbeitereinsatz.

Zur Umsetzung des qualifikationsorientierten Personaleinsatzes ist eine differenzierte Prozessanalyse notwendig, bei der die einzelnen Tätigkeiten den jeweiligen Qualifikationen zugeordnet werden. Für die Aufgaben der Pflege ist dieses in verschiedener Weise bereits getan und veröffentlicht worden, so z. B. im Leitfaden des Verbandes der Pflegedirektoren der Universitätskliniken (VPU 2004), aus dem jede Klinik ein eigenes Profil erarbeiten kann. Nach der Analyse werden die einzelnen Aufgaben auf die verschiedenen Berufsgruppen neu verteilt. Ziel ist es dabei, besonders die teuren Berufsgruppen Ärzte und examiniertes Pflegepersonal von wenig qualifizierten Aufgaben zu entlasten und hierfür kostengünstigeres Personal einzusetzen.

Bei sich immer weiter verkürzenden Verweildauern findet eine Arbeitsverdichtung statt. Mit den oben genannten Maßnahmen können mit den vorhandenen Ressourcen (Mitarbeiter, Räume, Technik) eine höhere Anzahl von Fällen betreut werden. Das heißt, die Effektivität steigt.

Um Projekte des qualifikationsorientierten Personaleinsatzes durchzusetzen, bedarf es immer der Absprache mit den Betriebsräten/Personalräten und entsprechende Vereinbarungen. Themen, wie intravenöse-Spritzen bzw. Blutabnahmen unterliegen regelmäßig einer heftigen Diskussion, sind aber zur Zufriedenheit aller lösbar. Wichtig ist hierbei, dass man im Falle einer Übertragung von Tätigkeiten aus dem ärztlichen Bereich in den Pflegebereich diesen gleichzeitig entlasten muss. Denn auch der Pflegebereich ist durch die Arbeitsverdichtung in erheblichem Maße höher belastet worden.

Fazit

Das DRG-System führt zu einer Arbeitsverdichtung durch die Verweildauerverkürzung und die Prozessoptimierung. Zusätzliche Faktoren wie Tarifsteigerungen, Ärztemangel und Bürokratiezuwachs haben dazu geführt, dass die Krankenhäuser Maßnahmen zum qualifikationsorientierten Personaleinsatz begonnen haben. Dabei werden Tätigkeiten auf die verschiedenen Berufsgruppen neu verteilt mit dem Ziel, die Kosten zu senken bzw. die Effektivität zu steigern.

3.8 Kein Erfolg ohne Qualitäts- und Risikomanagement

Auch auf das Qualitäts- und Risikomanagement hat die Einführung der DRGs Einfluss gehabt. Wurden vormals mit dem tagesgleichen Pflegesatz auch ggf. Komplikationen bezahlt, so hat sich das mit der Einführung der Fallpauschalen grundlegend geändert. Ein Krankenhaus mit schlechter Qualität und hoher Komplikationsrate bekommt für die gleiche Leistung genauso viel Geld, wie das Krankenhaus mit einer verminderten Komplikationsrate. Als Folge der Transparenz durch das DRG-System haben die Haftpflichtversicherer ebenfalls mehr Einsicht in das Geschehen der stationären Leistungen bekommen und entsprechend ihre Geschäftskonzepte darauf eingestellt. Viele Krankenhäuser mussten empfindliche Kostensteigerungen bei ihrer Haftpflichtversicherung hinnehmen. Die Krankenhäuser waren also gezwungen, Konzepte sowohl für die Einführung eines Qualitätsmanagement als auch für die Einführung eines Risikomanagements zu etablieren.

Ein wichtiges Ziel des Qualitätsmanagements musste es sein, alle Veränderungsprozesse zur Erreichung der oben genannten Konzepte so umzusetzen, dass die Qualität der Versorgung der Patienten nicht schlechter wurde. Parallel zur Etablierung von internen Qualitätssicherungsmaßnahmen sind die Anforderungen für die externe Qualitätssicherung (BQS etc.) deutlich gestiegen. Dazu kommen Mindestmengenregelungen oder Vereinbarungen wie z. B. zur Einstufung der neonatologischen Einrichtungen in verschiedene Level mit daraus folgenden „Lizenzen", um Frühgeborene zu behandeln. All dies erfordert neben den rein ökonomischen Daten ein Berichtswesen für Qualitätsdaten. Krankenhäuser, die dieses bisher nicht hatten, mussten das nun schnell nachholen. Ohne ein entsprechendes Qualitätsmanagementsystem ist der Abschluss von IV-Verträgen und anderen Direktverträgen undenkbar, da die Qualitätssicherung immer Vertragsbestandteil solcher neuen Vertragsformen ist. Vor allem bei Instituten und Laboreinrichtungen hat die Zertifizierung nach DIN oder ähnlichen Normen mittlerweile einen festen Platz in der täglichen Praxis. Ohne Zertifizierung können Krankenhäuser bestimmten Verträgen nicht beitreten, wie z. B. für Brustkrebszentren und ähnlichen Einrichtungen. Die Forderung nach dokumentierter Qualität ist die logische Folge des Verständnisses im Gesundheitswesen für das „Produkt", die Dienstleistung.

Das Risikomanagement hat einen anderen Fokus. Hier geht es darum, Unternehmensrisiken frühzeitig zu erkennen, die Eintrittswahrscheinlichkeit einzuschätzen und Maßnahmen zur Vermeidung von Fehlern und Komplikationen zu ergreifen. Die Medizin zeichnet sich dadurch aus, dass seltene Fehler mit einer niedrigen Eintrittswahrscheinlichkeit und einem geringen materiellen Schaden eine existentielle Bedeutung für den einzelnen Patienten haben können. So kann die Verwechslung der Operationsseite, z. B. bei einem Lungentumor, für das Krankenhaus mit einem Schadensfall und einer überschaubaren Entschädigungssumme enden. Für den Patienten hat es aber eine ganz andere, existentielle Bedeutung. Äußerst wichtig ist in diesem Zusammenhang der immense Imageverlust des Krankenhauses. Man denke z. B. an den Tod eines Säuglings auf einer Frühgeborenenstation durch Verwechslung einer Kaliumlösung. Der materielle Schaden solcher Fehler ist schwer abzuschätzen, kann aber je nach Konkurrenzsituation zu bedeutenden Verschiebungen von Patientenströmen in andere Kliniken sein. Das Risikomanagement muss z. B. mit einem CIRS (Critical Incident Reporting System) Beinahzwischenfällen kritisch nachgehen, um Schlimmeres zu vermeiden. Der Aufbau von CIRS ist längst noch nicht in allen Krankenhäusern etabliert, kostet sehr viel Zeit und erfordert das Vertrauen der Mitarbeiterinnen und Mitarbeiter in eine konstruktive Fehlerkultur des Unternehmens. Diejenigen Krankenhäuser, die es mittlerweile geschafft haben, ein solches Risikomanagementsystem aufzubauen, profitieren direkt durch stabile Haftpflichtversicherungsbeiträge oder sogar Senkung ihrer Beiträge.

Fazit

Auch das Thema Qualitätsmanagement und Risikomanagement wurde durch die Einführung der DRGs geradezu beflügelt. Hierfür ist die Transparenz des Leistungsgeschehens sowie die Entwicklung zum Dienstleistungsprodukt die treibende Kraft und somit werden Qualitätsmanagement und Risikomanagement zur zwingenden Voraussetzung, um an diesem Markt teilzunehmen.

4 Ausblick

Die Einführung der DRGs hat ohne Zweifel auf die Entwicklung der Krankenhäuser einen erheblichen Einfluss gehabt. Aus verwalteten Betrieben wurden strategisch handelnde Unternehmen. Das eigentlich nur als Erlössystem gedachte Fallpauschalensystem der DRGs hatte einen viel größeren Einfluss, als es sich wahrscheinlich alle Akteure zu Beginn des „Abenteuers" gedacht haben. Aber das jetzt gelernte Wissen um Portfolio-Management, Kostenanalysen, Ökonomisierung der Prozessabläufe und die Bereitschaft des ärztlichen Personals sich mit Finanzzahlen auseinander zu setzen, bringt die Krankenhäuser in eine sehr gute Ausgangsposition für alle zukünftigen Anforderungen. Als allererstes sind dabei die neuen Versorgungsformen zu nennen. Die Verzahnung zwischen stationären und ambulanten Leistungen steht erst am Anfang. Diejenigen Krankenhäuser, die ihre weiter oben genannten Hausaufgaben gemacht haben, können sich schnell und flexibel auf neue Angebote einstellen, diese kalkulieren und dabei ihre Wirtschaftlichkeit sicherstellen. Insofern ist die Einführung der DRGs eine gute Schule gewesen für alle Führungskräfte in den Krankenhäusern. Als Folge können die Krankenhäuser beruhigt mehr Chancen als Risiken in der Zukunft sehen.

Literatur

Kotler, P., Armstrong, G. (2005): Principles of Marketing. 11. Aufl., New Jersey: Prentice Hall.
Verband der Pflegedirektorinnen und Pflegedirektoren der Universitätsklinika in Deutschland e. V. (VPU) (Hrsg.) (2004): Übernahme ärztlicher Tätigkeiten. Praktische und rechtliche Grenzen bei der Delegation ärztlicher Tätigkeiten. Essen, Münster: Eigenverlag.

Organisationsstrukturen auf dem Prüfstand

Oliver Rong

1 Einführung

Die Umstellung des Vergütungssystems für Krankenhausleistungen auf eine pauschale Vergütung führt für die Leistungserbringer zu einer deutlichen Verschiebung der ökonomischen Anreize in Richtung Effizienzsteigerung und Kostenreduktion. Bis zum Abschluss der aktuell laufenden Konvergenzphase im Jahr 2009 sollte jedes Krankenhaus seine Strukturen und Prozesse so angepasst haben, dass es auch auf dem Niveau landeseinheitlicher Basisfallwerte mit Gewinn bzw. mindestens kostendeckend wirtschaften kann.

Diese komplexe und das ganze Unternehmen Krankenhaus umfassende Neustrukturierung ist ohne eine zugrundeliegende Unternehmensstrategie nicht denkbar. Diese wiederum setzt das Vorliegen von Unternehmenszielen (Vision) voraus. Das Krankenhausmanagement steht somit vor der Aufgabe, aufbauend auf den langfristigen Zielsetzungen für das Unternehmen Krankenhaus eine Strategie zu entwickeln und diese durch Restrukturierung und Prozessoptimierung zu detaillieren und nachfolgend umzusetzen (vgl. Abb. 1).

Der Beitrag beleuchtet nach einem kurzen Abriss der Anforderungen unter DRG die Frage, durch welche organisatorischen Anpassungsmaßnahmen Krankenhäuser bereits auf die Einführung der DRGs reagiert haben bzw. welche Stellschrauben noch zu betätigen sind. Dabei werden aufbau- und ablauforganisatorische (prozessuale) Handlungsalternativen unterschieden. Zuletzt werden einige Beispiele für richtungsweisende Organisationsstrukturanpassungen dargestellt.

Vision
Klare Definition langfristiger Unternehmensziele
- Marktziele/Patienten- und Einweiserzugang
- Wettbewerbsstellung/Wachstum
- Medizinische Leistungsfähigkeit

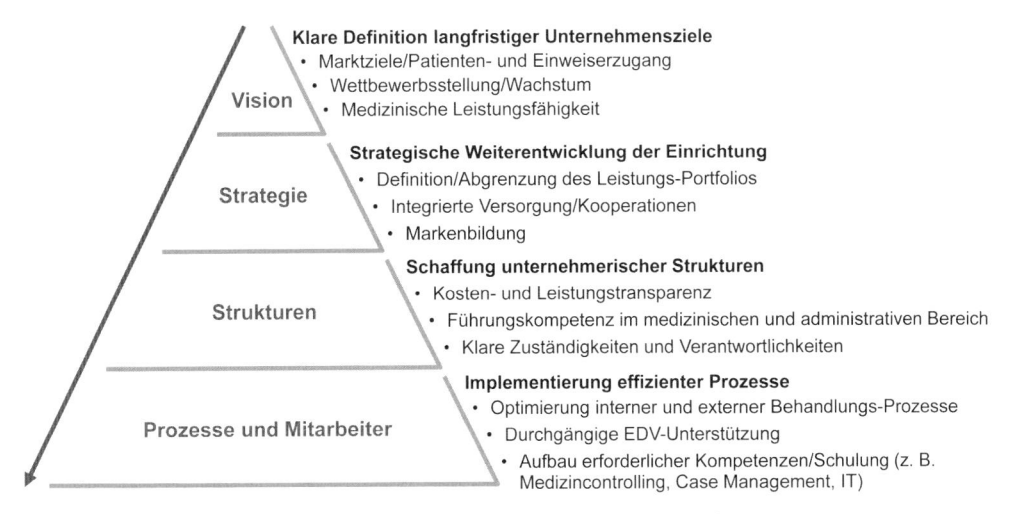

Strategie
Strategische Weiterentwicklung der Einrichtung
- Definition/Abgrenzung des Leistungs-Portfolios
- Integrierte Versorgung/Kooperationen
- Markenbildung

Strukturen
Schaffung unternehmerischer Strukturen
- Kosten- und Leistungstransparenz
- Führungskompetenz im medizinischen und administrativen Bereich
- Klare Zuständigkeiten und Verantwortlichkeiten

Prozesse und Mitarbeiter
Implementierung effizienter Prozesse
- Optimierung interner und externer Behandlungs-Prozesse
- Durchgängige EDV-Unterstützung
- Aufbau erforderlicher Kompetenzen/Schulung (z. B. Medizincontrolling, Case Management, IT)

Abb. 1: Auf der Basis der Vision folgen Strategie und die Strukturen und Prozesse (Darstellung: Roland Berger Strategy Consultants)

IV. Krankenhausmanagement

2 Zentrale strategische Anforderungen unter DRG

Krankenhäuser stehen vor der Aufgabe, ihre Organisation an die Rahmenbedingungen des DRG-Systems anzupassen, um in einem sich verschärfenden Wettbewerbsumfeld bestehen zu können. Die hierbei zentralen Anforderungen werden nachfolgend kurz dargestellt. Es handelt sich um:

- Leistungs- und Kostentransparenz (operative Anforderung)
- Prozessgestaltung und -optimierung (operative Anforderung)
- Portfolioentwicklung (strategische Anforderung)
- Marketing und Vertrieb (strategische Anforderung)

2.1 Leistungs- und Kostentransparenz

Unter DRG-Bedingungen werden Krankenhäuser mit einem zunehmend extern wettbewerblich determinierten Preis für die von ihnen erbrachten Leistungen konfrontiert. Dies betrifft bereits *heute* die Preisfestlegung über den DRG-Katalog (Fallgewichte und zusätzlich Zusatzentgelte) sowie die mit den Krankenkassen verhandelten hausindividuellen Basisfallwerte und *zukünftig* vermutlich die Vereinbarung von elektiven Leistungsmengen mit den Krankenkassen direkt (Preis und Menge).

Damit das Krankenhaus verstärkt diejenigen Leistungen anbietet, die es bei gegebenen Preisen kostenoptimal erbringen kann, ist Transparenz über die Kosten für die einzelnen Leistungen notwendig. Aus Sicht der Unternehmensführung besteht deshalb Bedarf nach *fall- und fallgruppenbezogenen Kosten- und Erlösinformationen*, um auf dieser Basis Optimierungsüberlegungen bzw. Portfolioentscheidungen vornehmen zu können und die Verhandlungsbasis mit den Krankenkassen zu schaffen. Diese Daten werden überwiegend durch die Bereiche Finanzen und Abrechnung sowie Controlling/Medizincontrolling bereitgestellt. Alle genannten Bereiche haben im Zuge der DRG-Einführung deutlich erweiterte Anforderungen zu erfüllen. Es geht um die Schaffung von möglichst *vollständiger Leistungs- und Kostentransparenz*.

2.2 Prozessgestaltung und -optimierung

Die fallbezogene Pauschalvergütung im DRG-System erfordert eine produktionsorientierte Betrachtung der Erstellung medizinischer Leistungen. Dies bedeutet auch, dass ein funktions- und abteilungsübergreifendes Management des Gesamtbehandlungsprozesses nun gegenüber der Betrachtung von Teilprozessen an Bedeutung gewinnt. Durch die immer stärker sektorübergreifende Vernetzung von Leistungsbringern (Integrierte Versorgung) wird dies auch über die Grenzen des Krankenhauses hinaus immer wichtiger. Innerhalb des Controllings liefert die Prozesskostenrechnung, d.h. die Bewertung von Prozessen mit spezifischen Prozesskosten, essenzielle Informationen für die Gestaltung der Leistungserbringung und die interne Leistungsverrechnung bei abteilungsübergreifenden Versorgungsverläufen. Darüber hinaus werden Aussagen hinsichtlich der Kosten von Prozessdefiziten ermöglicht, da beispielsweise erhöhte Reinterventionsraten oder überproportional häufige intensivmedizinische Verlegungen in

Folge aufgetretener Komplikationen kostenmäßig bewertet werden können. Die weitere Optimierung der Behandlungsprozesse ist der relevanteste Optimierungshebel im Krankenhaus.

2.3 Portfolioentwicklung

Unter DRG-Bedingungen muss jede medizinische Leistung (Einzelleistung oder Summe von vergleichbaren Leistungen) auf den Beitrag zum Unternehmensergebnis, das insgesamt langfristig > 0 sein muss, bewertet werden. Da in Abhängigkeit von Lerneffekten der Leistungsmenge Skaleneffekte bestehen, folgt hieraus die Forderung nach Spezialisierung unter Berücksichtigung der ermittelten Deckungsbeiträge. Entscheidungsrelevant für die Ausrichtung des Leistungsspektrums sind die erwarteten Grenzkosten der Leistungserstellung, d.h. die Kosten einer zusätzlichen Leistung auf Basis der bereits erbrachten Leistungen, sodass hierfür ein System der Deckungsbeitragsrechnung auf Plankostenbasis bzw. konsequent zukunftsorientiert ein System der Zielkostenrechnung geeignet ist. Unter der Perspektive einer weiteren Liberalisierung des Krankenhausmarktes lassen sich die gewonnenen Informationen außerdem für den Wettbewerb um Versorgungsaufträge einsetzen, da auch hier die kostenmäßige Bewertung und marktgerechte Abwicklung der zugrundeliegenden qualitäts- und leistungsbezogenen Anforderungskataloge eine Voraussetzung der Leistungsplanung darstellt.

2.4 Marketing und Vertrieb

Im Zuge des zunehmenden Wettbewerbs um den Patienten und der zunehmenden (elektiven) Fallsteuerung durch die Krankenkassen sind der Aufbau eines Marketings und die Etablierung von Vertriebsfunktionen entscheidende Determinanten für Krankenhäuser, um sich im Wettbewerb zu positionieren. Die aktive Nutzung von Qualität als Wettbewerbsfaktor ist hierbei ein entscheidendes Mittel. Hierfür ist eine entsprechende Markenbildung erforderlich, da die Beurteilung medizinischer Güter als sog. Vertrauensgüter oder „credence goods" ein hohes Maß an Expertenwissen voraussetzt und sich dem Zugang durch Patienten als medizinischen Laien weitgehend entzieht. Es ist zu erwarten, dass sich Einrichtungen ohne entsprechenden Markenhintergrund im direkten Wettbewerb um Patienten nicht durchsetzen können und auch im institutionalisierten Wettbewerb lediglich den Faktor Kosten bzw. Preis in die Wagschale werfen können.

3 Weiterentwicklung der Organisationsstruktur als Antwort auf die DRG-Einführung

Die beschriebenen zentralen strategischen Anforderungen müssen in den Strukturen und Prozessen des Krankenhauses umgesetzt werden. Die Strukturkomponente der Organisation ist die Aufbauorganisation. Diese ist jedoch untrennbar verbunden mit der Ablauforganisation, weshalb nachfolgend beide Dimensionen dargestellt werden.

3.1 Aufbau- und Ablauforganisation als Dimensionen der Organisation

Als Ausgangspunkt einer Organisationsanalyse bietet sich die Differenzierung in die Aufbau- und Ablauforganisation an. Die *Aufbauorganisation* beschreibt die vertikale und horizontale Gliederung komplexer Entscheidungsaufgaben, die Zuweisung abgegrenzter Aufgabenkomplexe auf organisatorische Einheiten (Stellenbildung) sowie deren Weisungs- und Kommunikationsbeziehungen als Über- und Unterordnungsverhältnisse. Die *Ablauforganisation* („Workflow") umfasst die zeitliche und örtliche Kombination einzelner Arbeitsschritte zu komplexen Versorgungs- und Geschäftsprozessen sowie die prozessübergreifende Koordinierung. Der Workflow definiert somit Inhalt, Zeit, Ort sowie die personale bzw. funktionale Zuordnung (Frese 2000).

Für den Aufbau einer Organisation gilt der Grundsatz, dass die *Struktur den Anforderungen der Strategie* folgen soll („Structure follows Strategy"). In der konsequenten Weiterentwicklung dieses organisatorischen Kernsatzes geht es darum, nach der Strategiefestlegung durchgängige (d. h. schnittstellenfreie bzw. -arme) und ressourcenoptimierte Prozesse ablauforganisatorisch zu definieren und diese aufbauorganisatorisch in eine überschneidungsfreie und mit eindeutigen Verantwortlichkeiten auszustattende Struktur zu überführen. Da in keinem Krankenhaus ein kompletter Neustart mit optimierten Strukturen und Prozessen möglich ist („grüne Wiese"), geht es um die Erreichung eines weitestgehenden Optimums beim Aufsetzen auf der vorhandenen Ausgangssituation.

3.2 Weiterentwicklungsbedarf bei der Aufbauorganisation

Die in Krankenhäusern derzeit etablierten *Aufbauorganisationen* sind durch eine deutliche Trennung zwischen Ärztlichem Dienst und Pflegedienst, eine starke Betonung kaufmännischer Belange in originär kaufmännischer Verantwortung und eine zentrale Führung des überwiegenden Anteils der Verwaltungsaufgaben im kaufmännischen Verantwortungsbereich gekennzeichnet. Diese Struktur wird den strategischen Anforderungen unter DRG nicht gerecht, sodass erheblicher Weiterentwicklungsbedarf besteht. Der Weiterentwicklungsbedarf kann auf folgende, in Abb. 2 zusammengefasste Dimensionen heruntergebrochen werden:

- Aufgabe der tradierten Trennung in medizinische Berufsgruppen zugunsten einer medizinischen Gesamt(prozess)verantwortung
- Einbeziehung medizinischer Kompetenz in Führungsaufgaben
- Einbindung administrativer Aufgaben in die Kernprozesse der Leistungserbringung

Die Gestaltung der Aufbauorganisation folgt dem Ziel, einen möglichst schnittstellenfreien und damit reibungsarmen Prozessablauf zu ermöglichen. Ausgangspunkt von Überlegungen zur Weiterentwicklung der Aufbauorganisation ist deshalb die Zusammenführung der an einem Prozess beteiligten Mitarbeiter in einem organisatorischen Verantwortungsbereich. Dies setzt in erster Linie die Ablösung der sektoralen und funktionalen Trennung der medizinischen Leistungserbringung in Ärztlichen Dienst und Pflegedienst voraus. Marschrichtung ist es hierbei, die Anzahl der Schnittstellen durch Ausrichtung an den Kernprozessen zu minimieren.

Da die prozessuale Optimierung und Steuerung im Krankenhaus medizinische Kompetenz voraussetzt, muss sich auch diese in der Aufbauorganisation wiederfinden. Bislang waren

FUNKTIONSORIENTIERTE ORGANISATION　　**PROZESSORIENTIERTE ORGANISATION**

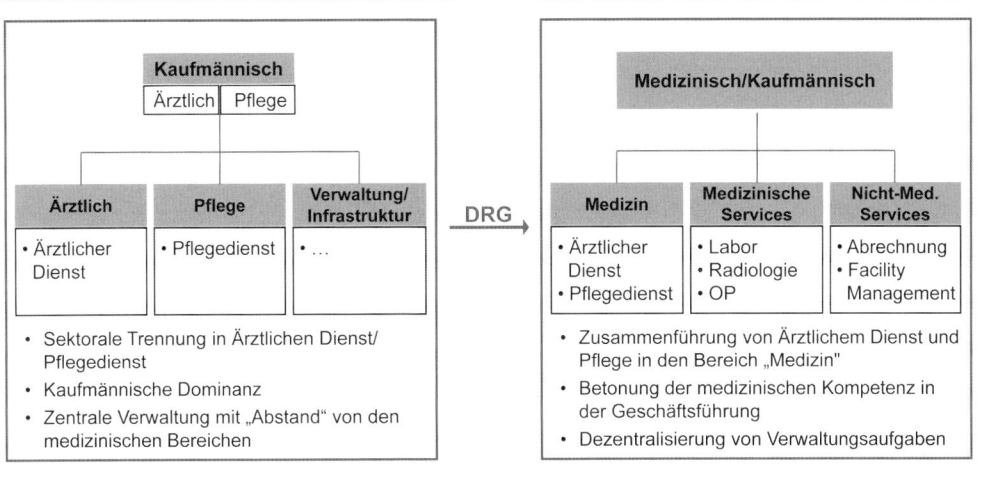

```
Funktionsorientiert:
  Kaufmännisch
    Ärztlich | Pflege
      ├── Ärztlich: Ärztlicher Dienst
      ├── Pflege: Pflegedienst
      └── Verwaltung/Infrastruktur: ...
  • Sektorale Trennung in Ärztlichen Dienst/Pflegedienst
  • Kaufmännische Dominanz
  • Zentrale Verwaltung mit „Abstand" von den medizinischen Bereichen

→ DRG →

Prozessorientiert:
  Medizinisch/Kaufmännisch
    ├── Medizin: Ärztlicher Dienst, Pflegedienst
    ├── Medizinische Services: Labor, Radiologie, OP
    └── Nicht-Med. Services: Abrechnung, Facility Management
  • Zusammenführung von Ärztlichem Dienst und Pflege in den Bereich „Medizin"
  • Betonung der medizinischen Kompetenz in der Geschäftsführung
  • Dezentralisierung von Verwaltungsaufgaben
```

Abb. 2: Transformation der Aufbauorganisation im Krankenhaus
(Darstellung: Roland Berger Strategy Consultants)

Mediziner in den Führungen der Krankenhäuser eher unterrepräsentiert bzw. nur als nebenamtliche Führungskräfte einbezogen. Dieses Defizit an medizinischem Sachverstand ist weitgehend erkannt, was beispielsweise an der zunehmend hauptamtlichen Besetzung der Stelle des Ärztlichen Direktors deutlich wird. Eine solche stärkere Einbindung der medizinischen Kompetenz in die Führung ist die Basis für die Portfoliooptimierung und die Neuausrichtung der medizinischen Prozesse.

Ein weiteres Optimierungsfeld ist die Verantwortung für die patientennahe Administration, die als integraler Bestandteil der Leistungserstellung dezentral in die zugrunde liegenden Kernprozesse eingebunden sein sollte. Ein Beispiel hierfür ist der Bereich Abrechnung und Kodierung, der in der Vergangenheit vorwiegend zentral in der Verwaltung angesiedelt war. Mittlerweile findet diese Arbeit jedoch häufig dezentral in den einzelnen Kliniken statt, was beispielsweise ein schnelles, im operativen Geschehen unmittelbar umsetzbares Feedback der Kodierer an die Leistungserbringer erlaubt.

Zusätzlich stellt sich für alle Krankenhäuser die Frage, wie *neue Geschäftsfelder* außerhalb des DRG-Bereichs erschlossen werden können. Ergebnisrisiken, die durch die Konvergenz auf landeseinheitliche Basisfallwerte und den drohenden elektiven Preiswettbewerb ausgelöst wurden, erfordern Anpassungen insbesondere von stationären Kapazitäten. Diese müssen dann in Wachstumsfelder umgesteuert werden. Hierfür ist es notwendig, neue Funktionen zu schaffen, die die Entscheidungsträger im Krankenhaus bei der Erschließung von Wachstumsfeldern unterstützen. Zu nennen wäre hier:

Strategische Unternehmensentwicklung mit den Aufgaben (Auswahl):
- Ständige Beobachtung (Screening) des Marktes
- Aktive Ansprache von Kooperationspartnern
- Entwicklung von Business-Cases für Kooperationen mit Partnern (insbesondere Industrie)
- Vorbereitung von Ausgründungen (ggfs. mit Partnern, hierbei Durchführung von Unternehmensbewertungen, Suche nach Partnern und Unterstützung von Unternehmenstransaktionen)
- Entwicklung von neuen Produkten für den ersten und zweiten Gesundheitsmarkt

IV. Krankenhausmanagement

Allianz- bzw. Beteiligungsmanagement mit den Aufgaben (Auswahl):
- Zentrale Schnittstelle zu den Partnern aus Industrie, dem Gesundheitswesen und den Krankenkassen (Allianzmanagement)
- Steuerung von Beteiligungen und Ausgründungen (Zielvereinbarungen, Partnersuche für Beteiligungen, Investorensuche)

Ein Beispiel für ein neues Geschäftsfeld ist das *Gesundheitscoaching*, das Leistungserbringer im Auftrag von Krankenkassen in bestimmten Versorgungsregionen anbieten könnten. Diese Leistungen müssen entwickelt, mit den Partnern/Auftraggebern verhandelt und erbracht werden. Hierfür sind die organisatorischen Voraussetzungen zu schaffen.

3.3 Weiterentwicklungsbedarf bei der Ablauforganisation

Die bisher in Krankenhäusern vorzufindende *Ablauforganisation* ist gekennzeichnet durch nicht durchgängige Prozesse. In den einzelnen abgetrennten Verantwortungsbereichen finden sich stattdessen singulär optimierte und damit aus Sicht des Gesamtunternehmens Krankenhaus nicht gesamthaft optimierte Subprozesse. So kann der OP en detail optimiert sein, nur entspricht dieses Bereichsoptimum nicht den Anforderungen der Nutzer und damit den Interessen des Gesamthauses. Oder die Intensivmedizin ist sehr effizient aufgestellt, dabei aber zu klein dimensioniert, sodass durch laufende Verlegungen aufgrund der Kapazitätsengpässe hohe Folgekosten außerhalb der Intensivmedizin bzw. geringere Erlöse resultieren können. Die Anforderung ist daher, von Einzeloptima zu einem Gesamtoptimum zu kommen. So ist es gegebenenfalls sinnvoll, für die Optimierung der Gesamtbehandlungskosten höhere Kosten (z. B. bei innovativen Arzneimitteln, der Diagnostik oder der Intensivmedizin) zuzulassen, wenn dadurch insgesamt die Verweildauer und damit die Gesamtkosten optimiert werden. Abbildung 3 zeigt die notwendige Weiterentwicklung.

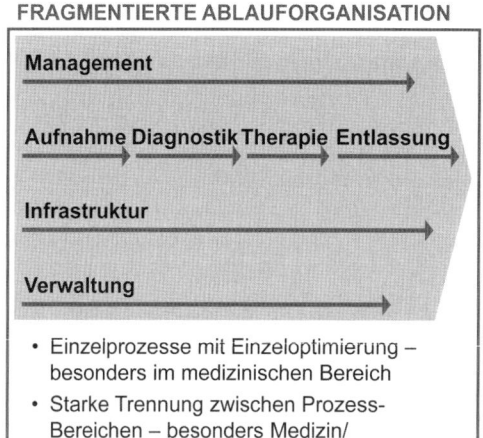

FRAGMENTIERTE ABLAUFORGANISATION	DRG-ORIENTIERTE ABLAUFORGANISATION
Management	Management
Aufnahme → Diagnostik → Therapie → Entlassung	Medizinische Kernprozesse
Infrastruktur	Infrastruktur
Verwaltung	Administrative Kernprozesse
• Einzelprozesse mit Einzeloptimierung – besonders im medizinischen Bereich	• Gesamtprozessoptimierung mit durchgängigem und schnittstellenarmem Kernprozess
• Starke Trennung zwischen Prozess-Bereichen – besonders Medizin/Verwaltung	• Hierauf ausgerichtete Unterstützungsprozesse – „Vorfahrt" für Kernprozess Medizin, der die Erträge generiert
• Komplexe Prozesszuständigkeiten	

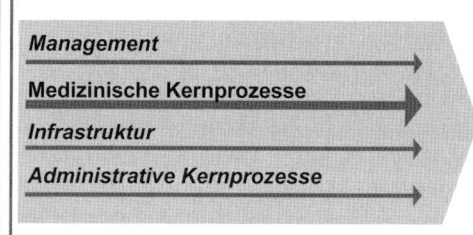

Abb. 3: Transformation der Ablauforganisation im Krankenhaus (Darstellung: Roland Berger Strategy Consultants)

Organisationsstrukturen auf dem Prüfstand

Von der bisherigen Steuerung von Einzelprozessen geht der Trend ganz klar zur Gesamtprozesssteuerung anhand eines optimierten Gesamtpfades – von der Aufnahme eines Patienten in das Krankenhaus bis zu dessen Entlassung. Die zunehmende Vernetzung mit Leistungserbringern prä- und poststationärer Behandlungsschritte macht eine Einbindung weiterer Beteiligter in diesen Gesamtprozess erforderlich. Da die Krankenhäuser den finanziell und zeitlich umfangreichsten Prozessanteil verantworten, kommt ihnen die Rolle zu, die anderen Akteure in den optimierten Gesamtprozess mit einzubinden. Diese Funktionsweise kann bereits heute bei Integrierter Versorgung beobachtet werden und wird in Zukunft zum bestimmenden Merkmal von regionalen Versorgungsnetzwerken, die sich sukzessive um Maximalversorger bilden werden (vgl. Abb. 4).

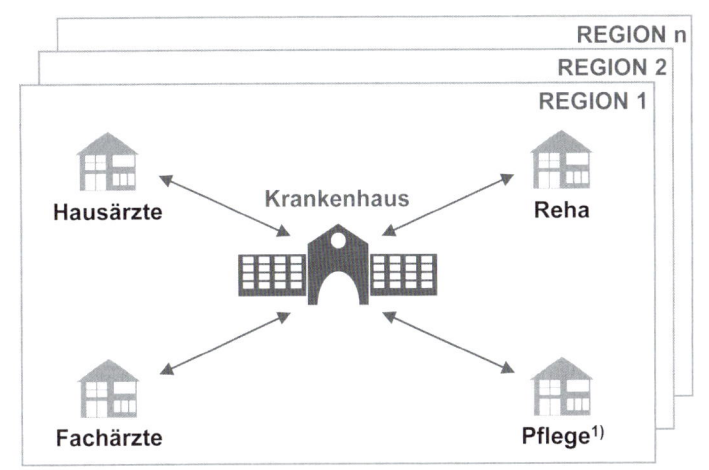

1) Ambulant/stationär

Abb. 4: Einbindung von Partnern in regionale Versorgungsnetzwerke
(Darstellung: Roland Berger Strategy Consultants)

3.4   Fazit/Zusammenfassung

Die Herausforderungen durch das DRG-System lassen sich ohne eine konsequente und umfassende Weiterentwicklung etablierter Krankenhausorganisationsstrukturen nicht bewältigen. Hierbei steht sowohl die Aufbau- als auch die mit dieser untrennbar verbundene Ablauforganisation im Fokus. Bei der Aufbauorganisation muss die bisher berufsgruppenbezogen getrennte Organisation überdacht werden – mit dem Ziel, medizinischen Sachverstand als integralen Bestandteil der Entscheidungsstrukturen zu implementieren und die bisher oft abgegrenzte Verwaltung zum echten Dienstleister des klinischen Kernprozesses zu entwickeln. Weiterhin werden Funktionen wie Beteiligungsmanagement und strategische Unternehmensentwicklung zunehmend relevant. Die optimale Gestaltung des klinischen Kernprozesses muss dabei absoluten Vorrang haben. Ablauforganisatorisch geht es – und diese Anforderung wird in der Aufbauorganisation gespiegelt – um die Einführung durchgängiger Prozesse innerhalb des Krankenhauses (von der Aufnahme bis zur Entlassung) und perspektivisch auch unter Einbindung von Akteuren außerhalb des Krankenhauses.

IV. Krankenhausmanagement

4 Aktuelle Entwicklungen aus der Krankenhauspraxis

Die zuvor beschriebenen Anforderungen haben in sehr vielen Krankenhäusern schon zu sichtbaren Veränderungen der Organisationsstrukturen geführt. Dies soll anhand einiger Beispiele aus der Beratungs- und Branchenpraxis von Roland Berger Strategy Consultants veranschaulicht werden.

4.1 Ärztliches Management und ärztliches Know-how in Schlüsselfunktionen

Traditionell wurde das Amt des Ärztlichen Direktors nebenberuflich ausgeübt, d. h. die Führungskraft Ärztlicher Direktor war neben ihrer hauptamtlichen Tätigkeit als Leiter einer medizinischen Fachabteilung (Chefarzt) nebenamtlich für den Vorstand/die Geschäftsführung tätig. Dieses Rollenverständnis befindet sich, bedingt durch die stark gewachsenen Anforderungen an medizinische Kompetenz im Management, in einem radikalen Umbruch. So werden nach Untersuchung von Roland Berger Strategy Consultants von der medizinischen Seite mittlerweile die Mehrzahl der 33 deutschen Unikliniken von hauptamtlichen Ärztlichen Direktoren bzw. Medizinischen Vorständen geleitet. Beispiele hierfür sind etwa die Universitätsklinika Aachen (bereits seit 2001), Münster (seit 2004), Heidelberg und Magdeburg (beide seit 2007). Diese aktuelle Entwicklung kontrastiert mit einer Untersuchung des Deutschen Krankenhausinstituts aus dem Jahre 2004, wonach lediglich 29,8 % der befragten Einrichtungen einen hauptamtlichen Ärztlichen Direktor für grundsätzlich sinnvoll erachteten (DKI 2004). Dieses Bild hat sich insbesondere in Krankenhäusern der Maximalversorgung nachhaltig gewendet.

An fast allen deutschen Krankenhäusern wurde (spätestens) im Zuge der DRG-Einführung Medizincontrolling als neuer Organisationsbereich eingeführt. Diese neue Organisationseinheit unterstützt das Führungs- und Steuerungssystem des Krankenhauses mit den unter den DRG-Bedingungen erfolgskritischen Aspekten. Die in einem Bereich Medizincontrolling typischerweise zugeordneten Aufgaben umfassen u. a.:

- Erlös- und Abrechnungsmanagement,
- Überwachung, Training und Optimierung der medizinischen Dokumentation,
- Entwicklung und Implementierung von klinischen Pfaden und Behandlungsstandards,
- Entwicklung und Nachhaltung von Qualitätssicherungsmaßnahmen und Qualitätsmanagement,
- Weiterentwicklung der klinischen EDV-Systeme Krankenhaus,
- Portfolioentwicklung/Weiterentwicklung und Akzentuierung des Leistungsspektrums,
- Kooperationsmanagement und Aufbau von krankenhausübergreifenden Versorgungsketten.

Dabei unterstützt das Medizincontrolling mit seiner Expertise die Führungs- und Steuerungsservices von Abteilungen wie dem (betriebswirtschaftlichem) Controlling, dem Qualitätsmanagement und der stationären und ambulanten Patientenabrechnung. In Abhängigkeit von der Ausgangssituation in den Krankenhäusern und der konkreten strategischen Ausrichtung ist das Medizincontrolling Teil des Bereichs Controlling/Finanzen bzw. von diesem bewusst separiert. Zwingende Erfolgsvoraussetzung für das Medizincontrolling ist ein Verständnis für den

Ablauf medizinischer Prozesse, sodass sehr häufig Ärzte mit betriebswirtschaftlicher Zusatzqualifikation diesen Bereich leiten.

4.2 Bildung von Zentren und Schaffung von klinikübergreifenden Strukturen

Das Management von Einrichtungen der Maximalversorgung umfasst auf Vorstandsebene die Führung und Steuerung einer Vielzahl verschiedener Kliniken und Einrichtungen. Je nach Größe und Struktur der Einrichtung reicht die Spannweite hierbei von einer Anzahl von rund 15–20 Einheiten bei übersichtlich strukturierten Maximalversorgern bis hin zu über 80 Einheiten bei großen Universitätskliniken. Die hieraus resultierende Steuerungskomplexität mit entsprechenden Reibungsverlusten kann durch die Bildung von Zentren entscheidend reduziert werden. Erfolgreiche Konzeption und Implementierung solcher medizinischer Zentren setzt die Beachtung einiger kritischer Erfolgsfaktoren voraus, die im Folgenden anhand von Beispielen aus der Praxis verdeutlicht werden sollen:

Erstens muss die Bildung von Zentren primär medizinisch-prozessorientiert und damit patientenbezogen verfolgt werden, da nur so eine wirksame Reduktion der Schnittstellen erreicht wird und Effizienzgewinne realisiert werden können. Am Klinikum der Universität Tübingen (UKT) beispielsweise sind unter dem Dach der Klinik für Kinder- und Jugendmedizin mit einer gemeinsamen Führung insgesamt fünf Fachabteilungen zusammengefasst, die das gesamte Leistungsspektrum für die Behandlung von Kindern und Jugendlichen (u.a. Kinderkardiologie, Kinderchirurgie und Intensivmedizin) abdecken und so integrierte Behandlungsprozesse ermöglichen.

Zweitens sind strategische Überlegungen hinsichtlich der Portfolioentwicklung zu berücksichtigen, d.h. Spezialisierung und Zentrumsbildung greifen ineinander. Beispiele für die disziplinenübergreifende Gestaltung der Patientenversorgung unter Berücksichtigung fachlicher Schwerpunktsetzung sind etwa das Neuro- und Kopfzentrum oder das Herzzentrum am Universitätsklinikum Hamburg-Eppendorf (UKE).

Drittens müssen Anreiz- und Sanktionsmechanismen implementiert werden, um die Fachabteilungs-, Zentrums- und Klinikumsziele zusammenzuführen. Dies setzt insbesondere eine Übereinstimmung von fachlichem Zentrum und Budgeteinheit (Profit-Center-Bildung) voraus, d.h. Budgets sollten auf Zentrumsebene zugewiesen und dann zentrumsintern aufgeteilt werden. Aufbauorganisatorisch erfordert dies die Implementierung einer mit entsprechenden Kompetenzen ausgestatteten Leitungsebene (Zentrumsleitung), die als Bindeglied zwischen Vorstand und Klinken/Instituten fungiert. Verschiedene etablierte Zentrenkonzepte weisen hierbei der Zentrumsleitung – meist bestehend aus einem Vertreter der Abteilungsdirektoren, einer pflegerischen Leitung und einer kaufmännischen Leitung – die zentrale Stellung zu: Die Zentrenleitung verantwortet das Budget gegenüber dem Vorstand des gesamten Klinikums, hat die Budgethoheit inne für alle interdisziplinär wirtschaftenden Einheiten, koordiniert den abteilungsübergreifenden Personaleinsatz und optimiert die medizinischen Prozesse innerhalb des Zentrums abteilungsübergreifend. Die Führung der Zentren und die Vornahme strategischer Entscheidungen obliegen weiterhin dem Klinikumsvorstand (vgl. u.a. Geschäftsordnung der Universität Tübingen 2005).

Die vorgestellten Konzepte zeichnen sich durch umfassende Dezentralisierung der Managementkompetenz und Delegation von Verantwortung an den Ort der Leistungserbringung aus. Der Aufbau dezentraler Managementkompetenz reduziert die Arbeitsbelastung von Klinikdirektoren im Bereich der Administration und des Controllings und schafft so Freiräume für die

IV. Krankenhausmanagement

Kernprozesse der Krankenversorgung. Als positive Effekte lassen sich vielerorts eine verbesserte operative Steuerung der Kliniken und eine zunehmende Berücksichtigung strategischer Belange in der Klinikumsführung verzeichnen.

4.3 Vernetzung mit externen Partnern

Kooperationen und Einbindung in regionale Netzwerke. Knapp die Hälfte (47,7 %) der deutschen Krankenhäuser sind nach aktuellem Stand seit dem Jahr 2004 eine institutionalisierte Form der Kooperation mit anderen Krankenhäusern eingegangen (DKI 2004, 2006, 2007). Interessanterweise ist die Bereitschaft für die Bildung von Kooperationen bei größeren Einrichtungen höher als bei kleineren, obwohl gerade für kleinere Kliniken das Erreichen einer kritischen Größe durch Kooperationen enormen Einfluss auf die wirtschaftliche Entwicklung haben kann. Als Kooperationsgegenstand sollte nach Erfahrungswerten von Roland Berger Strategy Consultants medizinnahen Kernbereichen eine herausragende Rolle zukommen. Hierzu zählt insbesondere die Erbringung eines komplementären Leistungsspektrums mit entsprechender gegenseitiger Zuweisung von Patienten sowie das zentrale Erbringen bzw. gemeinsame Sourcing von Leistungen aus den Funktionsbereichen wie Radiologie oder Labor. Der Vernetzung mit externen Partnern kommt außerdem hinsichtlich des Einweisermanagements eine weitere wichtige Rolle zu. So wird der Patientenstrom ganz überwiegend durch niedergelassene Ärzte und Medizinische Versorgungszentren (als direkte Einweiser) bzw. stationäre und ambulante Leistungserbringer der Pflege/Rehabilitation oder Selbsthilfegruppen (als indirekte Einweiser) generiert. Auch die genannten Stakeholder aus dem regionalen Umfeld müssen kompetent mit medizinischen Inhalten adressiert werden, sodass Ärzte als Treiber der Geschäftsentwicklung wirken.

Integrierte Versorgung. Von Seiten des Gesetzgebers sind bereits seit dem GKV-Modernisierungsgesetz im Jahre 2004 die Weichen für Modelle der Integrierten Versorgung gestellt (§ 140a–d SGB V). Die Neuregelung ermöglicht auf einzelvertraglicher Ebene Vereinbarungen zwischen Krankenkassen und Leistungserbringern aller Versorgungsstufen (Ärzte, Krankenhäuser, Apotheken etc.) bzw. Trägern Medizinischer Versorgungszentren (Managementgesellschaften). Die Quote der an Modellen der Integrierten Versorgung teilnehmenden Krankenhäuser im genannten Zeitraum zeigt einen enorm positiven Verlauf von 7,3 % im Jahr 2004 über 21,9 % im Jahr 2005 zu rd. einem Drittel (33,2 %) im Jahr 2006 (DKI 2006). Diese Entwicklung ist äußerst positiv zu bewerten, da die Überwindung der sektoralen Gliederung des Gesundheitswesens enorme Effizienzpotenziale beinhaltet. Anders formuliert müssen effiziente Versorgungsverläufe die an den Grenzen und Übergängen der Versorgungsstufen entstehenden Reibungsverluste berücksichtigen und adäquat lösen. Priorität besitzt demnach nicht mehr die Erbringung aller Leistungen durch einen einzigen Leistungserbringer, sondern die Bündelung aller Leistungen um einen prozessgestaltenden Anbieter. Als Treiber des Geschehens und Gestalter der Prozesse eignen sich Maximalversorger, die in diesem Sinne als Versorgungs-Nukleus zu verstehen sind.

Literatur

DKI, Deutsches Krankenhausinstitut e. V. (2004): Krankenhaus Barometer – Erhebung. Deutsches Krankenhausinstitut e. V., Düsseldorf.
DKI, Deutsches Krankenhausinstitut e. V. (2006): Krankenhaus Barometer – Erhebung. Deutsches Krankenhausinstitut e. V., Düsseldorf.
DKI, Deutsches Krankenhausinstitut (2007): Krankenhaus Barometer – Erhebung 2007. Deutsches Krankenhausinstitut e. V., Düsseldorf.
Frese, E. (2000): Grundlagen der Organisation. Konzept – Prinzipien – Strukturen. Wiesbaden: Gabler.
Geschäftsordnung der Klinik für Kinder- und Jugendmedizin der Universität Tübingen (Department-Organisation) – Geänderte Fassung August 2005.

Wachstum durch Innovation im DRG-Zeitalter

Jörg F. Debatin, Mathis Terrahe

1 Gesundheitswesen im Umbruch

Das Gesundheitswesen in Deutschland befindet sich in einem grundlegenden Veränderungsprozess, der insbesondere die Krankenhäuser erfasst hat. Nach Jahrzehnten der staatlichen Überregulierung hat der Gesetzgeber mit dem am 01.01.2004 in Kraft getretenen Gesundheitsmodernisierungsgesetz erste Schritte in Richtung Wettbewerb in einem Gesundheitsmarkt unternommen. Mit der Scharfschaltung des Fallpauschalensystems, dem sogenannten DRG-System, wurde die Preisgestaltung des Krankenhaussektors in Deutschland deutlich transparenter. Damit wurde eine entscheidende Grundlage für den Wettbewerb gelegt. Der somit angefachte Wettbewerb hat vielerorts das bisher bestehende Denken in „gedeckelten Budgets" durch ein „Topfdenken" ersetzt. In dieser neuen Zeitrechnung sind Krankenhäuser bemüht, ihre Leistungsbudgets möglichst schnell und umfassend auszufüllen. Ein Verdrängungswettbewerb hat eingesetzt.

Dabei ist die Ausprägung des Wettbewerbs selbstverständlich abhängig von der Anzahl der Krankenhausdienstleister in einer Region. Deshalb sind Metropolregionen wie Hamburg, Berlin oder München von diesem Paradigmenwechsel mehr betroffen als eher ländliche Gebiete. Besonders heiß umkämpft ist das Terrain in Hamburg, der Heimat des von mir vertretenen Universitätsklinikums Hamburg-Eppendorf. So beschrieb die Fachzeitschrift „kma" im April 2006 die Hamburger Wettbewerbslandschaft der Krankenhäuser als „Haifischbecken". In Analogie zu den meisten anderen Wirtschaftsbereichen heißt es nun auch für Krankenhäuser „wachsen oder sterben". Die damit verbundenen Konsequenzen für die Kliniken sind in den bestehenden Strukturen nicht mehr zu bewältigen. Um sich in einem durch Wettbewerb charakterisierten Markt erfolgreich zu behaupten, bedarf es innovativer Strukturen und Konzepte, die in vielen Krankenhäusern erst geschaffen werden müssen.

Wachstum durch Innovation setzt unternehmerisches Handeln voraus. Eine Professionalisierung der Führungs- und Steuerungsstrukturen ist unerlässlich. Historisch gewachsene Strukturlandschaften in Krankenhäusern zeichnen sich meist durch hohe Komplexität und Heterogenität aus, die eine zentrale Führung gar verunmöglichen. So muss zunächst eine Organisationsform gefunden werden, die eine Steuerung überhaupt erlaubt. Hier hat sich die Bildung von Zentren, in denen Kliniken und Institute zusammengefasst werden, als zielführend erwiesen. Gleichzeitig müssen Produkt- und Marktportfolios definiert und entwickelt werden. Ähnlich wie in anderen Branchen auch, müssen die Leistungen in der Krankenversorgung einem engmaschigen Controlling unterworfen werden. Steuerungsinstrumente wie regelmäßige Portfolio-Analysen müssen eingesetzt werden, um Stärken und Schwächen zu identifizieren. Als Grundsatz sollte gelten: Starke Bereiche stärken und schwache Bereiche abstoßen. Dabei müssen die Stärken eines Krankenhauses durch die Bildung von Kooperations-Netzwerken mit anderen stationären und ambulanten Anbietern unterstützt werden. Gefragt sind Kreativität und Visionen nicht nur im Bereich der medizinischen Inhalte sondern auch im Angebot von neuen Finanzierungs- und Geschäftsmodellen.

Den Krankenhäusern und Kliniken, die in diesem grundlegenden Umstrukturierungsprozess erfolgreich bestehen, winkt eine sichere Zukunft, mit stabilen Wachstumsraten und wirtschaftlichem Erfolg. Gesundheit bleibt aus heutiger Sicht der einzige Markt mit garantierten qualitativen und quantitativen Wachstumsperspektiven. Auf dieses sichere Nachfragewachstum mit innovativen medizinischen Produkten zu antworten, ist das Rezept für erfolgreiche Klinikführung. Ja, gesundes Wachstum für Kliniken und Krankenhäuser im DRG-Zeitalter ist möglich. Um die mit der DRG-Einführung verbundenen Chancen zu nutzen, müssen die Mitarbeiter der Krankenhäuser bereit sein, sich zu verändern. Durch Handeln „vor Ort" gilt es die bereits bestehenden Spielräume konsequent auszunutzen. Für die Krankenhäuser heißt das, die Veränderungen im System als Chance zu begreifen und die entstandenen wirtschaftlichen Freiheiten zum Wohle einer besseren Patientenversorgung voll auszuschöpfen.

2 Wachstumsperspektiven im DRG-Zeitalter am Beispiel des UKE

Um die Wachstumsperspektiven der Krankenhäuser und Kliniken im DRG-Zeitalter zu beleuchten, möchte ich mich in den weiteren Ausführungen auf die Institution fokussieren, die ich am besten kenne: das Universitätsklinikum Hamburg-Eppendorf (UKE), das sich am Ende des Jahres 2003 mit folgenden Herausforderungen konfrontiert sah:

1. Stark veraltete und zersiedelte Infrastruktur,
2. Perspektivlosigkeit gepaart mit „Öffentlicher Dienst-Mentalität" vieler Mitarbeiter,
3. Ineffiziente Verwaltungsstrukturen mit vollkommener Intransparenz der tatsächlichen Kosten- und Erlösstrukturen,
4. Operatives Jahresergebnis bezogen auf die Krankenversorgung von Minus 36 Mio. Euro bei einem Gesamtumsatz von 430 Mio. Euro,
5. Anstehender Verkauf des größten Wettbewerbers (Landesbetrieb Krankenhäuser – LBK) mit 50 % der Betten in Hamburg an einen privaten Anbieter.

In Anbetracht dieser Herausforderungen wurde für alle Mitarbeiterinnen und Mitarbeiter deutlich, dass ein radikales Umsteuern und Umdenken die zentrale Voraussetzung für das Überleben des Universitätsklinikums Hamburg-Eppendorf darstellt. Die Lösung lag und liegt in der Transformation des Klinikums in öffentlicher Trägerschaft von einer Behörde zu einem modernen Unternehmen.

Die rechtliche Grundlage für diese Transformation wurde im September 2001 durch den Senat der Freien und Hansestadt Hamburg (FHH) gelegt, indem er das UKE in Form einer Körperschaft des öffentlichen Rechts aus der Behördenstruktur herauslöste und somit in die „Unabhängigkeit" entließ. Diese Chance galt es nunmehr mit Leben zu füllen. Am Anfang dieses Prozesses stand die Definition von Zielen für die Krankenversorgung, aber auch die Lehre und die Forschung. In der Krankenversorgung will das UKE zum kompetentesten Anbieter für komplexe medizinische Dienstleistungen in Nordeuropa avancieren. Gleichzeitig soll im Jahr 2010 ein ausgeglichener Haushalt vorgelegt werden. Um diese Ziele zu erreichen, wurde die Strategie „Wachstum durch Innovation" erarbeitet. Im Folgenden werden die drei zentralen Aspekte dieser Wachstumsstrategie hervorgehoben.

IV. Krankenhausmanagement

2.1 Innovative Strukturen

Ähnlich wie in Unternehmen müssen auch in Krankenhäusern Leistungsbereiche zusammengeführt werden. Dabei drängt sich innerhalb des Unternehmens Krankenhaus zunächst eine Aufteilung auf: in primäre Dienstleister, die in direktem Kontakt mit dem Patienten stehen, sekundäre Dienstleister, wie Radiologie, Anästhesie oder Labormedizin, sowie in tertiäre Dienstleiter wie Wäscheversorgung, Medizintechnik oder Facility Management. Eindeutig liegt die Kernkompetenz eines Klinikums, unabhängig von seiner Trägerschaft, im primären und sekundären Dienstleistungsbereich. Entsprechend sollten tertiäre Dienstleistungen unter Hinzuziehung von Fremdexpertise gemanagt und geführt werden.

Für die Leitung der primären klinischen Bereiche im Kerngeschäft einer Klinik ist es wichtig, ärztliche, pflegerische und kaufmännische Expertise in einer Führungsstruktur zusammenzufassen. Nur so kann eine schlagkräftige Führungsstruktur, die sämtlichen Anforderungen entspricht, entstehen. In Abhängigkeit der Größe eines Klinikums bzw. eines Klinikverbands sollte die bislang eher zentral aufgestellte Führung durch dezentrale, in weiten Bereichen eigenverantwortlich handelnde Zentrumsleitungen ergänzt werden. Eine 15 Abteilungen bzw. Institute umfassende Führungsspanne sollte auf keinen Fall überschritten werden. Durch eine Anpassung der Leitungsspanne zwischen Management und medizinischem Personal wird die Reaktionsgeschwindigkeit auf veränderte Rahmenbedingungen deutlich erhöht. Anpassungsfähigkeit und damit auch die Wettbewerbsfähigkeit des Unternehmens Krankenhaus und seiner Teilbereiche werden erheblich verbessert.

Die Motivationen für die Gründung bzw. Bildung von Zentren sind vielfältig. Zum einen scheint die Bildung von Zentren einem Modetrend zu entsprechen, wobei die Zentrenbildung vielerorts auch als Instrument für Patienten-Marketing gesehen wird. Aus Sicht der Mediziner geht es bei der Zentrenbildung um die interdisziplinäre Bündelung medizinischer Kompetenz; Klinikleitungen hingegen sehen in ihr ein probates Mittel, um Management-Kompetenz zu dezentralisieren. Dabei kann der Ressourceneinsatz optimiert und die Prozessqualität gesteigert werden.

So heterogen wie die Gründe und Motivationen für die in der deutschen Krankenhauslandschaft um sich greifende Zentrenbildung, so unterschiedlich sind die Zentren in ihrer Form und Ausprägung. Aus Sicht des Krankenhaus-Managements steht bei der Zentrenbildung vor allem die Schaffung administrativer Synergien im Vordergrund. Diese richten sich zunehmend an den Bedürfnissen der Patienten aus. Entscheidend für die Funktionsfähigkeit administrativer Zentren ist eine parallel zur Gründung dieser Zentren stattfindende Verlagerung von Budgetverantwortung von der Klinikleitung auf die Zentrumsleitungen. Versehen zumindest mit Budgetverantwortung und besser noch mit Ergebnisverantwortung, können sich Zentren innerhalb des Klinikums mit maximaler Effizienz organisieren. Verantwortung und Entscheidungskompetenz werden dezentralisiert. Innerhalb dieser Zentren führt die Bündelung administrativer Abläufe gekoppelt mit der verstärkten Möglichkeit von Ressourcen-Pooling zu erheblichen Effizienzgewinnen. Gleichzeitig werden viele interpersonelle Konflikte zwischen den innerhalb eines Zentrums organisierten Klinik- und Institutsleitern von der Vorstandsebene auf die Ebene der Zentrumsleitungen delegiert.

Die Erfahrung zeigt, dass mit der Realisierung administrativer Zentren in Form von homogenen Leistungsbereichen überschaubarer Größe Kosteneinsparungen bei gleichzeitiger Qualitätsverbesserung erreicht werden können. Entscheidend sind dabei vor allem folgende Faktoren:

- Verbesserung der Wirtschaftlichkeit durch patientenorientierte Prozessoptimierung
- Steigerung der Versorgungsqualität durch internes Benchmarking
- Kostenreduktion durch verstärkte Interdisziplinarität und Ressourcen-Pooling

- Erhöhte Flexibilität und Reaktivität durch dezentrale Budgetverantwortung
- Bündelung administrativer Abläufe innerhalb eines Zentrums
- Dezentralisierung von Management-Kompetenz

Um eine aktive Rolle in der zukünftigen Ausgestaltung des Gesundheitsmarktes zu behaupten, erscheint die Bildung dezentraler Unternehmensbereiche in Form von Zentren an Krankenhäusern der Maximalversorgung sowie an Universitätskliniken sinnvoll. Weniger Einigkeit besteht bezüglich der Frage, welche Kriterien dem Zentrumszuschnitt zugrunde liegen sollten. Unklar ist, ob im Krankenhaus der Zuschnitt der Zentren nach krankheits- oder ressourcenorientierten Kriterien erfolgen soll. Die Erfahrung zeigt, dass beide Wege möglich sind. Entscheidend sollte allerdings sein, dass die Realisierung administrativer und medizinischer Synergien im Vordergrund steht.

Das UKE hat sich schon recht früh auf die Notwendigkeit einer dezentralen Organisations- und Führungsstruktur eingestellt. Nach § 6 und § 7 der UKE-Satzung wurden sowohl die Grundstruktur als auch die Aufgaben der Organe und Gremien der Zentren und der zentralen Bereiche des UKE definiert. Basierend auf diesen Grundlagen erfolgte die Umsetzung der Zentrenbildung im Jahr 2003. Nach nunmehr knapp fünf Jahren Erfahrung lassen sich erste Schlüsse hinsichtlich der strategischen und wirtschaftlichen Unternehmensentwicklung auf der Grundlage der neuen Zentrenstruktur des UKE ziehen.

In den 14 Zentren des UKE sind sämtliche 81 Kliniken und Institute organisiert. Abbildung 1 verdeutlicht die Grundstruktur der UKE-Zentren.

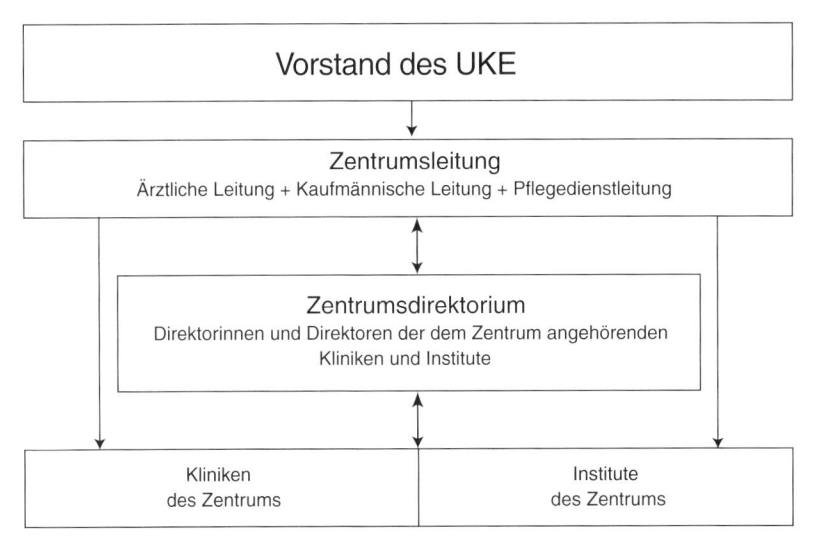

Abb. 1: Organigramm eines Zentrums am UKE

Die Organisation der Zentren weist in ihrer Grundstruktur zwei Gremien auf: Zentrumsleitung und Zentrumsdirektorium. Die Zentrumsleitung setzt sich aus bis zu vier Personen zusammen: die ärztlich-wissenschaftliche Leitung und deren Stellvertretung, die kaufmännische Leitung sowie in den bettenführenden Zentren die Pflegedienstleitung. In den nicht bettenführenden Zentren wird die Pflegeleitung durch eine MTA-Leitung ersetzt. Die Aufgaben der Zentrumsleitung bestehen in der Führung des Zentrums nach innen und außen, wobei die Zusammenarbeit mit dem Vorstand sowie die Unterstützung des Fachbereichs in Angelegenheiten der Forschung und Lehre von besonderer Bedeutung sind.

IV. Krankenhausmanagement

Neben der Zentrumsleitung besteht ein Zentrumsdirektorium, das die Zentrumsleitung in wichtigen Angelegenheiten berät. In Fragen der Zentrumsstruktur und bei der Budgetallokation hat die Zentrumsleitung die Zustimmung des Direktoriums einzuholen. Das Zentrumsdirektorium setzt sich aus den Direktoren der einzelnen Kliniken und Institute des jeweiligen Zentrums zusammen. Der Leiter des Zentrumsdirektoriums sollte nicht der Zentrumsleitung angehören. Abbildung 2 bildet das Zusammenspiel von Zentrumsleitung und Zentrumsdirektorium ab.

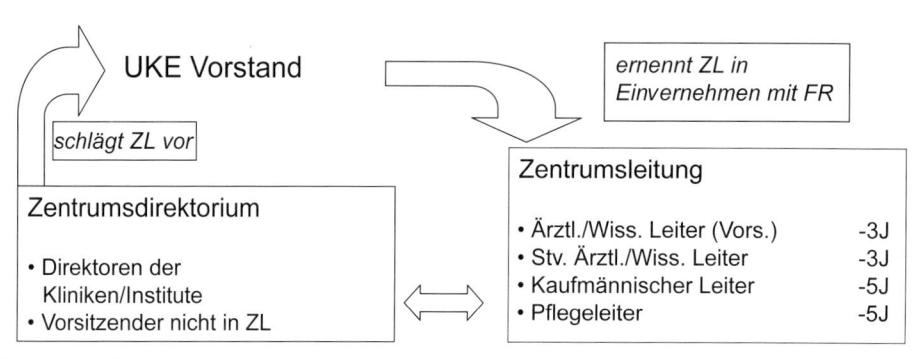

Abb. 2: Interaktion zwischen Vorstand, Zentrumsleitung (ZL) und Zentrumsdirektorium

Der Prozess der personellen Besetzung der Zentrumsleitungen spiegelt die Komplexität des Aufgabenspektrums wider. So wird die Zentrumsleitung auf Vorschlag des Zentrumsdirektoriums vom Vorstand ernannt. Zur Sicherstellung der Integration von Forschung und Lehre wird dann das Einvernehmen mit dem Fakultätsrat (FR) hergestellt. Die Zentren verfügen für Ihre Bereiche über volle Ergebnisverantwortung und arbeiten mit den anderen Zentren und Tochtergesellschaften des UKE kooperativ zusammen. Die Aufsicht über die Zentren obliegt dem Vorstand, der im Falle von Interessenskonflikten zwischen verschiedenen Zentren eingreifen kann. Der Vorstand kann auch bei schwerwiegenden Konflikten innerhalb eines Zentrums weisend tätig werden.

Die 13 Zentren des UKE sind mit den in ihnen organisierten Kliniken und Instituten in Abb. 3 zusammengefasst.

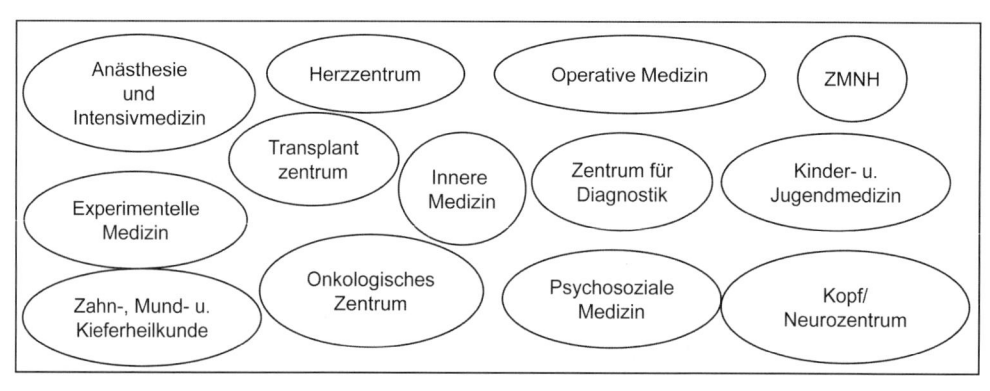

Abb. 3: Zentren des UKE

Der Zuschnitt der Zentren erfolgte anhand unterschiedlicher Kriterien. Für das Herz-, das Kopf/Neuro- und das onkologische Zentrum waren die zugrunde liegenden Krankheitsbilder mit ihren medizinischen Synergien ausschlaggebend. Die durch diesen Zentrumszuschnitt erzwungene medizinische Interdisziplinarität führt zweifelsfrei nicht nur zu einer verbesserten Wirtschaftlichkeit, sondern auch zu verbesserter medizinischer Qualität. Die Orientierung an den Krankheitsbildern wird besonders von Patienten geschätzt und führt somit – gewissermaßen als Nebenprodukt – zu einem erfreulich positiven Marketing-Effekt. Schneidende und Nicht-Schneidende Abeilungen sind miteinander in jeweils einem Zentrum organisiert und somit eng verwoben. Auch diese Form des Zentrumszuschnitts hat sich bewährt. Interdisziplinäre Fallbesprechungen, gemeinsame Stationsbelegungen und gemeinsame Patientenpfade verbessern Prozesse und Behandlungsqualität. Als zukunftsgerichtet hat sich auch die Zusammenfassung der Klinik für Intensivmedizin mit der Anästhesie im gleichnamigen Zentrum erwiesen. Für regen fachbezogenen Austausch sorgt auch der Zuschnitt des Zentrums für Psychosoziale Medizin sowie das Zentrum für Diagnostik, in dem Bildgebung, Labor und Pathologie zusammengefasst sind. Für den Bereich der Zahn-, Mund- und Kieferheilkunde sprach das gemeinsame Lehr-Curriculum. Gemeinsamkeiten in Forschung und Lehre und den damit verbundenen administrativen Abläufen waren auch ausschlaggebend für die Gründung des Zentrums für experimentelle Medizin sowie das Zentrum für Molekulare Neurobiologie Hamburg (ZMNH). Auch diese Form des Zentrumszuschnitts hat sich im Alltag als überaus sinnvoll bewährt.

Entscheidend für den Erfolg der Zentrenstruktur ist mittel- und langfristig, dass die Zuschnitte flexibel und bei Bedarf anpassbar sind. Medizinisch-technische Entwicklungen, aber auch strukturelle oder personelle Veränderungen, bedingen derartige Anpassungen. Das UKE hat deshalb im Laufe der letzten fünf Jahre mehrfach die Zentrumsstruktur angepasst, indem Zentren fusionierten und/oder neue Einheiten gegründet wurden.

Zweifelsfrei stellt die Bildung der Zentrumsstruktur einen zentralen Eckpunkt in dem Strukturwandel des UKE dar. Im Vordergrund stand dabei die Schaffung von dezentralen Managementstrukturen, mit denen es gelungen ist, komplexe Entscheidungsprozesse deutlich zu beschleunigen. Dadurch wurde die Akzeptanz des Umstrukturierungsprozesses selber erheblich erhöht. Gleichzeitig konnten die Klinik- und Institutsdirektoren von administrativen Tätigkeiten und Controlling-Aufgaben entlastet werden. Die verstärkte Management-Professionalisierung in Form der kaufmännischen Leitungen vor Ort erlaubt den ärztlichen Führungskräften eine verstärkte Fokussierung auf die medizinischen und wissenschaftlichen Kernaufgaben. Mit einer hohen Transparenz von Budget- und Leistungszahlen, jeweils heruntergebrochen auf die einzelnen Zentren und von dort auf die Kliniken und Institute, stieg die Anpassungsfähigkeit des gesamten Leistungsgeschehens innerhalb des UKE.

Der Erfolg eines Zentrums ist stark abhängig von der Ausgestaltung der kaufmännischen Zentrumsleitung. War der Tätigkeitsschwerpunkt anfangs stark controlling-fokussiert, dominieren mittlerweile die strategischen Komponenten im Rahmen des Zentrumsmanagements. Dies kommt zum einen im Rahmen der mit dem Vorstand geschlossenen Ziel- und Leistungsvereinbarungen zum Ausdruck. Sie zwingen die Zentren zu wettbewerbsanalogem Verhalten durch Bonus- und Malusregelungen (z. B. Leistungsentwicklung, Inanspruchnahme von internen Ressourcen) und der Auseinandersetzung mit zentrumsspezifischen Stärken und Schwächen. Zum anderen zeigt sich der strategische Managementaspekt durch die „Vermarktung" des Zentrums nach innen und außen. Profilierung nach innen umfasst dabei die Positionierung gegenüber den anderen Zentren sowie gegenüber den zentralen Diensten und dem Vorstand.

Die „Vermarktung" der Zentren nach außen bedeutet für die Zentrumsleitung die logische Fortsetzung der internen Profilierung. Durch die Verringerung der Leitungsspanne des Vorstands wurden die Initiativen der Zentren gefördert und für das Gesamtklinikum nutzbringend in die richtigen Bahnen gelenkt. Ausdruck dessen ist die Öffnung des UKE nach außen und die Erschließung neuer Märkte. Zu nennen sind hier strategische Kooperationen und

IV. Krankenhausmanagement

Partnerschaften mit anderen Kliniken und Klinikgruppen sowie strategische Netzwerkbildungen z. B. mit niedergelassenen Ärzten. Zusätzlich konnten neue „Märkte" u. a. durch die Bildung eines Medizinischen Versorgungszentrums (MVZ), durch Verträge zur Integrierten Versorgung und durch das Angebot von Sekundär- und Tertiärdienstleistungen z. B. im Laborbereich erschlossen werden. So hat die Zentrenbildung innerhalb des UKE die Unternehmenskultur nachhaltig beeinflusst. Statt Abschottung und Verharren im „akademischen Elfenbeinturm" hat sich das UKE durch die Zentren sowohl nach innen wie auch nach außen, unterstützt und koordiniert durch die zentralen Dienste, geöffnet und den Grundstein zur strategischen Fortentwicklung des Unternehmens gelegt.

2.2 Innovative Produkte

Früher häufig als Regiebetriebe verwaltet, verlangt der scharfe Wettbewerb heute von den Krankenhäusern, dass sie entsprechend ihrer Kompetenzen ihren Zielmarkt auswählen und sich im Markt positionieren. Die Einführung des DRG-Systems hat für Transparenz über das Leistungsgeschehen eines Krankenhauses gesorgt. Art, Menge und Komplexität/Schweregrad der Leistungen der Krankenhäuser werden vergleichbar. Das traditionelle Kostendeckungsprinzip wird so vom einheitlichen Vergütungssystem – gleicher Preis für gleiche Leistung – abgelöst. Der entstehende Leistungswettbewerb führt zu Konzentration, Kooperation und Spezialisierung. Die Qualität der Leistung wird zum maßgeblichen Wettbewerbsparameter.

In der Konsequenz werden Krankenhäuser keinen Komplettkatalog an medizinischer Versorgung mehr anbieten können. Vielmehr werden spezielle Leistungsportfolios kostengünstig durch große Menge und perfekte Qualität „produziert". Werden Mindestfallfrequenzen für Leistungen nicht erreicht, müssen Leistungsbereiche oder gar ganze Fachabteilungen, insbesondere in Ballungsgebieten aufgegeben werden.

Diese Entwicklung zu spezifischen Produktportfolios wird von Patienten unterstützt. „Spezialisierung der einzelnen Klinik auf eine der vielfältigen Methoden der Diagnose und Therapie könnte die Qualität der Behandlung steigern", heißt es Dezember 2005 bei der Deutschen Gesellschaft für Versicherte und Patienten, DGVP. „Nicht jedes Krankenhaus in einer mittleren Großstadt müsse über eine Abteilung Innere Medizin oder eine Chirurgische Abteilung verfügen" (DGVP 2005 ebd.). Hier sind die Patienten oft aufgeschlossener als die Lokalpolitiker und die begleitenden Interessenverbände. Sie setzen bei ihrer Wahl des Arztes vor allem auf Spezialisierung und Erfahrung. Den interessierten und kundigen Patient informiert das Internet über das Ranking von Krankenhäusern und bei der Suche nach dem geeigneten Krankenhaus (z. B. AOK-Krankenhausnavigator, 25 Mio. Mitglieder). Mit der Mindestmengenregelung nach § 137 SGB V wird in der Öffentlichkeit der Eindruck noch verstärkt, dass eine kausale Beziehung zwischen Leistungsmenge und Qualität besteht. Krankenhäuser, die die Mindestmengen erfüllen, werden im Internet gelistet (z. B. VdAK-Knie-TEP). Auch die Medien greifen das gesteigerte öffentliche Interesse auf und geben Empfehlungen auf der Suche nach der richtigen Klinik. Hinzu kommen Qualitätsberichte mit Suchfunktionen, die den Patienten bei der Klinikauswahl unterstützen. Leistungsorientierte Krankenhäuser „werben" im Internet durch ihre Spezialisierung. Die Wittgensteiner Kliniken AG (2006) schreiben beispielsweise: „Unsere Fachkliniken bieten Gesundheitsdienstleistungen auf einem qualitativ hohen Niveau. Sie sind spezialisiert auf einige wenige Krankheitsbilder und besitzen die für deren Behandlung bestmöglich geeigneten baulichen, apparativen und personellen Voraussetzungen". Es ist anzunehmen, dass „[...] die informierten Patienten rational entscheiden und die führenden Kliniken in Anspruch nehmen werden, d.h. es kommt auch hier zur Risikoselektion" (Arnold und Geisbe 2002, S. 72).

Die Konsequenzen der Einführung des DRG-Systems für die Universitätskliniken beschrieb Niethammer als Mitglied des Wissenschaftsrats der Bundesrepublik Deutschland wie folgt: „Universitätsklinika werden [...] im Wettbewerb mit den anderen Krankenhäusern stehen. [...] Auch sie müssen Bereiche in der Krankenversorgung vorhalten, die [...] finanziell attraktiv sind, auf dem Gebiet der Forschung jedoch [...] keine Rolle spielen. Eine der wichtigsten Konsequenzen ist aber auch, dass man endgültig davon Abschied nehmen muss, dass jedes Universitätsklinikum die gesamte Palette der modernen Medizin anbieten muss, etwas, was viele Hochschullehrer immer noch mit Vehemenz fordern" (Niethammer 2003).

Auch wenn die Universitätskliniken aufgrund ihrer Spezialversorgung trotz des zunehmend ausgereiften DRG-Systems vor besonderen finanziellen Herausforderungen stehen, besitzen sie aber auch gerade wegen ihrer Spezialangebote einzigartige, zumindest der regionalen Konkurrenz überlegene Wettbewerbsvorteile (sog. Unique selling proposition, USP) für eine sichere Marktpositionierung. Dazu zählen u.a. die interdisziplinäre Versorgung bei vorhandener Fächervielfalt, die an Universitätskliniken konzentrierte Intensivversorgung schwer kranker Patienten, bereits konzentrierte Spezialangebote wie die Transplantationsmedizin und – nicht zu vergessen – ihre oft jahrhunderte alte Tradition. Vor allem aber liegt die Chance der Uniklinika in einer gemeinsamen strategischen Ausrichtung von Forschung und Krankenversorgung, sodass ihre Spezialversorgung durch neue Forschungsinitiativen und -ergebnisse eine ständige Innovation erfährt. Daraus folgt eine Innovationsführerschaft im Markt. Das Ziel der Universitätskliniken kann daher nur sein, in herausragenden Leistungsbereichen mit Alleinstellungsmerkmalen und Exzellenzwirkung eine Produkt- und Innovationsführerschaft im nationalen und internationalen Markt zu erzielen. Das Motto für Uniklinika sollte dementsprechend heißen: Wachstum durch Innovation.

Der Weg vom Generalisten zum Produktführer für spezielle und seltene Therapien erfordert die Analyse des eigenen Leistungsspektrums und eine Umfeldanalyse mit dem strategischen Ziel, spezielle und hochkomplexe Therapien als Produktführer am Markt zu positionieren. Als Navigationshilfe unterstützt u.a. die Portfolioanalyse das Management bei der Entscheidung, wie die verfügbaren Ressourcen in Tätigkeitsfelder gelenkt werden können, für die die Marktaussichten günstig sind und in denen das Unternehmen Wettbewerbsvorteile gegenüber der Konkurrenz besitzt und nutzen kann. Das Ziel dieser Analyse besteht in der Konzentration auf komplexe Leistungen in hoher Menge und Qualität und der daraus folgenden Profitabilität (s. Abb. 4). Entscheidend ist eben nicht ein hoher regionaler Marktanteil über das gesamte Leistungsspektrum eines Fachgebietes, sondern ein möglichst hoher Anteil für spezielle Leistungen. Dies bedingt dann möglicherweise auch die Aufgabe von bestimmten Leistungen, die zwar machbar, aber nicht langfristig gewinnbringend sind.

War das Selbstverständnis großer Kliniken – und hier insbesondere der Uniklinika – bislang geprägt von dem Paradigma „Wir können und machen Alles", heißt es in Zukunft lediglich: „Was wir machen, machen wir besser als die Anderen". Daraus ergibt sich, dass auch in großen Krankenhäusern nicht mehr die gesamte Medizin abgebildet werden kann. Bei den damit verbundenen Profilbildungen bzw. der Portfolio-Fokussierung sollten zunächst institutionelle Alleinstellungsmerkmale herausgearbeitet werden. Dazu gehört für ein Universitätsklinikum die Interdisziplinarität. Schließlich arbeiten in einem Universitätsklinikum mehr Spezialisten auf engem Raum als in jedem anderen Krankenhaus. Weitere Alleinstellungsmerkmale von Universitätsklinika liegen in dem Beherrschen der „High care"-Medizin, dem Angebot seltener spezieller Therapien sowie der Kompetenz in Aus-, Weiter- und Fortbildung. Schließlich haben Universitätskliniken gegenüber anderen Häusern den Vorteil, dass sie am schnellsten in der Lage sind, neue wissenschaftliche Erkenntnisse in den klinischen Alltag zu inkorporieren.

Basierend auf diesen Alleinstellungsmerkmalen müssen die angebotenen Indikationsspektren durchforstet werden. Bestehende Stärken sollten durch Investitionen weiter gestärkt wer-

IV. Krankenhausmanagement

Strategische Neuausrichtung: Tue ich die richtigen Dinge richtig?
Im Fachgebiet überdurchschnittliche Fallschwere im Benchmark?
Rentabilität der Fachabteilung?

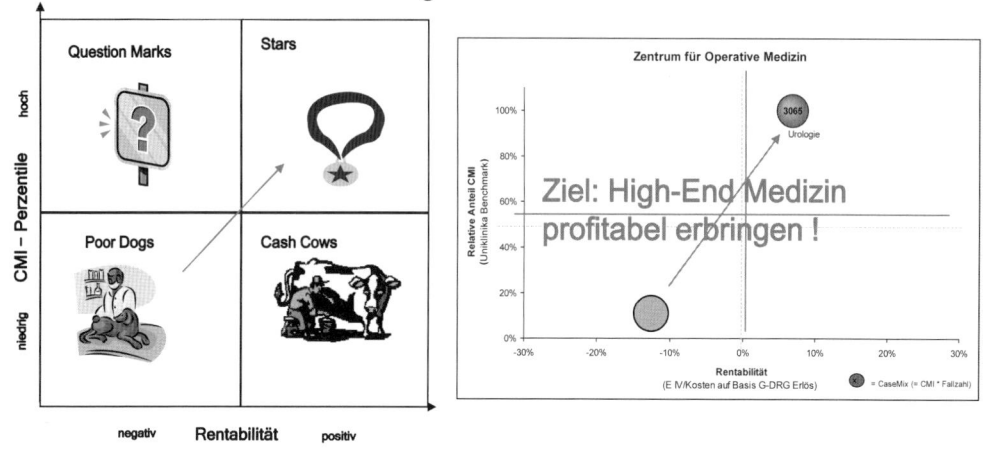

Abb. 4: Portfolioanalyse für einzelne Leistungsbereiche

den. Schwache Bereiche müssen konsequent abgebaut bzw. geschlossen werden. So werden am UKE seit dem 01.01.2006 Hüft- und Knieprothesen-Operationen nicht mehr angeboten. Stattdessen wurden die Knochenmarktransplantation, die Kinderherzchirurgie sowie die Urologie durch gezielte Investitionen gestärkt.

Vom breiten Leistungsspektrum im Fachgebiet zur Konzentration auf spezielle, hochkomplexe Therapie!

Breites Leistungsspektrum mit niedrig komplexen, stationär gefährdeten Leistungen

Ausgangssituation

Neuausrichtung

Konzentration auf spezielle, hochkomplexe Leistung

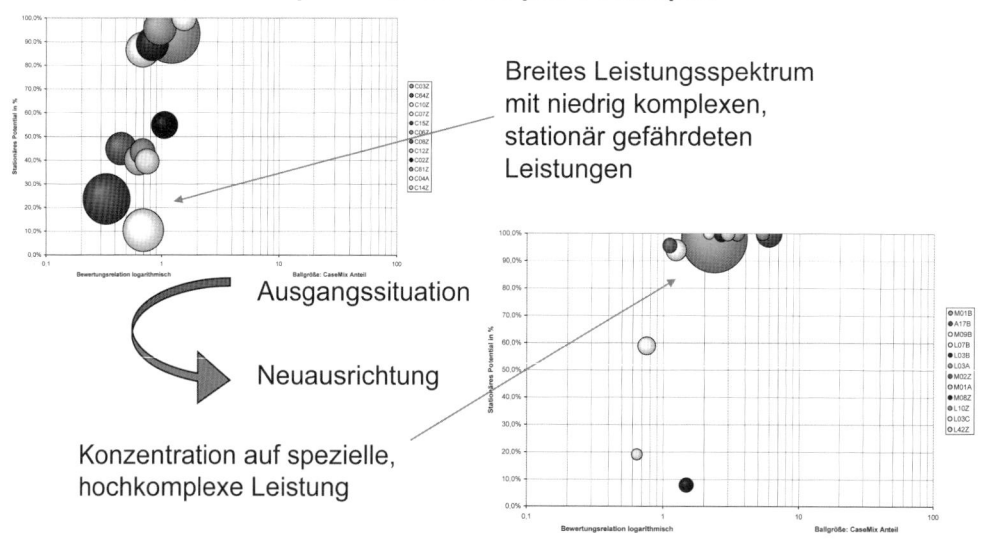

Abb. 5: Graphische Darstellung der Komplexität der angebotenen Leistungen

Spricht man vom Krankenhaus der Zukunft, so spricht man über das Krankenhaus als integrierter Dienstleistungsanbieter im Zentrum der Gesundheitsversorgung. Das „Stand-alone-Krankenhaus", das heute noch stark vertreten ist, wird aussterben. Der Weg für die sektorübergreifende Versorgung wurde den Krankenhäusern durch den Gesetzgeber 2004 geöffnet. So werden in § 116b Abs. 1 SGB V die Krankenhäuser zur Erbringung ambulanter hochspezialisierter Leistungen ermächtigt, während § 95 Abs. 1 SGB V die Gründung Medizinischen Versorgungszentren durch Krankenhäuser ermöglicht. Integrationsverträge führen zu einer weiteren Verzahnung der Anbieter der ambulanten und stationären Versorgung. Ergänzt um ambulante und stationäre Rehabilitationsanbieter werden die ambulanten und stationären Leistungserbringer zukünftig Hand in Hand arbeiten. Das einzelne Gesundheitszentrum wiederum wird mit anderen Häusern als Teil einer privaten Klinikkette oder in einem Kooperationsnetzwerk in klarer Aufgabenteilung den Patienten eine Versorgungskette von der Grundversorgung bis zur Hochleistungsmedizin anbieten. Zu Beginn der Versorgungskette wird die erstversorgende Portalklinik als Portal für die Spezialdiagnostik via Telemedizin vor Ort stehen. Für komplizierte Fälle wird der Spezialist zur Behandlung zugeschaltet oder die Patienten werden gleich zu den Spezialzentren und Großkliniken weitergeleitet. Der deutsche Krankenhausmarkt wird damit fast vollständig in seiner Struktur verändert. Einige der heutigen Einrichtungen werden dabei im Markt nicht bestehen, andere jedoch werden in neuer, von Spezialisierung geprägter Form erfolgreich tätig sein.

2.3 Innovative Netzwerke

Bei der Frage, wie vorhandene Marktmacht gesichert oder gegebenenfalls auch ausgebaut werden kann, sind die Patienten mit ihren Kundenbedürfnissen in den Mittelpunkt zu stellen. Diese Bedürfnisse haben sich, wie oben beschrieben, erheblich verändert und weiterentwickelt.

Wichtigster Baustein für Erfolg unter den so veränderten Rahmenbedingungen ist die konsequente Profilbildung. Das Leistungs-Portfolio jedes Krankenhauses muss geschärft werden. Dabei geht es nicht zwangsläufig immer nur um Spezialisierung. Auch die Vorhaltung einer ortsnahen Grund- und Regelversorgung mit menschlicher Zuwendung und allgemein-medizinischer Kompetenz kann das Profil eines Krankenhauses definieren. Dieses Profil muss in ein Netzwerk weiterer stationärer und ambulanter Anbieter eingebettet sein, um einerseits Lücken im medizinischen Angebot zu schließen und andererseits eine hohe Auslastung der starken Bereiche sicher zu stellen.

Unter Netzwerkbildung im Gesundheitswesen versteht man den Zusammenschluss von rechtlich und wirtschaftlich selbständigen Unternehmen zu einer größeren Wirtschaftseinheit. Dabei wird nicht zwingend die Selbständigkeit der einzelnen Unternehmen im Bereich wirtschaftlicher Entscheidungen aufgehoben. Im Vordergrund der Betrachtungen stehen Kooperationen, die zwischen Partnern im Gesundheitswesen auf freiwilliger Basis vereinbart werden. Im Grundsatz bestehen drei Kooperationsmöglichkeiten (s. Abb. 6):

- horizontale Kooperationen
- vertikale Kooperationen,
- diagonale Kooperationen

Bei horizontalen Kooperationen gehen Leistungserbringer derselben Versorgungsstufe Verbindungen miteinander ein. Zur vertikalen Kooperation kommt es, wenn Krankenhäuser Kooperationen mit vorgelagerten Versorgern, wie z. B. ambulant tätigen Ärzten, oder nachgelagerten

IV. Krankenhausmanagement

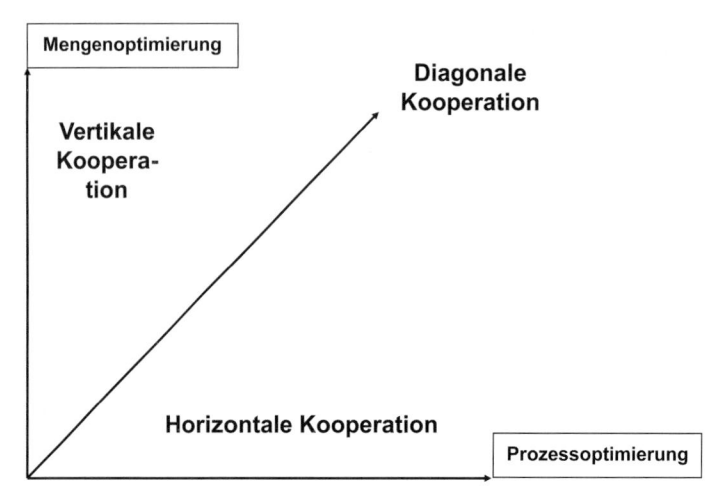

Abb. 6: Formen der Kooperation im Krankenhausmarkt

Leistungsanbietern, wie z. B. Rehabilitationseinrichtungen, eingehen. Diagonal bzw. branchenübergreifend ist eine Kooperation, wenn Krankenhäuser ihre Wertschöpfungsaktivitäten mit branchenfremden Partnern, z. B. aus der Industrie, verknüpfen. Nicht zuletzt aufgrund der Gestaltungsmöglichkeiten integrierter Versorgungsverträge muss sich auch die Industrie anpassen. Nicht nur die Krankenkassen und Patienten sind souveräner geworden – auch die Krankenhäuser haben inzwischen klare Vorstellungen, was sie von der Industrie im Rahmen von Kooperationen erwarten. Deshalb berücksichtigen erfolgreiche Unternehmen in ihrem Kooperationsverhalten heute weniger die Interessen der einzelnen Ärzte, sondern die Interessenlage des gesamten Krankenhauses.

Im Fokus der Betrachtung stehen die vertikalen und horizontalen Kooperationen zwischen Krankenhäusern, niedergelassenen Ärzten sowie dem nachstationären Bereich, da bei diesen Kooperationen der tragende Gedanke der Netzwerkgedanke ist. Durch die vertikalen und die horizontalen Kooperationen lassen sich durch Zuweiserbindung die Fallzahlen sichern bzw. erhöhen und die Behandlungsprozesse optimieren.

In einer guten Netzwerkstruktur ist es möglich, vom „Wir können und machen Alles" hin zu einem „Wir wissen, wer es am besten kann" zu gelangen. Dies gilt auch für Universitätsklinika und große Krankenhäuser mit „Last Ressort Funktion". Durch die Vorgabe, „High End"-Medizin zu leisten, bestehen natürlich deutliche Anhaltspunkte bezüglich der Ausgestaltung des zukünftigen Portfolios. Aber was heißt das für andere Leistungsbereiche, die erlösseitig interessant sind, oder wo das eigene Haus über medizinische Traditionen verfügt? Auch hier gilt wie bei jedem kleineren Haus auch: Für jeden Bereich muss eine Perspektive entwickelt werden. Soll investiert oder desinvestiert werden? Kann die Leistung medizinisch qualitativ hochwertig und kosteneffizient in Eigenregie geleistet werden oder ist die Versorgung besser über eine Kooperation zu gewährleisten? Muss dabei mit Mitbewerbern kooperiert werden? Zur Beantwortung dieser Fragen ist ein intensiver Austausch zwischen Management und medizinischem Personal gefordert, denn an diesen Stellen müssen unternehmerische Entscheidungen getroffen und umgesetzt werden.

Eines der wichtigsten Kooperationsziele zur Absicherung der eigenen Marktposition besteht in der Einbindung von Zuweisern. Sowohl niedergelassene Ärzte als auch andere Krankenhäuser sollten durch eine Zuweisermarketing-Strategie langfristig und berechenbar an das eigene

Haus gebunden werden. Das Zuweisermarketing kann dabei folgende Ziele im Rahmen von Kooperationen erreichen:

- Sicherung und Steigerung der Zuweisungsintensität
- Zuweisung der „richtigen" Krankheitsbilder
- Abstimmung von Abläufen, Diagnostik und Therapie
- Steigerung der Qualität der Krankenversorgung
- Kostensenkung

Langfristig ist ein gezieltes Zuweisermarketing ein wesentlicher Beitrag zur Netzwerkbildung und damit zum Unternehmenserfolg. Eine belastbare Zuweiserbindung entsteht allerdings erst mit der Entstehung tatsächlicher Kooperationen, die zwangsläufig als „Zweibahn-Straße" angelegt sein müssen. Nur wenn der Zuweiser die Überweisung des Patienten mit einem klaren Vorteil für sich verbindet, kann von einer stabilen Zuweiserstruktur ausgegangen werden. Daher sollten im Rahmen einer umfassenden Wachstums- und Wettbewerbsstrategie für jeden Leistungsbereich passende Kooperationsformen gesucht bzw. entwickelt werden. Im Wesentlichen gibt es drei Kooperationsziele:

1. bessere Wirtschaftlichkeit
   - Gemeinsame Nutzung von Infrastruktur
   - Verbesserte Auslastung
2. bessere Wettbewerbsposition
   - Ausbau der Leistungsfähigkeit
   - Verbesserung der Markposition
   - Wettbewerber zu Partnern machen
3. bessere Medizin
   - Koordinierte Patientenversorgung
   - Bündelung fachlicher Kompetenz
   - Gemeinsame Weiter- und Fortbildungsprogramme
   - Austausch medizinischen Know-hows

Die Bildung eines Netzwerks bedarf Offenheit, Risikobereitschaft und nicht zu letzt Hartnäckigkeit. Eine gute Voraussetzung für ein externes Netzwerk ist ein gut funktionierendes internes Netzwerk. Eine offene Kommunikation zwischen Management und Ärzteschaft ist ein absolutes Muss für erfolgreiche Kooperationsverhandlungen mit potenziellen Partnern. Alle Beteiligten investieren viel Zeit in die Gestaltung einer Kooperation, und daher sollte jede Partei individuelle Ziele im Vorfeld klar definieren. Informelle, auf persönlichen Kontakten der handelnden Ärzte beruhende Netzwerke können ein guter Anknüpfungspunkt für nachhaltige Kooperationsstrukturen sein. Für die Umsetzung jeglicher Kooperation sind die Überzeugung und das Engagement des medizinischen Personals beider Kooperationspartner unerlässlich. Das Wertesystem der Kooperationspartner muss zueinander passen – es muss nicht identisch sein, aber es muss harmonieren. Diese Feststellung bezieht sich nicht nur auf das Management, sondern vor allem auch auf das medizinische Personal.

Der Qualität von Kooperationsverträgen kommt eine ganz entscheidende Bedeutung zu. Die Verträge müssen ausverhandelt sein, denn ein Vertrag, der nicht „gelebt" wird, ist das Papier, auf dem er steht, nicht wert. Die entscheidende Phase jeder Kooperation ist somit die Verhandlungsphase. In dieser Phase wird deutlich, ob potenzielle Partner tatsächlich zueinander passen. Im Rahmen der Vertragsverhandlungen wird auf beiden Seiten häufig ein Punkt erreicht, an dem die Kooperation im Prinzip zwar gewollt ist, die für einen Abschluss notwendige Kompromissbereitschaft jedoch zu fehlen scheint. Auf dieser Basis funktioniert eine mit „Leben" gefüllte Kooperation aber nicht. „Gelebte" Kooperationen sind immer mit einem

IV. Krankenhausmanagement

Nachgeben in der eigenen Position mit dem Ziel der Kompromissfindung verbunden. Gelegentlich ist dies den betroffenen Ärzten nur schwer zu vermitteln. Daher ist es von entscheidender Bedeutung, sowohl das eigene Ziel als auch das Ziel des Partners mit Respekt und Achtung klar vor Augen zu haben. Keiner der Partner darf seine „Schmerzgrenze" überschreiten. Bei der Verhandlung von Kooperationsverträgen ist es daher immer entscheidend, dass beide Seiten sich bei dem Ausloten der „win-win"-Situation ausreichend Zeit lassen und diese auch verschriftlichen. In Abb. 7 ist schematisch die Struktur eines Kooperationsvertrags dargestellt.

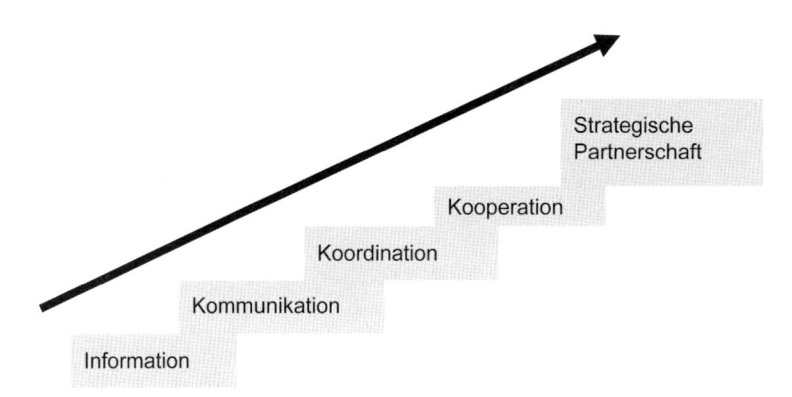

Abb. 7: Stufenweiser Beziehungsaufbau

Während eine Kooperation in den meisten Fällen eine punktuelle Zusammenarbeit auf genau beschriebenen einzelnen Themenfeldern bedeutet, können zwischen den Kooperationspartnern auch strategische Partnerschaften oder Allianzen begründet werden. Eine strategische Partnerschaft oder Allianz ist eine Partnerschaft zwischen Unternehmen, die die jeweilige Handlungsfreiheit in den betroffenen Bereichen maßgeblich einschränkt. Eine solche Verbindung wird von Unternehmen dann eingegangen, wenn der langfristige unternehmerische Erfolg von der Kooperation abhängt. Bei der strategischen Partnerschaft geht es den Partnern in erster Linie um die Verteidigung und den Ausbau von Wettbewerbspositionen sowie um die Erhaltung und die Stärkung von Kernkompetenzen. Kurz gesagt, die Partner verfolgen eine gemeinsame Strategie, um Wettbewerbsvorteile gegenüber der Konkurrenz zu erlangen.

Der Beziehungsaufbau kann, muss aber nicht zwingend, wie oben skizziert gestaltet sein. In der Regel ist die Bindung durch strategische Partnerschaften so stark, dass die Zusammenarbeit zunächst im Rahmen einer Kooperation erprobt sein will. Strategische Partnerschaften zwischen Leistungsanbietern können und sollten neben den Primär-Bereichen (Krankenversorgung) auch Sekundär- (z. B. Radiologie) und Tertiär-Bereiche (z. B. Speiseversorgung) mit umfassen. Die eigene leistungsfähige Apotheke kann beispielsweise auch andere Krankenhäuser mitversorgen, wenn die entsprechende Logistik zur Verfügung steht. Auch ein gut aufgestelltes Laborzentrum kann zu wettbewerbsfähigen Preisen Kooperationspartner mitversorgen. Auf diese Weise wird auch ein Qualitätstransfer hergestellt. Vor dem Hintergrund der immer größeren technischen Möglichkeiten im Bereich des Datenaustausches kommt der IT in den vernetzten Unternehmen daher eine immer größere Bedeutung zu.

3 Ausblick

Der Gesundheitsmarkt wird sich weiter konsolidieren. Es wird weniger Krankenhausträger, weniger Krankenkassen, weniger selbständige niedergelassene Ärzte und weniger öffentliche Apotheken in eigener Trägerschaft geben. Es wird aber nicht weniger Patienten oder weniger zu behandelnde Krankheiten geben. Es wird immer auch eine gesellschaftliche Verantwortung bleiben, das „Gut Gesundheit" der Bevölkerung bereitzustellen. Dies wird jedoch in Zukunft noch mehr unter Wettbewerbsbedingungen erfolgen. Der Gesetzgeber hat dafür die Rahmenbedingungen mit zunehmender Preis- und Qualitäts-Transparenz definiert.

Um in diesem an Dynamik schnell zunehmenden Markt zu überleben, werden Krankenhäuser noch mehr als heute gezwungen sein, sich effiziente Führungsstrukturen aufzubauen und sich auf ihre medizinischen Stärken zu konzentrieren. Um dem Patientenbedürfnis nach umfassender Betreuung zu entsprechen, muss die Profilschärfung bzw. Portfoliofokussierung mit einer umfassenden Netzwerkbildung einhergehen. Letztere sollte so angelegt sein, dass ambulante und stationäre Medizin ebenso verbunden werden wie Medizin der Grund- und Regelversorgung mit hochspezialisierter Medizin der Maximalversorgung. Dann ist Wachstum auch oder gerade im DRG-Zeitalter möglich, wie der zunehmende wirtschaftliche und medizinische Erfolg des Universitätsklinikums Hamburg-Eppendorf belegt.

Literatur

Arnold, M., Geisbe, H. (2002): Der Patient im Wettbewerb der Krankenhäuser. In: Klauber, J., Robra, B., Schellschmidt, H. (Hrsg.): Krankenhausreport 2002, Schwerpunkt: Krankenhaus im Wettbewerb. Stuttgart, New York: Schattauer, S. 61–73.

Deutsche Gesellschaft für Versicherte und Patienten e. V. (DGVP) (2005): Krankenhäuser auf künftigen Bedarf ausrichten, Verbandspresse, 13.12.2005. Download unter: http://www.verbaende.com/News.php4?m=35323; Zugriff am 11.04.2008.

Niethammer, D. (2003): Die Zukunft der Universitätsklinika aus der Sicht des Wissenschaftsrates, Vortrag auf einem Kongress über die Zukunft der Universitätsklinika in Nürnberg am 25.03.2003.

Wittgensteiner Kliniken AG (2006): Wir über uns – Spezialisierung. Download unter: http://www.wka.de/ecomaXL/index.php?site=Spezialisierung & print_mode=true; Zugriff am 11.04.2008.

Neue Geschäftsmodelle – was erwartet uns?

Heinz Lohmann

1 Was erwartet uns?

Diese Frage stand ganz am Anfang. Weit bevor es überhaupt um DRG ging. Denn dass wir uns mit ihnen befassen mussten, hatte Ursachen. Sie uns ins Gedächtnis zu rufen, ist wichtig, insbesondere dann, wenn wir uns, wie beabsichtigt, im Wesentlichen mit der Zukunft befassen wollen. Wo geht die Reise hin? Wer wird überleben? Was sind die Wettbewerbsparameter? Wie sieht das Umfeld aus? Kurz: Welche Geschäftsmodelle versprechen Erfolg?

Also, welche Ursachen gaben den Ausschlag, uns, wie der eine oder andere noch schwach erinnern mag, mehrheitlich widerwillig auf die DRG-Methodik einzulassen? Das deutsche Gesundheitssystem steht am Beginn des 21. Jahrhunderts vor einem fundamentalen Problem, das die Aufrechterhaltung und Weiterentwicklung der Versorgung der Bevölkerung mit Gesundheitsleistungen gefährdet. Der medizinisch-technologische Fortschritt ermöglicht durch Verbesserungen und Verfeinerungen der diagnostischen, therapeutischen und operativen Fähigkeiten eine maßgebliche Erweiterung der Handlungsspielräume, um Krankheiten zu erkennen, zu behandeln und Leben zu verlängern. Zugleich erwächst aus der Verschiebung der demografischen Struktur die Tendenz zur qualitativen und quantitativen Leistungsintensivierung. Einerseits wächst der Anteil älterer Menschen und diese nehmen zudem Gesundheitsleistungen überproportional in Anspruch, andererseits wandeln sich die Krankheitsbilder derart, dass es zu einem Anstieg der Fälle mit chronischen Erkrankungen kommt.

In diesem Kontext ist die Zahl der Versuche, umfassende Reformen zur Eindämmung der Ausgabenentwicklung zu implementieren, beträchtlich gestiegen. Vor dem Hintergrund dieser bislang weitgehend fehlgeschlagenen Bemühungen findet jetzt jedoch eine Veränderung in den Einstellungen gegenüber der Steuerung und Regulierung des Gesundheitssystems statt. Eingebettet in die allgemeine Diskussion zur Modernisierung defizitärer Strukturen des öffentlichen Sektors richtet sich der Tenor derartiger Anschauungen darauf, dass sich Leistungserbringer und Krankenkassen als Dienstleistungsunternehmen zu verstehen und zu etablieren haben.

Veränderungen der Demografie, der Medizin und nicht zuletzt der Ökonomie erzwingen diesen Paradigmenwechsel im Gesundheitssektor. Nur ein wettbewerblich ausgerichtetes System kann zukünftig bei steigender Nachfrage nach Gesundheitsdienstleistungen und sinkender Finanzkraft der solidarischen Krankenversicherung sowie verringertem Arbeitskräftepotenzial mittels wachsender Produktivität eine gute medizinische Versorgung sicherstellen. Voraussetzung für diese Neuausrichtung ist eine funktionierende leistungsbezogene Preisordnung. Deshalb hat das im Jahr 2000 in Kraft getretene Gesetz zur Reform der gesetzlichen Krankenversicherung die Einführung eines neuen Entgeltsystems für Krankenhäuser vorgeschrieben. Das bis dahin geltende Vergütungsgefüge, das die Komponenten Fallpauschalen, Sonderentgelte, Abteilungs- und Basispflegesatz umfasste, wurde ab 2003 zugunsten der sich über alle Patientengruppen erstreckenden Fallpauschalen abgeschafft. Dabei verlangte der Gesetz- und Verordnungsgeber für die Gestaltung der Krankenhaushonorierung ausdrücklich die Orientierung an international eingesetzten Diagnosis Related Groups. Die deutsche Krankenhausvergütung folgt mit der Verwendung von DRG in ihren Grundzügen der internationalen Entwicklung, die von Bemühungen zur Rationalisierung der Krankenhausentgelte geprägt ist.

Der Einstieg in ein Preissystem für Gesundheitsleistungen zielt in seinem Kern auf die Etablierung einer an Wettbewerb und Konkurrenz ausgerichteten Organisationsform der Anbieter. Zu diesem Zweck wird das Finanzierungsrisiko für die Leistungserstellung überwiegend auf die Leistungsersteller verlagert. Beispielsweise folgt für die Krankenhäuser hieraus die Notwendigkeit der Optimierung von medizinischer und technischer Effizienz in der Patientenbehandlung, denn die medizinisch differenzierte, fallpauschalierte Vergütung beinhaltet die Gesundheit des Patienten als Ziel aller Aktivitäten.

Die DRG-Einführung ist also nicht die Ursache des Umbruchs in der Gesundheitswirtschaft, sondern selber bereits eine Folge der Veränderung der Demografie und der Innovationsfähigkeit der Medizin. Alle Antworten, die neue Geschäftsmodelle geben, müssen sich diesen Herausforderungen stellen. Sie müssen geeignet sein, im schärfer werdenden Wettbewerb zu bestehen. Die DRG-Methodik ist dabei außerordentlich hilfreich.

2 Die Anfänge der Leistungs-/Preisvergleiche

Das tradierte deutsche Pflegesatzrecht bildete Kosten und Preise von Leistungen nicht ab und ermöglichte somit keine wirklichen Aussagen über Wirtschaftlichkeit und Leistungsfähigkeit von Krankenhäusern. In Folge der Reform des Entgeltsystems in den 1990er Jahren wurden Fallpauschalen für etwa 20 % der Erlöse in Krankenhäusern eingeführt. Für etwa 80 % des Umsatzes eines Krankenhauses war eine hinreichende Leistungstransparenz weiterhin nicht gegeben. Die zwischenzeitlich eingeführten Abteilungspflegesätze waren wegen der Heterogenität der in ihnen enthaltenen Leistungen nicht vergleichbar. Das frühere öffentliche Unternehmen LBK Hamburg – nach der Privatisierung im Jahre 2005 heute Teil der Asklepios-Unternehmensgruppe – hat deshalb als eines der ersten Krankenhausunternehmen in Deutschland bereits 1995 die Leistungen und Preise in seinen Krankenhäusern und Abteilungen einem umfassenden und systematischen Benchmarking unterworfen. Diese Untersuchung, die sogenannte Wettbewerbs-Preis-Methode, verbunden mit einem Vergleich mit 160 anderen deutschen Krankenhäusern, hatte noch erhebliche Unschärfen. Ab 1997 wurde dann im LBK Hamburg das DRG-System erstmals in Deutschland in großem Umfang angewendet.

Mit der DRG-Systematik kann das gesamte Fallspektrum aller vollstationären somatischen Krankenhausfälle nachvollziehbar gruppiert, bewertet und entsprechend der medizinischen Weiterentwicklung angepasst werden. Diese Vorgehensweise gestattet aufgrund eines gegebenen Leistungsgeschehens und eines Gesamtbudgets, leistungsbezogene Teilbudgets zu bilden. Gleichermaßen ist das Verfahren geeignet, eine Analyse der Fallpreise im eigenen Krankenhaus durchzuführen und/oder auf dem Hintergrund von vorhandenen Vergleichspreisen das Budget aufgrund einer krankenhausbezogenen Leistungsstruktur aufzubauen. Die Feststellung der Standardfallpreise ermöglicht die Berücksichtigung spezifischer Belastungsfaktoren wie Notfallversorgung, regionale Versorgungsdisparitäten etc. Das DRG-Verfahren lässt sich mithin für Krankenhausbewertungsprobleme und gesundheitssystemorientierte Bedarfe einsetzen.

3 Vom Budget- zum Vertragssystem

Das deutsche Gesundheitssystem präsentierte sich lange Zeit mit seinen vielen Komponenten und einem dichten Beziehungsgefüge als ein äußerst differenziertes Gebilde. Seine Steuerung zeichnete sich durch ein Miteinander- und Nebeneinanderwirken unterschiedlicher Steuerungselemente, eine starke hierarchische Ausprägung und überdies durch eine hohe Regulierungsintensität aus. Hieraus resultierten erhebliche Mängel. Umfassende Regulierung führte so zu einer starken Bürokratisierung und schwächte Innovation, Effizienz und Kreativität durch geringe Flexibilität und zeitraubende Entscheidungsprozeduren. Es herrschte eine „Genehmigungswirtschaft", die nahezu jeden Schritt in der Leistungserstellung und bei den Investitionen bestimmte. Die Strukturen des Gesundheitssystems waren bis vor kurzer Zeit durch eine aus der Arbeitsteilung hervorgegangene Zergliederung der Systemkomponenten gekennzeichnet. Es existierte eine tief greifende Segmentierung, deren Charakteristika neben der organisatorischen Trennung juristische Differenzierungen und verschiedene Finanzierungsquellen waren. Diese Sektorisierung begünstigte die Vernachlässigung der vielfältigen Wirkungszusammenhänge des Gesamtsystems. Aus dieser mangelnden Transparenz resultierten Aktivitäten, die weder den im Gesundheitssystem Tätigen noch den Patienten und Versicherten einen Nutzen stiften.

Um der geschilderten Problematik begegnen zu können, ist eine Neubewertung der Balance zwischen staatlichem Handeln, Kollektivprinzipien und marktlichen Alternativen unumgänglich. Zukünftig muss sich deshalb das Engagement darauf konzentrieren, weniger den Belangen der Krankenkassen und Leistungserbringern Rechnung zu tragen, als den Bedürfnissen der Patienten und Versicherten nachzukommen. Die Idee des sich jetzt entwickelnden Vertragssystems signalisiert den Versuch, der gestiegenen inneren und äußeren Komplexität durch eine adäquate Steuerung gerecht zu werden. Es bietet mit seinen Prinzipien die Chance zur Selbstoptimierung und trägt auf diese Weise dazu bei, die anstehenden Probleme besser und schneller zu bewältigen und sich schnell ändernden Rahmenbedingungen anzupassen.

Das Vertragsprinzip stellt ein Instrument zur Rationalisierung des Gesundheitssystems dar. Es zielt dabei vor allem auf die Erhöhung der Anpassungsfähigkeit an Umweltbedingungen durch Flexibilität und Effizienz. Zu diesem Zweck werden staatliche und Verbandsaktivitäten reduziert und bislang zentrale Entscheidungsbefugnisse dezentral auf die Ebene der Leistungserbringer und Krankenkassen delegiert. Staatliche Handlungsfelder bestehen dann in der Sicherstellung der Rahmenbedingungen, die einerseits den Wettbewerb fördern und andererseits den Versicherten und Patienten in die Lage versetzen, sinnvolle Entscheidungen zu treffen. Handlungsfelder sind etwa die Korrektur unzumutbarer externer Effekte, z.B. die Einführung der Monistik statt der dualen Krankenhausfinanzierung und die Ermöglichung des Vorsteuerabzugs auf Zulieferungen durch Änderung des Umsatzsteuerrechts, Abbau wettbewerbsbeschränkender Absprachen, Fusionskontrollen sowie die Bereitstellung von relevanten Informationen über die Leistungsangebote von Krankenkassen und Leistungserbringern.

4 Medizin im Zentrum des Wettbewerbs

Mehr Wettbewerb erzwingt eine Konzentration der Kräfte. Die Geschäftsmodelle der Gesundheitswirtschaft müssen auf künftig sich entwickelnde Vertragssysteme ausgerichtet werden. Nur Gesundheitsunternehmen, die sich den Herausforderungen der Zukunft heute aktiv stellen und vorbehaltlos die Modernität des Angebots ihrer Medizin ins Zentrum des Wandlungsprozesses rücken, werden im härter werdenden Wettbewerb um Patienten überleben. In dieser Entwicklung liegt eine große Chance für die Verbesserung der Medizin insgesamt und damit auch für den Patienten. Gesundheitsmanagement muss die Zeichen der Zeit erkennen und sich an die Spitze der Bewegung setzen.

Der Wettbewerb zwischen den Gesundheitsanbietern wird letztlich über die Qualität der Medizin entschieden. Alles andere sind zwingende Voraussetzungen, die erfüllt sein müssen, um überhaupt eine Chance im Überlebenskampf zu haben. Und die Branche steht ganz am Anfang eines dramatischen Umbruchs. Die Organisation der Medizin ist bisher nur in Randbereichen in den Veränderungsprozess einbezogen worden. Insbesondere die institutionelle Begrenzung der bisherigen Ansätze hat verhindert, dass die gesamte Behandlung eines Patienten und ihr Erfolg ins Zentrum der Optimierungsstrategie gerückt werden konnten. So haben sich etwa Krankenhausmanager bisher im Wesentlichen um das „Drumherum" gekümmert und nicht so sehr um das Optimum des „Eigentlichen". Patienten suchen herausragende Medizin. Auf diese gilt es sich zu konzentrieren.

Medizin ist heute immer noch allenthalben Resultat der vorgefundenen Bedingungen. Die Hebung der Qualität und der Wirtschaftlichkeit kann erst durch einen tief greifenden Paradigmenwechsel von einer mehr auf Zufälligkeiten beruhenden zu einer strukturierten und standardisierten Medizin nachhaltig sichergestellt werden. Die ganze Organisation muss dafür „vom Kopf auf die Füße" gestellt werden. Nicht die „gewachsene" Beschaffenheit der Infrastruktur, die vorgefundene Organisation der Betriebsabläufe sowie die zufällig entstandene Personalstruktur dürfen die Art und die Ergebnisse von Medizin länger determinieren. Umgekehrt müssen die für das Überleben des Krankenhauses im Wettbewerb unabdingbar notwendige Qualität und Wirtschaftlichkeit der Medizin die Infrastruktur, die Betriebsabläufe sowie die Personalstruktur bestimmen.

Die bisherige Art und Weise, Medizin zu offerieren, ist Ergebnis der fast vollständigen Intransparenz der Gesundheitsangebote in der Vergangenheit. Diese Situation verändert sich aktuell grundlegend und nachhaltig. Patienten sind dem Expertensystem Medizin nicht mehr vollkommen hilflos ausgeliefert. Im Gegenteil gewinnen sie in diesem lange aus wettbewerblichen Strukturen ausgeklammerten gesellschaftlichen Sektor Autonomie hinzu und nutzen in Ansätzen ihre Marktchancen bereits heute. Modernes Krankenhausmanagement zieht aus diesem Trend die richtigen Schlüsse und schaltet sich aktiv in die Gestaltung des Wandels der Bedingungen für Medizin ein.

Diese Entwicklungen benötigen Akteure, die bereit sind, ihre Geschäftsmodelle ganz neu aufzustellen. Zentrale Erfolgskriterien sind dabei strategische Partnerschaften zwischen Medizin- und Infrastrukturanbietern. Dabei geht es nicht um einfache Outsourcing-Modelle, wie sie in jüngster Vergangenheit häufig zur Anwendung gekommen sind. Künftig steht die Verfolgung gemeinsamer Ziele obenan. Deshalb sind wechselseitig höchste Anforderungen an die beteiligten Partner zu stellen. Sie müssen insbesondere bereit sein, innovative Geschäftsmodelle, wie etwa „Pay per Case-Konzepte" zu verfolgen. Das gemeinsame Geschäftsrisiko „Medizin" ist die Stimulanz, um zu Höchstleistungen zu gelangen. Sie wiederum sind Voraussetzung für Erfolg im harten Verdrängungswettbewerb der kommenden Jahre.

Felder der Systempartnerschaften sind etwa Facility Management, Steuerung von Medizintechnik, Wiederaufbereitung von Medizinprodukten, Immobilien- und Flächenmanagement sowie Planung und Bau und vieles mehr. Zuliefererindustrie und Serviceunternehmen müssen sich derzeit auf die veränderte Situation einstellen. Es gibt bereits eine Reihe von Firmen, die auf einem Erfolg versprechenden Weg sind. Allerdings ist die Umstellung der Geschäftsmodelle beileibe kein Selbstgänger. Vielmehr tun sich viele Industrie- und Servicebetriebe der Gesundheitswirtschaft noch außerordentlich schwer mit der Vorstellung, gemeinsam mit den Krankenhäusern das Risiko des Medizingeschäftes zu teilen. Auch hier ist ein rascher und beherzter Wandel von Nöten. Immerhin gibt es sie bereits, die Pioniere der strategischen Partnerschaften.

IV. Krankenhausmanagement

Moderne Krankenhäuser sind inzwischen häufig Orte, an denen verschiedene Medizinanbieter nebeneinander agieren. Die eben erst begonnene Entwicklung wird in den kommenden Jahren rasant voranschreiten. Die Stichworte dazu sind: Patientenhotels, Facharztkliniken, Ärztehäuser, Medizinische Versorgungszentren, Diagnostik-Center, Spezialkliniken, Wellness-Center, Tagungszentren, Gesundheitsmalls usw. Es werden je nach geografischer Lage mit einem unterschiedlichen Angebotsportfolio ausgestattete Gesundheitszentren entstehen und in Zukunft systematisch projektiert, geplant, gebaut und betrieben werden. Dabei ist es nicht Erfolg versprechend, wenn Krankenhäuser weiterhin Immobilien- und Vermietungsgeschäfte, Planungs- und Bauaufgaben sowie vielfältige Managementfunktionen neben ihrem Kerngeschäft wahrnehmen. Sinnvoll ist vielmehr, zu einer Professionalisierung dieser Aktivitäten zu gelangen und eine entsprechende strategische Partnerschaft auch für das Gesundheitscentermanagement einzugehen (s. Abb. 1):

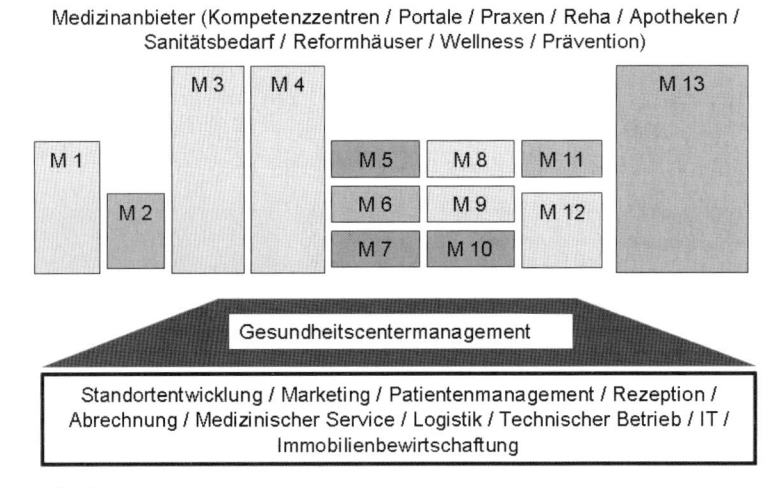

Gesundheitscenter

Medizinanbieter (Kompetenzzentren / Portale / Praxen / Reha / Apotheken / Sanitätsbedarf / Reformhäuser / Wellness / Prävention)

M 1, M 2, M 3, M 4, M 5, M 6, M 7, M 8, M 9, M 10, M 11, M 12, M 13

Gesundheitscentermanagement

Standortentwicklung / Marketing / Patientenmanagement / Rezeption / Abrechnung / Medizinischer Service / Logistik / Technischer Betrieb / IT / Immobilienbewirtschaftung

Abb. 1: Gesundheitscenter

5 Die Zukunft gehört der „Markenmedizin"

Fast ausschließlich Teilleistungen, die erst durch Verknüpfungen zu Gesamtleistungen zusammengefügt werden müssen, charakterisieren den segmentierten Gesundheitsmarkt. Dieser „Eigenbeitrag" der Patienten ist insbesondere angesichts der hohen Intransparenz für alle Beteiligten nur schwerlich möglich. Zudem ist diese segmentierte Art der medizinischen Leistungserbringung unter qualitativen und erst recht wirtschaftlichen Gesichtspunkten nicht effektiv. Menschen, speziell ältere Menschen, erwarten zunehmend komplexe Gesundheitsangebote, die auf einem strukturierten Prozess beruhen. Es geht um Komplexleistungen zu Komplexpreisen auf einer selektiven Vertragsbasis zwischen der Angebots- und Nachfrageseite.

Eine wichtige Bedingung für das sich entwickelnde Vertragssystem ist eine klare Definition der Leistungen. Dazu ist in Deutschland mit der Einführung der DRG-Methodik eine wesentliche Voraussetzung realisiert worden. Sie kann in den kommenden Jahren auch auf nicht stationäre Leistungen übertragen werden. Sie und geplante Behandlungsabläufe stellen die Basis zur Entwicklung von „Lösungen" für Patienten dar. Die Leistungsdefinition wird auf der Basis optimierter betriebswirtschaftlicher Instrumente durch eine realistische Preiskalkulation ergänzt werden. Beide Elemente sind konstitutiv für ein Vertragssystem. Dabei kann auf die jetzt gemachten Erfahrungen mit den Verträgen (s. Abb. 2) auf der Basis der Integrierten Versorgung aufgebaut werden.

Medizin-Leistungsverträge
- Medizinischer Inhalt
- Ablauforganisation Durchführung
  - z. B. Tag der OP
- Gewährleistung
  - z. B. keine Wiedereinweisung mit gleicher Grunderkrankung innerhalb festgelegtem Zeitraum
- Zusätzliche Leistungsverpflichtungen
  - z. B. Nachsorgeuntersuchungen, Dokumentationspflichten
- Unterbringungs- und Verpflegungsleistungen
- Preise und Rabatte

Abb. 2: Medizin-Leistungsverträge

In Leistungsverträgen wird hierbei jeweils der medizinische Inhalt geregelt, die ablauforganisatorische Durchführung festgelegt, bei Eignung eine Gewährleistung vereinbart, zusätzliche Leistungsverpflichtungen festgeschrieben, die Unterbringungs- und Verpflegungsleistungen definiert sowie die Preise und Rabatte bestimmt. Wobei die Krankenkassen Preisnachlässe dann erwarten können, wenn es ihnen gelingt, über eine festgelegte Anzahl von Patienten hinaus weitere Mitglieder ihrer Kasse davon zu überzeugen, das vereinbarte Angebot in Anspruch zu nehmen. Ambulante, stationäre, rehabilitative und pflegerische medizinische Hilfen sowie Medikamente und die Versorgung mit sonstigen Medizinprodukten werden dabei in Leistungspaketen (s. Abb. 3) zusammengefasst.

Medizinisches Leistungspaket

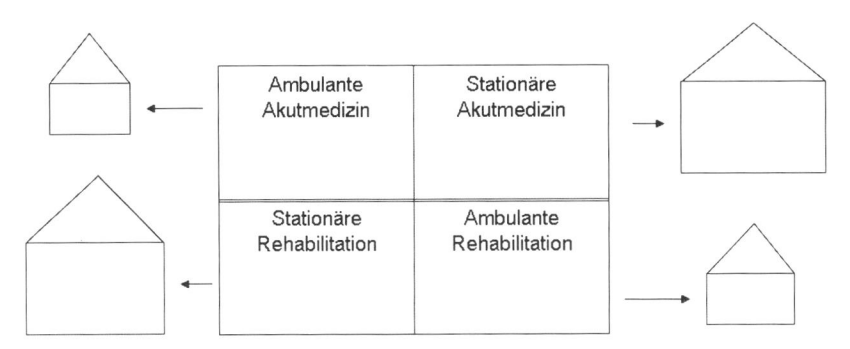

Ambulante Akutmedizin	Stationäre Akutmedizin
Stationäre Rehabilitation	Ambulante Rehabilitation

Abb. 3 Medizinisches Leistungspaket

In Zukunft wird es darum gehen, solche Leistungspakete, also komplexe pauschale Behandlungslösungen, in „Gesundheits-Katalogen" (s. Abb. 4) zusammenzufassen. Die Offerten werden sich in ihrer Ausgestaltung unterscheiden und verschiedene Nachfragergruppen ansprechen. Für Krankenkassen bedeutet das, dass sie sich ebenfalls auf bestimmte Versichertengruppen aus-

IV. Krankenhausmanagement

richten und somit im Kassenwettbewerb mit unterschiedlichen Leistungsversprechen punkten können. Die Anfänge dieser Entwicklung sind im Versicherungssystem eindeutig erkennbar. Die Ausdifferenzierung entsprechender „Policen" ist in vollem Gange. Die neuen rechtlichen Möglichkeiten werden von der Gesetzlichen Krankenversicherung häufig auch in Kooperation mit Privaten Krankenversicherern in breitem Umfang genutzt.

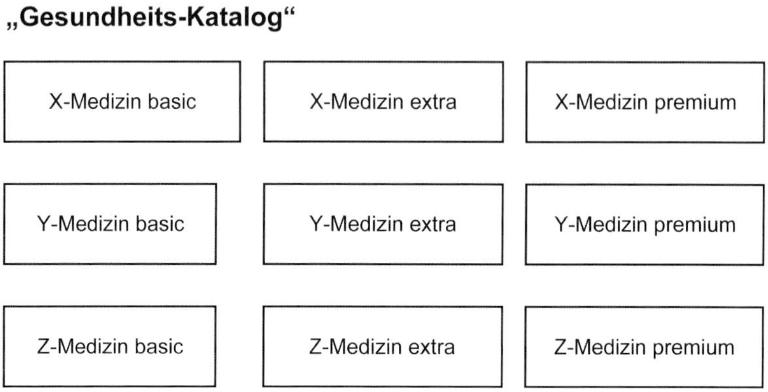

„Gesundheits-Katalog"

X-Medizin basic	X-Medizin extra	X-Medizin premium
Y-Medizin basic	Y-Medizin extra	Y-Medizin premium
Z-Medizin basic	Z-Medizin extra	Z-Medizin premium

Abb. 4: „Gesundheits-Katalog"

In der mehr und mehr wahrgenommenen Branche der Gesundheitswirtschaft sind die Gesundheitsdienstleister, ambulant tätige Ärzte, Krankenhäuser, Apotheken, Rehabilitationseinrichtungen, Pflegedienste und -heime, Medikalprodukteherstellern, Pharmaunternehmen, Medizingeräteproduzenten, Krankenversicherer, nichtmedizinische Forschungseinrichtungen und andere zusammengefasst. Sie ist in allen postindustriellen Gesellschaften ein bedeutender und weiter wachsender Wirtschaftsbereich. Aktive Unternehmen der Gesundheitswirtschaft unterstützen nachhaltig den begonnenen Umstieg vom Budget- zum Vertragssystem. Sie entwickeln gemeinsam Lösungen für Patienten und bieten sie modernen Krankenkassen und ihren Versicherten an. Die Partner der Gesundheitswirtschaft wirken dabei in neuen Formen der Kooperation zur Nutzung von Synergien und Optimierungspotenzialen zusammen. Die vielfältigen Innovationschancen aller beteiligten Akteure bieten dabei eine Basis für erfolgreiches Handeln. Es kommt zu einer Neubewertung der „Marke" in der Gesundheitsbranche (s. Abb. 5).

„Markenmedizin" setzt strukturierte Prozesse bei der Organisation der Erstellung von Behandlungslösungen voraus. Darum sind verschiedene methodische und technologische Ansätze unabdingbar. Die Bedeutung der Gewinnung von strategischen Systempartnern der Medizin ist der zentrale Faktor. Dabei ist wiederum angesichts der Komplexität der Strukturen und Prozesse in der Gesundheitswirtschaft das jeweilige informationstechnologische Konzept ausschlaggebend. IT ist die Basis von „Markenmedizin". Erfolgreiche Systempartnerschaft zwischen den verschiedenen Akteuren aus Industrie, Service und Medizin sind ansonsten nicht denkbar. Die Integration zunächst völlig konträr auftretender Erfahrungswelten erfordert die Unterstützung der Mitwirkenden durch Befreiung von belastendem „bürokratischem" Aufwand. Die komplexe Logistik in der Gesundheitswirtschaft ist in diesem Zusammenhang ein zentraler Schlüssel für das Gelingen der Idee wettbewerbsfähiger Gesamtprozesse. Strukturierte Medizin wird nachhaltig nur funktionieren, wenn sie als ein untrennbarer Teil einer Systempartnerschaft gestaltet werden kann und deshalb alle Beteiligten diese Art der Leistungserbringung als persönlich entlastend, mehr noch als Optimierung des eigenen Tuns, erleben.

MARKENENTWICKLUNG IN DER GESUNDHEITSBRANCHE

Heute — Morgen — Übermorgen

Krankenhaus — Zentren — Portale — Einzelleistungen
- Anbieterschutz
- Daseinsvorsorge
- nicht standardisierbar

Behandlungslösungen
- Verbraucherschutz
- Wettbewerb
- standardisiert

Gesundheitscenter

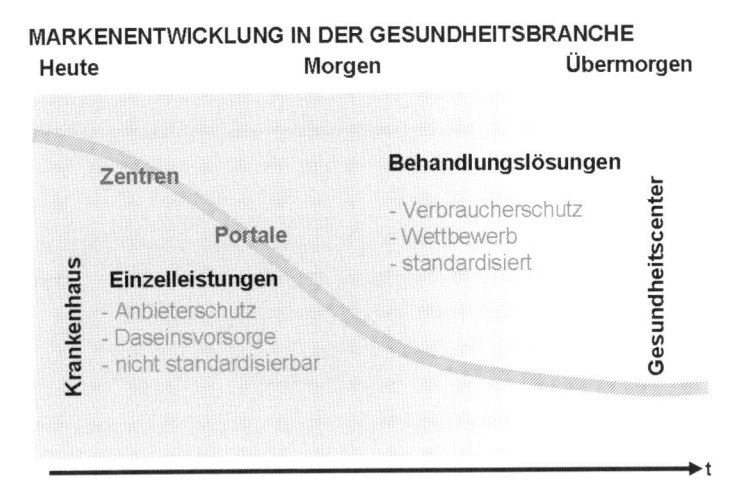

Abb. 5: Markenentwicklung in der Gesundheitsbranche

6 Ausblick: Unternehmer und Manager ermöglichen moderne Medizin

Moderne Gesundheitsunternehmer und -manager treiben den Wandel in der Gesundheitswirtschaft. Denn im zunehmenden Wettbewerb spielt die Geschwindigkeit der Entwicklung und Umsetzung geeigneter Betriebsziele eine entscheidende Rolle. Deshalb ist es unerlässlich, die Zeichen der Zeit zu erkennen und umgehend zu einer Neuorientierung zu kommen. Der Paradigmenwechsel ist in vollem Gange. Während in der Vergangenheit Institutionen alimentiert worden sind, werden in Zukunft mehr und mehr Leistungen honoriert. Nur so lassen sich Unwirtschaftlichkeiten bekämpfen und die Produktivitätsreserven heben, die im System stecken. Die Medizin selbst rückt ins Zentrum des Geschehens. Das ist der Kern der Modernisierung.

Wer heute den notwendigen Veränderungsprozess verlangsamt, behindert die Hebung der Produktivitätsreserven und gefährdet das Ziel, Medizin auch in Zukunft bezahlbar zu halten. Deshalb sind innovative Gesundheitsanbieter gefordert, initiativ zu werden und die Politik zu mehr Mut aufzufordern, die notwendigen gesetzgeberischen Schritte zu wagen. Es geht darum, nicht durch immer mehr Paragraphen die Unternehmen zu lähmen, sondern durch Gestaltungsräume die unternehmerische Kraft im Wettbewerb zu aktivieren. Die Themen „Markenmedizin" und „Gesundheitscenter" sind dazu innovative, Erfolg versprechende Ansätze. Die Voraussetzungen für den Paradigmenwechsel sind gegeben. Eine wichtige Etappe dabei war die Einführung der DRG-Methodik.

Nicht wenige Menschen erleben den gesellschaftlichen Umbruch am Beginn des 21. Jahrhunderts als bedrohlich. Sie fürchten, dass die Ökonomie über die Humanität gestellt werden könnte. Deshalb muss der sich in den nächsten Jahren noch verschärfende Wandel mit einem intensiven ethischen Diskurs verbunden werden. Ethik ist im Kern der Ausgleich von Existenz- und Gedeihensbedingungen. Für den Gesundheitssektor heißt das, dass der hier unerlässliche ethische Diskurs sich insbesondere mit den Interessen der Patienten und der Versicherten beschäftigen muss. Das Motto muss lauten: „Gute Medizin zu bezahlbaren Preisen". Gerade im Gesundheitsmarkt lässt sich „Geschäft" nur machen, wenn eine Vertrauensbasis vorhan-

IV. Krankenhausmanagement

den ist. Der Erfolgsfaktor ist die Medizin. Was uns erwartet, ist klar. Die neuen Geschäftsmodelle liegen vor. Moderne Gesundheitsunternehmen nehmen diese Herausforderung an – im Interesse der Patienten.

Risiken managen und beherrschen

Simone Palmer, Matthias Hennke

Prolog: Fragen, die man sich als Manager eines Krankenhauses stellen sollte

Sind Sie und Ihr Krankenhaus vor unliebsamen Überraschungen sicher?
Kennen Sie die wichtigsten Risiken aus allen Bereichen, Abteilungen und Prozessen Ihres Krankenhauses?
Wissen Sie, welche Ihre wichtigsten Know-how-Träger sind und ob diese Ihr Wissen transferiert haben?
Wissen alle Verantwortlichen, wie sie sich im Falle eines Schadens oder eines Besuchs der Staatsanwaltschaft in Ihrem Krankenhaus verhalten sollen?
Kennen alle Führungskräfte die Krankenhausziele und identifizieren sie auf dieser Basis auch systematisch negative (Risiken) und positive (Chancen) Abweichungen?

1 Einleitung

Die Zeiten im deutschen Gesundheitssystem stehen auf Umbruch und Überraschungen. Viele Krankenhäuser befinden sich kurz vor dem Auslaufen der DRG-Konvergenzphase in einer wirtschaftlich schwierigen Situation. Am 1. Januar 2009 endet die Konvergenzphase für die Krankenhäuser und das Fallpauschalensystem geht in die Echtphase. Gleichzeitig soll der ordnungspolitische Rahmen und damit die Finanzierung der Krankenhäuser neu gestaltet werden.

Was bedeuten diese Änderungen für die Krankenhäuser? Wie managen und beherrschen die Krankenhausgeschäftsführer die Risiken, wenn es zukünftig z. B. selektive Verträge und veränderte Erwartungshaltungen von den Krankenkassen gibt? Wie werden Chancen z. B. in neuen Dienstleistungsprodukten generiert?

Die Weiterentwicklung des DRG-Systems, Einweisermarketing, zukunftsorientierte Krankenhausstrukturen, strategische Optionen durch Beschlüsse des Gemeinsamen Bundesausschusses (G-BA) und Mindestmengen sind weitere beispielhafte Themen, die Chancen, aber auch erhebliche Risiken beinhalten und von den Verantwortlichen in den Krankenhäusern frühzeitig erkannt und beherrscht werden müssen.

Einerseits geht das Tagesgeschäft für alle Krankenhäuser weiter und andererseits kann es sich kein Krankenhausmanager leisten, diese neuen Chancen und Risiken in seinen Überlegungen zu ignorieren. In diesen Zeiten sind klare Zielvorstellungen, die ständige Überwachung der gesetzten Ziele sowie die Identifizierung von Einflussfaktoren, welche ein Erreichen der Zielvorgaben erschweren oder verhindern, daher unerlässlich. Dies kann nur mit einem Risikomanagementsystem (RMS) effektiv und effizient gewährleistet werden.

Als Konsequenz hieraus verlagern sich auch die Schwerpunkte der Krankenhausmanager und erfordern einen neuen Umgang mit operativen und strategischen Risiken sowie in der Berücksichtigung externer Einflussfaktoren. Gleichzeitig haben sich durch gesetzliche Veränderungen wie die Einführung des Gesetzes zur Kontrolle und Transparenz im Unternehmensbereich (KonTraG) die Anforderungen an den Umgang mit Risiken und Chancen aus der unternehmerischen Tätigkeit erhöht. Die Krankenhäuser müssen zukünftig deutlich stärker als bisher den systematischen Umgang mit Risiken sowie die daraus erwachsenden Chancen berücksichtigen. Ein Risikomanagementsystem im Krankenhaus sollte sich daher an den wirtschaftlichen und strategischen Anforderungen, Kompetenzen und Umfeldfaktoren orientieren. Es muss dabei in der Lage sein, so früh wie möglich bestandsgefährdende Entwicklungen zu erkennen und den nötigen Handlungsspielraum für Gegenmaßnahmen zu gewährleisten. Die Implementierung eines solchen Systems muss sich dabei an den vorhandenen Strukturen in den Krankenhäusern orientieren und gleichzeitig den Integrationsaufwand auf ein Minimum reduzieren.

Ein Risikomanagementsystem systematisiert und dokumentiert den Prozess der Risikoidentifikation, Risikoanalyse, Risikobewältigung und Risikosteuerung. Systematisierung bedeutet hierbei insbesondere, dass die Strukturen des Risikomanagements, d.h. die Aufbau- und Ablauforganisation des Systems, eindeutig definiert sind und regelmäßig gesteuert und überwacht werden. Zudem sollte eine strukturierte Identifikation relevanter Risiken mehrmals im Jahr vorgenommen werden (sog. Risikoinventur). Die Dokumentation der Aktivitäten des Risikomanagements ist insbesondere für die Entlastung des Krankenhausmanagements ein wesentlicher Aspekt.

2 Hintergrund

Durch das KonTraG wurden die Vorstände von Aktiengesellschaften (AG) dazu verpflichtet, ein Risikomanagement- und Überwachungssystem einzurichten (§ 91 Abs. 2 AktG). Diese Pflicht konkretisiert der Deutsche Corporate Governance Kodex (DCGK 2007, Tz. 4.1.4), wonach der Vorstand für ein angemessenes Risikomanagement und -controlling zu sorgen hat. Der Gesetzgeber und auch die Empfehlungen, Kodizes und weiteren Ansätze im Gesundheits- und Sozialwesen betonen die Einrichtung eines Risikomanagementsystems (RMS) als organisatorische Pflicht und Leitungsaufgabe aller Geschäftsführer. Dahinter steht die Annahme, dass Krisen auch durch mangelndes Risikobewusstsein verursacht werden. Höhere Transparenz hinsichtlich bestehender Risiken und das frühzeitige Erkennen bestandsgefährdender Entwicklungen sollen dem entgegenwirken.

Einige Eigentümer oder Aufsichtsgremien von Krankenhäusern haben bereits die Einführung eines RMS durch die Geschäftsführung beschlossen und dies in den Geschäftsordnungen verankert. Ergänzend dazu wird inzwischen häufiger der Abschlussprüfer mit einer Prüfung des Risikofrüherkennungssystems beauftragt; Pflichtbestandteil ist diese ohnehin bei Krankenhäusern, für die gemäß § 53 Haushaltsgrundsätzegesetz (HGrG) eine Prüfung der Ordnungsmäßigkeit der Geschäftsführung durchzuführen ist.

Aber nicht nur aufgrund gesetzlicher oder interner Vorgaben sollte sich die Geschäftsführung eines Krankenhauses dazu verpflichtet fühlen, ein strukturiertes RMS einzuführen. Vielmehr sollten die Sicherung des zukünftigen Unternehmenserfolgs und das Streben nach einer kontinuierlichen Verbesserung die Motivation zur Einführung beeinflussen. Risikomanagement sollte als dynamischer Prozess und als Bestandteil eines jeden Managements und somit als wesentliche Verantwortung der Krankenhausführung verstanden werden.

3 Etablierung eines Risikomanagementsystems

3.1 Risikostrategie

Die Grundlage für ein effizientes und effektives RMS bildet die Risikostrategie. Sie beinhaltet die Definition und Kommunikation seiner Ziele sowie seine Einbindung in die Unternehmensstrategie und -planung. Die Risikostrategie legt u. a. fest, welche Verantwortlichkeiten und Berichtswege innerhalb eines RMS definiert und welche Meldegrenzen, z. B. für Ad-hoc Berichterstattungen an die Geschäftsführung, eingerichtet sind. Allgemein betrachtet schafft die Risikostrategie die Rahmenbedingungen für den kontinuierlichen Risikomanagementprozess. Sie ist im Risikomanagementhandbuch niedergelegt.

3.2 Risikomanagementprozess

Aufbauend auf der Risikostrategie sollte Risikomanagement in Form eines kontinuierlichen Verbesserungsprozesses im Krankenhaus eingeführt und konsequent verfolgt werden. Analog zum aus dem Qualitätsmanagement bekannten PDCA-Zyklus (Plan-Do-Check-Act) müssen die Prozessschritte im Risikomanagement kontinuierlich durchlaufen werden. Risikomanagement sollte zudem als elementarer Bestandteil der wertorientierten Unternehmensführung und als Teil des Qualitätsmanagements verstanden werden.

Durch den sog. Risikomanagement-Regelkreis wird der Prozess der Risikoidentifikation (Schritt 1), Risikoanalyse (Schritt 2 und 3: Beschreibung und Bewertung), Risikobewältigung (Schritt 4) und Risikosteuerung (Schritt 5) systematisiert. Nachfolgend erläutern wir kurz die einzelnen Schritte des Regelkreises:

Eine *systematische Risikoidentifikation* (Schritt 1) kann beispielsweise mit Hilfe eines sog. Risikoatlasses, d. h. mit vordefinierten Risikokategorien und -subkategorien, im Rahmen von Workshops, Interviews und Risiko-Audits durchgeführt werden. Ein Risikoatlas für ein Krankenhaus könnte z. B. wie folgt aufgebaut sein (Abb. 1):

Der *Risikoatlas* dient den am RM-Prozess beteiligten Mitarbeitern zudem als Wissensdatenbank. Es können beispielsweise Detailinformationen hinterlegt werden, die eine Subkategorie (z. B. Strategie) noch einmal näher erläutern, Beispiele zu möglichen Risiken und Ursachen enthalten, Frühwarnindikatoren angeben und Bewertungshilfen aufzeigen. Außerdem soll der Risikoatlas dazu dienen, jeden Mitarbeiter zu bestärken, über die Grenzen seines Verantwortungs- und Aufgabenbereiches hinaus Risiken zu identifizieren.

Zur laufenden Risikoidentifikation kann das Krankenhaus darüber hinaus auf andere Subsysteme und Module eines ganzheitlichen Risikomanagementsystems zurückgreifen, z. B.:

- Risiko-Audits
- Critical Incident Reporting Systeme
- Beschwerdemanagementsysteme

Ein Risiko-Audit stellt die unabhängige Begutachtung einer Klinik oder Abteilung zur Identifikation von Risiken dar, welche die Patientensicherheit gefährden können oder auf sonstige Art als erfolgswirksam einzustufen sind. Durch Risiko-Audits werden mögliche oder tatsächliche Risiko- und Fehlerpotenziale herausgearbeitet, wobei sowohl Einzelrisiken als auch

Risikoatlas Krankenhaus

Kategorien	1	Politische und rechtliche Rahmenbedingungen	2	Markt- und Strategierisiken	3	Klinische Risiken/Patientensicherheit	4	Finanz- und Leistungsrisiken	5	Organisations- und Managementrisiken	6	Infrastruktur
Subkategorien	1.1	Verordnungen/ Vorschriften	2.1	Beschaffungsmarkt	3.1	Medizinische Risiken	4.1	Erlösrisiken	5.1	Internes Regelwerk/ Projektmanagement	6.1	EDV/Informatik
	1.2	Gesetzeskonformität/ kriminelle Handlungen	2.2	Kooperationen	3.2	Dokumentation	4.2	Fördermittelzufluss	5.2	Umweltrisiken	6.2	Medizin-Technik
	1.3	Haftung/juristische Prozesse	2.3	Unternehmensentwicklung/ Strategie	3.3	Hygiene	4.3	Forderungsrisiken	5.3	Arbeitssicherheit	6.3	Haus-Technik
	1.4	Vertragswesen	2.4	Wettbewerb	3.4	Pflege/Prophylaxen	4.4	Liquidität	5.4	Führung	6.4	Gebäudestruktur
	1.5	Steuern/Abgaben	2.5	Image/ Öffentlichkeit/ Medien	3.5	Transfusionsmedizin	4.5	Planergebnisabweichungen	5.5	Datenqualität	6.5	Brandschutz
	1.6	Datenschutz			3.6	Medikamenten- und Medizinproduktesicherheit	4.6	Verhandlungsprozesse	5.6	Kundenzufriedenheit/ Beschwerden	6.6	Neubau/Sanierung
	1.7	Versicherungen			3.7	Aufklärung			5.7	Personalrisiken		
									5.8	Lebensmittelsicherheit		
									5.9	Interne Kommunikation		
									5.10	Externe Qualitätssicherung		

Abb. 1: Risikoatlas – Mögliche Risikokategorien und -subkategorien für ein Krankenhaus

kumulierte Risiken bzw. die Wechselwirkungen von verschiedenen Einzelrisiken betrachtet werden.

Ein Critical Incident Reporting System (CIRS) bietet den Mitarbeitern eines Krankenhauses die Möglichkeit, freiwillig und anonym sowie unabhängig von ihren Vorgesetzten in einem sanktionsfreien Raum Ereignisse zu melden, die zu einem Schaden hätten führen können, aber bisher nicht tatsächlich dazu geführt haben. Die Erfassung und Analyse von kritischen Ereignissen ohne Eintreten eines Schadens ist eine zentrale Anforderung an ein ganzheitliches Risikomanagement. Gerade in der Anwendung eines CIRS liegen umfassende Potenziale zur Steigerung der Patientensicherheit und Behandlungsqualität, da mögliche Risiken frühzeitig identifiziert werden, bevor ein Schaden eingetreten ist. Diese sog. Beinahe-Fehler werden bewertet und einer Ursachenanalyse zugeführt. Aus der Analyse resultieren häufig geeignete Verbesserungsmaßnahmen zur Fehlerprotektion. Die aktive Auseinandersetzung mit kritischen Ereignissen ist eine wesentliche Komponente des Risikomanagements im Krankenhaus. Die Meldung von solchen Ereignissen, beispielsweise über Web-Clients Intranet-gestützt, dient der frühzeitigen Identifikation möglicher Risiken und Sicherheitslücken und soll dazu beitragen, gleichartige Ereignisse in der Zukunft zu verhindern („Aus Fehlern lernen").

Ein strukturiertes Beschwerdemanagement ist ein weiteres wichtiges Element des ganzheitlichen Risikomanagementsystems. Beschwerden sind Äußerungen der Unzufriedenheit, wenn Erwartungen nicht erfüllt werden. Auch wenn die am Patienten tätigen Ärzte und Pflegekräfte selbst von der Qualität ihrer Leistung überzeugt sind, kann die durch den Patienten wahrgenommene Qualität aufgrund ganz anderer Erwartungen erheblich differieren. Es ist daher für ein Krankenhaus sehr wichtig, die Wahrnehmung der Patienten zu erfahren, um seine Verbesserungsmaßnahmen auch auf das Ziel einer möglichst hohen Patientenzufriedenheit auszurichten. Unzufriedene Patienten kommunizieren ihre Erfahrungen außerhalb des Krankenhauses, was andere potenzielle Patienten bei der Auswahl des Krankenhauses beeinflussen kann. Zur strukturierten Erfassung der Patientenzufriedenheit sollten alle Beschwerden von Patienten, Angehörigen und Mitarbeitern zentral erfasst, bearbeitet und geprüft werden. Durch diese strukturierte Erfassung und Analyse von Beschwerden lassen sich mögliche Risikopotenziale identifizieren. Dabei erfolgt auch eine Ableitung von Maßnahmen zur Verbesserung der Behandlungsqualität und der Patientenzufriedenheit.

Die Nachbearbeitung der im CIRS, Risiko-Audit oder Beschwerdemanagement erfassten Ereignisse erfolgt im zentralen Risikomanagement und wird somit zentral gesteuert und Bestandteil der regelmäßigen integrierten Risikoberichte. Darüber hinaus können weitere bereits vorhandene Quellen (z.B. externe Gutachten der Feuerwehr, der Berufsgenossenschaft, Schadensfallstatistiken etc.) zur frühzeitigen Risikoidentifikation im Krankenhaus herangezogen werden.

Im Rahmen der *Risikoanalyse* (Schritt 2 und 3) werden zunächst die zuvor identifizierten Risiken detailliert beschrieben. Die Beschreibung des einzelnen Risikos muss so eindeutig ausfallen, dass es sowohl für alle am Prozess beteiligten Personen als auch für Dritte, z.B. den Wirtschaftsprüfer, eindeutig und verständlich ist. Dabei ist zwischen der Beschreibung des Risikos und der Beschreibung seiner Ursachen zu unterscheiden. So kann eine klare Differenzierung verschiedener Risiken erreicht werden und es können eventuelle Wechselwirkungen von Risiken erkannt werden.

Im zweiten Schritt der Risikoanalyse werden die Risiken bewertet. Ein Risiko wird immer gemäß seiner Eintrittswahrscheinlichkeit und seiner Auswirkung (z.B. bezogen auf das Eigenkapital) *bewertet*, um eine Priorisierung der Risiken zu erreichen. Wichtiges Kernelement eines ganzheitlichen RMS ist eine einheitliche Bewertung aller Risiken. Insbesondere treten im Bereich der klinischen Risiken Bewertungsschwierigkeiten auf. Es sind daher einheitliche Bewertungsschemata zu konzipieren, die die Bewertung eines klinischen Risikos gleichermaßen wie die Bewertung eines betriebswirtschaftlichen Risikos ermöglichen (Abb. 2).

Auf der Grundlage der Risikoanalyse werden geeignete Maßnahmen zur *Risikobewältigung* (Schritt 4) eingeleitet. Hierbei unterscheidet man zwischen Maßnahmen zur Risikoreduzierung, Risikovermeidung und Risikoüberwälzung (z.B. auf Zulieferer über die Allgemeinen

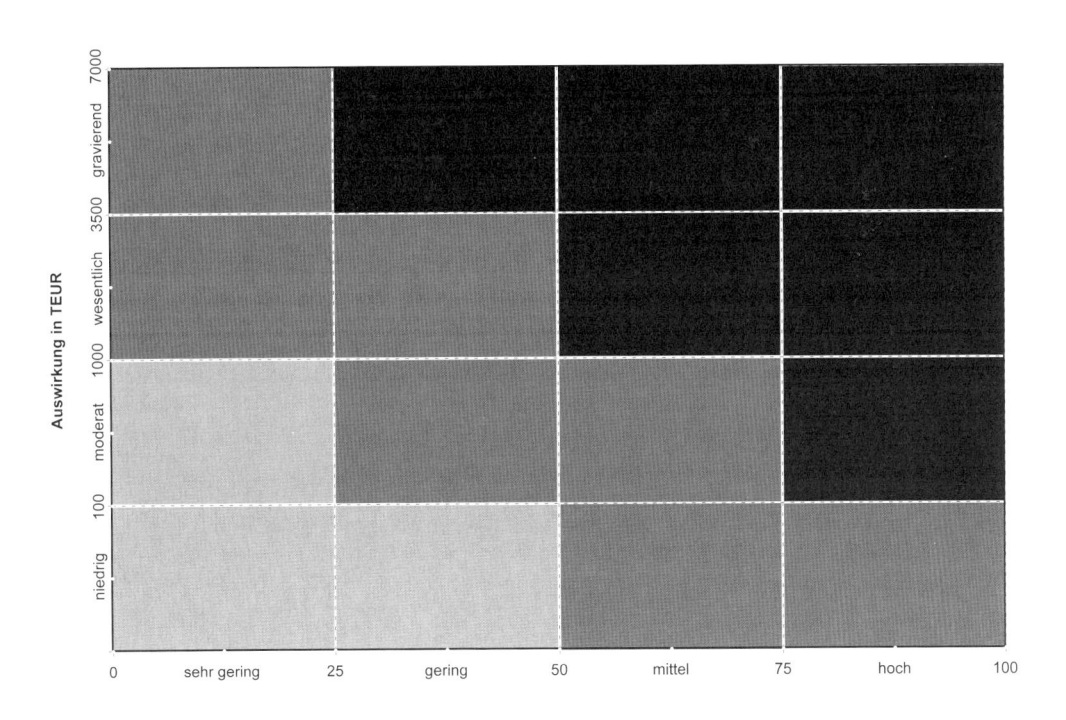

Abb. 2: Beispiel einer zwei dimensionalen Bewertungslogik

Geschäftsbedingungen oder auf Versicherer). Zudem muss ein Krankenhaus eine gewisse Anzahl an Risiken stets selbst tragen. Diese Akzeptanz des Risikos sollte im Rahmen des RMS genauso dokumentiert werden wie beispielsweise eine Maßnahme zur Risikovermeidung.

Die *Steuerung* des Einzelrisikos (Schritt 5) erfolgt über die Überwachung der Maßnahmen und die kontinuierliche Überprüfung der Risikobewertung. Zudem ist es sinnvoll, zur Steuerung einzelner Risiken *Frühwarnindikatoren* zu definieren, die gleichermaßen zu einer Plausibilisierung der Risikobewertung beitragen können.

Die Steuerung des Gesamtrisikoportfolios eines Krankenhauses erfolgt unter anderem über eine *regelmäßige Berichterstattung* an die zuständigen Leitungsorgane (Geschäftsführung, Aufsichtsgremium) des Krankenhauses und die Reaktion dieser Gremien (Beschlüsse, Maßnahmen) auf die Risikosituation. Art und Umfang der Berichterstattung sollte in Abhängigkeit des Empfängerkreises jeweils unterschiedlich erfolgen. Beispielsweise könnte das Thema Risikomanagement für den Empfängerkreis der Risikobeauftragten, das sind in der Regel Abteilungs-, Stabsstellen- und Bereichsleiter, als ständiger Tagesordnungspunkt in regelmäßige Sitzungen integriert werden, sodass dieser Kreis in relativ kurzen zeitlichen Abständen (z. B. alle vier Wochen) über das Risikoportfolio und evtl. Veränderungen diskutiert. Die Geschäftsführung hingegen kann in Form eines ausführlichen Risikoberichts beispielsweise pro Quartal über die Situation informiert werden. Zusätzlich erfolgt für diese eine Ad-hoc Berichterstattung, wenn bestimmte Meldegrenzen, die einzurichten sind, überschritten werden. Die Berichterstattung an das Aufsichtsgremium könnte beispielsweise halbjährlich über die „Top 10 Risiken" des Krankenhauses und deren Veränderung erfolgen. Positiver Nebeneffekt einer solchen systematischen Berichterstattung ist eine Verbesserung der Sitzungsstruktur und -kultur.

3.3 Ganzheitliches und integriertes RMS

Das RMS eines Krankenhauses sollte ganzheitlich und umfassend betrachtet werden und damit alle Bereiche und Abteilungen sowie alle internen und externen Einflüsse innerhalb des Systems berücksichtigen. Dieses System lässt ein Erkennen von Wechselwirkungen zwischen Risiken zu und kann Synergieeffekte im Rahmen der Risikobewältigung nutzen (vgl. Abb. 3).

Ein RMS darf zudem nicht losgelöst von anderen (Management-)Systemen betrachtet werden. Viele bereits bestehende Bereiche des Krankenhauses können zur frühzeitigen Identifikation von relevanten Risiken genutzt werden. In vielen etablierten Verfahren und Prozessen schlummern Hinweise auf mögliche Risiken, die ein Krankenhaus an seiner zuvor definierten Zielerreichung hindern können (vgl. Abb. 4). Diese Hinweise müssen systematisch analysiert und bewertet werden, um über das Krankenhaus ein „Gesamtrisikobild" erstellen zu können.

3.4 Organisation

Das RMS sollte in Form eines Projekts im Krankenhaus eingeführt werden. Die Initiative zur Einführung muss vom Krankenhausmanagement kommen. Neben der allgemeinen Akzeptanz unter den Beschäftigten ist insbesondere der zusätzliche Arbeitsaufwand von großer Bedeutung. Dieser wird bedeutend reduziert, wenn es dem Krankenhaus gelingt, die bestehenden Anknüpfungspunkte praktisch zu nutzen und den Risikomanagementprozess unter aufbau- und ablauforganisatorischen Gesichtspunkten zu integrieren.

Risiken managen und beherrschen

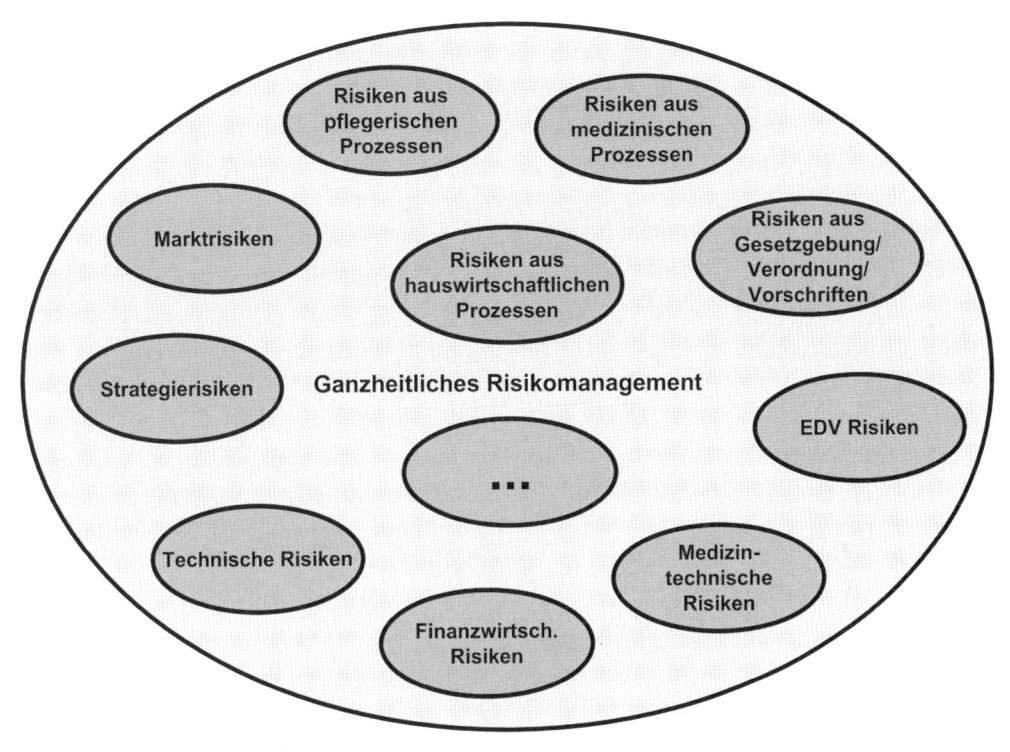

Abb. 3: Ganzheitliches Risikomanagement

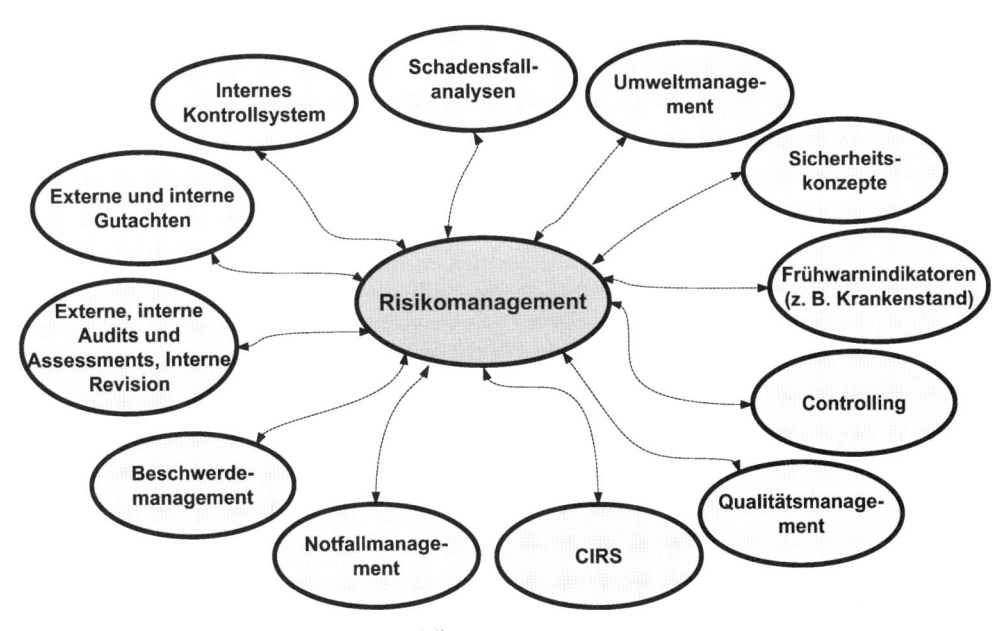

Abb. 4: Ganzheitliches und integriertes Risikomanagement

IV. Krankenhausmanagement

Mit Bezug auf die *Aufbauorganisation* des Risikomanagements sind vom Krankenhaus die Informationswege sowie die Auftragscharakterisierung der beteiligten Stellen und Mitarbeiter zu gestalten. Die Wirksamkeit eines Risikomanagements wird deutlich erhöht, wenn eine Integration in die bestehende Organisationsstruktur des Krankenhauses erreicht wird. Eine Vernetzung ermöglicht darüber hinaus, dass Informationen des Risikomanagements direkt in die Unternehmenssteuerung aufgenommen werden bzw. die schon vorhandenen Daten der Unternehmensplanung dem Risikomanagement zur Verfügung stehen. Die Entscheidungsträger im Krankenhaus erhalten somit die Möglichkeit, ihre Handlungen und Zielsetzungen unter Berücksichtigung von Chancen und Risiken festzulegen.

Mit Bezug auf die Auftragscharakterisierung der verarbeitenden Stellen sollten alle Wissensträger im Krankenhaus (Risikoverantwortlichen) – unabhängig von ihrer Hierarchiestufe – eingebunden werden und speziell ein Mitarbeiter für die kontinuierliche Steuerung des Risikomanagementprozesses verantwortlich sein. Aufgrund seiner Schnittstellenfunktion und seiner Übersicht über den aktuellen Stand sollte er jederzeit umfassend über die Risikolage des Krankenhauses informiert sein. Daher steht er zu fest vereinbarten Stichtagen in der Verantwortung für die Vollständigkeit und die Aktualität der Daten. Diese Aufgabe kann er allerdings nur wahrnehmen, wenn alle in den Risikomanagementprozess eingebundenen Mitarbeiter ihr Wissen über die betrachteten Beobachtungsbereiche regelmäßig einbringen. Der Risikomanager sollte sowohl in der Lage sein, „säumige" Risikoverantwortliche (z. B. über integrierte E-Mail-Automatismen) zu mahnen als auch im Rahmen eines Berechtigungskonzepts Rechte gemäß den Verantwortungen und Informationsbedürfnissen individuell zu vergeben. Darüber hinaus sollte er die Geschäftsführung und ggf. die Aufsichtsgremien des Krankenhauses mit Informationen versorgen, die aufzeigen, welche Risiken die erfolgreiche Umsetzung der verfolgten Strategie gefährden. Falls die jeweiligen Entscheidungsträger diese Risiken nicht tragen können oder wollen, sollten die notwendigen Informationen zur Risikobewältigung und Chancennutzung auf Basis gut aufbereiteter Daten herangezogen werden können.

Auf dieser Basis führen strategische Entscheidungen zu einer Transparenz und Kontrolle, die sowohl nach innen als auch nach außen kommuniziert werden kann. Damit steigt die Planungssicherheit, die Entscheidungen werden fundiert nachvollziehbar und schaffen Vertrauen. Ebenfalls ist das Aufsichtsgremium des Krankenhauses auf dieser Basis in der Lage, die Entscheidungen und Strategien der Geschäftsführung zu beurteilen. Dies ist die wichtigste Voraussetzung, um ihre Verantwortung wahrnehmen zu können.

Die *ablauforganisatorische* Informationsverarbeitung beschreibt die Erfassung, Verarbeitung und Überführung der Informationen in ein entsprechendes Berichtswesen. Die Dokumentation von neuen Entwicklungen in Form einer Berichterstattung erfüllt dabei einige zentrale Funktionen. Die Dokumentation der erfassten, beobachteten und weitergeleiteten Informationen erfüllt eine Rechenschaftsfunktion, indem bei Auftreten einer Unternehmenskrise ein verantwortungsbewusstes Verhalten mit potenziellen Risiken nachgewiesen werden kann. Darüber hinaus stellt eine kontinuierliche Dokumentation der getroffenen Maßnahmen und Beobachtungen die Nachvollziehbarkeit im Zeitablauf sicher.

Die Erfassung von neuen Entwicklungen und relevanten Informationen für das Krankenhaus basiert auf den im operativen Bereich festgelegten Beobachtungsbereichen. Bei der Auswahl der Beobachtungsbereiche und Einflussfaktoren können Mitarbeiter, Führungsverantwortliche und externe Experten hinzugezogen werden. Die Bedeutung der Beobachtungsbereiche und Einflussfaktoren auf die Situation des jeweiligen Krankenhauses muss kontinuierlich überprüft und gegebenenfalls angepasst werden. Geschieht dies nicht, so erhöht sich das Risiko von Fehl- und Falschmeldungen bei der Verarbeitung der Informationen und Daten. Das Überschreiten von zuvor festgelegten Warn- und Toleranzgrenzen führt zu einer Berichterstattung an die Geschäftsführung und ggf. an die Aufsichtsgremien.

Die Ausgestaltung des Berichtswesens sollte nach Möglichkeit leserorientiert erfolgen, d. h. je weiter der Informationsempfänger vom operativen Geschäft entfernt ist, desto einfacher muss die Darstellungsform gewählt werden. In der Praxis bietet es sich an, hierzu Grafiken mit entsprechenden Grenzwerten sowie einer kurzen Darstellung der möglichen Einflussfaktoren zu wählen. Dabei ist es nicht immer entscheidend, dass die Informationen und Entwicklungen einen „Neuwertigkeitscharakter" aufweisen, vielmehr ist eine systematische Handhabung unter einem risikoorientierten Blickwinkel entscheidend.

3.5 Wichtigste Stolpersteine bei der RMS-Etablierung

Ein ganzheitliches RMS sollte schrittweise aufgebaut und in die bestehende Organisation des Krankenhauses integriert werden. Die wichtigsten Stolpersteine bei der Einrichtung eines RMS sind:

- Unklare Positionierung der Geschäftsführung/des Vorstands zum Thema Risiken und Chancen.
- Ungenügender Umsetzungswille bei den Projektbeteiligten, z. B. wenn deren Motivation zur Einführung ausschließlich aus der Einhaltung gesetzlicher oder interner Vorgaben resultiert.
- Mangelndes Vorleben einer bewussten Sicherheitskultur durch die Führungskräfte eines Krankenhauses.
- Fehlende Transparenz über das Vorhaben der Einführung und auch im Weiteren über die Risikosituation des Krankenhauses.
- Mangelnde Bewusstseinsschaffung zu Risiken und Chancen bei den Mitarbeitern, auch durch ein zu spätes Einbinden der Mitarbeiter in den Risikomanagementprozess.
- Ungenügende Reaktion auf Risiko- und Fehlermeldungen.
- Fehlende Festlegung von Kommunikationsstrukturen, Berichterstattungswegen, Verantwortlichkeiten und Zuständigkeiten für das Risikomanagement.

3.6 Softwareunterstützung

Bei der Einführung eines RMS wird erfahrungsgemäß bei mittleren und großen Krankenhäusern schnell deutlich, dass die Verarbeitung der unzähligen Informationen (Risiken, Maßnahmen, Frühwarnindikatoren etc.) ohne eine spezielle Softwareunterstützung beschwerlich ist und eine zweckmäßige Dokumentation aller Aktivitäten im RMS mit der Zeit fast unmöglich wird. Dennoch ist die Einführung eines RMS zunächst unabhängig von einer Softwareunterstützung zu sehen. Die Einführung des Risikomanagementprozesses und der Sicherheitskultur steht zu Beginn im Vordergrund.

Die Risikomanagementsoftware sollte sich sowohl der Krankenhausgröße als auch der Organisationsstruktur und dem Risikomanagementprozess unterstützend anpassen. Bei der Auswahl ist zum einen darauf zu achten, dass die Software mit Bezug auf das im Krankenhaus vorhandene Informationssystem (IT-Landschaft und Datenbank) flexibel parametrisiert werden kann. Zum anderen sollte durch die Nutzung etablierter Software-Komponenten beim Reporting ein Datenaustausch sichergestellt werden. Bei größeren Krankenhäusern und Krankenhäusern mit dezentralen oder sich ändernden Organisationsstrukturen ist eine web-basierte

Risikomanagementsoftware (ggf. mit Anbindung an bestehende Passwortverwaltungen) zu bevorzugen. Dem Risikomanager sollte die Software dabei auch die Darstellung von komplexen Konzern- und Organisationsstrukturen sowie die Abbildung von Verantwortlichkeiten und Risikozuordnungen ermöglichen. Als zielführend hat sich in der praktischen Einführung erwiesen, dass spezielle Informationen nur vorher definierten Personen zugänglich gemacht und zudem wichtige Details, Hinweise und Benachrichtigungen, z. B. Überschreitung von Schwellenwerten, automatisch per E-Mail weitergeleitet werden. Die Software sollte die Risikoverantwortlichen, also die im Krankenhaus verteilten Know-how-Träger, bei der strukturierten Erfassung aller risikospezifischen Informationen unterstützen.

Bei der Auswahl einer geeigneten Software sollte auf folgende Eigenschaften geachtet werden:

- Benutzerfreundlichkeit, d. h. intuitive Bedienbarkeit.
- Geringer Schulungsaufwand.
- Freie Konfigurierbarkeit auf die individuellen Bedürfnisse des Krankenhauses.
- Netzwerkfähigkeit, um alle Risikoverantwortlichen frühzeitig und aktiv in den Risikomanagementprozess einbinden zu können.
- Berechtigungskonzept, dass nach Gruppen von Zugangsberechtigten eine abgestufte Systemnutzung (Lese-/Eingabefunktion usw.) ermöglicht.
- Automatisierte Erinnerungsfunktion zur Arbeitserleichterung der Risikoverantwortlichen.

3.7 Dokumentation durch ein Risikomanagementhandbuch

Das RMS wird in einem Risikomanagementhandbuch dokumentiert. Dieses hat alle Maßnahmen und Regelungen zu enthalten. Es stellt einen internen Leitfaden für die Mitarbeiter hinsichtlich des Risikomanagementsystems des Krankenhauses dar. Es erfüllt damit u. a. die folgenden Aufgaben:

- Beschreibung der Bedeutung der frühzeitigen Erkennung von Risiken.
- Definition von Risikokategorien und -subkategorien.
- Darstellung der Methodik für die Risikoidentifizierung und -bewertung.
- Festlegung von Verantwortlichkeiten innerhalb des Risikomanagements.
- Regelung der Risikoverfolgung und Risikoberichterstattung.
- Darstellung der wesentlichen Kontrollmechanismen.
- Nachweis eines pflichtgemäßen Verhaltens der Geschäftsführung (Rechenschaftsfunktion).
- Sicherstellung der dauerhaften Einhaltung der Maßnahmen des RMS (Sicherungsfunktion).
- Lieferung der Basis für die Prüfung des Risikomanagement- und Überwachungssystems durch die interne Revision und/oder den Abschlussprüfer und Erleichterung der Prüfung der Ordnungsmäßigkeit der Geschäftsführung (vgl. auch § 53 HGrG).

Es wendet sich an alle Mitarbeiter, die aktiv am Prozess der Risikoidentifizierung, -erfassung, -bewertung, -steuerung und -überwachung beteiligt sind. Das Risikomanagementhandbuch soll dabei Handlungsanweisungen und Hilfestellungen zur praktischen Durchführung des Risikomanagements geben.

Es wird allen in den Prozess eingebundenen Mitarbeitern zur Verfügung gestellt. Exemplare des Handbuchs werden bei der Geschäftsführung, dem Risikomanagementteam und den Risikoverantwortlichen aufbewahrt. Ab der erstmaligen Übergabe von der Geschäftsführung an die Mitarbeiter gilt es als verbindlich für das gesamte Unternehmen. Der Inhalt ist vertraulich zu behandeln. Ohne schriftliche Genehmigung des Managements ist es nicht gestattet, das Risikomanagementhandbuch oder Teile daraus mit Hilfe irgendeines Verfahrens zu kopieren, zu vervielfältigen oder Dritten in anderer Form zugänglich zu machen.

In einzelnen Fällen kann es sein, dass die Bedeutung des Betrachtungsobjekts, bei dem ein wesentliches Risiko gesehen wird, eine vertrauliche Behandlung des Risikos und eine Beteiligung von wenigen, ausgewählten Personen erfordert. In diesen Fällen werden die Risikobeurteilung und -bewertung sowie die hieraus zu treffenden Entscheidungen ausschließlich in den Unterlagen der Geschäftsführung dokumentiert.

Das Risikomanagementteam ist für die Ausgabe und Aktualisierung des Risikomanagementhandbuchs zuständig. Das Handbuch wird mindestens zweimal jährlich auf seinen aktuellen Stand hin überprüft und gegebenenfalls an weitere Erfordernisse angepasst. Die Anlagen werden unter Umständen häufiger aktualisiert.

4 Zusammenfassung

Der Wettbewerb zwischen den Krankenhäusern hat sich im Kontext der DRG-Einführung in den letzten Jahren verschärft. Der Übergang vom Budgetsystem zu einem Einheitspreissystem stellt für alle Bereiche eines Krankenhauses eine hohe Herausforderung dar. Medizinische Leistungen sind spezifisch hinsichtlich Art und Menge zu planen und zu überwachen. Veränderungen im Leistungsmix können erhebliche Auswirkungen auf die aus der Leistungserbringung resultierenden medizinischen und ökonomischen Risiken haben. Bei einheitlichen Preisen ist die Qualität der erbrachten Leistungen ein wesentliches Kriterium für den Vergleich verschiedener Leistungserbringer. Risiken aus den patientennahen und -fernen Aktivitäten des Krankenhauses müssen frühzeitig erkannt und bei Planungen und Aktivitäten berücksichtigt werden.

Der ganzheitliche und integrierte Risikomanagementansatz berücksichtigt sowohl die Entwicklungen des Umfelds des Gesundheits- und Sozialwesens als auch die Risikosituation in den einzelnen Bereichen und Abläufen der Einrichtungen. Dazu gehören sämtliche medizinische, pflegerische und betriebswirtschaftliche Krankenhausbereiche. Dieser Ansatz ermöglicht es, alle für den Fortbestand des Krankenhauses bestehenden Risiken und Chancen frühzeitig zu erkennen, zu steuern und zu bewältigen. Das Risikomanagementsystem wird hierbei in die bereits bestehende Organisationsstruktur eingebunden und sollte in angrenzende Systeme, beispielsweise das Qualitätsmanagementsystem, integriert werden.

Eine Reihe von Prüfungen des Risikofrüherkennungssystems nach § 317 Abs. 4 HGB haben bisher gezeigt, dass eine Vielzahl von Krankenhäusern bereits über ein funktionsfähiges Controlling und Qualitätsmanagementsystem verfügt, sich das systematisch strukturierte und dokumentierte RMS jedoch in den meisten Fällen erst im Aufbau befindet.

Aus der Tätigkeit eines Krankenhauses ergeben sich jedoch erhebliche medizinische und ökonomische Risiken, die das Management kennen sollte, damit sie bezüglich der Größenordnung und ihrer Auswirkungen konkret eingeschätzt werden können. Sicherlich können Risiken beispielsweise durch geeignete (Medizin-)Controlling- und Qualitätsmanagementinstrumente frühzeitig erkannt werden. In der Regel findet jedoch keine Bewertung der identifizierten Risiken nach ihrer Eintrittswahrscheinlichkeit und nach ihrer Auswirkung auf das Krankenhaus statt. Diese Bewertung ist für ein RMS unverzichtbar, um Risiken im Gesamtunternehmenskontext priorisieren und Entwicklungen von Risiken erkennen zu können. Ein weiteres wichtiges Element eines RMS ist die Dokumentation, Steuerung und Überwachung der Risikosituation und der Maßnahmen zur Risikobewältigung an einer zentralen und somit transparenten Stelle im Krankenhaus. Nur so kann der Vorstand eines Krankenhauses die an ihn gestellten gesetzlichen Anforderungen nachweislich erfüllen. Auf dieser Basis unterstützt die Einführung eines integrierten, das Gesamtunternehmen umfassenden Risikomanagementsystems als Teil des umfassenden Qualitäts- und Risikomanagements im Krankenhaus die Maßnahmen zur Steigerung der Effizienz sowie der Prozess- und Ergebnisqualität und sichert sie ab.

Unabhängig von der Größe eines Krankenhauses kann allein die Auseinandersetzung mit dem Thema Risikomanagement und der offene Umgang mit Risiken und Chancen eines Krankenhauses beispielsweise im Rahmen von Leitungskonferenzen zu positiven Veränderungen im Krankenhaus beitragen. Dabei muss nicht jedes kleinere Krankenhaus auch eine Software für den Bereich Risikomanagement einsetzen. Jedes Krankenhaus sollte aber dazu in der Lage sein, im Rahmen von Abteilungsleitersitzungen gezielt Risiken zu identifizieren, zu bewerten und Maßnahmen zur Risikobewältigung und -steuerung auf den Weg zu bringen. Ein Risikomanagementsystem ist ein geeignetes Führungsinstrument im Umgang mit Risiken für alle Krankenhäuser. Sofern ein Krankenhaus die für die Implementierung eines solchen Systems notwendigen Schritte noch nicht bzw. nicht abschließend durchgeführt hat, besteht dringender Handlungsbedarf.

Literatur

Deutsche Gesellschaft für Qualität (DGQ) (2007): Risikomanagement. Risiken beherrschen – Chancen nutzen. DGQ Band 12–41. Frankfurt.
Eiff, W. von (2006): Risikomanagement, Kosten-/Nutzenbasierte Entscheidungen im Krankenhaus, Schriftenreihe: Gesundheitswirtschaft. Wegscheid.
Gleißner, W., Romeike, F. (2005): Risikomanagement. Umsetzung – Werkzeuge – Risikobewertung. München: Haufe Praxisratgeber.
Gesetz zur Kontrolle und Transparenz im Unternehmensbereich (KonTraG) (1998): Bundesgesetzblatt Teil I vom 27. April 1998, S. 786–794.
Graf, V., Felber, A., Lichtmannegger, R. (2003): Risk Management im Krankenhaus. Neuwied, Köln, München: Luchterhand.
Hennke, M., Schikora, O. (2005): Schon auf schwache Signale achten. Strategisches Radar, eine Lösung für Krankenhäuser? In: krankenhaus umschau – Sonderheft Risk Management, 8/2005, S. 41–43.
Hellmann, W. (2005): Strategie Risikomanagement. Stuttgart: Kohlhammer.
Institut der Wirtschaftsprüfer (IDW) (2001): IDW Prüfungsstandard IDW PS 340: Die Prüfung des Risikofrüherkennungssystems nach § 317 Abs. 4 HGB, Stand: 11.09.2000. In: Die Wirtschaftsprüfung, 16/1999, S. 658–662.
Kahla-Witzsch, H. (2005): Praxis des Klinischen Risikomanagements. Landsberg/Lech: Ecomed.
Roeder, N., Hoppenheit, C., Wolter, B., Strauch, B., Rudloff, B., Hennke, M., Rebig, S., Palmer, U. (2007): Einführung eines softwareunterstützten integrierten und ganzheitlichen Risikomanagements im Universitätsklinikum Münster. In: das krankenhaus, 5/2007, S. 429–438.
Regierungskommission Deutscher Corporate Governance Kodex (DCGK) (2007): Deutscher Corporate Governance Kodex in der Fassung vom 14. Juni 2007. Download unter: http://www.corporate-governance-code.de/ger/download/D_Kodex%202007_final.pdf.
Schikora, O., Hennke, M. (2004): Über die Schwierigkeit, Risikogrenzen festzulegen – Ein lehrreiches Beispiel aus der Praxis des Klinikalltags. In: führen und wirtschaften im krankenhaus, 6/2004, S. 580–585.
Solidaris Unternehmensberatungs-GmbH (Hrsg.) (2007): Arbeitshilfe KonTraG, TransPuG, DCGK – Auswirkungen auf die Arbeit von Geschäftsführungen und Aufsichtsgremien gemeinnütziger Organisationen. 3. Aufl., Köln.

Patientensicherheit

Matthias Schrappe

1 Einführung

Das moderne Verständnis des Themas Patientensicherheit hat seine Wurzeln im Qualitätsmanagement, in der Organisationspsychologie, in den professionellen Werten der Gesundheitsberufe und in der gestiegenen Bedeutung des informellen Selbstbestimmungsrechts der Patienten. In den letzten Jahren ist es in der Mehrzahl der Länder mit einem entwickelten Gesundheitssystem, in denen Qualität und *value*[1] der Gesundheitsversorgung in der öffentlichen Diskussion eine Rolle spielen, zur Bildung einer „Patientensicherheits-Bewegung" gekommen, die meist erhebliche öffentliche Aufmerksamkeit erhalten hat. In Deutschland ist im Jahr 2005 das Aktionsbündnis Patientensicherheit e. V. gegründet worden, in dem nahezu alle Partner des Gesundheitswesens vertreten sind[2]. Das gemeinsame Kennzeichen ist der Wandel im grundlegenden Verständnis: Fehler und Schäden in der Gesundheitsversorgung werden mit unterschiedlichen epidemiologischen Methoden erfasst, die Erfordernisse der Prävention werden in den Vordergrund gestellt. Man sieht Patientenschäden nicht mehr primär als individuelles Versagen, sondern als Ergebnis einer Fehlerkette im Rahmen eines unsicheren Prozesses (Reason 2000). Aus institutioneller Sicht und aus der Sicht des Gesundheitssystems wird das Erkennen der Fehlerkette und die Entwicklung von Präventionsmaßnahmen über das Interesse an Sanktion und persönlicher Rechenschaft gestellt, wobei die Rechte des geschädigten Patienten aus der deliktischen und vertraglichen Haftung unberührt bleiben[3].

2 Nomenklatur und Epidemiologie

Grundbedingung für eine valide Einschätzung der epidemiologischen Situation ist eine einheitliche deutschsprachige Nomenklatur, die sich auf ein epidemiologisches Verständnis stützt, in Übereinstimmung mit den international verwendeten Begriffen steht und daher die Abstimmung der in anderen Ländern und in Deutschland erarbeiteten wissenschaftlichen Ergebnisse erlaubt (Tab. 1) (Wille et al. 2007, Nr. 602 ff.). Zentral ist der Begriff des unerwünschten Ereignisses (*adverse event*), das alle solche Ereignisse mit negativem Ergebnis umfasst, die nicht auf den Krankheitsverlauf, sondern im weitesten Sinn auf die Behandlung zurückgehen.

---

1 Der Begriff *value* beschreibt das Verhältnis von Qualität und Aufwand und spielt in den USA bei der Beschreibung eines entwickelten Gesundheitssystems eine zentrale Rolle (Brennan und Reisman 2007, Wenzel 1992).
2 S. www.aktionsbuendnis-patientensicherheit.de. Das Aktionsbündnis wird bis Ende 2008 durch das Bundesministerium für Gesundheit unterstützt.
3 Zum Widerspruch zwischen Präventions- und Sanktionsinteresse s. Diskussion zur *malpractice crisis* (Studdert et al. 2004), zur umfassenden Darstellung der Thematik „Verantwortung" (*accountability*) s. Wille et al. 2007, Nr. 692.

IV. Krankenhausmanagement

Fehler (*error*) sind demgegenüber Regelverletzungen, die zu einem großen Teil folgenlos bleiben (dann als Beinahe-Schäden bezeichnet[4]), zu einem gewissen Teil jedoch zu unerwünschten Ereignissen führen, die dann als vermeidbare unerwünschte Ereignisse (*preventable adverse events*) bezeichnet werden. Kommt mangelnde Sorgfalt hinzu, spricht man von einem Behandlungsfehler (*negligent adverse event*) und hat hiermit Anschluss an die juristische Nomenklatur gefunden.

Tab. 1: Zusammenfassende Darstellung der Nomenklatur (Wille et al. 2007, Nr. 602)

Ereignis (*event, incident*)	unerwünschtes Ereignis und/oder Fehler
Unerwünschtes Ereignis (*adverse event*)	negatives Ergebnis bedingt eher durch die Behandlung als durch den Krankheitsverlauf
Fehler (*error*)	Regelverletzung oder falsche Plan
Beinaheschaden (*near miss*)	Fehler, bei dem kein unerwünschtes Ereignis aufgetreten ist
Vermeidbares unerwünschtes Ereignis/Schaden (*preventable adverse event*)	unerwünschtes Ereignis, das auf einen Fehler zurückzuführen ist
Behandlungsfehler (*negligent adverse event*)	vermeidbares unerwünschtes Ereignis, bei dem eine Verletzung der Sorgfaltspflicht vorliegt

Das Aktionsbündnis Patientensicherheit hat auf dieser Basis eine systematischen Review zur Häufigkeit von Fehlern und Ereignissen im Krankenhaus angefertigt, in die über 25.000 Studien einbezogen wurden, und die 184 auswertbare Studien erbrachte, die ein definiertes Studienkollektiv und eine exakte Definition der Ereignisse aufweisen (Abb. 1) (Schrappe et al. 2006a). In einer zweiten Review wurde auf der Basis von 43 Studien die Mortalität in Zusammenhang mit

Häufigkeit: Ausgangspunkt

	Epidemiologie			Juristische Verfahren	
		von 17 Mio. Krhs.-Pat.			von 20.000 Verfahren
Unerwünschtes Ereignis (UE)		850.000 - 1.700.000	Unerwünschtes Ereignis (UE)		20.000
↓			↓		
Schaden		340.000 - 680.000	Schaden		7.000
↓			Litigation Gap 3%	↓	
Behandlungsfehler		170.000	Behandlungsfehler		2.000
↓			↓		
Todesfälle		17.000	Todesfälle		600

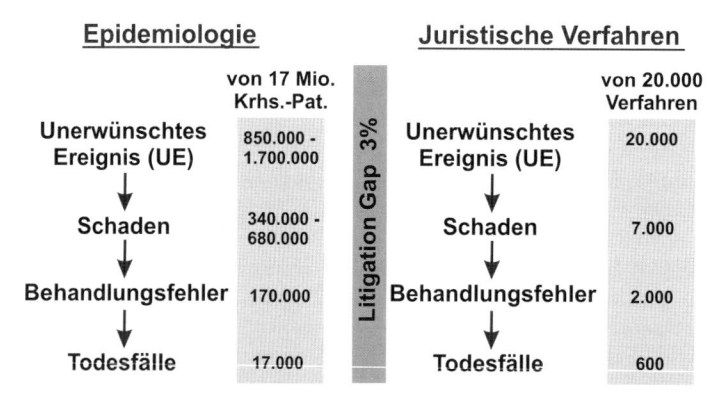

Abb. 1: Häufigkeit unerwünschter Ereignisse (UE), vermeidbarer UE, Behandlungsfehler und Todesfälle auf der Basis epidemiologischer und juristischer Daten (Schrappe et al. 2006a, 2007). Der Litigation Gap umschreibt die Tatsache, dass nur 3 % der Patienten nach einem Ereignis ein Verfahren anstrengen.

---

4 Der Begriff „Beinahe-Fehler" ist nicht adäquat, da es sich hierbei um Fehler (ohne resultierendes unerwünschtes Ereignis) handelt (Wille et al. 2003, Nr. 360 ff., Wille et al. 2007, Nr. 602 ff.).

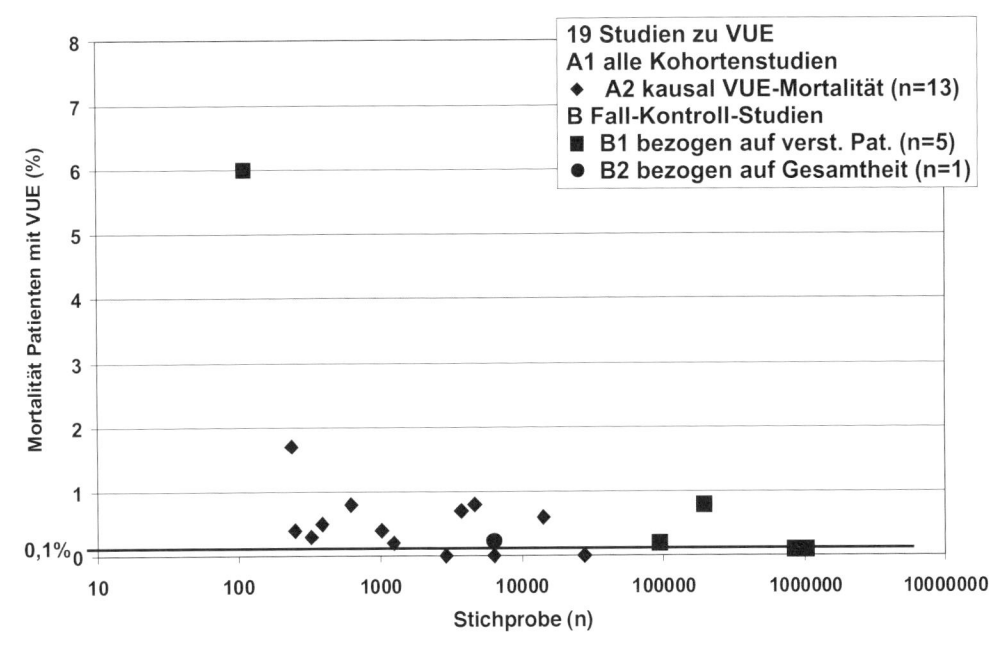

Abb. 2: Mortalität durch unerwünschte Ereignisse (UE). Systematische Review an 43 Studien, davon 19 vermeidbare UE und 13 mit kausalem Zusammenhang zwischen UE und Tod (Rautensymbol). Stichprobengröße halblogarithmisch aufgetragen (Schrappe et al. 2007).

unerwünschten Ereignissen dargestellt, darunter 19 Studien zur Mortalität in Zusammenhang mit vermeidbaren unerwünschten Ereignissen (s. Abb. 2) (Schrappe et al. 2007). Die Häufigkeitsangaben aus juristischen und Schiedsstellenverfahren sowie Statistiken von Haftpflichtversicherern kommen zu Angaben, die um den Faktor 30 unter denen epidemiologischer Daten liegen, da nur ca. 3% aller Patienten unerwünschte Ereignisse juristisch aufklären lassen (sog. Litigation Gap (Blendon et al. 2002; Davis et al. 2002; Studdert et al. 2000)). Zwischen den Ländern, in denen die Untersuchungen durchgeführt wurden, ergab sich kein Unterschied[5]. Die größten Gruppen sind die nosokomialen Infektionen und die unerwünschten Arzneimittel-Ereignisse, die sich wiederum in unerwünschte Arzneimittelwirkungen (z. B. „Nebenwirkungen") und Medikationsfehler (z. B. Tablettenverwechselung) unterteilen lassen.

3 Zählen, analysieren, vorhersagen

Die Erhebung von unerwünschten Ereignissen kann aus drei Perspektiven erfolgen:

- zur quantitativen Erfassung (Krankenakten, EDV-gestützte Verfahren, direkte Beobachtung),

---

[5] Daher gab das Aktionsbündnis Patientensicherheit die Empfehlung, die Entwicklung von Präventionsmaßnahmen nicht aufzuschieben, bis eine nochmalige Studie in Deutschland durchgeführt wurde.

- zu Zwecken der Analyse von Fehlerketten, Beinahe-Schäden und zur Entwicklung von Präventionsmaßnahmen, und
- zur Risikobewertung bzw. Vorhersage des Eintretens von Ereignissen.

Für jeden der drei Perspektiven sind unterschiedliche Methoden vorteilhaft (Thomas und Petersen 2003). Für die quantitative Erfassung sind z.B. retrospektive Untersuchungen von Krankenakten gängig. Nach dem Harvard Medical Study Design werden diese Akten zunächst nach festgelegten Kriterien gescreent, bevor sie von geschulten Experten auf unerwünschte und vermeidbare unerwünschte Ereignisse untersucht werden (Brennan et al. 1991). Verbessert werden die Ergebnisse, wenn man zusätzlich EDV-gestützte Trigger verwendet, die auffällige Situationen hervorheben (z.B. Verschreibung von Antidots) (Classen et al. 1991). Will man dagegen Beinahe-Schäden erkennen, um fehleranfällige Prozesse zu analysieren und Barrieren zu identifizieren, kommt es weniger auf die Sensitivität der Instrumente als auf deren „organisatorische Phantasie" an. In diesem Fall verwendet man z.B. CIRS-Systeme (Critical Incident Reporting Systeme), bei denen freiwillig von Mitarbeitern über Beinahe-Schäden und unerwünschte Ereignisse berichtet wird (Hart und Becker-Schwarze 2007). Zu beachten ist allerdings, dass CIRS die wirkliche Häufigkeit von Ereignissen deutlich unterschätzen (Pronovost 2007).

Von entscheidender Bedeutung ist die Risikobewertung und -vorhersage. Hierzu sind Patientensicherheitsindikatoren (PSI) sinnvoll einzusetzen, wie sie derzeit auch in Deutschland diskutiert werden. Der Sachverständigenrat Gesundheit hat in seinem Gutachten von 2007 einen PSI-Set vorgeschlagen (s. Tab. 2) und grenzt diese von anderen Indikatoren durch ihre hohen Anforderungen an Sensitivität, Zugänglichkeit und Normativität ab (Wille et al. 2007, Nr. 613ff.).

Ein konkretes Beispiel für einen Patientensicherheitsindikator wird derzeit in der Anfang 2008 angelaufenen Aktion Saubere Hände[6] verwendet, die das Ziel verfolgt, die Händedesinfektion zu verbessern. Neben edukativen Interventionen und Verbesserungen der Arbeitsumgebung (Verfügbarkeit von Händedesinfektionsmittelspendern) wird den teilnehmenden Krankenhäusern die Menge des verbrauchten Desinfektionsmittels pro Mitarbeiter und Patient rückgekoppelt und mit den Wundinfektionsraten in Beziehung gesetzt. Der Händedesinfektionsmittelverbrauch unterstützt das Organisationslernen der Krankenhäuser, da er in kürzeren Intervallen zu erfassen ist (z.B. 2-monatlich) als die Wundinfektionsrate oder Sterblichkeit, die meist als jahresbezogene Raten wiedergegeben werden (Pittet et al. 2000).

4 Prozessanalyse und Prävention

Das zentrale Ziel der Beschäftigung mit der Thematik Patientensicherheit und Risikomanagement ist die Prävention von vermeidbaren unerwünschten Ereignissen (VUE). Entscheidend ist hierbei der Prozesscharakter dieser VUE, so einmalig und unglaublich sie auf den ersten Blick auch erscheinen mögen – es handelt sich immer um eine „Verkettung unglücklicher Umstände", um eine Fehlerkette. Die Fehlerkette beschreibt einen unsicheren Prozess und besteht aus unsicheren Prozessschritten, deren letzter den VUE-verursachenden Prozessschritt

---

6 Die Aktion Saubere Hände ist ein Kooperationsprojekt des Nationalen Referenzzentrums zur Surveillance nosokomialer Infektionen am Robert Koch Institut, der Gesellschaft für Qualitätsmanagement in der Gesundheitsversorgung i. V. (GQMG) und des Aktionsbündnis Patientensicherheit e.V. unter Beteiligung der meisten Partner der Selbstverwaltung und wird vom Bundesgesundheitsministerium finanziell unterstützt (s. www.aktion-saubere-haende.de).

Tab. 2: Patientensicherheit-Indikatoren: Vorschlag des Sachverständigenrates (Wille et al. 2007)

Bereiche	Indikatoren
1. Globale Indikatoren	Sterblichkeit bei DRGs mit niedriger Mortalitätsrate Dekubitus In-Hospital Hüftfraktur
2. Übergreifende Indikatoren	Perioperative Mortalität Nosokomialer Myokardinfarkt
2.1. (Wieder-)Aufnahme	Ungeplante stationäre Wiederaufnahme innerhalb von 30 Tagen Ungeplante Aufnahme bzw. Rückkehr auf die Intensivstation
2.2. Intraoperativ	Anästhesiekomplikation Eingriffs- und Seitenverwechselung Belassen eines Fremdkörpers während des Eingriffs
2.3. Postoperativ	Ungeplante Re-Operation Postoperative pulmonale Embolie oder tiefe Venenthrombose Postoperative Sepsis Postoperative Hämorrhagie oder Hämatom
2.4. Ausgewählte nosokomiale Infektionen (AHRQ)	Wundinfektion Beatmungsbedingte Pneumonie Infektionen von intravasalen und Harnwegskathetern und Drainagen
2.5. Technical Devices	Unerwünschte Ereignisse im Zusammenhang mit Medikalprodukten (AMDE: adverse medical device events)
2.6. Medikamenten-bedingt	Medikationsfehler Mortalität infolge einer vermeidbaren unerwünschten Medikamentenwirkung
2.7. Sentinel events	Iatrogener Pneumothorax Transfusionsreaktion Erfolglose Wiederbelebung
3. Diagnose-bezogene Indikatoren	Schlaganfall nach einem herzchirurgischen Eingriff Amputation bei Diabetes-Patienten Amputation nach einem gefäßchirurgischen Eingriff
4. Fachspezifische Indikatoren: Geburtshilfe	Geburtshilfliches Trauma – Vaginale Entbindung mit Instrument Geburtshilfliches Trauma – Vaginale Entbindung ohne Instrument
5. Organisatorische Indikatoren: 5.1. Vorfälle	Körperliche Zwangsmaßnahmen (Dauer, Zeit, Grund, Verletzungen)
5.2. Personal- und Einrichtungsressourcen	Arbeitszeit

darstellt (und den man in der traditionellen Betrachtung immer als „Ursache" des Ereignisses angesehen hat) (s. Abb. 3) (Reason 2000; Vincent 2003). Nach der o.g. Nomenklatur sind diese unsicheren Prozessschritte als Beinahe-Schäden anzusehen, denn es handelt sich um Fehler, die jedoch noch kein unerwünschtes Ereignis zur Folge hatten.

Jeder dieser unsicheren Prozessschritte bzw. Beinahe-Schäden wird nach einem festgelegten Prozedere daraufhin analysiert, welche Ursache ihm zugrunde liegt (sog. Root Cause Analysis). Man greift dabei auf Erkenntnisse zu Fehlerursachen aus anderen Bereichen zurück, die aber auch für das Gesundheitswesen validiert wurden (Dean et al. 2002). In der Praxis ist es sinnvoll, folgende Ursachen zu unterscheiden:

Schäden: Prozess-Sicht

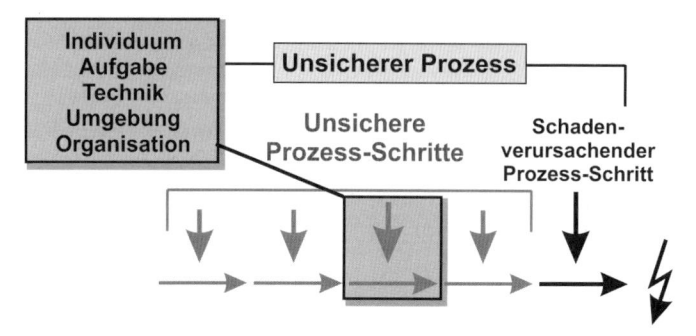

Abb. 3: Prozess-Sicht von Fehlerketten – dem letzten Prozess-Schritt, der zum vermeidbaren unerwünschten Ereignis (VUE) führt, gehen mehrere unsichere Prozessschritte voraus, die jeweils nach mehreren Dimensionen analysiert werden.

- Ebene des Individuums,
- Aufgabenstellung und -spezifikation,
- technische Ausrüstung,
- unmittelbare Umgebung (Team, bauliche Umgebung) und
- Organisation (Führung, Sicherheitskultur, Organisationspflichten hinsichtlich Arbeitsorganisation etc.).

Alternativ ist die Analyse nach dem Ursache-Wirkungs-Diagramm (Ischikawa-Verfahren) sinnvoll.

Die Analyse von Prozessen, die zu Schäden (vermeidbaren unerwünschten Ereignissen) geführt haben, gehorcht anderen Gesetzmäßigkeiten als in anderen Bereichen des Managements: Die Analyse muss unter höherem Zeitdruck erfolgen, da eine Wiederholung nicht auszuschließen ist, sie muss die Unfähig- oder Unwilligkeit der Prozessbeteiligten berücksichtigen, sich an der Analyse zu beteiligen, weil sie Sanktionen fürchten, und sie kann sich nicht auf eine so ausgiebige Öffnungsphase beziehen (Brainstorming) wie dies in einer Prozessanalyse gewöhnlich möglich und erwünscht ist. Die Technik der Prozessanalyse bedient sich daher eines normativen Herangehens, d.h. sie fragt gezielt nach den Regeln, die im Laufe des Prozesses verletzt hätten werden können.

Im Ergebnis können aus diesen Prozessanalysen, sofern sie an mehreren ähnlichen Fällen durchgeführt wurden, allgemeingültige Präventionsempfehlungen abgeleitet werden. Das Aktionsbündnis Patientensicherheit hat die Empfehlung zur Prävention von Seiten- und Eingriffsverwechselungen aus der Analyse von 84 Fällen entwickelt und konnte auf diese Weise eine hohe Akzeptanz der Empfehlungen erreichen (Schrappe et al. 2006b). Im Einzelnen wurde klar, dass Patienten aktiver in den Prozess mit einbezogen werden müssen, dass verbale Seitenangaben in der Kommunikation zwischen Arzt und Patient unzuverlässig sind und durch direkte Demonstration (Zeigen des Patienten auf die betreffende Seite) abgelöste werden müssen, und dass unmittelbar vor Schnitt eine Art Briefing ein *team time out* als letzte Barriere sinnvoll ist. Bei der Markierung musste der Hinweis aufgenommen werden, dass diese nicht auf einem Thrombosestrumpf angebracht werden sollte, weil dieser im OP entfernt wird[7].

---

7 Die Empfehlung kann unter www.aktionsbuendnis-patientensicherheit.de abgerufen werden.

5 Öffentlichkeit, Public Disclosure und Pay for Performance

Das Thema Patientensicherheit stellt in mehrfacher Hinsicht hohe Anforderungen an das Verhältnis zwischen den Leistungserbringern im Gesundheitswesen und der Öffentlichkeit bzw. den Medien. Wenn die Institutionen, z. B. Krankenhäuser, im Inneren ein offeneres Umgehen mit Fehlern und unerwünschten Ereignissen praktizieren, müssen sie auch nach außen ein anderes Auftreten entwickeln, insbesondere für den Fall, dass ein größeres unerwünschtes Ereignis aufgetreten ist. Hat man bislang versucht, das Ereignis verdeckt zu halten, besteht heute die Notwendigkeit, Verantwortung zu zeigen und die öffentliche Auseinandersetzung möglichst aktiv zu gestalten. Die wichtigste Voraussetzung dafür ist die grundsätzliche Klärung der Frage auf der Leitungsebene, ob man diesen offenen Umgang zum Standard machen möchte und u. U. selbst zur Pressekonferenz einlädt. Daraus abgeleitet muss in der Folge geklärt werden, wer in welcher Funktion die Kommunikation mit der Öffentlichkeit und den Medien führt.

Zum anderen treten Politik und Öffentlichkeit selbst mit der Forderung an die Akteure des Gesundheitswesens heran, die Anonymisierung von Qualitätsdaten (z. B. BQS-Daten, sog. *private disclosure*) aufzuheben. Es gibt zwei Ebenen, auf denen dieses Thema diskutiert wird: *Public disclosure* bezeichnet die nicht-anonyme Veröffentlichung von Qualitätsdaten und *pay for performance* (P4P) die Knüpfung von Vergütungsbestandteilen an das Erreichen von Qualitätszielen. Beide Konzepte werden mit dem Schlagwort des sog. Qualitätswettbewerbs genannt, das postuliert, dass sich Patienten, Zuweiser und auch die Leistungserbringer an den Qualitätsinformationen orientieren und eine entsprechende Wahl treffen, damit sich die Qualität der Versorgung im Gesundheitswesen verbessert (Brennan und Reisman 2007). Eine besondere Bedeutung gewinnen diese Überlegungen natürlich dann, wenn es sich um Daten aus dem Bereich der Patientensicherheit handelt, also Patientensicherheits-Indikatoren (s. o.).

Die Literatur zum Thema *public disclosure* ist umfangreich und kommt auf den ersten Blick zu sehr unterschiedlichen Ergebnissen (Marshall et al. 2000). Eine strukturierte Analyse nach Kriterien wie Art der untersuchten Endpunkte (z. B. Mortalität), Adressaten (z. B. Patienten, Krankenhaus, Marktgeschehen) und verwendetes Studiendesign ergibt ein sehr viel klareres Bild (Wille et al. 2007, Nr. 695 ff.): Krankenhäuser reagieren hinsichtlich klinischer Endpunkte und mit Investitionen in Qualitätsmanagement, weil sie einen Reputationsverlust befürchten, während zuweisende Ärzte von den Qualitätsdaten wenig Gebrauch machen. Patienten sind zwar sehr an Qualitätsinformationen interessiert, können diese aber nicht nutzen, wenn die Informationen nur auf konventionellem Weg disseminiert und aufbereitet sind. Sie können diese jedoch dann, wenn die Informationen gut aufbereitet sind und sie diese tatsächlich zur Kenntnis nehmen, verstehen und im Sinne einer Entscheidungsunterstützung nutzen. Das Gesundheitssystem als Ganzes profitiert zwar, indem die Varianz der Qualitätsindikatoren dargestellt und der öffentlichen Diskussion zugänglich gemacht wird, obgleich der Nachweis einer nachhaltigen Verbesserung auf Systemebene oder eine breite Verschiebungen der Marktanteile bislang nicht oder nur in einzelnen Studien zu führen war.

Pay for performance oder Qualitäts-bezogene Vergütung gehört zu den Konzepten, die mittels externer Anreize eine Qualitätsverbesserung der Gesundheitsversorgung zu erreichen versuchen (Lindenauer et al. 2007). Im Gegensatz zur Veröffentlichung von Qualitätsdaten (*public disclosure*) handelt es sich um unmittelbar finanzielle und nicht um immaterielle Anreize, beide Formen können sich aber gegenseitig unterstützen und werden auch häufig gemeinsam eingesetzt. Das Konzept der Qualitäts-bezogenen Vergütung hat seinen Ursprung einerseits in der Evidenz-basierten Medizin, andererseits in der Organisationstheorie sowie den Verhaltenswissenschaften. Die international gängigen Modelle der Qualitäts-bezogenen

IV. Krankenhausmanagement

Vergütung sind in ihrer Struktur und Anreizbildung außerordentlich vielfältig (zusammenfassende Darstellung bei Wille et al. 2007, Nr. 725 ff.). Zum einen können einzelne Ärzte oder Organisationen angesprochen werden, wobei dann in der Umsetzung ganz unterschiedliche Mechanismen zugrunde liegen. Zum anderen ist die Höhe der zusätzlichen Vergütung, die Einbeziehung von Effizienzkennzahlen, die Auswahl der Indikatoren (Ergebnis- vs. Prozessindikatoren, Routine- vs. klinische Daten) und die Kombination mit der Veröffentlichung von Qualitätsdaten zu klären, insbesondere aber auch die genaue Spezifizierung der Anreize. Hier handelt es sich um die Frage, ob die besten („Top") oder die sich am stärksten verbessernden Leistungsanbieter zusätzlich vergütet werden, und ob Zuschläge, Abschläge oder Sonderzahlungen bzw. eine Kombination dieser Vergütungsformen verwendet werden. Durch die Auswahl der Indikatoren darf kein „blinder Fleck" entstehen, also Bereiche, die von den Indikatoren nicht erfasst und daher von der postulierten Qualitätsverbesserung ausgeschlossen werden.

Der Sachverständigenrat eine systematische Review zur Wirksamkeit von P4P angefertigt (Wille et al. 2007, Nr. 734 ff.). Auf der Basis von 28 eingeschlossenen Studien zeigt die Mehrzahl der Studien (21/28) einen positiven Effekt, unabhängig davon, ob einfache (15/19) oder komplexe (6/9) Endpunkte gewählt werden, unabhängig davon, ob als Intervention nur P4P (14/18) oder komplexe (7/10) Vorgehensweisen eingesetzt wurden und weitgehend unabhängig vom Studiendesign. Auffällig ist lediglich, dass alle historisch kontrollierten Studien (12/12) eine positive Wirkung der Qualitäts-bezogenen Vergütung zeigen, gegenüber nur 9/16 Studien mit höherwertigem Design (6/9 randomisierten Studien, 2/4 Studien mit quasi-experimentellem Design und 1/3 Case Control Studien). Von den sieben Studien, die kein positives Ergebnis zeigten, wiesen drei ein gemischtes und vier ein negatives Ergebnis auf. Obwohl Schlussfolgerungen wegen der kleinen Zahl von Studien nur mit Vorsicht zu ziehen sind, ist es nicht ausgeschlossen, dass die historisch kontrollierten Studien den Effekt von P4P überschätzen. Aber selbst unter dieser Einschränkung bleibt festzuhalten, dass in der Mehrzahl der Studien eine Wirksamkeit zu zeigen war, sowohl in Bezug auf die Gesamtheit der Studien als auch in Bezug auf die Studien mit höherwertigem Studiendesign.

Beide Ansätze sind ohne die Medien nicht denkbar. Die Verantwortung der Medien ist groß: Es hat nicht nur die Zahl der Medienberichte deutlich zugenommen (Ali et al. 2001), sondern die Berichterstattung zu Einzelfällen hat einen erheblichen Einfluss (Mennemeyer et al. 1997). Allerdings geben nur 9% der Patienten an, dass die Berichterstattung der Medien bei ihren Entscheidungen eine Rolle spielt (Epstein 1998). Dabei ist es natürlich von fraglichem Wert, wenn der *public disclosure* Ansatz so weit ausgedehnt wird, dass Angehörige über die Medien von Komplikationen bei anverwandten Patienten erfahren (Weissman et al. 2005).

Unerwünschte Auswirkungen können zum einen durch eine ungenaue Validierung und Risikoadjustierung der verwendeten Indikatoren, zum anderen durch Fehlanreize verursacht werden, die ihrerseits eine Verschlechterung der Versorgung bedingen. Kleinere Krankenhäuser haben z.B. eine größere Anfälligkeit ihrer Qualitätsdaten für Einzelfälle (*outlier*) und können daher tendenziell benachteiligt werden. Weiterhin spielt der Ausschluss von Patienten durch Manipulation oder *exception rules* eine Rolle, da hierdurch der Bezug im Nenner der Indikatoren verfälscht wird.

Im Mittelpunkt der Diskussion stehen aber Auswirkungen, die bei prinzipiell funktionierendem Vergütungssystem, das in Teilen auf Qualitätsindikatoren aufgebaut ist, zu beobachten sind. Diese Diskussion konzentriert sich auf die Motivation der Ärzte, die Gefahr von Fehlanreizen und die Verstärkung von Ungleichheit. Grundsätzlich ist eine Schwächung der internen Motivation durch externe Motivation nicht auszuschließen, insbesondere wenn Bürokratisierung und Zuständigkeitsprobleme befürchtet werden; es lässt sich ein solcher Effekt jedoch nicht empirisch nachweisen. Die Qualitäts-bezogene Vergütung wird deutlich besser beurteilt als z.B. die verpflichtende Veröffentlichung von Qualitätsdaten. Fehlanreize können bei indikatorengestützten Anreizsystemen immer auftreten, insbesondere bei kleinen Krankenhäusern und bei mangelnder Risikoadjustierung. Empirisch lässt sich eine Risikoselektion nur ausnahmsweise nachweisen. Allerdings gibt es Befunde, die auf eine Gefahr einer Benachteiligung vulnerabler Patientengruppen deuten, vor allem Patienten mit niedrigem Einkommen, ethnische Minderheiten und Patienten mit multiplen und chronischen Erkrankungen. Gerade die letzte Gruppe verdient Beachtung, da die Anreizsysteme dazu führen könnten, dass jede einzelne der Erkrankungen zwar formal leitliniengerecht behandelt wird, um die zusätzliche Vergütung zu realisieren, die notwendige Anpassung der Behandlung, die durch die Multimorbidität notwendig wird, jedoch unterlassen wird.

Die Klärung der Zusammenhänge im deutschen Gesundheitssystem ist Aufgabe der Versorgungsforschung. Der Tatsache, dass in Deutschland die DRG-Einführung bald abgeschlossen ist, ist dabei besondere Bedeutung zuzumessen, da administrative Daten zumindest teilweise genutzt und eventuelle negative Auswirkungen der DRG-Einführung detektiert werden können. Der Entwicklungsbedarf reicht von der Identifikation und Spezifikation adäquater Indikatoren über die Klärung von Fragen in der Umsetzung insbesondere der P4P-Programme (Höhe des finanziellen Anreizes, Dauer der Intervention, Zusammenwirken mit anderen Anreizen, Adressat des Anreizes, relative Verbesserung vs. absolute Position). Unerwünschte Nebeneffekte dieser Finanzierungsmodelle müssen vermieden werden.

Literatur

Ali, N.A., Lo, T.Y.S., Auwache, V.L., White, P.D. (2001): Bad Press for Doctors: 21 Year Survey of Three National Newspapers. In: Brit Med J, 323, 782–783.
Blendon, R.J., Desroches, C.M., Brodie, M., Benson, J.M., Rosen, A.B., Schneider, E., Altman, D.E., Zapert, K., Herrmann, M.J., Teffenson, A.E. (2002): Views Of Practicing Physicians And The Public On Medical Errors. In: N Engl J Med, 347, 1933–1940.
Brennan, T.A., Leape, L.L., Laird, N.M., Hebert, L., Localio, A.R., Lawthers, A.G., Newhouse, J.P., Weiler, P.C., Hiatt, H.H. (1991): Incidence of Adverse Events and Negligence in Hospitalized Patients – Results of the Harvard Medical Practice Study. In: N Engl J Med, 324, 370–376.
Brennan, T., Reisman, L. (2007): Value-Based Insurance Design And The Next Generation of Consumer-Driven Health Care. In: Health Aff, 26, w204–7.
Classen, D.C., Pestotnik, S.L., Evans, R.S., Burke, J.P. (1991): Computerized surveillance of adverse drug events in hospital patients. In: JAMA, 266, 2847–2851.
Davis, P., Lay-Yee, R., Briant, R., Fitzjohn, J., Hider, P., Schug, S. (2002): Compensation for Medical Injury in New Zealand: Does ‚No-Fault' Increase the Level of Claims Making and Reduce Social and Clinical Selectivity? In: Journal of Health Politics, Policy and Law, 27, 833–854.
Dean, B., Schachter, M., Vincent, C., Barber, N. (2002): Causes of prescribing errors in hospital inpatients: a prospective study. In: Lancet, 359, 1373–1378.
Epstein, A.M. (1998): Rolling Down the Runway. The Challenges Ahead for Quality Report Cards. In: JAMA, 279, 1691–1696.
Hart, D., Becker-Schwarze, K. (2007): Risiken vermeiden, Sicherheit steigern: ein Critical Incident Reporting System in norddeutschen Kinderkliniken. In: Gesundh Ökon Qual manag, 12, 87–95.
Lindenauer, P.K., Remus, D., Roman, S., Rothberg, M.B., Benjamin, E.M., Ma, A., Bratzler, D.W. (2007): Public Reporting and Pay for Performance in Hospital Quality Improvement. In: N Engl J Med, 356, 486–496.
Marshall, M.N., Shekelle, P.G., Leatherman, S., Brook, R.H. (2000): The Public Release of Performance Data: What Do We Expect to Gain? A Review of the Evidence. In: JAMA, 283, 1866–1874.
Mennemeyer, S.T., Morrisey, M.A., Howard, L.Z. (1997): Death and Reputation: How Consumers Acted Upon HCFA Mortality Information. In: Inquiry, 34, 117–128.
Pittet, D., Hugonnet, S., Harbarth, S., Mourouga, P., Sauvan, V., Touveneau, S., Perneger, T.V., and Members of the Infection Control Programme (2000): Effectiveness of a Hospital-Wide Programme to Improve Compliance with Hand Hygiene. In: Lancet, 356, 1307–1312.

Pronovost, P. J., Berenholtz, S. M., Needham, D. M. (2007): A Framework for Health Care Organizations to Develop and to Evaluate a Safety Scorecard. In: JAMA, 298, 2063–2065.
Reason, J. (2000): Human Error: Models and Management. In: Brit Med J, 320, 768–770.
Schrappe, M., Lessing, C., Jonitz, G., Grandt, D., Conen, D., Gerlach, F., Hart, D., Lauterberg, J., Loskill, H., Rothmund, M. (2006a): Agenda Patientensicherheit 2006. Witten.
Schrappe, M., Lessing, C., Rothmund, M. (2006b): Handlungsempfehlungen zur Vermeidung von Eingriffsverwechselungen in der Chirurgie. In: Das Krankenhaus, 98, 832–833.
Schrappe, M., Lessing, C., Albers, B., Conen, D., Gerlach, F., Hart, D., Grandt, D., Jonitz, G., Lauterberg, J., Loskill, H., Rothmund, M. (2007): Agenda Patientensicherheit 2007. Witten.
Studdert, D. M., Thomas, E. J., Burstin, H. R., Zbar, B. I. W., Orav, E. J., Brennan, T. A. (2000): Negligent Care and Malpractice Claiming Behaviour in Utah and Colorado. In: Med Care, 38, 250–260.
Studdert, D. M., Mello, M. M., Brennan, T. A. (2004): Medical Malpractice. In: N Engl J Med, 350, 283–292.
Thomas, E. J., Petersen, L. A. (2003): Measuring Errors and Adverse Events in Health Care. In: J. Gen. Intern. Med., 18, 61–68.
Vincent, C. (2003): Understanding und Responding to Adverse Events. In: N Engl J Med, 348, 1051–1056.
Weissman, J. S., Annas, C. L., Epstein, A., Schjneider, E. C., Clarridge, B., Kirle, L. Gatsonis, C., Feibelmann, S., Ridley, N. (2005): Error Reporting and Disclosure Systems. Views From Hospital Leaders. In: JAMA, 293, 1359–1366.
Wenzel, R. P. (1992): Historical Perspectives. In: Wenzel, R. P. (Ed.): Assessing Quality Health Care. Perspectives for Clinicians. Baltimore: Williams and Wilkins, pp. 3–16.
Wille, E., Scriba, P. C., Fischer, G. C., Glaeske, G., Kuhlmey, A., Rosenbrock, R., Schrappe, M. (2007): Kooperation und Verantwortung. Voraussetzungen für eine zielorientierte Gesundheitspolitik. Gutachten 2007 des Sachverständigenrates für die Begutachtung der Entwicklung im Gesundheitswesen. www.svr-gesundheits.de.

V. Krankenkassen

Krankenversicherung im Wettbewerb

Herbert Rebscher

1 Historie und Vorbemerkung

Die Debatte um die Weiterentwicklung der gesetzlichen Krankenversicherung und um die von und mit ihr gestalteten Strukturen der Gesundheitsversorgung ist zwischenzeitlich untrennbar mit dem Begriff Wettbewerb verbunden. Die Politik und die darin handelnden Personen werden nicht müde, ihren „Willen zur Veränderung" mit Attributen wie z. B. „Mehr Markt und Wettbewerb" zu artikulieren, wenn auch recht undifferenziert. Dabei bleiben die Grenzen marktmäßiger Selbststeuerung ebenso unklar wie die Antworten auf die Frage nach wirksamem Schutz vor möglicherweise zerstörerischen Kräften des Marktes. Heute kann sich keiner mehr diesem Mainstream verschließen, ohne nicht als Altvorderer oder ewig Gestriger hingestellt zu werden. Dabei hat gerade die deutsche Kultur sich über Jahrzehnte als eine geglückte Synthese aus Marktwirtschaft und sozialstaatlicher Sicherung verstanden. Gerade die spaltenden und unvereinbar geltenden Themen wie individuelle Freiheit und soziale Gerechtigkeit hatte man vereint.

Die Diskussion um Wettbewerb im Gesundheitswesen reicht bis in die 1980er Jahre zurück. Nach dem Scheitern der Kostendämpfungspolitik der 70er und 80er Jahre wollte man sich zukünftig auf eine „strukturverändernde" Reformpolitik konzentrieren. Zaghafte Versuche, den Wettbewerbsgedanken umzusetzen, machte zuerst das Gesundheitsreformgesetz 1989 (GRG). In seiner Regierungserklärung vom 18.03.1987 hatte Bundeskanzler Helmut Kohl noch die Einleitung einer umfassenden Strukturreform im Gesundheitswesen angekündigt. Eine echte Strukturreform wurde das GRG dann jedoch nicht (Schlenker 1994, § 1 RdNr. 138 ff.). Eventuell auch deswegen, weil die auf Betreiben der SPD-Fraktion vom Bundestag eingesetzte Enquete-Kommission „Strukturreform der Gesetzlichen Krankenversicherung" erst im November 1988 ihren Zwischenbericht und im Februar 1990 ihren Endbericht (BT-Drs. 11/6380) präsentierte. Dieser konnte somit noch keine Wirkung auf das GRG entfalten, jedoch auf die nächste Reform, das Gesundheitsstrukturgesetz 1993 (GSG).

Das GSG als Kompromiss-Ergebnis der „Lahnsteiner Eckpunkte" wurde von den Parteien CDU/CSU, SPD und FDP getragen und beinhaltete die wohl tiefgreifendsten Reformschritte in der jüngsten Geschichte der GKV. Mit der Wahlfreiheit für alle Versicherten ab 1996 und dem kassenartenübergreifenden Risikostrukturausgleich ab 1994 implementierte die Politik neue Elemente, die die Wettbewerbsordnung der GKV massiv beeinflusst haben und immer noch beeinflussen (Schlenker 1994, § 1 RdNr. 177 ff.).

Der Gesetzgeber hatte nunmehr durch die Einführung gleicher Kassenwahlrechte für alle Versicherten den Wettbewerb unter den Krankenkassen enorm forciert. Auf Seiten der Leistungsanbieter war die Politik jedoch nicht so mutig. Somit entspann sich in fataler Weise der Wettbewerb lediglich um den Beitragssatz einer Krankenkasse, da der Gesetzgeber es versäumt hatte, das Kassenwahlrecht mit Wahlmöglichkeiten bzw. Differenzierungsmöglichkeiten hinsichtlich des Umfangs und des Inhalts des Versicherungsschutzes zu ergänzen. Das Ergebnis war, dass insbesondere junge, besserverdienende und auch „gesündere" Mitglieder ihre Krankenkasse gewechselt haben, während ältere und einkommensschwache und „kränkere" ihrer

V. Krankenkassen

Krankenkasse treu geblieben sind (Pittrow et al. 2003). Dies ist insbesondere vor dem Hintergrund fatal, dass ein niedrigerer Beitragssatz kein Indiz für die Leistungsfähigkeit einer Krankenkasse ist.

Die Versuche der Politik, die Beziehungen zu den Leistungserbringern zu flexibilisieren bzw. die Grenzen zwischen den Versorgungssektoren zu überwinden, um eine wirtschaftlichere und zugleich qualitativ verbesserte Versorgung für die Versicherten zu erreichen, scheiterten anfangs an bürokratischen Hürden[1], die die Politik nicht beseitigen konnte. Erst mit dem GKV-Modernisierungsgesetz (GMG) vom 14.11.2003 hat der Gesetzgeber eine „Trendwende" eingeleitet. Durch die Schaffung von Anreizstrukturen (Wettbewerbsanreize) mit verlässlichen finanziellen Spielräumen wurden zahlreiche Verträge zur Integrierten Versorgung (IV) geschlossen. Dabei stehen Patientenzufriedenheit, Innovation und Qualität im Fokus. Anfangs konzentrierte man sich auf schnell umsetzbare Verträge in Indikationen aus den Fachgebieten Gelenkchirurgie oder ambulantes Operieren. Zusehends folgten und folgen Vertragsabschlüsse zu komplexeren Indikationen. Die Krankenkassen beobachten und bewerten die Inanspruchnahme wie auch die Wirtschaftlichkeit der Verträge durch Controlling und Portfolioanalyse, um daraus Erkenntnisse für zukünftige Projekte zu erhalten.

Festzustellen bleibt, dass die Politik mit dem GMG einen mutigen Schritt in die richtige Richtung getan hatte. Doch die Entwicklung und Implementierung von innovativen Integrationsprojekten bedeutet für die Krankenkassen und Leistungserbringer eine erhebliche Ressourcenbindung. Gerade in ökonomisch schwierigen Zeiten und vor dem Hintergrund eines selektiven „Beitragssatzwettbewerbs" hätte man von der Politik mehr gesetzgeberischen „Beistand" dahingehend erhofft, dass den Investoren (Krankenkassen) durch das Anbieten von innovativen Versorgungskonzepten betriebswirtschaftlich daraus kein Nachteil erwächst. Integrierte Versorgungskonzepte können durchaus zu mehr Wettbewerb in der gesetzlichen Krankenversicherung beitragen. Doch hängt die weitere Nutzung der neuen Vertragsmöglichkeiten entscheidend von den ordnungspolitischen Rahmenbedingungen ab und die hat die verantwortliche Politik zu setzen. Das heißt, Finanzierungsregelungen müssen so ausgestaltet werden, dass mindestens ein kostendeckender Deckungsbeitrag erreichbar ist.

Doch gerade ordnungspolitisch hat die Politik mit dem GKV-Wettbewerbsstärkungsgesetz (GKV-WSG) vom 26.03.2007 einen Schritt in die falsche Richtung getan. Um ihren ambitionierten Reformmaßnahmen eine höhere Weihe zu geben, hat die Politik mit dem Gesetz den Begriff des Wettbewerbs politisch und ökonomisch dermaßen verunstaltet, dass wir jetzt tatsächlich eher gehindert sind, sinnvolle Wettbewerbsstrategien zu entwerfen. Mit dem inhaltlichen bzw. mit dem instrumentellen Charakter des Wettbewerbskonzepts und des Gesundheitsmarktes hat das nichts mehr zu tun.

Die Kernfragen, die eine Antwort benötigen sind: Vor welchen zentralen Herausforderungen stehen wir? Ist der Gesundheitsfonds mit „Kleiner Prämie" – als Kernstück des GKV-WSG – das richtige Instrument des Wettbewerbs? Welche Rolle soll Wettbewerb in diesem System haben und was soll er instrumentell leisten können? Profitiert die Bevölkerung von mehr Wettbewerb und Vielfalt im Gesundheitswesen vor allem im Leistungsangebot und in der Leistungserbringung?

---

1 Zum Beispiel die Forderung nach einem dreiseitigen Vertrag, der eine Budgetbereinigung erzwang, der der „Verlierer" aktiv zustimmen musste. Der Verfasser selbst hat in der Anhörung zur GKV-Gesundheitsreform 2000 auf dieses „bürokratische Monster" hingewiesen (BT-Drs. 14/12485, S. 23/24).

2 Zentrale Herausforderungen des Gesundheitswesens in Deutschland

Die zentralen Herausforderungen, vor denen wir hier in Deutschland stehen und die den Rahmen für unser zukünftiges Gesundheitswesen darstellen, sind

- der medizinisch-technische Fortschritt und
- die demografische Entwicklung.

Beide Themen beeinflussen sehr stark unser Gesundheitswesen. Auch deswegen, weil sich medizinisch-technischer Fortschritt, steigende Lebenserwartung und Gesundheitswesen gegenseitig beeinflussen: Ein funktionierendes Gesundheitswesen trägt zum medizinisch-technischen Fortschritt und der wiederum zu einer zunehmenden Lebenserwartung und einer steigenden Lebensqualität bei. Gleichzeitig ist unser Gesundheitswesen von den Verschiebungen in der Altersstruktur der Bevölkerung auf der Einnahmen- und auf der Ausgabenseite unmittelbar betroffen.

Betrachten wir die Versorgungssituation in Deutschland, müssen wir feststellen, dass wir vor der Situation stehen, dass 20 % der Menschen 80 % der Leistungsausgaben verursachen. Verschärfend kommt hinzu, dass es eine enorme Kompression der Ausgaben auf wenige Jahre vor dem Tod gibt (Kruse et al. 2003). Im Umkehrschluss bedeutet dies, dass 80 % der Menschen lediglich 20 % der Leistungsausgaben verursachen.

Was heißt das für unseren Wettbewerbsbegriff? Zunächst heißt das, es existiert eine Marktspaltung in preissensible Nichtleistungsempfänger und in leistungssensible Versorgungsempfänger kurz vor und unmittelbar in existenziellen Lebenskrisen.

Nimmt man diese (empirisch gesicherte) Ausgangslage ernst, muss man Preissteuerungsmodelle wie den mit dem GKV-WSG beschlossenen Gesundheitsfonds mit „Kleiner Prämie" ablehnen, denn Prämienmodelle richten sich ausschließlich an preisreagible Gesunde, die keine Leistungen benötigen. Was wir brauchen sind Reformansätze, die den Wettbewerb auf die Effizienz der Versorgung lenken, denn wirkliche Effizienz bei der Leistungserbringung zeigt sich in dem Bereich der aufwändigen Versorgung (80 % der Leistungsausgaben) der Wenigen (20 % der Menschen). Solche Reformansätze werden beim GKV-WSG vermisst.

3 Das Prinzip des mit dem GKV-WSG eingeführten Gesundheitsfonds

Kernstück des GKV-WSG ist der Gesundheitsfonds mit „Kleiner Prämie". Mit Einführung des Gesundheitsfonds zum 01.01.2009 bestimmt nicht mehr die einzelne Krankenkasse über die Höhe ihres allgemeinen Beitragssatzes, sondern die Bundesregierung legt einen allgemeingültigen Beitragssatz per Rechtsverordnung fest. Die Krankenkassen ziehen die Beiträge zwar zunächst weiterhin ein, müssen diese aber direkt an den Fonds weiterleiten. Der Gesundheitsfonds bündelt in Zukunft die Finanzierung der GKV, d.h. auch eventuelle Steuerbeteiligungen.

Wie beschrieben, werden die Krankenkassen im Zusammenhang mit dem Einheitsbeitragssatz ihrer Finanzautonomie beraubt. Zukünftig erhalten sie zur Deckung ihrer Ausgaben aus dem Gesundheitsfonds eine einheitliche „risikoadjustierte" Zuweisung für jeden Versicherten. Um die unterschiedlichen Risiken bei den Krankenkassen zu berücksichtigen, soll die Zuwei-

V. Krankenkassen

sung auch die Morbidität der Versicherten berücksichtigen. Dazu soll ein morbiditätsorientierter Risikostrukturausgleich (Morbi-RSA) eingeführt werden. Neben den bisherigen Risikostrukturausgleichs-Kriterien Alter, Geschlecht, Erwerbsminderung und Anzahl der Familienversicherten sollen zukünftig für 50 bis 80 vor allem schwerwiegende und kostenintensive, chronische Krankheiten Morbiditätszuschläge ermittelt werden.

Wie hoch die Zielgenauigkeit des künftigen Morbi-RSA sein wird, muss sich noch zeigen. Vor dem Hintergrund sehr unterschiedlicher Mitgliederstrukturen bei den Krankenkassen wird es noch erheblichen Diskussionsbedarf geben. Der beim Bundesversicherungsamt eingerichtete wissenschaftliche Beirat hat im Januar 2008 ein Gutachten zur Auswahl der Krankheiten vorgelegt (Busse et al. 2007). Auf dieser Grundlage soll das Bundesversicherungsamt bis Anfang Juli 2008 die endgültige Festlegung vornehmen.

4 Die „Zusatzprämie" setzt falsche Preissignale

Kann eine Krankenkasse mit den Zuweisungen aus dem Fonds ihre Ausgaben nicht decken, muss sie bei ihren Versicherten einen Zusatzbeitrag (Zusatzprämie) erheben. Krankenkassen, die die Zuweisungen aus dem Fonds dagegen nicht vollständig benötigen, dürfen ihre Überschüsse an ihre Versicherten als Bonus ausschütten. Vor diesem Hintergrund ist das ökonomische Ventil der Finanzierungsreform, der kassenindividuelle Zusatzbeitrag oder die „Zusatzprämie", ein wettbewerbsverzerrendes und grob falsche Anreize setzendes Preissignal (SVR Wirtschaft 2006, Ziffern 290–292). Verbunden mit der politische Botschaft „wirtschaftlich arbeitende Krankenkassen brauchen keine Zusatzprämie, unwirtschaftliche Krankenkassen brauchen eine Zusatzprämie" (BT-Drs. 16/3100, S. 470) stellt das insbesondere Krankenkassen, die sich um die Versorgung der Versicherten bemühen, vor mindestens drei Probleme:

- Diese Aussage ist erstens sachlich schlicht falsch.
  Da die Zusatzprämie ohne jeden Ausgleich der Einkommensunterschiede, der Morbiditätsrisiken und der Familienstrukturen wirkt, werden die Prämienunterschiede der Zukunft in erheblichem Maße die Versorgungsintensität und die finanzielle Ausstattung der Versicherten einer Kasse abbilden und deshalb dysfunktional wirken: „Der Zusatzbeitrag [ist] von der Struktur der Versicherten einer einzelnen Kasse abhängig. Dies führt zu einem verzerrten Wettbewerb um einkommensstarke, ledige, gesunde Versicherte und nicht, wie gewünscht, um eine effiziente Leistungserbringung." [...] „diese dysfunktionale Ausgestaltung [könnte] dazu führen, dass eine Kasse [...] aus dem Markt ausscheiden muss, nicht weil sie ineffizient wirtschaftet, sondern weil sie eine ungünstige Versichertenstruktur hat" (Kruse 2003, Ziffer 292). Über die 1 %ige Überforderungsklausel bzw. 8 Euro-Grenze erübrigt sich jede ernsthafte Diskussion – sie ist dem Koalitionsfrieden geschuldet.
- Diese Aussage ist zweitens politisch kurzsichtig.
  Wenn die Politik in der Zusatzprämie das ökonomische Ventil für die zukünftige Dynamik des Gesundheitsmarktes sieht, ist diese Aussage auch perspektivisch völlig unverständlich. Politik müsste dafür an die Eigenverantwortlichkeit (der Versicherten) appellieren und dafür werben, dass eine qualitativ gute und umfassende Versorgung durch Eigenfinanzierung ergänzt werden muss und gute Angebote eben auch ihren Preis haben.
  Wer die Prämie als Unwirtschaftlichkeitssignal verunglimpft, darf sich ebenfalls nicht wundern, wenn Prämienvermeidung durch Risikoselektion, Leistungsverweigerung und Tarifdumping die relevanten strategischen Ansätze des Kassenmanagements werden.

- Diese Aussage diskreditiert schließlich drittens das Bemühen um Qualität und Effizienz. Wenn 20 % der Menschen rund 80 % der Leistungsausgaben benötigen – einen extrem hohen Teil davon zudem wenige Jahre vor dem Tod – entsteht eine im Vergleich untypische Marktspaltung in einen kleinen Teil von Menschen (20 %) mit einem extremen Leistungsbedarf und einen sehr großen Teil von Menschen (80 %) ohne relevanten Leistungsbezug. Preissteuerung setzt auf Preisreagibilität. Preisreagibilität der Vielen (80 %) ohne relevanten Leistungsbezug heißt jedoch, dass der Nutzen ausschließlich im Preis des Versicherungsarrangements (Risikoabsicherung), nicht jedoch im (Leistungs-)Nutzen qualitativer Medizin, im Nutzen guter Versorgungsorganisation, im Nutzen medizinischer und pflegerischer Qualität beurteilt wird und werden kann.

Wenn ein Tatbestand die gesundheitsökonomische Beurteilung insgesamt bestimmt, dann der, dass „Effizienz" nur an der angemessenen, guten und wirtschaftlichen Versorgung kranker Menschen beurteilt werden kann. Es geht um die wirtschaftliche Erbringung einer notwendigen Leistung in guter Qualität. Die mittel- und langfristige Perspektive zählt. Die Vermeidung einer Eskalation von Krankheiten und Risikofaktoren ist das eigentliche Ziel. Deshalb müssen ganzheitliche Versorgungskontexte inkl. Prävention, Rehabilitation und Pflege organisiert werden – in diesem Rahmen wäre „Effizienz" messbar und beurteilbar. Ein durch Risikoselektion und Leistungsverweigerungswettbewerb erzieltes Prämiendumping für ausschließlich preisreagible gesunde Kunden darf nicht als „Effizienz" missinterpretiert werden.

5 Der Unterschied zwischen Produkt- und Dienstleistungsmärkten wird systematisch ausgeblendet

Ein Grund dafür, dass sich die Gesundheitsökonomie als eigene Disziplin innerhalb der klassischen ökonomischen Disziplinen etabliert hat, liegt insbesondere darin begründet, dass es fundamentale Unterschiede zu marktwirtschaftlich organisierten Produktions- und Leistungsprozessen gibt, die es hieß herauszuarbeiten. Die Ergebnisse und Erkenntnisse der Gesundheitsökonomie sind für die Gesundheitspolitik und für eine effektive und effiziente Ausgestaltung der Gesundheitsversorgung von entscheidender Bedeutung geworden.

Trotz aller Erkenntnisse hat die Politik bei der Ausgestaltung des Gesundheitsfonds mit „Kleiner Prämie" einen fundamentalen Unterschied zu typischen Produkt- und Dienstleistungsmärkten ausgeblendet: nämlich den, dass im GKV-Markt systematisch die simultane Bewertung von Kosten und Nutzen im Moment des Kaufs, ausgedrückt im Preis, fehlt. Genau das Gegenteil ist der Fall: Preis- und Nutzenbewertung finden im „Gesundheitsmarkt" grundsätzlich und nicht änderbar zeitlich und inhaltlich in völlig verschiedenen Situationen statt.

Hierzu ein Beispiel: Leistungen, wie die geriatrische Rehabilitation – das gilt grundsätzlich für alle mittel- und langfristigen Versorgungskonzepte – oder die qualifizierte persönliche Beratung vor Ort, haben als Bestandteil eines komplexen Versicherungsproduktes und -preises auch für den 25-jährigen Gesunden ihre Berechtigung: Er kann jederzeit in die Lage geraten, eine „Versorgungs-Leistung" beanspruchen zu müssen. Als Begründung für eine Zusatzprämie für diesen Personenkreis reichen sie allerdings nicht. Außerdem geht der junge und gesunde Versicherte auch keinerlei Risiko ein, wenn er über das Internet die preisgünstigste Krankenkasse wählt. Benötigt er im fortgeschrittenen Alter oder wenn eine Krankheit diagnostiziert wird Leistungen und Beratung, wechselt er – ohne ökonomische Restriktionen – in eine Krankenkasse, die ein entsprechendes Versorgungsmodell vorhält.[2] Somit entlastet er die preisgünstige Krankenkasse sogar noch von Versorgungskosten, sodass diese weiterhin preisgünstig anbieten kann. Und die Politik bezeichnet diese Krankenkasse zudem noch als wirtschaftlich, da sie keine bzw. geringe Leistungsausgaben hat.

Wenn zukünftig die „Zusatzprämie", wegen des staatlich administrierten Einheitsbeitrags, das einzige unterscheidbare Wettbewerbskriterium für preisreagible (in der Regel junge und/oder gesunde) Menschen wird – und das ist der zentrale politische Wille –, dann wird der Rechtsrahmen seine ordnungspolitische Anreizwirkung wie folgt entfalten:

- Preiswettbewerb durch Leistungsverweigerung,
- Kurzfristige Prämienorientierung („billig") statt mittelfristiger Versorgungsoptimierung („effizient"),
- Akutmedizinische Fokussierung statt präventions- und rehabilitationsmedizinischer Orientierung,
- Grundleistungsorientierung (RSA-kompatibel) statt ganzheitlichen Medizinansatzes,
- Billigmedizin (Preis/Prämie) statt Qualitätsmedizin (Nutzen/Qualität) bei formalem Leistungsanspruch.

6 Zwischenfazit

Mit dem GKV-WSG sind die Begriffe „Wettbewerb" einerseits sowie „faire und gleiche Wettbewerbsbedingungen" andererseits von der politischen Zielsetzung und Rhetorik her so in den Mittelpunkt gerückt worden wie bisher in keinem anderen gesundheitspolitischen Vorhaben. Der Terminus „Wettbewerbsstärkungsgesetz" suggeriert dabei, dass das Gesetz den Wettbewerb im Gesundheitssystem stärken soll. Allerdings bleibt diffus, was für ein Wettbewerb zwischen wem und innerhalb welcher ordnungspolitischen Rahmensetzung sich entwickeln soll. Gerade das zentrale Element des GKV-WSG, der einheitliche Beitragssatz mit „Zusatzprämie", wird den Wettbewerb im Gesundheitssystem eher schwächen als stärken. Und soweit die durch das GKV-WSG eingeführten neuen Wahltarife als Beleg für mehr Wettbewerb herhalten müssen, bleibt nur anzumerken, wie wenig substanziell dieses eher dem Marketing zuzuordnende Wettbewerbsfeld die Kernprobleme der Krankenversicherung berührt, ja diese sogar durch individuellen rationalen Finanzentzug und konkrete Entsolidarisierung verstärken wird.

Das GKV-WSG schafft keinen funktionierenden Ordnungsrahmen mit gleichen Spielregeln für alle Marktteilnehmer. Somit wird es für alle Krankenkassen extrem schwierig werden, mit einer Zusatzprämie am Markt zu bestehen. Es wird Wanderungsbewegungen im großen Stil und auch Fusionen geben. Die Konzentrationsbewegung der vergangenen Jahre wird sich in die Richtung von Krankenkassen-Oligopolen fortsetzen, wobei es mehr „Not-" als „Wunsch-ehen" geben wird. Die Perfektionierung der Risikoselektion wird zum Überlebensprinzip von Unternehmen und damit ein „fehlsteuerndes" Modell.

Mit Spannung werden wir auf die Politik schauen, wen sie in Zukunft für die Kostensteigerungen aufgrund des medizinischen Fortschritts und der demografischen Entwicklung zur Kasse bitten wird: Arbeitgeber und Arbeitnehmer paritätisch über politisch unpopuläre Bei-

---

2 Es ist somit aus der individuellen Betrachtung des Versicherten höchst rational, eine versorgungsstarke Krankenkasse erst dann zu wählen, wenn deren Leistungsportfolio mit der festgestellten eigenen Erkrankung korreliert und bis dahin ausschließlich preisreagibel zu optieren.

tragssatzanhebungen, die gesamte Bevölkerung über ebenso schwierig durchzusetzende steigende Steuerzuschüsse oder das einzelne Mitglied über höhere – nicht mehr paritätisch finanzierte – Zusatzbeiträge? Das Gesetz lässt alle Weichenstellungen offen für das große Szenario nach der nächsten Bundestagswahl und die dann wirkenden politischen Kräfteverhältnisse.

7 Kann sich unter den neuen Wettbewerbsbedingungen ein Wettbewerb um Qualität und effizientere Versorgung entwickeln?

Natürlich gilt es, den Spielraum für Innovationsförderung, Patientenorientierung und Qualitätssteigerung mit unternehmerischem Mut wahrzunehmen. Die zentrale Herausforderung für jeden Kassenmanager besteht jedoch darin, vor dem Hintergrund des kommenden Gesundheitsfonds eine Zusatzprämie zu vermeiden. Diese Tatsache erschwert es, die Möglichkeiten hinsichtlich der neuen Versorgungsformen offensiv aufzugreifen, da jegliche Weiterentwicklung der Versorgung im ersten Schritt auch eine finanzielle Investition bedeutet. Vor diesem Hintergrund kann die Gesundheitsreform nur ambivalent beurteilt werden, weil sie zu viele Widersprüche in Bezug auf die selbst proklamierte Wettbewerbsstärkung aufweist.

Die Instrumentarien der Honorierung, z.B. DRG als möglichst leistungsorientiertes pauschaliertes Vergütungsmodell, das wir auch für den ambulanten Bereich entwickeln wollen, setzen für die Zukunft auf ein Wettbewerbsmodell des selektiven Kontrahierens. Das ist als solches grundsätzlich sogar erwünscht. Hier aber ist die Selektion mit der Botschaft verbunden: Kontrahiert mit den billigsten Anbietern, dann vermeidet ihr eine Zusatzprämie. Das ist ein völlig unökonomischer Ansatz. Der Versicherer muss mit dem Effizientesten kontrahieren. Dafür müssen wir für den Kontrakt ein Preis/Leistungs-Verständnis entwickeln. Denn es geht ja nicht um den unmittelbar erfahrbaren Nutzen und ein kurzfristig sinnvolles Preiskalkül, sondern um den mittel- und langfristigen Nutzen bei der Verhinderung oder Verringerung von Gesundheitsschäden.

Bleiben wir beim Beispiel DRG. Das DRG-Modell bildet in seinem Ranking nichts von Qualität ab, sondern lediglich den Preisstatus. Wir brauchen also dazu zwingend so etwas wie parallele Qualitätsrankings – um überhaupt das Wort „Effizienz" in den Mund nehmen zu dürfen. Die Krux dabei aber ist: Qualitätsrankings diskriminieren die Qualität. Denn dadurch wird das Bemühen wachgerufen, möglichst die Benchmarks zu erreichen oder gar selbst zu definieren. Und hierfür werden dann komplexe Krankheitsfälle eher verdrängt und leichtere Fälle angezogen. Das heißt, ein fairer Vergleich, insbesondere von Ergebnisindikatoren, erfordert daher eine „Adjustierung für die Risikosituation der Patienten" (BQS 2005, S. 124). Die systematische Frage lautet: Wie verändert eine Risikoadjustierung die Qualitätsrankings?

Das Konzept der Risikoadjustierung (Busse 2006, S. 22) und der Qualitätsvergleiche innerhalb eines Klinikkonzerns wird von der Helios Kliniken Gruppe (Helios 2006) als „Qualitätskennzahlen der zweiten Generation", als Steuerungsinstrument für das interne Steuerungsmanagement der Kliniken, genutzt und als Angebot an potenzielle Vertragspartner werbend eingesetzt.

Während die BQS-Daten nur dem jeweiligen Krankenhaus offengelegt werden und die Vergleichskrankenhäuser nur als kollektive statistische Gruppe erscheinen, werden hier unternehmensintern mit der Transparenz (von Leistungs- und Ergebnisqualität) die Benchmarks zwischen eigenen Häusern, zwischen den Fachabteilungen und zwischen konkret handelnden Akteuren im wettbewerblichen Sinne genutzt, um einen ständigen Prozess der Verbesserung einzuleiten.

V. Krankenkassen

Für die Chance des „selektiven Kontrahierens" von Krankenkassen müssten die drei Faktoren des Konzepts (Demografie, Schweregrad und Komorbiditäten) in völliger Transparenz die vergleichende Beurteilung möglich machen. „Selektives Kontrahieren" setzt deshalb einen offenen und transparenten Umgang sowohl mit den ökonomischen Kennziffern (DRG-Ranking), Qualitätskennziffern und der Risikoadjustierung voraus. Hier holen uns auch bei der für „selektives Kontrahieren" notwendigen Informationsbasis die generell für die Nutzenbewertung in der Medizin zu konstatierenden Aggregationsprobleme ein, die von der Schulenburg explizit in interpersonelle, interdimensionäre und intertemporale Aggregationsprobleme unterteilt (Schulenburg 2007).

Qualitätsparameter sind wichtig. Sie können Anreize zum Qualitätsmanagement setzen, sind jedoch wegen ihrer Begrenztheit auf wenige Parameter und auf bestimmte Abteilungen für vertragliche Konsequenzen (z. B. selektives Kontrahieren) nur bedingt geeignet. Auch wenn die Gesamtheit der konkreten Verhältnisse vor Ort bei der Beurteilung von und der Steuerung zu qualitativ besser gerankten Angebotsstrukturen beachtet werden, bleiben Fragen der individuellen Planbarkeit, der Notfallversorgung und ihrer Qualität ebenso zu berücksichtigen wie der Wunsch des Kranken nach sozialen Umfeldbedingungen.

Festzustellen bleibt: Für ein selektives Kontrahieren fehlt dem heutigen Gesundheitssystem so ziemlich jede methodische Grundlage – erst recht, wenn wir dieses selektive Kontrahieren ernsthaft und verantwortbar zum Gegenstand von Vertragsmustern machen wollen. Dafür bräuchten wir verlässliche, messbare und verbindliche Qualitätsindikatoren – davon sind wir weit entfernt. Ähnlich ist es auf Krankenkassenseite. Das Preisdelta bildet nur die zufällige aus der Vergangenheit gewonnene Morbidität ab, nicht die Frage der Wirtschaftlichkeit. Und auch hier ist verhängnisvoll, was sozialpolitisch und gesundheitspolitisch von uns erwartet wird, nämlich Beratung vor Ort zu organisieren. Denn Beratung vor Ort korreliert mit der Attraktivität für leistungsintensive Fälle, für chronisch Kranke, für Behinderte und viele andere akute Leistungsfälle und passt nicht in ein von der Politik geplantes „Preissteuerungsmodell".

8 Wie kann eine Versorgerkasse ihre Position im Wettbewerb stärken?

Auch unter den Bedingungen eines mit Fehlanreizen versehenen Gesundheitsfonds ist der Dreh- und Angelpunkt für den Erfolg aller Krankenkassen im Wettbewerb die Frage, ob es ihnen gelingt, die Bedürfnisse der Kunden zu erfüllen und sie dauerhaft an sich zu binden. Allein der Kunde (ob als „Noch-Gesunder" oder als Patient) entscheidet durch seine Wahlfreiheit darüber, ob eine Kasse ihre Position am Markt behaupten kann. Diese Kundenperspektive radikal in den Mittelpunkt des Unternehmens zu setzen, bedarf auch einer organisatorischen und personellen Neuausrichtung.

9 Organisatorische und personelle Neuausrichtung als Basis für Erfolg

Der Paradigmenwechsel hin zu mehr Wettbewerb und zu einer Orientierung am Besten bedeutet für die Krankenkassen, auch ihre eigenen Strukturen den Herausforderungen des sich entwickelnden Gesundheitsmarktes anzupassen. Wollen sie auf Dauer erfolgreich sein, müssen sie sogar zu den Treibern der Entwicklung werden. Ihre Mitarbeiter und Führungskräfte müssen unternehmerische Fantasie entwickeln. Dies ist für Unternehmen, die durch die Kultur von Körperschaften öffentlichen Rechts geprägt sind, ein mentaler Kraftakt. Allerdings ist dieser Wandel alternativlos. Stellen sich Krankenkassen dieser Herausforderung nicht, werden sie vom Markt verschwinden, wie wir es auch von anderen Branchen kennen, wenn Unternehmen Trends missachten. Man könnte dies als Erwachsenwerden der Krankenkassen, als Emanzipation von Organisationen der mittelbaren Staatsverwaltung hin zu Gesundheitsdienstleistern unter Marktbedingungen beschreiben. Der innere Wandel von der Krankenkasse traditioneller Prägung zu einem Unternehmen vollzieht sich also nicht nur in einer Reorganisation der Prozesse und Schnittstellen der Organisation, sondern erfordert auch einen kulturellen Wandel.

10 Fusionen – Kooperationen

In der öffentlichen und politischen Debatte wird häufig der Eindruck erweckt, dass der entscheidende Impuls für eine Verbesserung der Wettbewerbsfähigkeit in Fusionen liege. Es ist allerdings äußerst fraglich, ob diese ein probates Mittel innerhalb der gesetzlichen Krankenversicherung sind, um Effizienzsteigerungen des Systems insgesamt zu erreichen, wie von der Politik gern behauptet wird. Durch Fusionen werden Marken und auch tradierte Solidargemeinschaften vernichtet und damit häufig auch ein funktionierender Zugang zu speziellen Versichertengruppen. Mit den nun kassenartenübergreifenden Fusionsmöglichkeiten wird die Bildung monopolistischer Strukturen begünstigt. Bereits heute haben auf regionaler Ebene einzelne Krankenkassen einen Marktanteil von (über) 50 %. Auch geht die Diskussion an den Interessen der Versicherten vorbei, denn für die Versicherten gibt es keine Vorteile. Außerdem ist die Zahl der Krankenkassen in den letzten zehn Jahren von über 1.000 auf nunmehr rund 200 gesunken. Bereits heute sind rund 80 % der Versicherten in gut 30 Krankenkassen versichert.

Die Möglichkeit zu Kooperationen – auch über Kassenartengrenzen hinweg – besteht schon immer. Hier bietet sich ein ideales Handlungsfeld, um Synergieeffekte zwischen Krankenkassen zu erzielen und Wirtschaftlichkeitsreserven zu nutzen.

Ein Beispiel für eine erfolgreiche Kooperation ist die intensive Zusammenarbeit von Krankenkassen im Bereich der Informationstechnologie. Dabei geht es darum, eigene Prozesse zu optimieren sowie intelligente Softwarelösungen und Rechenzentrumsleistungen zu organisieren. Hier bietet sich ein echter Effizienzgewinn, da bestehende Strukturen verbessert und somit Ressourcen für die Herausforderungen bei der Einführung neuer Lösungen der Informationstechnologie eingesetzt werden können.

Weitere Kooperationsmöglichkeiten liegen in gemeinsamen Verhandlungen und einem gemeinsamen Vertragsmanagement. Dies betrifft beispielsweise den Abschluss von Verträgen zur Integrierten oder zur Hausärztlichen Versorgung. Darüber hinaus können Synergieeffekte durch einen gemeinsamen Einkauf, durch Zusammenarbeit in der Aus- und Weiterbildung oder bei der Haustechnik, wie Druck und Versand, erschlossen werden.

V. Krankenkassen

11 Wettbewerbsfelder der Krankenkassen

Ob nun in Kooperation oder als einzelne Krankenkasse, im derzeitigen Wettbewerbsrahmen kristallisieren sich die folgenden Bereiche als Wettbewerbsfelder heraus:

- *Service und aktive Betreuung*
  Service, Beratung und Betreuung spielen für die Krankenkassen, aber besonders für die Versorgerkassen, eine entscheidende Rolle im Wettbewerb. Die Kunden der Versorgerkassen haben einen höheren Leistungsbedarf als die der anderen Krankenkassen. Deshalb ist ein aktives Kundenbeziehungsmanagement für die Versorgerkassen ein wichtiger Schlüssel zu einer erfolgreichen Positionierung am Markt. Serviceangebote wie eine „Rundum-Erreichbarkeit" bei medizinischen Fragen oder auch in der Leistungsberatung, Internetgeschäftsstellen sowie die Beratung im Ausland und weitere Angebote sind insofern heute die Basis für die Interaktion mit dem Kunden. Versorgerkassen stehen vor der Herausforderung, einen erlebbaren „Mehrwert" für den Kunden zu schaffen. Dieser muss einerseits für den jungen und gesunden Kunden direkt erfahrbar sein. Andererseits muss gerade auch für den Kranken die individuelle Ansprache und Vermittlung geeigneter Versorgungsangebote durch ein effizientes Versorgungsmanagement gewährleistet sein.
- *Effizientes Versorgungsmanagement*
  Ein wesentlicher Teil des Kundenbeziehungsmanagements ist die inhaltliche Kompetenz der jeweiligen Krankenkasse, Versorgungsabläufe und sinnvolle ergänzende Produkte zu entwickeln und zu kommunizieren sowie eine seriöse Beratung im regionalen Kontext zu organisieren. Auf Basis regionaler Versorgungskonzepte kann ein aktives Fallmanagement die optimale Behandlung und Rehabilitation organisieren. Der Aufbau eines effizienten Versorgungsmanagements bietet den Krankenkassen zahlreiche Möglichkeiten, einen „Mehrwert" für den Kunden zu bilden. Gerade bei chronischen Krankheiten mit vielfältigen diagnostischen und therapeutischen Behandlungsschritten können die Krankenkassen den Versorgungsverlauf aktiv unterstützen und eine qualitätsgesicherte und leitliniengestützte Versorgung sicherstellen. Hierzu gehört auch die Vermittlung geeigneter therapeutischer Einrichtungen bzw. Leistungserbringer (Ärzte, Kliniken, Rehabilitationseinrichtungen usw.). Auch die Darstellung möglicher Behandlungsalternativen mit Unterstützung des medizinischen Dienstes ist ein wichtiger Teil des Versorgungsmanagements.
- *Wahltarife*
  Seit dem GMG können die gesetzlichen Krankenkassen ihren Kunden Kostenerstattungstarife und Beitragsrückzahlungstarife anbieten. Auch wenn Wahltarife für die GKV ordnungspolitisch höchst problematisch sind, zwingt der Wettbewerb dazu, diese Angebote auf den Markt zu bringen. Der Gesetzgeber ist mit dem GKV-WSG noch einen Schritt weitergegangen und gibt den gesetzlichen Krankenkassen vor, Wahltarife anzubieten. Diese sollen sich kalkulatorisch selbst tragen, eine Quersubventionierung ist verboten. Die Wahltarife sind für die Versicherten derzeit wahrscheinlich die plakativste Maßnahme der Reform. Die meisten großen Krankenkassen haben die gesetzlichen Möglichkeiten genutzt und Wahltarife eingeführt – nicht aus Überzeugung, sondern weil die Wettbewerbsbedingungen es erfordern. Die neuen Wahlmöglichkeiten bieten die Chance, einzelne Versicherte in der gesetzlichen Krankenversicherung bzw. in der eigenen Krankenkasse zu halten, die ansonsten abwandern würden.
  Die neuen Tarife werden derzeit nur im Promillebereich vertraglich vereinbart. Die Abschlusszahlen bei allen Krankenkassen zeigen eine große Vorsicht der Versicherten. Die Vermischung von Solidarprinzip und Risikoäquivalenz setzt eine intensive Beratung der Versicherten voraus. Der Kunde sollte die neuen Tarifangebote sehr genau prüfen und sich

nicht vorschnell entscheiden. Dies ist auch eine Empfehlung der Verbraucherschützer. Gute Krankenkassen werden ihre Versicherten partnerschaftlich über alle Chancen und Risiken aufklären. Wer die neuen Tarife wählen möchte, muss sich verstärkt mit seiner persönlichen Lebens- und Gesundheitssituation auseinandersetzen, denn es wird nicht für jeden richtig sein, einen Tarif zu wählen, der zwar hohe Rückzahlungen verspricht, aber auch Risiken auf den Versicherten verlagert.

Ordnungspolitisch sind Wahltarife in einem solidarischen Finanzierungsmodell strukturell „fehlsteuernd". Sie ermöglichen bei der Entscheidung zur Beteiligung an Solidarfunktionen ein individuelles Risikokalkül. Wenn sie dennoch angeboten werden, dann aus dem Motiv, dass nur so die Abwanderung von einkommensstarken, gesunden Mitgliedern zur Konkurrenz vermieden werden kann. Eine klassische Rationalitätsfalle wird politisch aufgemacht: Die Verfolgung unternehmerischer Interessen gefährdet das Gemeinwohl.

Allerdings könnten sich die Wahltarife für die Kasse und für den Versicherten auch auf andere Weise auszahlen, soweit sie als Hebel genutzt werden, die Bereitschaft zu Vorsorge und Prävention zu erhöhen oder wenn sie eine bessere Versorgung im Krankheitsfall bieten. Diese Tarife mit Steuerungswirkung (z. B. bei Koppelung mit der Inanspruchnahme von IV, hausarztzentrierter Versorgung oder mit präventiven Ansätzen) sind jedoch nicht im Schnellverfahren zu erarbeiten, weil sie teilweise mit Partnern aus den verschiedenen Versorgungsbereichen erschlossen werden müssen. Ein Wettbewerb im genannten Sinn kann für die Versorgerkassen sowohl unter qualitativen Aspekten als auch unter ökonomischen Gesichtspunkten vorteilhaft sein. Hier bietet sich weiterhin eine gute Möglichkeit, im Rahmen der Kundenbindungsstrategie bestimmte Zielgruppen zu erreichen.

- *Bonusprogramme*
  Für die überwiegende Zahl junger und gesunder Menschen besteht bis ins höhere Alter hinein wenig oder keine Notwendigkeit zur Kontaktaufnahme mit ihrer Krankenversicherung. Deshalb bestehen nur wenige erlebbare Beurteilungsmöglichkeiten bezüglich der Leistungsfähigkeit, Kompetenz und Kundenorientierung. Bonusprogramme, die besonders darauf ausgerichtet sind, junge Kunden anzusprechen, sind als Programme zum Kundenkontaktmanagement und zur Heranführung an Prävention und Vorsorge gut geeignet. Sie beteiligen die jungen Kunden an den Fragen der eigenen Gesundheit, des Krankenversicherungsschutzes und der eigenen (Mit-)Verantwortung.

12 Fazit

Wettbewerb braucht einheitliche, verbindliche und faire Spielregeln für alle. Dann können sich die Anbieter am Markt bewähren, die in der Lage sind, die Produkte mit dem besten Preis-Leistungs-Verhältnis nach den Präferenzen der Nachfrager bereitzustellen. Einen funktionierenden Ordnungsrahmen mit einheitlichen Spielregeln hat auch das GKV-WSG nicht geschaffen. Unter den gegebenen Bedingungen können die großen Versorgerkassen nur überleben, wenn sie eine langfristige und glaubhafte Unternehmensstrategie entwickeln, die Differenzierungspotenzial bietet und einen Markenkern ausprägt. Die aufgezeigten Ansätze müssen genutzt werden und sich zu einem erkennbaren Leistungsprofil und zu Kernkompetenzen verdichten. Jede Kasse wird zukünftig beträchtliche Mittel für Kommunikation und Marketing aufbringen müssen, um dieses Profil am Markt transparent und bewusst zu machen.

Vor dem Hintergrund, dass der Gesundheitsmarkt sich immer schneller und in immer kürzeren Zyklen verändert, müssen erfolgreiche Krankenkassen diese Entwicklung antizipieren.

V. Krankenkassen

Dabei sind verschiedene Faktoren prägend:

In der Medizin:
- Die Differenzierung in der Medizin nimmt zu.
- Die Komplexität des Versorgungsprozesses steigt.
- Qualität gewinnt eine immer höhere Priorität.

In der Ökonomie:
- Medizin wird zur Gesundheitswirtschaft: Ärzte, Kliniken und alle anderen Akteure handeln unternehmerisch.
- Die chronische Unterfinanzierung der gesetzlichen Krankenversicherung bleibt bestehen.
- Die Entwicklung zu Krankenkassen-Oligopolen wird politisch gefördert.

In den Kundenerwartungen:
- Im Versorgungsprozess wird der Patient immer mehr zum mündigen Partner des Arztes.
- Mitglieder von Krankenkassen wandeln sich immer mehr zu kritischen Kunden und aufgeklärten und wechselbereiten Verbrauchern.

Literatur

Bundesgeschäftsstelle Qualitätssicherung (BQS) (2005): BQS-Qualitätsreport 2005. Qualität sichtbar machen. Download unter: http://www.bqs-qualitaetsreport.de/2005/ergebnisse/pdf/qr2005.pdf.

Bundestags-Drucksache 11/6380 (1990): Endbericht der Enquete-Kommission „Strukturreform der gesetzlichen Krankenversicherung" vom 19.02.1990.

Bundestags-Drucksache 14/12485 (1999): Ausschuss für Gesundheit, Anhörung zur GKV-Gesundheitsreform 2000, S. 23–24.

Bundestags-Drucksache 16/3100 (2006): Entwurf eines Gesetzes zur Stärkung des Wettbewerbs in der gesetzlichen Krankenversicherung (GKV-Wettbewerbsstärkungsgesetz – GKV-WSG).

Busse, R. (2006): Leistungsmanagement im Gesundheitswesen. Einführung und methodische Grundlagen. In: Busse, R., Schreyögg, J., Gericke, Ch. (Hrsg.): Management im Gesundheitswesen. Heidelberg: Springer, S. 22.

Busse, R., Drösler, S., Glaeske, G., Greiner, W., Schäfer, T., Schrappe, M. (2007): Wissenschaftliches Gutachten für die Auswahl von 50 bis 80 Krankheiten zur Berücksichtigung im morbiditätsorientierten Risikostrukturausgleich. Download unter: http://www.bva.de/Fachinformationen/Risikostrukturausgleich/weiterentwicklung/Gutachten_Beirat_Krankheitsauswahl_gesamt.pdf.

Helios Kliniken Gruppe (2006): Medizinischer Jahresbericht 2005. Kompetenz in der Medizin. Download unter: http://www.helios-kliniken.de/fileadmin/user_upload/Helios-Klinken.de/Ueber_HELIOS/Publikationen/Med_Jahresbericht_2005_Screen.pdf.

Kruse, A., Knappe, E., Schulz-Nieswandt, F., Schwartz, F.W., Wilbers, J. (2003): Kostenentwicklung im Gesundheitswesen. Verursachen ältere Menschen höhere Gesundheitskosten? Download unter: http://www.sam.uni-trier.de/VWL_Sam/veroeffentl/Kruse-Knappe-Schulz-Nieswandt-Schwartz-Wilbers-Kostenentw-Gesundheit-AOK-BW.pdf.

Pittrow, D., Böcking, W., Kirch, W. (2003): Determinanten des Kassenwechsels in der gesetzlichen Krankenversicherung. Welche Bedeutung kommt den Strukturfaktoren der Versicherungen zu? In: Gesundheitsökonomie und Qualitätsmanagement, 8, 24–30.

Sachverständigenrat Wirtschaft (2006): Jahresgutachten: 2006/07: Widerstreitende Interessen – Ungenutzte Chancen. Fünftes Kapitel Soziale Sicherung: Licht und Schatten. Download unter: http://www.sachverstaendigenrat-wirtschaft.de/download/gutachten/ga06_v.pdf.

Schlenker, R.-U. (1994): Historische, sozialpolitische und ökonomische Grundlagen. In: Schulin, B. (Hrsg.): Handbuch des Sozialversicherungsrechts. Bd. 1: Krankenversicherungsrecht. München: C.H. Beck, S. 1–47.

Schulenburg, M. von der (2007): Qualitäts- und Nutzenbewertung aus ökonomischer Sicht. In: Knabner, K., Wille, E. (Hrsg.): Qualität und Nutzen medizinischer Leistungen, 10. Bad Orber Gespräche, 10.–12. November 2005. Frankfurt am Main: Peter Lang, S. 117–126.

Auswirkungen auf das Management von Krankenhausleistungen

Rolf Hoberg, Johannes Bauernfeind

1 Vorbemerkungen

Die Ausgaben für Krankenhausleistungen sind mit rund einem Drittel der Leistungsausgaben der größte Ausgabenblock der Gesetzlichen Krankenversicherung (GKV). Zugleich enthalten die gesetzlichen Regelungen der Krankenhausfinanzierung im Vergleich zu vielen anderen Leistungsbereichen nur eine lose Anbindung an die Einnahmenentwicklung auf Basis der Grundlohnentwicklung. Daraus resultiert eine hohe Relevanz für die Beitragssatzstabilität bei Veränderungen der Ausgaben für Krankenhausleistungen. Dies führt zwangsläufig dazu, dass die Krankenkassen diesem Ausgabenbereich strategisch und operativ eine hohe Aufmerksamkeit widmen. Der vorliegende Beitrag zeigt auf, wie sich die Krankenkassen intern aufstellen, um den veränderten Rahmenbedingungen, die mit der Einführung des DRG-Systems einhergehen, gerecht zu werden und ihre Steuerungskompetenz in diesem wichtigen Ausgabenbereich auf Dauer zu erhalten und ggf. zu verbessern. Dabei wird deutlich, dass bereits bei früheren Änderungen der Rahmenbedingungen organisatorische Veränderungen bei den Krankenkassen erfolgten. Es wird dargestellt, dass die organisatorischen Anpassungen infolge der DRG-Einführung demnach innerhalb eines längeren Veränderungsprozesses stehen, diese jedoch sicherlich die maßgeblichsten seit Beginn der 1990er Jahre sind.

2 Ausgangssituation

Krankenkassen stehen als Körperschaften des öffentlichen Rechts weitgehend in der Tradition von öffentlichen Verwaltungen und waren in der Vergangenheit stets als solche organisiert. Im Vordergrund des Verwaltungshandelns steht die Umsetzung des geltenden Rechts bei der Beitragsvereinnahmung und der Mittelbewirtschaftung. Die Einführung des Wettbewerbs um Versicherte hat spätestens seit 1996 die mehr unternehmerisch orientierte Ausrichtung der Krankenkassen erfordert (vgl. Steinmeyer 2005). Dies betrifft wegen der Bedeutung der Leistungsausgaben für den wichtigen Wettbewerbsparameter Beitragssatz auch die meisten Bereiche des Leistungsmanagements. Der rechtmäßige – im Sinne des Sozialgesetzbuchs damit möglichst auch wirtschaftliche – Umgang mit den Leistungsausgaben, der sowohl die Versicherten als auch die Leistungserbringer betrifft, wird ergänzt um die gezielte Steuerung der Leistungsausgaben unter Beachtung des geltenden Rechts als neue unternehmerische Zielsetzung, um positiv auf den Beitragssatz einzuwirken. Die Versorgungsverantwortung einer Krankenkasse kann jedoch diesem Ziel nicht untergeordnet werden. Sie mündet unter Wettbewerbsbedingungen auch in Parametern wie z. B. Kundenzufriedenheit, die beachtet werden müssen.

Unabhängig von der Kassenart haben viele Krankenkassen im Rahmen der ersten Fusionswelle ab 1992 bereits veränderte organisatorische Voraussetzungen geschaffen. Damit verbunden war teilweise die Verlagerung von bis dahin sehr stark örtlich bzw. dezentral organisierten

V. Krankenkassen

Aufgaben (z. B. bei den bis dahin weitergehend auf kommunaler[1] Ebene verankerten Allgemeinen Ortskrankenkassen) auf eine regionale, überregionale oder zentrale Ebene. Insbesondere bei kleineren Krankenkassen ist die Bildung von übergreifenden Organisationseinheiten[2] häufig eine notwendige Maßnahme. Davon sind stets auch die Bereiche betroffen, die sich operativ mit dem Management von Krankenhausleistungen befassen. Im Folgenden wird gezeigt, wie sich Aufgabeninhalte in diesen Bereichen verändert haben und welche Konsequenzen daraus für die Organisation gezogen wurden.

3 Organisation des Leistungsmanagements

Ausgangspunkt der organisatorischen Ausrichtung des Managements von Krankenhausleistungen sind, wie auch in Wirtschaftsunternehmen, die Aufgaben, die sich aus der Umsetzung der unternehmerischen Zielsetzungen ergeben. Für den Bereich der Krankenhausleistungen sind die Ziele grob formuliert:

- Einhaltung/Unterschreitung der Norm-Kosten für Krankenhausbehandlung unter den Bedingungen des Risiko-Struktur-Ausgleichs (RSA)[3] und
- Kundenzufriedenheit.

Soweit sich die Aufgaben der betroffenen Organisationseinheiten auf die Steuerung der Ausgaben für Krankenhausleistungen fokussieren, ist das Ziel Kundenzufriedenheit immer auch Nebenbedingung. Zu beachten ist, dass die meisten Geschäftsprozesse bei einer Krankenkasse im Bereich der Krankenhausleistungen kundenfern, d. h. ohne relevanten Kontakt zwischen Versicherten und Krankenkasse, durchgeführt werden. Die Versorgung wird von den Versicherten nur mittelbar als Leistung ihrer Krankenkasse wahrgenommen. Dies hat zur Folge, dass zumindest in beschränktem Umfang Leistungserbringer Einfluss auf das Bild einer Krankenkasse haben. Insofern ist der Umgang der Krankenkasse mit dem Krankenhaus auch relevant für die Kundenzufriedenheit. Die Organisation richtet sich daher zwar primär an der Ausgabensteuerung und den damit verbundenen Aufgaben aus, die Sicherstellung einer reibungslosen Abwicklung der Geschäftsprozesse in der Zusammenarbeit mit dem „Kunden" Krankenhaus ist aber auch unter Effizienzgesichtspunkten wichtig.

Die Hauptaufgaben einer Krankenkasse orientieren sich an den Einflussfaktoren auf die Ausgaben für Krankenhausbehandlung. Im Geltungsbereich des Krankenhausentgeltgesetzes (KHEntgG) sind dies derzeit noch der krankenhausindividuelle Basisfallwert und die Katalog-Bewertungsrelationen der DRG als wesentliche Preiskomponenten, die Fallzahlen als Mengenkomponente und der Case-Mix-Index als Fallstrukturkomponente. Da die Bewertungsrelationen für jeden Einzelfall auf Basis der geltenden Kodierregeln und dem zertifizierten DRG-Grouper ermittelt werden, ist grundsätzlich auch die Kodierung selbst ein Preisparameter. Daneben beeinflussen die Verweildauer in Form von tagesbezogenen Entgelten bzw. Abschlägen bei definierten Grenzwerten sowie Zusatzentgelte die Ausgaben. Die zuvor

---

1 In der Regel in der Größenordnung von Landkreisen.
2 Z. B. als Eigenbetriebe von BKK-Landesverbänden.
3 Unter den Rahmenbedingungen des RSA sind zur Sicherung eines wettbewerbsfähigen Beitragssatzes nicht nur die Ausgaben je Mitglied/Versicherten im Vergleich zur GKV maßgeblich, sondern es muss zudem die Risikoadjustierung auf Basis der RSA-Regularien berücksichtigt werden. Dies gilt unabhängig von der konkreten Ausgestaltung auch für den Morbi-RSA ab 2009 zur Vermeidung einer Zusatzprämie.

genannten Entgelte sind in der Regel bundesweit einheitlich definiert. Darüber hinaus können zwischen den Parteien der Entgeltvereinbarung[4] weitere Zusatzentgelte und sonstige Entgelte sowie Tagespflegesätze für teilstationäre Leistungen krankenhausindividuell vereinbart werden.

Die Entgelte und die Leistungsstruktur bestimmen im DRG-System drei wesentliche Zeitpunkte, zu denen Krankenkassen auf die Ausgaben steuernd einwirken können: Zunächst ist dies im Rahmen der Verhandlungen zu den Entgeltvereinbarungen der Fall, später im Einzelfall während der Krankenhausbehandlung und zuletzt im Rahmen der Leistungsabrechnung mit dem jeweiligen Krankenhaus. Daraus können drei wesentliche Aufgabenbereiche und die damit verbundenen maßgeblichen Organisationseinheiten abgeleitet werden:

- das Verhandlungsmanagement,
- das Krankenhausfallmanagement und
- das Abrechnungsmanagement.

3.1 Verhandlungsmanagement

3.1.1 Die BPflV '95 brachte erste entscheidende Veränderungen

Bis zum Inkrafttreten des KHEntgG 2003 war die Bundespflegesatzverordnung (BPflV) wesentliche Grundlage für die Bestimmung von Budgets und von Pflegesätzen zugelassener (somatischer) Krankenhäuser. Von 1995 bzw. 1996 bis 2003 bzw. 2004 war der Mittelpunkt der Pflegesatzverhandlungen die Bestimmung des sogenannten medizinisch leistungsgerechten Budgets unter Anwendung von Budgetobergrenzen.[5] Dazu wurden Fallzahlen und Berechnungstage auf Basis des Versorgungsauftrags des Krankenhauses insgesamt und für die jeweiligen Fachabteilungen vereinbart. Die gegenüber der Vorgängerverordnung erhöhte Komplexität (Basispflegesatz, Abteilungspflegesätze, Fallpauschalen und Sonderentgelte) machte es schon damals erforderlich, dass sich die Pflegesatzparteien auf Kassenseite inhaltlich und organisatorisch neu orientierten. Alleine die Plausibilisierung der Leistungs- und Kalkulationsaufstellung (LKA), die Anlage zu jeder Pflegesatzvereinbarung war, machte die Nutzung neuer IT-Anwendungen erforderlich. Anhand der LKA-Daten war die Möglichkeit zur Durchführung von Vergleichen unter Krankenhäusern[6] mit weitgehend gleichen (medizinischen) Leistungsstrukturen gegeben. Diese hatten jedoch aufgrund der gesetzlichen Bestimmungen zu den Budgetobergrenzen eine eher untergeordnete Rolle. Soweit sie zur Anwendung kamen, war seitens der Krankenkassenverhandler neben der pflegesatzrechtlichen und der betriebswirtschaftlichen Kompetenz vor allem zusätzliches statistisches Wissen gefordert.

Trotz der vermeintlichen Abschaffung des sogenannten Selbstkostendeckungsprinzips, dem die Krankenhausfinanzierung bei den Betriebskosten seit 1972 mit der Einführung des damaligen Krankenhausfinanzierungsgesetzes folgte, spielten in den Verhandlungen Kostenfragen

---

4 Diese entsprechen den früheren Pflegesatzparteien. Die Verhandlungen sind von Seiten der Krankenkassen einheitlich und gemeinsam zu führen.
5 1995 bestand noch keine Verpflichtung für die Krankenhäuser zur Anwendung der gesetzlichen Neuregelung; die Anwendung des KHEntgG war 2003 ebenfalls noch optional. Die BPflV gilt in angepasster Fassung für psychiatrische und psychosomatische Krankenhäuser bzw. Fachabteilungen weiterhin.
6 Kostenvergleiche auf Basis der Vereinbarungsdaten. Die Vergleichbarkeit der Leistungsstrukturen basiert auf Diagnose- und Operationsstatistiken.

weiterhin eine wichtige Rolle. Der Grund dafür war, dass die neuen Fallpauschalen und Sonderentgelte im Durchschnitt nur ca. 20 % des Budgetvolumens der Krankenhäuser ausmachten und weiterhin rund 80 % der Erlöse über die vereinbarten, differenzierten tagesgleichen Pflegesätze abgerechnet wurden.

Das für diese dennoch veränderten Verhandlungen erforderliche Fachwissen, das in der klassischen Krankenkassenausbildung nicht verankert war, konnte weder in der Fläche noch auf Dauer in den bis dahin weit zergliederten Organisationsstrukturen bei den Krankenkassen aufgebaut und erhalten werden. Deshalb haben die meisten Krankenkassen oder ihre Landesverbände, soweit sie die Aufgabe als Pflegesatzpartei wahrnehmen, schon in der zweiten Hälfte der 1990er Jahre Organisationseinheiten gebildet, in denen entsprechend qualifizierte Verhandler zusammengefasst wurden. Je nach Größe der Krankenkasse und der Teams wurden überregionale oder zentrale Einheiten gebildet. Bei den Entscheidungen zu Größe und Anzahl der Einheiten wurden in der Regel vorrangige betriebswirtschaftliche Aspekte gegenüber dem Erhalt der Nähe zum Vertragspartner abgewogen, da die Kenntnis der örtlichen bzw. regionalen Versorgungssituation in den Verhandlungen vorteilhaft ist.

Ob die neu gebildeten Organisationseinheiten als reine Spezialisten-Teams mit Unterstützungsfunktionen für die bisherigen Verhandler oder als Teams mit umfassenden Verhandlungs- und Abschlusskompetenzen ausgerichtet wurden, hing zumeist von der Grundstruktur der jeweiligen Krankenkassenorganisation und der darin vorgesehenen Zuordnung von Verantwortung ab.

3.1.2   Neue Schwerpunkte in den Verhandlungen mit DRGs

Die Umsetzung des KHEntgG ab 2003 brachte – auch wenn zunächst noch ein Budget nach den Regelungen der BPflV ermittelt werden musste – neue Inhalte in den Verhandlungen und völlig neue Dimensionen der Informationsaufbereitung mit sich. Dies hatte auch wesentliche Auswirkungen auf die organisatorische Ausrichtung der bisherigen Verhandlerteams.

Zeitgleich mit der neuen Rolle des Medizincontrollings in den Krankenhäusern, spätestens nach Abschluss der budgetneutralen Phase 2003 und 2004 (vgl. § 3 KHEntgG) und mit dem Beginn der Konvergenzphase, wurden weitgehend medizinische Fragestellungen wesentlicher Bestandteil der Entgeltverhandlungen. Viele Mechanismen der Aufstellung der Entgelte und Budgetermittlung (AEB) (Anlage 1 des KHEntgG) sind zwar weitgehend logisch verknüpft und in entsprechenden IT-Anwendungen nachzuvollziehen. Ihre Basis sind aber die nach Struktur und Mengen fast ausschließlich medizinisch definierten zu vereinbarenden Leistungen. Die grundsätzlich neue inhaltliche Auseinandersetzung mit Diagnosen, in der Weiterentwicklung des G-DRG-Systems[7] auch zunehmend mit Operationen und medizinischen Prozeduren, erforderte bei den Verhandlern der Krankenkassen ein breites medizinisches Grundwissen, das bis dahin meist nicht im erforderlichen Maß vorhanden war. Einige Krankenkassen konnten zum Ausgleich dieses Defizits auf vorhandenes medizinisches Personal[8] zurückgreifen, andere bauten dieses neu auf oder griffen auf den Medizinischen Dienst der Krankenversicherung (MDK) zurück. Auch bei der Nutzung von eigenem medizinischem Personal blieb auf der Krankenkassenseite die direkte Einbindung von Medizinern in die Entgeltverhandlungen eher die Ausnahme. Hauptgrund ist die Tatsache, dass bei Krankenkassen kaum explizit ausgebildete Medizincontroller angestellt sind und zudem im Rahmen der Verhandlungen stets mehrere Fachgebiete betroffen sind. Ein solches Spektrum kann nicht abgedeckt werden. Daher wird meist im Vorfeld der Verhandlungen der MDK themenspezifisch eingebunden.

---

7   Das aktuelle G-DRG-System hat gegenüber der 1. Version deutlich mehr OPS-gesteuerte DRGs.
8   Siehe auch unter Abschnitt 3.2.

Betriebswirtschaftliche Elemente der Verhandlungen sind weiterhin unverzichtbar, sofern Kalkulationen von krankenhausindividuellen Entgelten geprüft und daraus entsprechende Vereinbarungen abgeleitet werden. Erhebliche Veränderungen gingen im Verhandlungsmanagement mit dem immens gestiegenen Umfang der Verhandlungsunterlagen insbesondere der Aufstellung der Entgelte und Budgetermittlung (AEB) einher, die eingehend plausibilisiert und mit Blick auf die Verhandlungsstrategie analysiert werden müssen. Fragestellungen zu Up-coding und Right-coding gab es vor der DRG-Einführung nicht. Die Krankenhäuser erkannten schnell, dass die Umgehung der für die Erlösausgleiche vom Gesetzgeber vorgesehene vereinfachte Ermittlung des Ausgleichs für veränderte Kodierung (Up-coding) (vgl. § 4 Abs. 9 KHEntgG) durch Nachweis tatsächlicher Leistungsveränderungen auch wesentlichen Einfluss auf die Fortentwicklung des Case-Mix und damit auf den Gesamtbetrag hat und brachten in die Verhandlungen entsprechende Analyseergebnisse ein (vgl. Nüßle und Damian 2006). Dem mussten die Krankenkassen eigene Analysen entgegenstellen (vgl. Günster 2007), die aber zunächst bei den Verhandlern etabliert werden mussten. Dies erforderte eine erhebliche Umstellung, die sich u. a. auch darin zeigt, dass Entgeltverhandlungen heute nicht mehr ohne entsprechende technische Ausstattung (in der Regel Laptops) stattfinden, mit der unmittelbar neue Verhandlungssituationen umgesetzt und bewertet werden können. Für die bestehenden Verhandlerteams bedeutet dies auch, dass Team-intern Spezialisten für bestimmte Analyseinstrumente und die zugehörigen IT-Anwendungen heran- und ausgebildet werden müssen und eine stärkere Arbeitsteilung damit einhergeht. Organisatorisch kann dies teilweise nur durch die Zusammenlegung von Verhandlerteams zu größeren Einheiten umgesetzt werden. Die in der Konvergenzphase besonders relevante Wechselwirkung zwischen den Vereinbarungen mit den Krankenhäusern und den Verhandlungen zum Landesbasisfallwert macht eine regelmäßige Zusammenführung der wichtigsten AEB-Daten auf Landesebene erforderlich. Dies ist nur bei hoher Datenqualität möglich und erhöht den Aufwand zur Bearbeitung der AEB-Daten (auf Basis der Vereinbarungsdaten) auch nach Abschluss der Verhandlungen zusätzlich.

Die DRGs bilden in höherem Maße als tagesgleiche Pflegesätze den Behandlungsaufwand verursachungsgerecht ab. Diese Veränderung hat auch Auswirkungen auf die einzelne Krankenkasse in Abhängigkeit ihrer Versichertenstruktur und der Inanspruchnahme von Leistungen. Im Rahmen des verstärkten Wettbewerbs hat dies auch Auswirkungen auf die Entgeltverhandlungen, da jede Vereinbarung von Leistungsveränderungen auch unterschiedliche Ausgabenwirkung für die Krankenkassen hat. Weil die Krankenkassen dennoch einheitlich und gemeinsam verhandeln müssen, ist seit der DRG-Einführung der Abstimmungsaufwand unter den Krankenkassen erheblich angestiegen. Dies erschwert gemeinsame Analysen und die Arbeitsteilung in der Verhandlungsvorbereitung. Aus zweiseitigen Verhandlungen (Krankenhaus, Krankenkassen) sind zum Teil dreiseitige (Krankenhaus, Krankenkassenart A, Krankenkassenart B) geworden.

3.2 Fallmanagement

Das Fallmanagement im Sinn der Intervention vor oder während des Aufenthaltes im Krankenhaus hat für den somatischen Bereich seine Bedeutung weitgehend eingebüßt. Soweit Versicherte im Vorfeld einer akut-stationären Behandlung eine Leistungszusage ihrer Krankenkasse erfragen, besteht grundsätzlich nur bei fehlender Leistungspflicht oder Behandlungsalternativen die Möglichkeit der Einwirkung durch die Krankenkasse.

Insbesondere die Verweildauersteuerung bei Patienten mit langen Aufenthalten im Krankenhaus ist faktisch auf die Krankenhäuser übergegangen. Dies gilt innerhalb der DRG-individuellen Grenzverweildauern sowie aufgrund der unattraktiven tagesbezogenen Vergütung beim Überschreiten der oberen Grenzverweildauer. Unterhalb der unteren Grenzverweildauer wirkt die Steuerung zwar grundsätzlich auch ausgabensenkend, wegen des in der Regel sehr kurzen Zeitfensters[9] ist eine Intervention durch die Krankenkasse aber faktisch meist nicht möglich.

Solange die Abrechnung von Krankenhausleistungen im Wesentlichen auf tagesgleichen Pflegesätzen basierte, war dies grundsätzlich anders. Hier bestand für die Krankenkassen ein hohes Interesse, während des akut-stationären Aufenthalts zu intervenieren, sofern (intern) definierte Grenzwerte bei bestimmten Aufnahmediagnosen erreicht wurden. Zur Umsetzung dieses Steuerungsansatzes haben einige Krankenkassen Fachpersonal mit medizinischem Basiswissen sowie Mediziner eingesetzt. Letztere konnten in der Regel wegen der überdurchschnittlich hohen Personalkosten nur in geringer Zahl und damit nur an wenigen Standorten eingesetzt werden. Mit den veränderten Rahmenbedingungen seit der DRG-Einführung konnte dieses Personal zunächst nicht mehr für das Fallmanagement im somatischen Bereich eingesetzt werden. Als Betätigungsfeld des Fallmanagements zur Verweildauerverkürzung blieben jedoch der psychiatrische und der psychosomatische Bereich bestehen. Für die Krankenkassen blieb ebenfalls die Notwendigkeit bestehen, die Anschlussversorgung der Patienten nach der akut-stationären Phase sicherzustellen. Zunächst war dies ein wichtiges Instrument gewesen, um frühere Entlassungen zu ermöglichen. Mit der Einführung der DRGs musste gewährleistet werden, dass Patienten nach der – jetzt meist früheren – Entlassung aus dem Krankenhaus nicht unter- oder gar unversorgt waren. Deshalb mussten auch hier neue Steuerungsansätze entwickelt werden. Die ursprünglich von vielen Seiten geäußerte Sorge, dass mit den DRGs die „blutige Entlassung" Versorgungsalltag würde, wurde grundsätzlich nicht bestätigt. Dennoch mussten die Krankenkassen stärker als in der Vergangenheit bei der Leistungsgewährung von Leistungen der Anschlussversorgung abwägen, ob die stationäre Krankenhausbehandlung nicht ggf. zu früh beendet wurde. Der deutlich höhere Handlungsbedarf an der Schnittstelle Krankenhausbehandlung/Anschlussrehabilitation wurde von den Krankenkassen insbesondere wegen der erwarteten Verlagerung von Leistungen gesehen. Bei Leistungen der Anschlussrehabilitation muss seit Einführung der DRG-Entgelte im akut-stationären Bereich deutlich intensiver geprüft werden, ob die Rehabilitationsfähigkeit tatsächlich gegeben ist. Dazu ist die enge Abstimmung der innerhalb der Krankenkasse mit den Aufgaben des Krankenhausfallmanagements und des Rehabilitationsfallmanagements betrauten Mitarbeiter erforderlich. In der Folge wurden die bis dahin nicht immer in Organisationseinheiten zusammengefassten Aufgabenfelder neu strukturiert, um bei der Bearbeitung der Leistungsfälle die unmittelbar ineinander greifenden Glieder der Versorgungskette auch organisatorisch abzubilden und um Schnittstellen abzubauen. Zu weiteren Leistungsbereichen der Anschlussversorgung (z. B. Häusliche Krankenpflege oder Leistungen der Pflegeversicherung) besteht seither ebenfalls erhöhter Abstimmungsbedarf, jedoch waren hier weniger Veränderungen der Organisationsstrukturen erforderlich als dass die Prozesse und die Schnittstellen entsprechend der veränderten Situation definiert werden mussten.

---

9 Der zur Verfügung stehende Interventionszeitraum entspricht dem Zeitraum zwischen Eingang der Aufnahmeanzeige bei der Krankenkasse und der Entlassung des Patienten aus dem Krankenhaus. Er entspricht der tatsächlichen Verweildauer abzüglich des Zeitraums zwischen Aufnahme und Eingang der Aufnahmeanzeige bei der Krankenkasse (ca. 3 Tage).

3.3 Abrechnungsmanagement

3.3.1 Die neue Komplexität mit der BPflV '95 und der Einführung des DTA

Der Wechsel zur BPflV '95 brachte nicht nur für die Krankenkassenmitarbeiter im Verhandlungsmanagement Neuerungen. Wie bereits dargestellt, haben differenzierte Pflegesätze, Fallpauschalen und Sonderentgelte die Komplexität erhöht. In der Massenverarbeitung einer großen Krankenkasse, bei der jährlich mehrere hunderttausend Krankenhausbehandlungsfälle abgerechnet werden, ist das Mengengerüst der jeweiligen Entgelte von großer Bedeutung. Soweit wie dargestellt weit überwiegend tagesgleiche Pflegesätze zur Anwendung kamen, waren für diesen Bereich keine speziellen Kenntnisse erforderlich. Da die seit 1995 geltenden komplexeren Entgelte (Fallpauschen und Sonderentgelte) nur rund 20 % der Ausgaben betrafen und deren Anteil hinsichtlich der Fallzahlen sogar noch darunter lag, war auch nur für einen entsprechend kleinen Teil der Bearbeitungsfälle eine höhere Mitarbeiterqualifikation für das Abrechnungsmanagement erforderlich. Da weitgehend parallel zu den Veränderungen in der Krankenhausfinanzierung das Datenträgeraustausch-Verfahren (DTA) gemäß § 301 SGB V eingeführt und später auch nach und nach umgesetzt wurde, konnten auch Abrechnungsprozesse immer weiter automatisiert werden. Davon betroffen waren zu dieser Zeit primär weniger komplexe Sachverhalte. Die Hoffnung, im Rahmen der Automatisierung insgesamt im Leistungsbereich Krankenhaus personelle Ressourcen einsparen zu können, wurde bei den meisten Krankenkassen schnell gedämpft. Zum einen erfolgte die Umsetzung des DTA sehr viel langsamer als erwartet. Zum anderen wurden tatsächlich frei werdende Ressourcen dringend für das damals unter Wettbewerbsbedingungen noch sinnvolle Fallmanagement benötigt. Parallel wurden die gesetzlichen Grundlagen für die Einführung des DRG-Systems geschaffen; die Frage nach der Quantität der personelle Ressourcen wurde daher von der Frage der Qualität bzw. notwendigen Qualifizierung der Mitarbeiter verdrängt.

3.3.2 Technische Veränderungen

Anfang des neuen Jahrtausends war klar, dass die DRGs kommen werden und damit weitgreifende Veränderungen auch in den Abrechnungsprozessen der Krankenkassen erforderlich würden. Schon vor der Einführung der DRGs in der Abrechnung stieg z. B. der Umfang der Diagnosedaten erheblich an. Sowohl mit den Entlassdaten als auch mit den Abrechnungen selbst wurden insbesondere von Krankenhäusern, die an der DRG-Kalkulation teilnahmen, auch ohne konkrete Kenntnis des zukünftigen DRG-Systems alle im Rahmen der Behandlung erhobenen Diagnosedaten an die leistungspflichtigen Krankenkassen übermittelt. Dies geschah auch, wenn diese Informationen für die damalige Abrechnung weitgehend irrelevant waren. Die Notwendigkeit der vollständigen Dokumentation in den Krankenhaus-Informations-Systemen (KIS) neben der üblichen Behandlungsdokumentation in der Patientenakte als Vorbereitung auf die DRGs traf damit auch die Krankenkassen. Soweit bei diesen noch kein flächendeckender DTA umgesetzt war, wurde dieser mit Hochdruck vorangetrieben, um spätestens beim verpflichtenden Umstieg auf die DRGs für alle Krankenhäuser die erwartete Menge an DRG-relevanten Informationen maschinell verarbeiten zu können. Die gesetzliche Regelung des § 303 SGB V[10] hat diesen Prozess mit unterstützt. Innerhalb der Krankenkassen wurde in

---

10 Krankenkassen können bis zu 5 % des Rechnungsbetrages für den bei ihnen entstehenden Mehraufwand bei Nichtteilnahme eines Leistungserbringers am DTA einbehalten.

dieser Situation meist nicht mehr davon ausgegangen, dass die flächendeckende DTA-Umsetzung insgesamt zu Personaleinsparungen führen würde. Aber mit dem DTA wurden durch den fast vollständigen Wegfall des Erfassungsaufwandes Ressourcen freigesetzt, die dringend für die qualifizierte Abrechnungsprüfung benötigt wurden. Ohne den DTA wäre es für die Krankenkassen angesichts der gesetzlich definierten Deckelung der Verwaltungskosten seit 2000 kaum möglich gewesen, die personellen Voraussetzungen für die Abrechnung unter DRG-Bedingungen zu schaffen. Bereits auf Basis der Entgeltsystematik der BPflV '95 hat die Automatisierung von Prüfroutinen über den reinen DTA hinaus zunehmend an Bedeutung gewonnen. Nicht nur zur Abarbeitung der einfachen Abrechnungsfälle mit tagesgleichen Pflegesätzen, die teilweise ohne weitere Einbindung eines Krankenkassenmitarbeiters abschließend bis zur Zahlungsanweisung verarbeitet werden konnten, sondern auch zur Prüfung komplexer Fälle standen neue IT-Anwendungen zur Verfügung. Einfache Prüfroutinen oder logische Verknüpfungen mehrerer für die Prüfung relevanter Sachverhalte unterstützen seitdem die Mitarbeiter im Abrechnungsmanagement. Dazu werden in den meisten Anwendungen entsprechende Bearbeitungshinweise für die weitere Abrechnungsprüfung gegeben, die von dem jeweiligen Mitarbeiter abgearbeitet werden müssen, bis der Abrechnungsfall weiterverarbeitet und die Zahlungsanweisung erstellt werden kann. Da dies auch die bislang schon vorhandenen Fallpauschalen der BPflV '95 betraf, waren in den IT-Anwendungen die Voraussetzungen bereits grundsätzlich vorhanden für die Bearbeitung von DRG-Fallpauschalen. Allerdings mussten sämtliche Prüfroutinen für die DRGs neu definiert und ggf. sachlogisch miteinander verknüpft werden.

3.3.3 Die Einbindung des Medizinischen Dienstes

Neu sind nicht nur die Inhalte der Prüfroutinen aufgrund der heutigen Entgeltstruktur, neu sind auch Inhalte der Prüfroutinen aufgrund der neuen medizinischen Inhalte des heutigen Entgeltsystems. Diese erfordern von den Mitarbeitern im Abrechnungsmanagement einer Krankenkasse sehr weitgehende medizinische Grundkenntnisse. Ohne entsprechende Grundkenntnisse ist eine qualifizierte Abrechnungsprüfung nicht möglich. Diese konnten nicht vorausgesetzt bzw. ad hoc aufgebaut werden. Eine wichtige Basis in der Ausgangssituation bildeten meist die im Fallmanagement und in der Abrechnung von Fallpauschalen und Sonderentgelten der BPflV '95 erfahrenen Mitarbeiter, die in der Vergangenheit bereits zu medizinischen Sachverhalten qualifiziert wurden. Während der budgetneutralen Phase der DRG-Einführung 2003–2004 wurden die notwendigen Kompetenzen weiter aufgebaut und gefestigt. Dennoch kann die umfassende Bedeutung medizinischer Sachverhalte im Abrechnungsmanagement nicht ohne Mediziner kassenintern umgesetzt werden. Die gesetzlichen Krankenkassen bedienen sich für medizinische Fragestellungen des MDK. Aufgrund der neuen Bedeutung medizinisch zu bewertender Sachverhalte im Abrechnungsmanagement und weil die gesetzlichen Regelungen der Stichprobenprüfungen des MDK nach § 17c Abs. 2 KHG nicht wirksam umgesetzt werden konnten[11], werden heute deutlich mehr Fälle vom MDK in Kodier- oder Abrechnungsfragen begutachtet. MDK-Gutachten sind ein Massengeschäft geworden, in das rund ein Zehntel aller Krankenhausfälle einbezogen wird. Alleine die Beauftragung von MDK-Gutachten, die Überwachung in Wiedervorlagen und letztlich die Bewertung sowie Umsetzung im Abrechnungsmanagement bindet bei den Krankenkassen erhebliche Ressourcen. Die Beauftragung muss gezielt erfolgen, da zum einen der zuletzt genannte Aufwand bei der jeweiligen Krankenkasse betroffen ist und zum anderen inzwischen der MDK auch an

---

11 Stichprobenprüfungen sind nur wirksam, wenn die Ergebnisse statistisch valide auf die Grundgesamtheit übertragen und daraus auch Konsequenzen gezogen werden können.

seine personellen Grenzen gestoßen ist. Neben den IT-Anwendungen, die auch für MDK-Begutachtung entsprechende gezielte Bearbeitungshinweise an die Mitarbeiter geben, wird zwischenzeitlich nach der ersten Fallauswahl häufig eine Vorbegutachtung – als sog. Sozialmedizinisches Kurzgutachten – direkt bei den Krankenkassen durchgeführt. Erst dann werden umfassende Gutachtenaufträge in Einzelfällen zur Kodierung oder Abrechnung mit Anforderung der Patientenakte beim Krankenhaus in Auftrag gegeben. So werden unnötige MDK-Aufträge in großem Umfang vermieden. Die Einführung einer Aufwandsentschädigung an Krankenhäuser für MDK-Gutachten, die nicht zu einer Rechnungskürzung führen[12], hat das Instrument der Vorbegutachtung durch den MDK bei den Krankenkassen, die davon schon vorher Gebrauch gemacht haben, letztlich bestätigt. Gesetzlich verkürzte Fristen zur Einleitung von MDK-Gutachten zur Kodierung und Abrechnung machen eine zeitnahe Bearbeitung der Abrechnungsfälle durch die Krankenkasse und eine gute Organisation der Vorbegutachtung erforderlich, damit die abschließend für die umfassende MDK-Begutachtung selektierten Abrechnungsfälle nicht erst nach Fristablauf[13] in Auftrag gegeben werden.

3.3.4 Das lernende System

Das DRG-System ist als lernendes System eingerichtet worden und hat sich in den letzten Jahren deutlich weiterentwickelt. Das Abrechnungsmanagement einer Krankenkasse kann unter diesen Voraussetzungen nur erfolgreich bleiben, wenn es als lernende Organisation aufgestellt ist. Dazu müssen die Prüfroutinen der IT-Anwendungen kontinuierlich der jeweiligen Fallpauschalenvereinbarung (FPV) und den darin enthaltenen Abrechnungsbestimmungen angepasst werden. Hinzu kommt, dass auch die Krankenhäuser ihre Kodierung und Abrechnungsmethoden zur Erlösoptimierung weiterentwickeln. Das Abrechnungsmanagement einer Krankenkasse muss solche Veränderungen frühzeitig erkennen und in ihren Prüfroutinen abbilden. Zur Vermeidung von übermäßigen und ineffizienten Aktivitäten in der Abrechnungsprüfung müssen zudem bestehende Prüfroutinen regelmäßig auf ihre Relevanz und Wirksamkeit hin hinterfragt und ggf. modifiziert bzw. deaktiviert werden. Wichtig in dem permanenten Lernprozess ist, dass Anpassungen der Prüfroutinen nicht nur aus dem Blickwinkel des Abrechnungsmanagements auf operativer Basis angegangen werden, sondern bei bestehenden Wechselwirkungen zwischen der Abrechnungssystematik und den Entgeltverhandlungen immer ein Abgleich mit dem Verhandlungsmanagement sowie mit den strategischen Zielsetzungen der Krankenkasse erfolgt. Die Umsetzung der vorgenannten permanenten Veränderungen erfordert die kontinuierliche Qualifikation der Mitarbeiter im Abrechnungsmanagement. Auch hier spiegelt sich die lernende Organisation wider. Der hohe Qualifizierungsbedarf und der Erhalt notwendiger Kompetenz in den Organisationseinheiten des Abrechnungsmanagements machen auch Mindestgrößen der Teams erforderlich, damit Fluktuation zumindest für einen begrenzten Zeitraum kompensiert werden kann. Dies führt auch im Abrechnungsmanagement zu einer weiteren Regionalisierung und dem Abbau von dezentralen Strukturen.

---

12 Einfügung des § 275 Abs. 1c SGB V mit Wirkung ab 01.04.2007.
13 § 275 Abs. 1c SGB V sieht eine Frist von 6 Wochen bis zu Beauftragung des MDK vor.

V. Krankenkassen

4 Qualifizierung der Mitarbeiter

Wie zuvor aufgezeigt, müssen die Mitarbeiter von Krankenkassen gegenüber der Situation zur Zeit der BPflV '95 eine deutlich weitergehende Qualifikation aufweisen. Die Komplexität aus Fragestellungen des Krankenhausfinanzierungsrechts, betriebswirtschaftliche Kenntnisse und medizinisches Basiswissen trifft alle Mitarbeiter, die im Management von Krankenhausleistungen einer Krankenkasse tätig sind. Da dieses Wissen in der Regel kein wesentlicher Bestandteil der klassischen Ausbildung von Sozialversicherungsfachangestellten bei Krankenkassen ist, sind entsprechende zusätzliche Qualifizierungsmaßnahmen erforderlich. Die letzten Jahre haben gezeigt, dass sowohl bei Mitarbeitern mit abgeschlossener Krankenkassenausbildung als auch bei Quereinsteigern der von Qualifizierungsmaßnahmen begleitete Erfahrungsaufbau für die erfolgreiche Arbeit im Abrechnungsmanagement mindestens ein Jahr dauert. Nach dieser Qualifizierungs- und Einarbeitungsphase sind, wie bei allen Mitarbeitern, kontinuierliche Qualifizierungsmaßnahmen erforderlich. Unter anderem deswegen müssen die Führungskräfte im Abrechnungsmanagement stärker als in der Vergangenheit auf niedrige Mitarbeiterfluktuation achten. Neben den Veränderungen der Inhalte und dem höheren Bedarf an Qualifizierungsmaßnahmen wurde, wie in anderen Bereichen, der Einsatz neuer Qualifizierungsinstrumente erforderlich. Während vor der DRG-Einführung wegen der geringeren Komplexität der Sachverhalte zumindest im Abrechnungsmanagement noch Multiplikatorenschulungen adäquate Instrumente waren, um den Mitarbeitern Inhalte zu vermitteln, kann die für jeden Mitarbeiter notwendige Qualifizierung heute meist nur noch mit Präsenzschulungen erreicht werden. Dies gilt insbesondere für die jährlichen Anpassungen des DRG-Katalogs, der FPV und die kontinuierliche medizinische Qualifizierung. Zusätzlich konnten elektronische Lernhilfen auf Inter- oder Intranetbasis etabliert werden, die eine unmittelbare Kontrolle des Lernerfolges für den Mitarbeiter ermöglichen. Die üblichen Instrumente der Wissensvorhaltung für die Mitarbeiter z.B. in FAQ-Katalogen sind im Abrechnungsmanagement heute ebenfalls eine Selbstverständlichkeit. Für die Mitarbeiter im Verhandlungsmanagement liegen die Schwerpunkte der Qualifizierungsmaßnahmen im veränderten rechtlichen Rahmen. Da sich in der Konvergenzphase dieser rechtliche Rahmen kontinuierlich verändert und die Wechselwirkungen mit der sich jährlich verändernden FPV einschließlich neuer Kodierregeln für jedes Verhandlungsjahr strategisch neu zu bewerten sind, muss auch hier ein erheblicher Qualifizierungsaufwand betrieben werden. Hinzu kommen neue IT-Anwendungen für Analysezwecke, bei denen ebenfalls entsprechende Qualifizierungsmaßnahmen erforderlich sind. Die hohe inhaltliche Komplexität der Verhandlungsinhalte hat auch Auswirkungen auf den Verhandlungsablauf und macht damit zunehmend Qualifizierungsmaßnahmen der Mitarbeiter in Verhandlungsstrategien notwendig.

5 Controlling unter DRG-Bedingungen

Jede Form der Steuerung zur Erreichung von Unternehmenszielen macht den Einsatz von Controllinginstrumenten erforderlich. Die Komplexität des DRG-Systems betrifft auch die Weiterentwicklung der Controllinginstrumente. Wegen der Wechselwirkungen von Landesbasisfallwert, krankenhausindividuellem Basisfallwert, Kodierung und Abrechnung ist eine konkrete Zuordnung von Ergebnissen bei den Leistungsausgaben auf die Handelnden nur noch bedingt möglich. Dies führt dazu, dass in den Controlling-Informations-Systemen der Krankenkassen die Wechselwirkungen in einer Treiberbaumlogik hinterlegt werden müssen. Nur so können die Ausgabenziele in Teilziele aufgegliedert werden sowie konkrete Maßnahmen und deren Verantwortung hinterlegt werden. Insgesamt muss aber weiterhin das abgestimmte Vorgehen aller Beteiligten koordiniert werden, damit nicht die isolierte Verfolgung von Einzelzielen das Gesamtziel gefährdet.

6 Zusammenfassung

Die Einführung der DRGs hat erhebliche Veränderungen bei den Krankenkassen mit sich gebracht. Aber sie stand nicht alleine für die Veränderungen. Der Wettbewerb der Krankenkassen um Versicherte und veränderte technische Rahmenbedingungen haben den Prozess verstärkt oder erschwert bzw. unterstützt oder erst möglich gemacht. Organisatorisch hat die DRG-Einführung zu einem deutlichen Abbau von dezentralen Strukturen beigetragen. Die DRGs in der Krankenhausversorgung brachten für das Leistungsmanagement von Krankenhausleistungen bei den Krankenkassen keinen radikalen Umbruch, aber sie erforderten einen Entwicklungsschritt – einen sehr großen Entwicklungsschritt, von dem viele Mitarbeiter mit unterschiedlichsten Qualifikationen betroffen sind.

Literatur

Günster, C. (2007): Komponentenzerlegung und Warenkorbänderungen. In: Klauber, J., Robra, B.P., Schellschmidt, H. (Hrsg.): Krankenhaus-Report 2007. Stuttgart: Schattauer.
Nüßle, R., Damian, G. (2006): Upcoding auf Basis der G-DRG 2005 – ein elementarer Bestandteil der Budget- und Entgeltverhandlungen 2006. In: krankenhaus umschau, 2/2006, 127ff.
Steinmeyer, H.-D. (2005): Krankenkassen zwischen Körperschaft und Unternehmen. In: Wissenschaftlicher Beirat der Betrieblichen Krankenversicherung. Essen 2005.

Krankenhausleistungen auf dem Prüfstand

Peter Dirschedl

1 Einleitung

Mit Einführung des deutschen DRG-Systems (G-DRG-Systems) bekam die Prüfung von Krankenhausleistungen einen neuen Schwerpunkt. Solange die Vergütung noch überwiegend durch tagesgleiche Pflegesätze erfolgte, stand entsprechend die Prüfung der Notwendigkeit und Dauer von Krankenhausbehandlung – also die Frage der Fehlbelegung – im Vordergrund, da in diesem System die Höhe der Vergütung unmittelbar von der Dauer der Krankenhausaufenthalte abhing. Allerdings kamen bereits mit der Bundespflegesatzverordnung 1995 Elemente pauschalierter Vergütung (Fallpauschalen und Sonderentgelte), wodurch auch in zunehmendem Maße die Frage relevant wurde, ob Kodierung und Abrechnung mit den tatsächlich erbrachten Leistungen – unter Berücksichtigung der Fallpauschalen- und Sonderentgeltdefinitionen – übereinstimmten. Bereits die Prüferfahrungen aus diesem noch sehr überschaubaren System, das lediglich etwa 25 % der Krankenhausleistungen abbildete, zeigten, dass mit zunehmendem Leistungsbezug die Komplexität und damit Fehleranfälligkeit der Krankenhausabrechnungen zunahm.

Auch wenn die Kodierung von Diagnosen und Prozeduren damit bereits in den Jahren 1996–2002 eine gewisse Bedeutung für die Abrechnung und damit auch Prüfung von Krankenhausleistungen hatte, rückte sie erst mit Einführung des G-DRG-Systems im Jahr 2003/2004 sowohl für die Krankenhäuser, die Krankenkassen als auch den Medizinischen Dienst der Krankenversicherung (MDK) in den Mittelpunkt des Interesses, da nun die weit überwiegende Mehrzahl der Krankenhausabrechnungen darauf basierten. Die Komplexität eines Abrechnungssystems, das auf der Auswahl aus mehr als 12.000 Diagnosen und mehr als 20.000 Prozedurenkodes gründet, stellte alle Systembeteiligten vor eine erhebliche Herausforderung, wenn es um die Vermeidung oder Aufdeckung von Fehlern ging. Das oft und zu Recht als „lernend" beschriebene G-DRG-System ist seit seiner Einführung weit fortgeschritten und die damit verbundenen Prozesse – von der Systempflege über die praktische Anwendung bis zur Prüfung – haben sich weitgehend stabilisiert. Der vorliegende Beitrag befasst sich mit dem Aspekt der Prüfung von Krankenhausleistungen, wobei der Schwerpunkt auf den Spezifika der Prüfungen in einem DRG-System liegt, aber auch angrenzende Bereiche wie das Thema Fehlbelegung behandelt werden.

2 MDK-Prüfungen im G-DRG-System

Die Prüfbefugnisse des MDK wurden mit Einführung des G-DRG-Systems erweitert. Den bereits zuvor bestehenden Möglichkeiten einer Prüfung von Notwendigkeit und Dauer von Krankenhausbehandlungen (Fehlbelegungen) wurde der gesetzliche Auftrag der gutachtlichen Stellungnahme zur ordnungsgemäßen Abrechnung hinzugefügt. Darüber hinaus wurde die bereits zuvor erfolgte Prüfung auffälliger Einzelfälle um die Möglichkeit von Stichprobenprüfungen erweitert. Dadurch wurde der Komplexität des Systems Rechnung getragen, die es sehr schwer machen kann, Auffälligkeiten bei einzelnen Krankenhausabrechnungen zu ermitteln. Das Instrument der Stichprobenprüfung bietet darüber hinaus die Möglichkeit, Abrechnungsfehler aufzudecken, auch wenn die primär verfügbaren Daten (nach § 301 SGB V) keine Auffälligkeiten bieten. Im Folgenden werden die Rechtsgrundlagen, das methodische Vorgehen bei den Prüfungen sowie Ergebnisse und Erfahrungen seit Einführung des G-DRG-Systems dargestellt.

2.1 Einzelfallprüfungen

2.1.1 Rechtsgrundlagen

Die Rechtsgrundlage für gutachtliche Stellungnahmen durch den MDK im Zusammenhang mit Krankenhausleistungen ergibt sich aus § 275 Abs. 1 Nr. 1 SGB V:

> „Die Krankenkassen sind in den gesetzlich bestimmten Fällen oder wenn es nach Art, Schwere, Dauer oder Häufigkeit der Erkrankung oder nach dem Krankheitsverlauf erforderlich ist, verpflichtet,
> 1. Bei Erbringung von Leistungen, insbesondere zur Prüfung von Voraussetzungen, Art und Umfang der Leistung sowie bei Auffälligkeiten zur Prüfung der ordnungsgemäßen Abrechnung, [...] eine gutachtliche Stellungnahme des Medizinischen Dienstes der Krankenversicherung (Medizinischer Dienst) einzuholen."

Mit dem GKV-Wettbewerbsstärkungsgesetz, das am 1. April 2007 in Kraft trat, wurde ergänzend der Absatz 1c eingefügt:

> „Bei Krankenhausbehandlung nach § 39 ist eine Prüfung nach Abs. 1 Nr. 1 zeitnah durchzuführen. Die Prüfung nach Satz 1 ist spätestens sechs Wochen nach Eingang der Abrechnung bei der Krankenkasse einzuleiten und durch den Medizinischen Dienst dem Krankenhaus anzuzeigen. Falls die Prüfung nicht zu einer Minderung des Abrechnungsbetrags führt, hat die Krankenkasse dem Krankenhaus eine Aufwandspauschale in Höhe von 100 Euro zu entrichten."

2.1.2 Prüfmethodik

Der Prozess der Einzelfallprüfung beginnt mit der Auswahl der zu prüfenden Fälle. Hierzu verwenden die Krankenkassen spezielle Prüfprogramme, die aus den übermittelten Krankenhausabrechnungen Fälle selektieren, die anhand der in den Programmen hinterlegten Prüfalgorithmen als auffällig eingestuft werden. Diese Prüfprogramme werden kassenartenspezifisch aktualisiert und die Auswahlkriterien auch im Hinblick auf gewonnene Prüferfahrungen angepasst. Die mit der Rechnungsprüfung befassten Mitarbeiter der Krankenkassen entscheiden dann – in zunehmendem Maß unter Einbeziehung des MDK im Sinne einer Beratung bei der Fallauswahl – welche der durch die Prüfsoftware als auffällig ermittelten Abrechnungsfälle dem MDK zur Begutachtung übergeben werden.

Ist der Begutachtungsauftrag erfolgt, werden die zur Begutachtung erforderlichen Beurteilungsgrundlagen beschafft, wobei hier eine gesetzliche Mitwirkungspflicht der Leistungserbringer besteht (§ 276 SGB V). Dies kann sowohl durch schriftliche Anforderung beim Krankenhaus (z. B. Entlassbericht, OP-Bericht) als auch durch Einsichtnahme in die Patientendokumentation vor Ort im Krankenhaus erfolgen. Hier bestehen zum Teil landesspezifische Regelungen durch die Verträge nach § 112 SGB V. Auf Basis dieser Beurteilungsgrundlagen gibt der MDK eine gutachtliche Stellungnahme ab, die wiederum Grundlage für die Leistungsentscheidung der beauftragenden Krankenkasse ist.

2.1.3 Ordnungsgemäße Abrechnung

Die Prüfung der ordnungsgemäßen Abrechnung umfasst – neben der im Vorfeld bereits durch die jeweilige Krankenkasse erfolgte Prüfung der formalen Korrektheit – im Wesentlichen die Prüfung der korrekten Kodierung von Diagnosen und Prozeduren. Hierbei wird die Einhaltung der Deutschen Kodierrichtlinien in der jeweils gültigen Form sowie die korrekte Anwendung der Schlüsselverzeichnisse (ICD-10-GM, OPS) überprüft. In zunehmendem Maße werden auch die medizinischen Definitionen bestimmter Diagnosen und die Frage des Leistungsumfangs bestimmter Prozedurenkodes (z. B. Komplexbehandlungen) relevant. Darüber hinaus prüft der MDK aber auch andere Parameter, die Vergütungsrelevanz haben, wie beispielsweise Beatmungsstunden oder intensivmedizinische Scores (TISS/SAPS). Interferenzen mit anderen Prüfungsgegenständen (sekundäre Fehlbelegung, siehe 2.1.4) können sich ergeben, wenn sich durch die Änderung einer inkorrekten Kodierung eine neue Fallpauschale mit von der ursprünglich abgerechneten Fallpauschale abweichender oberer Grenzverweildauer ergibt. Damit kann im Einzelfall die Verweildauer des Falles plötzlich zusätzliche Vergütungsrelevanz erhalten.

2.1.4 Fehlbelegung

Die Prüfung der Notwendigkeit und Dauer von Krankenhausbehandlungen (Frage der Fehlbelegung) erhielt durch die Einführung des G-DRG-Systems – aber auch durch eine parallel dazu verlaufende Entwicklung im Bereich des ambulanten Operierens – neue Schwerpunkte. Während im System der tagesgleichen Pflegesätze die Dauer stationärer Krankenhausbehandlungen einen wesentlichen Prüfschwerpunkt darstellte, verlor dieser Aspekt im fallpauschalierten Entgeltsystem an Bedeutung. Die Entgeltrelevanz der Verweildauer blieb allerdings noch unter drei Aspekten erhalten: im Bereich der unteren Grenzverweildauer der Fallpauschalen (Abschlagsregelung), im Bereich der mittleren Verweildauer (Verlegungsabschläge) und oberhalb der oberen Grenzverweildauer (Zuschlagsregelung).

Im Jahr 2004, also parallel zur Einführung des G-DRG-Systems, wurde der Katalog Ambulantes Operieren nach § 115b SGB V in zwei Kategorien eingeteilt. Kategorie 1 umfasst Leistungen, die im Regelfall ambulant erbracht werden können. Werden diese Leistungen durch eine Klinik stationär erbracht, besteht seither für die Klinik die Verpflichtung, die Gründe zu dokumentieren. Hierfür wurde durch die Vertragsparteien ein Kriterienkatalog vereinbart (G-AEP-Kriterien). Diese Dokumentationsverpflichtung besteht nur für die Leistungen der Kategorie 1, nicht für die übrigen im Katalog gelisteten Leistungen (Kategorie 2). Die grundsätzliche Methodik der Fehlbelegungsprüfungen erfuhr durch die Einführung des G-DRG-Systems keine Änderung. Sowohl die Prüfung der primären Fehlbelegung (medizinische Notwendigkeit zur stationären Aufnahme) als auch die Prüfung der sekundären Fehlbelegung (medizinische Notwendigkeit der Dauer der stationären Behandlung) folgen dem Grundsatz der sogenannten ex ante-Betrachtung, bei der für die Beurteilung jeweils nur die Informationen zugrunde gelegt werden, die dem Krankenhausarzt zum Zeitpunkt seiner Entscheidung zur Verfügung standen. Für die Frage der primären Fehlbelegung finden darüber hinaus beim ambulanten Operieren nach § 115b SGB V und bei den Stichprobenprüfungen nach § 17c KHG (siehe 2.2) die G-AEP-Kriterien Berücksichtigung.

Grundlage der Fehlbelegungsprüfungen sind die Festlegungen des § 39 SGB V, nach denen Versicherte dann Anspruch auf vollstationäre Behandlung in einem zugelassenen Krankenhaus haben, wenn die Aufnahme nach Prüfung durch das Krankenhaus erforderlich ist, weil das Behandlungsziel nicht durch teilstationäre, vor- und nachstationäre oder ambulante Behandlung einschließlich häuslicher Krankenpflege erreicht werden kann. Darüber hinaus findet die einschlägige Rechtsprechung des Bundessozialgerichts Berücksichtigung, nach der Krankenhausbehandlung dann erforderlich ist, wenn das Behandlungsziel nur mit den besonderen Mitteln eines Krankenhauses erreicht werden kann.

2.1.5 Vorzeitige Verlegung oder Entlassung aus wirtschaftlichen Gründen

Mit der Einführung des fallpauschalierten Entgeltsystems im Krankenhaus bestand die Befürchtung, dass dadurch ein Anreiz geschaffen werden könnte, Patienten vorzeitig, also beispielsweise in einem medizinisch instabilen Zustand, zu entlassen oder in nachgeordnete Versorgungsformen (z. B. Rehabilitationsklinik) zu verlegen. Entsprechende Abschlagsregelungen sollten diesem Anreiz entgegenwirken (Abschläge bei Unterschreiten der unteren Grenzverweildauer). Zusätzlich wurden die Krankenhausträger in § 17c KHG gesetzlich verpflichtet, zu gewährleisten, dass vorzeitige Verlegungen oder Entlassungen aus wirtschaftlichen Gründen nicht erfolgen. Methodisch sind die Möglichkeiten einer Überprüfung vorzeitiger Entlassung begrenzt. Da die Patientendokumentation im Krankenhaus mit der Entlassung endet und erfahrungsgemäß der Zustand des Patienten zum Zeitpunkt der Entlassung nur selten dokumentiert wird, können hier oftmals nur mittelbar Rückschlüsse gezogen werden. Die Frage der vorzeitigen Verlegung in nachgeordnete Versorgungssektoren wie beispielsweise Rehabilitationskliniken lässt sich hingegen einfacher klären, da die Aufnahmedokumentation in der nachversorgenden Einrichtung durchaus Aussagen, z. B. zur Frage bestehender Rehabilitationsfähigkeit, erlaubt. Darüber hinaus besteht systembedingt ein gewisser Anreiz zum sogenannten Fallsplitting. Darunter wird eine Vorgehensweise verstanden, bei der bestimmte elektive diagnostische und/oder therapeutische Maßnahmen, die während eines stationären Aufenthalts durchführbar wären, in mehrere stationäre Aufenthalte „gesplittet" werden. Dieser Vorgehensweise wird durch die Regelungen der Vereinbarung zum Fallpauschalensystem für Krankenhäuser (FPV) entgegengewirkt, die unter bestimmten Bedingungen eine Fallzusammenführung bei der Abrechnung vorsehen.

2.1.6 Voraussetzung der Leistung: Indikationsstellung

Durch die erhebliche Transparenz, die durch die Einführung des G-DRG-Systems bezüglich der durch das Krankenhaus erbrachten Leistungen entsteht, wird in zunehmendem Maße ein Bereich prüfrelevant, der die Systembeteiligten vor neue Herausforderungen stellt: die Indikationsstellung. In diesem Bereich stehen weniger die abgerechneten Fallpauschalen im Fokus des Interesses, sondern die parallel dazu eingeführten Zusatzentgelte. Bei bestimmten Medikamenten, die über Zusatzentgelte im System abgebildet sind, aber auch bei anderen Maßnahmen, die in bestimmten Anwendungen noch als experimentelle Verfahren eingestuft werden müssen, wird in zunehmendem Maße von den Kassen hinterfragt, ob die Anwendung im jeweiligen Einzelfall den sozialrechtlichen Vorgaben entspricht (Notwendigkeit, Zweckmäßigkeit, Wirtschaftlichkeit nach § 12 SGB V) und damit in ihre Leistungspflicht fällt. Die Prüfung und Begutachtung solcher Fragestellungen setzt profunde Kenntnisse der aktuellen Studienlage und oftmals umfangreiche Recherchen voraus. Andererseits eröffnet die durch das G-DRG-System in dieser Hinsicht gewonnene Transparenz auch die Möglichkeit, einen konstruktiven Dialog zwischen den Sozialleistungsträgern und den Krankenhäusern über sinnvolle Innovationen auf der Basis evidenzbasierter Medizin zu befördern.

2.1.7 Ergebnisse

Bei dem Vergleich von bisher publizierten Ergebnissen aus Einzelfallprüfungen ist zu beachten, dass diese Ergebnisse zahlreichen Einflussfaktoren unterliegen. Die Beauftragung zu einer Einzelfallprüfung setzt voraus, dass die betroffene Krankenkasse den Fall als auffällig und deshalb zu prüfen ausgewählt hat. Die Güte dieser Fallauswahl stellt bereits einen wesentlichen Einflussfaktor für die Häufigkeit von Beanstandungen dar. Entsprechend können die Ergebnisse aus Einzelfallprüfungen auch keine Aussage über die generelle Qualität der Kodierung/Abrechnung in den Krankenhäusern machen. Im Gegensatz zu einer repräsentativen Stichprobe führt die vorgeschaltete Fallauswahl logischerweise zu höheren Beanstandungsquoten. Neben der Fallauswahl beeinflusst auch der Prüfgegenstand das Prüfergebnis. Die Fragen nach der ordnungsgemäßen Abrechnung und/oder primärer/sekundärer Fehlbelegung werden unterschiedlich häufig geprüft (Zehnder 2007). Hinzu kommt – und dies bestätigen eigene Prüferfahrungen – dass die Qualität der Kodierung von Krankenhaus zu Krankenhaus sehr unterschiedlich sein kann, sich jedoch seit der Einführung des G-DRG-Systems im Zeitverlauf verbessert hat.

Für den Anteil in Einzelfallprüfungen beanstandeter Abrechnungen finden sich in den publizierten Daten Werte zwischen 37,3 % (Kuls und Weibler-Villalobos 2006), 37,9 % (Oestreicher et al. 2006), 41,4 % (Schäfer und Buszello 2006) und 44,6 % (Dirschedl et al. 2007). Zu der Frage, wie sich die Zahl der Beanstandungen im Zeitverlauf entwickelt hat und welche Rückschlüsse daraus bezüglich der Kodierqualität in den Krankenhäusern gezogen werden können, bestehen unterschiedliche Auffassungen. Während von einigen Autoren eine zunehmende Übereinstimmung zwischen dem Krankenhaus und dem MDK im Hinblick auf die Kodierung beobachtet wird (Oestreicher et al. 2006), sehen andere eine weitgehende Konstanz ihrer Beanstandungsquoten im Zeitverlauf und schließen daraus, dass sich die Kodierqualität nicht verbessert habe (Kuls und Weibler-Villalobos 2006). In einer eigenen Analyse der Jahre 2004–2007 fand sich im MDK Baden-Württemberg zunächst ein Rückgang der Beanstandungsquote von 45,5 % im Jahr 2004 auf 38,4 % im Jahr 2005, dann jedoch wieder ein kontinuierlicher Anstieg der Beanstandungsquoten auf 43,1 % im Jahr 2006 und 44,3 % im Jahr 2007. Diese Entwicklung, die der eigentlich erwarteten verbesserten Kodierqualität in den Krankenhäusern entgegenzulaufen scheint, könnte ihre Erklärung in der parallel dazu auch verbesserten Fallauswahl finden. Insgesamt ist allerdings festzustellen, dass Beanstandungsquoten um 40 % auch bei ausgewählten Fällen eine nicht zu vernachlässigende Größenordnung darstellen (Abb. 1).

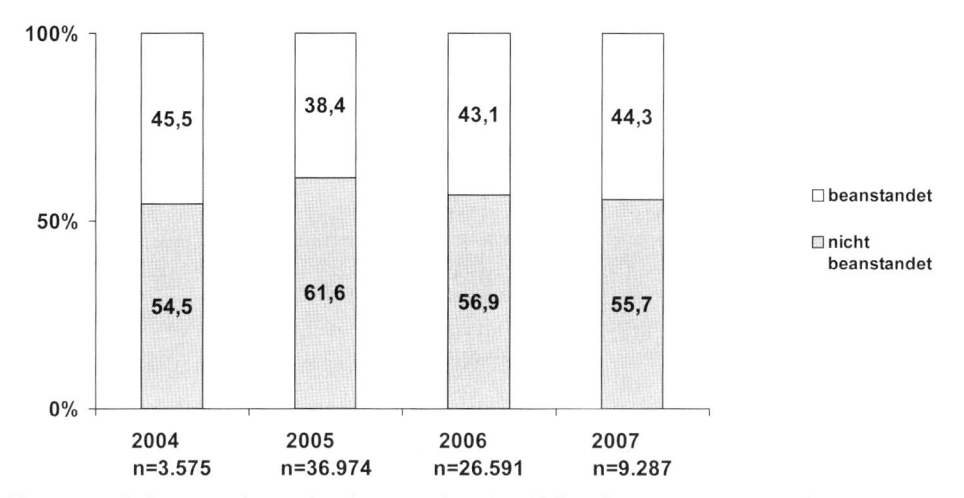

Abb. 1: Anteile beanstandeter Abrechnungen bei Einzelfallprüfungen im Zeitverlauf (Erstgutachten zur ordnungsgemäßen Abrechnung/Kodierung. Quelle: Eigene Daten)

2.2 Stichprobenprüfungen

2.2.1 Rechtsgrundlagen

Zusätzlich zu der unter 2.1.1 genannten Rechtsgrundlage für das Tätigwerden des MDK bei der Prüfung von Krankenhausleistungen wurde die Möglichkeit von Stichprobenprüfungen mit Einführung des G-DRG-Systems in § 17c Abs. 2 KHG geregelt. Die gesetzliche Verpflichtung der Krankenhausträger, durch geeignete Maßnahmen darauf hinzuwirken, dass sowohl Fehlbelegungen als auch eine vorzeitige Verlegung oder Entlassung aus wirtschaftlichen Gründen unterbleiben und die Abrechnung der Krankenhausfälle ordnungsgemäß erfolgt, kann nach dieser Regelung von den Krankenkassen durch Einschaltung des Medizinischen Dienstes in Stichproben geprüft werden. Während die Einleitung der Prüfung früher gemeinsam erfolgen musste, ist seit Inkrafttreten des GKV-Wettbewerbsstärkungsgesetzes auch eine mehrheitliche Entscheidung der Krankenkassen möglich.

2.2.2 Prüfmethodik

Der Prozess der Stichprobenprüfung unterscheidet sich in einigen Punkten deutlich von der Einzelfallprüfung. Eine Vorauswahl auffälliger Abrechnungen findet nicht statt. Innerhalb der zu prüfenden Grundgesamtheit, die sich auf bestimmte Organisationseinheiten (z.B. Abteilung), Diagnosen, Prozeduren oder Entgelte beziehen kann, werden die zu prüfenden Fälle zufällig gezogen. Die Prüfung findet obligat vor Ort im Krankenhaus statt. In den Gemeinsamen Empfehlungen zum Prüfverfahren nach § 17c KHG der Spitzenverbände der Krankenkassen und der Deutschen Krankenhausgesellschaft ist die empfohlene Vorgehensweise für dieses Prüfverfahren detailliert beschrieben (Wagener und Ganse 2004). Darüber hinaus existieren einige Landesvereinbarungen zum Prüfverfahren, wobei nach Kenntnis des Autors lediglich eine Landesvereinbarung für einzelne Verfahrensschritte von der Bundesempfehlung abweichende Regelungen beinhaltet (Dirschedl et al. 2004b).

2.2.3 Ergebnisse

Insgesamt kommen Stichprobenprüfungen nach § 17c KHG sehr viel seltener zur Anwendung als die oben beschriebenen, verdachtsabhängigen Einzelfallprüfungen. In einer Umfrage des Deutschen Krankenhausinstituts gaben lediglich 3% der Krankenhäuser an, in eine Stichprobenprüfung einbezogen worden zu sein (Blum et al. 2007). Entsprechend geringer sind die Fallzahlen, die bislang publizierten Ergebnissen zugrunde liegen. Erwartungsgemäß finden sich bei den Stichprobenprüfungen deutlich weniger Beanstandungen der ordnungsgemäßen Abrechnung/Kodierung als bei ausgewählten bzw. auffälligen Einzelfällen. Der Anteil beanstandeter Fälle wird zwischen 12,5% (van Essen et al. 2007) und 19,6% (Modrack und Weibler-Villalobos 2007) angegeben, worin auch zwischen 2,9 und 8,3% an Fallanteilen enthalten waren, die zu Gunsten des Krankenhauses beanstandet bzw. korrigiert wurden (Modrack und Weibler-Villalobos 2007).

In einer eigenen Analyse der Stichprobenprüfungen aus den Jahren 2004–2006 lagen die Anteile beanstandeter Abrechnungen zwischen 6,5 und 18,8%, mit einem Anteil von 6,9% zu Gunsten der Krankenhäuser beanstandeter Abrechnungen im Jahr 2004 (Dirschedl und Mohrmann 2007) (Abb. 2).

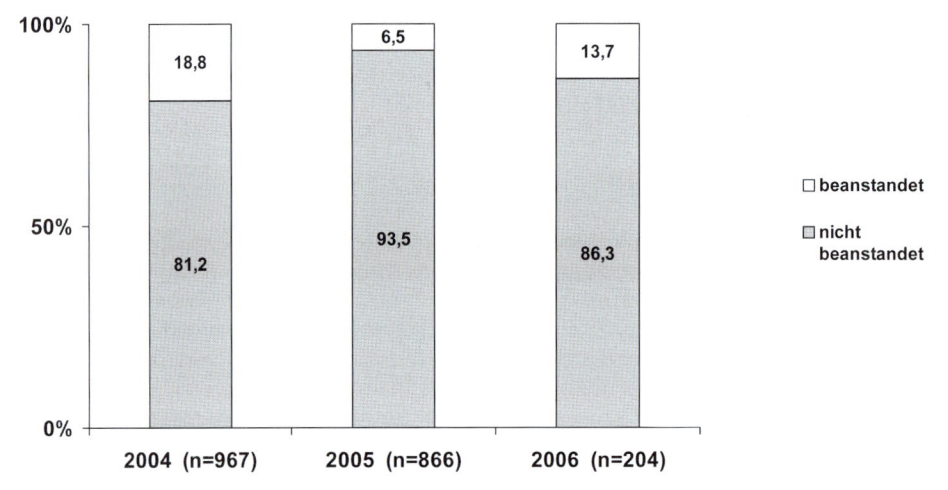

Abb. 2: Anteile beanstandeter Abrechnungen bei Stichprobenprüfungen im Zeitverlauf (nach Dirschedl/Mohrmann 2007)

3 Diskussion

3.1 MDK als Prüfinstanz

Die Notwendigkeit von Prüfungen in einem Vergütungssystem, durch das jährlich mehr als 50 Mrd. Euro leistungsorientiert verteilt werden, steht für die meisten Systembeteiligten außer Zweifel. Ebenso unstrittig ist, dass die Durchführung solcher Prüfungen medizinisches Wissen und eingehende Kenntnis der Regelwerke voraussetzen, da der direkte Bezug zwischen der Vergütungshöhe, der behandelten Erkrankung und der im Zusammenhang damit erbrachten medizinischen Leistungen ja gerade das Spezifikum eines DRG-Systems darstellt. Diesem Zusammenhang wurde gesetzlich dadurch Rechnung getragen, dass der Medizinische Dienst der Krankenversicherung mit Einführung des G-DRG-Systems durch entsprechende Erweiterungen seines gesetzlichen Auftrages direkt in das Prüfverfahren einbezogen wurde. Dieser Schritt lag nahe, da der MDK bereits vor Einführung des G-DRG-Systems als sozialmedizinischer Beratungs- und Begutachtungsdienst der Gesetzlichen Krankenversicherung im Bereich der Begutachtung von Krankenhausleistungen tätig war. Angesichts negativer Erfahrungen mit ungenügender Qualifikation von Kontrollorganisationen in anderen Ländern, bestand bereits bei Einführung des G-DRG-Systems die berechtigte Forderung, dass eine Kontrollinstanz besser kodieren müsse als die Geprüften selbst, da nur dann externe Kontrollen sinnvoll wären (Lüngen und Lauterbach 2001). Damit bestand auf Seiten der „Kontrollinstanz" MDK die zwingende Notwendigkeit, in kurzer Zeit das erforderliche Regel- und Systemwissen zusätzlich zu dem vorhandenen medizinischen Wissen aufzubauen. Obwohl der Schwerpunkt zunächst auf dem Erwerb und der sachgerechten Anwendung der erforderlichen Kenntnisse lag, wurden auch frühzeitig entsprechende Qualitätsmanagementsysteme in diesem Begutachtungssegment implementiert (Dirschedl et al. 2004a). Insbesondere die Einheitlichkeit der Begutachtung in einem solch komplexen und sich jährlich in den Regelwerken verändernden Gebiet zu gewährleisten, stellte und stellt auch weiterhin eine erhebliche Herausforderung dar. Neben MDK-internen Qualitätssicherungsmaßnahmen erfüllt hier der ständige Dialog mit den geprüften Kliniken – ob kooperativ oder konfrontativ – eine wesentliche Funktion. Die anfänglich teilweise heftige Kritik einzelner geprüfter Krankenhäuser an der „Kontrollinstanz" MDK weicht hier zunehmend einem konstruktiven Miteinander. Von MDK-Seite publizierte Kodierempfehlungen werden von Medizincontrollern diskutiert, kommentiert und häufig konsentiert. Umgekehrt werden Hinweise von Krankenhäusern auf sich anbahnende Konflikte beim Verständnis neuer Regeln oder Sachverhalte von Seiten des MDK aufgegriffen und gemeinsame Lösungswege gesucht. Insgesamt ist festzustellen, dass die Prüfung von Krankenhausleistungen unter den Aspekten des G-DRG-Systems zwischenzeitlich für alle Beteiligten alltägliche Routine ist und die Prüfverfahren etabliert sind.

3.2 Häufigkeit der Prüfungen

Sehr viel kritischer als das eigentliche Prüfverfahren wird in zunehmendem Maße von den Krankenhäusern die Häufigkeit bzw. Zahl der Einzelfallprüfungen gesehen. Hier ist zweifellos eine deutliche Zunahme gegenüber den Prüfungen vor Einführung des G-DRG-Systems zu verzeichnen und auch eine Zunahme im Zeitverlauf seit Einführung des Systems. Dies war allerdings auch zu erwarten, da die Komplexität des Systems und die damit zu erwartende Fehleranfälligkeit von Abrechnungen bekannt waren. Die Kritik an der Zahl der Einzelfallprüfungen führte letztlich zu den oben bereits erwähnten gesetzlichen Anpassungen im Rahmen des GKV-Wettbewerbsstärkungsgesetzes. Betrachtet man hierzu publizierte Ergebnisse einer Umfrage, geben über 80 % der befragten Krankenhäuser an, dass Einzelfallprüfungen zugenommen bzw. deutlich zugenommen haben (vgl. Zehnder 2007). Zur absoluten Häufigkeit – also der Frage, welcher Anteil der abgerechneten Krankenhausfälle einer Prüfung unterzogen werden – finden sich unterschiedliche Angaben, z. B. 9,3 % (Becker et al. 2007) und 12,8 % (Toth 2007). Die Frage, welcher Anteil von Einzelfallprüfungen an der Gesamtzahl der Abrechnungen angemessen ist, lässt sich sicherlich nicht abschließend beantworten, da hier die Ansichten naturgemäß je nach Perspektive von einander abweichen müssen. Es bleibt abzuwarten, ob die Summation aus den Effekten einer verbesserten Kodierung der Krankenhäuser,

3.3 Ausblick: Verbesserungspotenziale und neue Ansätze

Unabhängig von der Frage der angemessenen Zahl von Einzelfallprüfungen muss das Ziel aller Systembeteiligten sein, auch künftig den mit den Prüfungen verbundenen Aufwand so gering wie möglich zu halten, um die bei allen Beteiligten begrenzten Ressourcen effektiv und effizient einzusetzen. Prüfungen sind kein Selbstzweck, sie dienen der Stabilisierung des Systems, der Verteilungsgerechtigkeit und der Verhinderung von Missbrauch in einem komplexen Vergütungssystem. Im Hinblick auf die Funktionsfähigkeit des Gesamtsystems sind sie jedoch nur eine „Randerscheinung" und sollten dies auch bleiben. Vor diesem Hintergrund müssen aktuelle oder zukünftige Möglichkeiten der Effizienzsteigerung unbedingt genutzt werden.

Beim Informationsaustausch zwischen Krankenhaus und MDK bestehen Medienbrüche, die erheblichen administrativen Aufwand verursachen. Während die Abrechnungen mit den Krankenkassen auf dem Wege des Datenaustauschs erfolgen, ist die Übermittlung von Entlassberichten, Befunden etc., die der MDK für seine Begutachtung benötigt, in Papierform noch immer die Regel. Dies bedeutet im Krankenhaus die personalintensive Suche in papiergestützten Archiven, Kopiertätigkeit und Postversand. Auf Seiten des MDK ergibt sich dann der umgekehrte Prozess vom Posteingang bis zur Archivierung. Verfügen hingegen Krankenhäuser über eine vollständig digitale Archivierung, kann die vom MDK für die Begutachtung benötigte Patientendokumentation beispielsweise in Dateiform via Internet passwortgeschützt zur Einsicht bereitgestellt werden. Damit werden Medienbrüche vermieden und eine erhebliche Ersparnis an Zeit und personellen Ressourcen erzielt. Hier besteht mittelfristig die Chance, bei fortschreitender digitaler Archivierung in den Krankenhäusern zu einer deutlichen Verfahrensvereinfachung zu gelangen.

Im Hinblick auf die Zahl der Einzelfallprüfungen wird immer wieder die Frage aufgeworfen, ob ein vermehrter Einsatz des Instruments der Stichprobenprüfungen nicht der methodisch sinnvollere und zusätzlich ressourcensparendere Ansatz wäre. Hierzu ist anzumerken, dass in diesem Zusammenhang nicht die Durchführung der Stichprobenprüfung problematisch ist, sondern die Umsetzung gefundener Ergebnisse. Ein allgemein akzeptiertes, pauschaliertes Verfahren existiert bislang nicht. Werden lediglich die in einer Stichprobe beanstandeten Einzelfälle rückverrechnet, ohne daraus weitere Konsequenzen zu ziehen, ist das Verfahren sogar weniger effizient als die Einzelfallprüfung, da durch die fehlende Vorauswahl auffälliger Konstellationen eine Vielzahl korrekter Abrechnungen in die Prüfung eingehen. Da Stichprobenprüfungen auch sicherlich nicht dazu geeignet sind, die Überprüfung auffälliger Einzelfälle vollständig zu ersetzen, wären Modelle erforderlich, bei denen sich diese beiden methodischen Ansätze sinnvoll ergänzen. So könnte beispielsweise der Umfang von Einzelfallprüfungen an das Ergebnis von turnusmäßig durchgeführten Stichprobenprüfungen angepasst werden („Zertifizierung" von Krankenhäusern mit guter Kodierqualität). Eine wesentliche Voraussetzung hierfür wäre allerdings, dass für die bislang offene Umsetzung der Prüfergebnisse aus Stichprobenprüfungen eine einheitliche und praktikable Lösung gefunden wird. Sollte dies gelingen, könnte der vermehrte Einsatz von Stichprobenprüfungen zum einen eine Entlastung von Krankenhäusern mit guter Kodierqualität erbringen, zum anderen durch methodisch bedingt höhere Aussagefähigkeit einen besseren Einblick in den Entwicklungsstand des „lernenden" G-DRG-Systems ermöglichen.

Literatur

Becker, A., Pfeuffer, B., Beck, U. (2007): MDK-Aufwandspauschale – Fakten versus Phantasie. In: krankenhaus umschau, 6/2007, 508–512.

Blum, K., Offermanns, M., Schilz, P. (2007): Drei Jahre Anwendung des G-DRG-Systems in den Krankenhäusern – Ergebnisse des DKI-Krankenhaus Barometers 2006. In: das Krankenhaus, 2/2007, 109–112.

Dirschedl, P., Lemminger, J., Waibel, B., Sackmann, U., Mohrmann, M. (2004a): DRG-Begutachtung durch den MDK: Implementierung eines Qualitätsmanagements. In: Das Gesundheitswesen, Jg. 66, 569.

Dirschedl, P., Waibel, B., Lemminger, J., Mohrmann, M. (2004b): Stichprobenprüfungen im G-DRG-System: Empfehlungen zum Prüfverfahren auf Bundes- und Landesebene – ein kritischer Vergleich. In: Das Gesundheitswesen, Jg. 66, 616.

Dirschedl, P., Funk, R., Heine, U., Mohrmann, M. (2007): DRG-Prüfergebnisse im Ländervergleich: MDK Baden-Württemberg und MDK Westfalen-Lippe. In: Das Gesundheitswesen, Jg. 69, 141–145.

Dirschedl, P., Mohrmann, M. (2007): Stichprobenprüfung nach § 17c KHG: Methodik, praktische Erfahrungen und Ergebnisse in Baden-Württemberg. In: Klauber, J., Robra, B., Schellschmidt, H. (Hrsg.) (2007): Krankenhausreport 2007. Stuttgart, New York: Schattauer-Verlag, S. 195–210.

Essen, J. van, Hübner, M., von Mittelstaedt, G. (2007): Stichprobenprüfung nach § 17c KHG – Erfahrungsbericht aus Krankenhäusern der Maximalversorgung in Hessen. In: Das Gesundheitswesen, Jg. 69, 137–140.

Kuls, G., Weibler-Villalobos, U. (2006): DRG-Kodierqualität in Krankenhäusern hat sich nicht verbessert. In: Die BKK, 12/2006, 560–562.

Lüngen, M., Lauterbach, K.W. (2001): Ausmaß und Ursachen von Kodierproblemen bei pauschalierter Vergütung auf der Basis von Diagnosis-Related Groups. In: DMW, 2001, Jg. 126, 1449–1453.

Modrack, M., Weibler-Villalobos, U. (2007): Krankenhaus: Stichprobenprüfungen sind wichtiges Prüfinstrument. In: MDK-Forum, 1/2007, 12–13.

Oestreicher, E., van Essen, J., Fender, H., Hübner, M., von Mittelstaedt, G. (2006): Drei Jahre Begutachtung der Kodierqualität durch den MDK in Hessen. In: MDK-Forum, 1/2006, 10–11.

Schäfer, R., Buszello, H. (2006): Kassen ziehen Nutzen aus DRG-Auswertung des MDK Nordrhein. In: MDK-Forum, 1/2006, 7–11.

Toth, A. (2007): Erlössicherung durch klinisches Case-Management im MDK-Verfahren. In: das Krankenhaus, 6/2007, 550–553.

Wagener, A., Ganse, T. (2004): Stichprobenprüfungen im Krankenhaus. In: das Krankenhaus, 5/2004, 333–341.

Zehnder, A. (2007): MDK-Prüfungen: Unter Generalverdacht. In: kma, 5/2007, 64–71.

Entwicklungen und Ausgabenfaktoren im Krankenhausbereich

Uwe Repschläger

1 Einleitung

Die Krankenhausausgaben der Gesetzlichen Krankenversicherung (GKV) steigen zwar im Vergleich zu den übrigen Leistungssektoren in den letzten Jahren eher unauffällig, im Verhältnis zu den beitragspflichtigen Einnahmen (BPE) jedoch deutlich überproportional. Während die BPE von 2000–2007 um knapp 5 % gestiegen sind, lag der Anstieg der Krankenhausausgaben im gleichen Zeitraum bei über 14 % (vgl. Abb. 1.a und 1.b).

Jahr	KH-Ausgaben absolut (Mrd. €)	z. Vj.	Index	Einnahmen absolut (Mrd. €)	z. Vj.	Index
1999	43.720			923.860		
2000	44.525	1,8 %	100.0	942.955	2,1 %	100,0
2001	44.958	1,0 %	101,0	955.864	1,4 %	101,4
2002	46.285	3,0 %	104,0	960.391	0,5 %	101,8
2003	46.779	1,1 %	105,1	954.659	−0,6 %	101,2
2004	47.586	1,7 %	106,9	964.613	1,0 %	102,3
2005	48.955	2,9 %	109,9	969.354	0,5 %	102,8
2006	50.323	2,8 %	113,0	975.840	0,7 %	103,5
2007	50.950	1,2 %	114,4	988.892	1,3 %	104,9
2008	52.224	2,5 %	117,3	1.004.715	1,6 %	106,5

Abb. 1.a:
Ausgaben- und Einnahmeentwicklung 1999–2008 Krankenhausausgaben GKV/ Beitragspflichtige Einnahmen

Die Krankenhausausgaben der GKV setzen sich in dieser Betrachtung zusammen aus der Kontengruppe 46 (vollstationäre Krankenhausausgaben ohne Anschlussheilbehandlung) sowie den Ausgaben der Konten 552, 558 und 559 (stationäre Entbindungen). Die Daten für 2008 beruhen auf einer Hochrechnung auf Basis der Monate 1–3/2008.

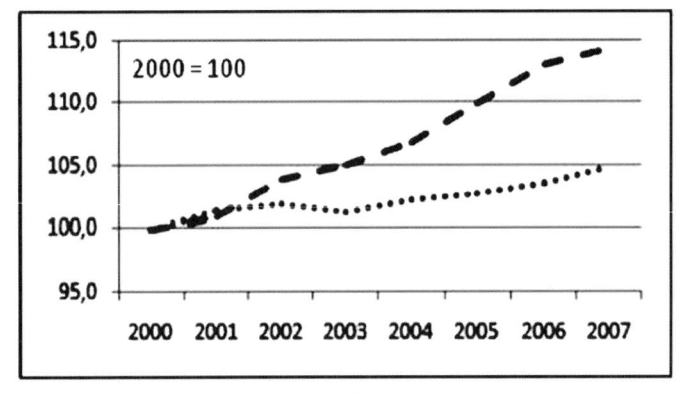

Abb. 1.b:
Entwicklung der BPE und der Krankenhausausgaben in der GKV, 2000–2007

- - - Krankenhausausgaben
.... Einnahmen

Damit wirken die Krankenhausausgaben in einer Mehrjahresbetrachtung beitragssatzsteigernd für die GKV. Die in jüngster Zeit geäußerten Befürchtungen der Krankenhausseite, die Vergütung der Krankenhäuser bleibe hinter der Einnahmenentwicklung der Kassen zurück, sind in einer Zeitreihenbetrachtung somit nicht haltbar.

Die im Verhältnis zu den Gesamtausgaben der GKV eher unauffällige Entwicklung der Krankenhausausgaben verdeckt, welche erheblichen Verschiebungen in den Strukturen und im Leistungsgeschehen sich seit einigen Jahren innerhalb und zwischen Krankenhäusern vollziehen. Neben der Einführung des ambulanten Operierens und der DRGs zeigt sich zunehmend der Einfluss des demografischen Wandels, insbesondere in den neuen Bundesländern. Für einzelne Krankenkassen ergeben sich, angesichts des stark unterschiedlichen Wechselverhaltens der Versicherten, darüber hinaus deutliche zusätzliche Effekte aus der Veränderung ihrer spezifischen Versicherten- bzw. Morbiditätsstruktur. Angesichts der nach wie vor bestehenden Anlaufschwierigkeiten bei der spezialisierten ambulanten Behandlung (§ 116b SGB V) bestehen hier zwar für die Zukunft weitere Potenziale für strukturelle Veränderungen, bislang ist ihr Einfluss auf das Leistungsgeschehen jedoch noch zu vernachlässigen.

Die vorliegende Untersuchung analysiert zum einen die Entwicklung der unterschiedlichen Behandlungsarten der Krankenhäuser (ohne Rehabilitationseinrichtungen). Zudem werden ausgewählte, besonders ausgabenrelevante Fall- und Versichertenkategorien betrachtet und deren Einfluss auf die Ausgabenentwicklung bewertet. In einem dritten Block werden die strukturellen Veränderungen bei Kapazitäten, Personal und Kosten in den Krankenhäusern dargestellt.

Basis der Betrachtung sind zum einen die Abrechnungsdaten der BARMER der Jahre 2001–2007 sowie die gesamtdeutschen Daten[1] der Jahre 1991–2006.

2 Behandlungsarten im Krankenhaus

In den Krankenhäusern lassen sich derzeit im Wesentlichen vier verschiedene Behandlungsarten[2] unterscheiden:

1. vollstationär (ggf. inkl. vor- und nachstationärer Behandlung),
2. teilstationär,
3. (rein) vorstationär,
4. ambulante Operationen.

Im Jahr 2007 verteilen sich die Gesamtfälle bzw. Behandlungsanlässe der BARMER auf diese vier Behandlungsarten wie in Tab. 1 dargestellt.

Tab. 1: Verteilung der Krankenhausfälle der BARMER 2007 nach Behandlungsart

Behandlungsart	2007
*voll*stationär	65%
*teil*stationär	23%
*vor*stationär	6%
ambulante OP's	6%

---

1 Statistisches Bundesamt, Fachserie 12, Reihen 6.1–6.3.
2 Ohne ambulante Behandlungen der Hochschulambulanzen und noch ohne Leistungen nach § 116b SGB V.

V. Krankenkassen

Aktuell werden damit (nur noch) zwei Drittel aller Krankenhausfälle vollstationär behandelt. Dabei erfolgte die Zählung der teilstationären Fälle hier wie in allen folgenden Tabellen nach Behandlungstagen (1 Behandlungstag = 1 Fall).

Ein deutlich anderes Bild ergibt sich erwartungsgemäß, wenn man statt der Verteilung der Fälle die in Tab. 2 dargestellte Verteilung der Ausgaben nach den Behandlungsarten betrachtet.

Tab. 2: Verteilung der Krankenhausausgaben der BARMER 2007 nach Behandlungsart

Behandlungsart	2007
*voll*stationär	96,5%
*teil*stationär	2%
*vor*stationär	0,5%
ambulante OP's	1%

Knapp 97% der gesamten Krankenhausausgaben entfallen auf die vollstationäre Behandlung, auf die drei anderen Behandlungsarten entfallen lediglich 3,5%. Auch wenn die nicht-vollstationären Behandlungsarten inzwischen einen nennenswerten Anteil an der Gesamtfallzahl der Krankenhäuser aufweisen, ist die ökonomische Bedeutung über alle Krankenhäuser hinweg nach wie vor gering.

Das geringe Gewicht der Ausgaben für die nicht-vollstationären Behandlungsarten an den Gesamtausgaben der Kasse ist natürlich die Konsequenz der extrem unterschiedlichen Fallkosten. Die Relation der Fallkosten der unterschiedlichen Behandlungsarten zu den durchschnittlichen Fallkosten über alle Fälle verdeutlicht dies (vgl. Tab. 3).

Tab. 3: Relation der Fallkosten der BARMER 2007 nach Behandlungsart

Behandlungsart	Somatik	Psychiatrie	Gesamt
*voll*stationär	137%	263%	143%
*teil*stationär	16%	7%	10%
*vor*stationär	6%	5%	6%
ambulante OP's	15%		15%

Von den insgesamt 2.060 Krankenhäusern in Deutschland, die im Jahr 2007 mit der BARMER abrechneten, werden selbstverständlich nicht alle Behandlungsarten von allen Einrichtungen erbracht (vgl. Tab. 4).

Tab. 4: Anteil der Krankenhäuser mit Erbringung der jeweiligen Behandlungsart an allen Krankenhäusern

	2007
alle KH	100%
vollstationär	97%
teilstationär	34%
vorstationär	65%
ambulante OP's	55%
alle Arten	19%

Ein Drittel aller Krankenhäuser führen (auch) teilstationäre Behandlungen durch, zwei Drittel behandeln Patienten (auch) nur vorstationär und mehr als die Hälfte operieren (auch) ambulant. Alle möglichen Behandlungsarten werden von ca. jedem fünften Krankenhaus genutzt.

Die Anteile der unterschiedlichen Behandlungsarten unterscheiden sich in den einzelnen Bundesländern z. T. erheblich. In Tab. 5 sind die Fallanteile der unterschiedlichen Behandlungsarten im Bereich Somatik (d. h. ohne Fälle in psychiatrischen Facheinrichtungen und -abteilungen) für die BARMER aufgelistet; die Abgrenzung zwischen den Bundesländern erfolgt dabei nach Standort der Krankenhäuser.

Während Brandenburg und Sachsen mit 10 % bzw. 9 % an allen Fällen einen deutlich überproportionalen Fallanteil beim ambulanten Operieren aufweisen, werden in Niedersachsen und Rheinland-Pfalz überproportional viele Fälle vollstationär behandelt. Der niedrige Anteil an vollstationären Fällen ergibt sich in Bremen durch eine außergewöhnlich hohe Anzahl von teilstationären Fällen in bestimmten Indikationen und ist insofern nicht vergleichbar. In Hamburg werden prozentual die wenigsten Fälle vollstationär behandelt und die meisten Fälle rein vorstationär.

Tab. 5: Fallanteile nach Behandlungsarten und Bundesländern, BARMER 2007 (ohne Psychiatrie)

Land	vollstationär	teilstationär	vorstationär	amb. OP
Schleswig-Holstein	71%	17%	5%	7%
Hamburg	68%	12%	15%	5%
Niedersachsen	84%	4%	5%	7%
Bremen	54%	34%	7%	5%
Nordrh.-Westfal.	74%	9%	10%	7%
Hessen	75%	11%	8%	6%
Rheinland-Pfalz	80%	8%	6%	6%
Bad-Württemb.	77%	10%	5%	7%
Bayern	73%	15%	7%	5%
Saarland	78%	10%	6%	6%
Berlin	77%	11%	6%	6%
Brandenburg	76%	7%	7%	10%
Mecklenb-Vorp.	70%	9%	13%	7%
Sachsen	74%	8%	9%	9%
Sachsen-Anhalt	75%	9%	11%	6%
Thüringen	74%	6%	12%	8%

Neben den unterschiedlichen Behandlungsarten ist die Unterscheidung zwischen den Bereichen „Somatik" und „Psychiatrie" von Bedeutung. Neben den jeweils „reinen" Einrichtungen (nur Psychiatrie/keine psychiatrischen Fachabteilungen) gibt es eine Vielzahl von Mischeinrichtungen, in denen in beiden Bereichen Patienten in entsprechenden Fachabteilungen behandelt werden. Nachfolgend werden die Fälle immer über die Einrichtung bzw. die Fachabteilung und nicht über die Diagnosen zugeordnet (vgl. Tab. 6).

V. Krankenkassen

Tab. 6: Verteilung der Krankenhausfälle der BARMER 2007 nach Bereichen

BARMER	2007
Alle Fälle	100%
Somatik	82%
Psychiatrie	18%

Immerhin gut jeder sechste Fall wurde damit 2007 in einer psychiatrischen Fachabteilung bzw. -einrichtung behandelt. 2001 waren es noch 14 % im Jahr 2003 waren es 15 %.

Rund 10 % der Gesamtausgaben in den Krankenhäusern werden (für Versicherte der BARMER) für psychiatrische Behandlung verwendet. Angesichts der etwas atypischen Versichertenstruktur der BARMER dürfte der bundesweite Anteil über alle Kassen bei ca. 8 bis 9 % liegen (vgl. Tab. 7).

Tab. 7: Verteilung der Krankenhausausgaben der BARMER 2007 nach Bereichen

BARMER	2007
Alle Fälle	100%
Somatik	90%
Psychiatrie	10%

Aufgrund des hohen Anteils der teilstationären Fälle im Bereich der psychiatrischen Behandlung verschiebt sich das Gewicht, bezogen auf die Anteile an den Gesamtausgaben, in Richtung Somatik (vgl. Tab. 8 und 9).

Tab. 8: Verteilung der Krankenhausfälle der BARMER 2007 nach Behandlung und Bereichen

BARMER	Somatik	Psychiatrie
Alle Fälle	100%	100%
*voll*stationär	75%	18%
*teil*stationär	10%	81%
*vor*stationär	7%	1%
ambulante OP´s	8%	0%

Tab. 9: Verteilung der Krankenhausausgaben der BARMER 2007 nach Behandlungsart und Bereichen

BARMER	Somatik	Psychiatrie
Alle Fälle	100%	100%
*voll*stationär	97%	89%
*teil*stationär	1%	11%
*vor*stationär	1%	0%
ambulante OP´s	1%	0%

Insgesamt sind damit heute rund 62 % aller (BARMER-)Krankenhausfälle und rund 88 % der Gesamtausgaben im Krankenhaus grundsätzlich „DRG-fähig". Neben den „DRG-fähigen" Fällen weisen mit ca. 9 % nur noch die vollstationären Fälle im Bereich der Psychiatrie einen nennenswerten Anteil an den Gesamtausgaben auf (vgl. Abb. 2 und 3).

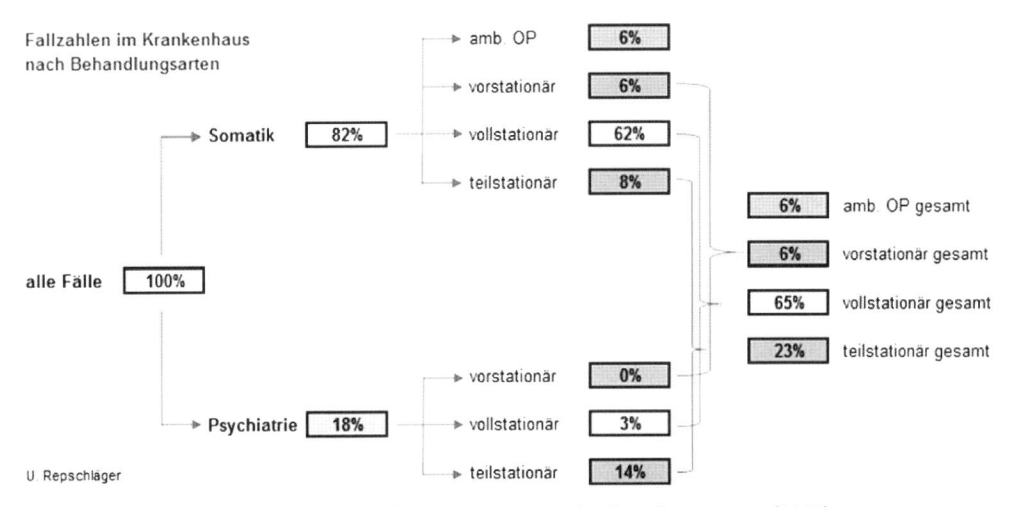

Abb. 2: Verteilung der Krankenhausfälle der BARMER auf Behandlungsarten (2007)

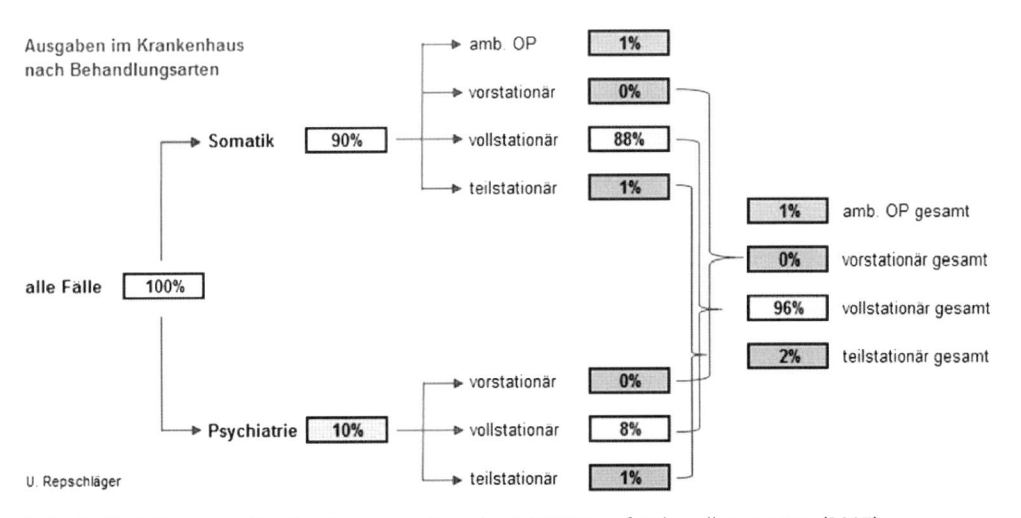

Abb. 3: Verteilung der Krankenhausausgaben der BARMER auf Behandlungsarten (2007)

3 Besondere Fallkategorien

3.1 Sterbefälle

Angesichts einer zumeist intensiv durchgeführten Behandlung und Betreuung gehören Sterbefälle zu den teuersten Fallkategorien. Einen erheblichen Anteil an den hohen Behandlungskosten verursachen die (häufig auch) in dieser Phase durchgeführten Krankenhausbehandlungen. Jährlich versterben ca. 820.000 Personen, davon knapp die Hälfte im Krankenhaus.

V. Krankenkassen

Der Anteil der Leistungsausgaben für die, gemessen an der Gesamtbevölkerung, 1 % Personen, die jährlich versterben, liegt bei gut 5 % aller Leistungsausgaben.

Die Einführung und Fortentwicklung des DRG-Systems hat zu einer leistungsgerechteren Spreizung der Entgelte geführt. Komplexe und leistungsintensivere Fälle werden tendenziell höher bezahlt als vor Einführung der DRGs bzw. in den ersten Versionen des DRG-Systems. Dies zeigt sich – erwartungsgemäß – auch bei den Sterbefällen (vgl. Tab. 10).

Tab. 10: Fallkosten und Fallgewichte der Sterbefälle der BARMER, 2001–2007[3]

Jahr	Fallkosten	Gewicht
2001	206%	1,36
2002	209%	1,46
2003	219%	1,64
2004	283%	2,02
2005	307%	2,12
2006	316%	2,16
2007	326%	2,27

3.2 Neugeborene mit niedrigem Geburtsgewicht

Während (auch) die Zahl der Neugeborenen der BARMER-Versicherten insgesamt seit 2001 deutlich zurückgegangen ist (von 770.000 im Jahr 2001 auf 670.000 im Jahr 2006), sind die entsprechenden Gesamtausgaben deutlich langsamer gesunken (vgl. Tab. 11).

Tab. 11: Anzahl und stationäre Ausgaben für Neugeborene der BARMER, 2001–2007

Jahr	Anzahl		Ausgaben	
2001	80.000	100%	120. Mio. €	100%
2002	72.000	90%	111 Mio. €	93%
2003	61.000	80%	98 Mio. €	82%
2004	60.000	75%	108 Mio. €	91%
2005	53.000	66%	111 Mio. €	93%
2006	49.000	61%	94 Mio. €	78%
2007	48.000	60%	91 Mio. €	76%

Entsprechend sind die durchschnittlichen Fallkosten je Neugeborenen im Zeitablauf um 54 % angestiegen. Hintergrund ist eine deutliche Höherbewertung der Neugeborenen im DRG-System, insbesondere derjenigen mit geringem Geburtsgewicht, im Vergleich zu den alten Fallpauschalen der Bundespflegesatzverordnung (vgl. Tab. 12).

---

3 Fallkosten der Sterbefälle im Verhältnis zu den durchschnittlichen Fallkosten aller Fälle des jeweiligen Jahres. Die Fallgewichte wurden als Effektivgewicht in der Version des jeweiligen Jahres ermittelt; 2001–2003 berechnet mit der Version des Jahres 2003.

Tab. 12: Fallkosten der DRG-Fälle gesamt gegenüber Neugeborenen (NG) der BARMER, 2001–2007

Jahr	DRG gesamt	Neugeborene
2001	100%	100%
2002	103%	104%
2003	107%	106%
2004	114%	132%
2005	117%	142%
2006	120%	155%
2007	120%	154%

Der Anstieg der durchschnittlichen Fallkosten bzw. der stark unterproportionale Rückgang der Gesamtausgaben im Verhältnis zum Rückgang der Neugeborenenzahlen ist wesentlich auf eine Verschiebung der Neugeborenen zwischen den DRGs innerhalb der MDC 15 sowie auf eine veränderte Bewertung der einzelnen DRGs zurückzuführen (vgl. Tab. 13).

Tab. 13: Neugeborene der BARMER nach Kategorien, 2001–2007 (eingruppiert nach der DRG-Version 2006)

Jahr	ohne Probleme	mit Problemen			
		schwere	leichte	verstorben	verlegt
2001	89,0%	6,0%	4,4%	0,1%	0,4%
2002	88,9%	5,5%	5,0%	0,1%	0,4%
2003	88,8%	6,0%	4,4%	0,1%	0,4%
2004	83,4%	7,7%	7,9%	0,1%	0,8%
2005	80,2%	9,6%	9,3%	0,1%	0,8%
2006	80,5%	7,7%	10,6%	0,1%	0,9%
2007	79,5%	8,2%	11,2%	0,2%	1,0%

Zu beachten ist in diesem Zusammenhang, dass die deutliche Verschiebung der Fallanteile in die Kategorien „mit schweren Problemen" bzw. „mit leichten Problemen" gerade auch auf die mit Einführung des DRG-Systems verbesserte Kodierung zurückzuführen und insofern sicher überzeichnet ist.

Erwartungsgemäß schwanken die Fallkosten je nach Kategorie erheblich, wobei die höchsten Fallkosten in der Kategorie „mit schweren Problemen" (inzwischen knapp 10 % aller Neugeborenen) anfallen (vgl. Tab. 14).

V. Krankenkassen

Tab. 14: Fallkosten Neugeborener der BARMER nach Kategorien, 2001–2007[4]

Jahr	ohne Probleme	mit Problemen			
		schwere	leichte	verstorben	verlegt
2001	550 €	8.700 €	4.200 €	1.900 €	750 €
2002	550 €	10.600 €	4.200 €	1.800 €	800 €
2003	500 €	11.100 €	4.100 €	2.700 €	800 €
2004	700 €	10.100 €	3.000 €	3.000 €	900 €
2005	800 €	9.000 €	2.700 €	3.800 €	850 €
2006	840 €	8.800 €	3.400 €	4.100 €	930 €
2007	790 €	10.900 €	3.200 €	5.400 €	860 €

Weiterhin ist der seit Jahren bekannte Trend hin zur Kaiserschnittgeburt festzustellen. Inzwischen wird fast jedes dritte Kind von BARMER-Versicherten so geboren (vgl. Tab. 15).

Tab. 15: Geburten von BARMER-Versicherten nach Kategorien, 2001–2007

Jahr	vaginale Entbindung	Sectio
2001	76%	24%
2002	73%	27%
2003	73%	27%
2004	72%	28%
2005	71%	29%
2006	70%	30%
2007	69%	31%

Interessant (und grundsätzlich bekannt) ist, dass der Anteil der Kaiserschnittgeburten deutlich nach Regionen schwankt, innerhalb der Regionen jedoch konstant hoch oder niedrig ist (vgl. Tab. 16).

---

4 Zu beachten ist, dass es sich bei den dargestellten Kosten um die durchschnittlichen Kosten des jeweiligen Falles bzw. Krankenhausaufenthaltes handelt. Die durchschnittlichen Krankenhauskosten der Neugeborenen liegen, je nach Anzahl der Krankenhausaufenthalte (Fälle), darüber.

Tab. 16: Sectio-Rate[5] bei BARMER-Versicherten nach Regionen[6], 2004–2006

Land	2004	2005	2006	Alter
Brdb.	22%	23%	23%	28,5
M.-V.	21%	23%	24%	28,4
SA	19%	21%	20%	29,6
S.-A.	20%	20%	21%	28,1
TH	22%	21%	22%	28,7
BAY	28%	30%	30%	31,3
B.-W.	28%	30%	30%	31,0
B	24%	23%	22%	30,8
HB	33%	28%	31%	31,2
HH	32%	31%	31%	32,1
HE	33%	31%	32%	31,2
NDS	29%	30%	31%	30,9
NRHN	32%	31%	33%	31,3
R.-P.	29%	32%	32%	30,3
SAAR	33%	34%	34%	30,8
S.-H.	27%	28%	30%	30,8
WL	30%	32%	31%	30,7

Die Sectio-Rate schwankt auf Länderebene zwischen 20 % in Sachsen und 34 % im Saarland, wobei es jedoch grundsätzlich einen Zusammenhang zwischen dem Alter der Mutter (letzte Spalte) und der Sectio-Rate gibt (r^2 auf Ebene der Länder = 0,799). Auf Ebene der Städte schwankt die Rate zwischen 18 % (Chemnitz) und 40 % (Düsseldorf).

4 Veränderte Strukturen im Krankenhausbereich

Bereits ein grober Blick auf die zentralen Krankenhausparameter macht deutlich, dass sich der stationäre Bereich in den letzten zehn Jahren massiv verändert hat (vgl. Tab. 17).

---

5 Anteil der Kaiserschnittgeburten an allen Geburten.
6 Regionale Zuordnung nach dem Standort des Krankenhauses.

V. Krankenkassen

Tab. 17: Struktur- und Leistungsentwicklung der Krankenhäuser, Deutschland 1995–2006

	KH[7]	Betten[7]	Personal[8]	Fälle[9]	Tage[10]	VWD[11]	Kosten[12]	Ausgaben[13]
1995	100 %	100 %	100 %	100 %	100 %	100 %	100 %	100 %
1996	98 %	97 %	99 %	102 %	96 %	94 %	101 %	101 %
1997	97 %	95 %	97 %	103 %	94 %	91 %	102 %	103 %
1998	97 %	94 %	96 %	106 %	94 %	88 %	104 %	106 %
1999	97 %	93 %	95 %	108 %	93 %	86 %	106 %	107 %
2000	96 %	92 %	94 %	110 %	92 %	84 %	108 %	108 %
2001	96 %	91 %	94 %	111 %	90 %	81 %	111 %	110 %
2002	96 %	90 %	94 %	120 %	88 %	76 %	114 %	113 %
2003	95 %	89 %	93 %	120 %	84 %	73 %	116 %	114 %
2004	93 %	87 %	91 %	120 %	81 %	72 %	118 %	115 %
2005	92 %	86 %	90 %	122 %	80 %	71 %	119 %	119 %
2006	90 %	84 %	89 %	122 %	78 %	70 %	120 %	122 %

So ist die Verweildauer von ursprünglich 12,1 Tage auf inzwischen nur noch 8,4 Tage um 30 % zurückgegangen, während die Fallzahl gleichzeitig um 22 % angestiegen ist. Von 2002–2004 war die Fallzahl mit ca. 18 Mio. Fällen (inkl. der in den Krankenhäusern durchgeführten ambulanten Operationen) praktisch konstant, seit 2005 steigt die Fallzahl wieder an (auf inzwischen 18,4 Mio. Fälle). Zu betonen ist, dass die rückläufige Entwicklung der Verweildauer bereits lange vor Einführung der DRGs so stattgefunden bzw. eingesetzt hat.

Die Verweildauer der vollstationären Fälle hat nach Angaben des Statistischen Bundesamtes seit Einführung der DRGs im Jahr 2003 um 0,5 Tage bzw. 5 % abgenommen (vgl. Tab. 18). Von 1993–1997 ist die Verweildauer noch um 2,2 Tage (17 %), von 1998–2002 um 1,5 Tage (14 %) zurückgegangen. Auch wenn der Spielraum für eine Senkung der Verweildauer natürlich kontinuierlich abnimmt, lässt sich anhand dieser Daten kein Einfluss der DRG-Einführung auf die Verweildauer erkennen. Da in den Angaben des Statistischen Bundesamtes jedoch auch die Fälle der psychiatrischen Facheinrichtungen und -abteilungen enthalten sind, ist der „DRG-Effekt" auf die Verweildauer durch gegenläufige Effekte im Bereich der Psychiatrie möglicherweise überlagert. Die Analyse der BARMER-Daten zeigt, dass dies nicht der Fall ist. Für die BARMER liegt die Verweildauer über alle vollstationären Fälle inzwischen ungefähr auf dem Niveau für Deutschland gesamt (8,5 Tage zu 8,4 Tage). Die Verweildauer der „DRG-Fälle" liegt bei 7,5 Tagen – bei einem Rückgang seit der DRG-Einführung um 0,3 Tage (4 %). Da die Altersstruktur der Versicherten einen erheblichen Einfluss auf die durchschnittliche Verweildauer hat, wurde diese zusätzlich um die Altersentwicklung der BARMER-Versicherten bereinigt (Tab. 18, Spalte „simul. DRG"). Danach ergibt sich ein Rückgang der Verweil-

---

7 Akutkrankenhäuser inkl. psychiatrische Facheinrichtungen, ohne Vorsorge- und Rehaeinrichtungen.
8 Umgerechnet in Vollkräfte.
9 Vollstationäre Fälle, ab 2002 inkl. ambulante Operationen.
10 Nur für vollstationäre Fälle.
11 Berechnet nur über die vollstationären Fälle.
12 Bereinigte Kosten.
13 Bereinigte Kosten.

dauer bei den DRG-Fällen seit der System-Einführung um 0,7 Tage (8%). Ein Wert, der angesichts des Zeitraums von fünf Jahren nicht unbedingt besonders auffällig ist. Hier dürfte neben einer Ausweitung des ambulanten Operierens (Aussteuerung von potenziellen Kurzliegern) auch die Entscheidung, in Deutschland eine untere Grenzverweildauer einzuführen, ihren bremsenden Einfluss auf die Verweildauer-Reduktion ausgeübt haben.

Tab. 18: Entwicklung der Verweildauer für vollstationäre Fälle 1991–2007, Deutschland/BARMER
Quellen: Statistisches Bundesamt 1991–2007, BARMER 2001–2008

Entwicklung VWD	D real gesamt	BARMER real gesamt	BARMER real Psych.	BARMER DRG	BARMER simul. DRG
1991	14,6				
1992	13,9				
1993	13,2				
1994	12,7				
1995	12,1				
1996	11,4				
1997	11,0				
1998	10,7				
1999	10,4				
2000	10,1				
2001	9,8	9,0	32,2	8,1	8,1
2002	9,2	8,9	31,1	8,0	8,0
2003 (DRGs)	8,9	8,6	29,9	7,8	7,8
2004	8,7	8,8	29,2	7,9	
2005	8,6	8,8	28,7	7,9	
2006	8,5	8,7	28,6	7,7	
2007	**8,4**	**8,5**	**28,5**	**7,5**	**7,2**
07/03	−0,5	−0,1	−1,4	−0,3	−0,7
	−5%	−2%	−5%	−4%	−8%
02/98	−1,5				
	−14%				
97/93	−2,2				
	−17%				

Ebenfalls findet seit Jahren ein massiver Kapazitätsabbau im Bereich Betten (−13%) und Personal (−9%) statt. Die Kosten der Krankenhäuser sind im Zeitraum 1991–2007 um 20% gestiegen – die Ausgaben der GKV im gleichen Zeitraum sogar um 22%[14]. Die Bevölkerungszahl hat sich im Betrachtungszeitraum mit plus 1% kaum verändert.

Die tiefgreifenden Änderungen werden deutlich, wenn man die Strukturen und Leistungen der Krankenhäuser unterhalb dieser Kenngrößen im Detail betrachtet (vgl. Tab. 19).

---

14 KJ1 1995–2006, Konto 46 ohne AHB

V. Krankenkassen

Tab. 19: Personalentwicklung[15] in den Krankenhäusern, Deutschland 1995–2006 (Auszug)[16]

	Personal	Pflege	Ärzte	Medizintechnik	Funktionsdienst	Wirtschaftsdienst	Verwaltung
1995	100 %	100 %	100 %	100 %	100 %	100 %	100 %
1996	99 %	100 %	103 %	101 %	100 %	96 %	100 %
1997	97 %	97 %	104 %	100 %	99 %	91 %	98 %
1998	96 %	96 %	105 %	99 %	100 %	87 %	97 %
1999	95 %	96 %	106 %	99 %	101 %	85 %	96 %
2000	94 %	95 %	107 %	100 %	102 %	82 %	96 %
2001	94 %	95 %	108 %	100 %	103 %	78 %	96 %
2002	94 %	93 %	111 %	100 %	104 %	75 %	96 %
2003	93 %	91 %	112 %	100 %	104 %	71 %	96 %
2004	91 %	88 %	116 %	99 %	104 %	66 %	95 %
2005	90 %	86 %	120 %	98 %	104 %	62 %	95 %
2006	89 %	86 %	122 %	98 %	105 %	60 %	95 %

Wie bereits dargestellt, ist die Zahl der Krankenhäuser von 1995–2006 um 10 % und die Zahl der Betten um 16 % zurückgegangen. Die Anzahl der insgesamt in den Krankenhäusern beschäftigten Personen[17] ist von 1995–2006 um 11 % gesunken (von 890.000 auf 790.000), die Zahl der Ärzte ist demgegenüber (mit den Fallzahlen) kontinuierlich um 22.000 gestiegen, während die Zahl der Pflegekräfte (mit den Pflegetagen) gleichzeitig um 14 % auf 300.000 zurückgegangen ist. Der Rückgang der Pflegetage (–19 %) wird offenbar insbesondere massiv zum Abbau des Pflegepersonals genutzt, der Anstieg der Fallzahlen wird mit einer nahezu konstanten Zahl von Fällen je Arzt über eine Erhöhung der Arztzahlen ermöglicht. Damit wird auch deutlich, dass das DRG-System kaum zu einer Gefährdung von Arztstellen in den Krankenhäusern führen kann, im Gegenteil: Der Anstieg der Fallzahlen führte in der Vergangenheit tendenziell immer zu einem Mehrbedarf an Ärzten. Insofern wird die DRG-Einführung den Bedarf an Ärzten wohl weiter beschleunigen, zumindest, solange nicht nachhaltige strukturelle Änderungen in der Ablauforganisation der Krankenhäuser Raum greifen (z. B. Delegation von Leistungen).

Insgesamt ist der Personalrückgang in den Krankenhäusern allein auf den massiven Abbau in den Bereichen Pflege (–14 %) und Wirtschafts- und Versorgungsdienst[18] (–40 %) zurückzuführen. Dabei ist kritisch zu hinterfragen, inwieweit der Personalrückgang dahingehend etwas überschätzt wird, indem durch das Outsourcing von Personal in einzelnen Bereichen eigentliche Personalaufwendungen als Sachkosten erfasst werden.

Die Zahl der Ärzte hat, genau wie im Bereich der niedergelassenen Ärzte, in den Krankenhäusern kontinuierlich zugenommen. Angesichts der aktuell stattfindenden Diskussion um „Ärztemangel", Arbeitsbedingungen und Vergütung der Ärzte eine eher wenig beachtete Tat-

---

15 Alle Werte ausgedrückt in Vollkräften.
16 Die aufgeführten Berufsgruppen machen ca. 93 % des gesamten Personals in den Krankenhäusern aus, Statistisches Bundesamt, Fachserie 12/Reihe 6.1 (1995–2006).
17 Umgerechnet in Vollkräfte, Quelle: Statistisches Bundesamt, Fachserie 12.
18 Z. B. Handwerker, Hausmeister, Küchen, Wäscherei usw.

sache. Ausgehend von der Mitte der 1990er Jahre mit ca. 222.000 behandelnden Ärzten noch unter dem Schlagwort „Ärzteschwemme" diskutierten Situation, stellen die heute ca. 257.000 Ärzte (+16 %) in Deutschland nun nach Darstellung insbesondere von KBV und DKG einen „Ärztemangel" dar. Auch wenn die nahezu konstante Gesamtbevölkerung in Deutschland (+1 %) in den letzten zehn Jahren zweifelsohne im Durchschnitt etwas älter, also auch „morbider" geworden ist, dürfte sich das Verhältnis von behandelnden Ärzten zu behandlungsbedürftigen Erkrankungen angesichts von 16 % mehr Ärzten keinesfalls verschlechtert haben. Das Ganze hat offenkundig weniger mit einer rationalen Diskussion um die Versorgung, als vielmehr mit Verteilungskämpfen und massiver Lobbyarbeit zu tun.

Tab. 20: Behandelnde Ärzte (Tsd.) und Bevölkerung (Mio.), Deutschland 1995–2006

Jahr	Ärzte gesamt	Ärzte KH	Ärzte amb.	Bev.
1995	222	102	120	81,7
1996	226	104	122	81,9
1997	229	106	123	82,1
1998	232	107	125	82,0
1999	233	108	125	82,2
2000	236	109	127	82,1
2001	239	110	129	82,5
2002	242	113	129	82,6
2003	245	114	131	82,5
2004	249	118	131	82,5
2005	254	122	132	82,4
2006	257	124	133	82,3
06/95	+36	+22	+13	+0,6

5 Zusammenfassung der Ergebnisse

Inzwischen rechnen ca. 1.750 Krankenhäuser nach Fallpauschalen (DRGs) ab, das sind 85 % aller Krankenhäuser und 96 % aller Nicht-Psychiatriehäuser. Obwohl inzwischen ca. ein Drittel aller Krankenhausfälle nicht mehr vollstationär durchgeführt wird, wird die Ausgaben- und Erlösentwicklung nach wie vor praktisch ausschließlich durch den vollstationären Bereich bestimmt. Zwar behandelt ein Drittel aller Krankenhäuser seine Patienten (auch) teilstationär und zwei Drittel der Krankenhäuser ihre Patienten (auch) vorstationär sowie operieren inzwischen über 50 % der Krankenhäuser (auch) ambulant. Trotzdem werden immer noch knapp 97 % der Krankenhauserlöse über vollstationäre Behandlung erzielt.

Die unterschiedlichen Behandlungsarten in den Krankenhäusern – ambulante Operationen, vorstationäre, teilstationäre und vollstationäre Leistungen – entwickeln sich insgesamt stark unterschiedlich. Insbesondere die Zahl der ambulanten Operationen steigt spätestens seit dem Jahr 2004 massiv an; ebenfalls einen deutlichen Anstieg weisen die teil- und vollstationären Fallzahlen im Bereich der Psychiatrie auf.

V. Krankenkassen

Der Anteil der Fälle in psychiatrischen Facheinrichtungen und -abteilungen liegt heute bei ca. 15%, der Anteil der Erlöse für diese Fälle an den Gesamterlösen der Krankenhäuser liegt bei ca. 8%. Insgesamt entwickelt sich der Anteil dieser Leistungen, die derzeit nicht über das DRG-System abgerechnet werden und deren Preise nicht unter die Konvergenzklausel fallen, deutlich überproportional.

Die seit der DRG-Einführung erfolgten z.T. gravierenden Verschiebungen in den Preisrelationen für Leistungen (Veränderungen der Relativgewichte) und die sich daraus ergebenden Verschiebungen im Leistungsspektrum haben erheblichen Einfluss auf die Erlöse einzelner Krankenhäuser und die Krankenhausausgaben einzelner Kassen.

Entwicklung und Zukunftsfähigkeit der neuen Versorgungsformen

Christoph Straub, Immanuel Lütjohann

1 Einleitung

Das deutsche Gesundheitssystem hat sich – so scheint es – innerhalb der letzten Jahrzehnte selbst zum schwierigen Patienten entwickelt. Es leidet an einer chronischen, schwer zu kurierenden Krankheit: Die Fieberkurve der Gesundheitsausgaben steigt unaufhaltsam, jegliche Therapieversuche scheinen bislang fehlzuschlagen bzw. sie wirken nur kurzfristig und symptomatisch. Als Ursache wird vornehmlich eine mangelhafte Effizienz des Systems diagnostiziert und als Beispiel die bei langfristigen Krankheitsepisoden (z. B. chronische Erkrankungen) angeblich defizitäre Struktur und Abstimmungsprozesse zwischen den beteiligten Akteuren genannt. Und in der Tat erschweren die sektorale Trennung der Versorgungsbereiche sowie unzulängliche Anreize für eine Förderung des Wettbewerbs unter den Leistungserbringern in der Gesundheitswirtschaft den wirtschaftlichen Einsatz von Ressourcen. Darüber hinaus erfolgt im Kollektivvertragssystem der Gesetzlichen Krankenversicherung (GKV) keine Differenzierung der Leistungsvergütung in Bezug auf die Leistungsqualität. Grund hierfür ist unter anderem die sozialgesetzgeberische Verankerung einer zumeist „gemeinsamen und einheitlichen" Preis- und Leistungsvereinbarung der GKV gegenüber Leistungserbringern bzw. ihrem Kollektiv (Kassenärztliche Vereinigung, Krankenhaus). Allgemein kann gesagt werden, dass es kaum Anreize zur Qualitätsdifferenzierung gibt und somit unternehmerische Bestrebungen bisher nicht gefördert werden.

Um die identifizierten Defizite des deutschen Gesundheitssystems zu kurieren, folgt seit den 1970er Jahren eine Kostendämpfungsreform nach der anderen mit zumeist geringen nachhaltigen Effekten. Auch eine Deckelung der Gesundheitsausgaben durch einen staatlich festgesetzten Einheitsbeitragssatz und einem der Umverteilung dienenden Gesundheitsfonds wird die Ausgabenprobleme des deutschen Gesundheitswesens kaum lösen.

Positive Effekte zeichnen sich dagegen durch Gesetzesänderungen ab, die ein Mehr an marktwirtschaftlichen Akzentuierungen einführten: Zu nennen sind z. B. auf der Beschaffungsseite eine Lockerung des Kontrahierungszwanges[1], was die Grundlage für neue Versorgungsformen legte. Insbesondere die mit Wirkung zum 01.01.2004 durch das GKV-Gesundheitsmodernisierungsgesetz (GMG) erfolgende Reform des § 140a ff. SGB V, welche die Einführung einer pauschalen Anschubfinanzierung für Verträge der integrierten Versorgung regelte, hat zu einer gesteigerten Dynamik in diesem Bereich geführt. Das Ziel der integrierten Versorgung, mit unterschiedlichen Steuerungselementen die Prozesse der Prävention, Diagnose, Therapie und Rehabilitation fach- und/oder sektorenübergreifend zu planen, zu begleiten, zu bewerten und nach medizinisch qualitativen und wirtschaftlichen Gesichtspunkten zu optimieren, scheint aufzugehen.

Auch die neuen Möglichkeiten für selektives Kontrahieren für z. B. eine hausarztzentrierte Versorgung nach § 73b SGB V oder eine Förderung der Qualität in der vertragsärztlichen Ver-

---

[1] Die (gesetzliche) Verpflichtung, mit festen Vertragspartnern Verträge zu schließen (z. B. Kassenärztliche Vereinigungen).

V. Krankenkassen

sorgung nach § 73c SGB V, haben Bewegung in den gesundheitlichen Versorgermarkt gebracht.

Ein weiterer Grundstein für unternehmerische Strukturen auf der vertragsärztlichen Seite wurde durch die Möglichkeit der Gründung von Medizinischen Versorgungszentren (MVZ) gelegt. Flankiert wird diese wettbewerbsorientierte Neuordnung im vertragsärztlichen Bereich durch weitreichende Regelungen zur Liberalisierung und Flexibilisierung des Berufsrechts der Vertragsärzte mit dem Vertragsarztrechtänderungsgesetz (VÄndG) zum 01.01.2007. Ziel des Gesetzgebers ist es, die Kooperationen und Konzentration medizinischer Leistungen zu fördern und die Professionalisierung unternehmerischer Strukturen zu unterstützen.

Insbesondere auf Möglichkeiten zur Gestaltung der genannten neuen Versorgungsformen wird im Folgenden eingegangen. Hingewiesen sei an dieser Stelle der Vollständigkeit halber auch auf die Ausweitung der Handlungsoptionen der ambulanten Leistungserbringung im stationären Bereich unter anderem durch den § 115b sowie § 116b SGB V.

2 Entwicklungen im Bereich neuer Versorgungsformen

2.1 Integrierte Versorgung

War die Einführung der integrierten Versorgung im Jahre 2000 noch durch hohe bürokratische Anforderungen z. B. bei der Finanzierung der Verträge und zu geringe Anreize für die Leistungserbringer gekennzeichnet, so gelang es dem Gesetzgeber durch die Novellierung der gesetzlichen Rahmenbedingungen der integrierten Versorgung im Jahre 2004, die formalen Anforderungen massiv abzusenken und durch die Einführung der Anschubfinanzierung entsprechende Anreize zu setzen. Seither sind beinahe alle Leistungserbringer im deutschen Gesundheitswesen aktiv, um integrierte Versorgungsverträge abzuschließen und in die Praxis umzusetzen.

Zum 30.06.2008 waren bundesweit bereits 5.583 Verträge zur integrierten Versorgung mit einem Volumen von über 784 Mio. Euro bei der hierfür zuständigen Registrierungsstelle gemeldet, an welchen nach Angaben der Krankenkassen bis zu 3,9 Mio. Versicherte partizipieren. Krankenhäuser treten hierbei in 50,5 % als direkte vertragsschließende Partner auf (BQS 2008).

Den Grundstein für die zu beobachtende zunehmende wettbewerbsorientierte Ausrichtung der Krankenhäuser in Deutschland legte unter anderem das GKV-Gesundheitsreformgesetz 2000, in welchem durch den neu eingefügten § 17b KHG die Einführung eines pauschalierten Entgeltsystems zur Vergütung aller allgemeinen stationären Leistungen ein Paradigmenwechsel in der Krankenhausversorgung vollzogen wurde.

Der Trend der Verweildauerverkürzung[2] in der stationären Versorgung, welcher seit Jahren zu beobachten war, hat sich weiter verstärkt. Die Komprimierung des stationären Versorgungsereignisses auf eine geringere Verweildauer erfordert einen hohen Grad an Kooperationen mit vor- und nachgelagerten Leistungserbringern bzw. die Integration ambulanter (prä-

---

2 Verzeichnete ein Krankenhausfall im Jahre 1991 noch durchschnittlich eine Verweildauer von 14 Tagen, so prognostiziert das Rheinisch-Westfälisches Institut für Wirtschaftsforschung (RWI) für das Jahr 2009 eine Absenkung der durchschnittlichen Verweildauer auf 7,9 Tagen (RWI 2008, S. 15ff.).

Anteile der Vertragspartner-Kombinationen an gemeldeten Verträgen zur integrierten Versorgung - Leistungserbringerseite

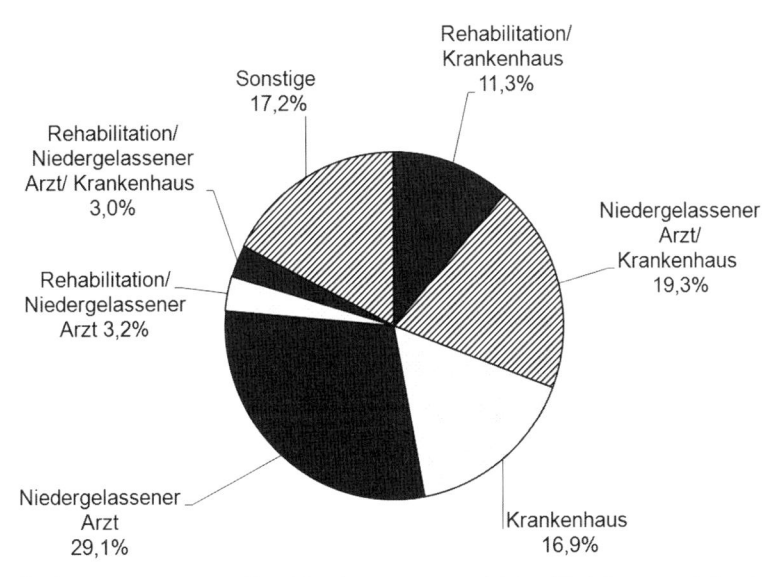

- Sonstige 17,2%
- Rehabilitation/ Krankenhaus 11,3%
- Rehabilitation/ Niedergelassener Arzt/ Krankenhaus 3,0%
- Niedergelassener Arzt/ Krankenhaus 19,3%
- Rehabilitation/ Niedergelassener Arzt 3,2%
- Krankenhaus 16,9%
- Niedergelassener Arzt 29,1%

Abb. 1: Anteile der Vertragspartner-Kombinationen an gemeldeten Verträgen zur integrierten Versorgung: Leistungserbringerseite (Quelle: BQS-Registrierungsstelle 2007).

und poststationärer) Versorgungselemente. Des Weiteren entstehen für die Krankenhäuser durch die Reduzierung der Verweildauer frei werdende Kapazitäten, welche im Bereich der einzelvertraglichen Bestrebungen im Versorgungsmarkt angeboten werden können.

Zur Sicherung der Marktposition hinsichtlich der Akzeptanz durch Zuweiser und Patienten gelten Aktivitäten der Krankenhäuser im Bereich der neuen Versorgungsformen als elementar. Die integrierte Versorgung dient über den stationären Leistungssektor hinaus auch zur Steuerung von Einweisungen bzw. um den Einweisermarkt stärker an das Krankenhaus zu binden. Der Patient wertet eine abgestimmte bzw. reibungslose Versorgung zwischen den beteiligten Akteuren (Zuweiser, Krankenhaus und Nachbehandler) als Qualitätsmerkmal.

Auch die Bereitschaft der Kostenträger hinsichtlich der Aktivitäten im Bereich der neuen Versorgungsformen wurde durch die Einführung des pauschalierten Entgeltsystems beflügelt. So stellt das DRG-System eine transparente und einheitliche Kalkulationsgrundlage dar, welche sowohl auf Seiten der Leistungserbringer wie auch auf Seiten der Kostenträger die Preisfindung für stationäre Leistungselemente begünstigt. Darüber hinaus wurde die Transparenz hinsichtlich der Leistungserbringung deutlich gesteigert. Leistungsstrukturdaten lassen sich krankenkassenübergreifend hinsichtlich der Leistungsart, der Frequenz und des Schweregrades je Krankenhaus transparent darstellen und ermöglichen den Vergleich verschiedener Leistungserbringer.

V. Krankenkassen

2.1.1 Umgewandelte Strukturverträge und Verträge mit Komplexpauschalen

In den ersten Jahren der integrierten Versorgung war vornehmlich die Überführung bzw. Substitution von klar abgrenzbaren Leistungen aus der Regelversorgung in den Bereich der Einzelverträge nach § 140a ff. SGB V zu beobachten. Dies betraf insbesondere den Bereich des ambulanten bzw. stationsersetzenden Operierens. Weiter wurden in einem hohen Maß Verträge mit stationären Komplexleistungen abgeschlossen, wie im Bereich der endoprothetischen und kardiochirurgischen Eingriffe. Inhalt dieser Verträge ist zumeist neben der stationären Hauptleistung die Einbindung der prä- sowie postoperativen ärztlichen Versorgung, von ambulanten oder stationären rehabilitativen Versorgungselementen sowie eine Vergütung durch Komplexpauschalen.

Hintergrund der anfänglichen Dynamik in diesem Vertragsbereich war und ist unter anderem die einfache Abbildung der zu vereinbarenden Behandlungsprozesse und die damit einhergehende klare Leistungsbeschreibung. Auch wenn der Anteil von Verträgen, in welchen Krankenhäuser als vertragsschließende Partner auftreten, kontinuierlich abnimmt (1. Quartal 2005 79 %, 2. Quartal 2008 51 %), haben entsprechende Verträge nach wie vor eine hohe Bedeutung in der integrierten Versorgung. So stellt die integrierte Versorgung derzeit für Krankenhausträger und Krankenkassen die einzige Option der „freien" Leistungsvereinbarung dar, um durch entsprechende Verträge mit dem „prefered Provider" eine Versorgungssteuerung nach Qualitätsaspekten anzustreben und durch eine Vereinbarung zusätzlicher Leistungsmengen Wirtschaftlichkeitsvorteile zu generieren. Die Erfahrungen, welche hier gesammelt wurden und werden, bilden eine solide Grundlage für die sich anbahnende Vertragsliberalisierung im stationären Bereich.

Praxisbeispiel der TK: Ergebnisorientierte Vergütung in der Herzchirurgie
Im Bereich der Herzchirurgie bietet die Techniker Krankenkasse (TK) bereits seit einigen Jahren qualitativ hochwertige Versorgungsangebote mit ausgewählten Krankenhäusern sowie Rehabilitationseinrichtungen und niedergelassenen Kardiologen an. Diese Vertragskonzepte entwickelt sie laufend weiter. Nachdem die TK in der Herzchirurgie mit Kliniken Komplexpauschalen vereinbart hat, gibt es nun in diesem Bereich erste Verträge mit einer erfolgsorientierten Vergütung:
Das Krankenhaus meldet bestimmte Qualitätsparameter an die Bundesgeschäftsstelle für Qualitätssicherung (BQS). Die beteiligen Vertragskrankenhäuser haben sich der TK gegenüber verpflichtet, ihre BQS-Werte offenzulegen. Sind die Vertragskrankenhäuser erfolgreicher als der Bundesdurchschnitt, erhalten sie zusätzlich einen Bonus auf die vereinbarte Vergütung.

Auch der Patient profitiert von solchen Verträgen, indem die Kliniken ihre Behandlungsverfahren immer wieder neu unter Beweis stellen müssen.

Weitere Vorteile von Verträgen mit Komplexleistungen liegen in der optimierten Prozessabbildung der Versorgung der Patienten und der daraus resultierenden Reduzierung der Gesamtbehandlungsdauer. Dies wird ermöglicht durch abgestimmte Behandlungspfade, optimiertes Überleitungsmanagement zwischen den einzelnen Leistungserbringern sowie durch den Abbau administrativer Hürden (z. B. reduziertes Antragsverfahren).

Eine Auswertung der Gesamtbehandlungsdauer von 644 Versicherten der TK, welche im Jahr 2006 im Rahmen einer integrierten Versorgung eine stationäre kardiologische bzw. kardiochirurgische Leistung in Anspruch nahmen, hat ergeben, dass der Übergang von der akutstationären Versorgung in die Rehabilitation von 20,5 Tagen in der Kontrollgruppe (Regelversorgung) auf 11,7 Tagen innerhalb der Maßnahmengruppe (integrierte Versorgung) reduziert werden konnte. Der Zeitfaktor ist zunächst der wirtschaftlichen Effizienz zuzuordnen, da z. B. im Bereich der Krankengeldzahlung jeder zusätzliche Arbeitsunfähigkeits- bzw. Krankengeldtag Kosten verursacht. Er ist jedoch auch Qualitätsindikator in dem Sinne, dass eine kürzere Verweildauer und Wartezeit auf die Rehabilitation die Qualität der bezogenen Leistung erhöhen können. Man könnte die Zeitersparnis in diesen Fällen auch der Effektivität oder Ergebnisqualität der Klinikleistungen zuschreiben.

2.1.2 Patientensteuerung – Case-Management-Verträge

Neben der rationalen Abbildung von Versorgungsereignissen bietet das Instrument der integrierten Versorgung die Möglichkeit, Leistungsinhalte und Versorgungsstrukturen neu zu definieren und gestalten. Weiter besteht für Krankenkassen die Möglichkeit, Versicherte in Form eines Fallmanagements zu selektieren und in geeignete Versorgungsangebote durch gezielte Beratung (aktive Versichertenansprache) zu steuern. Auf Seiten der Leistungserbringer gilt es, in Verträgen des Case-Managements eine auf die Bedürfnisse des Patienten zugeschnittene individuelle Therapie zu gestalten.

Versorgungssteuerung am Beispiel „Integrierte Versorgung Rückenschmerz"
Im vergangenen Jahr sind allein bei den Versicherten der TK über sechs Mio. Arbeitstage verursacht durch Rückenschmerzen ausgefallen. Um Patienten mit akuten und chronischen Rückenschmerzen künftig besser zu versorgen, hat die TK mit der Deutschen Gesellschaft für Schmerztherapie bundesweit ein neuartiges Behandlungskonzept vereinbart. Schmerztherapeuten bilden regional multiprofessionelle Teams durch Kooperationen mit Physio- und Psychotherapeuten. Daneben werden Verhaltenstherapie und Entspannungsverfahren in der Behandlung eingesetzt. Die intensive Therapie, welche mehrstündige Anwendungen alle zwei Tage umfasst, beträgt in der Regel vier Wochen und kann bei Bedarf auf acht Wochen ausgeweitet werden. Die Therapieinhalte werden individuell auf die Bedürfnisse des Patienten zugeschnitten.
Mit den Beteiligten ist eine erfolgsabhängige Vergütung vereinbart. Kriterium ist die Rückkehr ins Berufsleben: Ist der Patient nach einem Monat wieder arbeitsfähig und bleibt er dies auch innerhalb der nächsten sechs Monate, wird ein Bonus ausgezahlt. Wird das Behandlungsziel nicht erreicht, wird die Vergütung gekürzt.
Die Zusteuerung in dieses Modell erfolgt durch die TK. Versicherte mit einer Arbeitsunfähigkeit von über 28 Tagen werden selektiert, danach direkt durch die regionalen Rehabilitationsberater der TK angesprochen und auf die Teilnahmemöglichkeit am Programm hingewiesen.
Erste Auswertungen zeigen neben einer gesteigerten Patientenzufriedenheit auch weitere Erfolge: Versicherte, die bereits länger als ein viertel Jahr wegen ihrer Beschwerden nicht arbeiten können, sind durchschnittlich 227 Tage arbeitsunfähig. Bei Patienten, welche die neue TK-Intensiv-Therapie in Anspruch genommen haben, verkürzt sich dagegen die durchschnittliche Arbeitsunfähigkeit auf 117 Tage. Im Bereich der Krankengeldzahlung bedeutet dies eine Reduzierung von 172 auf 82 Tage.

Für diese Art der Versorgungsmodelle ist die Steuerung des Versicherten in die entsprechenden Angebote zentral. Noch ist für die Krankenkassen aber auch für die teilnehmenden Leistungserbringer die Patienten- bzw. Versichertensteuerung ein neues Handlungsfeld. Es ist mit Sicherheit jedoch eines, das in Zukunft an Bedeutung gewinnen wird. Und die Versicherten nehmen diese Steuerung positiv auf.

V. Krankenkassen

In Zusammenarbeit mit dem Institut für Medizin-Soziologie am Universitätsklinikum Eppendorf hat die TK 644 Versicherte befragt, die im Jahre 2006 an integrierten Versorgungsmodellen zur stationären kardiologischen oder kardiochirurgischen Versorgung teilgenommen haben. Knapp 30 % der Versicherten haben angegeben, dass die Teilnahme an der integrierten Versorgung aus einer Beratung durch die Krankenkasse resultierte. Die Einführung der Wahltarife in der GKV (§ 53 SGB V), welche unter anderem das Ziel der Versichertensteuerung und -bindung haben, kann diese Tendenz perspektivisch weiter verstärken.

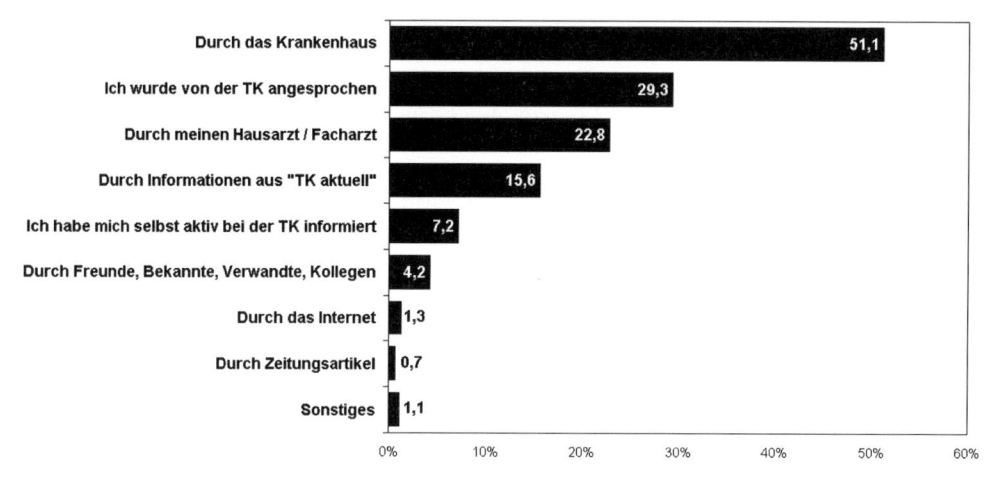

Abb. 2: Art des Kennenlernens des Angebotes der TK zur „Integrierten Versorgung" (Angaben in %; Mehrfachnennungen möglich) (Quelle: Institut für Medizin-Soziologie des Universitätsklinikums Hamburg-Eppendorf, 2007).

2.1.3 Die gesetzgeberische Forderung von Populationsmodellen

Im Rahmen des GKV-Wettbewerbsstärkungsgesetzes (GKV-WSG) hat der Gesetzgeber die bevölkerungsbezogene Flächendeckung in der integrierten Versorgung eingefordert (§ 140a Abs. 1 S. 2 SGB V). Weiter beabsichtigte der Gesetzgeber, die Verwendung der Mittel der Anschubfinanzierung an diese Maßgaben zu koppeln, wovon jedoch im Laufe der Gesetzesberatung Abstand genommen wurde. Der Gesetzgeber versuchte zu konkretisieren, dass „[...] eine bevölkerungsbezogene Flächendeckung insbesondere dann anzunehmen ist, wenn entweder in einer größeren Region (z.B. mehrerer Stadt- oder Landkreise) die Behandlung einer versorgungsrelevanten Volkskrankheit (z.B. Diabetes, Schlaganfallprävention oder Bandscheibenerkrankungen) umfassend in einer integrierten Versorgung angeboten wird oder in einer auch kleineren Region das gesamte oder ein Großteil des Krankheitsgeschehen der Versicherten in einer integrierten Versorgung ermöglicht wird" (BT-Drs. 16/3100).

Die Erfahrung der letzten Jahre zeigt, dass „verordnete" Versorgungsansätze nicht funktionieren. Grundlage positiver Entwicklungen hin zu größeren Versorgungseinheiten sind vielmehr unterschiedliche erfolgreiche Versorgungsangebote, die bei angrenzenden Indikationsbereichen modular miteinander zu Versorgungsnetzen verknüpft werden. So unterhält die TK z.B. in Bayern unterschiedlichste einzelvertragliche Versorgungsangebote im Bereich der Herzerkrankungen (koronare Herzerkrankung und Herzinsuffizienz), welche zunehmend zu einem Versorgungsnetz zusammen wachsen. Module des Versorgungsnetzes in Bayern sind z.B.:

- ein Versorgungsnetz für Patienten mit koronarer Herzerkrankung (45 niedergelassene Kardiologen, acht Krankenhäuser und eine Rehabilitationseinrichtung),
- ein stationäres Versorgungsnetz mit 14 regionalen Kliniken, welche bei Herzklappen- und Bypass-Operationen in die Universitätsklinik München zuweisen,
- weitere Verträge mit vier Krankenhäusern zur kardiologischen und kardiochirurgischen Versorgung sowie die vertragliche Einbindung von sechs spezialisierten Rehabilitationseinrichtungen und
- ein telemedizinisches Betreuungsangebot von Patienten mit Herzinsuffizienz.

Durch eine stufenweise (modulare) Expansion sowie die Verknüpfung bewährter Versorgungsmodule, ist eine hohe Transparenz und Flexibilität innerhalb des Gesamtangebotes gewährleistet. Das Versorgungsnetz kann individuell auf die lokalen bzw. regionalen Bedürfnisse angepasst werden. Weiter sind gezielte Interventionen (z. B. Steigerung der Quote der leitliniengerechten Medikation) leichter durchsetzbar.

Populationsmodelle mit der primären Zielsetzung der Flächendeckung bzw. Netzgröße hingegen bergen das Risiko, notwendige Entwicklungsstufen (Qualitätssicherung, Netzkommunikation etc.) zu überspringen.

2.2 Medizinische Versorgungszentren (MVZ)

Auch im Bereich der Zulassung von MVZ ist eine starke Dynamik zu verspüren. Im Zeitraum Mai 2004 bis Juni 2008 stieg die Zahl nach Angaben der KBV von 7 auf 1.088 MVZ. So arbeiten aktuell 4.803 Ärzte in entsprechenden Einrichtungen, davon stehen 74 % in einem Anstellungsverhältnis (KBV 2008). Krankenhäuser erkennen zunehmend die Chancen zur strategischen Ausrichtung in den vertragsärztlichen Bereich durch Beteiligungen bzw. Gründungen von MVZ. War Anfang 2005 lediglich jedes siebte MVZ in der Trägerschaft eines Krankenhauses, so sind heute in über 36,9 % der MVZ Krankenhäuser als Träger beteiligt.

Eine Umfrage (Keller et al. 2006) hat ergeben, dass die Anzahl der beschäftigten ärztlichen Mitarbeiter im Schnitt 4,8 Ärzte beträgt. Zwei Prozent der befragten MVZ erreichen eine Größe von mehr als 16 ärztlichen Mitarbeitern. Hinsichtlich der Gründungsmotivation wurde zumeist die Option der Anstellungsmöglichkeit weiterer ärztlicher Mitarbeiter genannt (20 %). An zweiter Stelle folgte das Motiv einer gesteigerten Wettbewerbsfähigkeit bzw. verbesserten Marktpositionierung (15 %). Ein weiterer Grund sind Kooperationen (13 %) in Form einer interdisziplinären Zusammenarbeit zwischen ärztlichen und nicht-ärztlichen Heilberufen und Krankenhäusern.

Als erfolgreiches Beispiel ist das MVZ Polikum zu nennen, welches in Berlin bereits mit drei Standorten vertreten ist und bis zum Jahre 2009 eine Ausweitung der Standorte auf Hamburg und München anstrebt. Nach Angaben der Polikum Gruppe betreut jeder Standort mit einem Team von über 100 Mitarbeitern fachübergreifend vernetzt ca. 100.000 Behandlungsfälle pro Jahr (Polikum Gruppe 2008). Jedes Polikum MVZ bietet den Patienten ein umfassendes medizinisches Leistungsangebot. Die Verzahnung von hausärztlicher Versorgung und einem breiten Angebot von fachärztlicher Betreuung unter einem Dach und auf Basis einer elektronischen Patientenakte erlaubt eine zielgerichtete Patientenbetreuung. Weiter sind Drittanbieter wie Apotheke, Sanitätshaus und Physiotherapie an die Standorte mit angebunden. Mit einer elektronischen Anbindung von nahe gelegenen Krankenhäusern wird die Zusammenarbeit zwischen ambulant und stationär optimiert.

V. Krankenkassen

Es ist davon auszugehen, dass die Einzelpraxis, in der noch drei Viertel der niedergelassenen Ärzte arbeiten, ein Auslaufmodell ist und dass durch die gegenwärtige Liberalisierung die unternehmerischen Aktivitäten hin zu mehr Kooperationen und Konzentrationen der Leistungserbringer steigen werden.

2.3 Hausarztzentrierte Versorgung

Die Dynamik in der Entwicklung von Integrationsverträgen findet sich in der hausarztzentrierten Versorgung nicht wieder. Seit der Einführung dieses Versorgungsansatzes im Jahre 2004 ist die Entwicklung als eher zurückhaltend zu beschreiben. Derzeit ist das Hausarztmodell der Barmer Ersatzkasse das einzige bundesweite Angebot. Daneben gibt es zurzeit rund 40 regional zugeschnittene Modelle (Finanztest 1/2008). Der Gesetzgeber verfolgt mit diesen Versorgungsangeboten das Ziel, durch die Lotsenfunktion des Hausarztes Kosten einzusparen sowie die Versorgungsqualität zu steigern.

Wissenschaftliche Studien zu möglichen Kostenvorteilen durch Hausarztmodelle konnten die Erwartungen des Gesetzgebers bisher, nach nunmehr drei Jahren, nicht belegen. Auch die Auswertung von repräsentativen Befragungsdaten des „Gesundheitsmonitor" der Bertelsmann-Stiftung (Böcken 2006) stellt der hausarztzentrierten Versorgung eher ein verhaltenes Zeugnis aus:

- Gespräche mit dem Hausarzt dauern bei Teilnehmern an Hausarztmodellen im Durchschnitt etwas länger. Bei 35 % der Teilnehmer dauern diese Arztgespräche über 10 Minuten, bei Nicht-Teilnehmern sind es nur 27 %.
- Bei der Gesamteinschätzung der medizinischen Versorgung innerhalb und außerhalb von Hausarztmodellen zeigen sich kaum Belege für eine bessere Versorgung: Nur 10 % der Teilnehmer erkennen Hinweise für eine solche Veränderung im Vergleich zu vorher.
- Die Steuerungsfunktion des Hausarztes ist deutlich zu erkennen: Vor einem Facharztbesuch holen sich Teilnehmer an Hausarztmodellen in der Regel immer erst eine Überweisung vom Hausarzt.

Es finden sich zwar Hinweise auf eine etwas längere Dauer des Arztkontaktes, was vermuten lassen könnte, dass Untersuchungen gründlicher durchgeführt werden und auf Patientenbedürfnisse nach „sprechender Medizin" stärker eingegangen wird. Nach Auffassung von Böcken (2006) weisen die Daten jedoch nicht auf große Unterschiede zwischen der Versorgung innerhalb und außerhalb von Hausarztmodellen hin.

Wenn sich nicht nachweislich die Versorgung verbessert, muss analysiert werden, ob durch die gesonderte Vergütung der Hausärzte sowie durch die – in vielen Hausärzte-Verträgen enthaltende – reduzierte Zuzahlung der Praxisgebühr nicht eine Ausgabensteigerung im ambulanten ärztlichen Bereich entsteht. Eine Zwischenauswertungen von drei regionalen Verträgen der TK zur hausarztzentrierten Versorgung zeigt bisher keine Veränderung in der Frequenz der (Fach-)Arztkontakte bei Teilnehmern an der hausarztzentrierten Versorgung gegenüber einer Kontrollgruppe. Generell sind keine wesentlichen Veränderungen der Leistungsinanspruchnahme bei den Teilnehmern von hausarztzentrierten Versorgungsmodellen zu erkennen. Es zeigt sich vielmehr, dass vornehmlich Versicherte an den Modellen der hausarztzentrierten Versorgung teilnehmen, die auch ohne entsprechende Angebote primär einen Hausarzt konsultieren. Versorgungsangebote mit großen Mitnahmeeffekten bei gleichzeitig geringer Steuerungswirkung werden jedoch auch vor dem Hintergrund, dass sich solche Versorgungsangebote lt. Gesetzgeber rechnen müssen, auf den Prüfstand gestellt werden müssen.

Dies auch erst recht seitdem der Gesetzgeber dieses Feld der Versorgungsgestaltung nicht dem eingeforderten Wettbewerb überlassen, sondern zum 01. April 2007 die gesetzlichen Krankenkassen zum flächendeckenden Angebot der hausarztzentrierten Versorgung verpflichtet hat.

Auch Verträge auf Grundlage von § 73c SGB V zur Förderung der Qualität in der vertragsärztlichen Versorgung werden derzeit nur zögerlich geschlossen. Als Hemmnis in diesem Bereich wird unter anderem die mangelhafte Praktikabilität der Budgetbereinigung gewertet.

3 Zukunftsfähigkeit der neuen Versorgungsformen

Ist das deutsche Gesundheitswesen bislang noch geprägt von Begriffen wie Zulassung, Bedarfsplanung, Budgetierung und Honorarverteilung, so entwickelt es sich – wenn auch noch sehr punktuell – mehr und mehr zu einem Umfeld, das Begrifflichkeiten wie Wettbewerbsvorteile, Wettbewerbsstrategien und Marktpositionierung kennt.

Aufgrund des steigenden Wettbewerbsdrucks zwischen den Krankenkassen über den Beitragssatz bzw. über den kassenindividuellen Zusatzbeitrag[3] müssen diese Wirtschaftlichkeitspotenziale verstärkt durch eine Effizienzsteigerung in der Versorgung erzielen und hieraus Finanzierungsspielraum für innovative Versorgungsansätze gewinnen. Dies ist über eine bessere Verzahnung der einzelnen Versorgungsbereiche untereinander zu erreichen und setzt fach- und sektorenübergreifende Kooperationen der einzelnen Akteure voraus.

Insbesondere langfristige Krankheitsepisoden (z. B. chronische Erkrankungen) werden zukünftig noch stärker als heute das Handlungsfeld für neue Versorgungsformen darstellen. Schon heute wird hinsichtlich der GKV-Ausgaben davon ausgegangen, dass 20 % der Versicherten (zumeist chronisch Erkrankte) 80 % der Arzneimittelaufwendungen verursachen. Ähnlich spiegelt sich dies auch in den anderen Leistungssektoren wieder (Lauterbach 2001).

Der Handlungsbedarf wird verstärkt durch die Erkenntnis, dass nur etwa in 50 % der Fälle Patienten die „richtige Versorgung im richtigen Setting zur richtigen Zeit" erhalten (McGlynn et al. 2003).

Neue Versorgungsformen und die damit verbundenen Vertragsoptionen müssen daher mehr als nur die Lösung von empfundenen bzw. bestehenden Vergütungsproblemen beinhalten. Aus Kassensicht müssen neue Versorgungsvorhaben vielmehr dem Anspruch einer wirtschaftlichen und qualitativ hochwertigen Versorgung gerecht werden und sich von der Regelversorgung in der Dimension der Qualität und des Services deutlich unterscheiden. Basis hierfür muss eine bessere Verzahnung der einzelnen Versorgungsbereiche untereinander sein. Dies setzt fach- und sektorenübergreifende Kooperationen der einzelnen Akteure voraus. Ziel ist die ganzheitliche Betrachtung des Krankheits- und Versorgungsereignisses.

Und auch die Patienten fordern dies ein: Eine Versichertenbefragung der TK hat ergeben, dass aus Sicht der Versicherten eindeutig sowohl Qualität als auch Service im Rahmen der ärztlichen Behandlung erwartet werden. Dabei liegt die Qualität in der Wertung noch vor dem Service. Der souveräne Patient erhebt zunehmend den Anspruch auf Qualitätstransparenz.

Durch den Wandel des Gesundheitsmarktes mit immer stärkerer wettbewerbsorientierter Prägung geht auch ein Wandel der Anforderungen einher. Aus Sicht der Kostenträger gewinnen die im Folgenden dargestellten Anforderungen an Leistungserbringer immer mehr an Bedeutung und stellen somit Erfolgsfaktoren für neue Versorgungsformen dar.

---

3 Der Wettbewerb findet ab 2009 über die kassenindividuellen Zusatzbeiträge (§ 242 SGB V) statt.

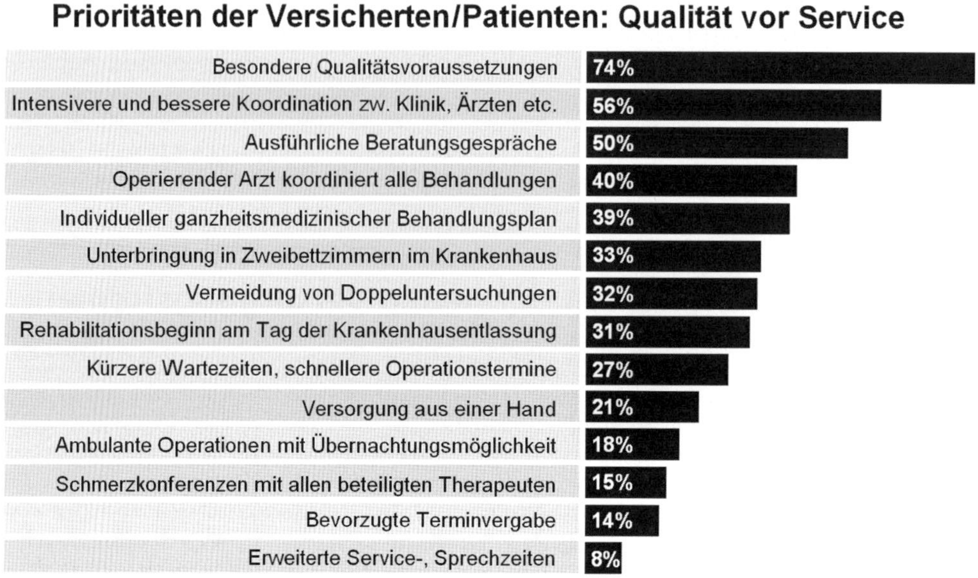

Prioritäten der Versicherten/Patienten: Qualität vor Service

Kriterium	Wert
Besondere Qualitätsvoraussetzungen	74%
Intensivere und bessere Koordination zw. Klinik, Ärzten etc.	56%
Ausführliche Beratungsgespräche	50%
Operierender Arzt koordiniert alle Behandlungen	40%
Individueller ganzheitsmedizinischer Behandlungsplan	39%
Unterbringung in Zweibettzimmern im Krankenhaus	33%
Vermeidung von Doppeluntersuchungen	32%
Rehabilitationsbeginn am Tag der Krankenhausentlassung	31%
Kürzere Wartezeiten, schnellere Operationstermine	27%
Versorgung aus einer Hand	21%
Ambulante Operationen mit Übernachtungsmöglichkeit	18%
Schmerzkonferenzen mit allen beteiligten Therapeuten	15%
Bevorzugte Terminvergabe	14%
Erweiterte Service-, Sprechzeiten	8%

Abb. 3: TK-Servicebarometer, TK-repräsentativ, n = 3.440 Fälle (Quelle: Techniker Krankenkasse 2006).

3.1 Professionalisierung der Vertragspartner

Innerhalb der letzten Jahre konnten auf beiden Seiten der Vertragspartner erste „unternehmerische" Erfahrungen in Einzelverträgen gesammelt werden. Im Gegensatz zur Regelversorgung sind bei direkten Vertragsbeziehungen jegliche Geschäftsprozesse (Patientenansprache, Leistungsinhalte, Dokumentation, Abrechnung etc.) neu zu definieren.

Deutlich wird dies am Beispiel der herkömmlichen Vertragsbeziehungen zu Kassenärztlichen Vereinigungen (KV). Galt es hier bisher, jegliche ärztliche Leistungserbringung innerhalb einer KV über einen definierten Prozess abzubilden, bedarf es im Rahmen der selektiven Vertragsbeziehungen mit einzelnen Gesundheitsunternehmern jeweils „einzelvertraglicher" Regelungen mit dem Ziel, sich von der Regelversorgung abzuheben.

Dieser Paradigmenwechsel vom Kollektivvertrag hin zum Einzelvertrag verursacht derzeit noch hohe Transaktionskosten. So ist z. B. der Prozess der Übermittlung von Leistungsnachweisen bzw. Abrechnungsinformationen noch vorwiegend manuell zu leisten.

Zukünftig ist also eine stärkere Professionalisierung der Vertragspartner notwendig, welche die Interaktionen zwischen Patienten, den einzelnen Leistungserbringern und der Krankenversicherung kanalisieren und strukturieren. Dabei spielen herkömmliche Standesorganisationen wie KVen eine zunehmend untergeordnete Rolle. Aller Orten wollen sich vertrags-, leistungs-, aber auch arztgruppenspezifische Interessensvertretungen (z. B. Berufsverbände) auf der Basis marktlicher Gegebenheiten formieren und als Managementgesellschaft organisieren. Um als Vertragspartner für Kassen attraktiv zu sein, müssen solche Managementgesellschaften als Beauftragte der Leistungserbringer allgemeingültige Vertragsinhalte vereinbaren können.

Regionale und überregionale Kooperationen ermöglichen eine Straffung der Vertragsaufwendungen und führen zu einer Reduktion der Transaktionskosten, indem die administrativen

Aufwendungen für den einzelnen Leistungserbringer so gering wie möglich gehalten werden. Professionell aufgestellte Managementgesellschaften müssen sowohl die externen Interaktionen zwischen Kostenträgern, Leistungserbringern und teilnehmenden Patienten sowie auch die internen Interaktionen innerhalb der Kooperationen zwischen den teilnehmenden Leistungserbringern koordinieren.

Heute ist zu beobachten, dass insbesondere Krankenhäuser ihre Kompetenz in den administrativen Bereichen (z. B. Controlling, Abrechnungswesen etc.) gezielt einsetzen und entsprechende Dienstleistungen anbieten können.

3.2 Informations- und Kommunikationsqualität

Die Ursachen einer ineffizienten Versorgungsqualität im deutschen Gesundheitswesen werden nur bedingt einer mangelhaften Qualität bei der Erbringung spezifischer Einzelleistungen zugeschrieben. Als Hauptursache werden vielmehr die Informations- und Kommunikationsbrüche zwischen den einzelnen Akteuren genannt. Dies tritt vor allem im Bereich komplexer Krankheitsepisoden zu Tage, an denen unterschiedlichste Akteure beteiligt sind.

Im Wandel vom einzelnen Vertragsarzt als Akteur und Unternehmer hin zu Kooperationen und Verbünden, welche gemeinschaftlich Prozesse neu und umgestalten und ihre Leistungen im Wettbewerb anbieten, ist eine neue Mentalität und Struktur der Kommunikation notwendig. Ausgehend von der Anforderung einer ganzheitlichen Betrachtung des Patienten und des Behandlungsereignisses muss dem einzelnen Leistungserbringer innerhalb von Netzwerken und Kooperationen die medizinisch verlässliche Möglichkeit gegeben werden, auf sämtliche Informationen der Anamnese, Diagnosen, Befundungsergebnisse, Medikationen etc. des Patienten zurückzugreifen. Dies stellt hohe Herausforderungen an plattformübergreifende IT-Lösungen bei der Vernetzung der einzelnen Leistungserbringer. Aus technischer Sicht ist hierbei die größte Hürde zumeist die proprietäre IT-Landschaft in Krankenhäusern, Arztpraxen und Laboren. Neben den wirtschaftlichen Vorteilen, die heterogenen, vernetzten Technologiestrukturen auch in der Gesundheitswirtschaft unterstellt werden, können insbesondere qualitative Mehrwerte im Bereich der Behandlungssicherheit erzielt werden.

Die Gestaltung gemeinschaftlicher Kommunikations- und Informationssysteme gilt somit als Schlüsselelement einer kooperativen Leistungserbringung. Voraussetzung hierfür ist jedoch die Bereitschaft aller Beteiligten, miteinander kommunizieren zu wollen und Information und Wissen als Mehrwert zu betrachten.

Neben der netzinternen Kommunikation könnten Informationstechnologien zukünftig auch die weiterführenden Vertragsstrukturen der Krankenkassen mit abbilden.

Praxisbeispiel der TK:
Im Rahmen eines Pilotvorhabens werden derzeit Informationen zu medizinischen Versorgungsangeboten der TK im Arztinformationssystem (AIS) der Firma CompuGroup zur Verfügung gestellt. Die ergänzenden Informationen enthalten Angaben über beteiligte Behandler im Rahmen weiterer Integrationsverträge der TK (u.a. ambulante OP-Zentren und stationäre Einrichtungen), zur Arzneimittelversorgung (Rabattverträge), zu DMP-Programmen sowie zu einzelnen Behandlungs- und Erkrankungsbereichen. Die Anzeige der Versorgungsverträge mit Behandlern, Krankenhäusern und sonstigen Informationen ist abhängig von der Diagnose und von einem vorgegebenen Einzugsradius zwischen Wohnort des TK-Versicherten und dem Standort des Behandlers bzw. Krankenhauses.

3.3 Versorgungsverantwortung – Von der Einzelleistung zur Gesamtlösung

Das Prinzip der Einzelleistungsvergütung hat in der Vergangenheit dem einzelnen Leistungserbringer den kurzfristigen ökonomischen Anreiz geboten, die Gewinnmaximierung durch eine quantitative Leistungsausweitung zu verfolgen. So besteht für den „souveränen" Leistungserbringer die Möglichkeit, die Nachfrage nach Gesundheitsleistung theoretisch unabhängig von deren Notwendigkeit in erheblichem Umfang zu steuern (angebotsinduzierte Nachfrage).

Bei annähernd konstanten Budgets innerhalb des GKV-Systems, insbesondere im vertragsärztlichen Bereich, resultierte hieraus in der Vergangenheit der „Hamsterradeffekt"[4]. Um sich aus dieser „Rationalitätenfalle"[5] zu befreien und zielgerichtet Effizienzreserven durch das Einsparen eines überhöhten Ressourceneinsatzes auch zum Vorteil der Leistungserbringer freizusetzen, bedarf es eines Mentalitätswechsels: weg vom Einzelleistungsdenken hin zur Gesamtverantwortung. Kooperative Strukturen setzen einen Anreiz hierzu. Doch auch hier zeigt sich: Die Ausgestaltung ist maßgeblich für den Erfolg. Zum Beispiel konnten auch die innerhalb der letzten Jahre geschlossenen Integrationsverträge, welche primär eine indikationsorientierte Leistungserbringung zum Gegenstand hatten, die Anreize der Mengenausweitung nicht beheben.

Hieraus resultiert die Forderung nach Zielvereinbarungen zwischen Kostenträgern und Leistungsanbietern bzw. der Gesamtbetrachtung und einer damit verbundenen erfolgsorientierten Vergütung.

Neue – für Krankenkassen attraktive – Versorgungsformen werden sich daher zukünftig dadurch auszeichnen, dass sich Versorgungsanbieter bzw. Versorgungsnetze bereit erklären, Verantwortung für ein Versichertenkollektiv und die damit verbundene Morbidität zu übernehmen. Dies kann durch die Vereinbarungen entsprechender erfolgsorientierter Vergütungsansätze (Bonus/Malus) als auch perspektivisch durch die Übernahme eines (virtuellen) Budgets erfolgen. Um Migrationseffekte in andere Leistungsbereiche zu vermeiden, ist dieses sektorenübergreifend auszugestalten. Hierbei sind langfristig zumindest die Leistungsbereiche Krankenhaus, ambulante ärztliche Versorgung sowie Arzneimittel einzuschließen. Unter dem Ansatz des Einsparkontraktes ist zur Bewertung der Versorgungserfolge eine Einigung auf eine Vergleichsgröße bzw. -gruppe notwendig.

Die derzeit verhaltene Bereitschaft zur Übernahme einer Budget- bzw. Morbiditätsverantwortung von Versorgungsnetzen auf dem deutschen Gesundheitsmarkt ist unter anderem der mangelhaften Möglichkeit der Risikoermittlung geschuldet. So ist es Kostenträgern wie auch Versorgungsanbietern derzeit nicht möglich, das zu übergebende bzw. übernehmende Risiko (Versichertenkollektiv) hinsichtlich der zu erwartenden Kostenentwicklung nachhaltig abzubilden. Beide Seiten unterstellen dem Versorgungsauftrag eine für sich nachteilige Risikoselektierung.

Die Umgestaltung des vertragsärztlichen Vergütungssystems zur Morbiditätsdifferenzierung, aber auch die Entwicklung eines morbiditätsorientierten Risikostrukturausgleiches zwischen den einzelnen Krankenkassen, beschleunigt, neben aller damit verbundenen Kritik, die Entwicklung notwendiger Instrumente (z. B. das von DxCG entwickelte Klassifikationsmo-

---

4 Hamsterradeffekt: Bei einem budgetierten Vergütungssystem und floatendem Punktwert sinkt durch Mehrleistung vieler Beteiligter das Einkommen aller. Folglich versucht der Einzelne, die Einkommensausfälle wiederum durch Mehrleistung zu kompensieren (Rachold 2000).
5 Rationalitätenfalle: Kann als Auseinanderklaffen der individuellen und kollektiven Rationalität gekennzeichnet werden (Zdrowomyslaw und Dürig 1999).

dell[6]). Hier muss zukünftig die Möglichkeit bestehen, auf Grundlage von IST-Merkmalen (aktuelle Medikation, Diagnosen, Prozeduren etc.) und unter Einbindung von Erfahrungswerten, Aussagen über die zu erwartende Risikoentwicklung der zu versorgenden Gruppe zu treffen. Entsprechende Risiko-Gruppierungsinstrumente benötigen als Verhandlungsgrundlage die Akzeptanz beider Vertragsseiten.

Der häufig angeführten Kritik an Modellen mit Budgetverantwortung, dass Einsparanreize zur Unterversorgung führen könnten, steht die langfristige qualitätsorientierte Unternehmensausrichtung von Versorgungsnetzen bzw. Gesundheitsunternehmern gegenüber. Aus Kassensicht stellt die Qualitätsentwicklung für Versorgungsnetze sogar einen entscheidenden Erfolgsfaktor dar. Neben der gesteigerten Akzeptanz für teilnehmende, aber auch für potenzielle Patienten kann eine zunehmende Versorgungsqualität langfristig auch zur Vermeidung von Kosten (z.B. Komplikationen) führen und damit den wirtschaftlichen Erfolg steigern.

Insofern stellt das Unternehmensziel für Versorgungsnetze bei der Übernahme einer Gesamtverantwortung (Budget) neben einer wirtschaftlichen Leistungserbringung (kurzfristige Wirtschaftlichkeit) auch eine Wirtschaftlichkeit durch die Senkung der Morbidität dar (langfristige Wirtschaftlichkeit).

3.4 Versorgungsqualität

Mit der Übergabe von Versorgungsverantwortung geht auch die Forderung der Kostenträger nach einer vereinbarten Behandlungssicherheit sowie Versorgungsqualität einher. Dies auch vor dem Hintergrund, da durch selektive Vertragsoptionen die Versorgungsqualität in einen unmittelbaren Zusammenhang mit dem Kostenträger gebracht wird.

Eine hohe Versorgungsqualität benötigt zur Sicherung von Behandlungserfolgen die Einbindung von strukturierten Routinen. Arzt-Patienten-Kontakte dürfen insbesondere bei Patienten mit langfristigen und intensiven Behandlungsepisoden nicht dem Zufall überlassen werden, sondern erfordern ein pro-aktives Praxis- bzw. Versorgungsmanagement.

Neben der Abbildung von best verfügbarer Evidenz der Behandlung sowie der Übernahme von Steuerungsverantwortung müssen auch die Patienten aktiv in den Behandlungsprozess mit eingebunden werden. Die Erfahrungen zeigen: Die Mitgestaltung des Patienten an Therapieentscheidungen stärkt ganz eindeutig die Compliance. Der Einfluss des Lebenswandels (z.B. Ernährung, Bewegung, Suchtverhalten etc.) und die Steigerung des Therapieerfolges durch eine entsprechende Verhaltensänderung müssen dem Patienten deutlich gemacht werden. Im Rahmen eines Vertragskonstruktes denkbar wären also auch Zielvereinbarungen zwischen Patienten und Behandlern.

Qualität und Versorgungsstrukturierung sowie die patientenorientierte Versorgung werden somit zur Unique Selling Position (USP) für Gesundheitsunternehmer.

---

6 DxCG ist der Marktführer morbiditätsbezogener Klassifikationssysteme für Bewertungs- und Vergütungssysteme in den USA. Durch den Beschluss des Erweiterten Bewertungsausschusses am 16. Dezember 2005 wurde DxCG beauftragt, zur Einführung eines morbiditätsbezogenen Regelleistungsvolumens eine Anpassung für den deutschen Markt zu erarbeiten.

4 Anforderungen an die gesetzliche Rahmenbedingungen

Mit der Einführung der Anschubfinanzierung für integrierte Versorgungsansätze löste der Gesetzgeber „temporär" die Streitigkeiten um die Budgetbereinigung. Spätestens nach Auslaufen der Anschubfinanzierung gilt es, die einzelvertraglichen Leistungen aus den bestehenden Budgets herauszulösen, um eine weitere Finanzierung integrierter Versorgungsmodelle zu gewährleisten.

Die vollständige Ausschöpfung der Anschubfinanzierung entspricht einem GKV-Finanzvolumen von ca. 700 Mio. Euro (ca. 0,5 % des GKV Ausgabenvolumens). Diese Finanzbelastung würde nach Auslaufen der Anschubfinanzierung bei mangelhaften Budgetbereinigungsmechanismen zeitgleich mit dem Inkrafttreten des Gesundheitsfonds und dem damit verbundenen allgemeinen (einheitlichen) Beitragssatz negative Finanzwirkungen entfalten. Will man dies vermeiden, muss die Funktionalität und Praktikabilität der Bereinigungsmechanismen hoch sein. Dies ist derzeit aus Sicht der Kostenträger sowohl für die Integrationsverträge als auch für die Verträge nach § 73 SGB V noch unzureichend geklärt.

So sieht der Gesetzgeber derzeit z.B. vor, dass die Bereinigung der Gesamtvergütung durch die Vertragspartner der Gesamtverträge zu erfolgen hat, also durch die Kassenärztliche Vereinigungen, die Landesverbände der Krankenkassen und die Verbände der Ersatzkassen. Eine Einzelkasse müsste also zusätzlich auch die übrigen Kassen des jeweiligen Verbandes bzw. alle weiteren Kassen, welche ihre unmittelbaren Konkurrenten darstellen, dazu bewegen, einer solchen „kassenindividuellen" Budgetbereinigung zuzustimmen. Dass dies gelingt, ist eher unwahrscheinlich und damit konterkariert diese Regelung die Bestrebungen einer wettbewerblichen Öffnung des Gesundheitssektors.

Auch die im Krankenhausentgeltgesetz (KHEntgG) geregelte Budgetbereinigung ab dem Jahre 2009 (§ 4 Abs. 2 KHEntgG) wird als nicht nachhaltig bzw. praktikabel bewertet.

In der aktuellen Diskussion zur Zukunft der Krankenhausfinanzierung werden die Stimmen für eine zumindest teilweise Lockerung der Krankenhausbudgets immer lauter. So wird diskutiert, einen Katalog von planbaren und hochstandardisierten Leistungen für einzelvertragliche Vereinbarungen gesetzlich zu vereinbaren (Tuschen et al. 2007). Diese Katalogleistungen sollen zukünftig nicht mehr Bestandteil der kollektivvertraglichen Vereinbarung des Krankenhauses mit den Krankenkassen sein und sollten generell aus dem Krankenhausbudget ausgegliedert werden.

Durch diese generelle Ausgliederung würde das streitbehaftete Problem von Budgetbereinigungen gelöst, das bei einem Nebeneinander von Kollektivvertrag und eventuell mehreren Einzelverträgen in Verbindung mit zeitlich auseinander fallenden Verhandlungsterminen zwangsläufig entstehen würde. Diese Ansätze der ausgeweiteten Vertragsfreiheit im stationären Bereich und den dafür notwendigen Finanzierungsansätzen sollten daher durch den Gesetzgeber weiter vorangetrieben werden.

Ein weiterer Punkt, der derzeit bei den Krankenkassen für einen hohen Grad an Unsicherheit sorgt, stellen die offenen Fragen hinsichtlich der Anwendung des Vergaberechtes dar. Aus Sicht der Leistungserbringer sind Fragen des Steuerrechts (Umsatzsteuer/Gewerbesteuer) im Kontext von einzelvertraglichen Unternehmungen unzureichend geklärt.

Um die Bereitschaft für unternehmerische Investitionen zu erhöhen, benötigen aber sowohl Krankenkassen als auch Leistungserbringer eine nachhaltige Rechts- sowie Planungssicherheit als Kalkulationsgrundlage für unternehmerische Entscheidungen. Diesen Anforderungen müssen die gesetzlichen Rahmenbedingungen gerecht werden.

5   Fazit

Die neuen Freiheiten im Bereich der Vertrags- und Versorgungsgestaltung eröffnen einen Wettbewerb für die Gestaltung nachhaltiger Alternativen zur Regelversorgung. Insbesondere im Bereich langfristiger Krankheitsepisoden (z.B. chronische Erkrankungen) sind intelligente Lösungswege gefragt.

Innovative Versorgungsformen bzw. -strukturen werden sich zukünftig dadurch auszeichnen, dass sich Versorgungsanbieter bzw. Versorgungsnetze bereit erklären, Versorgungsverantwortung auch hinsichtlich der Morbidität mit zu übernehmen. Ansätze der Budgetverantwortung mit Modellen der Erfolgsmessung und -honorierung werden verstärkt den Rahmen für wirtschaftliche Ansätze bilden.

Das GKV-Wettbewerbsstärkungsgesetz wird die Entwicklung eines neuen Unternehmertums im Gesundheitssektor weiter fördern.

Um die wettbewerbliche Ausrichtung des Gesundheitswesens weiter zu stärken und dem neuen „Unternehmertum" eine Planungssicherheit zu geben, ist der Gesetzgeber in der Pflicht, mögliche Hemmnisse durch das Nebeneinander von Kollektivverträgen und Einzelverträgen abzubauen.

Durch die Neugestaltung des § 53 SGB V sieht der Gesetzgeber die Einführung von Wahltarifen im Bereich der besonderen Versorgungsformen vor. Hierdurch kann die Bindung des Versicherten bzw. Patienten an die entsprechenden Versorgungsformen gestärkt werden. Durch den steigenden wirtschaftlichen Druck und im zunehmenden Wettbewerb der Krankenkassen um Versicherte werden Einzelverträge zu einem der Hauptdifferenzierungsmerkmale. Wichtig ist hierbei, dass die Vorteile der jeweiligen Versorgungsalternative für den Versicherten deutlich erkennbar sind.

Diese Herausforderung gilt es aktiv zu gestalten!

Literatur

Böcken, J. (2006): Hausarztmodelle in Deutschland: Teilnehmerstruktur, Beitrittsgründe und die Koordination zum Facharzt. In: Böcken, J., Braun, B., Amhof, R., Schnee, M. (Hrsg.): Gesundheitsmonitor 2006. Gütersloh, S. 247–271.

BQS-Registrierungsstelle (2008): Statistik der gemeldeten Verträge. Download unter: http://www.bqs-register140d.de/dokumente/20080630.pdf; Zugriff am 10.11.2008.

Breyer, F., Zweifel, P., Kifmann, M. (2004): Gesundheitsökonomie. 5. Auflage. Berlin, Heidelberg: Springer, S. 222.

Bundestags-Drucksache 16/3100 (2006): Entwurf eines Gesetzes zur Stärkung des Wettbewerbs in der gesetzlichen Krankenversicherung (GKV-Wettbewerbsstärkungsgesetz – GKV-WSG), S. 152.

Finanztest (2008). Der nächste bitte – Hausarzttarife. Finanztest 1/2008, S. 76–78.

Keller, C., Morar, R., Baumgärtner-Voderholzer, R., Adam, R., Fillenberg, B. (2006): Zufriedene Gründer und zufriedene Patienten. In: führen und wirtschaften im Krankenhaus 6/2006, S. 652–655.

Kassenärztliche Bundesvereinigung (KBV) (2007): Zahlen, Daten, Fakten, Kennzahlen Medizinische Versorgungszentren, Aktuelle Entwicklung im 3. Quartal 2007. Download unter: http://www.kbv.de/7178.html; Zugriff am 10.11.2008.

Lauterbach, K. (2001): Disease Management in Deutschland – Voraussetzungen, Rahmenbedingungen, Faktoren zur Entwicklung, Implementierung und Evaluation. Institut für Gesundheitsökonomie und Klinische Epidemiologie der Universität zu Köln.

McGlynn, E.A., Asch, S.M., Adams, J., Keesey, J., Hicks, J., DeCristofaro, A., Kerr, E.A. (2003): The Quality of Health Care Delivered to Adults in the United States. In: The New England Journal of Medicine, 348 (26), S. 2635–2645.

V. Krankenkassen

Polikum Gruppe (2007): Unternehmensprofil. Download unter: http://www.polikum.de/gruppe.html; Zugriff am 10.11.2008.

Rachold, U. (2000): Neue Versorgungsformen und Managed Care. Ökonomische Steuerungsmaßnahmen der Gesundheitsversorgung. Stuttgart: Kohlhammer, S. 114.

Rheinisch-Westfälisches Institut für Wirtschaftsforschung (RWI) (2008): Die wirtschaftliche Lage der Krankenhäuser 2008 und 2009. Gutachten in Kooperation mit BDO Deutsche Warentreuhand AG – Wirtschaftsprüfungsgesellschaft für die Deutsche Krankenhausgesellschaft. Reihe: RWI-Projektberichte. Download unter: http://www.dkgev.de/media/file/4098.2008-02-07_Gutachten-RWI_Lage-Krankenhaeuser.pdf; Zugriff am 10.11.2008.

Tuschen, K.H., Braun, T., Rau, F. (2007): Mehr Wettbewerb, Transparenz und Qualität. In der Diskussion um die Krankenhausfinanzierung beziehen die Beteiligten Position. In: führen und wirtschaften im Krankenhaus 4/2007, S. 370–375.

Zdrowomyslaw, N., Dürig, W. (1999): Gesundheitsökonomie. München, Wien: R. Oldenbourg-Verlag, S. 52–55.

VI. Krankenhausplanung

Einfluss auf die Krankenhausplanung

Jochen Metzner

1 Einleitung

„Sagen Sie mir doch ..., wer ist für die Brotversorgung der Stadt London verantwortlich?", wird ein Sowjetoffizier in einem kürzlich erschienenen populärwissenschaftlichen Buch über Wirtschaftswissenschaften (Harford 2006, S. 8) zitiert. Der Begriff „Krankenhausplanung" scheint selbst für mit dem Gesundheitssystem vertraute Persönlichkeiten ähnliche Assoziationen kommunistischer Planwirtschaft hervorzurufen. Auch in der aktuellen Diskussion über die Fortentwicklung des ordnungspolitischen Rahmens der Krankenhausversorgung kann man dies an vielen Kommentaren erahnen. Ich will daher in meinem Beitrag darlegen, was Krankenhausplanung ist, welchen Zweck sie hat und wie sie fortentwickelt werden kann. Dies ist eine teilweise persönliche Sichtweise und eine Sichtweise aus der Perspektive hessischer Krankenhausplanung, wohl wissend und respektierend, dass andere Länder andere Vorstellungen haben. Das DRG-System spielt in meinem Beitrag nicht die Hauptrolle, da das Gesamtbild der Krankenhausplanung aus vielen unterschiedlichen Mosaiksteinen zusammensetzt ist.

2 Rechtsgrundlagen der Krankenhausplanung

Es gibt grundlegende und die Basis unseres Gemeinwesens bildende Wertvorstellungen, die im Grundgesetz (GG) verankert sind. „Das Grundgesetz verpflichtet den Staat, menschliches Leben zu schützen. Diese Schutzpflicht hat ihren Grund in Art. 1 Abs. 1 GG; ihr Gegenstand und – von ihm her – ihr Maß werden durch Art. 2 Abs. 2 GG näher bestimmt."[1] Die Würde des Menschen und das Recht auf Leben und körperliche Unversehrtheit bilden somit auch das Fundament jeder Gesundheitspolitik. Das in Art. 20 GG verankerte Sozialstaatsprinzip drückt zusätzlich die „unverrückbare Verantwortung" (SVR 2007, S. 303) des Staates für die Versorgung der Bevölkerung mit Krankenhausleistungen aus. Was darunter zu verstehen ist und wie diese „ewigen" Grundrechte gesundheitspolitisch mit Leben erfüllt werden, ist freilich auch abhängig von sich verändernden gesellschaftlichen Wertvorstellungen. Wenn man die heutige Diskussion im Zusammenhang mit möglichen Veränderungen im ordnungspolitischen Rahmen der Krankenhausversorgung auch hinsichtlich der Kompetenzverteilungen verstehen will, lohnt sich ein Rückblick auf die historische Entwicklung.

Nach der Zuständigkeitsabgrenzung des Grundgesetzes fiel das Krankenhauswesen ursprünglich in die ausschließliche Zuständigkeit der Länder. In den Ländern selbst gab es jedoch zunächst keine krankenhausspezifischen Regelungen. Es existierte vielmehr nur die auf dem Preisrecht basierende Verordnung PR Nr. 7/54 über die Pflegesätze von Krankenanstalten (Bundespflegesatzverordnung) vom 31.08.1954, die weniger die wirtschaftliche Sicherung der

---
[1] BVerfG, Urteil vom 28.05.1993, BVerfGE 88, 203 ff.

VI. Krankenhausplanung

Krankenhäuser als die Begrenzung der Kostenentwicklung zum Ziel hatte. In der Folge entstand ein bundesweiter wirtschaftlicher Niedergang der Krankenhäuser, der in den 1960er Jahren zu einer elementaren Bedrohung der stationären Krankenversorgung führte. Insbesondere waren die Krankenhäuser kaum noch in der Lage, den baulichen und technischen Anforderungen Rechnung zu tragen, die für eine bedarfsgerechte Versorgung notwendig waren. Im Jahre 1966 wurde die Bundesregierung deshalb vom Deutschen Bundestag aufgefordert, die finanzielle Lage der Krankenanstalten zu untersuchen. Dies führte zu der sogenannten Krankenhausenquete, die für das Jahr 1968 ein Defizit von rund 2 Mrd. DM auswies. Da die gescheiterten Versuche zur Änderung der alten Bundespflegesatzverordnung gezeigt hatten, dass eine Neuregelung ausschließlich im Rahmen des Preisrechts keine Erfolgsaussicht haben würde, führte eine breite politische Diskussion über die staatliche Verantwortung für diese öffentliche Aufgabe zu der Erkenntnis, dass die anstehenden Probleme nur im Rahmen einer Gemeinschaftsaufgabe von Bund und Ländern gelöst werden können. Dazu bedurfte es jedoch einer Änderung des Grundgesetzes, die mit dem 22. Gesetz zur Änderung des Grundgesetzes vom 12.05.1969 geschaffen wurde. Durch dieses Gesetz wurde Artikel 74 um die Nr. 19a erweitert, nach der die „wirtschaftliche Sicherung der Krankenhäuser und die Regelung der Krankenhauspflegesätze" in die konkurrierende Gesetzgebung des Bundes einbezogen wurde.

In dem Gesetzgebungsverfahren zur Einfügung der Nr. 19a in Artikel 74 GG hatte die Bundesregierung zunächst vorgeschlagen, dem Bund die Befugnis zur konkurrierenden Gesetzgebung über „die wirtschaftliche Sicherung der Krankenhausversorgung" einzuräumen. Dies lehnte der Bundesrat jedoch ab. In ihrer Gegenäußerung schlug die Bundesregierung daraufhin als engere Fassung „die wirtschaftliche Sicherung der Krankenhäuser" vor, die dann zum Gesetzestext wurde. Die Bundesregierung machte sich damit einen Vorschlag der Länder Hessen und Niedersachsen zu eigen, der jedoch im Bundesrat zunächst keine Mehrheit gefunden hatte.

Die „neue" Formulierung sollte dem Bund lediglich Spielraum zur Regelung finanzieller Fragen eröffnen, ihm jedoch den Bereich der Krankenhausorganisation und der Krankenhausplanung versperren. Damit war klargestellt, dass das „Mitregeln der verwandten Materie Krankenhausplanung" im Rahmen der konkurrierenden Gesetzgebung unter dem Gesichtspunkt des Sachzusammenhangs, der Natur der Sache oder einer Annex-Kompetenz nicht gewollt war. In der Folge hat deshalb auch das BVerfG in seiner Entscheidung vom 07.02.1991[2] ausgeführt, dass bei der Einfügung des Artikels 74 Nr. 19a GG klar gewesen sei, dass dem Bund nur die Kompetenz zur Regelung der Finanzierung der Krankenhäuser eingeräumt wurde und diese Regelungen nur einen Ausschnitt aus der Sachaufgabe der Krankenhausversorgung betreffen.

Nach der dargestellten Kompetenzverteilung könnte man schon in Frage stellen, ob der Bund überhaupt das Recht hatte, in § 8 Krankenhausfinanzierungsgesetz (KHG) zu regeln, dass die Länder zur Verwirklichung der in § 1 KHG genannten Ziele Krankenhauspläne aufstellen müssen. Dies wurde jedoch auch von der Rechtsprechung nie in Frage gestellt.

---

2 BVerfG, Urteil vom 07.02.1991, 2 BvL 24/84, BVerfGE 83, 363.

3 Krankenhausplanung aus Sicht der Rechtsprechung

Zur Legitimation des Instruments der Krankenhausplanung hat übrigens der Europäische Gerichtshof festgestellt[3], dass „die Zahl der Krankenanstalten, ihre geografische Verteilung, ihr Ausbau und die Einrichtungen, über die sie verfügen, oder auch die Art der medizinischen Leistungen, die sie anbieten können, planbar sein müssen." Eine derartige Planung beruhe im Allgemeinen auf verschiedenen Bestrebungen. Zum einen bezwecke sie, im betreffenden Staat zu gewährleisten, dass ein ausgewogenes Angebot qualitativ hochwertiger Krankenhausversorgung ständig ausreichend zugänglich ist. Zum anderen solle sie dazu beitragen, die Kosten zu beherrschen und, soweit wie möglich, jede Verschwendung finanzieller, technischer und menschlicher Ressourcen zu verhindern. Eine solche Verschwendung wäre umso schädlicher, als der Sektor der Krankenhausversorgung bekanntlich erhebliche Kosten verursache und wachsenden Bedürfnissen entsprechen müsse, während die finanziellen Mittel, die für die Gesundheitspflege bereitgestellt werden können, unabhängig von deren Art und Weise der Finanzierung nicht unbegrenzt seien. Insoweit wird eine Beschränkung des freien Dienstleistungsverkehrs vom Europäischen Gerichtshof als grundsätzlich gerechtfertigt angesehen.

Das Bundesverfassungsgericht[4] hat das Instrument der Krankenhausplanung in ähnlicher Weise gerechtfertigt: „Zu den Gemeinwohlbelangen von hoher Bedeutung, die Vorrang vor der ungehinderten Berufsausübungsfreiheit haben, zählt die bedarfsgerechte und leistungsfähige Krankenversorgung der Bevölkerung sowie sozial tragbare Krankenhauskosten, dies schon wegen ihrer Auswirkungen auf die Stabilität der gesetzlichen Krankenversicherung. Bezogen auf die Zielsetzungen sind die gesetzgeberischen Mittel der Krankenhausplanung, besonders die Planzulassungsvoraussetzungen, nicht unverhältnismäßig. Sie sind geeignet, erforderlich und auch für die Betroffenen zumutbar."

Was folgt hieraus aber inhaltlich für die Krankenhausplanung? Das KHG normiert hierzu in § 8 Abs. 2 Satz 2, dass die Aufnahme oder Nichtaufnahme in den Krankenhausplan durch Bescheid festgestellt wird. Ein positiver Bescheid gewährt sowohl einen Rechtsanspruch auf Förderung der notwendigen Investitionskosten (§ 8 Abs. 1 KHG) als auch die Lizenz, die Behandlung gesetzlich krankenversicherter Patienten von den Krankenkassen bezahlt zu bekommen (§§ 108 Nr. 2, 109 SGB V).

Bei der Entscheidung, ob und in welchem Umfang ein Krankenhaus einen Feststellungsbescheid nach § 8 KHG erhalten kann, ist zu beachten, dass nach § 8 Abs. 2 KHG kein Anspruch auf Feststellung der Aufnahme in den Krankenhausplan besteht. Bei notwendiger Auswahl zwischen mehreren Krankenhäusern entscheidet die zuständige Landesbehörde unter Berücksichtigung der öffentlichen Interessen und der Vielfalt der Krankenhausträger nach pflichtgemäßem Ermessen, welches Krankenhaus den Zielen der Krankenhausplanung des Landes am besten gerecht wird. Das Bundesverwaltungsgericht hat diese Bestimmung unter Rückgriff auf den Zweck des Gesetzes (§ 1 Abs. 1 KHG) so ausgelegt, dass ein Anspruch auf Feststellung der Aufnahme eines Krankenhauses in den Krankenhausplan dann besteht, wenn das Krankenhaus bedarfsgerecht, leistungsfähig und kostengünstig ist und zur Deckung des zu versorgenden Bedarfs kein anderes ebenfalls geeignetes Krankenhaus zur Verfügung steht *(Erste Entscheidungsstufe)*. Erst wenn zur Bedarfsdeckung mehrere geeignete Krankenhäuser zur Verfügung stehen, entfällt ein Anspruch auf Feststellung der Aufnahme in den Krankenhausplan. An seine Stelle tritt ein Anspruch auf eine fehlerfreie Auswahlentscheidung *(Zweite Entscheidungsstufe)*. Diese Rechtsprechung hat das Bundesverfassungsgericht gebilligt.[5]

---

3 Siehe EuGH-Urteile in den Rechtssachen Smits und Peerbooms (C-157/99) vom 12.07.2001 sowie Müller-Fauré und van Riet (C-385/99) vom 13.05.2003.
4 BVerfG, Beschluss vom 12.06.1990, 1 BvR 355/86, BVerfGE 82, 209.
5 BVerfG, Beschluss vom 12.06.1990, 1 BvR 355/86, BVerfGE 82, 209.

VI. Krankenhausplanung

Voraussetzung für die Entscheidung über die Aufnahme eines Krankenhauses ist auf beiden Entscheidungsstufen, dass das Krankenhaus bedarfsgerecht, also geeignet ist, einen vorhandenen Bedarf zu befriedigen. Das lässt sich nur auf der Grundlage einer Bedarfsanalyse beurteilen.

Hierzu hat der VGH Baden-Württemberg[6] Folgendes festgestellt: „Die Bedarfsanalyse ist die Beschreibung des zu versorgenden Bedarfs der Bevölkerung an Krankenhausbetten. Dabei kann zwischen der Beschreibung des gegenwärtigen Bedarfs und der Bedarfsprognose, also der Beschreibung des voraussichtlich in der Zukunft zu erwartenden Bedarfs, unterschieden werden. In beiden Hinsichten aber ist unter dem Bedarf der tatsächlich auftretende und zu versorgende Bedarf und nicht ein mit dem tatsächlichen nicht übereinstimmender erwünschter Bedarf zu verstehen. Dem Land ist nicht erlaubt, bei der Ermittlung des zu versorgenden Bedarfs seiner Bedarfsanalyse nicht den tatsächlichen Bedarf zugrunde zu legen, sondern davon abweichende niedrigere Zahlen, und damit eine Minderversorgung in Kauf zu nehmen. Die Bedarfsanalyse als solche ist kein Planungsinstrument."

Zuletzt hat das BVerfG in zwei Beschlüssen vom 14. Januar 2004[7] und 3. März 2004[8] die sogenannte „Konkurrentenklage" zugelassen und für die Prüfung der Bedarfsgerechtigkeit angemerkt, dass diese nicht nur gegeben sei, wenn die von dem Krankenhaus angebotenen Betten zusätzlich notwendig sind, um den in seinem Einzugsbereich aktuell vorhandenen Bettenbedarf zu decken, sondern auch dann, wenn ein Krankenhaus neben oder an Stelle eines anderen Krankenhauses geeignet wäre, den fiktiv vorhandenen Bedarf zu decken.

Zusammenfassend lässt sich feststellen, dass Krankenhausplanung aus den elementaren Grundrechten ableitbar ist und von der höchstrichterlichen europäischen und deutschen Rechtsprechung für notwendig angesehen wird. Die Bundesländer sind für die Ausgestaltung zuständig, dabei soll der tatsächliche Bedarf der Bevölkerung befriedigt werden. Aus den Grundsätzen des EuGH und des BVerfG lässt sich auch ableiten, dass eine Überversorgung dann zu vermeiden ist, wenn sie zur Gefährdung der Stabilität der gesetzlichen Krankenversicherung führen würde.

4 Veränderungen der Rahmenbedingungen

Was ist nun geschehen, das dieses bestehende System, das doch gut zu funktionieren scheint, zunehmend in Frage gestellt wird? Meist wird, auch wieder oft reflexhaft, behauptet, dies liege an der Umstellung des Vergütungssystems auf Fallpauschalen (DRG). Konstatiert werden muss aber: Die Umstellung des Vergütungssystems in mehreren Schritten von tagesgleichen Pflegesätzen auf ein DRG-System mit Festpreisen ist zunächst nur eine andere Art der Bezahlung und ändert nichts an den Grundlagen der Krankenhausplanung.

Allerdings haben sich schon vor der und verstärkt parallel zur Einführung der DRGs weitere Rahmenbedingungen so massiv verändert, dass viele Gesundheitsexperten quasi „automatisch" davon ausgehen, damit hätte auch die Krankenhausplanung ihre Legitimation verloren: Bereits durch das am 1. Januar 1993 in Kraft getretene Gesundheitsstrukturgesetz (GSG) und das am 1. Januar 2000 in Kraft getretene GKV-Gesundheitsreformgesetz 2000 ist das SGB V auch in mehreren den Krankenhausbereich betreffenden Bestimmungen geändert worden. Insbesondere wurde es den Krankenhäusern ermöglicht, vor- und nachstationäre Behand-

---

6 VGH Baden-Württemberg, Urteil vom 16.04.2002, 9 S 1586/01.
7 BVerfG, Beschluss vom 14.01.2004, 1 BVR 506/03, BVerfGK 2, 223.
8 BVerfG, Beschluss vom 04.03.2004, 1 BVR 88/00, BVerfGK 3, 39.

lung (§ 115a SGB V) sowie ambulante Operationen und sonstige stationsersetzende Eingriffe (§ 115b SGB V) durchzuführen. Weitere wichtige Änderungen für den Krankenhausbereich, die nicht nur das Vergütungssystem betreffen, sondern auch die Krankenhausplanung berühren, brachte das Fallpauschalengesetz vom 23. April 2002 (FPG), dessen Bestandteil das Krankenhausentgeltgesetz (KHEntgG) ist. So ist in § 17b KHG nunmehr vorgesehen, zusätzlich zu den Fallpauschalen Sicherstellungszuschläge zu gewähren, wenn eine für die Versorgung der Bevölkerung notwendige Vorhaltung von Leistungen aufgrund des geringen Versorgungsbedarfs mit den Fallpauschalen nicht kostendeckend finanziert werden kann. Die für die Krankenhausplanung zuständige Landesbehörde kann ergänzende oder abweichende Vorgaben zu den vorgesehenen bundeseinheitlichen Empfehlungen erlassen, insbesondere um die Vorhaltung der für die Versorgung notwendigen Leistungseinheiten zu gewährleisten. Außerdem ist in § 137 SGB V geregelt, dass die Selbstverwaltungspartner auf Bundesebene Mindestmengen für bestimmte planbare Leistungen vorgeben können, bei denen die Qualität des Behandlungsergebnisses in besonderem Maße von der Menge der erbrachten Leistungen abhängig ist. Werden diese Mindestmengen je Arzt oder Krankenhaus nicht erreicht, dürfen die entsprechenden Leistungen seit dem Jahr 2004 nicht mehr erbracht werden. Die für die Krankenhausplanung zuständige Landesbehörde kann hierzu Ausnahmen bestimmen, wenn die Sicherstellung einer flächendeckenden Versorgung der Bevölkerung gefährdet wäre.

Das Gesetz zur Modernisierung der gesetzlichen Krankenversicherung (GMG) brachte mit seinem Inkrafttreten zum 1. Januar 2004 weitere Änderungen, die den Handlungsspielraum der Krankenhäuser erheblich erweiterten. So wurden Verträge zur Integrierten Versorgung (§§ 140a ff. SGB V) erleichtert und medizinische Versorgungszentren (MVZ) als neue Form der Teilnahme an der vertragsärztlichen Versorgung eingeführt sowie mit §§ 116a und 116b SGB V weitere Möglichkeiten für Krankenhäuser geschaffen, an der ambulanten Versorgung teilzunehmen.

Diese Handlungsoptionen wurden durch das Vertragsarztrechtsänderungsgesetz zum 1. Januar 2007 um die Möglichkeit erweitert, dass nunmehr Vertragsärzte im Rahmen des § 20 der Zulassungsverordnung für Vertragsärzte auch in Krankenhäusern angestellt werden können.

Mit dem zum 1. April 2007 in Kraft getretenen GKV-Wettbewerbsstärkungsgesetz (GKV-WSG) wurde schließlich § 116b SGB V insoweit geändert, dass nun die Zulassung zur ambulanten Versorgung von hoch spezialisierten Leistungen bzw. seltenen oder mit besonderen Verläufen versehener Erkrankungen durch die Behörde erfolgt, die auch für die Krankenhausplanung zuständig ist. Außerdem haben die Patienten nun durch § 11 Abs. 4 SGB V einen Anspruch gegenüber ihrer Krankenkasse auf ein Versorgungsmanagement insbesondere an den Schnittstellen zur stationären Versorgung.

Durch die mit den DRGs verbundene Dynamik, aber auch viele weitere Veränderungen, die die Überwindung der sektoralen Trennung zum Ziel haben, wie integrierte Versorgung, MVZ, ambulantes Operieren, § 116b, Erweiterung der Möglichkeiten niedergelassener Ärzte in Krankenhäusern usw. gab es völlig neue Herausforderungen. Diese werden noch verstärkt durch die oft kritisierte, von mir aber grundsätzlich für zwingend notwendig gehaltene Einbeziehung der Krankenhäuser in den Anwendungsbereich des Gesetzes gegen Wettbewerbsbeschränkungen durch das Bundeskartellamt und die nachfolgende Rechtsprechung[9] sowie die schärferen Bedingungen für die Kreditvergabe der Banken durch die Basel II-Kriterien.[10]

---

9 BGH, Beschluss vom 16.01.2008, KvR 26/07.
10 Dass Krankenhäuser Wirtschaftsunternehmen sind und wie solche geführt werden müssen, sollte mittlerweile Allgemeingut sein. Es ist allerdings erstaunlich, wie wenig die Krankenhäuser immer noch aus anderen Branchen lernen. Wenn sich einige ein Beispiel nehmen an Fertigungsprozessen aus der Automobilindustrie oder Sicherheitskonzepten aus der Luftfahrt, ist dies lobenswert, aber leider immer noch exotisch. Vor allem im Bereich Service und Kundenorientierung könnte sich ein Blick über den Zaun in andere Bereiche lohnen.

VI. Krankenhausplanung

5 Folgerungen für die Krankenhausplanung

Wie könnte nun moderne Krankenhausplanung gestaltet werden, um die genannten Rahmenbedingungen zu berücksichtigen?

Der Sachverständigenrat zur Begutachtung der Entwicklung im Gesundheitswesen spricht in seinem Gutachten 2007 (SVR 2007, S. 303) von einem gewandelten Rollenverständnis des Staates von der Erfüllungs- zur Gewährleistungsverantwortung. Er empfiehlt daher, sich auf eine Krankenhausrahmenplanung zurückzuziehen, wobei der ordnungspolitische Rahmen die Versorgung sicherstellen solle. Unter der Annahme, das DRG-System bleibe erhalten, die duale Finanzierung werde schrittweise zugunsten einer monistischen aufgegeben und die Integrierte Versorgung werde ausgebaut, empfiehlt er, von der Angebotsplanung zu einem Angebotsmonitoring überzugehen. Dabei solle man Unterversorgung vermeiden; ein Überangebot könne toleriert werden, wenn Investitionsanteile in den DRGs enthalten seien. Krankenkassen und Ärztekammern müssten einer angebotsinduzierten Nachfrage entgegenwirken.

Die Krankenhausrahmenplanung solle drei zentrale Elemente umfassen:

- die Zulassung von Krankenhäusern zur Versorgung der Versicherten in der gesetzlichen Krankenkasse,
- das Monitoring der Versorgungsstrukturen bezüglich der Kapazitäten, des Zugangs und der Qualität der erbrachten Leistungen, und
- die Regulation und Sicherung der Versorgung mit Krankenhausleistungen im Falle einer festgestellten oder drohenden Unterversorgung.

Die Gesundheitsministerkonferenz (GMK) hat durch Umlaufbeschluss vom Dezember 2007 das Konzept der Arbeitsgemeinschaft der Obersten Landesgesundheitsbehörden (AOLG) vom 16.11.2007 gebilligt und der Bundesgesundheitsministerin als Konzept der Länder vorgelegt (AOLG 2007). Hierbei finden sich zur Krankenhausplanung folgende Aussagen:

„Der staatliche Sicherstellungsauftrag ist Ausdruck der durch das Grundgesetz geforderten staatlichen Verantwortung für eine ausreichende und qualitativ gute Versorgung der Bevölkerung. Die Länder müssen dabei auch künftig die Letztverantwortung für die Gewährleistung der stationären Versorgung und insbesondere der Notfallversorgung haben. Die Krankenhausplanung soll – möglichst im Konsens mit den Kostenträgern – für bedarfsgerechte Angebotsstrukturen sorgen und Überkapazitäten vermeiden. Der Wirkungsgrad der Krankenhausplanung und die Effizienz der Angebotsstruktur in den Ländern soll anhand ausgewählter Indikatoren analysiert und bewertet werden. Die Krankenhausplanung der Länder mit Planung der Fachrichtungen und der den Fachrichtungen zuzuordnenden Bettenzahlen ist zugunsten einer Rahmenplanung, die die Kriterien der Qualität verstärkt berücksichtigt, weiter zu entwickeln. Hierbei kann die Krankenhausplanung künftig insbesondere auf die Festlegung von Standorten, die medizinischen Fachgebiete und die Gesamtbettenzahl beschränkt sein. Daneben hat sie die Anforderungen der Notfallversorgung zu berücksichtigen. Die nähere Ausgestaltung der Krankenhausplanung obliegt den Ländern im Rahmen ihrer Zuständigkeit. Die Länder haben dafür Sorge zu tragen, dass die Krankenhäuser ihrer Aufgabenstellung entsprechend aufnahme- und dienstbereit sind; insbesondere muss im Rahmen der Notfallversorgung eine rechtzeitige ärztliche Hilfestellung gewährleistet sein."

Aus meiner Sicht muss sich Krankenhausplanung den oben genannten geänderten Rahmenbedingungen anpassen, soweit die herkömmlichen Planungsgrundsätze nicht mehr zu den neuen Bedingungen passen. Wenn Krankenhäuser zunehmend interdisziplinär arbeiten und die Grenzen herkömmlicher Fachabteilungsstrukturen aufbrechen, macht es beispielsweise keinen Sinn mehr, weiterhin fachgebietsbezogene Bettenzahlen festzulegen. Übrigens: Wenn immer wieder mit Überzeugung behauptet wird, die Bettenplanung sei im DRG-System ohnehin überholt, weil das Bett gar keine Rolle mehr spiele, kann ich dies nicht nachvollziehen – der Unterschied zum ambulanten Bereich macht sich fast ausschließlich an der Tatsache fest, dass Krankenhauspatienten stationär aufgenommen werden und dabei in Betten untergebracht sind. Das Bett ist somit für alle Zeiten eine notwendige Bedingung für jedes Krankenhaus und ein idealer Kapazitätsmaßstab für die Unterbringung der Patienten. Eine Gesamtbettenkapazität gibt den Krankenhäusern gleichzeitig viel mehr Spielraum als eine Festschreibung von Fallzahlen, die im Übrigen zu einer Leistungsplanung führen würde, für die das geltende Recht keine Grundlage bietet und die viel weniger wettbewerbsorientiert wäre als eine Bettenplanung.

Krankenhausplanung muss sich zu einer Strukturplanung verändern, die Rahmenbedingungen festlegen muss, aber die Dynamik des Prozesses nicht behindern darf. Diese Strukturplanung ist nicht zu verwechseln mit Wirtschaftsförderung strukturschwacher Regionen. Dies ist nicht Aufgabe der Krankenhausplanung, da sonst die Gefahr besteht, nicht zukunftsfähige Strukturen zu zementieren.

Es herrscht unter nahezu allen Akteuren des Gesundheitssystems Einigkeit, dass die staatliche Letztverantwortung für die Gewährleistung der Krankenhausversorgung nicht in Frage steht. Dies bedeutet jedoch keineswegs, dass der Staat selbst als Krankenhausträger auftreten soll oder muss. Er sollte sich darauf beschränken, die Spielregeln zu definieren und zu beobachten, ob die Regeln eingehalten werden und die Versorgung funktioniert. Der Handlungsspielraum der Krankenhäuser kann nur in dem Maße erweitert werden, in dem sich Krankenhausplanung auf die Regelungsbereiche zurückzieht, die zur Erfüllung des gesetzlichen Auftrags unumgänglich sind. Hierzu gehört in besonderem Maße die Notfallversorgung, deren besondere Rolle auch in der aktuellen Diskussion über die Fortentwicklung des ordnungspolitischen Rahmens der Krankenhausversorgung immer wieder betont wird. Es herrscht jedoch oft Unklarheit darüber, was unter Notfallversorgung zu verstehen ist und wie sie in der Krankenhausplanung berücksichtigt werden kann. Meist wird nämlich nur sehr unscharf und ohne inhaltliche Vorstellung von der Sicherung einer „flächendeckenden" bzw. „ortsnahen" Krankenhausversorgung" gesprochen. Dies sind leere Worthülsen, wenn nicht definiert ist, was denn darunter zu verstehen ist, welche Art von Versorgung man also wo und in welcher Qualität haben will.

Das Hessische Krankenhausgesetz 2002 (HKHG) und der Krankenhausrahmenplan 2005 haben zur Notfallversorgung Regelungen getroffen, die in der Folge vorgestellt werden: Die Vorschriften des HKHG sehen vor, dass sich das Land auf die Festlegung der Planungsgrundsätze und -ziele beschränkt. Dazu zählen die Strukturvorgaben für die wohnortnahe Notfallversorgung und die besonderen überregionalen Aufgaben sowie die Gestaltungsregeln der sogenannten regionalen Versorgungs- bzw. Planungskonzepte. Darüber hinaus werden künftig, wie dies im GMK-Konzept und vom Sachverständigenrat gefordert wird, nur noch die Standorte, die Gesamtbettenzahl und die vorgehaltenen Gebiete nach der Weiterbildungsordnung der Landesärztekammer festgelegt.

Die Notfallversorgung ist – entsprechend den Ausführungen im Hessischen Rettungsdienstgesetz (HRDG) – als Aufgabe der Gesundheitsvorsorge und der Gefahrenabwehr definiert. Sie stellt eine besondere Aufgabe der öffentlichen Sicherheit dar. Nach § 2 HRDG sind Notfallpatientinnen oder Notfallpatienten Personen, die sich infolge einer Erkrankung, Verletzung, Vergiftung oder aus sonstigen Gründen in unmittelbarer Lebensgefahr befinden oder bei denen diese zu erwarten ist, wenn keine schnellstmögliche notfallmedizinische Versorgung oder Überwachung und gegebenenfalls eine Beförderung zu weiterführenden diagnostischen oder therapeutischen Einrichtungen erfolgt. Diese Definition wurde auch für die Notfallversorgung in der Krankenhausplanung zugrunde gelegt. Im Krankenhausrahmenplan wird die Notfallversorgung als Fortsetzung der Rettungs- bzw. Versorgungskette zur Sicherstellung einer qualifizierten Weiterversorgung in den Fällen gesehen, in denen eine stationäre Aufnahme zur Erreichung diagnostischer und therapeutischer Ziele medizinisch zwingend erforderlich ist.

VI. Krankenhausplanung

Zur Sicherstellung dieser Versorgungsziele wurden im Hessischen Krankenhausrahmenplan 2005 erstmals Mindestanforderungen für die Struktur und den Umfang der klinischen Notfallversorgung festgelegt. Diese Kriterien beziehen sich auf strukturräumliche und versorgungsstrukturelle sowie auf medizinisch-fachliche und organisatorische Aspekte. Krankenhausplanerisch wird davon ausgegangen, dass ein Krankenhaus, das an der Notfallversorgung teilnimmt, in der Regel innerhalb von 20 Minuten, maximal jedoch innerhalb von 30 Minuten nach der Aufnahme des Notfallpatienten durch den Rettungsdienst zu erreichen sein muss. Ein an der Notfallversorgung teilnehmendes Krankenhaus sollte damit in der Regel 15 bis 25 Kilometer, maximal jedoch 30 bis 35 Kilometer von jedem mit einem bodengebundenen Rettungsfahrzeug zugänglichen Notfallort in Hessen entfernt sein.

Die an der Notfallversorgung teilnehmende Klinik hat eine ständige Betriebsbereitschaft, d.h. eine Rund-um-die-Uhr-Bereitschaft an allen Tagen, sicherzustellen. Um in hoch verdichteten Regionen (Großstädte oder Landkreise mit einer hohen Bevölkerungsdichte) monostrukturelle Versorgungslagen zu vermeiden und zusätzlich das allgemeine Planungsziel der Trägervielfalt auch in der Notfallversorgung angemessen zu berücksichtigen, werden neben Erreichbarkeitskriterien auch Nachfrage bestimmende Aspekte als Strukturkriterien zur Ausgestaltung der Notfallversorgung herangezogen. Festgelegt wurde, dass ein Krankenhaus, das an der Notfallversorgung teilnimmt, im Regelfall diese für im Durchschnitt 100.000 Einwohner sicherstellt. Dabei sollen von einem teilnehmenden Krankenhaus nicht weniger als 75.000 Einwohner und nicht mehr 150.000 Einwohner versorgt werden. Zusätzlich wurde festgelegt, welche Krankheitsbilder ein Notfallkrankenhaus versorgen muss und was an Infrastruktur und technisch-apparativen Ausstattungen vorhanden sein muss. Nach den vorgenannten Kriterien ergab sich, dass und an welchen Standorten es in Hessen dauerhaft 63 für die Versorgung der Bevölkerung unverzichtbare Notfallstandorte geben muss. Daraus ergibt sich auch, dass sich die Sicherstellungsverpflichtung des Staates in besonderem Maße auf diese Standorte bezieht.

Hessen weiß nun, das zur Sicherung der Notfallversorgung eine strukturelle Unterversorgung eintreten würde, wenn es an den festgelegten 63 Standorten keine Klinik mehr gäbe, die für die Notfallversorgung zur Verfügung steht. Damit wird in keiner Weise die Existenz der weiteren an der Versorgung teilnehmenden Krankenhäuser in Frage gestellt. Bei der aktuellen Diskussion über ein mögliches „Krankenhaussterben" ist durch die vorgenannten Regelungen aber klar, wann und wo der Staat eingreifen müsste, um Unterversorgung zu vermeiden.

Es ist interessant, dass in der gegenwärtigen Finanzkrise der Staat sogenannten „systemrelevanten Banken" Unterstützung gewähren will, ohne dass bislang eine Definition vorhanden ist, was darunter zu verstehen ist.

Auch bezüglich der sonstigen Krankenhausleistungen wurde überlegt, was unter „flächendeckender Versorgung" zu verstehen ist. So sind psychiatrische und geriatrische Angebote mindestens einmal pro Landkreis oder kreisfreier Stadt vorzuhalten, ergänzt um tagesklinische Angebote. Bei den sonstigen elektiven Leistungen wird auf Ebene der sechs Versorgungsgebiete beobachtet, ob der Bedarf gedeckt ist. Innerhalb dieser Strukturen können die Krankenhausträger sich wirtschaftlich entfalten, wobei vom Land Schwerpunktbildung und Zusammenarbeit zwar gefordert wird, ungeachtet dessen aber, gerade in überversorgten Regionen, Konkurrenzkampf und Verdrängungswettbewerb an der Tagesordnung sind.

Wenn heute beklagt wird, dass es durch die Auswirkungen der DRGs zu einem Krankenhaussterben kommt, weil ein Teil der Krankenhäuser dauerhaft Verluste erleidet, ist dies unehrlich. Ein Festpreissystem kann nicht nur Gewinner hervorbringen, es muss auch Verlierer geben. Eine Marktbereinigung ist zumindest in überversorgten Großstadtgebieten zwingend notwendig. Es sollte beruhigen, dass nach neuesten Zahlen lediglich 25% der Krankenhäuser dauerhaft Verluste schreiben. Wenn diese 25% aus dem Markt austreten, was selten durch Insolvenz, sondern eher durch Fusionen stattfinden wird, ist den restlichen 75% der Krankenhäuser sehr geholfen.

6 Marktzugang

In der aktuellen Diskussion über den ordnungspolitischen Rahmen wird leider die Entwicklung der höchstrichterlichen Rechtsprechung und deren Auswirkungen auf die Krankenhausplanung nicht beachtet. In der Rechtssprechung wird zunehmend die bisherige Krankenhausplanung in Frage gestellt, soweit sie zu einer „Versteinerung" der Krankenhauslandschaft geführt hat, bei der es neuen Krankenhäusern faktisch unmöglich gemacht wird, einen Marktzugang zu erhalten. Dies stellt einen Eingriff in die in Art. 12 GG geschützte Berufsfreiheit dar. Nach der schon oben zitierten[11] maßgeblichen Entscheidung des Bundesverfassungsgerichts zur Krankenhausplanung sind die wirtschaftlichen Belastungen durch die Nichtaufnahme in den Krankenhausplan so schwerwiegend, dass sie einer Beschränkung der Berufswahl nahe kommen, weshalb nur Gemeinwohlbelange von hoher Bedeutung gegenüber dem schutzwürdigen Interesse des Aufnahme begehrenden Krankenhausträgers an ungehinderter Betätigung den Vorrang verdienen können. Zuletzt hat das BVerfG im Beschluss vom 04.03.2004[12] zur Frage, wann ein Krankenhaus bedarfsgerecht sei, festgestellt: „Das ist nicht nur dann der Fall, wenn die von dem Krankenhaus angebotenen Betten zusätzlich notwendig sind, um den in seinem Einzugsbereich aktuell vorhandenen Bettenbedarf zu decken, sondern auch dann, wenn ein Krankenhaus neben oder an Stelle eines anderen Krankenhauses geeignet wäre, den fiktiv vorhandenen Bedarf zu decken. Diese Auslegung des Merkmals der Bedarfsgerechtigkeit wird den Aufforderungen des Art. 12 Abs. 1 GG gerecht. Nur in dieser Auslegung haben hinzutretende Krankenhäuser überhaupt eine Chance auf Aufnahme in den Krankenhausbedarfsplan, solange sich am Gesamtbedarf nichts ändert. Ansonsten könnte mit dem Hinweis auf die bestehenden Kapazitäten jeder Neuzugang verhindert werden."

Gleichzeitig wird von der zitierten Rechtsprechung bestätigt, dass dem Grundsatz der Trägervielfalt eine besondere Bedeutung zukomme. Ein genereller Rechtssatz, dass größere Häuser mit einem umfassenden Leistungsangebot zu bevorzugen seien, lasse sich dem Krankenhausfinanzierungsgesetz nicht entnehmen. Er wäre auch verfassungsrechtlich nicht zu rechtfertigen. Damit würde größeren Versorgungseinheiten eine Priorität eingeräumt, für die es jedenfalls in dieser Allgemeinheit keinen sachlichen Grund gebe. Private Krankenhäuser würden hiervon in besonderem Maße betroffen, weil sie regelmäßig nur über ein begrenztes Bettenkontingent verfügten und in Spezialgebieten tätig seien.

Dies stimmt zwar so schon längst nicht mehr, da die großen privaten Konzerne mittlerweile vorwiegend Allgemeinkrankenhäuser und hierbei sogar Unikliniken erworben haben, es gibt aber wenig Anlass, auf eine Änderung der Rechtsprechung zu hoffen. Zuletzt hat das BVerwG[13] gar behauptet, Belegkrankenhäuser gehörten typischerweise zur Kategorie der „ohnehin unterrepräsentierten" privaten Krankenhäuser. Auch das Argument, Allgemeinkrankenhäusern sei wegen des breiten Angebotsspektrums und der teuren Rund-um-die-Uhr-Vorhaltung der Notfallversorgung ein Vorrang vor Spezialkliniken zu geben, wird vom Bundesverfassungsgericht wie dargestellt nicht akzeptiert, wenngleich die oben zitierte Aussage „jedenfalls in dieser Allgemeinheit" Argumentationsspielraum lässt.

---

11 Siehe BVerfG, Beschluss vom 12.06.1990, 1 BvR 355/86, BVerfGE 82, 209.
12 Vgl. BVerfG, Beschluss vom 04.03.2004, 1 BVR 88/00, BVerfGK 3, 39.
13 BVerwG, Urteil vom 12.02.2007, 3 B 77/06.

7 Notwendigkeit der Systemänderung

Diese Rechtsprechung, jedenfalls soweit sie nicht von den Oberverwaltungsgerichten der Länder modifiziert wird, macht es faktisch unmöglich, das bisherige Krankenhausplanungssystem unverändert bestehen zu lassen. Man muss auch zugeben, dass nicht jeder neue Träger, der einen Zugang zur Versorgung von GKV-Patienten sucht, Rosinenpickerei betreibt, sondern auf bestimmten Gebieten hochqualifizierte medizinische Versorgung vorhalten kann. Wenn man also in Zukunft die Trägerlandschaft für neue Angebote öffnen muss, gibt es nur zwei Wege: Entweder müssen bestehende Krankenhäuser Kapazitäten abgeben oder man muss eine Überversorgung in Kauf nehmen.

Gegen die Abgabe von Kapazitäten, gar durch Streichung ganzer Fachgebiete, können die betroffenen Krankenhäuser selbst wieder Klage einlegen. Zu Ende gedacht könnte man in einen nicht enden wollenden Kreislauf von (Konkurrenten-)klagen geraten, der die Krankenhausplanung ad absurdum führen und nur die beteiligten Rechtsanwälte zufriedenstellen würde.

Daher muss schon deshalb in absehbarer Zeit der ordnungspolitische Rahmen so gestaltet werden, dass der Marktzugang erleichtert wird und Überversorgung in Kauf genommen wird. Ein mögliches Überangebot erfordert aber automatisch eine Öffnung des Systems für mehr echten Wettbewerb. Hierbei ist zunächst unverzichtbar, als ersten Schritt die §§ 108/109 SGB V zu ändern. Bislang dürfen Krankenhäuser Versorgungsverträge nur einheitlich und gemeinsam schließen. Dieser durch nichts zu rechtfertigende Anachronismus behindert auch im bestehenden System wettbewerbliche Möglichkeiten der Krankenkassen.

Eine weitergehende Änderung könnte in Anlehnung an das für Vorsorge- und Rehabilitationskliniken bereits bestehende System[14] gestaltet werden. Voraussetzung wäre zunächst eine nach strengen Qualitätsgesichtspunkten gestaltete Zertifizierung. Der aktuelle Beschluss der Gesundheitsministerkonferenz vom Dezember 2007 schlägt die Entwicklung eines solchen Zertifizierungsverfahrens bereits vor. Eine zertifizierte Klinik könnte dann grundsätzlich GKV-Patienten behandeln und würde DRGs zum Landes- oder Bundesbasisfallwert abrechnen. Flankiert würde dies von der Möglichkeit der gesetzlichen Krankenkassen, mit den Krankenhäusern Verträge zu schließen, die Abweichungen (nach oben und unten) vom Preissystem zulassen. Um hierbei nicht in eine Abwärtsspirale zu geraten, sollten derartige Abweichungen an Qualitätsparameter gekoppelt werden. Transparenz der (Ergebnis-)qualität und vermehrte Steuerungsmöglichkeiten für die Krankenkassen über Anreizmechanismen sind notwendige Bestandteile eines derartigen Systems, ebenso wie die Anwendung des Kartellrechts auf Leistungsanbieter wie Leistungserbringer. Einem solchen System mag eine Tendenz zur angebotsinduzierten Nachfrage innewohnen, man sollte aber bedenken, dass kein Patient freiwillig und ohne Notwendigkeit in ein Krankenhaus geht. Außerdem wird die Notwendigkeit der Krankenhausbehandlung heute schon vom Medizinischen Dienst der Krankenkassen überprüft.

8 Künftige Rolle des Staates

Wie könnte in einem derartigen System die Pflicht des Staates für die Gewährleistung der Krankenhausversorgung erfüllt werden?

---

14 Hierbei herrscht ein fast völlig freies Wettbewerbssystem ohne erkennbare Versorgungsdefizite, auch nicht im Bereich der Anschlussheilbehandlungen bei schweren Erkrankungen.

Der Sachverständigenrat schlägt – wie oben angegeben – vor, der Staat solle eine Monitoringfunktion einnehmen und eine Reihe von Indikatoren festlegen, um Zugang, Qualität und Kapazitäten zu überwachen. Hierbei würde der Staat Kriterien entwickeln, also z. B. für die Notfallversorgung, wie dies in Hessen bereits geschehen ist. Es würde auf regionaler Ebene zusätzlich festgelegt, welche Versorgungsstrukturen insgesamt vorzuhalten wären, etwa was im Rahmen einer „flächendeckenden" oder „ortsnahen" Versorgung zu leisten wäre (z. B. Geburtshilfe einmal pro Landkreis, wie dies im Hessischen Krankenhausrahmenplan festgelegt ist).

Ein solches System könnte flankiert werden von einem in das SGB V aufzunehmenden Anspruch der Versicherten gegen die Krankenkasse. Die Krankenkasse müsste die Gewährleistungsverpflichtung des Staates dabei leistungsrechtlich absichern. Praktisch könnte dies so aussehen, dass der Staat weiter verpflichtet bleibt, Krankenhäuser an den für notwendig erachteten Standorten zu betreiben, wenn sich kein freigemeinnütziger oder privater Träger hierfür findet.[15] Die Krankenkassen wären hingegen verpflichtet, den Versicherten eine bestimmte Versorgung zu bieten. Damit wären die Krankenkassen gezwungen, im Rahmen der von ihnen abzuschließenden Verträge auch ländliche Versorgungsstrukturen zu berücksichtigen und wirtschaftlich zu sichern. Die von Seiten der Krankenhausgesellschaften geäußerten Befürchtungen, die Krankenkassen würden bei mehr Vertragsfreiheit mit vielen Kliniken nicht mehr bzw. nicht mehr ausreichend kontrahieren, sind ohnehin übertrieben, weil sich die Krankenkassen in zunehmendem Wettbewerb ein solches Verhalten schlicht nicht leisten könnten, wenn sie ihre Versicherten behalten wollen.

In dem beschriebenen Ordnungsrahmen, der stärker als bisher zwischen Notfallversorgung und elektiven Leistungen unterscheidet, ließe sich auch die notwendige Verzahnung zwischen ambulanten und stationären Versorgungsstrukturen einfacher bewerkstelligen, etwa durch integrierte Versorgungsverträge.[16] Es bestünde somit auch die Möglichkeit, einen echten Qualitätswettbewerb zu initiieren, der gleichzeitig die noch bei vielen Kliniken vermuteten Wirtschaftlichkeitsreserven mobilisieren würde. Selbstverständlich funktioniert ein solches System nicht im Rahmen der derzeitigen Praxis der dualen Finanzierung, weil ein Marktzugang weiterer Krankenhäuser einen Investitionsbedarf schaffen würde, der noch weniger zu befriedigen wäre, als dies heute schon der Fall ist. Allerdings ist dies auch im dualen System lösbar, wenn man den „monistischen Effekt" durch eine Pauschalierung der Investitionsförderung einführt, wie dies das Land Nordrhein-Westfalen mit seiner Gesetzesnovellierung zum 1. Januar 2008 getan hat (MAGS 2007).

Alternativ zu der vorgeschlagenen, sehr weitgehenden Lösung ist es auch denkbar, die bisherige Lizenzerteilung durch den Staat, also die Planaufnahme, nur noch auf Allgemeinkrankenhäuser zu beschränken, die für die Notfallversorgung für notwendig gehalten werden. Allerdings wären dabei ähnliche verfassungsrechtliche Problemstellungen zu erwarten, wie dies heute der Fall ist, wenngleich bislang keine privaten Träger bekannt sind, die neue Allgemeinkrankenhäuser gründen wollen, statt bestehende zu kaufen.

---

15 So z. B. § 3 Abs. 2 des Hessischen Krankenhausgesetzes.
16 Die integrierte Versorgung schafft ohnehin mittlerweile Parallelwelten zur Krankenhausplanung und macht auch deshalb Veränderungen des Ordnungsrahmens zwingend notwendig. Dies gilt gleichermaßen für die Notwendigkeit, Mehr- oder Mindererlösausgleiche abzuschaffen, wenn Mehrleistungen durch die Gründung von Privatkliniken ohnehin umgangen werden.

VI. Krankenhausplanung

9 Fazit

Die Rahmenbedingungen, in denen staatliche Krankenhausplanung stattfindet, haben sich durch die Einführung der DRGs, aber auch durch viele andere Einflüsse, massiv verändert. Die Gewährleistung der Krankenhausversorgung ist und bleibt eine staatliche Aufgabe. Die Versorgung selbst muss und wird aber in absehbarer Zukunft in einem viel stärker wettbewerblich ausgerichteten System stattfinden, als dies heute der Fall ist. Ich wage die Prognose, dass dieses System mindestens so wirtschaftlich sein wird wie heute, aber deutlich transparenter und qualitativ besser.

Literatur

Arbeitsgemeinschaft der Obersten Landesgesundheitsbehören (AOLG): Konzept der Arbeitsgemeinschaft der Obersten Landesgesundheitsbehören (AOLG) zur Weiterentwicklung der Krankenhausversorgung unter Berücksichtigung der Finanzierungsfragen. Zukunft der Krankenhausversorgung. 16. November 2007. Download unter: http://www.gmkonline.de/_beschluesse/80-GMK_Umlaufbeschluss_Dez2007_Konzept_ZukunftDerKrankenhausversorgung.pdf.

Harford, T. (2006): Ökonomics. Warum die Reichen reich sind und die Armen arm und Sie nie einen günstigen Gebrauchtwagen bekommen. München: Riemann-Verlag.

Ministerium für Arbeit, Gesundheit und Soziales des Landes Nordrhein-Westfalen (MAGS) (2007): Umstellung der Krankenhausinvestitionsförderung. Informationen zur Baupauschale NRW. Düsseldorf. Download unter: http://www.mags.nrw.de/08_PDF/002/Baupauschale.pdf.

Sachverständigenrat zur Begutachtung der Entwicklung im Gesundheitswesen (SVR) (2007): Kooperation und Verantwortung. Voraussetzungen einer zielorientierten Gesundheitsversorgung. Gutachten 2007.

Von der strukturierten Angebotsplanung zum Krankenhausmonitoring

Axel Kortevoß, Thomas Krafft

1 Einleitung

Die Diskussion um die Ausgestaltung des ordnungspolitischen Rahmens für den Krankenhausbereich hat im Jahr 2007 wieder deutlich an Dynamik gewonnen. Standen bis dahin eher die Fragen der konkreten Ausgestaltung der Vergütungssystematik sowie die jeweils aktuellen gesetzgeberischen Reformbemühungen im Vordergrund, rückt nunmehr das Spannungsfeld zwischen hoheitlicher Planung und wettbewerblichem Anspruch der German-Diagnosis Related Groups (G-DRGs) in den Fokus. Als einer der Hauptkonfliktpunkte ist dabei die Ausgestaltung der länderhoheitlichen Krankenhausplanung von Interesse, da die Bundesländer hiermit eine Schlüsselstelle besetzen, die für die Erreichung eines der ursprünglichen Ziele der DRG-Einführung, einen Wettbewerb um Effizienz- und Qualität zu erreichen, entscheidend ist.

Ziel dieses Beitrags ist es, ausgehend vom derzeitigen Stand der Diskussion über die Krankenhausplanung die Vereinbarkeit einer wettbewerblichen Selbststeuerung des Krankenhausmarktes mit den Erfordernissen einer staatlichen Gewährleistung der stationären Versorgung zu skizzieren. Hierfür werden anknüpfend an die aktuellen Stellungnahmen des Sachverständigenrates zur Begutachtung der Entwicklung im Gesundheitswesen (SVR) konzeptionelle Überlegungen für die Umsetzung eines indikatorenbasierten Monitoringinstruments vorgestellt, mit dem zentrale Fragestellungen einer zukünftigen Krankenhausplanung bearbeitet werden können.

2 Ordnungspolitische Positionen

Für die Krankenhausplanung sind derzeit zwei grundsätzliche Entwicklungen erkennbar (DKG 2007a):

1. Grundlage für die planerische Strukturierung der Krankenhauslandschaft bleibt das Leitbild einer angebotsorientierten Kapazitätsplanung.
2. Mit Überführung der Krankenhauspläne in eine sog. Rahmenplanung ziehen sich die Planungsbehörden zunehmend aus konkreten Planungsentscheidungen zurück und überlassen Detailplanungen den Selbstverwaltungspartnern, z.B. auf Regionsebene.

Die gemeinsame Position der *Bundesländer* zur zukünftigen Ausgestaltung ihrer Krankenhausplanung kommt in einem entsprechenden Beschluss der Gesundheitsministerkonferenz aus dem Jahr 2007 zum Ausdruck (80. Gesundheitsministerkonferenz 2007). Demnach sehen die Bundesländer keinen Widerspruch zwischen einer Angebotsplanung und einem Wettbewerbssystem. Auf einen hohen Detaillierungsgrad der Planung könne aber zugunsten einer Sicherstellungsplanung, die beispielsweise bestimmte Leistungsbereiche umfasse oder die Versorgung landesweit oder regional ausweise, verzichtet werden. Weiterhin aber sehen die Länder sich in der Verantwortung für die Gewährleistung einer stationären Mindestversorgung und insbesondere für die Notfallversorgung. Deshalb sei eine Weiterentwicklung der bisher praktizierten konsensgeleiteten Planung von Angebotsstrukturen erforderlich, sodass zukünftig neben der Betrachtung von Kapazitäten die Berücksichtigung von Qualitätsaspekten eine größere Rolle spielen könne.

Das *Bundesministerium für Gesundheit* (BMG) übt aufgrund der Kompetenzabgrenzung zu den Bundesländern in Fragen der Krankenhausplanung traditionell Zurückhaltung. Dennoch hatte das BMG in einem ersten Positionspapier Grundlinien skizziert, an denen sich die zukünftige Planung orientieren könnte (Braun et al. 2008; Norden 2007). Das Positionspapier empfahl die Herauslösung von stationären Leistungssegmenten, für die eine vollständig wettbewerbliche Vertragslösung erprobt werden sollte. In der Diskussion zwischen dem Bund und den Ländern im Sommer 2008 wurde schnell deutlich, dass auch eine solche begrenzte Vertragsfreiheit durch die Bundesländer nicht mitgetragen würde. Im schließlich vorgelegten Referentenentwurf zum ordnungspolitischen Rahmen verzichtete das BMG vorerst auf eine solche Regelung.

Die *Krankenhausträger* sind sich weitgehend einig, dass eine detaillierte Angebotsplanung nicht weiter gewünscht ist (DKG 2007b). Zukünftig sollte eine Rahmenplanung – möglichst unter Beibehaltung des Kontrahierungszwangs – über planerische Vorgaben von Strukturen und Standorten mindestens auf der Ebene von Versorgungsregionen die hoheitliche Sicherstellungsgarantie gewährleisten. Eine Festlegung von Kapazitäten wird als verzichtbar, die Freigabe von Leistungsmengen als notwendig angesehen. Mehr Handlungsspielraum erhoffen sich die Krankenhäuser darüber hinaus bei operativen Entscheidungen über die Ausgestaltung von Umfang und Strukturen planerisch vorgegebener Leistungsbereiche. Dies sollte auch explizit Standortentscheidungen innerhalb von Krankenhausverbünden oder -kooperationen beinhalten.

Die Position der *Kostenträger* ist derzeit nicht einheitlich. Grundsätzliche Übereinstimmung herrscht in Bezug auf eine erwünschte Trennung zwischen Leistungen, die weiterhin über eine staatliche Planung sichergestellt werden sollen, und solchen Leistungen, die für einen Vertragswettbewerb geeignet erscheinen. Eine weitgehende Vertragsfreiheit unter Umsetzung eines Ausschreibungsmodells und einer Aufhebung des Kontrahierungszwangs vertritt der AOK-Bundesverband (Leber et al. 2007). Hiernach soll zukünftig zwischen Notfall- und Elektivindikationen unterschieden werden. Als Bewertungskriterium bei nicht eindeutig vorzunehmender Abgrenzung wird die Verbindung der stationären Aufnahme mit einem im direkten Zusammenhang stehenden, notwendigen Rettungstransport vorgeschlagen.

Unabhängig von den unterschiedlichen Interessen der Akteure gestehen auf fachlicher Ebene nahezu alle Beteiligten zu, dass es innerhalb des Gesamtspektrums der Krankenhausleistungen in Bezug auf das Sicherstellungserfordernis einer deutlichen Differenzierung bedarf. Die Trennungslinie verläuft dabei zwischen Notfallindikationen und Elektivindikationen. Die Zuordnung der stationären Leistungen zu einem dieser Bereiche ist aber nur eines der bislang nicht geklärten Probleme. Unklar ist auch, mit welchen Instrumenten diese beiden Bereiche zukünftig strukturiert oder geplant werden könnten.

3 Planung trotz DRG?

Im Mittelpunkt der ordnungspolitischen Diskussion steht die Frage, mit welcher Reichweite die hoheitliche Krankenhausplanung zukünftig in die Versorgungsstruktur hinein wirken kann und soll:

- *Planungstiefe*: Wie detailliert kann/soll/muss die Krankenhausplanung fachlich und räumlich sein?
- *Planungsbreite*: Welche Leistungsbereiche können/sollen/müssen zukünftig staatlich geplant sein?

Bei der Beantwortung dieser Fragen bleibt häufig unberücksichtigt, dass es schon heute nicht mehr allein in der Entscheidungskompetenz der Politik und/oder der Selbstverwaltung liegt, welche Handlungsspielräume die einzelnen Akteure insbesondere auf Krankenhausseite haben und bereits nutzen. Vielmehr hat durch die DRG-Einführung, durch die weiteren gesetzgeberischen Bemühungen, insbesondere zur sektorübergreifenden Versorgung, aber auch durch den Rückgang der öffentlichen Investitionsquoten die Dynamik im Krankenhausmarkt so weit zugenommen, dass Festlegungen der Krankenhausplanung häufig nachvollziehend sind (Robra et al. 2003; Höfling 2007). Der wachsende Anteil privater Krankenhausträger an den Gesamtleistungen hat zu einer dynamischen Veränderung der Krankenhauslandschaft geführt. Der Handel mit planerisch gewährten Abrechnungslizenzen stellt standortbezogene Planfeststellungen vor die Unsicherheit, ob der neue Eigentümer diese Abrechnungslizenz zukünftig nicht an einem anderen, – für ihn – geeigneteren Standort nutzen will. Damit aber werden standortbezogene Feststellungsbescheide und übergeordnete Planungsziele wie eine wohnortnahe und flächendeckende Versorgung zunehmend ausgehöhlt und durch individuelle Unternehmensstrategien abgelöst (Pföhler 2007; Jachertz 2007). Das Bundeskartellamt, das die Auswirkungen dieser Entwicklung auf den Wettbewerb beobachtet, hat bereits darauf hingewiesen, dass Festlegungen der Krankenhausplanung für eine reale Marktabgrenzung kaum noch eine Relevanz haben (z.B. Bundeskartellamt 2005, S. 27ff.; Bundeskartellamt 2006, S. 13ff. und 27ff.).

Auch der SVR hat in seinem Gutachten 2007 festgestellt, dass sich die Bundesländer zunehmend mit dynamischen Entwicklungen im Krankenhausbereich konfrontiert sehen, die nicht mehr über planerische Entscheidungen beeinflusst oder gesteuert werden können (SVR 2007, S. 372): „Dieser Trend zu einer dezentralen Koordination zwischen den Leistungserbringern, Krankenkassen und der Nachfrage der Patienten ist politisch gewollt und Ausdruck eines gewandelten Rollenverständnisses des Staates, bei dem der Staat weniger eine Erfüllungsverantwortung als vielmehr eine Gewährleistungsverantwortung wahrnimmt." Daher spricht sich der SVR für eine weitgehend dezentrale Koordination zwischen Leistungserbringern, Krankenkassen und Patienten innerhalb eines vorzugebenden ordnungspolitischen Rahmens aus. Als Eckpunkte hierfür formuliert der SVR drei zentrale Elemente einer zukünftigen Rahmenplanung (SVR 2007, S. 375):

- „Die Zulassung von Krankenhäusern zur Versorgung der Versicherten in den gesetzlichen Krankenkassen.
- Das Monitoring der Versorgungsstrukturen bezüglich der Kapazitäten, des Zugangs und der Qualität der erbrachten Leistungen.
- Die Regulation und Sicherung der Versorgung mit Krankenhausleistungen im Falle einer festgestellten oder drohenden Unterversorgung."

VI. Krankenhausplanung

Auch wenn diese Empfehlungen unter dem Vorbehalt stehen, dass es zukünftig eine für alle Krankenhäuser gleichberechtigte Finanzierungsstruktur und -basis geben müsse, stellen die Eckpunkte es SVR eine konsequente konzeptionelle Weiterentwicklung der Krankenhausplanung unter DRG-Bedingungen dar, da sich die Funktion der wettbewerblichen Dynamik nur unter Verzicht auf planerische Einzelfallentscheidungen durch die Bundesländer verlässlich entfalten kann.

Aus Sicht des SVR bestehen derzeit konzeptionelle Defizite für die Bewertung der aktuellen Versorgungssituation und für die gesicherte Prognose der zukünftigen Entwicklung. Konkret geht es u. a. um die Festlegung nachvollziehbarer Kriterien für die Bewertung der Gefährdung der Sicherstellung der Versorgung. Auch die Frage nach der zukünftigen horizontalen und vertikalen Wirkung der Krankenhausplanung kann nur beantwortet werden, wenn der Entscheidungsfindung weitgehend objektivierte Bestandsaufnahmen und Prognosen zugrunde gelegt werden können. Die Dynamik des Krankenhausmarktes und die Auswirkungen planerischer Festlegungen können derzeit vorab kaum abgeschätzt werden, weil die Nutzung der zur Verfügung stehenden Daten überwiegend auf eine Fortschreibung der Krankenhauspläne im Sinne einer angebotsorientierten Rahmenplanung ausgerichtet ist. Im Zusammenhang mit der Abgrenzung von Notfall- und Elektivindikationen ist z. B. von Interesse, ob planerische Festlegungen von Standorten der Notfallversorgung für die betroffenen Krankenhäuser ein Wettbewerbsvorteil oder -nachteil sind oder sein können. Erst wenn beurteilt werden kann, ob und wie die finanzielle Sicherheit von Standorten der Notfallversorgung gewährleistet ist, kann z. B. über die Zukunft des Kontrahierungszwangs entschieden werden. Die in der aktuellen Diskussion vorgestellten Überlegungen zum ordnungspolitischen Rahmen sind insoweit allenfalls Denkmodelle, die in Bezug auf ihre Effekte erst noch untersucht werden müssen. Als Konsequenz aus den festgestellten Defiziten fordert der SVR den Aufbau von indikatorenbasierten Monitoringsystemen (SVR 2007, S. 376–391). In diesem Zusammenhang stellt der SVR fest, dass für die Entwicklung solcher Monitoringkonzepte für die deutsche Krankenhausplanung bislang erst wenige methodische Grundlagen erarbeitet wurden. Insbesondere zu der Operationalisierbarkeit raumbezogener Fragestellungen der Versorgung und Sicherstellung liegen für das G-DRG-System erst wenige konzeptionelle Studien vor (vgl. dazu u. a. Krafft et al. 2004; Roeder et al. 2004; Spangenberg und Schürt 2005; Kortevoß 2007).

Folgende Anforderungen sind an einen Zugangsindikator zu stellen (SVR 2007, S. 388): „Der Indikator hat eine geographische, eine soziale, eine Angebots- und eine Patientendimension […]." Eine Adaption international entwickelter und gebräuchlicher Indikatoren auf den deutschen Kontext sollte dabei folgende Mindestinhalte haben:

- Geographische Entfernung zwischen Wohn- und Behandlungsorten,
- Unterschiede zwischen Notfall- und Elektivindikationen sowie zwischen akuten und chronischen Erkrankungen,
- Fokus auf bestimmte Erkrankungen und Eingriffe,
- Berücksichtigung von Gegebenheiten der Strukturpolitik und der Möglichkeit von Konkurrenz in der Versorgung.

Die Definition von Ziel- bzw. Richtgrößen, an denen sich der Zugang orientieren soll, könnte nach Vorstellungen des SVR zukünftig Aufgabe des Gemeinsamen Bundesausschusses sein.

4 Räumliche Beziehungen von Nachfrage und Angebot

Den Ausgangspunkt für die Entwicklung von Zugangsindikatoren bieten Ansätze, mit denen die verschiedenen räumlichen und nicht-räumlichen Dimensionen des Zugangs zur Versorgung abgebildet werden können (nur exemplarisch: Fortney et al. 2000; Sutton et al. 2002; Kwan et al. 2003; Guagliardo 2004; Messina et al. 2006).

In Abhängigkeit der Rahmenbedingungen des spezifischen Gesundheitssystems und der zu untersuchenden Versorgungssektoren können neben räumlichen Beziehungen weitere Faktoren, wie z. B. Ausstattung mit Verkehrsangeboten, alternative Versorgungsoptionen, aber auch demographische, soziale und/oder ökonomische Merkmale zugrunde gelegt werden. Die Ermittlung der räumlichen Beziehungen lässt sich auf drei grundlegende Modelle reduzieren:

- Entfernungen zwischen den Herkunftsorten der Patienten und den nächsten Krankenhäusern: Diese Darstellungsweise ist insbesondere für Regionen mit geringer Versorgungsdichte oder einer sehr heterogenen räumlichen Verteilung geeignet.
- Durchschnittliche Entfernungen zu mehreren Einrichtungen: Diese Darstellungsweise bietet sich für Regionen oder Versorgungssektoren mit hoher Versorgungsdichte an.
- Gravitationsmodelle: Auch hier werden die durchschnittlichen Entfernungen zu mehreren Einrichtungen ausgewiesen. Zusätzlich werden als Gewichtungsfaktor die Versorgungskapazitäten berücksichtigt.

Erweitert und angepasst werden diese Grundmodelle durch empirisch ermittelte Versorgungsbeziehungen, also den Entfernungen zwischen Patientenwohnorten und tatsächlichen Behandlungsorten. Damit können beispielsweise die von den Patienten maximal in Kauf genommenen Entfernungen identifiziert werden oder Krankenhäuser, die für bestimmte Regionen in der Vergangenheit keine Versorgung übernommen haben, aus der Betrachtung ausgeschlossen werden.

Die Gravitationsmodelle können über die Integration nicht-räumlicher Zugangsindikatoren erweitert werden. Dafür werden Gewichtungsfaktoren integriert, die auf der beobachteten Nachfrage beruhen oder auch nachfragebeeinflussende demographische, soziale oder ökonomische Faktoren berücksichtigen (Guagliardo 2004; Ricketts und Goldsmith 2005). Aufgrund der Komplexität der Modellannahmen und des vergleichsweise hohen Aufwandes für die Datenerhebung und -analysen sind solche Modelle für eine breite Anwendung und vor allem für eine kontinuierliche Überwachung der Entwicklung nicht oder nur eingeschränkt geeignet. Ein auf die spezifischen Bedingungen des zukünftigen Ordnungsrahmens für die Krankenhausplanung angepasster Zugangsindikator sollte hingegen eine vergleichsweise einfache Handhabung für den Aufbau und die Aktualisierung entsprechender Monitoringsysteme erlauben.

5 Anforderungen an einen Zugangsindikator

Mindestinhalte eines solchen Zugangsindikators sind dabei die drei zentralen Variablen der Versorgung, denen jeweils mehrere Ausprägungen hinterlegt werden können:

- Umfang und Orte der Nachfrage: Notfall oder elektiv, akut oder chronisch, demographische, soziale und ökonomische Patientenmerkmale;

VI. Krankenhausplanung

- Umfang und Orte des Angebots: Fachrichtung, Bettenzahl, Qualitätsindikatoren, Trägerstruktur;
- Entfernungen zwischen Angebot und Nachfrage: Straßendistanz, Fahrzeiten des Individualverkehrs oder des öffentlichen Verkehrs.

Die Bildung eines Zugangsindikators kann grundsätzlich auf der Basis der Daten erfolgen, die standardmäßig bei den Krankenhausplanungsbehörden verfügbar sind, was im Hinblick auf die technische Umsetzung und den Aktualisierungsaufwand sinnvoll erscheint. Die Integration unterschiedlicher und heterogener Datenquellen sowie deren Raumbezug inkl. der Verknüpfung von Herkunftsorten der Patienten mit den Standorten der Versorgung erfolgt über Geographische Informationssysteme (GIS) (McLafferty 2003, S. 28 ff.). Die regelmäßige Auswertung geo-codierter Daten (z. B. die auf Postleitzahlenebene codierten DRG-Daten) ermöglicht z. B. eine rasche Entfernungsberechnungen zur Abgrenzung des jeweiligen Einzugsbereichs einer Fachabteilung oder eines Krankenhauses auch für große Datenmengen. Die einfachsten Möglichkeiten stellen dabei Luftlinien- und Straßenentfernungen dar. Gebräuchlich sind ebenfalls Zeitangaben für Distanzüberwindungen für den Individual- oder den öffentlichen Personennahverkehr.

Zusätzlich bieten GIS auch die Möglichkeit, weitere Datenquellen über ihre räumlichen Bezüge (z. B. Gemeinden) zu integrieren und für weitergehende Analysen und Prognosen zu nutzen. So können neben der Erhebung und Beobachtung des Status Quo, Prognosen über Veränderungen in den Nachfrage- und Angebotsstrukturen erarbeitet werden. Unter den deutschen DRG-Bedingungen steht aber zunächst der Aufbau einer aktuellen und kontinuierlichen Berichterstattung über die derzeitige sowie die Entwicklung einer Prognosemethodik für die zukünftige Versorgungssituation im Vordergrund, während die Betrachtung nachfragegenerierender Faktoren oder die Identifizierung benachteiligter Bevölkerungsgruppen erst nachgeordnet erfolgt.

Die Suche nach vergleichsweise einfachen und leicht anwendbaren Monitoringansätzen, die die oben genannten Kriterien für einen Zugangsindikator erfüllen, sollte nicht auf den Krankenhaussektor beschränkt bleiben. Für die Planung und Steuerung mobiler Versorgungssysteme, wie den Rettungsdienst, haben sich in der Praxis Modelle bewährt, die unter Umständen auch für ein indikatorenbasiertes Monitoringsystem für die stationäre Versorgung angepasst werden können. Für die Planung und Steuerung der rettungsdienstlichen Versorgung besteht die Herausforderung darin, mit möglichst geringem Ressourceneinsatz ein vorgegebenes Versorgungsniveau zu gewährleisten. Für die Modellbildung werden Elemente zugrunde gelegt, die aus den skizzierten Gravitationsmodellen abgeleitet sind und als Faktoren sowohl die Anzahl der zur Verfügung stehenden Rettungsmittel (Angebot) und die Anzahl der Notrufe (Nachfrage) als auch die Entfernung zwischen Rettungsmitteln und Notfallorten berücksichtigen. Dieses Modell ermittelt auf dieser Grundlage einen „Preparedness Level" für zuvor definierte Versorgungszonen und bestimmt so das erwartete Versorgungsniveau (Andersson et al. 2004; Andersson et al. 2006). Auf dieser Grundlage können durch die Vorgabe von Versorgungszielen, die im Rettungsdienst in Form von Eintreffzeitvorgaben in Verbindung mit einem Zielerreichungsgrad (Prozent der zu erreichenden Notfälle) ausgestaltet sind, Steuerungsalgorithmen für das Rettungssystem erstellt werden.

Im Rettungsdienst stellt sich grundsätzlich ein gleich gelagertes Problem wie im Krankenhausbereich: Die sichere Gewährleistung der ausreichenden Verfügbarkeit von Versorgungsressourcen in Abhängigkeit der zu erwartenden Nachfrage. Der Unterschied besteht darin, dass im Rettungsdienst in Abhängigkeit des jeweiligen Systemstatus eine aktive Ressourcen(neu)verteilung erfolgt, während im Krankenhausbereich die kontinuierliche Beobachtung und Bewertung von Versorgungssituationen im Vordergrund steht. Dafür müssen – ähnlich wie für den Rettungsdienst – konkrete Versorgungsziele bzw. Richtwerte vorgegeben werden. Die Übertragung dieses Modells auf den Krankenhausbereich ermöglicht eine vergleichende

Bewertung spezifischer Versorgungsniveaus z. B. auf Gemeindeebene in Abhängigkeit von den Entfernungen zwischen den Herkunftsorten der Patienten und den Krankenhäusern, der Behandlungskapazitäten (z. B. Bettenzahl) sowie der Nachfrage (z. B. Anzahl Fälle).

Im Gegensatz zu der in der Krankenhausplanung bisher üblichen Ausweisung von Verhältniszahlen (z. B. Betten pro 1.000 Einwohner) auf großräumiger regionaler Ebene (Krankenhausversorgungsbereiche, die üblicherweise mehrere Kreise/kreisfreie Städte umfassen) ermöglicht die Nutzung eines angepassten Zugangsindikators zukünftig ein kleinräumiges Monitoring des Versorgungsgeschehens sowie eine verlässliche Entscheidungsgrundlage für die Gewährung von Sicherstellungszuschlägen.

6 Anwendung in einer Gewährleistungsplanung

Die vom SVR geforderten indikatorenbasierten Monitoringsysteme sollen die zukünftige Ausrichtung der Krankenhausplanung auf der Basis von Zugangsindikatoren konkretisieren. Die Anwendbarkeit räumlich basierter Zugangskonzepte kann anhand zentraler Aufgabenstellungen für eine zukünftige Krankenhausplanung aufgezeigt werden:

6.1 Status Quo der Krankenhausversorgung

Da die Krankenhausplanung Zugangsaspekte bisher nur nachgeordnet behandelt, ist eine Bestandsaufnahme der Versorgungssituation kaum möglich. Mit räumlich basierten Indikatoren können für jedes Fachgebiet bzw. jede DRG-Gruppe der Status Quo und die regionalen Disparitäten in der aktuellen Versorgung beschrieben werden. Für die Bewertung und Interpretation der regionalen Versorgungsunterschiede ist die Setzung von Versorgungszielen und Richtwerten, z. B. Maximaldistanzen, notwendig. Dabei können solche Versorgungsziele bereits im Vorfeld auf Eignung sowie in Bezug auf den Status Quo überprüft und eventuell angepasst werden. Zusätzlich ergibt sich die Möglichkeit, alternative Versorgungsoptionen zu prüfen, die z. B. eine die Landesgrenze überschreitende Versorgung oder geeignete ambulante Einrichtungen (vgl. 4. Integration der Versorgungssektoren) berücksichtigen.

6.2 Zukünftige Anforderungen an die Krankenhausversorgung

Die Integration der Nachfrage erlaubt aufbauend auf der Erhebung des Status Quo die Prognose zukünftiger Nachfrageszenarien. Dazu können der Nachfragevariable entsprechende Prognosemodelle hinterlegt werden, die z. B. auf der Basis von Bevölkerungsprognosen, demographischen Modellrechnungen usw. zukünftige Nachfrageszenarien hochrechnen. Auf dieser Basis kann simuliert werden, inwieweit die aktuell vorhandene Angebotsstruktur die zukünftige Nachfrage gemessen an den zugrunde gelegten Versorgungszielen adäquat bedienen kann.

VI. Krankenhausplanung

Darüber hinaus können auch Entwicklungen im Krankenhausmarkt, wie die Wirkung von Krankenhausschließungen, beobachtet und simuliert werden. Bei drohendem Wegfall einer Fachabteilung könnte, gemessen an den gesetzten Versorgungszielen und Richtwerten, überprüft werden, inwieweit die regionale Versorgung gefährdet ist. Auf dieser Basis könnte dann z. B. über die Gewährung eines Sicherstellungszuschlages entschieden und die Entscheidung im Konfliktfall gerichtsfest begründet werden.

6.3 Bedeutung der Qualität in der Krankenhausversorgung

In der Diskussion über den Stellenwert der Qualität wird die Abwägung zwischen flächendeckender und wohnortnaher Verfügbarkeit und möglichen Qualitätssteigerungen durch Zentrenbildung notwendig. Solche Qualitätsaspekte können als zusätzliche Gewichtungsfaktoren in der Angebotsvariablen berücksichtigt werden.

6.4 Integration der Versorgungssektoren

Die Verfügbarkeit alternativer Angebotsstrukturen wird im Rahmen der bisherigen Krankenhausplanung nicht berücksichtigt. Eine alternative Sicherstellung oder eine planmäßige Substituierung stationärer Leistungen z. B. durch ambulante Leistungen ist derzeit nicht abzubilden. Über eine Identifizierung und Verortung entsprechender Angebotsstrukturen könnte eine Integration als zusätzliche Einrichtung erfolgen. Hierdurch ergäbe sich für die Krankenhausplanung unmittelbar eine Erweiterung der Handlungsspielräume.

Zusammenfassend zeigt sich, dass mit einer Weiterentwicklung und Anpassung der Zugangsindikatoren zentrale Aufgaben der vom SVR geforderten zukünftigen Gewährleistungsplanung abgebildet werden können. Deutlich wird auch, dass die Umsetzung eines Zugangsindikators in Form konkreter Maßnahmen die Setzung von Versorgungszielen und Richtwerten notwendig macht. Dabei bieten die vorgestellten Konzepte auch die Möglichkeit, solche Richtwerte vorab anhand der tatsächlichen Angebots- und Nachfragestrukturen sowie der tatsächlichen Versorgungsbeziehungen zu testen. Hieraus ergibt sich ebenfalls die Möglichkeit, die in den Krankenhausplänen enthaltenden und größtenteils unbestimmten Versorgungsziele „wohnortnah" und „flächendeckend" darzustellen und auf der Basis empirischer Ergebnisse zu überprüfen.

7 Fazit

Die Umsetzung einer Gewährleistungsplanung erfordert von der Krankenhausplanung einen umfassenden Perspektivenwechsel. Statt der detaillierten Strukturierung der Versorgungslandschaft in Form von Konsensentscheidungen, wird die an vorgegebenen Zielen orientierte Evaluierung der Entwicklung der Versorgungslandschaft zukünftig eine Hauptaufgabe sein. Die mit den G-DRG angestrebte weitgehende Selbstregulierung des Krankenhausbereiches innerhalb eines dezentralen Ordnungsrahmens erfordert zudem die kleinräumige Darstellung der

Versorgungssituation sowie die Möglichkeit, entstehende Versorgungsdefizite frühzeitig erkennen zu können. Auch aus der Argumentation des Bundeskartellamtes bei der wettbewerbsrechtlichen Abwägung von Krankenhausübernahmen wird deutlich, dass Kenntnisse über den Zugang zur Versorgung und die tatsächlichen Versorgungsbeziehungen im kleinräumigen Maßstab bereits heute eine erheblich größere Bedeutung für die Bewertung der Versorgungslandschaft haben, als dies für eine angebotsorientierte Krankenhausplanung bisher der Fall war.

Mit einem Übergang zur Gewährleistungsplanung wird die kontinuierliche Erfassung und Überprüfung des Versorgungsstatus durch die Planungsbehörden zum entscheidenden Faktor für das Funktionieren der mit der DRG-Einführung angestrebten Selbstregulierung des Krankenhausbereiches. Damit verbleibt der Krankenhausplanung zukünftig die Gewährleistungspflicht, die durch konkrete Versorgungsziele operationalisiert wird und die bei Versagen des Wettbewerbs in eine konkrete Sicherstellungspflicht mündet. Für die Herleitung und die Begründung solcher Versorgungsziele und das frühzeitige Erkennen von Versorgungsproblemen sowie der gerichtsfesten Begründung von meist finanzwirksamen und/oder konkurrenzschutzrechtlich relevanten staatlichen Interventionen bietet die Umsetzung der hier skizzierten Konzepte eine geeignete Grundlage.

Literatur

Andersson, T., Petersson, S., Värbrand, P. (2004): OPAL – Optimized Ambulance Logistics. Paper for The Fifth Triennal Symposium in Transportation Analysis, June 13–18 2004. Guadeloupe.

Andersson, T., Värbrand, P. (2006): Decision support tools for ambulance dispatch and relocation. In: Journal of the Operational Research Society, Jg. 58, 2, 195–201.

Braun, T., Rau, F., Tuschen, K. H. (2008): Die DRG-Einführung aus gesundheitspolitischer Sicht. Eine Zwischenbilanz. In: Klauber, J., Robra, B. P., Schellschmidt, H. (Hrsg.): Krankenhaus-Report 2007. Stuttgart: Schattauer, S. 3–22.

Bundeskartellamt (2005): Beschluss im Verwaltungsverfahren B10–123/04 vom 10. März 2005.

Bundeskartellamt (2006): Beschluss im Verwaltungsverfahren B3–1002/06 vom 11. Dezember 2006.

Deutsche Krankenhausgesellschaft (DKG) (2007a): Krankenhausplanung und Investitionsfinanzierung in den Bundesländern – Stand: April 2007. Berlin.

Deutsche Krankenhausgesellschaft (DKG) (2007b): Konzept für die Ausgestaltung des ordnungspolitischen Rahmens ab dem Jahr 2009. Berlin (Download unter www.dkgev.de).

Fortney, J., Rost, K., Warren, J. (2000): Comparing Alternative Methods of Measuring Geographic Access to Health Care. In: Health Services & Outcomes Research Methodology, Jg. 1, 2, 173–184.

Guagliardo, M. F. (2004): Spatial Access of primary care: concepts, methods and challenges. In: International Journal of Health Geographics, Jg. 3, 3, 1–13.

Höfling, W. (2007): Zukunftsfragen des Krankenhauses im Gesundheitsgewährleistungsstaat – vom Krankenhausrecht zum Krankenhausregulierungsrecht. In: Ministerium für Arbeit, Gesundheit und Soziales des Landes NRW: Das Krankenhaus im Gesundheitsgewährleistungsstaat. Stuttgart: Richard Boorberg Verlag, S. 17–34.

Jachertz, N. (2007): Cluster kollidieren mit Kartellrecht. In: Deutsches Ärzteblatt, Jg. 104, 18, A1210–A1211.

Kortevoß, A. (2007): Krankenhausplanung unter Bedingungen der German Diagnosis Related Groups. In: Klauber, J., Robra, B. P., Schellschmidt, H. (Hrsg.): Krankenhaus-Report 2006. Stuttgart, New York: Schattauer-Verlag, S. 87–100.

Krafft, T., Braun, T., Kortevoß, A. (2004): Einführung von DRG-Fallpauschalen in deutschen Krankenhäusern: Anwendungspotentiale über GIS am Beispiel von Sicherstellungszuschlägen. In: Schweikart, J., Kistemann, T. (Hrsg.) (2004): Geoinformationssysteme im Gesundheitswesen. Einführung und praktische Anwendung. Heidelberg: Wichmann-Verlag, S. 225–240.

Kwan, M-P., Murray A.T., O'Kelly M.E., Tiefelsdorf, M. (2003): Recent advances in accessability research: Representation, methodology and applications. In: Journal of Geographical Systems, 5/2003, 129–138.

Leber, W.-D., Malzahn, J., Wolff, J. (2007): Neuer Rahmen für die Kliniken. In: Gesundheit & Gesellschaft, Jg. 10, 7–8, 27–32.

McLafferty, S.L. (2003): GIS and Health Care. In: Annual Reviews of Public Health, Jg. 24, 2003, 25–42.

Messina, J.P., Shortridge, A.M., Groop, R.E., Varnakovida, P., Finn, M. (2006): Evaluating Michigan's community hospital access: spatial methods for decision support. In: International Journal of Health Geographics, Jg. 5, 42, 1–18.

Norden, G. (2007): Eckpunkte für den ordnungspolitischen Rahmen der Krankenhausfinanzierung ab dem Jahr 2009. In: Arzt und Krankenhaus, 7/2007, 195–196.

Pföhler, W. (2007): DVFA-Analystenkonferenz 2007. Redemanuskript vom 8. November 2007. Download unter: http://www.rhoen-klinikum-ag.com/rka/cms/rka/deu/download/20071108_Pfoehler_DVFA_de.pdf; Zugriff am 31.01.2008.

Ricketts, T.C., Goldsmith, L.J. (2005): Access in health services research: The battle of the frameworks. In: Nursing Outlook, Jg. 53, 6, 274–280.

Robra, B.P., Deh, U., Swart, E., Felder, S., Dralle, R. (2003): Krankenhausplanung auf Grundlage von DRGs. In: Klauber, J., Robra, B.P., Schellschmidt, H. (Hrsg.): Krankenhaus-Report 2003. Stuttgart: Schattauer-Verlag, S. 137–148.

Roeder, N., Fürstenberg, T., Heumann, M. (2004): Analyse der Auswirkungen der Festlegung von Mindestmengen auf die Versorgungsstrukturen. In: das Krankenhaus, 6/2004, 427–436.

Sachverständigenrat zur Begutachtung der Entwicklung im Gesundheitswesen (SVR) (2007): Kooperation und Verantwortung. Voraussetzungen einer zielorientierten Gesundheitsversorgung. Gutachten 2007. Bonn (Download unter: www.svr-gesundheit.de).

Spangenberg, M., Schürt, A. (2005): Die Krankenhausversorgung in Deutschland unter Raumordnungsaspekten – Status Quo und Szenarien. In: Klauber, J., Robra, B.P., Schellschmidt, H. (Hrsg.): Krankenhaus-Report 2006. Stuttgart: Schattauer-Verlag, S. 137–147.

Gesundheitsministerkonferenz (GMK) (2007): Sonderkonferenz am 8. März 2007. Beschluss zu TOP 1: Zukunft der Krankenhausversorgung. Download unter: http://www.gmkonline.de/_beschluesse/80-GMK_Sonder-GMK_2007-03-08_TOP1.pdf; Zugriff am 31.01.2008.

Sutton, M., Gravelle, H., Morris, S., Leyland, A., Windmeijer, F., Dibben, C., Muirhead, M. (2002): Allocation of Resources to English Areas. Individual and small area determinants of morbidity and use of healthcare resources. Report to the Department of Health. Download unter: http://www.dh.gov.uk/en/Managingyourorganisation/Financeandplanning/Allocations/DH_4137767; Zugriff am 31.01.2008.

Nutzung von DRG-Daten zur Krankenhausplanung

Clemens Platzköster, Peter Borges, Christian Roßbach, Katrin Schottke, Harald Schmitz

1 Einleitung

Die Krankenhausbedarfsplanung der Bundesländer ist nach wie vor eine zentrale Gestaltungsaufgabe im deutschen Gesundheitswesen. In diesem Zusammenhang werden z. B. Kapazitätsreduktionen, Standortschließungen, die Sicherung der wohnortnahen Versorgung der Bevölkerung oder auch qualitative Gesichtspunkte in der Öffentlichkeit und in der Fachpresse eingehend diskutiert. Insbesondere die Einführung des DRG-Vergütungssystems im Krankenhausbereich hat neue Aspekte in die Diskussion um die Ausgestaltung der Krankenhausplanung eingebracht.

Aufgrund der Umstellung der Leistungsvergütung im Krankenhaus auf ein pauschaliertes Entgeltsystem (DRG – Diagnosis Related Groups) im Jahr 2003 (optional) bzw. 2004 (verpflichtend) stehen nun im deutschen Krankenhaussystem zwei Steuerungsmodule nebeneinander, die teilweise entgegengesetzte Ziele verfolgen. Auf der einen Seite findet sich die staatliche Krankenhausplanung in Verbindung mit der Investitionsförderung aus Steuermitteln, auf der anderen Seite steht die pauschale Finanzierung der Krankenhausleistungen durch die Kostenträger.

Durch die Einführung der DRGs gewinnt die definierte Versorgungsleistung als Vergütungsgrundlage an Bedeutung während die Auslastung vorgegebener Kapazitäten an Bedeutung verliert. Bisherige Planungsgrundlagen, die aus Zeiten des Selbstkostendeckungsprinzips stammen, stehen mit der Einführung eines leistungsorientierten Fallpauschalensystems unter Anpassungsdruck. Eine Kapazitätenplanung im herkömmlichen Sinn (Bettenplanung) als Basis der Krankenhausplanung wird immer mehr in Frage gestellt (vgl. Robra et al. 2004, S. 137).

Aufgrund dieser veränderten Ausgangssituation stehen die Krankenhausplanungsbehörden nun vor der Fragestellung, ob und wie diese neuen Instrumente des DRG-Systems Auswirkungen auf die Krankenhauslandschaft haben werden bzw. inwieweit sie zu einer differenzierteren, bedarfsgerechten Planung von Krankenhausstrukturen herangezogen werden können.

Im Folgenden wird unterstellt, dass die duale Krankenhausfinanzierung, in der die Bundesländer die Verantwortung für die Investitionskosten tragen, zumindest mittelfristig Bestand hat, da politische Mehrheiten für eine sinnvolle grundlegende Reform derzeit nicht absehbar sind.

2 Grundlagen der Krankenhausplanung

Die bedeutendste rechtliche Grundlage für die Krankenhausfinanzierung und -planung ist das Krankenhausfinanzierungsgesetz (KHG). Es bietet den Rahmen für die Krankenhausplanung, der durch die landesindividuellen Krankenhausgesetze der Bundesländer im Rahmen der konkurrierenden Gesetzgebung erweitert und mit Inhalt gefüllt wird.

Laut § 6 Abs. 1 KHG ist jedes Bundesland dazu verpflichtet, einen Krankenhausplan aufzustellen, um die Versorgung der Bevölkerung mit stationären Krankenhausleistungen in der jeweiligen Planungsregion sicherzustellen. Die nähere Form und Ausgestaltung der Krankenhauspläne wird in den individuellen Landeskrankenhausgesetzen geregelt. Der Krankenhausplan an sich hat zunächst keine verbindliche Rechtswirkung. Diese wird erst durch einen Feststellungsbescheid über die Aufnahme in den Krankenhausplan nach § 8 Abs. 1 KHG erzielt. Der Feststellungsbescheid legt im Wesentlichen die vorzuhaltenden Bettenkapazitäten – differenziert nach den jeweiligen medizinischen Fachdisziplinen – fest. Weiterhin wird in der Regel die jeweilige Versorgungsstufe (z. B. Grundversorgung, Regelversorgung etc.) der medizinischen Struktur bestimmt.

Für Krankenhäuser besteht jedoch nach § 8 Abs. 2 KHG kein Anspruch auf Feststellung der Aufnahme in den Krankenhausplan. Die letztendliche Entscheidung darüber obliegt der zuständigen Landesbehörde unter Berücksichtigung der öffentlichen Interessen sowie der Vielfalt der Krankenhäuser nach dem Kriterium, welches Krankenhaus den Zielen der Landeskrankenhausplanung am besten gerecht wird.

Der Zweck des KHG liegt in der wirtschaftlichen Sicherung der Krankenhäuser, um eine bedarfsgerechte Versorgung der Bevölkerung mit leistungsfähigen, eigenverantwortlich wirtschaftenden Krankenhäusern zu gewährleisten und zu sozial tragbaren Pflegesätzen beizutragen (§ 1 Abs. 1 KHG). Der Bedarf leitet sich dabei aus dem versicherungsrechtlichen Anspruch des Einzelnen ab und ergibt sich aus der Summe der ärztlichen Verordnungen für Krankenhausleistungen und deren Anerkennung als abrechenbare Leistung durch die Kostenträger. Der Bedarf spiegelt also den tatsächlich zu versorgenden Bedarf wider (Urteil des BVerwG 3 C 14.84, 1985).

Der wesentliche Grundsatz der Krankenhausplanung besteht darin, dem zu erwartenden Bedarf an Krankenhausleistungen geeignete medizinische Strukturen und Kapazitäten gegenüberzustellen. Dies geschieht insbesondere durch die Definition von Fachgebietsstrukturen und Versorgungsstufen. Durch dieses Vorgehen wird sichergestellt, dass für die Bevölkerung transparente Krankenhausstrukturen vorgehalten werden und z. B. eine flächendeckende, wohnortnahe Versorgung mit internistischen und chirurgischen Grundversorgungsleistungen zur Verfügung steht. Gleichzeitig stehen dem ambulanten Sektor ähnlich der Facharztstruktur gegliederte stationäre Fachgebietsstrukturen im Bedarfsfall gegenüber, die eine gezielte Inanspruchnahme der Krankenhausleistung durch die einweisenden Mediziner ermöglichen. Auf der Grundlage der Fachgebietsplanung ergeben sich gleichzeitig die infrastrukturellen Anforderungen, die (zumindest theoretisch) in entsprechende Investitionsmaßnahmen münden.

3 Methoden der Krankenhausplanung

Dieser Abschnitt beschreibt in aller Kürze die theoretischen Grundlagen auf denen die Krankenhausplanung beruht. Die Bundesländer sind hierfür auf Prognosen angewiesen. Bei der Entwicklung prognostischer Ansätze bedienen sich die Planungsbehörden häufig externer Gutachter. Ein Auszug der dabei im Rahmen der jüngsten Planungsverfahren verwendeten Methoden und Vorgehensweisen soll im Folgenden beispielhaft dargestellt werden.

3.1 Bettenbedarfsformel

Eine der bekanntesten und am längsten verwendeten Methoden ist die Anwendung der sog. Hill-Burton-Formel, welche folgende Planungsparameter berücksichtigt:

- Einwohner
- Fallzahl (aus Krankenhaushäufigkeit abgeleitet)
- Verweildauer
- Auslastungsgrad

Es handelt sich dabei im Wesentlichen um eine Fortschreibung bzw. Prognose empirischer Daten nach folgender Formel:

$$Planbetten = \frac{Einwohner \times Krankenhaushäufigkeit \times Verweildauer \times 100}{1000 \times Auslastungsgrad \times 365}$$

Die Krankenhaushäufigkeit wird bevölkerungsbezogen nach folgender Formel hergeleitet:

$$Krankenhaushäufigkeit = \frac{Fallzahl \times 1000}{Einwohner}$$

Bei der Hill-Burton-Formel ist neben den empirisch abgeleiteten Werten die Festlegung eines normativen Auslastungsgrads von großer Bedeutung. Im Rahmen der Krankenhausplanung werden die auf diese Weise ermittelten Betten anschließend in der Regel auf die bestehenden Standorte verteilt (vgl. Stapf-Finé und Polei 2002, S. 97 f.).

3.2 Morbiditätsorientierte Bedarfsermittlung

Neben der Verwendung der Hill-Burton-Formel soll bei der morbiditätsorientierten Betrachtung ein Morbiditätsfaktor berücksichtigt werden, welcher z. B. durch die Einbeziehung von Expertenmeinungen (Dornier/IGES-Gutachten, vgl. Stapf-Finé und Polei 2002, S. 99) erreicht wird. Die Prognose des zukünftigen Bettenbedarfs erfolgt in zwei Schritten. Nach einer Fortschreibung der bisherigen Entwicklung von Fällen und Verweildauern im ersten Schritt werden im Anschluss daran die ermittelten Ergebnisse einem Kreis von medizinischen Experten vorgelegt und mit Informationen aus der Diagnosestatistik über fachgebietsbezogene Fakten ergänzt. Auf dieser Grundlage geben die Experten dann ihre Meinung zu den Einflussfaktoren auf Fallzahlen und Verweildauer ab.

3.3 Morbiditätsorientierte Bedarfsermittlung unter Einbeziehung der demografischen Entwicklung

In den aktuellen Planungsgutachten einiger Bundesländer, die durch die GEBERA[1] begleitet wurden, ist die morbiditätsorientierte Bedarfsermittlung direkt mit der demografischen Entwicklung verknüpft worden. Hierzu wurde die altersgruppenspezifische Inanspruchnahme von Krankenhausleistungen in den einzelnen Diagnosegruppen und Fachgebieten der einzelnen Krankenhäuser unmittelbar mit der prognostizierten demografischen Entwicklung im jeweiligen Einzugsgebiet der Einrichtungen verknüpft. Das rechnerische Ergebnis des Krankenhausplans wurde im weiteren Verfahren um bundesweit erhobene Expertenmeinungen zur zukünftigen Bedarfsentwicklung zu einem zu erwartenden Krankenhausbedarf weitergeführt.

4 Entwicklung der Krankenhauslandschaft und Krankenhausplanung

Die Entwicklung der Krankenhauslandschaft in Deutschland ist gekennzeichnet durch einen deutlichen Bettenabbau, aber auch durch eine Reduktion der Krankenhäuser an sich. Abbildung 1 verdeutlicht diese Entwicklung noch einmal im Zeitverlauf.

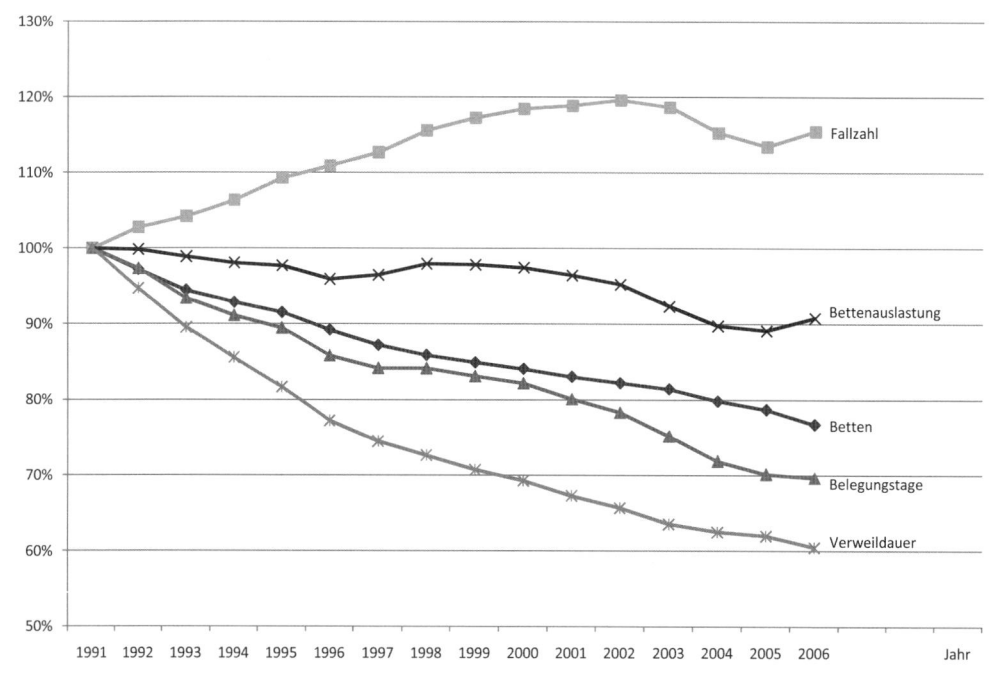

Abb. 1: Prozentuale Entwicklung wichtiger Kennziffern des Krankenhaussektors 1991–2006 (1991 = 100 %) (Daten: Statistisches Bundesamt 2007).

---

1 Gutachten zur Krankenhausplanung in Rheinland Pfalz (2003), Thüringen (2005) und Saarland (2005) wurden von der GEBERA Gesellschaft für betriebswirtschaftliche Beratung GmbH (www.gebera.de) erstellt.

Es wird ersichtlich, dass sich seit 1991 alle Kennzahlen mit Ausnahme der Fallzahl negativ entwickelt haben. Die Fallzahlen befinden sich zurzeit ca. 15 % über dem Ausgangswert von 1991. Der deutlichste Rückgang ist dagegen bei der Verweildauerentwicklung mit einer Reduktion von 40 % (von 14 Tagen 1991 auf 8,5 Tage 2006) zu beobachten. Ebenfalls auffällig ist, dass trotz eines bereits erfolgten Bettenabbaus von über 20 % die Bettenauslastung nicht angestiegen sondern gesunken ist. Dies deutet darauf hin, dass der bereits erfolgte Bettenabbau nicht zu einer ausreichenden Reduktion von Überkapazitäten geführt hat.

Eine Betrachtung auf Landesebene für die Jahre 1999–2006 zeigt dabei ein sehr heterogenes Bild:

Tab. 1: Prozentuale Entwicklung wichtiger Krankenhauskennzahlen von 1999–2006 (Daten: Statistisches Bundesamt 2007).

	Prozentuale Veränderung 1999–2006				
	Anzahl	Betten je 100.000 EW	Belegungstage	VD	Fälle
Baden-Württemberg	–6,4 %	–8,9 %	–15,5 %	–19,2 %	4,5 %
Bayern	–9,0 %	–11,6 %	–17,7 %	–20,0 %	2,8 %
Berlin	–17,8 %	–18,0 %	–21,0 %	–25,1 %	5,4 %
Brandenburg	–6,3 %	–4,8 %	–10,9 %	–17,6 %	8,1 %
Bremen	–11,5 %	–11,3 %	–16,1 %	–21,0 %	6,2 %
Hamburg	–12,4 %	–14,7 %	–17,9 %	–25,0 %	9,4 %
Hessen	–13,4 %	–13,9 %	–15,8 %	–17,5 %	2,1 %
Mecklenburg-Vorpommern	–11,2 %	–6,3 %	–11,0 %	–11,8 %	0,9 %
Niedersachsen	–12,0 %	–13,2 %	–15,0 %	–16,4 %	1,6 %
Nordrhein-Westfalen	–8,6 %	–8,9 %	–15,5 %	–18,7 %	3,9 %
Rheinland-Pfalz	–7,6 %	–8,2 %	–15,2 %	–17,2 %	2,4 %
Saarland	–9,8 %	–7,6 %	–15,9 %	–14,5 %	–1,6 %
Sachsen	–10,4 %	–5,9 %	–16,3 %	–20,4 %	5,3 %
Sachsen-Anhalt	–9,9 %	–2,3 %	–14,2 %	–13,7 %	–0,5 %
Schleswig-Holstein	–6,9 %	–9,0 %	–11,6 %	–16,7 %	6,1 %
Thüringen	–10,1 %	–5,0 %	–15,6 %	–17,3 %	2,1 %
Gesamt	–9,6 %	–9,9 %	–15,8 %	–18,1 %	3,5 %

Tabelle 1 verdeutlicht den landesbezogenen Charakter der Krankenhausplanung. Auch hier wiederholt sich der bereits weiter oben beschriebene Trend der negativen Entwicklung aller Kennzahlen mit Ausnahme der Fallzahl in den meisten Bundesländern. Es werden jedoch landesbezogene Unterschiede deutlich. Es ist auffällig, dass die Reduktion der vorgehaltenen Kapazitäten stark vom jeweiligen Bundesland abhängig ist. Die deutlichste Reduktion der Bettenzahl findet sich in Berlin mit knapp 18 %, während in anderen Bundesländern die Kapazitäten lediglich um 6,3 bzw. 6,4 % verringert wurden (Brandenburg bzw. Baden-Württemberg).

VI. Krankenhausplanung

Der Blick auf die Investitionsförderung der Länder zeigt gleichfalls einen negativen Trend (Abb. 2).

Auch hier finden sich landesbezogene Unterschiede in der Höhe der Investitionsförderung. Die Darstellung der Fördermittel in Euro je Planbett macht die Höhe der Investitionsförderung der Länder vergleichbar. Im Jahr 2006 erhielten die Länder im Bundesdurchschnitt 6.102 Euro KHG-Fördermittel je Planbett. Diese Werte unterscheiden sich in den Bundesländern allerdings erheblich (Abb. 3).

Die bisher festgestellten Überkapazitäten und Investitionsdefizite lassen darauf schließen, dass eine zielgerichtete Steuerung des Krankenhauswesens in der Vergangenheit nur unzureichend gelungen ist (SVR 2007, S. 308). Als wesentliche Ursache für die Steuerungsdefizite zeigt sich das Selbstkostendeckungsprinzip in der Vergangenheit einerseits sowie andererseits eine nach wie vor bestehende bettenbezogene Allokation von Fördermitteln in vielen Bundesländern. Solange diese Praxis nicht geändert wird, ist wahrscheinlich, dass auch in Zukunft der Auslastungsgrad im Verhältnis zu den in der Statistik ausgewiesenen Betten insgesamt stärker zurückgehen wird (Braun et al. 2008, S. 8).

Die beschriebenen Entwicklungen gestalten sich allerdings in den verschiedenen Fachgebieten und Regionen sehr unterschiedlich. Während in einigen Fachgebieten (z.B. Pädiatrie, Gynäkologie) deutliche Überkapazitäten festgestellt werden können, sind andere Fachgebiete (z.B. Geriatrie, Orthopädie) von einem steigenden Bedarf gekennzeichnet. Eine besondere Aufgabe im Rahmen der dualen Finanzierung ist es daher, festzustellen, welche medizinische Infrastruktur aufgrund des zukünftigen Krankenhausbedarfs durch Strukturvorgaben und geeignete Maßnahmen der Investitionsförderung auszubauen ist. Anderseits ist zu entscheiden, welche Fachgebiete aufgrund sinkender Nachfrage zu konzentrieren sind. Die Notwendigkeit der Zuordnung von Krankenhausfällen zu medizinischen Fachgebieten wird aufgrund dieser ordnungspolitischen Aufgaben besonders augenscheinlich.

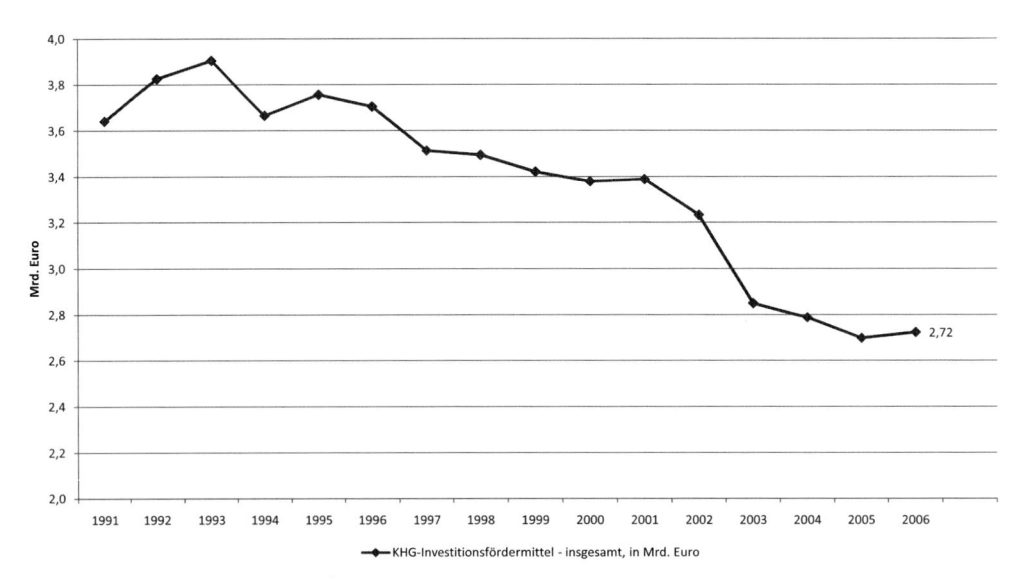

Abb. 2: Entwicklung der KHG-Investitionsfördermittel von 1991–2006 in Mrd. Euro
Daten: DKG 2007.

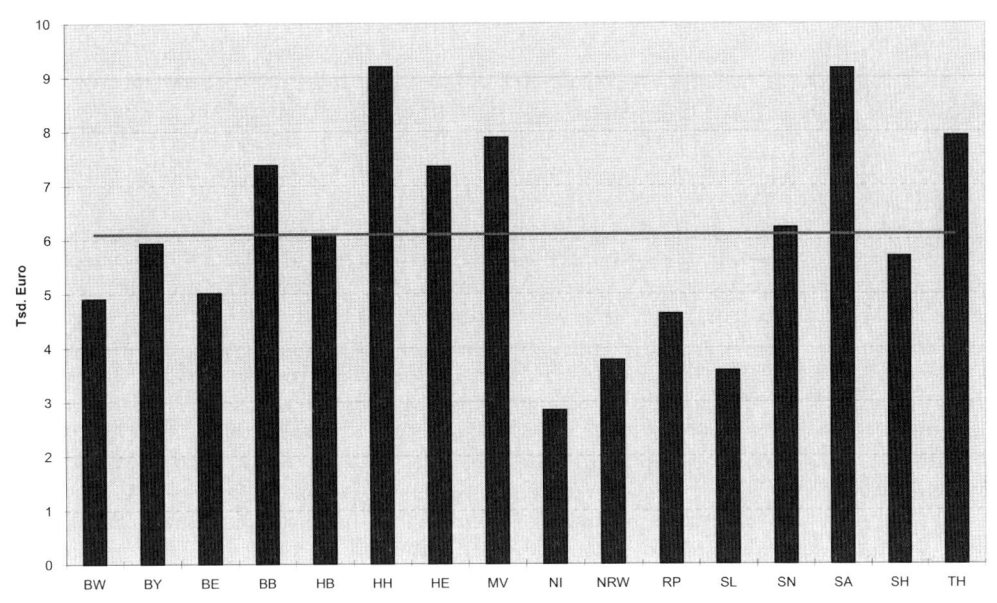

Abb. 3: KHG-Investitionsförderung je Planbett im Jahr 2006 nach Bundesland (Linie = Mittelwert) Daten: DKG 2007.

5 Konsequenzen aus der DRG-Einführung auf die Krankenhausplanung

Die Krankenhausvergütung auf Basis des pauschalierten DRG-Entgeltsystems ist auf Versorgungsleistungen und nicht wie bei der Vergütung nach tagesgleichen Pflegesätzen auf die Auslastung vorhandener Kapazitäten bezogen.

Im Rahmen der bisherigen Krankenhausplanung werden den Krankenhäusern neben Spezialaufgaben als kapazitätenorientierte Planungsgröße insbesondere Planbetten je Fachgebiet zugewiesen. Die Ermittlung der Planbetten erfolgt in der Regel auf Basis der Pflegetage (als Produkt aus den bedarfsorientierten zu erwartenden regionalisierten Leistungsmengen der Fallzahlen und der Verweildauern) und einem normativ vorgegebenen Soll-Auslastungsgrad der Bettenkapazität. Diese Planbetten werden anschließend in einem weiteren Schritt den einzelnen Einrichtungen zugewiesen. Auf eine differenzierte Leistungsplanung wird dagegen verzichtet.

Dennoch verliert in fallpauschalierenden Systemen wie dem DRG-System insbesondere die Komponente der fachabteilungsbezogenen Verweildauer als vormals wesentliche Vergütungsgrundlage an Bedeutung. Daher wird auch in der Diskussion um eine zukünftige bedarfsgerechte Versorgung der Bevölkerung mit Krankenhäusern im DRG-System eine Abkehr von der bisherigen Kapazitätenplanung hin zu einer Leistungsplanung gefordert (vgl. Rau 2002).

Kapazitäten eines Krankenhauses verstehen sich hierbei als die zur Verfügung gestellten Ressourcen einer Einrichtung, die zur Leistungserstellung benötigt werden. Die bisherige Kapazitätenplanung beruht dabei auf dem Parameter „Planbett je Fachabteilung".

Demgegenüber definieren sich die Leistungen eines Krankenhauses nach § 2 Krankenhausentgeltgesetz (KHEntgG) als Leistungen „... die für die Versorgung im Krankenhaus notwen-

VI. Krankenhausplanung

dig sind, sowie Unterkunft und Verpflegung; sie umfassen allgemeine Krankenhausleistungen und Wahlleistungen." Allgemeine Krankenhausleistungen beinhalten diejenigen Leistungen, die im Einzelfall nach Art und Schwere der Erkrankung notwendig für die medizinisch zweckmäßige und ausreichende Versorgung des Patienten sind. Die erbrachten Leistungen sind von den Krankenhäusern zu dokumentieren und nachzuweisen. Hierzu stehen unterschiedliche Leistungsparameter, beginnend bei dem relativ undifferenzierten Parameter „Fall je Fachabteilung" bis zu den hochspezifischen Parametern „Diagnose" oder „Prozedur" oder deren Kombination zur Verfügung.

Die bisherige Kapazitätenplanung „Planbett je Fachabteilung" bezieht den Leistungsaspekt in Form einer „Bereithaltung von Kapazitäten" mit ein und baut zur Ermittlung einer bedarfsgerechten Versorgungsstruktur auf einer (undifferenzierten) Leistungsplanung auf. So sind die Leistungsparameter Fallzahl und Verweildauer einer Fachabteilung in Kombination mit normativen Auslastungsgraden der Planbetten die entscheidenden Faktoren bei der Bemessung der notwendigerweise vorzuhaltenden Bettenplanung. Geplant und zugewiesen wird daher bisher zwar eine Kapazität („Planbett"), die jedoch faktisch ebenfalls als Leistungsparameter betrachtet werden kann, und zwar als genutzte Kapazität, in der Leistungen tatsächlich erbracht werden.

Auf die zum Teil kontrovers geführten Diskussionen zur (Verfassungs-)Rechtmäßigkeit einer Leistungsplanung, die nicht in die undifferenzierte Planungsgröße „Planbett je Fachabteilung" mündet, soll im Rahmen dieser Veröffentlichung lediglich hingewiesen werden. Für die nachfolgenden Überlegungen werden rechtliche Voraussetzungen potenzieller anderer Planungsgrößen als gegeben angenommen.

5.1 Hintergrund der DRG-Einführung in Deutschland

Mit dem GKV-Gesundheitsreformgesetz 2000 wurde durch den Gesetzgeber der Übergang vom Kostendeckungsprinzip zu einem leistungsorientierten Entgeltsystem beschlossen und durch das Fallpauschalengesetz im Jahr 2002 ausführlich geregelt. Das Ziel der Einführung liegt u. a. darin, die Wirtschaftlichkeit, Transparenz und Qualität im Krankenhausbereich zu fördern. Fehlanreize durch die Vergütung mit tagesgleichen Pflegesätzen sollen abgebaut werden und so langfristig zu einer Senkung der Verweildauer führen. Zusätzlich sollen Einsparpotenziale durch die Verbesserung der Aufbau- und Ablauforganisation realisiert werden (BMG 2001).

5.2 Verfügbare DRG-Daten

Die derzeit zur Verfügung stehenden Leistungsparameter ergeben sich aus den Auflagen zur Leistungsdokumentation der Krankenhäuser. Diese finden sich insbesondere für die DRG-relevanten Fachbereiche in den Anforderungen des § 21 KHEntgG. Hiernach werden sowohl einrichtungsbezogene Merkmale als auch fallbezogene Daten und Leistungsdokumentationen erfasst.

Jedes dem Anwendungsbereich des KHEntgG unterliegende Krankenhaus ist verpflichtet, seine Leistungsdaten des jeweils vorangegangenen Kalenderjahres bis zum 31. März des Folgejahres an die DRG-Datenstelle zu übermitteln. Der § 21-Datensatz dient primär der Entwicklung und Pflege des DRG-Systems bzw. der DRG-Kalkulation und enthält u. a. die in Tab. 2 dargestellten Informationen.

Tab. 2: Mindestmengenvereinbarung des G-BA, Stand Nov. 2007 (Auszug)

Dokumentation nach § 21 KHEntgG
Einrichtungsbezogene Daten Institutionskennzeichen des KH Art, Trägerschaft, Anzahl aufgestellter Betten Zu-/Abschlagsvereinbarungen Teilnahme an der stat. Notfallversorgung Anzahl der Ausbildungsplätze, Höhe der Personal- und Gesamtkosten Anzahl Auszubildende Summe der vereinbarten/abgerechneten DRG-Fälle Summe der vereinbarten/abgerechneten Bewertungsrelationen
Falldaten Krankenhausinternes Fallkennzeichen Institutionskennzeichen des Krankenhauses Institutionskennzeichen der Krankenkasse Alter Geschlecht Wohnort (PLZ) Aufnahmegrund Aufnahmeanlass Aufnahmegewicht bei Neugeborenen Aufnehmende Fachabteilung Entlassende Fachabteilung Verlegungshistorie Entlassgrund Diagnosen nach § 301 SGB V • Hauptdiagnose (ICD) • Nebendiagnosen (ICD) Prozeduren nach § 301 SGB V • Operationen (OPS) • sonstige Prozeduren (OPS) Beatmungsstunden Merkmal: Belegversorgung DRG-Fallpauschale Zusatzentgelte Sonstige Entgelte

5.3 Nutzbarkeit der DRG-Daten zur Krankenhausplanung

Entsprechend den Vorgaben des § 17b Abs. 1 KHG gilt das DRG-Entgeltsystem für alle allgemeinen Krankenhausleistungen, sofern es sich nicht um Leistungen der in § 1 Abs. 2 der Psychiatrie-Personalverordnung genannten Einrichtungen und Leistungen der Psychosomatik und Psychotherapeutischen Medizin handelt. DRG-relevante Fachbereiche sind also alle Fachgebiete mit Ausnahme der Psychiatrie, Psychosomatik und Kinder- und Jugendpsychiatrie. Für alle anderen Fachgebiete wäre es also denkbar, eine Leistungsplanung ohne direkten Kapazitätenbezug durchzuführen, bzw. zu prüfen, ob eine derartige Leistungsplanung umsetzbar wäre und zu einer verbesserten Abbildung des zukünftigen Bedarfs führen kann.

Von zentraler Bedeutung sind in diesem Zusammenhang außerdem die Regelungen in § 21 KHEntgG, welche die Übermittlung und Nutzung von DRG-Daten regeln. Nach § 21 Abs. 3 Satz 1 Nr. 3 KHEntgG übermittelt die DRG-Datenstelle nach Prüfung der Plausibilität der Daten „landesbezogene Daten nach Abs. 2 Nr. 1 Buchstabe a bis c und Nr. 2 Buchstabe b und

VI. Krankenhausplanung

d bis g für Zwecke der Krankenhausplanung an die zuständigen Landesbehörden" (vgl. § 21 KHEntgG).

Folgende Daten werden hier den Landesbehörden für die Krankenhausplanung zur Verfügung gestellt:

a) Strukturdaten
   - Institutionskennzeichen, Art des Krankenhauses, Trägerschaft und aufgestellte Betten
   - Merkmale für die Vereinbarung von Zu- und Abschlägen nach § 17b KHG
   - Angabe über Teilnahme an der stationären Notfallversorgung
   - Anzahl Ausbildungsplätze, Höhe der Personal- und Gesamtkosten, Anzahl Auszubildende

b) Fallbezogene Daten
   - Institutionskennzeichen des Krankenhauses (bei einer nach Standorten differenzierten Festlegung des Versorgungsauftrages zusätzlich Kennzeichen für den entlassenden Standort)
   - Geburtsjahr (bei Kindern unter 18 Jahren zusätzlich Geburtsmonat), Geschlecht und Postleitzahl des Patienten,
   - Aufnahmedatum, Aufnahmegrund und -anlass, aufnehmende Fachabteilung, bei Verlegung die weiter behandelnden Fachabteilungen, Entlassungs- oder Verlegungsdatum, Entlassungs- oder Verlegungsgrund, bei Kindern unter 1 Jahr zusätzlich das Aufnahmegewicht,
   - Haupt- und Nebendiagnosen, Datum und Art der durchgeführten Operationen und Prozeduren nach den jeweils gültigen Fassungen des § 301 des Fünften Buches Sozialgesetzbuch (SGB V), Beatmungszeit bei Beatmungsfällen (in Std.),
   - Art der im einzelnen Behandlungsfall insgesamt abgerechneten Entgelte, der DRG-Fallpauschale, der Zusatzentgelte, der Zu- und Abschläge sowie der sonstigen Entgelte

Aus diesem Datensatz lässt sich eine Vielzahl von Leistungsparametern ableiten, wovon die für die Krankenhausplanung wesentlichen Aspekte in Abb. 4 verdeutlicht werden.

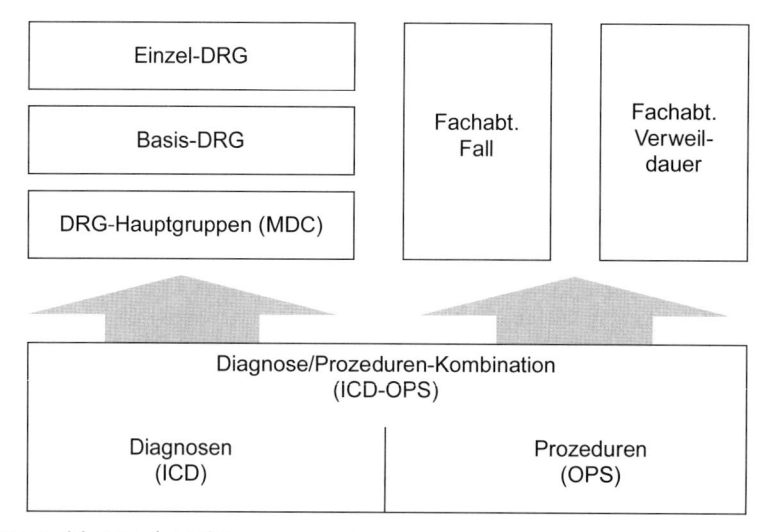

Abb. 4: Systematisierung der Leistungsparameter

Von besonderem Interesse sind in diesem Zusammenhang die über die Diagnosen und Prozeduren hinausgehenden Leistungsparameter, wie z. B. die Betrachtung der DRGs als Planungsgrundlage, sowie die Fälle je Fachabteilung und die fachabteilungsbezogene Verweildauer.

Eine Analyse der Leistungserbringung auf Basis der Diagnosen und Prozeduren bzw. deren Kombination erscheint dagegen nicht zielführend, da die Vielzahl an möglichen Einzelleistungen die landeshoheitliche Planung unrealistisch erscheinen lässt. Verstärkt wird dies durch die kontinuierliche Anpassung der zur Kodierung verwendeten ICD- bzw. OPS-Kataloge an neue medizinische Erkenntnisse und Abrechnungsnotwendigkeiten. Dies würde in letzter Konsequenz zu unrealistisch kurzen Planungszeiträumen führen und statt einer Bedarfsplanung lediglich eine Analyse der bisherigen Inanspruchnahme und deren Fortschreibung darstellen.

Ebenso ist eine unmittelbare Zuordnung der Leistungen zu Fachgebieten oder Fachgebietsgruppen erforderlich, um im Rahmen der Leistungsplanung Vorgaben zu der personellen und medizinischen Ausstattung aufstellen zu können, was jedoch nur bei einer geringen Anzahl von Diagnosen oder Prozeduren bzw. deren Kombination möglich ist.

Neben den medizinischen Falldaten sind insbesondere die mit den DRG-Daten vorliegenden Informationen über Alter, Geschlecht und Wohnort für den weiteren Planungsprozess wertvoll. Im Rahmen einer Bottom-up-Planung des Krankenhausbedarfs kann die demografische Entwicklung des jeweiligen Einzugsgebiets einer Einrichtung unmittelbar mit z. B. altersgruppenspezifischen Morbiditäten in Verbindung gebracht werden. Der zukünftige regionale Bedarf an Krankenhausleistungen ist so wesentlich differenzierter zu prognostizieren.

Um zu beurteilen, inwieweit die nachfolgenden DRG-Leistungsparameter für die Belange der Krankenhausbedarfsplanung geeignet sind, wird insbesondere zu diskutieren sein, ob eine sinnvolle und unmittelbare Zuordnung der Leistungen zu Fachgebieten möglich ist. Hierbei wird davon ausgegangen, dass die ordnungspolitische Vorgabe von Fachgebietsstrukturen als wesentliche Aufgabe der Krankenhausplanung bestehen bleibt. Anhand der Fachgebietsstruktur ist für die Bevölkerung und die einweisenden niedergelassenen Mediziner ersichtlich, in welchem Krankenhaus ein dem Bedarf entsprechendes Leistungsspektrum vorgehalten wird.

5.4 DRG-basierte Leistungsparameter

Die Zusammenfassung von Einzelfällen mit ihren spezifischen Behandlungen und Ausgangssituationen und dem daraus resultierenden Leistungsbedarf zu DRGs scheint sich dagegen als Grundlage einer zukünftigen Krankenhausplanung in Form einer Leistungsplanung anzubieten.

Diese potenziellen Parameter werden daher im Folgenden auf ihre Eignung hinsichtlich des bedarfsorientierten Planungsanspruchs einer Landesbehörde geprüft.

Abbildung 5 stellt den Zusammenhang der einzelnen DRG-Parameter dar, die im Anschluss daran näher erläutert werden.

5.4.1 Leistungsparameter: DRG-Hauptdiagnosegruppe (MDC)

In einem ersten Gruppierungsschritt werden die Einzelfalldaten nach Ausschluss von Sonderregelungen (Prä-MDC) und Fehlerdatensätzen (Fehler-DRG) einer der 25 weiteren möglichen Hauptdiagnosegruppen (MDC) zugeordnet, die als Kategorie auf einem Körpersystem oder einer Erkrankungsätiologie aufbaut. Anschließend erfolgt aufgrund der dokumentierten Ope-

VI. Krankenhausplanung

```
┌─────────────────────────────────────┐
│         Behandlungsfall             │
│ Entlassungsdatensatz (§ 21 KHEntgG) │
└─────────────────────────────────────┘
                  ▼
┌─────────────────────────────────────┐
│        ICD-10-Hauptdiagnose         │
└─────────────────────────────────────┘
┌─────────────────────────────────────┐
│         Hauptdiagnosegruppen        │
│   Major Diagnostic Categories (MDC) │
└─────────────────────────────────────┘
                  ▼
┌─────────────────────────────────────┐
│          OPS-Hauptprozedur          │
└─────────────────────────────────────┘
┌─────────────────────────────────────┐
│              Basis-DRG              │
└─────────────────────────────────────┘
                  ▼
┌─────────────────────────────────────┐
│         ICD-10-Nebendiagnosen       │
└─────────────────────────────────────┘
┌─────────────────────────────────────┐
│            Fallschweregrade         │
└─────────────────────────────────────┘
┌─────────────────────────────────────┐
│              Einzel-DRG             │
└─────────────────────────────────────┘
```

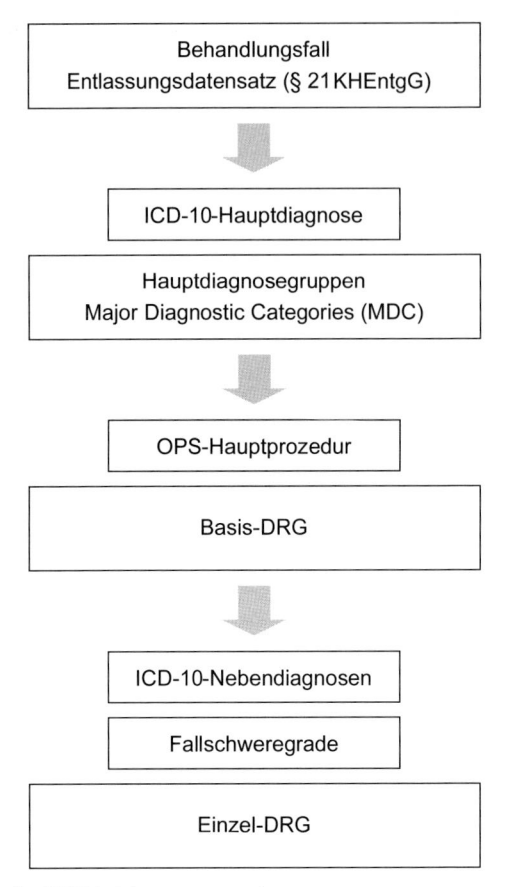

Abb. 5: Zusammenhang der DRG-Leistungsparameter

rationen und Prozeduren (OPS) eine Fallzuordnung in eine entsprechende MDC-Partitionierung (operative, konservative oder sonstige Partition).

Eine eindeutige Fachabteilungszuordnung ist prinzipiell zumindest bei Fällen, die nicht krankenhausintern verlegt wurden, über den § 21-Datensatz möglich. Dagegen wird der Fachabteilungsbezug bei Fällen mit Verlegung während des Aufenthaltes problematisch. Mögliche Zuordnungen könnten nach der aufnehmenden oder entlassenden Fachabteilung sowie nach der Fachabteilung mit der längsten Verweildauer getroffen werden. Dies kann jedoch in jedem der dargestellten Fälle zu Verzerrungen in der sachrichtigen MDC-Leistungszuteilung zu Fachabteilungen führen. Analysen der GEBERA GmbH im Rahmen gutachterlicher Tätigkeit aus dem Jahre 2005 haben ergeben, dass ein eindeutiger Fachgebietsbezug für die überwiegende Anzahl von DRGs nicht herstellbar ist (GEBERA 2005b). So wurde die Versorgung von Fällen in den einzelnen MDC durch sieben bis maximal 22 Fachabteilungen erbracht. Die geringste Anzahl der an der Versorgung teilnehmenden Fachgebiete (7) weist die MDC „Blut, blutbildende Organe" auf, die höchste das Krankheitsspektrum der MDC „Nervensystem" mit 22 beteiligten Fachgebieten. Weiterhin kann man durch Bildung eines „Fachgebiet-Index" die Fallzahlenverteilung innerhalb der verschiedenen Fachgebiete ermitteln. In Fachgebieten mit typischen Krankheitsbildern ist dieser Fachgebiet-Index besonders hoch. Dies ist z.B. für die MDC „Auge" der Fall. Hier werden 88 % der Fälle durch die Augenheilkunde erbracht.

Höher ist der Index nur in der MDC „Schwangerschaft, Geburt und Wochenbett". Hier werden ca. 99 % der Fälle durch die Gynäkologie/Geburtshilfe erbracht. Im Schnitt liegt der Fachgebiet-Index jedoch bei ca. 46 %, sodass eine eindeutige Fachgebietszuordnung überwiegend nicht möglich ist.

Diese genannten Gründe lassen den Parameter „MDC" nicht für eine Leistungsplanung als geeignet erscheinen. Mit zunehmender Verfügbarkeit der § 21-Daten über weitere Jahre und „stabilen" DRG-Katalogen lassen sich jedoch über Zeitreihen-Analysen detailliertere Aussagen zum Leistungsspektrum einzelner Fachgebiete oder deren einrichtungsbezogene Versorgungsintensität ermöglichen.

5.4.2 Leistungsparameter: Basis-DRG

Anhand der im Falldatensatz dokumentierten Hauptdiagnose in Kombination mit der Hauptprozedur erfolgt im Anschluss an die MDC-Gruppierung eine Zuordnung zu einer der 604 Basis-DRGs (2008). Die Basis-DRG besteht aus einer oder mehreren DRGs, die grundsätzlich durch die gleiche Liste von Diagnose- und Prozedurenkodes definiert sind. Die Basis-DRG besteht zum einen aus dem Buchstaben zur Kennzeichnung der MDC und zum anderen aus einem zweistelligen numerischen Kode zur weiteren Differenzierung der MDC. Diese Kodes bedeuten ursprünglich

- 1–39: Chirurgisch
- 40–59: Sonstige Prozeduren
- 60–99: Medizinisch

Diese ehemals strikte Unterteilung wurde jedoch mit Einführung des DRG-Katalogs 2005 in den MDC-Kapiteln 5 und 8 unterbrochen. Auch hier zeigt eine Analyse einen nur unzureichend herstellbaren Fachgebietsbezug. Zusätzlich ist auch der DRG-Katalog jährlichen Veränderungen unterworfen, die eine Leistungsplanung erschweren.

5.4.3 Leistungsparameter: Einzel-DRG

Innerhalb einer Basis-DRG werden verschiedene Einzel-DRGs anhand des unterschiedlichen Ressourcenverbrauchs oder anderer Faktoren, wie z. B. komplizierende Diagnosen/Eingriffe, Alter oder patientenbezogenem Gesamtschweregrad (PCCL) unterschieden. Dieser unterschiedliche Fallschweregrad wird abhängig vom jeweils gültigen Katalog mit Buchstaben-Kodes von A bis maximal I bzw. Z (Katalog 2008) dokumentiert, sodass maximal neun Einzel-DRGs zu einer Basis-DRG zusammengefasst werden. Dabei steht der Buchstabe „A" für den höchsten und der Buchstabe „I" für den geringsten Ressourcenverbrauch innerhalb einer DRG. Bei Kennzeichnung der Fallpauschale mit dem Buchstaben „Z" erfolgt keine Schweregradunterteilung innerhalb der DRG. Nebendiagnosen, Komplikationen oder das Patientenalter sind hierbei nicht für den Schweregrad relevant. Der DRG-Katalog für das Jahr 2008 enthält insgesamt 1.137 Fallpauschalen.

Die Berücksichtigung der unterschiedlichen Fallschwere ist für eine leistungsgerechte Vergütung unentbehrlich. Gleichzeitig ist davon auszugehen, dass bei einer höheren Fallschwere auch von einem erhöhten Leistungsaufwand ausgegangen werden kann, sodass dies bei der Leistungsplanung ebenfalls berücksichtigt werden sollte.

Grundsätzlich ist davon auszugehen, dass aufgrund des Umfangs und der Komplexität der Schweregradermittlung und des damit verbundenen Gruppierungsprozesses die mit Nebenleis-

VI. Krankenhausplanung

tungen verbundenen Einzeldiagnosen nicht von einer Planungsbehörde erhoben und prospektiv fortgeschrieben werden können. Eine Leistungsmengenplanung auf Einzel-DRG-Ebene wäre daher nur im Rahmen der bereits ermittelten Einzel-DRGs möglich, die in einem weiteren Planungsschritt fortgeschrieben oder prognostiziert werden müssten, wobei sich wesentliche Veränderungsfaktoren der Schweregradbemessung diesen Planungen entziehen würden. Zusätzlich zeigt sich, wie auch bei den vorausgegangenen Analysen, dass bei der Betrachtung der Einzel-DRG die eindeutige Fachabteilungszuordnung nur bei einer sehr geringen Anzahl DRGs möglich ist. Die meisten DRGs sind durchschnittlich in fünf bis zehn Fachabteilungen zu finden.

5.4.4 Leistungsparameter: Fachabteilungsbezogene Fälle und Verweildauer

Die Leistungsgrößen Fall und Verweildauer mit jeweiligem Fachabteilungsbezug sind die „klassischen" Leistungsparameter der Krankenhausplanung, die schließlich den Leistungsbezug für die Kapazitätenplanung „Planbett je Fachabteilung" bilden. Ebenfalls liegen für diesen Parameter entsprechende Zeitreihenanalysen vor, sodass Länder- und Regionenvergleiche (mit Einschränkungen) möglich sind.

Im Rahmen der kapazitätenorientierten Krankenhausplanung werden die Gesamtpflegetage je Fachabteilung aus dem Produkt der Fallzahlen und Verweildauern erhoben. Für prospektive Planungen ist u. a. eine Prognose der Fallzahlen und Verweildauerentwicklung in den einzelnen Fachgebieten notwendig. In diese Prognosen geht jedoch eine Vielzahl von heterogenen Leistungen eines Fachgebiets ein, sodass auf dieser Aggregationsebene nur auf die durchschnittliche Fallzahlen- und Verweildauerentwicklung des jeweiligen Fachgebiets Bezug genommen werden kann. Es müssen dabei unterschiedliche ggf. gegenläufige Entwicklungstendenzen berücksichtigt werden.

Bisher erfolgt im Rahmen der Krankenhausplanung keine Zuweisung von Leistungsmengen in Form von Fallzahlen und Verweildauern bzw. den sich daraus ergebenden Pflegetagen je Fachrichtung. Stattdessen legen die Planungsbehörden mit den Planbetten einer Einrichtung und dem Normauslastungsgrad eine Kapazitätsbegrenzung aufgrund des zu erwartenden Bedarfs fest.

Als zukünftige Richtgröße des Leistungsgeschehens einer Einrichtung scheint der Parameter „Fallzahlen je Fachabteilung" geeignet. Diese Richtgröße sollte jedoch keine Vorwegnahme der vertraglich auf Selbstverwaltungsebene zu verhandelnden Leistungsmengen für eine Fachabteilung darstellen (vgl. Schmitz et al. 2007).

Auf die Berücksichtigung des Leistungsparameters „Verweildauer" bzw. „Pflegetage" je Fachabteilung kann dagegen verzichtet werden, da diese Kennzahlen ihre Relevanz in einem pauschalierten Entgeltsystem wie dem DRG-System verlieren.

5.5 Berücksichtigung von Qualitätsvorgaben in der Krankenhausplanung

Die Einführung des DRG-Systems hat die Diskussion um Qualitätsmerkmale und -standards der stationären Leistungserbringung forciert. Mit einer Reihe an gesetzlichen Vorschriften sollen vergütungsbedingte Fehlentwicklungen verhindert werden. Als Beispiel für die Berücksichtigung solcher Qualitätsfaktoren wird nachfolgend beispielhaft der Aspekt der Mindestmengen erläutert.

§ 137 Abs. 1 Nr. 3 SGB V regelt in diesem Zusammenhang die Einführung von Mindestmengen für planbare Leistungen. Krankenhäuser, die den Mindestmengenvorgaben nicht gerecht werden, müssen sich entscheiden, zukünftig eine Leistungssteigerung in diesem Bereich vorzunehmen, z. B. durch Kooperationen mit anderen Leistungserbringern, oder diese Leistungen nicht weiter anzubieten.

Von dieser Regelung betroffene Leistungen werden vom Gemeinsamen Bundesausschuss (G-BA) beschlossen. Die für die Krankenhausplanung zuständige Landesbehörde kann jedoch bei Gefährdung der flächendeckenden Versorgung von der Mindestmengenregelung betroffene Leistungen auf Antrag eines Krankenhauses von dieser Regelung ausnehmen. Allerdings sollten bei der Inanspruchnahme von Ausnahmeregelungen der Planungsbehörden besonders die haftungsrechtlichen Konsequenzen einer solchen Entscheidung bedacht werden. Andererseits wären aus Sicht der Planungsbehörden beim Wegfall von Leistungserbringern Entscheidungen zu treffen, inwieweit die Versorgung der Bevölkerung weiterhin (wohnortnah) sichergestellt ist.

Von der Mindestmengenregelung betroffen sind zurzeit die in Tab. 3 aufgeführten, überwiegend hochspezialisierten Leistungen.

Tab. 3: Mindestmengenvereinbarung des G-BA, Stand Nov. 2007 (Auszug) (Quelle: G-BA 2007).

Leistung/Verfahren	Mindestmenge pro Krankenhaus und Jahr
Lebertransplantation	20
Nierentransplantation	25
Komplexe Eingriffe am Organsystem Ösophagus	10
Komplexe Eingriffe am Organsystem Pankreas	10
Stammzelltransplantation	25
Knie-TEP	50

Neben den durch den G-BA festgesetzten Mindestmengen gehen einige Bundesländer noch einen Schritt weiter und nehmen weitere Mindestmengen in den Krankenhausplan auf. So finden sich z. B. im Krankenhausplan des Saarlands Mindestmengen für geburtshilfliche Abteilungen von 300 Geburten pro Jahr vor.

Weitere Mindestmengen werden von verschiedenen Fachgesellschaften und zur Teilnahme an besonderen Behandlungsprogrammen (z. B. Disease Management-Programme, DMP) festgesetzt.

Die Einführung von Mindestmengen erfolgte vor dem Hintergrund des Zusammenhangs von Anzahl erbrachter Leistungen und der Ergebnisqualität der Behandlung. So erfolgt die Einführung der Mindestmengen laut § 2 der Mindestmengenvereinbarung mit dem Ziel der Gewährleistung einer angemessenen Versorgungsqualität. Es darf jedoch nicht zu einer Gefährdung einer angemessenen flächendeckenden Versorgung oder zur Verschärfung einer bereits bestehenden Unterversorgung kommen.

Die Sicherstellung einer qualitativ hochwertigen Versorgung der Bevölkerung ist in vielen (Landes-)Krankenhausgesetzen verankert. Daher erlangt auch der Aspekt der Mindestmengenvorgaben als Instrument zur Qualitätssicherung im Rahmen der zukünftigen Krankenhausplanung besondere Bedeutung.

VI. Krankenhausplanung

Mit Hilfe einer Analyse der § 21-KHEntgG-Datensätze eines Landes können Einrichtungen mit kritischen Mengengerüsten in den betroffenen medizinischen Leistungsbereichen identifiziert und im Verfahren der Versorgungsbeauftragung entsprechend berücksichtigt werden. Untersuchungen zu Mindestmengen zeigen, dass deren Einführung erhebliche Umverteilungswirkung haben kann, die zu einer Konzentration von Leistungen an wenigen Standorten führt und Effekte auf die regionale Verfügbarkeit der Leistung haben kann. Damit wird die Beobachtung der von der Mindestmengenregelung betroffenen elektiven Leistungen im Rahmen der Krankenhausplanung umso wichtiger, da sie zudem auch noch an den Ort der effizientesten Leistungserbringung gelenkt werden kann (Kortevoß 2005).

6 Fazit

Grundsätzlich ist die Frage zu stellen, worin die Planungsbehörden der Länder den Auftrag der Krankenhausplanung zukünftig im Rahmen der zunächst fortgeführten dualen Krankenhausfinanzierung sehen. Das DRG-System fordert nicht aus sich heraus einen grundlegenden Paradigmenwechsel der Krankenhausplanung, sondern ist zunächst als pauschaliertes Entgeltsystem für einen Großteil der stationären Leistungen zu sehen.

Die mit dem Entgeltsystemwechsel verbundenen wirtschaftlichen Konsequenzen haben weitreichende Auswirkungen auf die Krankenhauslandschaft und damit auf die Versorgung der Bevölkerung. Dies ist im Rahmen der Krankenhausplanung zu berücksichtigen. Es muss sichergestellt werden, dass im Zuge von Kooperationen, Fusionen und Standortschließungen die Versorgung der Bevölkerung mit qualitativ hochwertigen Krankenhausleistungen weiterhin gegeben ist.

Die zukünftige Krankenhausplanung wird sich demnach mit Rahmenvorgaben zur Leistungserstellung beschäftigen. Dies sollte in einer detaillierteren Form erfolgen als es die bisherige Rahmenvorgabe „Planbett je Fachgebiet" getan hat. Die Rahmenvorgaben sollten insbesondere auch weiter gehende Strukturmerkmale wie Mitarbeiterqualifikation, gerätetechnische Ausstattung u. Ä. umfassen.

Insbesondere ist zu entscheiden, welche Krankenhausstrukturen einer wohnortnahen Grund- und Notfallversorgung zu dienen haben, und welche als überregionale Leistungsangebote oder als Zentrums- und Spezialleistungsangebote zu definieren sind.

Die Diskussion über die Grundsatzfrage „Kapazitäten- oder Leistungsplanung" ist insofern müßig, als eine Kapazitätenplanung ohne Leistungsbezug nicht zielführend ist. Die bisherige Planungspraxis, die tatsächliche Bettenbelegung als Leistungsparameter zur Kapazitätenbemessung heranzuziehen, trägt diesem Sachverhalt bereits in Teilen Rechenschaft.

Die Krankenhausplanung kann mit den Informationen des DRG-Systems auf einer differenzierteren und stärker am tatsächlichen Bedarf orientierten Basis erfolgen. Insbesondere demografisch orientierte Morbiditätsanalysen und die Entwicklung von Qualitätsvorgaben zur Leistungserbringung können anhand der zur Verfügung stehenden Datengrundlage zielgerichtet in den Planungsprozess aufgenommen werden.

Die Strukturierung der Krankenhauslandschaft nach medizinischen Fachgebieten erscheint im Rahmen der dualen Krankenhausfinanzierung unerlässlich. Die Inanspruchnahme und damit die Kostenstruktur eines Krankenhauses entscheidet sich primär anhand der verfügbaren fachmedizinischen Kompetenz und der medizinisch-technischen Infrastruktur. Diese Leistungsfähigkeit muss vorrangig für die Einweiser, aber gleichermaßen für die Patienten, transparent sein (z. B. OP-Kapazitäten in chirurgischen Fachabteilungen). Hieraus ergibt sich der

Investitionsbedarf der einzelnen Krankenhäuser, der nach geltendem Recht durch die Fördermittelzuweisungen der Bundesländer zu decken ist.

Die Detaillierung des Leistungsgeschehens im Rahmen der zugewiesenen Kapazitäten, in denen fachgebietsspezifische Medizin stattfinden kann, erfolgt zunächst weiterhin im Rahmen des Kontrahierungszwangs auf Ebene der Vertragsparteien zwischen den Kostenträgern und den Krankenhäusern. Hierbei fördert der Wettbewerb der Leistungsanbieter nicht nur die Wirtschaftlichkeit der Leistungserstellung, sondern in besonderem Maße auch die Qualität der medizinischen Leistungen. Planerische Leistungszuweisungen würden diesen Wettbewerb unterbinden und müssten stattdessen umfangreiche Qualitätssicherungsmaßnahmen über das bisher bereits eingeführte Maß hinaus umfassen.

Bei der Ermittlung der Richtwerte zur Krankenhausplanung sollte in Zukunft die Informationstiefe der Daten nach § 21 KHEntgG besonders genutzt werden. Hier sind insbesondere fachgebietsbezogene Morbiditätsanalysen auf der Ebene der MDC und Basis-DRG und detaillierte Patientenherkunftsanalysen zur Differenzierung der Krankenhaushäufigkeit und Inanspruchnahme von Einrichtungen mit entsprechendem Morbiditätsbezug, Altersgruppenanalysen sowie der demografischen Entwicklung zu empfehlen.

Eine Leistungsplanung auf DRG-Hauptgruppenebene (MDC) ist theoretisch denkbar, gegebenenfalls auch mit einer verbundenen Überführung der Leistungen in Kapazitäten. Allerdings würde dies in weiten Teilen die Auflösung der bisherigen Fachabteilungsstrukturen erfordern. Für die zukünftige Leistungserbringung wären die bisherigen Facharztqualifikationen nur noch bedingt aussagefähig, bzw. es müssten die Weiterbildungsordnungen für Fachärzte überarbeitet und angepasst werden. Mit Blick auf die Tradierung des Facharztbegriffs erscheint dies mit erheblichen Umsetzungsschwierigkeiten verbunden zu sein und nicht realistisch.

Gleichwohl ist eine leistungsbezogene Rahmenvorgabe für die Fachabteilungen der einzelnen Standorte denkbar und empfehlenswert. Diese Rahmenvorgabe bezieht sich auf den Leistungsparameter „Fallzahlen je Fachgebiet" und ist als Richtwert zu verstehen. Diese Richtwerte sind weder als Mindestmengen noch als Höchstleistungsmengen zu interpretieren. Hiermit soll zwar das wahrscheinliche bedarfsgerechte Leistungsmengengerüst umrissen werden, aber keine Vorwegnahme der detaillierten Mengenvereinbarungen im Vertragsverfahren der Selbstverwaltung erfolgen. Die wettbewerbliche Wirkung des DRG-Entgeltsystems wird so möglichst wenig aufgehoben.

Die Planungsbehörden sollten sich hinsichtlich der tatsächlich vereinbarten Leistungsmengen je Fachabteilung eine Kontrollfunktion vorbehalten, um bei drastischen Abweichungen ggf. eingreifen zu können.

Aufgrund der vorhergegangenen Untersuchungen und dargestellten Sachverhalte ist zu folgern, dass eine unmittelbare Leistungsmengenplanung und -zuweisung bis auf Ebene der Einzeleinrichtungen als Mindest- oder Höchstleistungsmengenzuweisung von Seiten der Planungsbehörden mit den zurzeit und in absehbarer Zukunft zur Verfügung stehenden Leistungsparametern sowohl technisch als auch inhaltlich mit erheblichen Problemen behaftet ist.

Eine direkte Leistungszuweisung jedweder Detaillierungsebene als Leistungsmengenhöchstgrenze oder -untergrenze durch die Planungsbehörden an die Einzeleinrichtungen würde darüber hinaus zu einer Kollision mit den bisher vertraglich vereinbarten Leistungen der Kostenträger mit den jeweiligen Einrichtungen führen.

Durch die DRG-Einführung und den damit verbundenen Informationsgewinnen kann die Krankenhausplanung zukünftig um wichtige qualitative Aspekte verbessert werden. Ein grundsätzlich neuer Planungsansatz ist dagegen dann vorstellbar, wenn die bisherige getrennte Verantwortung der Betriebskostenfinanzierung durch die Leistungsvergütung der Kostenträger und die Infrastrukturfinanzierung durch die Investitionsfinanzierung im Rahmen eines monistischen Finanzierungsmodells zusammengeführt wird.

Literatur

Borges, P., Platzköster, C., Roßbach, C., Düsch, E. (GEBERA 2003): Vorbereitendes Gutachten zur Erarbeitung des Landeskrankenhausplanes bis 2007 für das Ministerium für Arbeit, Soziales, Familie und Gesundheit des Landes Rheinland-Pfalz.

Borges, P., Köhler, D., Platzköster, C., Roßbach, C. (GEBERA 2005a): Vorbereitendes Gutachten zur Erstellung des saarländischen Krankenhausplanes 2006–2010 für das Ministerium für Justiz, Gesundheit und Soziales Saarland.

Borges, P., Köhler, D., Platzköster, C., Roßbach, C. (GEBERA 2005b): Gutachten zur Vorbereitung des 5. Thüringer Krankenhausplanes für das Ministerium für Soziales, Familie und Gesundheit des Freistaates Thüringen.

Braun, T., Rau, F., Tuschen K.H. (2008): Die DRG-Einführung aus gesundheitspolitischer Sicht. Eine Zwischenbilanz. In: Klauber, J., Robra B., Schellschmidt H. (Hrsg.): Krankenhaus-Report 2007 – Krankenhausvergütung – Ende der Konvergenzphase? Stuttgart, New York: Schattauer, S. 3–22.

Bundesministerium für Gesundheit (BMG) (2001): Leistungsgerechte Vergütung durch diagnose-orientierte Fallpauschalen verbessert Qualität, Transparenz und Wirtschaftlichkeit in der stationären Versorgung – Informationen zum Gesetz zur Einführung des diagnose-orientierten Fallpauschalensystems für Krankenhäuser (Fallpauschalengesetz – FPG), 29.08.2001. Download unter: http://www.gesundheitspolitik.net/06_recht/gesetze/krankenhaus/fpg/FPG_Information.pdf; letzter Zugriff 18.03.2008.

Deutsche Krankenhausgesellschaft (DKG) (2007): „Bestandsaufnahme zur Krankenhausplanung und Investitionsfinanzierung in den Bundesländern", Stand: April 2007. Download unter: http://www.dkgev.de/pdf/1717.pdf; letzter Zugriff 18.03.2008.

Gemeinsamer Bundesausschuss (G-BA) (2007): Vereinbarung des Gemeinsamen Bundesausschusses gemäß § 137 Abs. 1 Satz 3 Nr. 2 SGB V für nach § 108 SGB V zugelassene Krankenhäuser (Mindestmengenvereinbarung), zuletzt geändert am 22. November 2007.

Kortevoß, A. (2005): Krankenhausplanung unter Bedingungen der German-Diagnosis Related Groups. Methodischer Beitrag zur Ausgestaltung ordnungspolitischer Handlungsoptionen der Bundesländer. Download unter: http://edoc.ub.uni-muenchen.de/4826/; letzter Zugriff 18.03.2008.

Müller von der Grün, C.P. (2007): Wir wollen mehr Wettbewerb wagen. Award Krankenhausfinanzierung 2009. In: f & w führen und wirtschaften im Krankenhaus, 3/2007, 24. Jg, S. 252–255.

Rau, F. (2002): DRG-Einführung in Deutschland: Ziele, Problemfelder und Perspektiven auf der Grundlage des Fallpauschalengesetzes aus Sicht des BMG. In: ZaeFQ, 96, S. 498–504.

Robra, B.P., Deh, U., Swart, E., Felder, S., Dralle, R. (2004): Krankenhausplanung auf Grundlage von DRGs. In: Klauber, J., Robra, B., Schellschmidt, H. (Hrsg.): Krankenhaus-Report 2003 – Schwerpunkt: G-DRGs im Jahre 1. Stuttgart, New York: Schattauer, S. 137–147.

Schmitz, H., Frische, D., Zimolong, A. (2007): Das Gebera-Modell. In: f & w führen und wirtschaften im Krankenhaus, 3/2007, 24. Jg, S. 253.

Stapf-Finé, H., Polei, G. (2002): Die Zukunft der Krankenhausplanung nach der DRG-Einführung. In: Das Krankenhaus, 02/2002, S. 96–107.

Statistisches Bundesamt (2007): Fachserie 12. Reihe 6.1.1. Gesundheitswesen. Grunddaten der Krankenhäuser 2006, Statistisches Bundesamt, Wiesbaden.

Sachverständigenrat zur Begutachtung der Entwicklung im Gesundheitswesen (SVR) (2007): Kooperation und Verantwortung – Voraussetzungen einer zielorientierten Gesundheitsversorgung. Gutachten 2007.

Flächendeckende Krankenhausversorgung im DRG-Zeitalter

Martin Spangenberg, Andreas Beivers

1 Das ländliche Krankenhaus zur Sicherstellung der flächendeckenden Versorgung

Die rund 2.000 deutschen Krankenhäuser versorgen jährlich rund 17 Mio. Patienten und leisten damit für das Gesundheitswesen einen entscheidenden Beitrag zur Behandlung von kranken Menschen. In ihrer Vielfalt an unterschiedlichen Trägern und mit wohnortnahen Standorten bieten sie flächendeckend eine hochwertige medizinische Versorgung. Die Sicherstellung einer angemessenen, flächendeckenden medizinischen Versorgung der Bevölkerung ist ein wichtiges Element der öffentlichen Daseinsvorsorge, die dem Sozialstaatsprinzip entspringt (Bundesamt für Bauwesen und Raumordnung 2005, S. 118). Die Krankenhausplanung in Deutschland hat unter anderem zum Ziel, die Versorgung der Bevölkerung mit Krankenhausleistungen sicherzustellen. Wie engmaschig diese Versorgung sein soll, ist gesetzlich jedoch nicht definiert (Neubauer et al. 2006, S. 65).

Dabei ist „die Herstellung gleichwertiger Lebensverhältnisse" in allen Teilräumen des Bundesgebietes eine raumordnungspolitische Aufgabe und gerade auch im Hinblick auf die wirtschaftliche Sicherstellung der Krankenhäuser und die Regelung der Krankenhausfinanzierung (Art. 74 Abs. 1 Nr. 19a GG) ein Ziel der Bundesrepublik Deutschland, für das der Bund im Rahmen der konkurrierenden Gesetzgebung (Art. 72 GG) im gesamtstaatlichen Interesse das Gesetzgebungsrecht erhalten hat. Er hat von dieser Kompetenz u.a. durch das Krankenhausfinanzierungsgesetz (KHG) Gebrauch gemacht.

Die Struktur der ländlichen Krankenhausversorgung weist zwischen den Bundesländern Unterschiede auf. Generell kann man das *typische, ländliche Krankenhaus* als ein Krankenhaus der Grund- und Regelversorgung mit einer Bettenzahl unter 400 und der Lage in einem mittel- oder kleinstädtischen Zentrum charakterisieren. Die Art der Trägerschaft unterscheidet sich zum Teil von Bundesland zu Bundesland erheblich. So befindet sich etwa der Großteil der ländlichen Krankenhäuser im Freistaat Bayern in öffentlicher Trägerschaft, während beispielsweise in Nordrhein-Westfalen die freigemeinnützige Trägerschaft überwiegt. Vor allem in den neuen Bundesländern ist die ländliche Krankenhausversorgung stärker von privater Trägerschaft und zum Teil von größeren Betriebseinheiten (zwischen 400 und 500 Betten) geprägt.

Die Umsetzung der flächendeckenden Krankenhausversorgung geschieht über die Krankenhauspläne der einzelnen Bundesländer. Die Länder haben die Hoheit, die bedarfsnotwendigen Krankenhäuser in einem sogenannten Landeskrankenhausplan auszuweisen. Diese Krankenhäuser haben die Pflicht, gesetzlich Versicherte zu behandeln und das Recht, die erbrachten Leistungen mit den Krankenkassen abzurechnen. Um die staatlichen Planvorgaben und Planungsziele durch- bzw. umzusetzen, werden die plangemäßen Investitionskosten der Krankenhäuser aus Steuermitteln der Länder gefördert. So greift der Staat über eine Investitionsmittellenkung direkt in die Versorgung ein, um seine Angebotsplanung zu realisieren (sog. duale Krankenhausfinanzierung) (Neubauer und Beivers 2006, S. 49).

VI. Krankenhausplanung

2 Flächendeckende Krankenhausversorgung im Zeitalter von DRGs

Die deutsche Krankenhauslandschaft befindet sich in einem Strukturwandel erheblichen Ausmaßes. Dabei ist eine zunehmende Unternehmenskonzentration festzustellen. Seit der im Jahr 2000 schrittweise eingeführten diagnosebezogenen Fallpauschalenvergütung in Krankenhäusern (DRGs) werden die Auswirkungen auf die Sicherstellung der flächendeckenden Versorgung diskutiert. Es wird befürchtet, dass durch die neuen ökonomischen Rahmenbedingungen, die das diagnosebezogene Fallpauschalensystem mit sich bringt, die ökonomische Zukunft der ländlichen Krankenhäuser nachhaltig gefährdet sein könnte.

Spiegelbildlich dazu werden hingegen gerade die kleinen, geringer spezialisierten Krankenhäuser als die Gewinner der DRG-Einführung gehandelt, da sie aufgrund der Vergütung mit landes- oder bundeseinheitlichen Basisfallwerten höhere Erlöse als im Status quo erhoffen können – sie zählen zu den sogenannten „Konvergenzgewinnern". Vermehrte Meldungen über die Schließung von einzelnen Krankenhausstandorten werfen die Frage auf, ob und wie unter dem Einfluss des DRG-Systems auch in Zukunft eine flächendeckende Versorgung in Deutschland sichergestellt werden kann.

Um nun die Auswirkungen der DRG-Einführung auf die flächendeckende Versorgung zu betrachten, ist es notwendig, die aktuellen Entwicklungen zu differenzieren. Da es sich zwischen der DRG-Einführung und der flächendeckenden Versorgung nicht um einen monokausalen Zusammenhang handelt, bedarf es einer selektiven Betrachtung der einzelnen Einflussvariablen in ihrer künftigen Entwicklung.

Wie Abb. 1 zeigt, lassen sich vier zentrale Einflussfaktoren unterscheiden, die zu neuen Rahmenbedingungen der flächendeckenden Versorgung beitragen. Dies sind zum einen die ökonomischen Rahmenbedingungen für die Krankenhäuser. Hier ist zunächst die DRG-Einführung zu nennen, aber auch die allgemein wachsende Belastung der Krankenhäuser. Dies sind vor allem die Mehrwertsteuererhöhung auf 19 % sowie die Tariflohnsteigerungen des Jahres 2007 und die befürchteten Tariflohnsteigerungen in 2008. Nach Angaben der Deutschen Krankenhausgesellschaft (DKG) summieren sich alleine die vergangenen Tariferhöhungen der Klinikärzte im Jahr 2007 auf 1,5 Mrd. Euro pro Jahr (DKG 2007b). Diese allgemeinen Belastungszunahmen werden durch einen unterproportionaler Anstieg der Grundlohnsumme (2008: lediglich +0,64 %) – und somit der Krankenhausbudgets – nochmals drastisch verschärft.

Zusätzlich ist zu beobachten, dass sich die Länder, bedingt durch die angespannte Haushaltslage, mehr und mehr aus der Investitionsfinanzierung zurückziehen. Im Jahr 2006 haben die Länder den deutschlandweit 2.104 Kliniken nur noch 2,7 Mrd. Euro bereitgestellt. Dies ist ein Rückgang zum elften Mal in Folge. Im Vergleich zu 1991 fuhren die Länder die Krankenhausfinanzierung um real 44,3 % zurück (DKG 2007a). Durch die fehlende Investitionsförderung ist es vielen Krankenhäusern nicht möglich, dringende Rationalisierungsinvestitionen zu tätigen (Neubauer und Beivers 2006, S. 51).

Während die allgemeinen Belastungen der Krankenhäuser vor allem zu einem erhöhten Kostendruck führen, hat das DRG-System weitreichendere Auswirkungen. So werden den DRG-Fallpauschalen eine Reihe von Effekten zugeordnet, doch ist es von allen Effekten am wenigsten strittig, dass es bei ihrer Einführung zu einer Verweildauerverkürzung kommt, vor allem bedingt durch die neuen ökonomischen Anreize.

Mit der Verkürzung der Verweildauer geht eine Reihe von Prozessen einher. Unter anderem kommt es durch die Verkürzung zu einem Absinken der Bettenauslastung. Bettenüberkapazitäten werden noch dadurch verstärkt, dass medizinisch weniger aufwändige Leistungen, die

Ökonomische Rahmenbedingungen

- Auswirkungen von DRGs
  - Verkürzung der Verweildauer
  - Wettbewerb um Patienten
  - Leichte Fälle (CMI < 0,6) bilden ambulantes Risikopotenzial
- Allg. Belastung der dt. Krankenhäuser:
  - Tariflohnsteigerungen
  - Mehrwertsteuererhöhung
  - geringes Wachstum der Grundlohnsumme
  - zu geringe Investitionsfinanzierung

Präferenzstruktur der Nachfrager (Patienten)

- Zunehmende Mobilität der Bevölkerung
- Präferenz hin zu höherwertiger Versorgung
- Abwanderung in höhere Versorgungsstufe (Zentral-/Maximalversorgung)

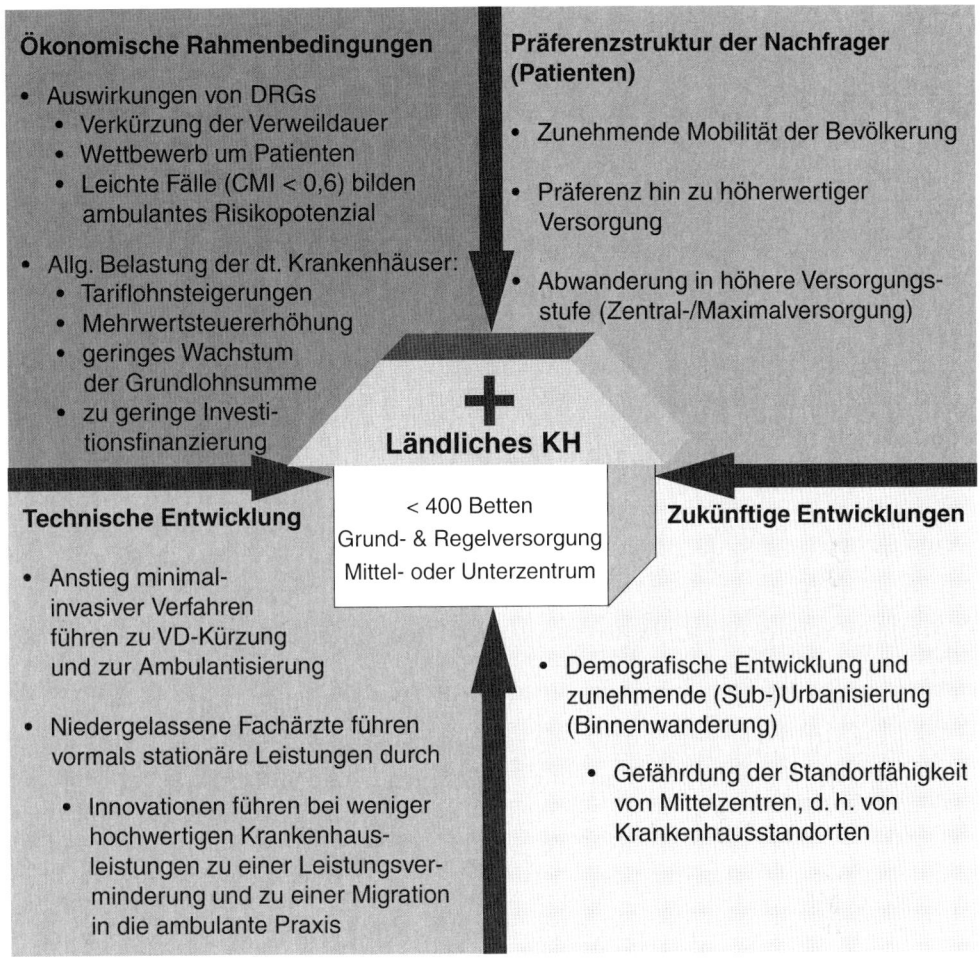

Ländliches KH
< 400 Betten
Grund- & Regelversorgung
Mittel- oder Unterzentrum

Technische Entwicklung

- Anstieg minimalinvasiver Verfahren führen zu VD-Kürzung und zur Ambulantisierung
- Niedergelassene Fachärzte führen vormals stationäre Leistungen durch
- Innovationen führen bei weniger hochwertigen Krankenhausleistungen zu einer Leistungsverminderung und zu einer Migration in die ambulante Praxis

Zukünftige Entwicklungen

- Demografische Entwicklung und zunehmende (Sub-)Urbanisierung (Binnenwanderung)
- Gefährdung der Standortfähigkeit von Mittelzentren, d. h. von Krankenhausstandorten

Abb. 1: Zentrale Einflussfaktoren auf die ländliche Krankenhausversorgung

sich in einem Casemix-Index (CMI)[1] von unter 0,6 ausdrücken, im DRG-System Gefahr laufen, aus dem stationären Leistungskatalog herausgenommen zu werden und in die ambulante Versorgung abzuwandern. So sind in den letzten Jahren Bettenüberhänge entstanden, welche die Krankenhäuser nur ungern abbauen, da diese in vielen Bundesländern als Bemessungsgrundlage zur staatlichen Krankenhausförderung herangezogen werden. Dies hat steigenden Wettbewerb der Krankenhäuser um Patienten zur Folge.

Dabei versuchen Krankenhäuser vor allem durch Innovationswettbewerb (mit z. B. Spezialzentren, minimalen OP-Techniken etc.) eine Patientenfallzahlsteigerung zu erreichen und dann gegenüber den Kassen eine Budgeterweiterung durchzusetzen. Dies macht kleinere ländliche Krankenhäuser der Grund- und Regelversorgung oftmals im Wettbewerb um die Patienten zu

---

1 Der Casemix-Index gibt im DRG-System die durchschnittliche Fallschwere bzw. die Bewertungsrelation pro Behandlungsfall berechnet für eine definierte Bezugsgröße (z. B. ein Krankenhaus) an. Die durchschnittliche Fallschwere pro Krankenhaus lag in Deutschland für das Datenjahr 2005 bei 1,041 (vgl. InEK-Datenbank im Rahmen der Begleitforschung nach § 17b Abs. 8 KHG; www.g-drg.de).

VI. Krankenhausplanung

den Verlierern, da sie es – bedingt durch ihre zu geringe Spezialisierung – nicht mehr ausreichend vermögen, die Patienten, insbesondere bei elektiven Eingriffen, anzuziehen.

Dies hängt eng mit dem zweiten Einflussfaktor, der Präferenzstruktur der Patienten zusammen. Diese haben eine zunehmende Präferenz hin zu einer medizinisch höherwertigen Versorgung, welche sie, verbunden mit einer Zunahme an Mobilität, vermehrt umsetzen.

So kommt es für die ländlichen Krankenhäuser der Grundversorgung zu einem Auseinanderklaffen von staatlich vorgegebenem Versorgungsvertrag und den Anforderungen, die sowohl von den Patienten als auch von einweisenden Ärzten gestellt werden. Zum einen ist es Aufgabe der ländlichen Krankenhäuser, eine breite und wohnortnahe medizinische Krankenhausversorgung in den Fachrichtungen Allgemeinchirurgie, Innere Medizin sowie Gynäkologie/Geburtenhilfe zu gewährleisten, zum anderen verlangt der Markt immer mehr nach Spezialisierung (Neubauer et al. 2006, S. 75). Patienten, die heute bereits eine faktisch freie Krankenhauswahl ausüben, tendieren häufig dazu, sich in einem höher spezialisierten Krankenhaus behandeln zu lassen, wobei die Wohnortnähe nachrangig ist. So spricht sich zwar die Bevölkerung vor Ort oftmals für den Erhalt eines wohnortnahen Krankenhauses der Grundversorgung aus, präferiert hingegen bei elektiven Eingriffen tatsächlich die höherwertige Versorgungsstufe (siehe auch Neubauer und Beivers 2005, S. 961–966).

Als nächster wichtiger Einflussfaktor auf die ländliche Krankenhausversorgung kommt der technologische Fortschritt hinzu. Er macht durch minimal-invasive Operationsmethoden und neue Behandlungsverfahren eine Verkürzung der Verweildauern erst möglich und führt durch stetig neu hinzukommende innovative Verfahren zu einer weiteren Verweildauerverkürzung. Darüber hinaus können durch die neuen Verfahren immer mehr Behandlungen auch ambulant erbracht werden, welche früher nur stationär durchführbar waren. Dies führt dazu, dass vor allem Krankenhäuser der Grund- und Regelversorgung, die die medizinisch leichteren Fälle behandeln, einen immer größer werdenden Teil ihres Behandlungsspektrums ambulant behandeln können – und zum Teil auch müssen. Für die Krankenhäuser ist dies aus Erlös-Gesichtspunkten jedoch problematisch, da sie für die ambulanten Leistungen nur etwa ein Drittel der stationären Erlöse erhalten.

Darüber hinaus sind auch immer mehr niedergelassene Facharztpraxen technologisch gut ausgestattet und führen Eingriffe – die früher stationär durchgeführt wurden – ambulant in ihrer eigenen Praxis durch. Damit treten sie mit Krankenhäusern in Wettbewerb um Patienten. Hinzu kommt, dass einweisende Fachärzte ihre Patienten lieber an Spezialisten überweisen. Dadurch gehen den ländlichen Krankenhäusern etwa 5 bis 15 % der Patienten verloren, wie die Untersuchung von Einzugsstatistiken ausgewählter, bayerischer Krankenhäuser auf dem Land ergeben hat (Neubauer und Beivers 2005, S. 961–966).

Als letzter, aber sehr relevanter Einflussfaktor auf die flächendeckende Versorgung sind zukünftige Entwicklungen zu berücksichtigen, wie der demografische Wandel. Vor diesem Hintergrund sind ländliche Krankenhäuser in dünn besiedelten Regionen mit Bevölkerungsrückgängen, zum Teil in ihrer Tragfähigkeit gefährdet. Die Ergebnisse der Tragfähigkeitsanalysen des Bundesamtes für Bauwesen und Raumordnung (BBR) werden im Punkt 3.3 dargestellt.

Wie die Betrachtung der zentralen Einflussfaktoren auf die ländlichen Krankenhäuser und somit auf die flächendeckende Versorgung zeigt, nimmt die DRG-Einführung einen wichtigen und wesentlichen Einfluss auf die Entwicklungen, doch ist sie nicht Auslöser, sondern Akzelerator eines im Krankenhausbereich fortscheitenden Strukturwandels. Daher stellt sich die Frage, ob die flächendeckende Versorgung gefährdet ist und wie zukünftige Entwicklungen dies beeinflussen.

3 Raumordnerische Aspekte der Krankenhausversorgung

3.1 Der Status quo der Flächendeckung: Erreichbarkeit von Krankenhäusern

Im Vordergrund des raumordnerischen Interesses steht die räumliche Zugänglichkeit von Krankenhäusern verschiedener Leistungsstufen. Infrastruktureinrichtungen müssen für ihre Adressaten mit zumutbarem Aufwand zugänglich sein. Bei Analysen des Versorgungsgrades reicht es daher nicht aus, lediglich das Vorhandensein von Einrichtungen in Städten oder Landkreisen zu beobachten. Neben den unterschiedlichen Qualitäten im Leistungsangebot sind es die Erreichbarkeitsverhältnisse, die den regionalen Versorgungsgrad aus Nutzersicht bestimmen. Zunächst stehen aus raumordnerischer Sicht für die Krankenhauslandschaft zwar Versorgungsdefizite im Fokus von Versorgungsgradanalysen. Allerdings ist es genauso wichtig, Überversorgung in Teilräumen der Bundesrepublik abzubauen, weil sie die Ressourcen bindet, die zum Abbau von regionalen Benachteiligungen fehlen.

Der Versorgungsgrad der Bevölkerung gemessen an der Erreichbarkeit von Krankenhäusern und damit die flächendeckende Krankenhausversorgung stellt sich einer Analyse des BBR im Rahmen der Raumordnungsberichterstattung (Bundesamt für Bauwesen und Raumordnung 2005, S. 121 ff.; ausführlicher: Spangenberg und Schürt 2006, S. 205–219) als sehr gut dar. Legt man die notwendige Pkw-Fahrzeit zur Erreichung des nächsten Krankenhausstandortes zugrunde, so wohnen 2004 rund drei Viertel der Bevölkerung innerhalb eines 10 Minuten-Radius, und fast 98 % innerhalb eines 20 Minuten-Radius um das jeweils nächste Krankenhaus der Grundversorgung. Nur etwa 2,3 % der Bundesbevölkerung benötigen mehr als 20 Minuten zum nächsten Krankenhaus. Hierbei zählen zu Krankenhäusern der Grundversorgung diejenigen Krankenhäuser, die mindestens über eine chirurgische oder internistische Fachabteilung (mit mehr als fünf Betten) oder eine gynäkologische Abteilung verfügen.

Die Krankenhausplanung in Nordrhein-Westfalen operationalisiert den Terminus „wohnortnahe Versorgung" über eine Entfernungsvorgabe von 20 km bzw. 15 km bei erschwerten Verkehrsbedingungen (Ministerium für Frauen, Jugend, Familie und Gesundheit des Landes Nordrhein-Westfalen 2002, S. 15). Bei einer angenommenen Durchschnittsgeschwindigkeit vom 60 km/h entspricht dies einem Erreichbarkeitsmindeststandard von maximal 20 Minuten Fahrzeit.

Beschränkt man die Erreichbarkeitsanalyse auf die Untermenge der Krankenhäuser der Grundversorgung mit Betten der Abteilung Gynäkologie/Geburtshilfe, steigt der Anteil der Bevölkerung mit einem benötigten Fahrzeitaufwand von mehr als 20 Minuten Pkw-Fahrzeit zum nächsten Krankenhaus der gynäkologischen Grundversorgung auf 4 %.

Zusammenfassend kann festgestellt werden, dass im Status quo keine Gefährdung der flächendeckenden Krankenhausversorgung zu erkennen ist.

VI. Krankenhausplanung

Erreichbarkeit von Krankenhäusern der Grundversorgung

Pkw-Fahrzeit zum nächsten Krankenhaus der Grundversorgung 2004 in Minuten

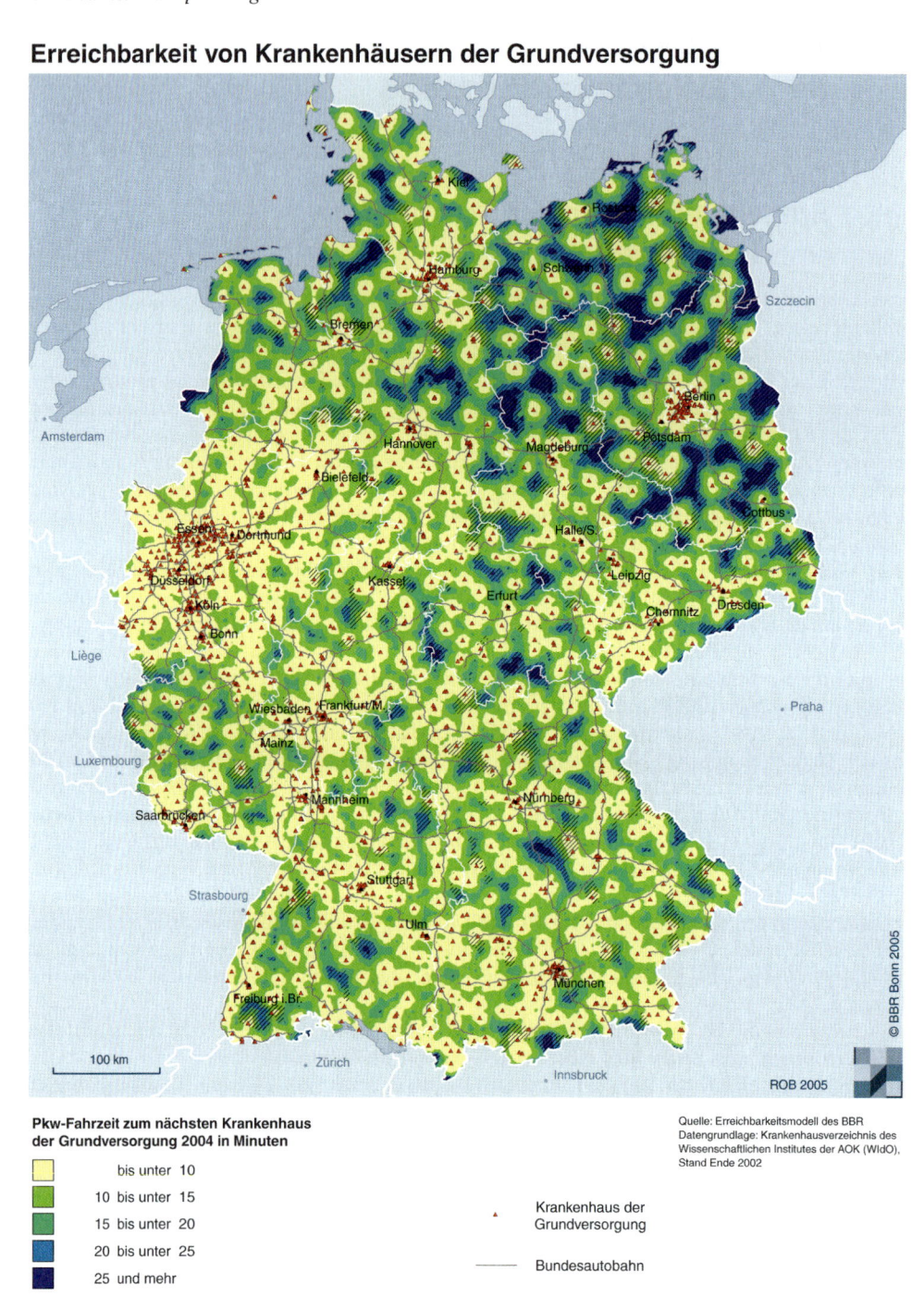

- bis unter 10
- 10 bis unter 15
- 15 bis unter 20
- 20 bis unter 25
- 25 und mehr

Pkw-Fahrzeit zum nächsten Krankenhaus mit einer Fachabteilung Gynäkologie/Geburtshilfe mehr als 20 Minuten

▲ Krankenhaus der Grundversorgung

— Bundesautobahn

Quelle: Erreichbarkeitsmodell des BBR
Datengrundlage: Krankenhausverzeichnis des Wissenschaftlichen Institutes der AOK (WIdO), Stand Ende 2002

Quelle: BBR (2005): Raumordnungsbericht 2005. Berichte Bd. 21, Bonn. Seite 122

Abb. 2: Erreichbarkeit von Krankenhäusern der Grundversorgung

3.2 Ist die Flächendeckung gefährdet? Das Problem der „Sole Provider"

Besonderes Augenmerk gilt denjenigen Krankenhäusern, deren räumliche Lage derart isoliert ist, dass sich bei einer möglichen Schließung aus betriebswirtschaftlichen Gründen die regionale Versorgungssituation durch längere Anfahrtswege über tolerierbare Verhältnisse hinaus verschlechtern würde. Solche regional bedeutende Krankenhäuser werden aus dem Amerikanischen heraus als sogenannte „Sole Provider" bezeichnet.

Die regionale Versorgungsbedeutung der „Sole Provider" zeigt die Szenariokarte zum Wegfall des nächsten Krankenhauses der Grundversorgung auf. Sie stellt die mögliche regionale Betroffenheit als das Ausmaß der Erreichbarkeitsverschlechterungen im Falle der Schließung einzelner Krankenhausstandorte dar. Unter der Prämisse der Fahrzeitoptimierung wird bei einer angenommenen Schließung eines Krankenhauses der Grundversorgung der vormals zweitnächste Standort der fahrzeitnächste. Diesen Fall der Krankenhausschließung spielt die Erreichbarkeitsanalyse der Szenariokarte für alle 1.754 Betriebsstätten einzeln durch, indem sie flächendeckend die beiden Fahrzeiten zum nächsten Krankenhaus und zum zweitnächsten Krankenhaus gegenüberstellt. Die lokalen, jeweils resultierenden Fahrzeiterhöhungen sind farblich dargestellt.

Dabei treten in ländlichen Regionen der neuen Länder, besonders in Mecklenburg-Vorpommern, Brandenburg und im nördlichen Sachsen-Anhalt, teilweise erhebliche potenzielle Verschlechterungen der Versorgungssituation im stationären Bereich großflächig hervor, die die dort heute schon längeren Anfahrtswege (vgl. Abb. 2: Karte Erreichbarkeit von Krankenhäusern der Grundversorgung) deutlich überschreiten. Außer Nordrhein-Westfalen verfügen alle Flächenländer im Westen über kleinteilige Bereiche mit möglichen, deutlicheren Fahrzeitsteigerungen bei Wegfall einzelner Krankenhausstandorte. Sie befinden sich vielfach in ländlichen Räumen, grenz- oder küstennahen Regionen. Städtische Zentren und ihr Umland zeichnen sich dagegen durch ein dichteres Netz von Krankenhäusern aus, sodass hier ohne deutlich größeren Zeitaufwand alternative Krankenhäuser angefahren werden könnten.

Die Szenariobetrachtung gibt neben der möglichen Erhöhung der Fahrzeiten durch den angenommenen Wegfall des fahrzeitnächsten Krankenhauses auch die daraus resultierende Unter- oder Überschreitung eines Fahrzeitschwellenwertes zum fahrzeitnächsten Krankenhaus wieder. In der Karte sind diejenigen Bereiche eingefärbt, in denen entweder bereits heute (Status quo) mehr als 20 Minuten Pkw-Fahrzeit aufgewendet werden müssen oder in denen bei Wegfall des jeweils nächsten Krankenhausstandortes diese Schwelle überschritten werden würde. Auch hier sind es vor allem die ländlich-peripheren Regionen, die von großflächigen Benachteiligungen bedroht sind, welche zu regionalen Versorgungsdisparitäten führen können. Mit dem hier verwendeten Verfahren lassen sich regional bedeutsame Krankenhaustandorte nach einem vorgegebenen Erreichbarkeitsmindeststandard identifizieren. Mögliche kumulierte Effekte durch den Wegfall mehrerer Betriebsstätten werden auf diese Weise allerdings nicht erfasst.

VI. Krankenhausplanung

Szenario: Wegfall des nächsten Krankenhauses der Grundversorgung

Überschreiten der 20-Minuten-PKW-Fahrzeitschwelle

- Status quo
- Szenario bei Wegfall des jeweils nächsten Krankenhauses der Grundversorgung

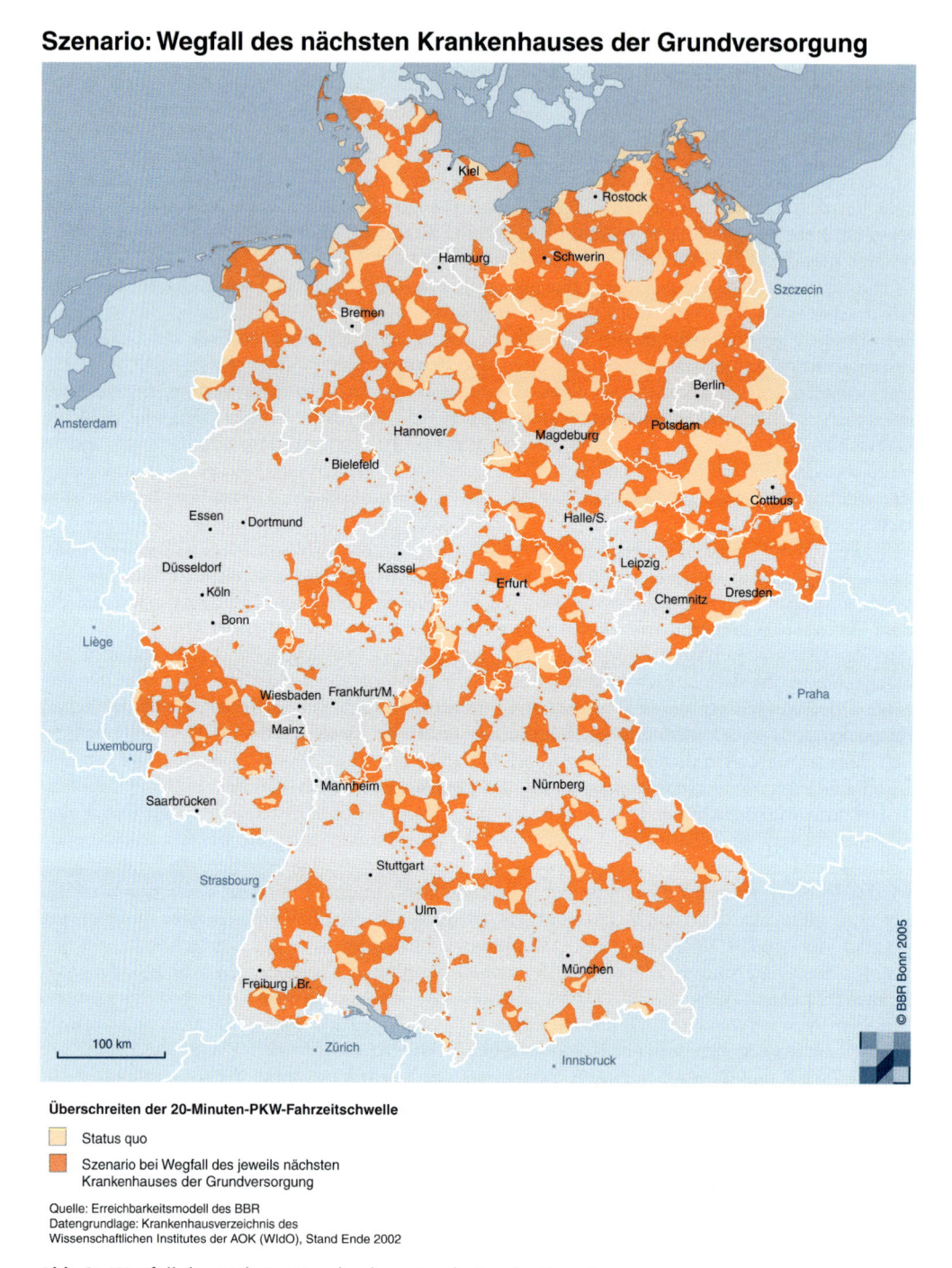

Quelle: Erreichbarkeitsmodell des BBR
Datengrundlage: Krankenhausverzeichnis des
Wissenschaftlichen Institutes der AOK (WIdO), Stand Ende 2002

Abb. 3: Wegfall des nächsten Krankenhausstandortes der Grundversorgung

3.3 Zukünftige Entwicklungen und Tragfähigkeitsprobleme

Die demografische Entwicklung in Deutschland geht einher mit einer sinkenden Bevölkerungszahl und deren räumlicher Konzentration. Da die Geburtenrate abnimmt und die Lebenserwartung der Menschen steigt, kommt es zugleich zu einer weiteren Alterung der Gesellschaft. Ende 2005 lebten in Deutschland 82,4 Mio. Menschen, die prognostizierte Bevölkerungszahl für das Jahr 2050 liegt nur noch zwischen 67 und 79 Mio. Einwohnern (vgl. Statistisches Bundesamt 2006, S. 34). Bei der fortschreitenden Alterung der Bevölkerung ist einer Zunahme der Morbidität und damit eine verstärkten Nachfrage nach medizinischen Leistungen zu erwarten. Zu einer entgegengesetzten Auswirkung auf die Nachfrage kommt es aufgrund der veränderten Dynamik des Bevölkerungswachstums. Der langfristig absehbare Trend der Bevölkerungsabnahme führt zu einem geringeren Bedarf an medizinischen Leistungen. Insgesamt jedoch hat die demografische Entwicklung in Deutschland eine expansive Wirkung auf die Nachfrage.

Da sich die demografische Entwicklung regional sehr unterschiedlich gestaltet, wird es Wachstums-, Stagnations- und Schrumpfungsregionen geben. Binnenwanderungen zwischen den Regionen überlagern die durch Geburten und Sterbefälle determinierten natürlichen Bewegungen (Bundesamt für Bauwesen und Raumordnung 2005, S. 29 ff.). Insbesondere jüngere Menschen verlassen ländliche Gebiete, um sich in Ballungsräumen anzusiedeln. Abwanderungen von Bevölkerung in das Umland der Städte in Ballungsräumen werden häufig durch wirtschaftliche Faktoren wie Arbeitsplätze, höhere Einkommen oder größere Aufstiegschancen im Beruf ausgelöst. Darüber hinaus wird zumindest auch ein Teil der Älteren den Jüngeren folgen.

Langfristig wird diese Entwicklung zu einer Verschiebung der Nachfrage nach medizinischen Leistungen und der Auslastung von Krankenhäusern führen. Die sinkende Bevölkerungszahl in vielen ländlichen Entleerungsgebieten und somit das geringere Patientenpotenzial wird aus betriebswirtschaftlicher Sicht die Tragfähigkeit der dort ansässigen Krankenhäuser bedrohen. Aufgrund der hohen Fixkosten muss eine kritische Auslastungsmenge erreicht werden, damit die Häuser betriebswirtschaftlich tragfähig sind. Wenn jedoch nicht genügend Patienten zur Behandlung kommen, muss in den betroffenen Regionen mit einer weiteren Schließung der ländlichen Krankenhäuser gerechnet werden (Neubauer et al. 2006, S. 65).

Das raumordnerische Instrument, mit dem die überörtliche Leistungserbringung der Daseinsvorsorge in Infrastruktureinrichtungen räumlich organisiert wird, ist das im Raumordnungsgesetz des Bundes (ROG) verankerte Zentrale-Orte-Konzept. Die Landesplanungen weisen Zentralen Orten wie Ober-, Mittel- oder Grundzentren bestimmte überörtliche Versorgungs- und Entwicklungsfunktionen zu. Innerhalb des Systems der zentralen Orte übernehmen die Mittelzentren die wohnortnahe Grundversorgung mit Krankenhäusern (siehe tabellarische Zusammenstellung in Spangenberg und Schürt 2006, S. 215). Bereits in ihrer Entschließung vom 8. Februar 1968 hat die Ministerkonferenz für Raumordnung (MKRO) die generell hohe Bedeutung der Mittelzentren für die Versorgung der Bevölkerung herausgestellt und einen Katalog ihrer anzustrebenden Ausstattung vorgelegt. Als über die örtliche Grundversorgung hinausgehende Einrichtungen des gehobenen Bedarfs fordert dieser Katalog auch Krankenhäuser mit den drei Fachabteilungen Chirurgie, Innere Medizin und Gynäkologie. In den Raumordnungsplänen der Länder sind rund 950 Mittelzentren (inklusive Oberzentren, ohne teilfunktionale/mögliche Zentren) verbindlich ausgewiesen.

Die Konzentration von Krankenhausstandorten an zentralen Orten hilft, eine abgestufte stationäre Gesundheitsversorgung flächendeckend zu sichern. Aber auch einige zentrale Orte sind durch die Auswirkungen des demografischen Wandels langfristig gefährdet. Das Spannungsverhältnis zwischen Erreichbarkeit von Mittelzentren und ihrer langfristigen Tragfähig-

VI. Krankenhausplanung

keit ist u. a. Gegenstand von räumlichen Analysen des BBR, die zur empirischen Untermauerung der im Sommer 2006 verabschiedeten neuen Leitbilder zur Raumentwicklung („Leitbild 2: Daseinsvorsorge sichern") angestellt wurden (vgl. Bundesministerium für Verkehr, Bau und Stadtentwicklung 2006). Sie beziehen Ergebnisse der regionalen Bevölkerungsprognose 2020 des BBR bei Erreichbarkeitsanalysen für Mittel- und Oberzentren ein.

Abbildung 4 veranschaulicht die Problematik der drohenden absinkenden Tragfähigkeit von Einrichtungen der Daseinsvorsorge durch den demografischen Wandel bis zum Jahr 2050. In den Regionen mit prognostizierten Bevölkerungsrückgängen ist die in den zentralen Orten gebündelte Infrastruktur langfristig gefährdet, weil Wirtschaftlichkeitsschwellen unterschritten werden können.

Die demografische Entwicklung führt langfristig für eine Vielzahl von Mittel- und Oberzentren zu einer Gefährdung ihrer Tragfähigkeit. Dies betrifft insbesondere ländliche, sehr dünn besiedelte Regionen mit starkem Bevölkerungsrückgang. Aber auch in Regionen mit einem sehr dichten Netz zentraler Orte (vor allem der Mittelzentren) ist die Tragfähigkeit der Versorgungsbereiche in Zukunft häufig nicht mehr gesichert. Problemräume sind vor allem die Altmark, Uckermark, Prignitz und die Niederlausitz in den neuen Bundesländern, wo bereits die derzeit vorhandenen zentralörtlichen Netze üblichen Erreichbarkeitsstandards nicht gerecht werden und die Zentren gleichzeitig in ihrer Tragfähigkeit langfristig gefährdet sind.

Für die Straffung des Zentrale-Orte-Systems gäbe es durchaus Spielraum. Untersuchungsergebnis einer Standortoptimierung (vgl. Pütz und Spangenberg 2006, S. 341) für Mittelzentren ist, dass sich ihre Anzahl zur künftigen Sicherung der Daseinsvorsorge halbieren ließe, ohne die üblichen Erreichbarkeitsvorgaben zu verletzen.

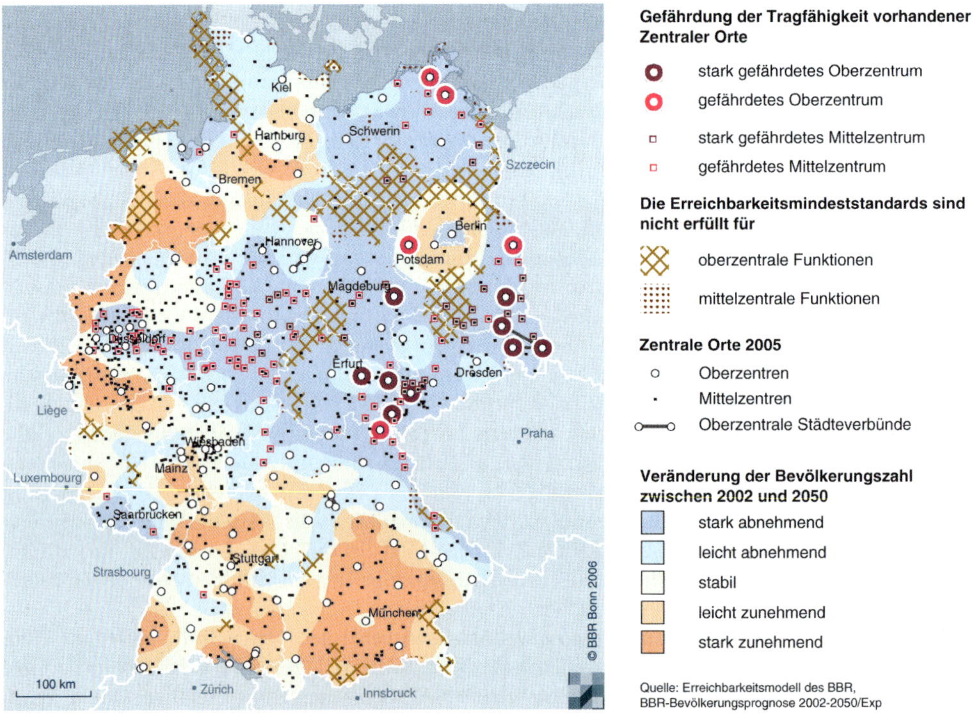

Abb. 4: Tragfähigkeit und Erreichbarkeit Zentraler Orte

Wichtig ist die ausgewogene Gestaltung der Standortnetze verschiedener Versorgungsstufen: Vermehrte Konzentration (Ausdünnung der Standortnetze) erhöht zwar die wirtschaftliche Effizienz, kann aber durch Erreichbarkeitsprobleme zu regionalen Benachteiligungen führen, vermehrte Dekonzentration (Ausweitung der Standortnetze) verbessert zwar die flächendeckende Zugänglichkeit, führt aber wegen geringerer Auslastung von häufig nicht beliebig klein teilbaren Einrichtungen zu Problemen der wirtschaftlichen Tragfähigkeit und der Qualitätssicherung.

Grundsätzlich sind Gefährdungen der Tragfähigkeit von Mittelzentren auf die Gefährdungen von Krankenhäusern, die über ähnliche Einzugsbereiche verfügen, übertragbar, auch wenn das Standortnetz der Gemeinden mit Krankenhäusern von den landesplanerischen Festlegungen der Mittelzentren stellenweise abweicht. Die tatsächliche räumliche Verteilung der Krankenhausstandorte ist größtenteils am Zentrale-Orte-System und damit verbunden auch an regionalen Bevölkerungsschwerpunkten ausgerichtet. Etwa 170 Mittelzentren verfügen 2004 nicht über ein Krankenhaus der Grundversorgung vor Ort. Etwa 250 Krankenhäuser befinden sich in Gemeinden mit geringerer Zentralitätseinstufung.

4 Strukturpolitische Bedeutung flächendeckender Gesundheitsversorgung

Insbesondere für den ländlichen Raum stellt die Gesundheitswirtschaft einen wichtigen Teil des regionalen Arbeitsmarktes dar. Vor allem in dünn besiedelten Räumen mit niedriger Bevölkerungsdichte und wenig Industrie ist das Gesundheitswesen einer der wesentlichen lokalen Arbeitgeber, der sichere und qualifizierte Arbeitsplätze bietet. Darüber hinaus steigert ein attraktives Angebot an Gesundheitsdienstleistungen auch die Attraktivität der Region für die Bürger. Krankenhäuser sind dabei Säulen der regionalen und lokalen Infrastruktur und stellen nicht selten eine Voraussetzung für weitere soziale und ökonomische Aktivitäten dar. Oftmals sind die ländlichen Krankenhäuser die größten Arbeitgeber in der jeweiligen Region. Sie bieten vor allem auch Müttern und Vätern über Teilzeitstellen und Schichtdienste die Möglichkeit zur familiengerechten Erwerbstätigkeit. Von daher sind Gesundheitseinrichtungen stärker als bisher in die Landesentwicklungsprogramme einzubinden und im Rahmen von Clusterbildung zu aktivieren (Neubauer und Beivers 2005, S. 963).

Um den Beitrag der Gesundheitswirtschaft an der Bruttowertschöpfung eines ländlichen Landkreises exemplarisch aufzeigen zu können, haben wir anhand eines virtuellen Landkreises mit 100.000 Einwohnern die Wertschöpfung der Gesundheitswirtschaft abgeschätzt (Neubauer et al. 2007, S. 3). Dabei sind wir mit 100.000 Einwohnern von einem Krankenhaus mit 450 Betten, 10 Pflegeheimen à 50 Betten und insgesamt 125 Arzt- und Zahnarztpraxen ausgegangen, um auf deren Basis die Anzahl der im Gesundheitswesen Beschäftigten zu approximieren.

Auf dieser Basis ergeben sich für einen virtuellen Landkreis mit 100.000 Einwohnern insgesamt ca. 2.600 Vollarbeitskräfte in der Gesundheitsbranche. Geht man davon aus, dass es im Landkreis insgesamt 35.000 Vollzeitarbeitsplätze gibt, so wären ca. 9 % in der Gesundheitswirtschaft beschäftigt. Für die Berechnungen wurden hierbei auch die Vorsorge- und Rehabilitationseinrichtungen, das Gesundheitshandwerk, der öffentlichen Gesundheitsdienst sowie die Pharma- und Medizintechnikindustrie berücksichtigt. Im nächsten Schritt soll nun der Anteil der Gesundheitswirtschaft an der gesamten Bruttowertschöpfung des virtuellen Landkreises berechnet werden. Dazu wurde mittels Vergleichszahlen ländlicher Landkreise im Freistaat Bayern eine Bruttowertschöpfung je Erwerbstätigen mit 65.000 Euro angesetzt.

Demzufolge ergibt sich für den gesamten Landkreis ein Bruttoinlandsprodukt von 2,3 Mrd. Euro und für die Gesundheitswirtschaft ein Beitrag von ca. 205 Mio. Euro. Daran ist zu erkennen, dass die Gesundheitswirtschaft mit 8,9 % einen erheblichen Teil an der gesamten Bruttowertschöpfung des Landkreises ausmacht (Neubauer et al. 2007, S. 3 f.).

Spätestens wenn man den Kommunen mehr Verantwortung übertrüge, würde die Bedeutung der Gesundheitseinrichtungen, wie Krankenhäuser, stärker in das Bewusstsein rücken, da die Kommunen am meisten an der Sicherstellung der medizinischen Versorgung ihrer Bürger interessiert sind. Sie verlieren oder gewinnen Bürger durch die Attraktivität der lokalen und regionalen Lebensverhältnisse, bei der die medizinische Versorgung ein wichtiger Faktor ist.

Vielversprechende Lösungsansätze liegen etwa in sektorübergreifenden Betriebskonzepten, wie dem integrierten, fachärztlichen Versorgungszentrum (IVZ). Ausgangspunkt ist hier nicht die Institution „Krankenhaus", sondern die Funktion „fachärztliche Versorgung". Das IVZ übernimmt die fachärztliche Vollversorgung in einer ländlichen Region und überwindet die sektorale Trennung des deutschen Gesundheitswesens – und somit auch die in Punkt zwei angesprochene, im Status quo vorherrschende Konkurrenz zwischen ländlichen Krankenhäusern und gut ausgestatteten, niedergelassenen Fachärzten. Das IVZ setzt sich aus den Modulen vollstationäre Versorgung, teilstationäre Versorgung und ambulante Versorgung zusammen (Neubauer et al. 2006, S. 76 ff.).

Das IVZ konzentriert und optimiert die fachärztliche Versorgung in einer Region. Durch die Konzentration der fachärztlichen Versorgung im IVZ und die Zusammenführung von niedergelassenen Ärzten sowie Krankenhausärzten wird gleichzeitig auch ein hoher Qualitätsstandard erreicht, was der Präferenzstruktur der Bevölkerung entgegenkommt und somit helfen kann, einer Abwanderung der Patienten in die höherwertige Versorgung zu mindern.

5   Zusammenfassung

Die ländlichen Krankenhäuser sind – und werden vor allem in den nächsten Jahren – zunehmend unter Druck geraten. Dies spiegelt sich bereits heute in der Schließung einzelner Standorte wider. Insbesondere der Marktwandel im Krankenhausbereich kann als Grund für die Bedrohung ländlicher Krankenhäuser genannt werden. Genauer gesagt sind dies im Status quo die DRG-Einführung, der zunehmende horizontale sowie vertikale Wettbewerb zwischen den Krankenhäusern als auch der Rückzug der öffentlichen Hand aus der Investitionsförderung. Die regional unterschiedliche demografische Entwicklung beeinflusst vor allem die zukünftigen Entwicklungen.

Insgesamt führt dies – vor allem in der Zukunft – zu einer Abnahme der Nachfrage nach Krankenhausleistungen in ländlichen Gebieten und damit oft zu einer Verfehlung der kritischen Auslastungsmenge, um ein betriebswirtschaftlich tragfähiges Bestehen eines Krankenhauses zu sichern. Da die Sicherstellung einer angemessenen medizinischen Versorgung der Bevölkerung – auch in ländlichen Gebieten – ein Bestandteil der öffentlichen Daseinsfürsorge ist, sollte auf die Entwicklungen entsprechend reagiert werden.

Eine konsequente Ausrichtung der Krankenhausplanungen der Länder auf das landesplanerisch festgelegte zentralörtliche System, gerade auch bei der zu erwartenden Ausdünnung der Standorte, bewirkt implizit die Wahrung von Mindeststandards der regionalen Krankenhausversorgung. Aktuell findet die Weiterentwicklung des Zentrale-Orte-Konzepts verbunden mit der Diskussion um angemessene Qualitätsstandards der zentralörtlichen Ausstattung und entsprechender Erreichbarkeitsstandards statt.

Zu berücksichtigen ist, dass zentrale Orte neben ihrer überörtlichen Versorgungsfunktionen eine Entwicklungsfunktion im Raum haben, und gerade Krankenhäuser dabei eine wichtige Rolle für die Region, nicht nur im Sinne von „Sole Providern", sondern auch aus strukturpolitischer Sicht, spielen. Einen Lösungsansatz für die Sicherung der ländlichen medizinischen Versorgung bietet das Integrierte Versorgungszentrum (IVZ), das die fachärztliche Versorgung mit und ohne Bett zusammenführt.

Literatur

Bundesamt für Bauwesen und Raumordnung (Hrsg.) (2005): Raumordnungsbericht 2005. Berichte Band 21. Bonn.
Bundesministerium für Verkehr, Bau und Stadtentwicklung (Hrsg.) (2006): Leitbilder und Handlungsstrategien für die Raumentwicklung in Deutschland – Verabschiedet von der Ministerkonferenz für Raumordnung am 30.06.2006. Berlin.
Deutsche Krankenhausgesellschaft (DKG) (2007a): Deutschland droht Spitzenplatz in der Medizin zu verlieren – Bundesweites Sonder-Investitionsprogramm gefordert, Pressemeldung vom 08.04.2007. Berlin. Download unter: http://www.dkgev.de/dkg.php/cat/38/aid/4106/title/DKG%3A_Jedes_Jahr_fehlen_4_Milliarden_Euro_in_Krankenhaeusern.
Deutsche Krankenhausgesellschaft (DKG) (2007b): Preiserhöhungsspielraum der Krankenhäuser mit 0,14 Prozent nahe Null – Entschiedenes Handeln der Politik notwendig, Pressemitteilung vom 18.12.2007. Berlin. Download unter: http://www.dkgev.de/dkg.php/cat/38/aid/4545/title/DKG_zu_den_Gehaltsforderungen_des_Marburger_Bundes.
Ministerium für Frauen, Jugend, Familie und Gesundheit des Landes Nordrhein-Westfalen (2002): Krankenhausplan 2001 des Landes Nordrhein-Westfalen. Rahmenvorgaben. Düsseldorf.
Neubauer, G., Beivers, A. (2006): Privatisierung der Krankenhäuser – Modischer Trend oder ökonomische Notwendigkeit? In: Orientierungen zur Wirtschafts- und Gesellschaftspolitik, Vol. 109. Ludwig-Erhard-Stiftung – Bonn, S. 48–52.
Neubauer, G., Beivers, A. (2005): Ländliche Krankenhausversorgung in Deutschland und in den USA. Globale Ursachen der Krankenhausrestrukturierung und ihre Folgen. In: das Krankenhaus 11/2005, S. 961–966.
Neubauer, G., Beivers, A., Minartz, C. (2006): Marktwandel und Sicherstellung der regionalen Krankenhausversorgung. In: Klauber, J., Robra, B., Schellschmidt, H. (Hrsg.): Krankenhausreport 2006 – Schwerpunkt Krankenhausmarkt im Umbruch. Wissenschaftliches Institut der AOK. Stuttgart, New York: Schattauer-Verlag, S. 65–85.
Neubauer, G., Beivers, A., Pfister, F. (2007): Gesundheit als Wirtschaftsfaktor: Gesundheitswirtschaft. Beitrag zum Booklet der Bayerischen Landtagsanhörung. Institut für Gesundheitsökonomik, Working Paper. München.
Pütz, Th., Spangenberg, M. (2006): Zukünftige Sicherung der Daseinsvorsorge. Wie viele Zentrale Orte sind erforderlich? In: Informationen zur Raumentwicklung 6–7/2006, S. 337–344.
Spangenberg, M., Schürt, A. (2006): Die Krankenhausversorgung in Deutschland unter Raumordnungsaspekten – Status quo und Szenarien. In: Klauber, J., Robra, B., Schellschmidt, H. (Hrsg.): Krankenhausreport 2005 – Schwerpunkt Wege zur Integration. Wissenschaftliches Institut der AOK. Stuttgart, New York: Schattauer-Verlag, S. 205–219.
Statistisches Bundesamt (Hrsg.) (2006): 11. koordinierte Bevölkerungsvorausberechnung – Annahmen und Ergebnisse. Wiesbaden, S. 34.

Anforderungen an die künftige Krankenhausplanung

Udo Müller, Matthias Offermanns

1 Ausgangssituation

1.1 Derzeitige Planung und Investitionsfinanzierung

Die derzeitige Krankenhausplanung basiert auf § 6 Krankenhausfinanzierungsgesetz (KHG). Danach stellen die Bundesländer Krankenhauspläne und Investitionspläne auf und sollen dabei die Folgekosten, insbesondere die Auswirkungen auf die Pflegesätze, berücksichtigen. Die Pläne sollen dazu beitragen, eine bedarfsgerechte Versorgung der Bevölkerung mit leistungsfähigen, eigenverantwortlich wirtschaftenden Krankenhäusern zu gewährleisten. Daneben ist die Vielfalt der Krankenhausträger zu beachten; insbesondere die wirtschaftliche Sicherung freigemeinnütziger und privater Krankenhäuser wird durch das KHG eingefordert.

Die Ausgestaltung der Krankenhauspläne wird in den Krankenhausgesetzen der Länder geregelt. Grundsätzlich sind die Krankenhauspläne als angebotsorientierte Planungen angelegt. Allerdings haben sich in den 35 Jahren seit Inkrafttreten des KHG Ausgestaltung und Planungstiefe der Krankenhauspläne in den einzelnen Bundesländern unterschiedlich entwickelt. Derzeit besteht eine Bandbreite, die von einer differenzierten Festlegung fachabteilungsbezogener Kapazitäten bis zu einer Art Rahmenplanung reicht.

Eng verbunden mit der Krankenhausplanung ist die staatliche Investitionsfinanzierung, die die Umsetzung der geplanten Entwicklung der Krankenhausversorgung unterstützt. Die Investitionsfinanzierung ist wie die Planung im § 6 KHG geregelt. Die Bundesländer sind danach – ergänzend zur Finanzierung der Betriebskosten durch die Krankenkassen – für die Investitionsförderung verantwortlich, wobei eine Unterteilung in Einzelförderung und Pauschalförderung vorgenommen wird.

Ursache für die Einführung dieser dualen Finanzierungsform für Krankenhäuser im Jahr 1972 waren Defizite aufgrund einer unzureichenden Finanzierung der Investitions- und Betriebskosten über die Pflegesätze mit der Folge einer immer stärkeren Überalterung der Bausubstanz und Ausstattung der Krankenhäuser. Allerdings hat der Systemwechsel von der Monistik zur Dualistik die Problematik nicht (dauerhaft) lösen können. Vielmehr sinken die KHG-Fördermittel seit vielen Jahren kontinuierlich. Im Jahr 2006 stellten die Bundesländer insgesamt 2,72 Mrd. Euro zur Investitionsförderung bereit (DKG 2007a, S. 57). Bezogen auf die Krankenhausausgaben der gesetzlichen Krankenversicherung (GKV) und der privaten Krankenversicherung (PKV) entsprach dies einer Investitionsquote von 5,0 %. Demgegenüber betrug diese Quote im Jahr 1991 noch 11,1 % (ebd. S. 64).

Deutlich wird die Problematik einer unzureichenden Investitionsfinanzierung auch anhand der Gegenüberstellung der Entwicklung von Fördermitteln und Bruttoinlandsprodukt (vgl. Abb. 1).

Insgesamt wird der durch die unzureichende Förderung ausgelöste Investitionsstau auf bis zu 50 Mrd. Euro geschätzt (BDPK 2007, S. 17). Die Aussichten auf eine Verbesserung der Situation sind vor dem Hintergrund der Haushaltslage der Länder eher gering.

Anforderungen an die künftige Krankenhausplanung

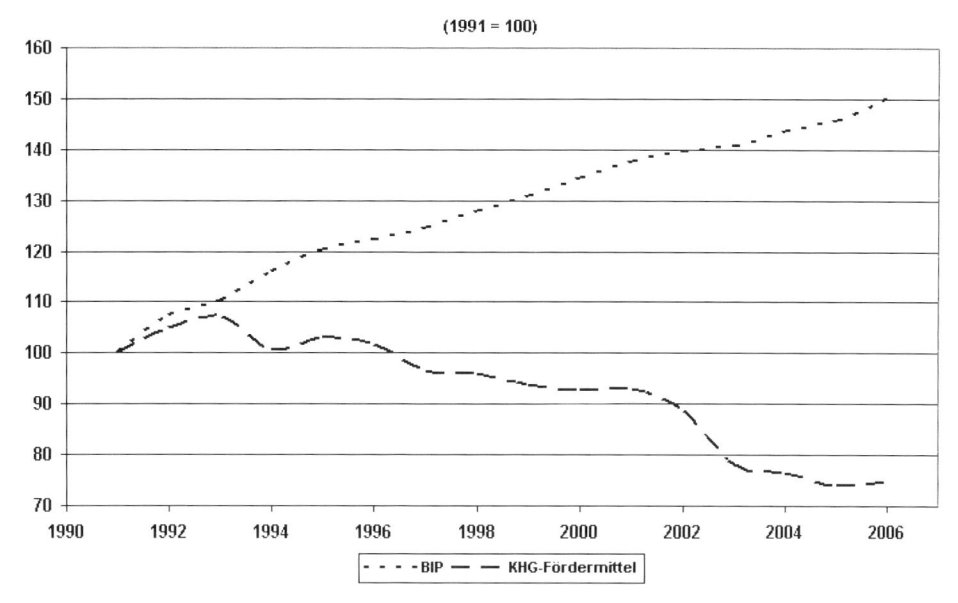

Abb. 1: Entwicklung von KHG-Fördermitteln und Bruttoinlandsprodukt, 1991–2006 (Quelle: DKG 2007a, S. 58)

1.2 Entscheidungsrahmen für die künftige Planung

Nach Ablauf der Konvergenzphase ist ab 2009 eine Neuordnung des ordnungspolitischen Rahmens erforderlich. Die Ausgestaltung insbesondere des DRG-Systems beeinflusst die künftige Krankenhausplanung und Investitionsfinanzierung und umgekehrt (vgl. Abb. 2). Dementsprechend müssen Aussagen über die Zukunft von Krankenhausplanung und Investitionsfinanzierung auch Aussagen zur möglichen Veränderung des DRG-Systems beinhalten.

Bereits mit der Einführung des DRG-Systems ist neben der Krankenhausplanung in staatlicher Verantwortung eine zweite – ökonomische – Steuerung der Krankenhauskapazitäten entstanden. Aufgrund des zunehmenden Wettbewerbs zwischen den Krankenhäusern und der Notwendigkeit einer noch effizienteren Leistungserbringung hat in den letzten Jahren im Kranken-

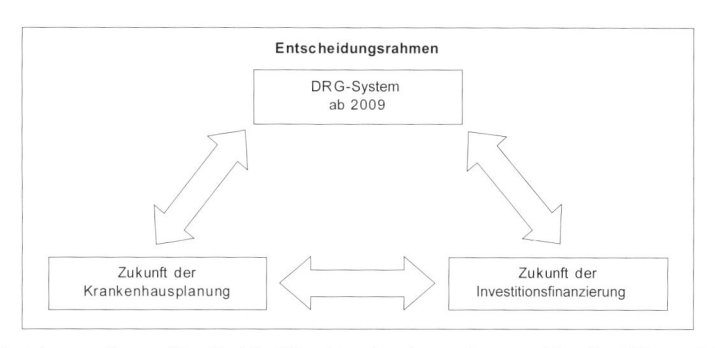

Abb. 2: Entscheidungsrahmen für die künftige Krankenhausplanung (Quelle: Kösters 2007)

hausbereich eine Leistungskonzentration und Spezialisierung stattgefunden. Etwa 20 % der Krankenhäuser haben seit der verbindlichen Einführung des DRG-Systems im Jahr 2004 mindestens einen neuen Fachbereich (Fachabteilung, fachabteilungsbezogene Unterabteilung, Schwerpunkt etc.) errichtet. Daneben wurden Fachabteilungen aufgelöst, mit anderen Fachabteilungen zusammengelegt oder auch Belegabteilungen in Hauptabteilungen umgewandelt (DKI 2007, S. 25). Neben diesen krankenhausinternen Veränderungen haben immer mehr Krankenhäuser ihr Leistungsspektrum – mit Auswirkungen auf die Leistungsplanung – mit anderen Krankenhäusern abgestimmt (ca. 25 % seit 2004) oder sind eine institutionalisierte Form einer Kooperation mit anderen Krankenhäusern eingegangen (ca. 50 % seit 2004; DKI 2007, S. 28 ff.).

Die entsprechenden Veränderungen der Krankenhausstrukturen haben deutlich die vorgesehenen Anpassungen im Rahmen der Krankenhausplanung überlagert, wobei zumeist offen bleibt, in welchem Umfang die tatsächlichen Veränderungen mit der geplanten Entwicklung übereinstimmten bzw. dieser entgegenwirkten. Im Vergleich dazu wies das Fallpauschalen- und Sonderentgeltsystem der Bundespflegesatzverordnung nur eine geringe Dynamik auf (Asmuth et al. 1999, S. 134).

Für die Ausgestaltung der künftigen Krankenhausplanung kommt es insofern entscheidend darauf an, wie das DRG-System weiterentwickelt wird und welche Möglichkeiten der Investitionsfinanzierung nach Art und Umfang berücksichtigt werden können.

2 Künftige Krankenhausplanung

2.1 Offene Themenbereiche

Vorrangig ist zu klären, inwieweit der staatliche Sicherstellungsauftrag auch unter den veränderten Bedingungen des Finanzierungssystems gewährleistet werden kann, welche Rolle der Krankenhausplanung der Bundesländer bei der Versorgung der Bevölkerung mit bedarfsgerechten Krankenhausleistungen zukommt und wie sie konkret mit einer wettbewerblichen Steuerung der Krankenhauskapazitäten vereinbart werden kann.

Daraus lassen sich folgende Themenbereiche ableiten, die einer Klärung bedürfen (Neubauer und Beivers 2008; Kösters 2007; AOLG 2007):

- Soll die Krankenhausplanung zukünftig die gesamte Krankenhausversorgung umfassen oder soll sie sich mit ausgewählten Bereichen befassen?
- Inwieweit können oder müssen sektorübergreifende Aspekte der Patientenversorgung im Rahmen der Krankenhausplanung berücksichtigt werden?
- Auf welcher Basis bzw. anhand welcher Kriterien wird die Bedarfsgerechtigkeit der Krankenhausversorgung definiert?
- Wie soll die Planungstiefe (Leistungsplanung, Standortplanung, Rahmenplanung) ausfallen?
- Wer entscheidet auf welcher Basis über die Versorgungsaufträge der Krankenhäuser und die Zulassung zur Krankenhausversorgung?
- Bleibt der Kontrahierungszwang bestehen oder wird ein selektives Kontrahieren für elektive Leistungen eingeführt?
- Bleibt es bei der derzeitigen Investitionsfinanzierung oder ist eher von einer Überleitung zu einer monistischen Finanzierung auszugehen?

- Wird das Entgeltsystem als Festpreissystem weitergeführt oder wird – zumindest in Teilbereichen – ein Preiswettbewerb eingeführt?
- Werden perspektivisch die Landesbasisfallwerte in einen einheitlichen Bundesbasisfallwert überführt?
- Werden für weitere Leistungsbereiche Qualitätskriterien (Mindestmengen, Vorgaben zur Strukturqualität) mit daraus abzuleitendem Einfluss auf die Krankenhausstrukturen entwickelt?

2.2 Reformoptionen

Ausgangspunkt der Überlegungen zur Weiterentwicklung der Krankenhausplanung ist der staatliche Sicherstellungsauftrag und seine mögliche Modifikation. Der staatliche Sicherstellungsauftrag ist aus dem Sozialstaatsprinzip des Grundgesetzes abgeleitet und Teil der staatlichen Daseinsvorsorge (Pföhler 2003). Er ist in der Regel in den Krankenhausgesetzen der Länder verankert. So wird z. B. im § 1 Abs. 2 des KHG des Landes NRW ausgeführt, dass es eine öffentliche Aufgabe des Landes sei, die Krankenhausversorgung in Krankenhäusern sicherzustellen.

Die Bundesländer haben im Kontext der Diskussion um die Zukunft der Krankenhausversorgung noch einmal nachdrücklich darauf hingewiesen, dass am Sicherstellungsauftrag unbedingt festzuhalten sei; die letzte Verantwortung für die Gewährleistung einer ausreichenden und qualitativ guten stationären Versorgung der Bevölkerung müsse bei den Ländern bleiben (AOLG 2007).

Auch die übrigen Beteiligten wollen den Sicherstellungsauftrag der Länder nicht oder nur begrenzt in Frage stellen. Ausdrücklich bekennt sich die Deutsche Krankenhausgesellschaft zur Sicherstellung der bedarfsgerechten Versorgung der Bevölkerung mit Krankenhausleistungen als öffentliche Aufgabe, die beim Land liegen müsse (DKG 2007b). Allerdings sollte zur Gewährleistung des Wettbewerbs um Art, Umfang und Qualität der Leistungen für die Krankenhausplanung das Prinzip „so viel wie nötig, so wenig wie möglich" gelten. Dementsprechend sollte sich die Planung auf die Festlegung von Standorten und medizinischen Fachgebieten sowie auf die Vermeidung von Unterversorgung beschränken (DKG 2007b).

Die gesetzlichen Krankenkassen haben bisher keinen gemeinsamen Vorschlag zum ordnungspolitischen Rahmen vorgelegt. Der Verband der Angestelltenkrankenkassen, die Knappschaft, die landwirtschaftlichen Krankenkassen und die private Krankenversicherung bestätigen im Wesentlichen das gegenwärtige Modell der Krankenhausfinanzierung und sprechen sich lediglich in einem sehr begrenzten Umfang für einen Wettbewerb im Bereich der elektiven Leistungen aus (Leber et al. 2008, S. 97). Deutlich kritischer beurteilt der AOK-Bundesverband den Sicherstellungsauftrag der Bundesländer. Da in einem Finanzierungssystem mit leistungsorientierter Vergütung die Krankenkassen nicht für die möglichen Defizite eines Krankenhauses aufkommen könnten, müsste das Krankenhaus ohne Unterstützung des Krankenhausträgers seine Tätigkeit einstellen. Der Krankenhausplan des Landes helfe in diesem Falle nicht und stelle insofern auch keine Versorgung sicher (ebd. S. 83). Gefordert wird die weitgehende Übertragung der Sicherstellung der flächendeckenden Versorgung auf die Krankenkassen. Die planerische Funktion der Bundesländer sollte danach auf die Notfallversorgung beschränkt werden (Neubauer und Beivers 2008, S. 68).

Unabhängig von diesen unterschiedlichen Konzepten können sich alle Beteiligten bezüglich der künftigen Aufgabe der Länder auf den Begriff „Rahmenplanung" einigen, zumal die Grundsätze und die Ausgestaltungsformen einer solchen Rahmenplanung bisher noch nicht

VI. Krankenhausplanung

einvernehmlich konkretisiert wurden. Auch die Bundesländer selbst sehen die Notwendigkeit einer Veränderung der derzeitigen Planungskompetenz: „Eine detaillierte Krankenhausplanung der Länder mit Planung der Fachrichtungen und der den Fachrichtungen zuzuordnenden Bettenzahlen ist zugunsten einer Rahmenplanung weiter zu entwickeln. Die Krankenhausplanung kann dann künftig insbesondere auf die Festlegung von Standorten, die medizinischen Fachgebiete und die Gesamtbettenzahl beschränkt sein. Daneben hat sie die Anforderungen der Notfallversorgung zu berücksichtigen. Die nähere Ausgestaltung der Krankenhausplanung obliegt den Ländern im Rahmen ihrer Zuständigkeit" (AOLG 2007, S. 4).

Der Sachverständigenrat geht in seinem Gutachten 2007 von einer weitergefassten Definition einer Krankenhaus-Rahmenplanung aus. Danach sollte die Angebotsplanung der Länder in ein Angebotsmonitoring überführt werden, dessen primäres Ziel darin liegen müsse, eine Unterversorgung mit Krankenhausleistungen zu vermeiden. Dementsprechend hätte die Krankenhaus-Rahmenplanung drei zentrale Elemente zu enthalten (SVR 2007a, S. 52):

- die Zulassung von Krankenhäusern
- das Monitoring hinsichtlich der Kapazitäten, des Zugangs und der Qualität der erbrachten Leistungen
- die Regulation und Sicherung der Versorgung bei einer festgestellten oder drohenden Unterversorgung.

Hinsichtlich der Zulassung der Krankenhäuser reicht es nach dem Vorschlag des Sachverständigenrates aus, sicherzustellen, dass das jeweilige Krankenhaus in der Lage ist, stationäre Leistungen mit ausreichender Qualität zu erbringen. Dabei könne die Zulassung mit Vorgaben verbunden werden, um auch zukünftig die Versorgungsstrukturen mitzugestalten (ebd., S. 53).

Der Sachverständigenrat wiederholt auch seine bereits in früheren Gutachten formulierte Empfehlung für funktionsbezogene und regionalisierte Bedarfsanalysen als Voraussetzung für eine Krankenhaus-Rahmenplanung unter Berücksichtigung komplementärer Leistungsbereiche (SVR 2007b, S. 370). Auch im Rahmen einer DKI-Expertenbefragung fanden eine regionalisierte Bedarfsanalyse (für Versorgungsregionen) und eine explizite Berücksichtigung komplementärer (ambulanter, rehabilitativer, pflegerischer) Leistungsbereiche als Basis der Planung eine deutliche Unterstützung aller an der Planung Beteiligten. Gleiches gilt dafür, dass Gegenstand der Bedarfsanalysen und damit Zielgröße der Planung die Morbidität der Bevölkerung und der daraus abzuleitende Versorgungsbedarf sein sollte (Müller und Offermanns 2004, S. 36).

Bezüglich der künftigen Ausgestaltung des DRG-Systems kann – so weit es für die Krankenhausplanung relevant ist – von folgendem wahrscheinlichen Szenario ausgegangen werden:

- Weiterhin wird mit der Aufnahme im jeweiligen Krankenhausplan die Zulassung von Krankenhäusern für die Versorgung von Versicherten der GKV verbunden. Nur das Weiterbestehen dieses Kontrahierungszwangs kann eine flächendeckende Krankenhausversorgung gewährleisten.
- Durch die Gestaltung des DRG-Systems als Festpreissystem hat sich ein Wettbewerb um die Qualität der Leistungen entwickelt. Auch zukünftig ist grundsätzlich von Festpreisen auszugehen. Das schließt nicht aus, dass bei ausgewählten Leistungen ein begrenzter Preiswettbewerb stattfinden könnte; wesentliche Auswirkungen auf die flächendeckende Versorgung oder eine Einschränkung des Kontrahierungszwangs werden dadurch nicht erwartet.
- Die Landesbasisfallwerte werden sich – unabhängig von strukturellen oder sonstigen landesbezogenen Unterschieden – weiter annähern, ggf. wird auch ein bundeseinheitlicher Basisfallwert eingeführt. Ein wesentlicher Einfluss auf die Krankenhausversorgungsstrukturen geht weder von der Beibehaltung von Landesbasisfallwerten noch von der Einführung eines Bundesbasisfallwertes aus.

- Demgegenüber werden weitere Vereinbarungen zu Mindestmengen und/oder Vorgaben zur Strukturqualität Veränderungen der bestehenden Krankenhausstrukturen bewirken. Diese Aussage gilt trotz der jeweils vorzusehenden Möglichkeiten der zuständigen Landesbehörden, Ausnahmen zuzulassen, da damit lediglich die Sicherstellung einer flächendeckenden Versorgung verfolgt werden kann.
- Es werden weitere Maßnahmen zur Überwindung der sektoralen Trennung von ambulanter und stationärer Versorgung mit Auswirkungen auf die bestehenden Versorgungsstrukturen erwartet.
- Der Qualität der Krankenhausleistungen kommt eine zunehmende Bedeutung zu. Dazu werden die bestehenden Qualitätsindikatoren kontinuierlich erweitert. Der entsprechende Qualitätswettbewerb wird in der Krankenhausplanung zu berücksichtigen sein.

3 Künftige Investitionsfinanzierung

3.1 Rahmen für mögliche Änderungen

Die derzeitige Investitionsfinanzierung ist durch eine Einzel- und eine Pauschalförderung gekennzeichnet. Die Einzelförderung ist unter ordnungspolitischen Gesichtspunkten in einem DRG-System bedenklich. Aufgrund der engen finanziellen Mittel kann der Staat in Form der Länder nur ausgewählte Krankenhäuser direkt mit Investitionsmitteln unterstützen, während andere keine Einzelfördermittel erhalten. Dadurch greifen die Länder direkt in das Wettbewerbssystem lenkend ein. Die Pauschalförderung ist dagegen aus ordnungspolitischer Sicht weniger problematisch, da hier aufgrund der Ausgestaltung pauschale Fördermittel in der Regel an alle Krankenhäuser ausgeschüttet werden.

Weitgehend unbestritten ist, dass unter betriebswirtschaftlichen Gesichtspunkten die Finanzierung der Investitionen der Krankenhäuser sinnvollerweise über die Vergütung der Krankenhausleistungen erfolgen sollte. Dies würde eine Einbeziehung der Investitionen in die DRG-Kalkulation bedeuten. In der Diskussion um den ordnungspolitischen Rahmen wird eine solche Investitionsfinanzierung mit einer monistischen Finanzierung über die Krankenkassen gleichgesetzt. Entsprechend wird diese Finanzierungsform problematisiert; zum einen wird die Gefahr gesehen, dass eine Überleitung der bisher von den Bundesländern bereitgestellten Finanzmittel auf die Krankenkassen nicht oder nur unvollständig erfolgen könnte. Zum anderen wird auf die bislang weitgehend ungelösten Fragen des schwierigen und sachgerechten Übergangs von der dualistischen zur monistischen Finanzierung verwiesen. Aber auch bei Lösung der Übergangsproblematik bliebe offen, welche Möglichkeiten gesehen werden, um die Investitionsmittel mittelfristig dem tatsächlichen Investitionsbedarf anzunähern und gleichzeitig den Investitionsstau abzubauen.

Hinsichtlich dieser Diskussion ist allerdings immer wieder ein Missverständnis festzustellen. Eine monistische Finanzierung ist nicht zwangsläufig eine *quellenbezogene* monistische Finanzierung. Sie kann auch als eine *entgeltbezogene* monistische Finanzierung ausgestaltet sein (vgl. Abb. 3).

Die erwähnten Kritikpunkte betreffen ausschließlich die quellenbezogene Monistik. Bei einer entgeltbezogenen monistischen Finanzierung erfolgt die Gewährung pauschaler Fördermittel nach betriebswirtschaftlich sinnvollen Kriterien.

VI. Krankenhausplanung

Quellenbezogene Monistik

```
                    Krankenkassen
                   ↙            ↘
         Betriebskosten      Investitionskosten
                   ↘            ↙
                       DRG
                        ↓
                    Krankenhaus
```

Entgeltbezogene Monoistik

```
         Krankenkassen            Länder
              ↓                     ↓
         Betriebskosten      Investitionskosten
                   ↘            ↙
                       DRG
                        ↓
                    Krankenhaus
```

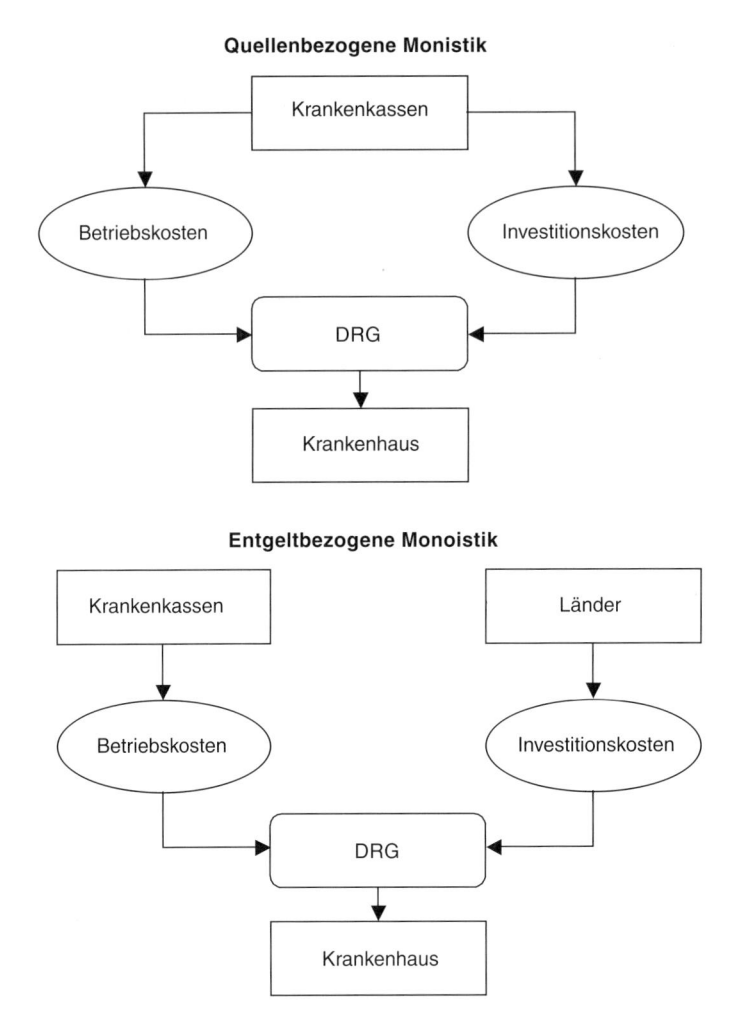

Abb. 3: Unterscheidung zwischen quellenbezogener und entgeltbezogener Monistik

Bezüglich der künftigen Investitionsfinanzierung ist in beiden Fällen zu klären, wie bei Gewährleistung einer eigenverantwortlichen Planung und Realisierung der Investitionen durch die Krankenhäuser eine bedarfsgerechte Finanzierung der Investitionen erfolgen kann.

3.2 Positionen

Bei der Mehrzahl der an der Krankenhausplanung Beteiligten bestimmen nicht betriebswirtschaftliche Überlegungen, sondern tatsächliche oder befürchtete Probleme beim Übergang auf eine monistische Investitionsform die derzeitige Position. So spricht sich die Deutsche Krankenhausgesellschaft zwar nicht grundsätzlich gegen einen Umstieg auf eine monistische Finanzierung aus, Voraussetzung wäre aber der Abbau des Investitionsstaus sowie eine vollständige

Überleitung der bisher von den Bundesländern bereitgestellten Mittel in das GKV-System (DKG 2007b, S. 14). Darüber hinaus müssten die Krankenhäuser zukünftig frei über die Verwendungsart und den Verwendungszeitpunkt der Investitionsmittel entscheiden können (ebd.). Ähnlich argumentiert der Deutsche Landkreistag, während der Bundesverband Deutscher Privatkliniken (BDPK) mit dem „Modell 21" ein Konzept für eine regionale monistische Krankenhausfinanzierung vorgelegt hat, das wegen der gegenwärtig ungleichen Mittelverwendung eine Übergangsphase von 10 Jahren vorsieht (BDPK 2007, S. 17).

Die Krankenkassen haben zur Investitionsfinanzierung bisher kein einheitliches Konzept vorgelegt. Der Verband der Angestelltenkrankenkassen befürwortet grundsätzlich eine monistische Finanzierung; sie sei aber zur Vermeidung von Beitragserhöhungen nur auf Basis langfristig rechtsverbindlicher Bedingungen denkbar. Ansonsten wäre an der dualen Finanzierung festzuhalten (Neubauer und Beivers 2008, S. 70). Der AOK-Bundesverband sieht demgegenüber die Notwendigkeit einer Umstellung der Investitionsfinanzierung, weil die Länder ihrer Förderpflicht schon lange nicht mehr in einem ausreichenden Umfang nachkämen (ebd.). Der Verband der Privaten Krankenversicherungen geht von einer Beibehaltung der dualen Finanzierung aus. Auch wenn die monistische Finanzierung aus betriebswirtschaftlichen Gründen befürwortet wird, sind die Übergangsprobleme nach Auffassung des Verbandes ungelöst (ebd.).

Die Bundesländer sprechen sich für eine Beibehaltung ihres finanziellen Engagements in der Krankenhausfinanzierung aus; sie sei Ausdruck der Daseinsvorsorgeverantwortung. Lediglich für den Fall, dass die Länder ihrer Finanzierungsverpflichtung nicht ausreichend nachkommen sollten, wäre ein Übergang zur monistischen Krankenhausfinanzierung – in einem allerdings hinreichend langen Einführungszeitraum – denkbar (AOLG 2007, S. 5). Gleichzeitig erkennen die Länder an, dass die Krankenhäuser als Unternehmen in der Lage sein müssen, ihre baulichen Investitionen eigenverantwortlich zu planen und zu realisieren und dass sie dazu eine größere Flexibilität, aber auch Planungssicherheit benötigen. Ergänzend zu den Pauschalen zu der Wiederbeschaffung kurzfristiger Anlagegüter und kleinerer baulicher Maßnahmen sollte auch im Rahmen der Einzelförderung, die länderspezifisch nach krankenhausplanerischen Prioritäten gewährt werde, von Möglichkeiten der Pauschalierung Gebrauch gemacht werden (ebd.).

In den letzten Jahren haben viele Bundesländer bei der Pauschalförderung die Bemessungsgrundlage „Bett", die mit dem DRG-System kaum kompatibel ist, durch andere Parameter ergänzt. Am konsequentesten hat sich Nordrhein-Westfalen von dem Bettenbezug gelöst und die Verteilung der pauschalen Fördermittel auf Fallzahlen und Schweregrad umgestellt. Die Bemessungsgrundlage für die Höhe der jährlichen Zahlung ist bei Abrechnungen nach dem KHEntgG die Summe der Bewertungsrelationen aller förderfähigen Krankenhäuser (Fallwertpauschale). Krankenhäuser erhalten für jede Bewertungsrelation einen Fallwert.

Ergänzend – und das ist bisher nur in Nordrhein-Westfalen der Fall – hat das Land auch die Einzelförderung umgestellt. Die bisherigen Investitionsprogramme werden durch eine Baupauschale ersetzt, die analog der kurzfristigen Pauschale gestaltet wird. Die Baupauschale tritt an die Stelle der bisherigen Einzelförderung, wobei die Zweckbestimmung für bauliche Investitionen weiter gilt. Nach einer Übergangsphase bis 2011 haben alle im Krankenhausplan aufgenommenen Krankenhäuser einen jährlichen Anspruch auf die Bau-Investitionspauschale, ohne dass ein Nachweis eines konkreten, auf den Einzelfall bezogenen Bedarfs notwendig ist. Das zuständige Ministerium geht davon aus, dass ein Krankenhaus bei Nutzung der Pauschale für die Finanzierung von Krediten etwa das Zehnfache seiner Baupauschale als Kredit über eine Laufzeit von 20 Jahren finanzieren kann (MAGS 2007, S. 7f.).

Mit dieser Umstellung gibt das Land die Möglichkeit auf, über Investitionsentscheidungen einen direkten Einfluss auf die Gestaltung der Krankenhausversorgung auszuüben. Stattdessen erhalten die Krankenhäuser die unternehmerische Entscheidungsfreiheit, wann welche Investition finanziert wird. In der Begründung des Ministeriums wird dazu ausgeführt: „Das System

VI. Krankenhausplanung

der Krankenhaus-Investitionsförderung war bislang intransparent, ungerecht und nicht effektiv!" (MAGS 2007, S. 3).

Die Systemumstellung in Nordrhein-Westfalen erscheint als konsequente und notwendige Weichenstellung. Allerdings ist derzeit offen, ob – unabhängig von den vorgesehenen Übergangsregelungen – die Ausrichtung an den Bewertungsrelationen zu einer ausreichend zielgenauen Abbildung der behandlungsbezogenen Investitionsaufwendungen führt. Faktisch bedeutet die Regelung, dass jede Bewertungsrelation den gleichen Investitionsbedarf widerspiegelt bzw. dass sich die unterschiedlichen Bedarfe krankenhausbezogen ausgleichen. Allerdings ist ein DRG-bezogener Investitionsbedarf kaum als einheitlicher prozentualer Zuschlag auf die kalkulierten Personal- und Sachkosten vorstellbar. Insofern wäre es konsequent, zumindest mittelfristig den Investitionsbedarf in die DRG-Kalkulation einzubeziehen. Damit wäre die Voraussetzung gegeben, um die betriebswirtschaftlichen Notwendigkeiten bei der Investitionsfinanzierung in einem DRG-System mit der (teilweisen) Bereitstellung der Investitionsmittel durch die Bundesländer zu vereinbaren. Soweit die Länder die vollständig pauschalierten Finanzmittel z. B. in einen Gesundheitsfonds einzahlen, sind technische Auszahlungswege vorstellbar, die gewährleisten, dass die Krankenhäuser je DRG ein Entgelt inklusive des einkalkulierten Investitionsbedarfs erhalten. Um eine ausreichende Investitionsfinanzierung zu gewährleisten und den Investitionsstau abzubauen, müssten die Ländermittel im Rahmen des Gesundheitsfonds – ggf. aus anderen Finanzierungsquellen – aufgestockt werden.

Auch der Sachverständigenrat empfiehlt, die Vergabe der Investitionsmittel im Rahmen einer monistischen Finanzierung direkt an die DRGs zu koppeln. Dabei sollte von der Selbstverwaltung geprüft werden, ob ein funktionaler Zuschlag, der sich an den Investitionsbedarf in der jeweiligen Fallgruppe orientiert, mit vertretbarer Komplexität ermittelt werden kann (SVR 2007a, S. 58). Die Ermittlung des Volumens der Investitionskostenzuschläge sollte in einem strukturierten Dialog zwischen Vertretern der Krankenhäuser, Krankenkassen, der Länder und des Bundes erfolgen.

Dabei geht der Rat davon aus, dass die Investitionskostenzuschläge den Krankenhäusern weitestgehend zur freien Verfügung stehen. Die Länder sollten allerdings im Rahmen ihres Sicherstellungsauftrages die Krankenhäuser verpflichten können, bestimmte Leistungen vorzuhalten.

4 Konsequenzen für die künftige Krankenhausplanung

Der Krankenhausplanung wird in den nächsten Jahren eine weiter rückläufige Bedeutung zukommen. Grund hierfür sind zum einen die durch die Ausgestaltung des DRG-Systems immer wichtiger werdenden betriebswirtschaftlichen Entscheidungen der Krankenhäuser, zum anderen die Bedeutung zusätzlicher Regelungsinstrumente wie Mindestmengen oder der Katalog für das ambulante Operieren nach § 115b SGB V für das Krankenhaus.

Die Krankenhausplanung der Länder wird sich insofern auf eine Rahmenplanung beschränken. Diese Rahmenplanung wird neben der Festlegung der Standorte auch eine Festlegung der vorzuhaltenden Fachgebiete enthalten und regelt damit die Zulassung der Krankenhäuser für die Versorgung von Versicherten der GKV. Zweite wichtige Funktion der Krankenhausplanung ist das Monitoring hinsichtlich der Bedarfsgerechtigkeit der Versorgung (Vermeidung von Unterversorgung) sowie die Gewährleistung der Notfallversorgung. Das bedeutet, dass trotz der Einschränkung der gestalterischen Aufgaben der Krankenhausplanung eine methodische und inhaltliche Ausweitung im Bereich einer differenzierten Bedarfsanalyse notwendig ist.

Eine solche Ausweitung der Bedarfsanalyse ist Voraussetzung, um ein Monitoring der Notfallversorgung und der sicher zu stellenden Grundversorgung zu ermöglichen. Nur mittels einer tiefgehenden Analyse unter Einbeziehung der komplementären Leistungsbereiche werden die Planungsbehörden der Länder erkennen können, ob und wo ggf. eine Unterversorgung vorliegt und sie entsprechend planerisch eingreifen müssen. Ein wichtiger zusätzlicher Aspekt des Monitorings wird in der Berücksichtigung der Qualität der Krankenhausleistungen auf der Basis der vorhandenen Qualitätsindikatoren liegen.

Die künftige Investitionsfinanzierung der Länder wird die abnehmende Bedeutung einer „Angebotsplanung" unterstützen und sich im Wesentlichen auf die Investitionskostenzuschläge im Rahmen der DRG-Kalkulation beschränken. Allerdings wird den Ländern auch hier eine Korrektivfunktion zukommen müssen.

Bei einer drohenden Gefährdung der bedarfsgerechten Versorgung mit stationären Leistungen müssen die Länder auch weiterhin ggf. erforderliche Maßnahmen der Einzelförderung ergreifen können.

Literatur

Arbeitsgemeinschaft der Obersten Landesgesundheitsbehören (AOLG): Konzept der Arbeitsgemeinschaft der Obersten Landesgesundheitsbehören (AOLG) zur Weiterentwicklung der Krankenhausversorgung unter Berücksichtigung der Finanzierungsfragen. Zukunft der Krankenhausversorgung. 16. November 2007. Download unter: http://www.gmkonline.de/_beschluesse/80-GMK_Umlaufbeschluss_Dez2007_Konzept_ZukunftDerKrankenhausversorgung.pdf.

Asmuth, M., Blum, K., Fack-Asmuth, W., Gumbrich, G., Müller, U., Offermanns, M. (1999): Begleitforschung zur Bundespflegesatzverordnung 1995. Abschlussbericht. Untersuchung im Auftrag des Bundesministeriums für Gesundheit. In: Schriftenreihe: Wissenschaft und Praxis der Krankenhausökonomie (Hrsg.): Deutsches Krankenhausinstitut e. V., Band 7, Düsseldorf.

Bundesverband Deutscher Privatkliniken e. V. (BDPK) (2007): Modell 21. Regionale monistische Finanzierung. Berlin. Download unter: http://www.bdpk.de/media/file/233.BDPK_Modell_21.pdf.

Deutsche Krankenhausgesellschaft e. V. (DKG) (2007a): Bestandsaufnahme zur Krankenhausplanung und Investitionsfinanzierung in den Bundesländern. Berlin, April. Download unter: http://www.dkgev.de/pdf/1717.pdf.

Deutsche Krankenhausgesellschaft e. V. (DKG) (2007b): Konzept für die Ausgestaltung des ordnungspolitischen Rahmens ab dem Jahr 2009. Berlin. Download unter: http://www.dkgev.de/media/file/1.DKGKonzept.pdf.

Deutsches Krankenhausinstitut e. V. (DKI) (2007): Krankenhaus Barometer Umfrage 2007. Düsseldorf. Download unter: http://dki.comnetinfo.de/PDF/Bericht%20KH %20Barometer %202007.pdf.

Kösters, R. (2007): Zukünftige Krankenhausplanung und Investitionsfinanzierung aus Sicht der Krankenhausträger. Vortrag DKI-Kongress „Zukunftsperspektiven der Investitionsfinanzierung und Krankenhausplanung unter DRG-Bedingungen". Berlin.

Leber, W.-D., Malzahn, J., Wolff, J. (2008): Elektiv wird selektiv. Grundsätze eines wettbewerbsorientierten, nach Leistungen differenzierenden Ordnungsrahmens für Krankenhäuser ab dem Jahr 2009. In: Klauber, J., Robra, B., Schellschmidt, H. (Hrsg.): Krankenhaus-Report 2007. Stuttgart, New York: Schattauer-Verlag, S. 81–106.

Ministerium für Arbeit, Gesundheit und Soziales des Landes Nordrhein-Westfalen (MAGS) (2007): Umstellung der Krankenhausinvestitionsförderung. Informationen zur Baupauschale NRW. Düsseldorf. Download unter: http://www.mags.nrw.de/08_PDF/002/Baupauschale.pdf.

Müller, U., Offermanns, M. (2004): Krankenhausplanung im DRG-System – Expertenbefragung des Deutschen Krankenhausinstituts. Düsseldorf. Download unter: http://dki.comnetinfo.de/PDF/Abschlussbericht_Krankenhausplanung.pdf.

Neubauer, G., Beivers, A. (2008): Ende der Konvergenzphase und Neuordnung der Krankenhaussteuerung: Zum Stand der ordnungspolitischen Diskussion. In: Klauber, J. Robra, B., Schellschmidt, H. (2008) (Hrsg.): Krankenhaus-Report 2007. Stuttgart, New York: Schattauer-Verlag, S. 63–80.

VI. Krankenhausplanung

Pföhler, W. (2003): 4 Thesen zur Sicherstellung der Krankenhausversorgung durch kommunale Krankenhäuser. In: das Krankenhaus, 8/2003, 611–612.
Sachverständigenrat zur Begutachtung der Entwicklung im Gesundheitswesen (SVR) (2007a): Kooperation und Verantwortung. Voraussetzungen einer zielorientierten Gesundheitsversorgung. Gutachten 2007. Kurzfassung.
Sachverständigenrat zur Begutachtung der Entwicklung im Gesundheitswesen (SVR) (2007b): Kooperation und Verantwortung. Voraussetzungen einer zielorientierten Gesundheitsversorgung. Gutachten 2007.

Investitionsstau und Investitionsbedarfe – Neuordnung der Investitionsfinanzierung

Wolfgang Pföhler, Thomas Bublitz

Die Gesundheitsversorgung in der Bundesrepublik Deutschland steht vor großen Herausforderungen. Bevor man isoliert über die Frage der Investitionskostenfinanzierung im Krankenhaus diskutiert, sollte man daher einen Blick auf die Perspektiven und Herausforderungen an das deutsche Gesundheitswesen wagen. Dann wird deutlich, dass die Versuche der Politik, mit „eiserner Hand" die Ausgabenentwicklung im Gesundheitswesen auf ein politisch opportun erscheinendes Maß begrenzen zu wollen, zukünftig immer mehr an die Grenzen des Machbaren stoßen werden. Wie aussichtslos dieses Unterfangen ist, zeigt eine Analyse des absehbaren Versorgungsbedarfs der Bevölkerung. Deshalb ist es notwendig, die Rahmenbedingungen speziell für den Krankenhausbereich bereits jetzt auf die Anforderungen abzustimmen. Ein „Reförmchen" an den Rändern als Ergebnis des im Koalitionsvertrag angekündigten „Ordnungspolitischen Rahmens für Krankenhäuser ab dem Jahr 2009" zusammen mit dem Versuch, weiterhin den Deckel auf den Topf der Kostenentwicklung zu pressen, wird scheitern und schlussendlich zum Nachteil für die Patienten sein.

1 Entwicklung des Bedarfs nach Gesundheitsleistungen

1.1 Zunahme chronischer Erkrankungen

Das Spektrum der Krankheiten, an denen die bundesdeutsche Bevölkerung leidet, hat sich massiv verändert. Weit reichende und tief greifende Verbesserungen der Umwelt-, Lebens- und Arbeitsbedingungen haben nicht nur die mittlere Lebenserwartung der Bürger in den Industriestaaten im 20. Jahrhundert nahezu verdoppelt. In engem Zusammenhang damit steht auch ein bedeutsamer Wandel des Krankheitspanoramas. Infektionskrankheiten mit hoher Letalität und andere lebensbedrohliche Krankheiten, die zu Anfang des Jahrhunderts das Morbiditätsspektrum prägten, wurden zunehmend zurückgedrängt. Strukturbestimmend sind stattdessen nunmehr die chronischen, mit Behinderungen einhergehenden Krankheiten des mittleren und höheren Lebensalters. Ein Abgleich der häufigsten Diagnosen für Krankenhauseinweisungen und der zehn häufigsten Diagnosen, die als Todesursache (Statistisches Bundesamt 2007) festgestellt wurden, belegen diese Veränderungen eindeutig. Herz-Kreislauf-Erkrankungen, bösartige Neubildungen, Schlaganfälle, Erkrankungen des Muskel-Skelett-Systems, Erkrankungen des Verdauungssystems und zunehmend auch psychische Erkrankungen dominieren das heutige Krankheitsgeschehen. Viele dieser Krankheiten können mit den Möglichkeiten der heutigen Medizin sehr gut behandelt werden, sodass sich das Lebensalter der Bevölkerung erheblich erhöht hat.

Ein ähnliches Bild ergibt sich bei der Analyse der aktuellen Arbeitsunfähigkeitsstatistik, hier am Beispiel der Analyse der Daten der Deutschen Angestelltenkrankenkasse aus dem Jahr 2007 (vgl. DAK 2008). Danach fallen mehr als 53 % aller Arbeitsunfähigkeitszeiten auf Erkrankungen des Muskel-Skelett-Systems, des Atmungssystems und auf Verletzungen.

VI. Krankenhausplanung

1.2 Demografische Entwicklung

Die Demografische Entwicklung in der Bundesrepublik Deutschland bis zum Jahr 2040 lässt erkennen, dass der Anteil der über 65-Jährigen an der Bevölkerung massiv ansteigen wird. Annähernd jeder dritte Bundesbürger wird dann über 65 Jahre alt sein (Statistisches Bundesamt 2006a) und im Jahr 2050 gibt es doppelt so viele 60-Jährige wie Neugeborene (Statistisches Bundesamt 2006b).

1.3 Medizinischer Fortschritt

Die für die Menschen positiven Auswirkungen des Älterwerdens werden sicher in heute noch nicht vorhersehbarem Maße durch den medizinischen Fortschritt geprägt. Gentechnologie, individuell für den Patienten gefertigte Arzneimittel, neue Möglichkeiten der ärztlichen Kunst und technische Innovationen in der Medizintechnik werden das Lebensalter weiter erhöhen und die Lebensqualität der Bevölkerung zusätzlich spürbar verbessern. Die Auswirkungen kann man nur erahnen, wenn man den überproportionalen Anteil der 65- bis 85-Jährigen an den Krankheitskosten analysiert. Demnach verursachten im Jahr 2002 15,5 % der Bevölkerung, die diese Altersgruppe ausmacht, 34,6 % der gesamten Krankheitskosten (vgl. Abb. 1). Bei der Gruppe der über 85-jährigen Menschen steigt der Anteil an den Krankheitskosten auf mehr als das Vierfache an. Im Jahr 2040 werden der Altergruppe der über 65-Jährigen aber nicht nur 15 %, sondern über 50 % angehören – mit entsprechenden Folgen für die Kostenentwicklung.

Verteilung der Krankheitskosten
Durchschnittlicher Kostenanteil (pro Person nach Alter) in Prozent (im Jahr 2002)

Alter	Anteil an der Bevölkerung	Anteil an den Krankheitskosten
bis 15	15,2	5,6
15 bis 29	17,2	7,9
30 bis 44	24,5	15,2
45 bis 64	28,3	25,9
65 bis 85	15,5	34,6
über 85	1,8	8,3

Quelle: Statistisches Bundesamt 2004 © BDPK 2008

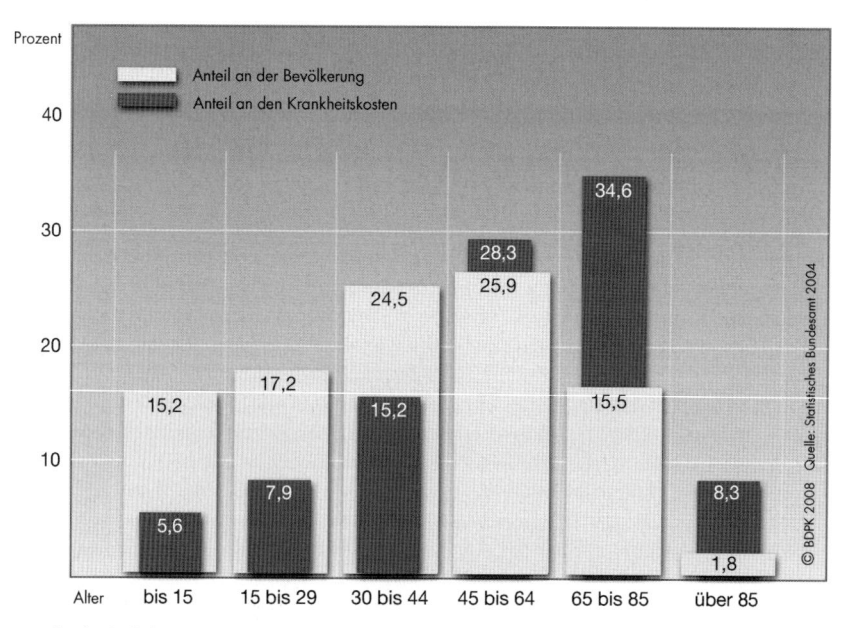

Abb. 1: Durchschnittliche Gesundheitsausgaben (pro Person nach Alter) in Prozent, 2002

1.4 Begleitfaktoren

Neben den Auswirkungen dieser Entwicklung auf das Gesundheitssystem ist ein Blick auf die Altersversorgung der Menschen notwendig. Die demografischen Auswirkungen werden auch in den Rentensystemen spürbar werden. Während man heute eine leidenschaftliche Debatte über die Zumutbarkeit der Anhebung des Renteneintrittsalters auf das 67. Lebensjahr führt, werden nach unserer Einschätzung die Menschen zur Sicherstellung eines auskömmlichen Lebensstandards erheblich länger arbeiten müssen. Sicher in flexibilisierten Formen und nicht mehr als „Kumpel unter Tage" oder „Dachdecker in luftiger Höhe", sondern im körperlich schonenderen Dienstleistungsbereich. Dies erklärt sich dadurch, dass in Deutschland in einer globalisierten Arbeitswelt immer mehr Rentenbezieher von immer weniger erwerbstätigen jüngeren Menschen in umlagebasierten Rentensystemen finanziert werden müssen. Der heutige Lebensstandard der Rentenbezieher wird als Beitragslast jüngeren Menschen in 30 oder 40 Jahren nicht mehr zumutbar sein. Notfalls werden die Jüngeren sich in einer globalisierten und flexiblen Arbeitswelt dem Zwang des Generationenvertrags auch entziehen können. Für diese Tatsache spricht auch der bereits heute schon vorhandene geburtenbedingte Fach- und Arbeitskräftemangel.

1.5 Fazit

Das Lebensalter der Bevölkerung steigt u. a. durch den medizinischen Fortschritt bis zum Jahr 2050 erfreulicher Weise stark an. Die Bevölkerungszahl wird wegen der sinkenden Geburtenrate in diesem Zeitraum um mehr als 10 Mio. Menschen abnehmen. Hingegen werden immer weniger jüngere Menschen die Krankheitskosten im solidarischen Umlagesystem tragen. Diese Entwicklung wird sehr wahrscheinlich auch gravierende Auswirkungen auf den Lebensstandard der Menschen im Alter haben. Dadurch werden sie in erheblichem Maße länger beruflich aktiv sein müssen und sind demzufolge auf eine längere gesundheitliche Leistungsfähigkeit angewiesen.

Die älteren Menschen werden das Gesellschaftsbild der Zukunft dominieren und für den größten Teil der Krankheitskosten verantwortlich sein. Deshalb ist es schon jetzt notwendig, für die Zukunft die Voraussetzungen für ein flexibles und effizientes Gesundheitswesen mit leistungsfähigen Krankenhäusern zu schaffen. Dazu gehört auch die sach- und bedarfsgerechte Finanzierung von Investitionen im Krankenhaus.

2 Duale Krankenhausfinanzierung seit 1972 und Auswirkungen auf die Krankenhäuser

Auf Bundesebene ist das Krankenhausfinanzierungsgesetz (KHG) die bedeutendste rechtliche Grundlage für die Krankenhausfinanzierung und -planung. Mit der Verabschiedung des KHG im Jahr 1972 wurde die duale Finanzierung, also die Investitionsfinanzierung als Aufgabe der öffentlichen Hand und die Begleichung der Betriebskosten über die Krankenkassen, eingeführt. Zweck des KHG ist die wirtschaftliche Sicherung der Krankenhäuser, um eine bedarfs-

VI. Krankenhausplanung

gerechte Versorgung der Bevölkerung mit leistungsfähigen, eigenverantwortlich wirtschaftenden Krankenhäusern zu gewährleisten und zu sozial tragbaren Pflegesätzen beizutragen (§ 1 Abs. 1 KHG). Durch das KHG soll außerdem die Vielfalt der Krankenhausträger und damit das Bestehen öffentlicher, freigemeinnütziger und privater Krankenhäuser gefördert werden. Die Rechtsform eines Krankenhauses soll bei der Verteilung der Fördermittel nicht ausschlaggebend sein. Das KHG bietet einen Rahmen für die Krankenhausplanung und -finanzierung, der durch die individuellen Krankenhausgesetze der Bundesländer mit Inhalt gefüllt wird.

3 Schwachstellen der dualen Finanzierung

3.1 Krankenhäuser in der „Investitionskostenfalle"

Die Schwachstellen der dualen Investitionskostenfinanzierung im Krankenhaus liegen auf der Hand. Zunächst ist festzustellen, dass die geleisteten Investitionskostenfinanzierungen der Bundesländer für die tatsächlichen Investitionsbedarfe der Krankenhäuser nicht ausreichen. Deutlich wird dies, wenn man sich vor Augen führt, dass die Investitionskostenförderung seit dem Jahr 1991 bis zum Jahr 2006 nominal um mehr als 25 %, also mehr als ein Viertel, zurückgegangen ist (siehe Abb. 2 und 3). Dagegen steht, dass im gleichen Zeitraum die bereinigten Kosten der Krankenhäuser um rund 52 % gestiegen sind, wie das Gutachten 2007 des Gesundheitssachverständigenrates belegt (SVR 2007, Rn. 408). Der Sachverständigenrat bewertet in diesem Gutachten den zwischenzeitlich aufgelaufenen Investitionsstau im Krankenhaus – je nach Berechnungsmethode – zwischen 19 und 50 Mrd. Euro. Weiterhin vergleicht er die Investitionskostenförderung im Krankenhaus mit der Entwicklung des Bruttoinlandsproduktes (BIP) für den Zeitraum 1991 bis 2006. Danach sieht das Ergebnis noch besorgniserregender aus: Betrug der Anteil der Investitionskostenförderung im Jahr 1991 noch 0,24 % des BIP, so ist er bis zum Jahr 2006 um die Hälfte, auf 0,12 % des BIP, gesunken. Weiter führt der Sachverständigenrat in seinem Gutachten 2007 aus, dass er „bereits im Jahr 1989 darauf hingewiesen hat, dass die bereitgestellte öffentliche Investitionsförderung nicht einmal genügt, um den Kapitalstock der deutschen Krankenhäuser zu erhalten (vgl. SVR-Gutachten Jahrgang 1989, Rn. 207). Seither hat sich die Situation vor allem in den alten Bundesländern deutlich verschlechtert. Offenbar gelingt es der öffentlichen Hand kaum noch, die vorhandene Krankenhausstruktur mit ausreichenden Investitionsmitteln zu versorgen" (SVR 2007).

Besonders deutlich wird die Dramatik der Situation, wenn man sich vergegenwärtigt, dass das Krankenhaus ganz sicher zu den Wirtschaftszweigen gehört, in denen ein hoher Investitionsgrad nötig ist. Während die volkswirtschaftliche Investitionsquote in der Bundesrepublik Deutschland in den Jahren 1991–2004 zwischen 23 % und 17 % lag, betrug sie im Krankenhaus im gleichen Zeitraum nur zwischen 11 und 5 % (siehe Abb. 4). Im Jahr 2006 ist die Investitionsquote im Krankenhaus gegenüber dem Vorjahr nochmals um 4,6 % zurückgegangen (vgl. Deutscher Bundestag 2006).

KHG-Fördermittel in Mill €

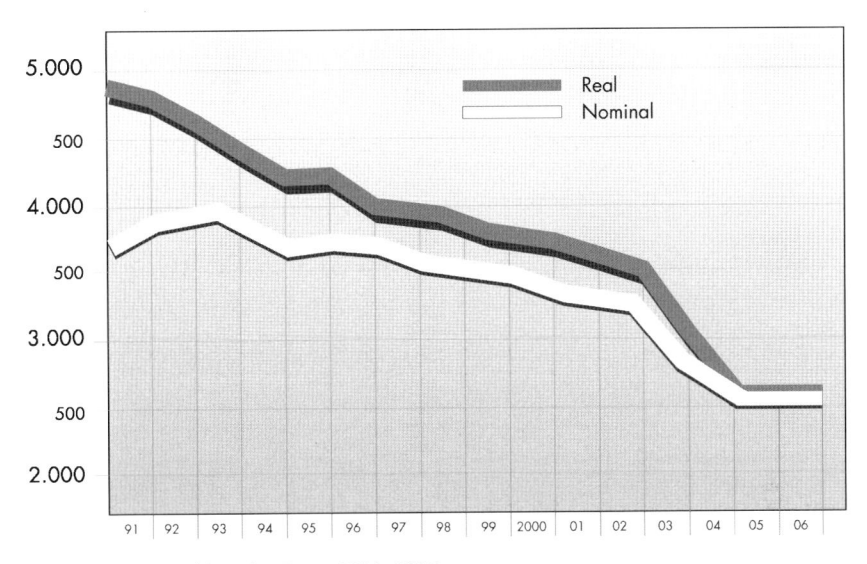

Abb. 2: KHG-Fördermittel in Mio. Euro, 1991–2005

Nominale Fördermittel und nominales BIP
Entwicklung indexiert, 1992 = 100

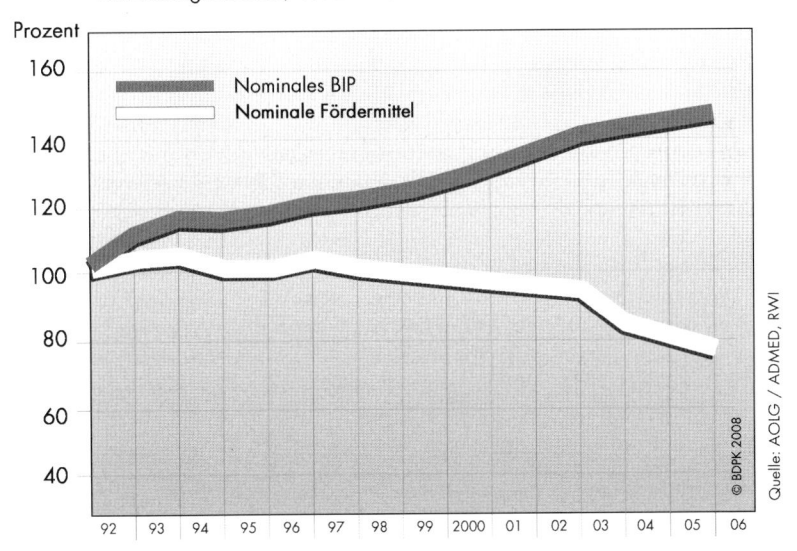

Rückgang der KHG-Fördermittel
seit 1991 nominal: -2,1%, real: -3,3 %
seit 1996 nominal: -4,2%, real: -6,2%

Abb. 3: Fördermittel und nominales Bruttoinlandsprodukt (Index), 1991–2005

VI. Krankenhausplanung

Entwicklung der Investitionsquoten
Volkswirtschaftliche und Krankenhaus-Investitionsquote (1991 bis 2004)

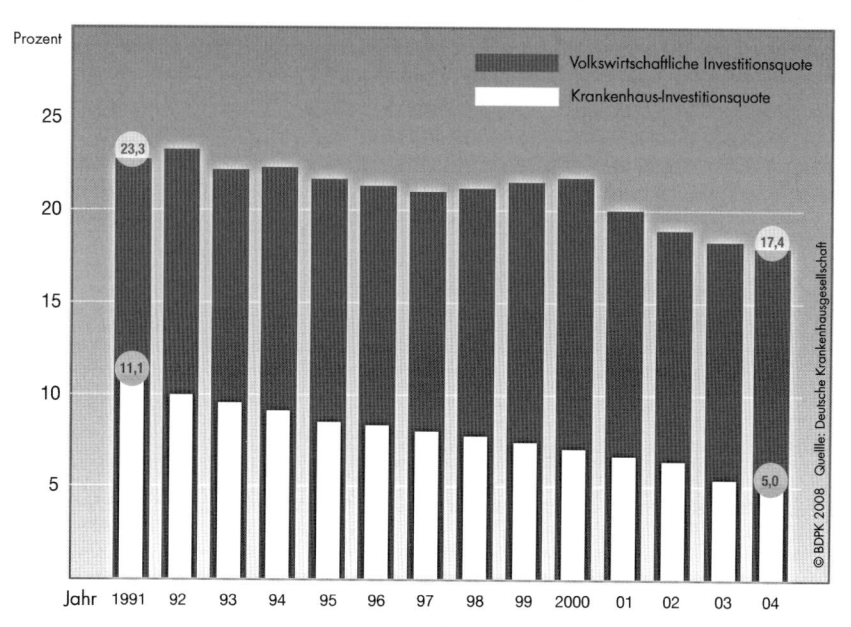

Abb. 4: Volkswirtschaftliche Investitionsquote und Krankenhaus-Investitionsquote, 1991–2004

Der verantwortliche Staatsrat für Arbeit, Frauen, Gesundheit, Jugend und Soziales der Freien Hansestadt Bremen, Dr. Hermann Schulte-Sasse, hat anlässlich der Diskussionsveranstaltung zum „Ordnungspolitischen Rahmen für Krankenhäuser ab dem Jahr 2009" im November 2007 auf der Medica in Düsseldorf erklärt, dass für Bremen absehbar ist, dass die Zahlung von Investitionsmitteln für Krankenhäuser ganz eingestellt werden müsste. Insofern kommt die monistische Finanzierung auch ohne bewussten Systemwechsel. Allerdings dann durch die sprichwörtliche „kalte Küche", wenn sich die Bundesländer weiter wie bisher „schleichend" aus ihrer Finanzierungsverantwortung verabschieden.

3.2 Behördliche Vorgaben für unternehmerische Investitionstätigkeit

Die heutige Praxis der Investitionskostenfinanzierung unterteilt Investitionskosten in Mittel der Einzelförderung und der Pauschalförderung. *Einzelfördermittel* stellen die Länder auf Antrag des Krankenhausträgers insbesondere zur Verfügung

- für die Errichtung von Krankenhäusern einschließlich der Erstausstattung mit den für den Krankenhausbetrieb notwendigen Anlagegütern,
- für die Wiederbeschaffung von Anlagegütern mit einer durchschnittlichen Nutzungsdauer von mehr als drei Jahren,
- für die Kosten der Errichtung (Neubau, Umbau, Erweiterungsbau) von Krankenhäusern

und der Anschaffung der zum Krankenhaus gehörenden Wirtschaftsgüter, ausgenommen der zum Verbrauch bestimmten Güter (Verbrauchsgüter),
- für die Kosten der Wiederbeschaffung der Güter des zum Krankenhaus gehörenden Anlagevermögens (Anlagegüter),
- für die Nutzung von Anlagegütern, soweit sie mit Zustimmung der zuständigen Landesbehörde erfolgt,
- für Anlaufkosten, für Umstellungskosten bei innerbetrieblichen Änderungen sowie für Erwerb, Erschließung, Miete und Pacht von Grundstücken, soweit ohne die Förderung die Aufnahme oder Fortführung des Krankenhausbetriebs gefährdet wäre,
- für Lasten aus Darlehen, die vor der Aufnahme des Krankenhauses in den Krankenhausplan für förderungsfähige Investitionskosten aufgenommen worden sind,
- als Ausgleich für die Abnutzung von Anlagegütern, soweit sie mit Eigenmitteln des Krankenhausträgers beschafft worden sind und bei Beginn der Förderung nach diesem Gesetz vorhanden waren,
- zur Erleichterung der Schließung von Krankenhäusern,
- zur Umstellung von Krankenhäusern oder Krankenhausabteilungen auf andere Aufgaben, insbesondere zu ihrer Umwidmung in Pflegeeinrichtungen oder selbstständige, organisatorische und wirtschaftliche vom Krankenhaus getrennte Pflegeabteilungen.

Mit der *Pauschalförderung* fördern die Länder die Wiederbeschaffung kurzfristiger Anlagegüter sowie kleine bauliche Maßnahmen durch feste jährliche Pauschalbeträge, mit denen das Krankenhaus im Rahmen der Zweckbindung der Fördermittel frei wirtschaften kann. Die Pauschalbeträge sollen nicht ausschließlich nach der Zahl der in den Krankenhausplan aufgenommenen Betten bemessen werden.

Das aufwendige bürokratische Handling, die starren Antragsfristen, die Entscheidungsdauer, Auflagen bei der Mittelzuteilung sowie die Tatsache, dass die beantragten Mittel aller Krankenhäuser im Land in der Regel nicht ausreichend vorhanden sind, führen zu behördlicher Mangelverwaltung, die einer unternehmerisch sinnvollen investiven Tätigkeit im Wege steht. Das „Unternehmen Krankenhaus" hat keine Chance, rational tätig zu sein, wenn Investitionen nicht nach unternehmerischen und medizinischen Gesichtspunkten, sondern nach behördlicher Einschätzung getroffen werden müssen.

3.3 Wettbewerb im Krankenhausbereich verträgt keine regional unterschiedliche Investitionstätigkeit der Länder

Die politische Diskussion um den ordnungspolitischen Rahmen für Krankenhäuser ab dem Jahr 2009 hat derzeit Hochkonjunktur. Krankenkassen, aber auch Teile der Gesundheitspolitik, erliegen dabei immer wieder der Versuchung, die theoretischen Vorteile eines Preiswettbewerbs mit Höchstpreisen im Krankenhaussektor in den Himmel zu heben. Egal, wie man persönlich zu diesen Forderungen steht: Einleuchtend dürfte sein, dass unterschiedlich stark sprudelnde Investitionskostenquellen in den einzelnen Bundesländern für die Krankenhäuser in unterschiedlichen Regionen erhebliche wettbewerbsverzerrende Wirkungen haben. Die Krankenkassen in ihrer ausgeprägten derzeitigen Fusionsphase, auch über Ländergrenzen hinweg, werden herzlich unbeeindruckt sein von den unterschiedlichen Ausgangsbedingungen der Krankenhäuser in den einzelnen Bundesländern. Ein fairer Preiswettbewerb ist so jedenfalls nicht möglich.

VI. Krankenhausplanung

4 Umstieg auf die monistische Krankenhausfinanzierung notwendig

Alle diese Fakten lassen im Hinblick auf die aktuelle Situation und die zukünftigen Anforderungen an den Krankenhaussektor nur eine Antwort zu: Die dualistische Investitionskostenfinanzierung für Krankenhäuser bietet in der Summe mehr Nachteile als Vorteile und muss deshalb von einer auskömmlichen monistischen Investitionskostenfinanzierung abgelöst werden. Bei diesem Fazit hilft auch nicht die häufig geäußerte politische und behördliche Antwort, dass man 1972 gerade wegen einer defizitären monistischen Finanzierung die dualistische Finanzierung eingeführt hat. Fast 40 Jahre nach ihrer Einführung hat zumindest die dualistische Investitionskostenfinanzierung für Krankenhäuser nicht beweisen können, dass sie der monistischen überlegen ist. Heute und auch mit Blick in die Zukunft nimmt der Wettbewerb zwischen den Krankenhäusern eine immer stärkere Rolle ein. Deshalb gilt es, den Krankenhausbereich ordnungspolitisch auf diese Herausforderung vorzubereiten. Der Bundesverband Deutscher Privatkliniken e. V. hat in seinem „Modell 21" zur zukunftsfähigen Gestaltung der Krankenhausfinanzierung die weiteren Bedingungen hierfür formuliert (BDPK 2007).

4.1 Begriffsbestimmung

Monistische Krankenhausfinanzierung heißt, dass sowohl die Finanzierung der Betriebskosten als auch die Finanzierung der Investitionskosten den Preis der Krankenhausleistung ausmachen. Der Nutzer der Leistung – der Patient bzw. seine Versicherung – ist Schuldner der Kosten für die von ihm in Anspruch genommenen Leistungen. Die Investitionskosten werden zusammen mit den Betriebskosten fallbezogen zwischen den Versicherungen und den Krankenhäusern abgerechnet. Die bisher bestehende Praxis der Aufteilung der Fördermittel in Mittel zur Pauschal- und Einzelförderung wird aufgegeben. Diese Mittel werden künftig nicht mehr unterschieden. Aus diesen finanziellen Mitteln bilden die Krankenhäuser Rücklagen für die notwendigen Investitionen, über deren Art und Verwendung sie zukünftig selbst entscheiden.

4.2 Ziel: bedarfsgerechte Investitionskosten als Bestandteil der DRG-Vergütung

Der Investitionsbedarf ist die entscheidende Größe für die Feststellung der nötigen Investitionsmittel. Der Investitionsbedarf ergibt sich zukünftig in der monistischen Finanzierung aus einer aufwands- und leistungsbezogenen Kalkulation je DRG. Diese Kalkulation sollte sinnvollerweise vom Institut für das Entgeltsystem im Krankenhaus (InEK) vorgenommen werden. Mit der Kalkulation soll sichergestellt werden, dass je nach Leistungsart die unterschiedlichen Investitionsbedarfe der einzelnen Krankenhausleistungen angemessen und bedarfsgerecht vergütet werden.

4.3 Übergangsweise: Politische Festsetzung des Investitionsbedarfs auf 5 Mrd. Euro

Wenn die notwendigen Vorbereitungen und Entscheidungen für die Kalkulation der Investitionskosten in die DRGs so zügig nicht getroffen werden können, ist im Übergang auch eine politisch administrierte Festsetzung des Investitionsbedarfs zum Einstieg in die monistische Finanzierung denkbar. Aus Gründen der Existenzsicherung der Krankenhäuser und zum behutsamen Abbau des Investitionsstaus wäre ein politisch administrierter Investitionsbedarf in der Startphase in Höhe von 5 Mrd. Euro ein Anfang und mehr als der heute zur Verfügung gestellte Bedarf. Die Investitionsquote für Deutschlands Krankenhäuser würde damit annähernd 10 % betragen. Dies ist zwar gemessen an anderen Wirtschaftsbereichen unterproportional, stellt aber aus Gründen der Belastbarkeit der Haushalte der Krankenkassen und gegebenenfalls auch der weiter in der Finanzierung befindlichen Länder einen vertretbaren Kompromiss dar. Für die Zukunft muss eine tragfähige Finanzierungsregel gefunden werden, die unabhängig von der Beliebigkeit von Haushaltsberatungen zum Bundeshaushalt und von Konjunkturschwankungen für Stabilität und Sicherheit sorgt. Bei 17 Mio. Krankenhausfällen und einem Investitionsvolumen von 5 Mrd. Euro entsteht ein pauschaler Basisfallwert für Investitionskosten in Höhe von 294 Euro, der zusätzlich zur Fallpauschale mit der Krankenkasse abgerechnet wird. Der heutige rechnerische Basisfallwert für Investitionskosten beträgt 158 Euro im Bundesdurchschnitt.

4.4 Mögliche Auswirkungen für die Krankenkassen

Die vollständige Übernahme der Investitionskosten in Höhe von 5 Mrd. Euro durch die Krankenkassen würde einen Anstieg der Beitragssätze in Höhe von 0,5 % bedeuten. Würden die Bundesländer weiterhin im Rahmen der heutigen Investitionskostenzuschüsse Investitionskosten in Höhe von 2,7 Mrd. Euro übernehmen und berücksichtigt man einen Anteil von Privatversicherten und Selbstzahlern in Höhe von rd. 10 % aller Krankenhauspatienten, reduziert sich die investitionskostenbedingte Belastung der Krankenkassen auf circa 2 Mrd. Euro. Dies entspräche einem Beitragsanstieg in Höhe von 0,2 Prozentpunkten in der Gesetzlichen Krankenversicherung.

5 Mögliche Umsetzungshemmnisse

5.1 Die zukünftige Rolle der Bundesländer

Die Bundesländer müssen die Frage beantworten, ob sie zukünftig weiterhin für die Investitionskosten verantwortlich sein wollen. Aus Sicht der Verfasser bedeutet die Verabschiedung der Bundesländer aus der Investitionskostenfinanzierung auch den Verlust der Legitimation für die länderbezogene Krankenhausplanung. Wenn die Bundesländer weiter für die Sicherstellung der Krankenhausversorgung und damit für die Krankenhausplanung zuständig bleiben

VI. Krankenhausplanung

wollen, müssen sie sich auch im Rahmen der monistischen Investitionskostenfinanzierung verlässlich und stabil auf dem heutigen Niveau an der Aufbringung der Investitionsmittel beteiligen. Gemeinsam mit dem Bund müssen sie nach Lösungen suchen, wie deren Investitionskostenzuschüsse zwischen den Bundesländern ausgewogen gestaltet und wie die Finanzmittel an die Krankenversicherungen übertragen werden. Gegebenenfalls stellt die Konstruktion des Gesundheitsfonds zumindest für dieses Problem eine geeignete Plattform dar.

5.2 Ausgleich der unterschiedlichen Ausgangsbedingungen der Krankenhäuser

Die einzelnen Krankenhäuser innerhalb eines Bundeslandes haben durch die unterschiedliche Zuteilung von Investitionsmitteln als Einzelförderung (Zeitpunkt und Höhe) unterschiedliche Ausgangsbedingungen bei Einführung der monistischen Finanzierung. Diese sind über eine zehnjährige Konvergenzphase auszugleichen. Eine gegebenenfalls politisch gewollte kürzere Konvergenzphase ist technisch ohne Probleme möglich, erscheint aber zunächst weniger gerecht. In Anbetracht des ohnehin vorhandenen hohen Investitionsstaus und der weiter rückläufigen Investitionsförderung der Länder ist eine kürzere Konvergenzphase allerdings durchaus begründbar. Die Konvergenzphase ist nur für die Einzelförderung notwendig, da die pauschalen Fördermittel allen Krankenhäusern gleichermaßen zugute gekommen sind.

An den folgenden Beispielen soll verdeutlicht werden, wie sich die unterschiedliche Zuteilung von Fördermitteln zu unterschiedlichen Zeitpunkten und in unterschiedlicher Höhe innerhalb der Konvergenzphase auswirken. Das Modell basiert darauf, dass die innerhalb der letzten 25 Jahre zugeteilten Einzelförderungen bis zum Ende des Jahres vor Einführung der monistischen Finanzierung mit jährlich 4 % linear abgeschrieben werden. Unterstellt man die Einführung der monistischen Finanzierung zum 01.01.2009, ergäbe dies ein Zeitfenster vom 01.01.1984 bis zum 31.12.2008, in dem sich Krankenhäuser alle erhaltenen Einzelfördermittel unter Berücksichtigung der 4 %igen linearen Abschreibung in der Konvergenzphase anrechnen lassen müssen.

Das in Abb. 5 beschriebene Krankenhaus hat im Jahr 2000 eine Einzelförderung in Höhe von 10 Mio. Euro erhalten. Diese Einzelförderung hat am 31.12.2008 nach der 4 %igen Abschreibung einen „Buchwert" von 6,8 Mio. Euro. Dieser Betrag geht als Ausgangswert in die Konvergenzphase ein. Gleichmäßig verteilt auf eine zehnjährige Konvergenzphase beträgt der zu berücksichtigende Restwert der Einzelförderung aus dem Jahr 2000 innerhalb der Konvergenzphase jährlich 680.000 Euro (Abb. 6). Um diesen Wert sind die zukünftigen monistischen Investitionsmittel innerhalb der Konvergenzphase zu kürzen. Mit der Feststellung der relevanten Kürzungsbeiträge könnte sowohl das zuständige Landesgesundheitsministerium als auch eine gesonderte Einheit im noch zu gründenden Gesundheitsfonds beauftragt werden. Die festgestellten Kürzungsbeträge werden den Krankenkassen mitgeteilt, die die fallbezogenen Investitionsbasiswerte des jeweiligen Krankenhauses entsprechend kürzen.

Die Auswirkungen der Konvergenzphase werden exemplarisch in den drei Beispielen in Abb. 7 dargestellt. Alle drei Krankenhäuser verfügen in diesem Beispiel über die gleiche Fallzahl von 10.000 Fällen. Für alle Krankenhäuser gilt ein Basisfallwert für Investitionskosten in Höhe von 300 Euro je Fall.

Im *Beispiel 1* hat das betreffende Krankenhaus keine Einzelförderung in der Zeit vom 01.01.1984 bis zum 31.12.2008 erhalten. Demzufolge erhält das Krankenhaus auch in der Konvergenzphase eine ungekürzte Investitionskostenförderung in Höhe von 3 Mio. Euro (gleich 300 Euro je Fall).

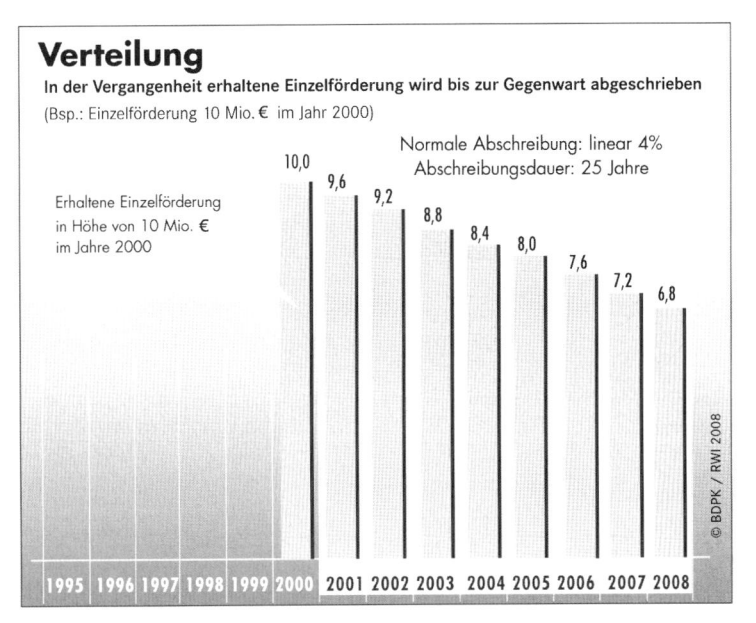

Abb. 5: Ausgleich von Unterschieden bei der Einzelförderung

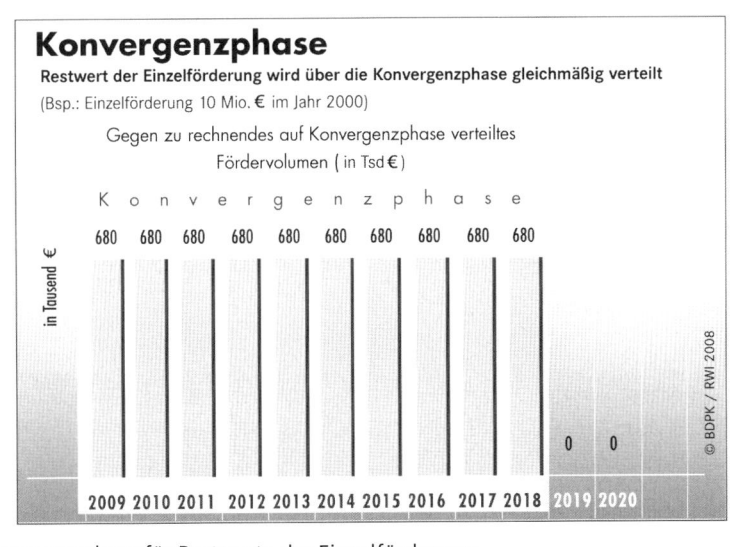

Abb. 6: Konvergenzphase für Restwerte der Einzelförderung

Im *Beispiel 2* handelt es sich um ein Krankenhaus, das im Jahr 2000 eine Einzelförderung in Höhe von 10 Mio. Euro bekommen hat. Diese Einzelförderung hat nach der linearen 4%igen Abschreibung am 31.12.2008 einen Buchwert in Höhe von 6,8 Mio. Euro. Nach der Verteilung dieses Betrags auf die zehnjährige Konvergenz ergibt sich ein jährlicher Kürzungsbetrag von 680.000 Euro. Um diesen Betrag wird die Investitionskostenförderung jährlich während

465

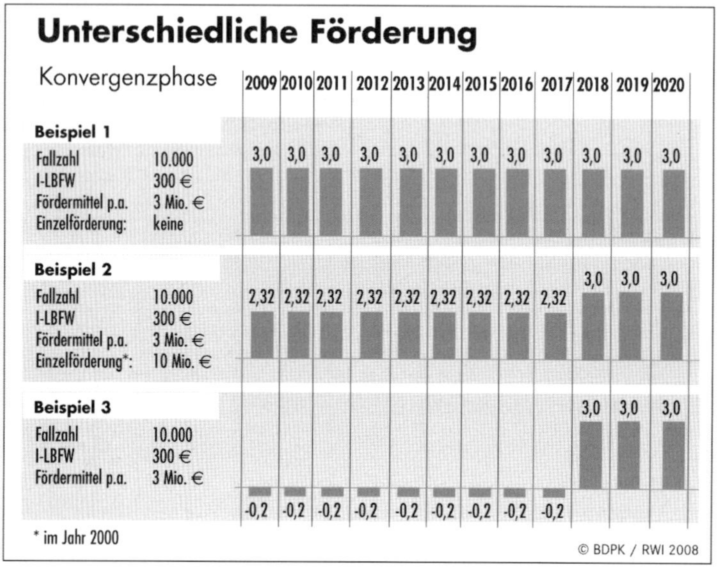

VI. Krankenhausplanung

Abb. 7: Exemplarische Darstellung der Konvergenzphase

der Konvergenzphase gekürzt. Das Krankenhaus erhält demnach jährlich nur 2,32 Mio. Euro (gleich 232 Euro je Fall).

Beispiel 3 beschreibt ein Krankenhaus, das im Jahr 2000 Fördermittel in Höhe von 50 Mio. Euro bekommen hat. Nach der jährlichen Abschreibung verbleibt ein jährlich in der Konvergenzphase zu berücksichtigender Kürzungsbetrag von 3,4 Mio. Euro. Da der Kürzungsbetrag die Summe der gesamten Investitionskosten überschreitet, müsste das Krankenhaus den überschießenden Betrag von bereits zu viel erhaltenen Investitionskosten in Höhe von 400.000 Euro an die Krankenkassen zurückzahlen. Wenn dies allerdings aus politischen Gründen nicht gewollt ist, erscheint es durchaus nachvollziehbar und sinnvoll, in diesen Fällen auf eine Rückzahlung zu verzichten.

6 Krankenhausfinanzierung und Wettbewerb

Viele gesundheitspolitische Entscheidungen weisen den Weg in ein wettbewerblich orientiertes Gesundheitswesen. Dem Wettbewerb trauen inzwischen viele Gesundheitspolitiker mehr vernünftige Regulierungskraft zu als der staatlichen Administration. Wenn die Politik wirklich entschlossen ist, mehr Wettbewerb im Gesundheitswesen zu wagen, ist die Einführung einer monistischen Investitionskostenfinanzierung im Krankenhausbereich eine gute Alternative. Sie ist Voraussetzung für einen behutsamen und sauber geplanten Einstieg in einen wettbewerblich ausgerichteten Krankenhausmarkt. Die Gesetzgebung zum ordnungspolitischen Rahmen ist *die* Gelegenheit zur Schaffung der notwendigen und richtigen Strukturen und Voraussetzungen durch die Einführung der monistischen Krankenhausfinanzierung.

Literatur

Bundesverband Deutscher Privatkliniken e. V. (BDPK) (2007): Modell 21: Regionale monistische Finanzierung. Krankenhäuser gesund zukunftsfähig machen! BDPK-Konzept zur Gestaltung der Krankenhausfinanzierung. Entwickelt in Zusammenarbeit mit dem RWI Essen. Berlin. Juni 2007. Download unter: http://www.bdpk.de/media/file/233.BDPK_Modell_21.pdf; Zugriff am 06.03.2008.

DAK (2008): DAK Gesundheitsreport 2008. Analyse der Arbeitsunfähigkeitsdaten. Schwerpunktthema Mann und Gesundheit. Download unter: http://www.dak.de/content/filesopen/Gesundheitsreport_2008.pdf; Zugriff am 06.03.2008.

Deutscher Bundestag (2006): Kleine Anfrage der Fraktion DIE LINKE zum Investitionsstau an den deutschen Krankenhäusern. Bundestags-Drucksache 16/2802.

Sachverständigenrat zur Begutachtung der Entwicklung im Gesundheitswesen (SVR) (2007): Kooperation und Verantwortung. Voraussetzungen einer zielorientierten Gesundheitsversorgung. Berlin.

Statistisches Bundesamt (2006a): Bevölkerung Deutschlands bis 2050. Übersicht der Ergebnisse der 11. koordinierten Bevölkerungsvorausberechnung – Varianten und zusätzliche Modellrechnungen. Wiesbaden. Download unter: http://www.destatis.de/jetspeed/portal/cms/Sites/destatis/Internet/DE/Presse/pk/2006/Bevoelkerungsentwicklung/Varianten, property=file.pdf; Zugriff am 06.03.2008.

Statistisches Bundesamt (2006b): Im Jahr 2050 doppelt so viele 60-Jährige wie Neugeborene. Pressemitteilung Nr. 464 vom 07.11.2006. Download unter: http://www.destatis.de/jetspeed/portal/cms/Sites/destatis/Internet/DE/Presse/pm/2006/11/PD06__464__12421, templateId=renderPrint.psml; Zugriff am 06.03.2008.

Statistisches Bundesamt (2007): Todesursachen: Sterbefälle insgesamt 2006 nach den 10 häufigsten Todesursachen der International Statistical Classification of Diseases and Related Health Problems (ICD-10). Download unter: http://www.destatis.de/jetspeed/portal/cms/Sites/destatis/Internet/DE/Content/Statistiken/Gesundheit/Todesursachen/Tabellen/Content75/SterbefaelleInsgesamt, templateId=renderPrint.psml; Zugriff am 06.03.2008.

Autorenverzeichnis

Alberty, Jürgen, Prof. Dr. med., Jg. 1965, Geschäftsführender Oberarzt der Klinik und Poliklinik für HNO-Heilkunde am Universitätsklinikum Münster, Vorsitzender der DRG-Kommission der Deutschen Gesellschaft für HNO-Heilkunde, Kopf und Halschirurgie. Arbeitsschwerpunkte: Klinische Hals-, Nasen-Ohrenheilkunde, Kopf und Halschirurgie, Medizinisches Management, Gesundheitssystemforschung.

Bartkowski, Rolf, Dr. med., Arzt für Chirurgie, Medizinische Informatik, Jg. 1954, DRG-Beauftragter der Deutschen Gesellschaft für Chirurgie, des Berufsverbandes der Deutschen Chirurgen und der Foederatio Medicorum Chirurgicorum Helvetica, Berater für Krankenhausmanagement. Arbeitsschwerpunkte: Medizinische Dokumentation und Klassifikation, Medizincontrolling, chirurgische Onkologie.

Bauer, Hartwig, Prof. Dr. med., Jg. 1942, Generalsekretär der Deutschen Gesellschaft für Chirurgie, Dachgesellschaft der chirurgisch- wissenschaftlichen Fachgesellschaften.

Bauernfeind, Johannes, Diplom-Volkswirt, Jg. 1966, Fachbereichsleiter Akut-Versorgung der AOK Baden-Württemberg. Arbeitsschwerpunkte: Krankenhäuser, Ärzte/Zahnärzte, Arznei-, Heil- und Hilfsmittel sowie Krankentransport und Rettungsdienst.

Baum, Georg, Diplom-Volkswirt, Jg. 1954, Hauptgeschäftsführer der Deutschen Krankenhausgesellschaft. Arbeitsschwerpunkte: nationale und internationale Krankenhauspolitik, Krankenhausmanagement, Weiterentwicklung von Versorgungsformen.

Beivers, Andreas, Diplom-Volkswirt, Jg. 1979, wissenschaftlicher Mitarbeiter am Institut für Gesundheitsökonomik (IfG), München, Lehraufträge an der Akademie für Krankenhausmanagement (AKM) und an der Fachhochschule Coburg (Management im Gesundheitswesen). Arbeitsschwerpunkte: Vergütung teilstationärer Krankenhausleistungen, Ländliche Krankenhausversorgung, Patientenhotels.

Bölt, Ute, Diplom-Verwaltungswirtin (FH), Jg. 1959, Mitarbeiterin im Referat Gesundheitsstatistiken des Statistischen Bundesamtes. Arbeitsschwerpunkte: Inhaltliche und methodische Weiterentwicklung der Krankenhausstatistik.

Borges, Peter, Prof. Dr., Jg. 1966, Geschäftsführer GEBERA Gesellschaft für Betriebswirtschaftliche Beratung mbH, Partner Deloitte & Touche GmbH. Arbeitsschwerpunkte: Krankenhausbedarfsplanung, Kooperationen/Fusionen/Privatisierungen von Krankenhäusern.

Blum, Karl, Dr. Public Health, Jg. 1961, Leiter Forschung beim Deutschen Krankenhausinstitut (DKI) in Düsseldorf. Arbeitsschwerpunkte: Krankenhausorganisation, Qualitätsmanagement, Versorgungsforschung.

Braun, Bernard, Dr. rer. pol., Jg. 1949, Wissenschaftlicher Mitarbeiter im Zentrum für Sozialpolitik (ZeS) der Universität Bremen. Arbeitsschwerpunkte: Gesundheitssystem- und Strukturforschung, Politikfolgenforschung im Bereich Gesundheits- und Krankenversicherungspolitik, Gesundheitsberichterstattung mit GKV-Prozessdaten, Gesundheitsversorgungsforschung.

Bublitz, Thomas, Krankenkassen-Betriebswirt, Jg. 1964, Hauptgeschäftsführer des Bundesverbandes Deutscher Privatkliniken e. V. (BDPK).

Buhr, Petra, Dr. rer. pol., Jg. 1960, Wissenschaftliche Mitarbeiterin im Zentrum für Sozialpolitik (ZeS) der Universität Bremen. Arbeitsschwerpunkte: Armutsforschung, Gesundheitliche Versorgung, sozialpolitische Wirkungsforschung.

Bunzemeier, Jan Holger, Dr. med., Jg. 1974, Leiter des Geschäftsbereichs Medizinisches Management des Universitätsklinikums Münster und Mitglied der DRG-Research-Group Münster. Arbeitsschwerpunkte: Krankenhausfinanzierung, Krankenhausmanagement.

Autorenverzeichnis

Debatin, Jörg F., Prof. Dr. med., MBA, Jg. 1961, Ärztlicher Direktor und Vorsitzender des Vorstands Universitätsklinikum Hamburg-Eppendorf. Arbeitsschwerpunkte: Klinik-Management, Wissenschafts-Management, Medizinische Prozesse.

de Cruppé, Werner, Dr. med., Master of Public Health, Jg. 1965, Wissenschaftlicher Mitarbeiter am Lehrstuhl für Public Health an der Heinrich-Heine-Universität Düsseldorf. Arbeitsschwerpunkte: Versorgungs- und Evaluationsforschung.

Dirschedl, Peter, Dr. med., Jg. 1957, Facharzt für Innere Medizin/Kardiologie, Zusatzausbildung als Betriebswirt mit Schwerpunkt Krankenhauswirtschaft. 1995–2005 Leiter des Referats Krankenhaus, seit 2006 Leiter des Bereichs Medizinische Versorgungs- und Vergütungsstrukturen im MDK Baden-Württemberg.

Encke, Albrecht, Prof. Dr. med., Jg. 1935, Präsident der Arbeitsgemeinschaft der Wissenschaftlichen Medizinischen Fachgesellschaften (AWMF), Em. Direktor der Klinik für Allgemein- und Gefäßchirurgie der Johann Wolfgang Goethe-Universität Frankfurt/Main. Arbeitsschwerpunkte: Chirurgische Pathophysiologie (Blutgerinnung, Schock), Gastrointestinale und Hepatobiliäre Chirurgie; nach der Emeritierung Wissenschafts- und Gesundheitspolitik.

Fiori, Wolfgang, Dr. med., Jg. 1970, Wissenschaftlicher Mitarbeiter am Geschäftsbereich Medizinisches Management des Universitätsklinikums Münster und Mitglied der DRG-Research-Group Münster. Arbeitsschwerpunkte: Krankenhausfinanzierung, Krankenhausmanagement.

Franz, Dominik, Dr. med., Jg. 1972, Medizincontroller, DRG-Research-Group des Universitätsklinikums Münster. Arbeitsschwerpunkte: Operatives & strategisches Medizincontrolling, DRG-Evaluation, Versorgungsforschung, Gesundheitssystemforschung, Medizinisches Management.

Fürstenberg, Torsten, Dr. med., Jg. 1967, Bereichsleiter Vergütung und Risikostruktur des IGES Instituts. Arbeitsschwerpunkte: Versichertenklassifikationssysteme, Methoden der Risikoadjustierung, Leistungsvergütung, Risikostrukturausgleich, Evaluationsforschung.

Geraedts, Max, Prof. Dr. med., Magister sanitatis, Jg. 1962, Professor für Public Health an der Heinrich-Heine-Universität Düsseldorf. Arbeitsschwerpunkte: Versorgungs- und Evaluationsforschung, Methodenentwicklung zur Qualitätsbewertung medizinischer Versorgung, Qualitätsförderung.

Goedereis, Klaus, Dr. rer. pol., Jg. 1969, Vorstand der St. Franziskus-Stiftung Münster. Arbeitsschwerpunkte: Strategische Planung, Finanz- und Rechnungswesen, Controlling.

Hennke, Matthias, Diplom-Kaufmann, Jg. 1967, Geschäftsführer der Solidaris Unternehmensberatungs-GmbH. Arbeitsschwerpunkte: Beratung zu finanziellen, organisatorischen und strategischen Fragestellungen von Krankenhäusern und Trägergesellschaften, Risiko- und Chancenmanagement, Kostenträgerrechnung, DRG-Fallkostenkalkulation, Kosten-, Leistungs- und Betriebsvergleiche (Benchmarking).

Hensen, Peter, Prof. Dr. med., M.A., Jg. 1972, Professor für Gesundheitsmanagement an der Fachhochschule des Mittelstands (FHM) Bielefeld, Privatdozent an der Medizinischen Fakultät der Universität Münster, Mitglied der DRG-Research-Group Münster. Arbeitsschwerpunkte: Management im Gesundheitswesen, Informations- und Prozessmanagement in Gesundheitseinrichtungen, Krankenhausfinanzierung, Gesundheitssystemanalyse, Versorgungsforschung.

Hoberg, Rolf, Dr. rer. pol, Jg. 1947, Vorsitzender des Vorstandes der AOK Baden-Württemberg.

Isfort, Michael, Dr. rer. med., Diplom-Pflegewissenschaftler, Jg. 1970, stellvertretender Geschäftsführer des Deutschen Instituts für angewandte Pflegeforschung (dip). Arbeitsschwerpunkte: Kennzahlen der Pflege, Patientenklassifikationssysteme, angewandte Pflegeforschung.

Klein, Silvia, Diplom-Gesundheitswirtin, Jg. 1977, Wissenschaftliche Mitarbeiterin des IGES Instituts. Arbeitsschwerpunkte: Public Health, Epidemiologie, Evaluationsforschung, Versorgungsforschung, Gesundheitsberichterstattung.

Klinke, Sebastian, Diplom-Politologe, Jg. 1967, Wissenschaftlicher Mitarbeiter in der Forschungsgruppe Public Health im Wissenschaftszentrum Berlin für Sozialforschung (WZB). Arbeitsschwerpunkte: Wohlfahrtsstaatstheorie, Politikfeldanalyse, Sozialpolitik, Gesundheitspolitikforschung, stationärer Sektor, ordnungspolitischer Wandel im Gesundheitswesen.

Kortevoß, Axel, Dr. rer. nat., Diplom-Geograf, Jg. 1973, Geschäftsführer der Geomed Research Forschungsgesellschaft mbH. Arbeitsschwerpunkte: Gesundheitssystemforschung und Gesundheitsberichterstattung, Planung und Allokation von Gesundheitsinfrastruktur sowie Einsatz von Geographischen Informationssystemen in Gesundheitssystemen.

Krafft, Thomas, Dr. rer. nat., Diplom-Geograf, Jg. 1959, Geschäftsführer der Geomed Research Forschungsgesellschaft mbH. Arbeitsschwerpunkte: Gesundheitssystemforschung, internationale Gesundheitssysteme und Gesundheitsberichterstattung, urbane Gesundheit mit Schwerpunkt in Indien und China, Mitglied der Health System Working Party bei DG Health and Consumer Protection.

Lakomek, Heinz-Jürgen, Prof. Dr. med., Jg. 1949, Chefarzt der Klinik für Rheumatologie und Physikalische Medizin im Johannes Wesling Klinikum Minden. Arbeitsschwerpunkte: Rheumatologie, Endokrinologie, Diabetologie, Geriatrie, Physikalische und Rehabilitative Medizin. Seit 1998 Vorstandsmitglied des Trägerverbandes „Verband Rheumatologischer Akutkliniken (VRA)". Verantwortliches Vorstandsmitglied für den Bereich DRG und stationäres Prozessmanagement.

Lohmann, Heinz, Prof., Jg. 1948, Gesundheitsunternehmer (u.a. Gesellschafter der LOHMANN konzept KG sowie der WISO HANSE management GmbH), Lehrbeauftragter an der Hochschule für Angewandte Wissenschaften Hamburg. Vorsitzender der Initiative Gesundheitswirtschaft e. V.

Lüngen, Markus, PD Dr. rer. pol., Jg. 1965, Kommissarischer Leiter des Instituts für Gesundheitsökonomie und Klinische Epidemiologie (IGKE) der Universität zu Köln. Arbeitsschwerpunkte: Gesundheitspolitik, Finanzierung, Verteilungsfragen und Kosten-Nutzen-Analysen.

Lütjohann, Immanuel, Diplom-Kaufmann (FH), Jg. 1975, Referent im Bereich Versorgungsmanagement und Projekte bei der Techniker Krankenkasse. Arbeitsschwerpunkte: Neue Versorgungsformen und Einzelverträge.

Meyer, Nora, Dr., Diplom-Kauffrau, Jg. 1980, wissenschaftliche Mitarbeiterin am Institut für Krankenhausmanagement. Arbeitsschwerpunkte: REDIA-Studie: Auswirkungen der DRG-Einführung auf die Rehabilitation, Supply Chain Management, Organisation.

Metzner, Jochen, Jg. 1956, Referatsleiter Krankenhauswesen im Hessischen Sozialministerium. Arbeitsschwerpunkte: Krankenhausplanung, Krankenhausförderung, Weiterentwicklung des hessischen Krankenhausrechts.

Müller, Marcel Lucas, Dr. med., Jg. 1967, Arzt und Medizininformatiker. Assistenzarzt und Medizincontroller an der Universitäts-Hautklinik Freiburg, Mitglied der DRG-Research-Group Münster. Arbeitsschwerpunkte: Krankenhausfinanzierung unter DRG-Bedingungen, Medizinische Informationssysteme, Qualitätsmanagement, Versorgungsforschung.

Müller, Marie-Luise, Krankenschwester, Pflege- und Qualitätsmanagerin, Jg. 1946, Präsidentin des Deutschen Pflegerates. Arbeitsschwerpunkte: Führung und Management des Pflege- und Funktionsdienstes im Krankenhaus, Re-Organisation und Qualitätsmanagement, DRG-Einführung, Einführung und Begleitung der externen vergleichenden Qualitätssicherung, Pflegepolitik.

Müller, Rolf, Dr. rer. pol., Jg. 1963, Wissenschaftlicher Mitarbeiter im Zentrum für Sozialpolitik (ZeS) der Universität Bremen. Arbeitsschwerpunkte: Sozialstruktur, Statistik, Familiensoziologie, Soziale Ungleichheit und Gesundheit, Sozialpolitik und Gesundheitsversorgung.

Müller, Udo, Diplom-Ökonom, Jg. 1948, Geschäftsführender Vorstand im Deutschen Krankenhausinstitut e.V. Arbeitsschwerpunkte: Gesundheitsökonomie, Versorgungsforschung, Krankenhausfinanzierung.

Offermanns, Matthias, Dr. rer. pol., Diplom-Volkswirt, Jg. 1963, Wissenschaftlicher Mitarbeiter im Deutschen Krankenhausinstitut e.V. Arbeitsschwerpunkte: Krankenhausplanung, Krankenhausfinanzierung, Krankenhausambulanz.

Ohmann, Christian, Prof. Dr. rer. nat., Jg. 1949, Wissenschaftlicher Leiter des Koordinierungszentrums für Klinische Studien an der Heinrich-Heine-Universität Düsseldorf. Arbeitsschwerpunkte: Planung, Durchführung und Auswertung klinischer Studien, informatische Unterstützung klinischer Studien, Systematische Reviews und Metaanalysen, Monitoring-/Auditkonzepte.

Palmer geb. Rebig, Simone, Diplom-Gesundheitsökonomin, Jg. 1978, Assistentin der Geschäftsführung/Geschäftsbereich Somatik bei den St. Augustinus-Kliniken gGmbH, Neuss. Zuvor ca. vier Jahre Beraterin bei der Solidaris Unternehmensberatungs-GmbH mit den Arbeitsschwerpunkten: Einführung von Qualitäts-, Risiko-, Chancenmanagement-, Critical Incident Reporting Systemen (CIRS) sowie Beschwerdemanagement-Systemen, Durchführung von Risiko-Audits und Prozessanalysen.

Pföhler, Wolfgang, Diplom-Kaufmann, Jg. 1953, Vorstandsvorsitzender der Rhön-Klinikum AG.

Platzköster, Clemens, Diplom-Gesundheitsökonom, Jg. 1968, Prokurist bei der GEBERA Gesellschaft für Betriebswirtschaftliche Beratung mbH. Arbeitsschwerpunkte: Krankenhausbedarfsplanung, DRG-Entgeltsystem, Kosten- und Leistungsrechnung in Krankenhäusern.

Polonius, Michael-Jürgen, Prof. Dr. med., Jg. 1937, Präsident des Berufsverbandes der Deutschen Chirurgen e. V. (BDC), Unparteiischer Vorsitzender des Gemeinsamen Bundesausschusses nach § 91 Abs. 7 SGB V (Krankenhausbehandlung). Arbeitsschwerpunkte: Methodenbewertung, Qualitätssicherung, Aus-, Weiter- und Fortbildung.

Rath, Thomas, Dr. med., Master of Science, Jg. 1968, Wissenschaftlicher Mitarbeiter am Institut für Gesundheitsökonomie und Klinische Epidemiologie (IGKE) der Universität zu Köln, Arzt am Centrum für Integrierte Onkologie der Uniklinik Köln. Arbeitsschwerpunkte: Onkologie, Patientenzentrierte Gesundheitsversorgung (Consumer-directed Health Care).

Rau, Ferdinand, Diplom-Verwaltungswissenschaftler und Regierungsdirektor, Jg. 1966, stellvertretender Referatsleiter im Bundesministerium für Gesundheit. Arbeitsschwerpunkte: Krankenhausfinanzierung, DRG-Einführung; Wirtschaftliche Fragen der zahnmedizinischen Versorgung, Heilmittel, Hilfsmittel, Rettungswesen; Empirische Wirksamkeit von Selbstbeteiligungsregelungen.

Rebscher, Herbert, Prof. Dr. h. c., Jg. 1954, Vorsitzender des Vorstandes der DAK – Unternehmen Leben, Professor für Gesundheitspolitik und Gesundheitsökonomie an der Universität Bayreuth.

Repschläger, Uwe, Diplom-Ökonom, Jg. 1961, Abteilungsleiter Unternehmensstrategie, Risikomanagement und Medizinische Grundsatzfragen der BARMER Ersatzkasse. Arbeitsschwerpunkte: Patientenklassifikationssysteme, Krankenhausentgeltsystem und Risikostrukturausgleich.

Rochell, Bernhard, Dr. med., Jg. 1966, Dezernent der Kassenärztlichen Bundesvereinigung. Arbeitsschwerpunkte: Ambulante Vergütung und Versorgung.

Roeder, Norbert, Prof. Dr. med., Jg. 1957, Ärztlicher Direktor und Vorstandsvorsitzender des Universitätsklinikums Münster sowie Leiter der DRG-Research-Group Münster. Arbeitsschwerpunkte: Krankenhausmanagement, Krankenhausfinanzierung, Gesundheitssystemforschung, Qualitätsmanagement.

Rong, Oliver, Diplom-Kaufmann, Jg. 1972, Principal im Competence Center Pharma & Healthcare der Unternehmensberatung Roland Berger Strategy Consultants, Beratung von Leistungserbringern im Gesundheitswesen bei strategischen und operativen Fragen von strategischer Neuausrichtung über Fusionen bis hin zu neuen Geschäftsmodellen und optimierten Abläufen.

Rosenbrock, Rolf, Prof. Dr. rer. pol., Diplom-Kaufmann, Jg. 1945, Leiter der Forschungsgruppe Public Health im Wissenschaftszentrum Berlin für Sozialforschung (WZB). Arbeitsschwerpunkte: Ökonomie und Politik der gesundheitlichen Versorgung, Sozialpolitik, sozial bedingte Ungleichheit von Gesundheitschancen, Prävention und Gesundheitsförderung, Arbeit und Gesundheit, Aids, Krankenkassenpolitik.

Roßbach, Christian, Dr. med., Jg. 1966, Prokurist bei der GEBERA Gesellschaft für Betriebswirtschaftliche Beratung mbH. Arbeitsschwerpunkte: Kosten- und Leistungsrechnung in Krankenhäusern, Krankenhausberatung und -prüfung.

Schmitz, Harald, Prof. Dr. rer. pol., Jg. 1964, Geschäftsführer GEBERA Gesellschaft für Betriebswirtschaftliche Beratung mbH, Partner Deloitte & Touche GmbH. Arbeitsschwerpunkte: Strategieberatung und Finanzierung im Gesundheitswesen.

Schottke, Katrin, Diplom-Gesundheitsökonomin, Jg. 1979, Beraterin bei der GEBERA Gesellschaft für Betriebswirtschaftliche Beratung mbH. Arbeitsschwerpunkte: DRG-Entgeltsystem, Strategie- und Organisationsberatung.

Schrappe, Matthias, Prof. Dr. med., Facharzt für Innere Medizin, Jg. 1955, Generalbevollmächtigter des Aufsichtsrates des Klinikums der Johann Wolfgang Goethe-Universität Frankfurt/Main, Stellvertretender Vorsitzender des Sachverständigenrates zur Begutachtung der Entwicklung im Gesundheitswesen, Vorsitzender des Aktionsbündnis Patientensicherheit, Lehrauftrag für Qualitätsmanagement und Patientensicherheit an der Universität Köln. Arbeitsschwerpunkte: Versorgungsforschung, Patientensicherheit und Risikomanagement, Qualitätsindikatoren und Indikatoren-Sets, Krankenhausmanagement, Evidence-based Medicine und Klinische Epidemiologie, Interdisziplinäre Leitlinienerstellung und Behandlungspfade, Klinische Infektiologie, Qualitätsmanagement.

Spangenberg, Martin, Diplom-Geograf, Jg. 1964, Projektleiter im Referat „Raumentwicklung" des Bundesamtes für Bauwesen und Raumordnung (BBR). Arbeitsschwerpunkte: Regionale Infrastrukturausstattung und -versorgung, Erreichbarkeit und Zentralität, Räumliche Gliederungen und Gebietskategorien.

Spindler, Jutta, Diplom-Sozialwissenschaftlerin, Jg. 1965, Referentin im Referat Gesundheitsstatistiken des Statistischen Bundesamtes. Arbeitsschwerpunkte: Organisation und Koordination der Gesundheitsstatistiken sowie inhaltliche und methodische Weiterentwicklung u. a. der fallpauschalenbezogenen Krankenhausstatistik.

Straub, Christoph, Dr. med., Jg. 1961, stellvertretender Vorstandsvorsitzender des Vorstandes der Techniker Krankenkasse.

Tecklenburg, Andreas, Dr. med., Jg. 1959, Vorstand für Krankenversorgung der Medizinischen Hochschule Hannover, zugleich Vizepräsident der Hochschule und Leiter des Institutes für Angewandtes Krankenhausmanagement. Arbeitsschwerpunkte: Krankenhausmanagement, Prozessoptimierung, Führung, Strategische Ausrichtung von Krankenhäusern.

Terrahe, Mathis, Dr. med., Jg. 1962, Direktor Medizinische Versorgungsplanung und Leiter strategische Unternehmensentwicklung Universitätsklinikum Hamburg-Eppendorf. Arbeitsschwerpunkte: Klinik-Management, Integrierte Versorgung, medizinische Planung

Vogd, Werner, Prof. Dr. hum. biol., Jg. 1963, Professor für Soziologie an der Universität Witten/Herdecke. Arbeitsschwerpunkte: Gesundheitssystemforschung, Soziologie des Krankenhauses, Verbindung von Systemtheorie und empirischer Sozialforschung, Organisationssoziologie, Moderne Medizin als Kultur.

von Eiff, Wilfried, Prof. Dr. rer. pol. Dr. biol. hom., Jg. 1947, Leiter des Instituts für Krankenhausmanagement an der Westfälischen Wilhelms-Universität Münster. Arbeitsschwerpunkte: Schwerpunkt im Krankenhausmanagement: Einkaufs- und Logistik-Management, Geschäftsprozessmanagement, Strategisches Management, Mergers and Acquisitions, Qualitätsmanagement, Gewinnverbesserungsprogramme, Controlling und Benchmarking, Medical Controlling, Benchmarking.

von Stackelberg, Johann-Magnus, Diplom-Kaufmann, Jg. 1951, stellvertretender Vorstandsvorsitzender des Spitzenverbandes Bund der Krankenkassen. Arbeitsschwerpunkte: verantwortlich für die kollektivvertraglichen Regelungen auf Bundesebene in den Bereichen der stationären, der ambulanten ärztlichen und zahnärztlichen Versorgung sowie der Arzneimittelversorgung.

von Wichert, Peter, Prof. Dr. med., emer. Direktor des Zentrums für Innere Medizin der Philipps-Universität Marburg. Arbeitsschwerpunkte: Intensivmedizin, Pneumologie, Zellbiologie.

Weidner, Frank, Prof. Dr. phil., Jg. 1962, Geschäftsführender Direktor des Deutschen Instituts für angewandte Pflegeforschung (dip) und Gründungsbeauftragter an der Pflegewissenschaftlichen Fakultät i. G. der Philosophisch-Theologischen Hochschule Vallendar. Arbeitsschwerpunkte: Pflegeprävention, Professionalisierung, angewandte Pflegeforschung.

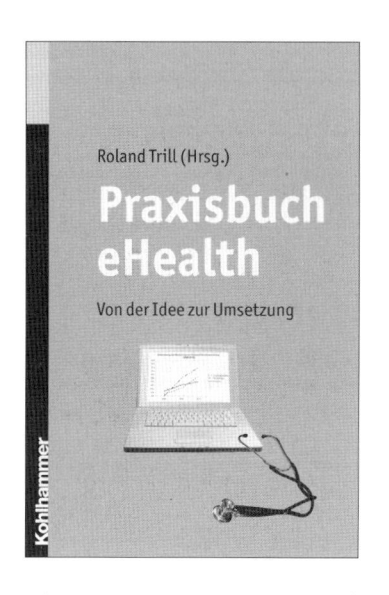

Roland Trill

Praxisbuch eHealth
Von der Idee zur Umsetzung

*2008. 267 Seiten, 85 Abb.,
23 Tab. Kart. € 29,90
ISBN 978-3-17-019988-0*

Die Telematik im Gesundheitswesen erfährt eine kontinuierlich wachsende Bedeutung. 85 % der Entscheidungsträger der Leistungsanbieter im deutschen Gesundheitswesen betrachten „eHealth" als wichtigen Wettbewerbsfaktor, 73 % sehen darin sogar einen Erfolgsfaktor für den Standort Deutschland. Das vorliegende Buch stellt den Status Quo dar und wagt einen Blick in die Zukunft. Praktiker und Führungskräfte erhalten fundierte Informationen über die Anwendungsgebiete und Kosten dieser neuen Technologie sowie Hilfen zur Entscheidungsfindung; Anwendungsbeispiele aus der Telemedizin (Radiologie, Kardiologie) runden das Bild ab.

Prof. Dr. Roland Trill ist Professor für Krankenhausmanagement und eHealth an der Fachhochschule Flensburg. Gegenwärtig ist er Studiengangssprecher des Masterstudiengangs eHealth, der im September 2007 in Flensburg ins Leben gerufen wurde. Seine Forschungsschwerpunkte sind IT-Anwendungen im Gesundheitswesen, Qualitätsmanagement, Unternehmensführung und Prozessoptimierung.

▶ www.kohlhammer.de

W. Kohlhammer GmbH · Verlag für Medizin, Psychologie, Pflege und Krankenhaus
70549 Stuttgart · Tel. 0711/7863 - 7280 · Fax 0711/7863 - 8430

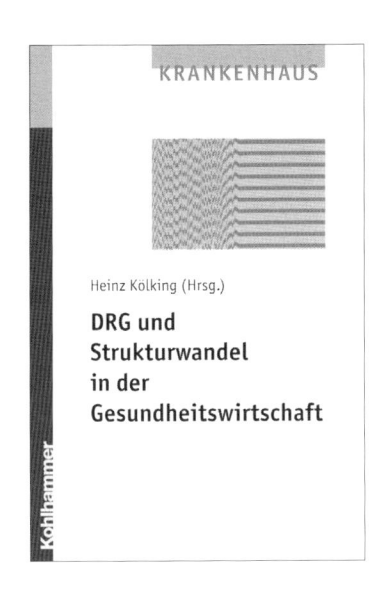

Heinz Kölking (Hrsg.)

DRG und Strukturwandel in der Gesundheitswirtschaft

*2007. 386 Seiten, 42 Abb., 26 Tab.
Kart. € 59,–
ISBN 978-3-17-018707-8*

Das DRG-System führt zu verstärktem Wettbewerb im Gesundheitswesen. Der Begriff der Gesundheitswirtschaft steht auch in diesem Zusammenhang für Wirtschaftswachstum und soll den besonderen beschäftigungs- und wirtschaftspolitischen Stellenwert der Branche verdeutlichen. Vor diesem Hintergrund ist vor allem das Management von Krankenhäusern gefordert, neue Wege aufzuzeigen, Visionen zu entwickeln und in Abstimmung mit den Mitarbeitern strategische und operative Ziele zu verwirklichen. Dieses Buch bietet hierzu eine wertvolle Orientierungshilfe, indem Herausgeber und Autoren Trends in der Entwicklung der Gesundheitswirtschaft aufzeigen, Managementperspektiven darstellen und anhand von Praxisbeispielen konkrete Umsetzungen erläutern.

Dipl.-Oec. Heinz Kölking, Geschäftsführer im Diakonissen-Mutterhaus Rotenburg (Wümme) e.V., Präsident des Verbands der Krankenhausdirektoren Deutschlands e.V.

▶ www.kohlhammer.de

W. Kohlhammer GmbH · Verlag für Medizin, Psychologie, Pflege und Krankenhaus
70549 Stuttgart · Tel. 0711/7863 - 7280 · Fax 0711/7863 - 8430

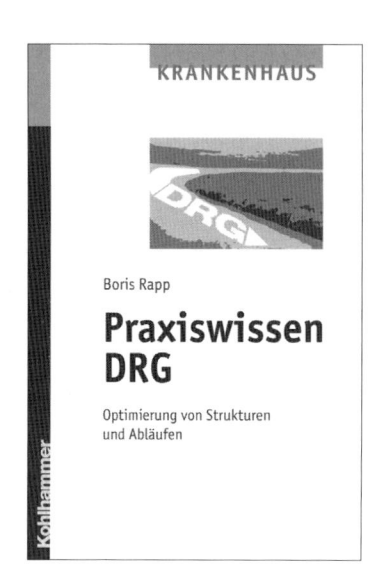

Boris Rapp

Praxiswissen DRG

Optimierung von Strukturen und Abläufen

2007. 218 Seiten. Kart. € 35,-
ISBN 978-3-17-019396-3

Dieser Praxisratgeber gibt konkrete Antworten auf aktuelle Organisationsfragen im DRG-System. Dargestellt werden u. a. die Vor- und Nachteile existierender Kodiermodelle, Qualifikationsmöglichkeiten für DRG-Kodierpersonal, die Ausgestaltung von Anreizsystemen, Maßnahmen und Werkzeuge zur Steigerung von Dokumentations- und Kodierqualität, ein optimiertes DRG-Berichtswesen sowie die Strukturen für das Kostenträgeranfragen-Management.

Dr. Boris Rapp ist Geschäftsführer des Sana Klinikums Hof mit mehrjähriger Erfahrung im DRG-System.

▶ www.kohlhammer.de

W. Kohlhammer GmbH · Verlag für Medizin, Psychologie, Pflege und Krankenhaus
70549 Stuttgart · Tel. 0711/7863 - 7280 · Fax 0711/7863 - 8430